中华医学百科全书

公共卫生学

卫生法学

卫生监督学

中国协和医科大学出版社

图书在版编目（CIP）数据

卫生法学　卫生监督学／樊立华主编．—北京：中国协和医科大学出版社，2018.4
（中华医学百科全书）
ISBN 978-7-5679-0919-9
Ⅰ．①卫…　Ⅱ．①樊…　Ⅲ．①卫生法－法的理论－中国 ②医药卫生管理　Ⅳ．① D922.161 ② R19
中国版本图书馆 CIP 数据核字（2017）第 305227 号

中华医学百科全书·卫生法学　卫生监督学

主　　编：樊立华
编　　审：郭亦超
责任编辑：王　霞

出版发行：中国协和医科大学出版社
（北京东单三条九号　邮编 100730　电话 010-6526 0431）
网　　址：www.pumcp.com
经　　销：新华书店总店北京发行所
印　　刷：北京雅昌艺术印刷有限公司

开　　本：889×1230　1/16 开
印　　张：35.5
字　　数：890 千字
版　　次：2018 年 4 月第 1 版
印　　次：2018 年 4 月第 1 次印刷
定　　价：395.00 元

ISBN 978-7-5679-0919-9

《中华医学百科全书》编纂委员会

米　玛 许　媛 许腊英 那彦群 阮长耿 阮时宝 孙　宁
孙　光 孙　皎 孙　锟 孙长颢 孙少宣 孙立忠 孙则禹
孙秀梅 孙建中 孙建方 孙贵范 孙海晨 孙景工 孙颖浩
孙慕义 严世芸 苏　川 苏　旭 苏荣扎布 杜元灏 杜文东
杜治政 杜惠兰 李　龙 李　飞 李　东 李　宁 李　刚
李　丽 李　波 李　勇 李　桦 李　鲁 李　磊 李　燕
李　冀 李大魁 李云庆 李太生 李曰庆 李玉珍 李世荣
李立明 李永哲 李志平 李连达 李灿东 李君文 李劲松
李其忠 李若瑜 李松林 李泽坚 李宝馨 李建勇 李映兰
李莹辉 李继承 李森恺 李曙光 杨　凯 杨　恬 杨　健
杨化新 杨文英 杨世民 杨世林 杨伟文 杨克敌 杨国山
杨宝峰 杨炳友 杨晓明 杨跃进 杨腊虎 杨瑞馥 杨慧霞
励建安 连建伟 肖　波 肖　南 肖永庆 肖海峰 肖培根
肖鲁伟 吴　东 吴　江 吴　明 吴　信 吴令英 吴立玲
吴欣娟 吴勉华 吴爱勤 吴群红 吴德沛 邱建华 邱贵兴
邱海波 邱蔚六 何　维 何　勤 何方方 何绍衡 何春涤
何裕民 余争平 余新忠 狄　文 冷希圣 汪　海 汪受传
沈　岩 沈　岳 沈　敏 沈　铿 沈卫峰 沈心亮 沈华浩
沈俊良 宋国维 张　泓 张　学 张　亮 张　强 张　霆
张　澍 张大庆 张为远 张世民 张志愿 张丽霞 张伯礼
张宏誉 张劲松 张奉春 张宝仁 张宇鹏 张建中 张建宁
张承芬 张琴明 张富强 张新庆 张潍平 张德芹 张燕生
陆　华 陆付耳 陆伟跃 陆静波 阿不都热依木·卡地尔 陈　文
陈　杰 陈　实 陈　洪 陈　琪 陈　楠 陈　薇 陈士林
陈大为 陈文祥 陈代杰 陈红风 陈尧忠 陈志南 陈志强
陈规化 陈国良 陈佩仪 陈家旭 陈智轩 陈锦秀 陈誉华
邵　蓉 邵荣光 武志昂 其仁旺其格 范　明 范炳华 林三仁
林久祥 林子强 林江涛 林曙光 杭太俊 欧阳靖宇 尚　红
果德安 明根巴雅尔 易定华 易著文 罗　力 罗　毅 罗小平
罗长坤 罗永昌 罗颂平 帕尔哈提·克力木
帕塔尔·买合木提·吐尔根 图门巴雅尔 岳建民 金　玉 金　奇
金少鸿 金伯泉 金季玲 金征宇 金银龙 金惠铭 郁　琦
周　兵 周　林 周永学 周光炎 周灿全 周良辅 周纯武
周学东 周宗灿 周定标 周宜开 周建平 周建新 周荣斌
周福成 郑一宁 郑家伟 郑志忠 郑金福 郑法雷 郑建全
郑洪新 郎景和 房　敏 孟　群 孟庆跃 孟静岩 赵　平

赵　群　　赵子琴　　赵中振　　赵文海　　赵玉沛　　赵正言　　赵永强
赵志河　　赵彤言　　赵明杰　　赵明辉　　赵耐青　　赵继宗　　赵铱民
郝　模　　郝小江　　郝传明　　郝晓柯　　胡　志　　胡大一　　胡文东
胡向军　　胡国华　　胡昌勤　　胡晓峰　　胡盛寿　　胡德瑜　　柯　杨
查　干　　柏树令　　柳长华　　钟翠平　　钟赣生　　香多·李先加
段　涛　　段金廒　　段俊国　　侯一平　　侯金林　　侯春林　　俞光岩
俞梦孙　　俞景茂　　饶克勤　　姜小鹰　　姜玉新　　姜廷良　　姜国华
姜柏生　　姜德友　　洪　两　　洪　震　　洪秀华　　洪建国　　祝庆余
祝蔯晨　　姚永杰　　姚祝军　　秦　川　　袁文俊　　袁永贵　　都晓伟
晋红中　　栗占国　　贾　波　　贾建平　　贾继东　　夏照帆　　夏慧敏
柴光军　　柴家科　　钱传云　　钱忠直　　钱家鸣　　钱焕文　　倪　鑫
倪　健　　徐　军　　徐　晨　　徐永健　　徐志云　　徐志凯　　徐克前
徐金华　　徐建国　　徐勇勇　　徐桂华　　凌文华　　高　妍　　高　晞
高志贤　　高志强　　高学敏　　高金明　　高健生　　高树中　　高思华
高润霖　　郭　岩　　郭小朝　　郭长江　　郭巧生　　郭宝林　　郭海英
唐　强　　唐朝枢　　唐德才　　诸欣平　　谈　勇　　谈献和　　陶·苏和
陶广正　　陶永华　　陶芳标　　陶建生　　黄　峻　　黄　烽　　黄人健
黄叶莉　　黄宇光　　黄国宁　　黄国英　　黄跃生　　黄璐琦　　萧树东
梅长林　　曹　佳　　曹广文　　曹务春　　曹建平　　曹洪欣　　曹济民
曹雪涛　　曹德英　　龚千锋　　龚守良　　龚非力　　袭著革　　常耀明
崔　蒙　　崔丽英　　庾石山　　康　健　　康廷国　　康宏向　　章友康
章锦才　　章静波　　梁显泉　　梁铭会　　梁繁荣　　谌贻璞　　屠鹏飞
隆　云　　绳　宇　　巢永烈　　彭　成　　彭　勇　　彭明婷　　彭晓忠
彭瑞云　　彭毅志　　斯拉甫·艾白　　葛　坚　　葛立宏　　董方田
蒋力生　　蒋建东　　蒋建利　　蒋澄宇　　韩晶岩　　韩德民　　惠延年
粟晓黎　　程　伟　　程天民　　程训佳　　童培建　　曾　苏　　曾小峰
曾正陪　　曾学思　　曾益新　　谢　宁　　谢立信　　蒲传强　　赖西南
赖新生　　詹启敏　　詹思延　　鲍春德　　窦科峰　　窦德强　　赫　捷
蔡　威　　裴国献　　裴晓方　　裴晓华　　管柏林　　廖品正　　谭仁祥
谭先杰　　翟所迪　　熊大经　　熊鸿燕　　樊飞跃　　樊巧玲　　樊代明
樊立华　　樊明文　　黎源倩　　颜　虹　　潘国宗　　潘柏申　　潘桂娟
薛社普　　薛博瑜　　魏光辉　　魏丽惠　　藤光生

《中华医学百科全书》学术委员会

梁文权	梁德荣	彭名炜	董　怡	温　海	程元荣	程书钧
程伯基	傅民魁	曾长青	曾宪英	裘雪友	甄永苏	褚新奇
蔡年生	廖万清	樊明文	黎介寿	薛　森	戴行锷	戴宝珍
戴尅戎						

《中华医学百科全书》工作委员会

公共卫生学

总主编

李立明　　北京大学公共卫生学院

本类学术秘书

王　波　　北京协和医学院

本卷编委会

主　编

樊立华　　哈尔滨医科大学公共卫生学院

副主编

达庆东　　复旦大学公共卫生学院

姜柏生　　南京医科大学医政学院

编　委（以姓氏笔画为序）

达庆东　　复旦大学公共卫生学院

曲乃强　　哈尔滨医科大学公共卫生学院

李　莉　　哈尔滨医科大学公共卫生学院

李景舜　　吉林大学公共卫生学院

吴永会　　哈尔滨医科大学公共卫生学院

张冬梅　　安徽医科大学卫生管理学院

陈炳卿　　哈尔滨医科大学公共卫生学院

邵永生　　东南大学人文学院医学人文学系

周　令　　大连医科大学社会科学与管理科学学院

赵　敏　　湖北中医药大学文法系

姜柏生　　南京医科大学医政学院

祝　彬　　南京医科大学医政学院

顾加栋　　南京医科大学医政学院

徐　勇　　苏州大学医学部放射医学与公共卫生学院

高玉玲　　皖南医学院人文与管理系
高建伟　　上海交通大学公共卫生学院
崔玉明　　华北理工大学文法学院
樊立华　　哈尔滨医科大学公共卫生学院
学术秘书
李　恒　　上海交通大学公共卫生学院
高　蕾　　哈尔滨医科大学公共卫生学院

前　言

《中华医学百科全书》终于和读者朋友们见面了！

古往今来，凡政通人和、国泰民安之时代，国之重器皆为科技、文化领域的鸿篇巨制。唐代《艺文类聚》、宋代《太平御览》、明代《永乐大典》、清代《古今图书集成》等，无不彰显盛世之辉煌。新中国成立后，国家先后组织编纂了《中国大百科全书》第一版、第二版，成为我国科学文化事业繁荣发达的重要标志。医学的发展，从大医学、大卫生、大健康角度，集自然科学、人文社会科学和艺术之大成，是人类社会文明与进步的集中体现。随着经济社会快速发展，医药卫生领域科技日新月异，知识大幅更新。广大读者对医药卫生领域的知识文化需求日益增长，因此，编纂一部医药卫生领域的专业性百科全书，进一步规范医学基本概念，整理医学核心体系，传播精准医学知识，促进医学发展和人类健康的任务迫在眉睫。在党中央、国务院的亲切关怀以及国家各有关部门的大力支持下，《中华医学百科全书》应运而生。

作为当代中华民族“盛世修典”的重要工程之一，《中华医学百科全书》肩负着全面总结国内外医药卫生领域经典理论、先进知识，回顾展现我国卫生事业取得的辉煌成就，弘扬中华文明传统医药璀璨历史文化的使命。《中华医学百科全书》将成为我国科技文化发展水平的重要标志、医药卫生领域知识技术的最高“检阅”、服务千家万户的国家健康数据库和医药卫生各学科领域走向整合的平台。

肩此重任，《中华医学百科全书》的编纂力求做到两个符合：一是符合社会发展趋势。全面贯彻以人为本的科学发展观指导思想，通过普及医学知识，增强人民群众健康意识，提高人民群众健康水平，促进社会主义和谐社会构建；二是符合医学发展趋势。遵循先进的国际医学理念，以“战略前移、重心下移、模式转变、系统整合”的人口与健康科技发展战略为指导。同时，《中华医学百科全书》的编纂力求做到两个体现：一是体现科学思维模式的深刻变革，即学科交叉渗透/知识系统整合；二是体现继承发展与时俱进的精神，准确把握学科现有基础理论、基本知识、基本技能以及经典理论知识与科学思维精髓，深刻领悟学科当前面临的交叉渗透与整合转化，敏锐洞察学科未来的发展趋势与突破方向。

作为未来权威著作的“基准点”和“金标准”，《中华医学百科全书》编纂过程中，制定了严格的主编、编者遴选原则，聘请了一批在学界有相当威望、具有较高学术造诣和较强组织协调能力的专家教授（包括多位两院院士）担任大类主编和学科卷主编，确保全书的科学性与权威性。另外，还借鉴了已有百科全书的编写经验。鉴于《中华医学百科全书》的编纂过程本身带有科学研究性质，还聘请了若干科研院所的科研管理专家作为特约编审，站在科研管理的高度为全书的顺利编纂保驾护航。除了编者、编审队伍外，还制订了详尽的质量保证计划。编纂委员会和工作委员会秉持质量源于设计的理念，共同制订了一系列配套的质量控制规范性文件，建立了一套切实可行、行之有效、效率最优的编纂质量管理方案和各种情况下的处理原则及预案。

《中华医学百科全书》的编纂实行主编负责制，在统一思想下进行系统规划，保证良好的全程质量策划、质量控制、质量保证。在编写过程中，统筹协调学科内各编委、卷内条目以及学科间编委、卷间条目，努力做到科学布局、合理分工、层次分明、逻辑严谨、详略有方。在内容编排上，务求做到“全准精新”。形式“全”：学科“全”，册内条目“全”，全面展现学科面貌；内涵“全”：知识结构“全”，多方位进行条目阐释；联系整合“全”：多角度编制知识网。数据“准”：基于权威文献，引用准确数据，表述权威观点；把握“准”：审慎洞察知识内涵，准确把握取舍详略。内容“精”：“一语天然万古新，豪华落尽见真淳。”内容丰富而精炼，文字简洁而规范；逻辑“精”：“片言可以明百意，坐驰可以役万里。”严密说理，科学分析。知识“新”：以最新的知识积累体现时代气息；见解“新”：体现出学术水平，具有科学性、启发性和先进性。

《中华医学百科全书》之“中华”二字，意在中华之文明、中华之血脉、中华之视角，而不仅限于中华之地域。在文明交织的国际化浪潮下，中华医学汲取人类文明成果，正不断开拓视野，敞开胸怀，海纳百川般融入，润物无声状拓展。《中华医学百科全书》秉承了这样的胸襟怀抱，广泛吸收国内外华裔专家加入，力求以中华文明为纽带，牵系起所有华人专家的力量，展现出现今时代下中华医学文明之全貌。《中华医学百科全书》作为由中国政府主导，参与编纂学者多、分卷学科设置全、未来受益人口广的国家重点出版工程，得到了联合国教科文等组织的高度关注，对于中华医学的全球共享和人类的健康保健，都具有深远意义。

《中华医学百科全书》分基础医学、临床医学、中医药学、公共卫生学、军事与特种医学和药学六大类，共计 144 卷。由中国医学科学院/北京协和医学院牵头，联合军事医学科学院、中国中医科学院和中国疾病预防控制中心，带动全国知名院校、科研单位和医院，有多位院士和海内外数千位优秀专家参加。国内知名的医学和百科编审汇集中国协和医科大学出版社，并培养了一批热爱百科事业的中青年编辑。

回览编纂历程，犹然历历在目。几年来，《中华医学百科全书》编纂团队呕心沥血，孜孜矻矻。组织协调坚定有力，条目撰写字斟句酌，学术审查一丝不苟，手书长卷撼人心魂……在此，谨向全国医学各学科、各领域、各部门的专家、学者的积极参与以及国家各有关部门、医药卫生领域相关单位的大力支持致以崇高的敬意和衷心的感谢！

《中华医学百科全书》的编纂是一项泽被后世的创举，其牵涉医学科学众多学科及学科间交叉，有着一定的复杂性；需要体现在当前医学整合转型的新形式，有着相当的创新性；作为一项国家出版工程，有着毋庸置疑的严肃性。《中华医学百科全书》开创性和挑战性都非常强。由于编纂工作浩繁，难免存在差错与疏漏，敬请广大读者给予批评指正，以便在今后的编纂工作中不断改进和完善。

刘德培

凡　例

一、《中华医学百科全书》（以下简称《全书》）按基础医学类、临床医学类、中医药学类、公共卫生类、军事与特种医学类、药学类的不同学科分卷出版。一学科辑成一卷或数卷。

二、《全书》基本结构单元为条目，主要供读者查检，亦可系统阅读。条目标题有些是一个词，例如“物证”；有些是词组，例如“卫生行政执法”。

三、由于学科内容有交叉，会在不同卷设有少量同名条目。例如《卫生法学　卫生监督学》《卫生事业管理学》都设有“医疗机构”条目。其释文会根据不同学科的视角不同各有侧重。

四、条目标题上方加注汉语拼音，条目标题后附相应的外文。例如：

yīliáo xíngwéi
医疗行为（medical practice）

五、本卷条目按学科知识体系顺序排列。为便于读者了解学科概貌，卷首条目分类目录中条目标题按阶梯式排列，例如：

卫生法律责任 ……………………………………………………………………
　卫生民事责任 ……………………………………………………………………
　　医疗损害责任 ……………………………………………………………………
　　医疗纠纷 ……………………………………………………………………
　　　医疗事故 ……………………………………………………………………
　卫生行政责任 ……………………………………………………………………
　卫生刑事责任 ……………………………………………………………………
　　医疗事故罪 ……………………………………………………………………

六、各学科都有一篇介绍本学科的概观性条目，一般作为本学科卷的首条。介绍学科大类的概观性条目，列在本大类中基础性学科卷的学科概观性条目之前。

七、条目之中设立参见系统，体现相关条目内容的联系。一个条目的内容涉及其他条目，需要其他条目的释文作为补充的，设为“参见”。所参见的本卷条目的标题在本条目释文中出现的，用蓝色楷体字印刷；所参见的本卷条目的标题未在本条目释文中出现的，在括号内用蓝色楷体字印刷该标题，另加“见”字；参见其他卷条目的，注明参见条所属学科卷名，如“参见□□□卷”或“参见□□□卷□□□□”。

八、《全书》医学名词以全国科学技术名词审定委员会审定公布的为标准。同一概念或疾病在不同学科有不同命名的，以主科所定名词为准。字数较多，释文中拟用简称的名词，每个条目中第一次出现时使用全称，并括注简称，例如：甲型病毒性肝炎（简称甲肝）。个别众所周知的名词直接使用简称、缩写，例如：B超。药物名称参照《中华人民共和国药典》2015年版和《国家基本药物目录》2012年版。

九、《全书》量和单位的使用以国家标准GB 3100~3102—1993《量和单位》为准。援引古籍或外文时维持原有单位不变。必要时括注与法定计量单位的换算。

十、《全书》数字用法以国家标准GB/T 15835—2011《出版物上数字用法》为准。

十一、正文之后设有内容索引和条目标题索引。内容索引供读者按照汉语拼音字母顺序查检条目和条目之中隐含的知识主题。条目标题索引分为条目标题汉字笔画索引和条目外文标题索引，条目标题汉字笔画索引供读者按照汉字笔画顺序查检条目，条目外文标题索引供读者按照外文字母顺序查检条目。

十二、部分学科卷根据需要设有附录，列载本学科有关的重要文献资料。

目　录

wèishēngfǎxué

卫生法学（science of health law）　研究卫生法这一特定社会现象及其发展规律的学科。卫生一词在此应作广义的理解，即泛指为维护人体健康而进行的一切个人和社会活动的总和。随着社会的发展和科学的进步，卫生已成为一项重要的社会事业和具有科学内涵的知识体系。卫生法学是自然科学和社会科学互相渗透和融合，并随着生物-心理-社会医学模式的产生而发展起来的一门新兴的边缘交叉学科。从医学角度看，卫生法学属于理论医学的范畴；从法学角度看，卫生法学是法律科学中有关医药卫生问题的应用科学。卫生法学的任务是将医学、药物学、卫生学等基本理论与法学的基本理论结合起来，运用于卫生事业实践，用法律手段促进卫生事业的发展，保护公民的生命和健康。因此，卫生法学具有社会性、综合性和交叉性。

简史　卫生法学是以卫生立法为基础，并随着卫生立法的发展而产生的。法律是历史现象。自从人类进入了阶级社会，便产生了国家并同时产生了法律这一行为规范。

中国卫生法学发展　中国历史悠久，拥有丰富的法律文化遗产。中国古代的卫生法规散存于一些典籍之中，从中仍可见早期的发展轮廓和演变轨迹。西周的《周礼》中详实地记载了中国最早的医事管理制度，包括司理医药的机构、病历书写规范和医生考核制度等。封建时代，中国卫生立法逐步发展并渐趋完善，但比较重视制定卫生法规和建立比较完备的医药卫生管理制度。从《秦律》《汉律》《唐律疏义》《宋律》《元典章》《大明会典》《大清律》中，都可以看到有关医药管理机构、传染病防治、医学教育、公共卫生、医疗事故处理等方面的规定。1912～1949年，中国卫生立法开始走向专门化、具体化的时期。当时的政府仿效西制设立卫生部，负责全国医药卫生工作，制定了《全国卫生行政大纲》和《医师法》《药师法》《传染病预防条例》《海港检疫章程》，以及《公立医院设置规则》等卫生法规，在中国卫生法制史上揭开了崭新的一页，也为新中国成立后的卫生立法奠定了基础。新中国的成立，标志着中国的卫生立法工作进入了一个新的历史时期，特别是1978年以后，卫生立法以建设社会主义民主与法制国家为基本原则，以提高人民健康水平为目的，围绕卫生事业发展总目标，有了突破性进展。1982年，《中华人民共和国宪法》中有关国家发展医疗卫生事业、保护人民身体健康的规定，为卫生立法提供了基本依据。1997年1月，中共中央、国务院在《关于卫生改革与发展的决定》中指出，推进卫生法制建设，要加快卫生立法步伐，完善以公共卫生、健康相关产品、卫生机构和专业人员的监督管理为主要内容的卫生法律、法规，建立健全相配套的各类卫生标准；要加强卫生法制宣传教育，增强公民卫生法制意识。1998年12月，全国卫生法制工作会议提出，到2000年要初步建立起具有中国特色的包括卫生服务、医疗保障、卫生监督执法的卫生体系；到2010年建立起适应社会主义市场经济体制和人民健康需求的比较完善的卫生体系，其中一项重要任务就是建立起一套与此相适应的卫生法律制度。2003年10月，卫生部的卫生法制与监督司更名为卫生政策法规司，以期进一步加快卫生法制建设，发挥卫生法律、法规的引导、规范和保障作用。2009年3月，中共中央、国务院在《关于深化医药卫生体制改革的意见》中指出，完善卫生法律法规，要加快推进基本医疗卫生立法，明确政府、社会和居民在促进健康方面的权利和义务，保障人人享有基本医疗卫生服务，逐步建立健全与基本医疗卫生制度相适应、比较完整的卫生法律制度。

经过几十年的探索和努力，中国已经初步形成了具有中国特色的卫生法律体系，中国的卫生事业走上了法制化管理的轨道。卫生立法和卫生法制建设的发展，促进了卫生法学这一新兴学科的产生和发展。1987年卫生部在沈阳召开了首届全国卫生法学理论研讨会；1989年，中华医学会医学教育学会医学法学专业学组建立；1993年，中国卫生法学会在北京成立。从卫生法学研究队伍的不断发展壮大到地方卫生法学会的成立，从卫生法学的理论研究到卫生司法实践，从卫生法学课程的设置、教材的编写到卫生法学专业的本、专科，以及研究生学历教育，从卫生法制专业刊物的出版到卫生法规的编纂等，卫生法学的研究活动取得了可喜的成绩。此外，根据与世界卫生组织（WHO）的合作项目，卫生部定期举办卫生立法研讨班，并开展卫生立法的国际学术交流。1998年中国卫生法学会首次派代表参加了世界医学法学大会，并成为该组织成员；2008年，中国北京首次承办了第十七届世界医学法学大会，进一步加快中国卫生法制建设的步伐，促进中国卫生事业的发展。

外国卫生法学发展　在人类历史上，运用法律手段保护公共卫生和加强医疗保健，已有数千年的历史。约公元前3000年，古埃及就颁布了公共卫生法律；约公元前2000年，古印度制定了《摩奴法典》；公元前18世纪，古巴比伦颁布的《汉谟拉比法典》中，医药卫生方面的条文就有40余款，约占全部法典的1/7；约公元前450年古罗马先后颁布《十二铜表法》《阿基拉法》等，在历史上首次规定了行医许可制度，其比较完备的法律体系、完善的医药卫生法律规范，为世界卫生立法奠定了良好的发展基础。近代西方国家卫生立法的发展，与资本主义社会经济发展和科学技术的进步有着密切的关系，制定了许多卫生法规。英国1601年制定的《伊丽莎白济贫法》，是最早的带有资产阶级性质的卫生法规，其影响持续了300余年。19世纪以后，卫生立法日趋发展，日本和美国也都制定了与健康卫生有关的法律规范。二次世界大战以后，随着社会经济的发展和科学技术的进步，卫生立法在各国普遍受到重视，许多国家把卫生立法作为贯彻实施国家卫生方针政策，实现卫生领域重大战略目标的主要手段，加强了卫生立法。它不仅涉及卫生事业管理、临床医疗、公共卫生和疾病防治、职业卫生、人类生殖和人口政策、药品管理、食品卫生、传统医学、健康教育、精神卫生等方面，而且推动了卫生法学这一新兴学科的诞生和发展。

国际卫生立法　健康问题是全人类面临的共同问题。因此，世界各国迫切地需要通过合作并制定国际社会共同遵守的规则，来解决人类面临的种种卫生问题，这就导致了国际卫生法的出台。WHO自1948年成立，就将国际卫生公约、规则和制定食品卫生、药品、生物制品的国际标准，诊断方法的国际规范和标准作为其重要任务。确定统一规范标准，加强对卫生立法的研究和探讨，为发展中国家卫生立法提供专家咨询，制定国际共同遵守的医药卫生法规和相关合作规定，使WHO和联合国的成员国在公共卫生、临床医学、药物管理和使用的有关领域形成共同遵守的法律规范。20世纪60年代以后，国际非政府组织、世界医学会、世界医学法律协会等相继开展了多项活动，为各国的卫生立法和国际卫生立法奠定良好的基础。

研究对象　卫生法学以卫生法律现象及其发展规律作为研究对象，主要研究卫生法的基本理论，包括卫生法的产生及其发展规律，卫生法的特征、调整对象、基本原则，卫生法的地位和作用，以及卫生法律体系；研究卫生法学与其他学科的关系、中国现行各种卫生法律制度及其制定、卫生法的实施和监督；研究外国卫生法学理论、立法和司法实践，以及如何运用卫生法学理论来解决医学科学发展实践中的新问题。

研究方法　研究卫生法学必须首先遵循法学研究的基本原则和要求，以唯物辩证法作为根本方法，运用历史分析方法、价值分析方法、比较研究方法和实证分析方法等法学的基本研究方法。其次，卫生法学是研究卫生特定领域的法律及其发展规律，所以研究中要紧密联系中国客观存在的卫生法律法规状况、各种卫生法律制度及现实中存在的问题，密切结合中国医药卫生体制改革和医药卫生发展的实践。

同邻近学科的关系　卫生法学与法学、医学伦理学、卫生政策学、卫生管理学的联系密切。

卫生法学与法学　法学是以法和法律现象及其发展规律为研究对象的社会科学。卫生法学则是以卫生法为研究对象的法学的分支学科。二者之间是一般与特殊的关系。卫生法学在法学基础理论的指导下开拓和发展自己的专门研究领域，而法学则可以吸收卫生法学中带有普遍意义的原则和规律来丰富自己。因而，学习和研究卫生法学应该努力掌握法学基础理论和基本知识。

卫生法学与医学伦理学　医学伦理学是研究医学道德的科学。卫生法律规范和医德规范都是调整人们行为的准则，它们的共同使命都是调整人际关系，维护正常医疗卫生秩序、保护公民生命健康权利、促进卫生事业健康发展。卫生法体现了医德的要求，是培养、传播和弘扬医德的有力武器；医德体现了卫生法的要求，是维护、加强和实施卫生法的重要精神力量。卫生法律规范和医德规范相互渗透、互为补充、相辅相成。

卫生法学与卫生政策学　卫生政策学是以卫生政策的制定和贯彻落实为研究对象的科学。卫生政策是执政党在一定时期内，为实现一定卫生目标和任务而规定的行动准则。卫生法与卫生政策都是建立在社会主义经济基础之上的上层建筑，在本质上是一致的，体现了广大人民群众的意志和利益，都具有规范性，是调整社会关系的行为准则。党的卫生政策是卫生法的灵魂和依据，卫生法的制定要体现党的卫生政策的精神和内容；卫生法是实现党的卫生政策的工具，是卫生政策的具体化、条文化、定型化、规范化和法律化。

卫生法学与卫生管理学 卫生管理学是研究卫生管理工作中普遍应用的基本管理理论、知识和方法的科学。卫生管理的方法有多种，法律方法仅是其中一种。卫生管理中的法律方法是指运用卫生立法、司法和守法教育等手段，规范和监督卫生组织及其成员的行为，以使卫生管理目标得以顺利实现。卫生法律、法规是卫生管理工作的活动准则和依据。

应用和有待解决的重要课题

卫生法作为调整卫生领域社会关系的法律部门，在中国社会主义法律体系中不可或缺，其在整个社会经济生活发展中有着特殊的地位和作用。①有利于发展医药卫生事业：深化医药卫生体制改革，建立健全覆盖城乡居民的基本医疗卫生制度，为群众提供安全、有效、方便、价廉的医疗卫生服务，逐步实现人人享有基本医疗卫生服务的总体目标，是涉及广大人民群众的重大民生工程。为了完成这一宏伟工程和总体目标，必须逐步建立健全与基本医疗卫生制度相适应、比较完整的卫生法律制度。只有将医药卫生政策转换为医药卫生法律，将法治理念通过法律体现出来、贯彻下去，坚持依法治理，努力创造有利于人民群众健康的法治环境，医药卫生事业才能回归正确方向，才能获得健康和可持续发展。②有利于提高卫生行政执法水平：中国社会主义医药卫生事业的重要功能之一，是实施社会公共卫生监督管理。卫生行政执法是政府管理全社会卫生的基本方式，是实现预防战略、保护人体生命健康的基本手段。卫生行政执法水平的高低，不仅关系到改善社会公共卫生状况、提高社会卫生水平和人民生活质量的问题，而且关系到规范市场经济秩序、优化投资环境、促进经济发展的问题。学习卫生法学理论和知识，将有助于卫生行政执法人员更好地做到严格、规范执法，切实提高各级政府运用法律手段发展和管理医药卫生事业的能力。③有利于维护公民生命健康权利：提高保障公民健康权益，构建和谐社会是卫生法治建设的基本要义和根本目的。公民通过学习和了解卫生法学基本理论、基本知识，树立卫生法治理念，可以在自己的生命健康权利受到侵害时，正确运用法律武器维护自己的合法权益。同时，对生命健康权、医药卫生行业及医疗行为的特殊性有一个全面、科学、系统的认识，能进一步提高遵守卫生法律规范的自觉性，更好地维护公民的生命健康权利。

卫生法学在中国的医学发展和法学体系中，都是一门新兴的发展中的学科，面对现代化建设及医药卫生事业的日益发展，卫生法学许多理论问题和实践问题还有待进一步研究和探讨，需要在不断总结实践经验的基础上不断发展和完善。①理论研究深入化：卫生法学在中国属新兴的交叉学科，涉及诸多学科领域，以人体生命健康权益保护为其调整对象，所应包含的内容极其广泛、复杂，确立卫生法学在中国社会主义法律体系中的独特地位和作用，迫切需要建立卫生法学的基本理论体系，加强卫生法学的理论研究，并应用卫生法学理论指导卫生立法和执法工作。②法律体系完整化：卫生法学研究对象的广泛性、调整社会关系的多层次性和卫生法律规范形式的特殊性，决定了卫生法律体系的多样性及与其他法律的密切相关性。制定出适应卫生事业改革、适应中国国情的，具有较为完整、统一、先进、科学和可行的卫生法律框架体系是一项十分重要的工作。③立法范围扩大化：随着医学的发展和医学技术的进步，诸如器官移植、脑死亡、基因工程、人工辅助生殖技术等的应用，带来了一系列新的法律和社会伦理问题，成为中国卫生法学的一个重要研究领域。中国对于医学新技术应用中产生的各种社会关系，有的建立法律规范，有的需要通过探讨和研究，并逐步立法加以完善，以保障医学新技术的健康发展，更好地造福人类。④技术规范法律化：现代医药卫生事业在很大程度上是在现代自然科学及工程技术高度发展的基础上展开的。现代自然科学及工程技术在给人类健康带来了巨大利益的同时，也带来了许多复杂的问题，如何最大限度地用其利，避其害，涉及很多技术规范和标准。由于技术规范与法律规范属于不同的范畴，因此必须把技术规范上升为法律法规，把遵守技术规范确定为法律义务，才能达到保护人类健康的目的。

（姜柏生）

wèishēngfǎ

卫生法（health law） 由国家制定或认可并由国家强制力保证实施的、旨在调整在保护公民生命健康活动中所形成的各种社会关系的法律规范的总和。卫生法可以从狭义和广义两个角度理解。狭义的卫生法，仅指由全国人民代表大会及其常务委员会所制定的各种卫生法律；广义的卫生法，除前述卫生法律外，还包括其他有立法权的国家机关制定颁布的、从属于卫生法律的、在其所辖范围内普遍有效的卫生法规（包括行政法规和地方法规）和规章（包括行政规章和地方规章）。

特征 ①卫生法的首要宗旨和根本目的是保护公民的生命健康权利。这是一切卫生立法和执法工作的出发点，是它区别于其他法律部门的主要标志。《中华人民共和国宪法》第二十一条有“保护人民健康”等内容，一些卫生法律规范，如食品安全法、药品管理法、母婴保健法、传染病防治法等，都把保护公民的健康权列入总则作为立法宗旨。②广泛性、综合性和多样性：卫生法的调整内容非常广泛，关涉社会生活的各个领域和方面；卫生法调整对象具有综合性，它涵盖了卫生行政关系、卫生民事关系，甚至是卫生刑事关系；卫生法的渊源具有多元性，卫生法的渊源既包括卫生法律、卫生行政法规、卫生规章、国家卫生标准、卫生技术规范和操作规程、国际卫生条约、地方性卫生法规，也包括宪法、基本法律、其他法律和行政法规中有关卫生的条款等；卫生法的调节手段具有多样性，既包括纵向的行政调节手段，也包括横向的民事调节手段。③科学性和技术规范性：卫生法的许多内容都是建立在医学、药学、生物学和公共卫生学等学科的基本原理和研究成果的基础之上的，反映了现代医学科学的发展，同时又根据现代医学科学的发展不断完善，并且很多内容以技术规范的形式固定下来。④社会共同性：卫生法反映了全社会的共同需要，这是由卫生法的根本任务和立法宗旨所决定的。疾病的发生、发展和流行没有国界、地域和种族之分，医学科学也同样没有国界之分。因此，卫生法表现出了很强的社会共同性，反映了全人类的共同需要。世界各国都在努力探索预防和消灭疾病，保障人体生命健康，促进社会经济发展等问题的各种手段和办法。世界卫生组织等国际组织制定了许多国际卫生协议、条例和公约，成为国际社会共同遵守的准则，也使各国的卫生法制建设不断地完善。

基本原则 ①保护公民生命健康权益的原则：这是一切卫生工作和卫生立法的根本宗旨和终极目的。一切卫生工作和活动都必须从全体公民的利益出发，保护人体健康，使人人享有卫生保健的权利。②公平的原则：以利益均衡作为价值判断标准来配置卫生资源，协调卫生保健活动，以便每个社会成员均可以普遍享受卫生保健服务的原则。任何人在法律上都享有平等获得卫生资源的权利，但卫生资源又是有限的。因此，公平原则的基本要求就是合理配置可使用的卫生资源。③预防为主的原则：由卫生工作的性质所决定，它既是卫生工作的根本方针，也是卫生立法和卫生司法所必须遵循的一条重要原则。预防为主包含三层含义。首先，任何卫生工作都必须立足于预防，将预防工作放在优先地位，这是与疾病进行科学、有效斗争的要求；其次，强调预防并不是轻视医疗；再次，预防和医疗都是保护人体健康的方法和手段。无病防病，有病治病，防治结合，是预防为主原则总的要求。④国家卫生监督的原则：卫生行政机关或国家授权的卫生机构和组织，对管辖范围内有关单位和个人执行国家颁布的卫生法律、法规、规章、条例、办法和标准情况予以监察督导的原则。对卫生法的制定、适用和执行的有效监督是捍卫国家法律的尊严，维护人民群众的健康权益，促进国家卫生事业可持续发展的有力保障。⑤全社会参与的原则：是卫生工作社会性的反映和要求，卫生工作必须做到政府领导、部门配合、社会支持、群众参与，使医疗卫生事业成为全民的事业。⑥依靠科技进步的原则：卫生事业的发展、健康目标的实现，归根到底有赖于科学技术的发展，以维护公民生命健康为宗旨的卫生法，理应坚持依靠科技进步的基本原则。⑦患者自主原则：要求患者享有对涉及与自己生命健康有关的事务进行自我决定的权利。

调整对象 卫生法律规范所调整的社会关系称之为卫生法的调整对象。卫生法调整的社会关系包括以下三个方面。①卫生服务关系：是指医药卫生行政机关、医疗卫生组织、有关企事业单位、社会团体和公民在向社会公众提供医疗预防保健服务等活动过程中所形成的权利和义务关系。②卫生管理关系：是指国家医药卫生行政机关根据国家法律规定，在对卫生工作进行计划、组织、指挥、调节和监督等活动过程中，与管理相对人所形成的权利和义务关系。③卫生组织关系：是指国家医药卫生行政机关、医疗卫生组织和单位在组织和领导卫生工作中于系统内部或单位内部所形成的权利和义务关系。

主要内容 根据卫生法律法规的内容性质进行分类，卫生法的内容大致可以分为以下几个方面：①医疗卫生机构及组织管理。②医疗卫生技术人员管理。③生命健康权益保护。④特殊人群健康保护。⑤健康相关产品卫生管理监督。⑥疾病预防与控制。⑦公共卫生管理。⑧环境污染防治。⑨中医药与民族医药管理。

效力范围　卫生法生效和适用的范围，包括卫生法在时间上、空间上及对人的效力三个方面，即卫生法律规范在什么时间、什么地方、对哪些人发生法律效力。

时间效力　卫生法律规范从何时开始生效，何时失去效力，以及对颁布前发生的事件和行为有无溯及力。①卫生法的生效时间：即卫生法开始发生效力的时间。现行的卫生法律、法规和规章对生效时间的规定主要有两种方式，一种是在卫生法律、法规、规章中明确规定颁布之日起生效；一种是在卫生法律、法规、规章中具体规定在其颁布后的某一具体时间生效。②卫生法的失效时间：即卫生法的废止时间。卫生法的废止主要有两种情况，一种是明示的废止，包括在新法中明文宣布相应旧法废止和由有关机关发布专门的决议决定，宣布废止某些法律、法规、规章；一种是默示的废止，新法颁布实施后，相应的旧法即自然失去效力。③卫生法的溯及力：即卫生法对它生效以前的事件和行为是否适用。如果适用，就具有溯及力，反之就没有溯及力。卫生法原则上不具有溯及力，但是特别规定除外。

空间效力　卫生法发生效力的地域范围，依立法机关的不同而有区别，包括以下情形。①在主权管辖的全部范围内有效：全国人民代表大会及其常务委员会制定的卫生法律、国务院制定的卫生法规、国家卫生和计划生育委员会等国务院部委制定的卫生规章，除特别规定外，适用于中华人民共和国主权管辖范围内的全部领域，包括领土、领海、领空，以及延伸意义上的领土，如中国驻外使领馆、航行或停泊于中国境外的飞机和船舶。②在特定区域范围内生效：地方性卫生法规、规章、自治条例、单行条例等，只在发布机关管辖的行政区域内生效。

对人的效力　卫生法律、法规、规章适用于哪些人，可以分为三种情形：①对卫生法空间效力范围内的所有人均有效，包括中国公民、外国人和无国籍人。②对卫生法空间效力范围内某种特定人群具有效力。例如，《医师执业注册管理办法》只对已获得执业助理医师和执业医师资格的人有效力。③对卫生法空间效力范围内某些人的适用情况由卫生法律、法规和规章作出专门规定。

（祝　彬）

wèishēngfǎ yuānyuán

卫生法渊源

卫生法渊源（source of health law）　卫生法律规范的各种具体表现形式。又称卫生法的法源。卫生法的渊源主要包括宪法、卫生法律、卫生行政法规、地方性卫生法规、卫生自治条例与单行条例等。

适用规则　①上位法优于下位法：除宪法中相关的卫生方面的法律规定具有最高法律效力以外，当不同位阶的卫生监督法律依据发生冲突时，应当选择适用位阶高的卫生监督法律依据。效力等级高的是上位法，效力等级低的是下位法。②特别法优于一般法：同一机关制定的卫生法律、法规、规章、卫生自治条例和单行条例，与一般规定不一致时，适用特别规定。③新法优于旧法：同一机关制定的卫生法律、法规、规章、卫生自治条例和单行条例，新的规定与旧的规定不一致的，适用新的规定。

宪法中相关规定　《中华人民共和国宪法》是由国家最高国家权力机关——全国人民代表大会依照法定程序制定、颁布的。它规定了国家和社会生活中最基本、最重要的问题。在中国法律体系中，宪法具有最高的法律效力，是其他法律、法规制定的依据。现行宪法中有关卫生方面的法律规定主要有：宪法第二十一条规定，国家发展医疗卫生事业，发展现代医药和中国传统医药，鼓励和支持农村集体经济组织、国家企事业组织和街道组织举办各种医疗卫生设施，开展群众性的卫生活动，保护人民健康。宪法第二十五条规定，国家推行计划生育，使人口的增长同经济和社会发展计划相适应。宪法第三十三条规定，国家尊重和保障人权。宪法第四十五条规定，中华人民共和国公民在年老、疾病或者丧失劳动能力的情况下，有从国家和社会获得物质帮助的权利。国家发展公民享受这些权利所需要的社会保险、社会救济和医疗卫生事业。宪法第四十九条规定，婚姻、家庭、母亲和儿童受国家的保护；夫妇双方有实行计划生育的义务。

卫生法律　由全国人民代表大会及其常务委员会依法制定的调整中国卫生法律关系的专门法律。理论上可分为两种。①卫生基本法：由全国人民代表大会制定，是国家为了保护人体健康，对全国卫生事业管理所制定的综合性、系统性的法律文件，其内容应当包括中国卫生工作方针、政策、基本原则、卫生基本制度；各级人民政府卫生行政部门和卫生监督机构的设置、职权、活动原则、法律责任；对各类医疗保健、卫生防疫、药品器械等生产、经营、服务单位及其工作人员的管理制度和管理原则；公共卫生、医疗保健、计划生育、药品、医疗器械等的管理制度和管理原则。中国尚未制定卫生基本法。②卫生法律：由全国人民代表大会常务委员会制定，如《中华人民共和国传染病防治法》《中华人民共和国职业病防治法》《中华人民共和国执业医师法》等。此外，其他非卫生专门法律（如刑法、民法、劳动法、侵权责任法等）当中与卫生事业相关的条款也是卫生法的渊源。

卫生行政法规 由国务院制定颁布的有关卫生管理方面的规范性法律文件，如《医疗事故处理条例》《公共场所卫生管理条例》《突发公共卫生事件应急条例》《麻醉药品和精神药品管理条例》等。卫生行政法规的制定应以中国宪法、法律为依据，其法律效力低于法律。

地方性卫生法规 省、自治区、直辖市，以及省会所在地的市或经国务院批准的较大的市人民代表大会及其常务委员会依法制定、批准的规范性卫生法律文件。地方性卫生法规只在本行政区域内发生法律效力。

卫生行政规章 有关行政机关依法制定的有关卫生行政管理的规范性文件。按卫生行政规章制定的主体来分，可分国务院卫生行政部门制定发布的部门卫生行政规章，省、自治区、直辖市人民政府制定发布的地方卫生行政规章，省、自治区、直辖市人民政府所在地的市和经国务院批准的较大的市的人民政府制定发布的卫生行政规章。卫生行政规章不得与卫生法律、卫生行政法规相抵触。

卫生自治条例与单行条例 民族自治地方人民代表大会依法在其职权范围内根据当地民族的政治、经济、文化的特点，制定颁布的有关本地区卫生行政管理方面的法律文件。

国际卫生条约 中国与外国缔结或中国加入并生效的有关卫生方面的国际法规范性文件。根据中国宪法和法律的规定，国务院有权同外国缔结卫生条约和卫生协定，全国人民代表大会常务委员会有权决定同外国缔结卫生条约和卫生协定。卫生国际条约和协定一旦生效，除中国声明保留的条款外，也与中国国内法一样对中国国家机关和公民具有约束力。例如，1985 年 6 月第六届全国人民代表大会常务委员会决定，加入经修正的联合国《1961 年麻醉品单一公约》和《1971 年精神药物公约》，1979 年正式加入了《国际卫生条例》。

（祝 彬）

wèishēngfǎ zhìdìng

卫生法制定（enactment of health law）

特定国家机关依照法定的权限和程序，制定、修改和废止卫生规范性法律文件的活动。又称卫生立法。卫生法的制定具有以下特点：①制定主体是特定的有立法权限的国家机关。②制定活动必须依照法定的权限和程序进行。③制定的结果是颁布具有普遍约束力并以国家强制力保证实施的行为规范。

卫生立法体制采取的是一元、两级、多层次的体制。一元是指全国只存在一个统一的卫生法律体系；两级是指卫生立法体制分为中央和地方两个立法权等级；多层次是指无论中央立法还是地方立法均可各自分成若干层次和类别。根据《中华人民共和国宪法》《中华人民共和国立法法》，以及其他相关法律规定，享有卫生立法权的特定国家机关主要有全国人民代表大会及其常务委员会，国务院，国务院各部、委员会，各省、自治区、直辖市和各省、自治区人民政府所在地的市及经国务院批准的较大的市的人民代表大会及其常务委员，各省、自治区、直辖市和各省、自治区人民政府所在地的市及经国务院批准的较大的市的人民政府，民族自治地方的人民代表大会。各级、各层次的卫生规范性法律文件的制定程序各不相同，卫生法律的立法程序主要包括提出卫生法律草案、审议卫生法律草案、通过卫生法律草案形成正式的法律文件、经过中华人民共和国主席签署主席令予以公布并对全社会具有普遍的约束力。

（祝 彬）

wèishēngfǎ shíshī

卫生法实施（implementation of health law）

卫生法在社会生活中的实际贯彻与具体施行。卫生法的实施可以分为四个方面。①卫生法的遵守：即卫生守法，是指公民、法人和其他组织等社会关系主体自觉遵守卫生法律规范，从而实现卫生法的活动。卫生法的遵守既包括对卫生权利的行使，也包括对卫生义务的履行。②卫生法的执行：即卫生行政执法，是指国家卫生行政机关通过制定、实施卫生规范性法律文件，以及将卫生法的一般规定作用于卫生行政相对人或卫生事务的活动。卫生行政执法是卫生行政机关代表国家对卫生事务实施管理活动的重要途径和方式。③卫生法的适用：即卫生司法，是指国家司法机关依据法定的职权和程序，运用卫生法律处理具体卫生案件的活动。卫生法的适用是国家司法机关专有的权力，是在卫生守法和卫生执法的状态遭到破坏或无法继续时的司法救济方式，是事后的救济方式，具有被动性和终局性。④卫生法制监督：既包括有关国家机关依据法定职权和程序对卫生立法、执法、司法等卫生法制运行环节所进行的监察、控制和督导，也包括公民、社会团体和其他组织等对卫生法制运作过程的监督。

（祝　彬）

wèishēng xíngzhèng zhífǎ

卫生行政执法（administrative enforcement of health law）

广义的卫生行政执法，是指国家卫生行政机关、法律、法规授权、委托的组织及其工作人员在行使卫生行政职权的过程中，依照法定的职权和程序执行卫生法律的活动，既包括抽象行政行为，也包括具体行政行为。狭义的卫生行政执法，仅指卫生行政主体将卫生规范性法律文件适用于卫生管理活动中的具体卫生事务及卫生案件，并作出具体行政行为的活动。

特点　①特殊的目的性与科学性：卫生行政执法以维护公民的生命健康权益为根本目的和直接目标，同时在卫生行政执法的过程中必须依赖先进的生物、医学、公共卫生等学科领域的先进科学技术。②突出的专业性和技术性：在卫生执法过程中，需要有强大的卫生技术系统作为保障，这是由卫生执法的特殊目的性和科学性特征所决定的。例如，对食品、药品的检测、检验，对特定人群的预防性健康检查等均离不开卫生专业和技术的支持。③具有显著的社会性和协同性：卫生问题关涉整个社会的进步和福利，因此，卫生执法活动往往需要社会的整体参与和共同配合才能够实现目标，如传染病的控制、食品安全的保障等。

基本原则　①合法性原则：卫生行政执法的合法性，是指卫生行政执法的主体必须要合法，也就是卫生行政执法主体的设立及其职权范围必须要有相应的法律依据，具有法律所赋予的权利能力和行为能力；卫生行政执法的内容必须要合法，也就是卫生行政执法行为必须要有法律依据，执法的具体措施和方法都必须符合法律的规定；卫生行政执法的程序必须要合法，也就是卫生行政执法必须要遵循法定的步骤、程序、方式和时限的规定。②合理性原则：又称为适当原则，它要求行政自由裁量权的行使必须符合法律的精神和目的，不能滥用行政职权。卫生行政执法的合理性体现在卫生行政执法必须要符合立法的目的和精神；不能滥用行政自由裁量权；必须公正、平等的实施法律；执法方式必须文明，符合公序良俗和社会公共利益；卫生行政执法应当符合科学规律和法则。③效率原则：卫生行政执法的效率表现为迅速、及时、正确，不能借口效率而违反相关法律规定。

类别　常见的卫生行政执法行为主要类别有卫生行政许可、卫生行政确认、卫生监督检查、卫生行政强制、卫生行政处罚、卫生行政裁决、卫生行政奖励、卫生行政指导、卫生行政调解等卫生行政执法行为。

程序制度　卫生行政执法必须要遵循法定的程序。卫生行政执法程序制度主要包括情报公开制度、表明身份制度、告知制度、听证制度、回避制度、证据制度、说明理由制度、申辩制度、时效制度等。

（祝　彬）

wèishēng fǎlǜ guānxì

卫生法律关系（legal relationship in health care）

卫生法律规范在调整人们行为的过程中所形成的相互之间的权利和义务关系。卫生法律规范是卫生法律关系产生的前提，卫生法律关系是卫生法律规范调整社会关系的必然结果。

分类　根据卫生法律规范所调整的主体之间的地位是否平等，可以将卫生法律关系分为横向卫生法律关系和纵向卫生法律关系。①横向卫生法律关系：是指医疗、预防、保健机构同国家机关、企事业单位、社会组织和公民之间，在医疗卫生服务过程中所发生的权利和义务关系。②纵向卫生法律关系：是指相关国家机关在实施卫生管理过程中，与企事业单位、社会组织和公民之间发生的组织、计划、指挥、调节和监督等隶属型关系，又可以分为社会管理关系和内部管理关系。社会管理关系如食品卫生监督等；内部管理关系如卫生行政部门对其工作人员的管理等。

构成要素　由主体、内容和客体构成。①卫生法律关系的主体：是指卫生法律关系的参加者，即在卫生法律关系中享有权利、承担义务的人。这里的人包括自然人和法人。具体而言，卫生法律关系的主体主要包括国家卫生行政机关、医疗卫生单位、企事业单位、社会团体和公民。②卫生法律关系的内容：是指卫生法律关系的主体依法所享有的权利和承担的义务。权利是指卫生法律关系主体可以为或不为一定行为的自由，也是要求他人为或不为一定行为的许可和保障；义务是指卫生法律关系主体为或不为一定行为的约束。③卫生法律关系的客体：是指卫生法律关系主体相互之间的权利和义务所共同指向的对象。主要包括四个方面。a. 公民的生命健康权利，保护公民的生命健康权是社会主义民主和法制的根本原则之一，这是卫生法律关系的最高层次的客体。b. 行为，卫生法律关系主体为达到一定目的所从事的活动，包括作为和不作为；c. 物，以卫生法律关系的客体出现的物的形式，主要有食品、药品、化妆品、保健品、医疗器械、生物制品、生活饮用水、中药材等；d. 精神产品，是指卫生法律关系的主体从事治理活动所取得的成果，如医药卫生科学发明、学术论文、医学著作等。

产生、变更和消灭 卫生法律关系的产生，是指卫生法律关系主体间的权利义务关系的确立和形成；卫生法律关系的变更，是指构成卫生法律关系的要素发生了变化，如主体、客体或权利义务的内容发生了变化；卫生法律关系的消灭，是指卫生法律关系主体之间的权利义务关系的终止。卫生法律关系的产生、变更和消灭，均以相应的卫生法律规范的存在为前提，以一定的卫生法律事实的产生为直接原因。

所谓卫生法律事实，是指由卫生法律规范规定的、能够引起卫生法律关系产生、变更和消灭的客观事实。根据是否与当事人的意志有关，卫生法律事实可以分为卫生法律行为和事件。①卫生法律行为：是指基于人们的意志而进行的可以发生一定法律后果的行为，包括合法行为和非法行为。②事件：是指和人们的意志无关的可以导致一定法律后果的特定社会现象，如人的出生、自然死亡、地震的发生等。

（祝　彬）

yīliáo fǎlǜ guānxì

医疗法律关系（legal relationship in medical practice）

相关卫生法律规范在调整医疗活动的过程中所形成的医疗服务的提供者与医疗服务的接受者之间的权利和义务关系。

特征 ①医疗服务存在自治限制：尽管医疗法律关系主体的地位平等，属于横向法律关系，但是有些情况下医方的意思自治却受到一定的限制。例如，对急危患者将因法律的规定而产生强制医疗义务，医方没有拒绝救治的自由。②患者处于被动地位：由于医学技术的高度专业性导致医疗信息的不对称性，患者在医疗服务的过程中将很难独立形成自己的意思表示，对医疗决策活动很少参与。③医疗服务结果无法承诺：由于医学科学的未知性、医学技术水平的局限性和患者个体之间的差异性，医疗行为具有很大的或然性和风险性。因此，医方承诺的只能是提供医疗服务而不是必然要达到何种治疗效果。

分类 根据医疗法律关系自身的特点，可以分为以下几类。①医疗服务合同关系：绝大多数医疗法律关系都是平等主体的医方和患者之间自由达成的、以提供和获取医疗服务为意思表示内容的合同法律关系。2008 年中国最高人民法院颁布的《民事案件案由规定》也将医疗纠纷中的违约之诉称为“医疗服务合同纠纷”。②无因管理法律关系：无因管理是指没有法定的或约定的义务，为避免他人利益受损失，自愿管理他人事务或为他人提供服务的行为。医疗领域的无因管理则是指医疗机构或医务人员在没有约定义务和法定义务情况下，为避免患者的生命健康利益受到损害，自愿为患者提供医疗服务的行为。这种管理他人事务的行为也使医疗机构或医务人员与患者之间产生了特殊医疗法律关系。在临床医疗实践中，常见的无因管理关系主要有以下三种情形：在紧急情况下医务人员在医疗机构外，发现患者而加以治疗；对自杀未遂而不愿就医者予以救治；无监护人在场的情况下，医疗机构直接针对无行为能力的“非急危”患者进行的诊疗行为。③强制医疗法律关系：是指国家基于医疗的特殊性和对公民生命和身体健康的维护，医疗机构或医务人员承担强制医疗服务，明确强制患者承担接受治疗的义务为主要内容的特殊医疗法律关系。例如，《中华人民共和国传染病防治法》所规定的鼠疫、霍乱、肺炭疽等传染病患者的隔离治疗。

构成要素 ①医疗法律关系的主体：是指在医疗法律关系中享有相应的权利并承担相应义务的当事人。主要包括提供医疗服务的医疗卫生单位、医务人员（如医师、护士、药剂师、检验人员、化验人员等与医疗活动的开展密切相关的人）、患者等。②医疗法律关系的内容：是指医疗法律关系的主体依法享有的权利和承担的义务，它包括医方所享有的权利和承担的义务，以及患者所享有的权利和应当承担的义务。③医疗法律关系的客体：是指医疗法律关系主体之间的权利和义务所指向的对象，医疗法律关系的客体一般包括人的生命健康、行为、物和智力成果等。生命、健康是主体需求的客观权益，它并非主体本身，只能是医疗法律关系的客体。行为是指医疗法律关系中权利主体行使权利和义务主体履行义务的活动，如诊断行为、治疗行为等。物是指现实存在的，能够被人所支配、利用并具有一定价值的客观物质，如药品、医疗器械等。

（祝　彬）

yīliáo xíngwéi

医疗行为（medical practice）

特定主体运用医学专业知识和技术针对特定对象所实施的旨在消除疾病、减轻痛苦、促进健康的诊断、治疗、护理、康复等具有综合内容的行为。医疗行为的特征：①医疗行为是反映主体意志的、能够引起医患法律关系产生、变更和消灭的合法行为。医疗行为的成立必须符合的条件，即医疗机构主体资格合法、医护人员主体资格合法、诊疗科目和医疗技术合法、医疗行为的内容不违反法律和社会公共利益。②医疗行为涵盖的范围非常广泛，包括疾病的检查、诊断、治疗、手术、麻醉、注射、给药，以及处方、病历记录、术后疗养指导，还包括中医的望、闻、问、切，针灸、推拿等。③医疗行为具有一定的侵袭性。医疗行为直接作用于人体，在实现医疗目的的同时，往往会对人的身体部分造成不同程度的侵害。④医疗行为目的的正当性。医疗行为旨在为患者消除疾病、减轻痛苦，促进患者健康，因而其具有正当的目的。所以，尽管医疗行为具有一定的侵袭性，但是由于其目的的正当性，阻却了其行为的违法性，属于合法行为。⑤医疗行为结果具有或然性、风险性。由于医学科学技术的局限性、探索性，患者个体的差异性等因素的存在，医疗行为的结果往往具有很大的或然性和风险性。⑥医疗行为具有专业性和技术性。医疗行为是医务人员运用医学专业知识和技术的行为，这是医疗行为区别于其他民事行为的重要特征。医务人员是掌握医学专业知识和技术的特定职业群体，因而，其在实施医疗行为的过程中应尽的注意义务要高于普通民事行为中民事主体应尽的注意义务。

（祝　彬）

yīshī quánlì

医师权利（doctor's rights）

法律规定的医师享有在医疗执业活动中可以为或不为一定行为的自由。它对医师的执业活动是一种保障，是医师顺利开展医疗执业活动的前提和依据。医师在执业活动中享有的权利主要包括三个层次的含义。首先，是指医师在执业过程中可以为或不为一定行为的可能性和范围；其次，是指医师请求他人为或不为一定行为的权利；再次，是指医师在执业过程中权利受到侵犯时享有的救济性权利。

医学诊查权　医师在医疗执业活动中，对患者的身体状况和心理状态诊断、检查的权利。它是医师从事执业活动时享有的首要的、基本的权利，是医师开展执业活动的前提与保障。诊查的目的是为了发现患者的生理、病理状况，从而作出正确的诊断，以选择恰当的医疗、保健和预防方案。医师的诊查权并不是绝对的，一般情况下要受制于患者的知情同意权，但在紧急情况下为了患者的最佳利益，可以不受患者知情同意权的约束。

疾病调查权　医师为明确诊断，就患者家族疾病史、患病情况、用药史、身体情况、生活习惯，以及有无不良行为等进行询问、调查的权利。疾病调查是医师进一步明确诊断所必需的措施和手段。医师的疾病调查权也同样受到患者同意权的制约，同时，医师对于在疾病调查中知悉的患者的隐私信息应当予以保密。

医学处置权　医师根据诊断结果，针对患者病情采取医学处理措施或紧急抢救措施的权利。根据患者的病情，医学处置权可以分为一般处置权和紧急处置权。①一般处置权：是指医师在正常的、非紧急情况下对患者病情进行处置的权利。一般处置权的行使必须在注册的执业范围内，严格遵循相关的法律规范和专业技术规范行使；受患者知情同意权的约束，必须要征得患者的同意方可进行。②紧急处置权：是指在患者处于急危状态、可能危及生命的情况下行使的权利，通常情况下也要尽量按照程序和规范行使，尽可能征得患者或家属同意。情况不允许的情形下，经治医师可以在提出医疗处置方案，报医疗机构负责人批准后直接实施。医学处置行为多数具有侵袭性，是对患者人身权利的一种伤害，但是由于医学处置行为目的的正当性，因而阻却了这种侵袭行为的违法性，使其成为正当的合法行为，并且成为医师的一项基本权利。

出具医学证明文件的权利　医师出具疾病诊断书、健康证明书、出生证明书和死亡证明书等具有医学内容的证明文书的权利。医师该项权利的行使必须严格遵循相关的规定和要求，一是医师只能在本人注册的执业范围内出具相关的医学证明文书，如外科医师无权出具属于妇产科医师出具的出生证明书；二是医学文书的出具须经过医师自己亲自检查、诊断和处置。

人身不受侵犯的权利 《中华人民共和国宪法》明确规定，中华人民共和国公民人身自由不受侵犯，公民的人格尊严不受侵犯。《中华人民共和国执业医师法》（以下简称《执业医师法》）同时也规定，医师在执业活动中，人格尊严、人身安全不受侵犯。人格尊严、人身安全不受侵犯，是医师正常开展执业活动的前提和根本保证。对于侵害医师人格尊严、人身安全的行为，《执业医师法》第四十条规定，阻碍医师依法执业，侮辱、诽谤、威胁、殴打医师或者侵犯医师人身自由、干扰医师正常工作、生活的，依照《中华人民共和国治安管理处罚法》的规定处罚；构成犯罪的，依法追究刑事责任。

其他相关权利 根据《执业医师法》第二十一条的规定，医师在执业活动中除享有上述权利外，还享有按照国务院卫生行政部门规定的标准，获得与本人执业活动相当的医疗设备基本条件的权利；从事医学研究、学术交流，参加专业学术团体的权利；参加专业培训，接受继续医学教育的权利；获取工资报酬和津贴，享受国家规定的福利待遇的权利；对所在机构的医疗、预防、保健工作和卫生行政部门的工作提出意见和建议，依法参与所在机构的民主管理的权利。

（祝 彬）

yīshī yìwù

医师义务（doctor's obligations）

医师在医疗执业活动中应当为或不为一定行为的约束。医师义务的特征：①义务的特定性。根据权利义务的相对性，医师在执业活动中享有了一般社会主体所不享有的特定权利，因此，医师在执业活动中也必然要承担着一定的和其执业活动相关的特定义务。这些特定的义务均源自医疗活动的特殊性，如关心、尊重患者，保护患者隐私的义务，尽职尽责为患者服务的义务等。②义务的法定性。医师的义务和其权利一样，均是由医疗执业活动自身的特殊性所决定和要求的。医师的许多义务原来只是道德范畴的义务，当立法机关将医师的道德义务上升为法律义务之后，它便具有了法定性，医师违反法定义务的时候承担的便不再仅仅是道德上的谴责，还要承担相应的法律责任。③义务的附随性。医师在执业活动中承担的义务同其享有的权利一样附随于医疗执业活动，与执业行为紧密相连，密不可分。只有在医师从事执业活动时才发生义务的履行问题，如果医师不在执业时间范围，如外出旅游期间，就不存在义务的履行问题。但是，有些特殊的义务不受此限制，如保护患者隐私的义务，即便是医师不从事执业活动时，仍然负有该义务。

遵守法律、法规和技术操作规范的义务 相关法律、法规、规章和技术操作规范是医师开展执业活动必须予以遵守的基本准则，也是判断医师医疗活动是否规范的依据。根据《医疗事故处理条例》第二条的规定，医疗事故是指医疗机构及其医务人员在医疗活动中，违反医疗卫生管理法律、行政法规、部门规章和诊疗护理规范、常规，过失造成患者人身损害的事故。从医疗事故的构成要件看，要求医疗机构及其医务人员主观上必须要有过失。但是，实践中判断行为主体主观上是否具有过失往往要根据其客观的、外在的行为来判断，而认定其行为的依据则是相关的卫生法律、法规、规章和技术操作规范。因此，遵守法律、法规、规章和技术操作规范是医师的一项基本义务，也是判断其医疗活动是否规范的依据。医师应当严格遵循相关卫生法律、法规、规章和诊疗护理规范、常规开展医疗活动。

保护患者隐私的义务 基于治疗的目的和需要，医师在为患者提供诊疗服务的过程中往往会知悉大量的患者个人隐私信息。因此，患者隐私权利能否得到有效的保护，关键在于医师能否遵循对患者隐私保护的义务。对于患者隐私的保护，公元前400年希波克拉底的医师宣誓词里就已明文列出，“凡我所见所闻，无论有无业务关系，我认为应守秘密者，我愿保守秘密”。1948年世界医学会制定的作为医师道德规范的《日内瓦宣言》中列出，“病人吐露的一切秘密，我一定严加信守，决不泄露”。

多部卫生法律规范性文件中均规定了医务人员对患者隐私保护的义务，如《中华人民共和国执业医师法》（以下简称《执业医师法》）第二十二条第三项规定，医师在执业活动中应关心、爱护、尊重患者，保护患者的隐私；《中华人民共和国母婴保健法》第三十四条规定，从事母婴保健工作的人员应当严格遵守职业道德，为当事人保守秘密；《中华人民共和国传染病防治法》第十二条规定，疾病预防控制机构、医疗机构不得泄露涉及个人隐私的有关信息、资料；《艾滋病防治条例》第三十九条第二款规定，未经本人或者其监护人同意，任何单位或者个人不得公开艾滋病病毒感染者、艾滋病病人及其家属的姓名、住址、工作单位、肖像、病史资料，以及其他可能推断出其具体身份的信息。

告知义务　医师的告知义务与患者的知情同意权是一个问题的两个方面，医师合理告知义务的履行是患者知情同意权有效行使的前提条件。为保证患者能够有效行使知情同意权，医师至少应当告知患者有关疾病的病情、可供选择的治疗方案，以及每一治疗方案的利弊后果这三方面的信息。医师的告知义务范围随着患者疾病病情的发展和治疗的进程、效果而不断变化。但是，在履行告知义务时，医师应当注意避免对患者产生不利后果，有些医疗信息可以向患者家属告知和解释。关于医师的告知义务，现行法律、法规的相关规定主要有：《执业医师法》第二十六条，“医师应当如实向患者或者其家属介绍病情，但应注意避免对患者产生不利后果。医师进行实验性临床医疗，应当经医院批准并征得患者本人或者其家属同意”。《医疗机构管理条例》第三十三条，“医疗机构施行手术、特殊检查或者特殊治疗时，必须征得患者同意，并应当取得其家属或者关系人同意并签字；无法取得患者意见时，应当取得家属或者关系人同意并签字；无法取得患者意见又无家属或者关系人在场，或者遇到其他特殊情况时，经治医师应当提出医疗处置方案，在取得医疗机构负责人或者被授权负责人员的批准后实施”。《医疗机构管理条例实施细则》第六十二条，“医疗机构应当尊重患者对自己的病情、诊断、治疗的知情权利。在实施手术、特殊检查、特殊治疗时，应当向患者作必要的解释。因实施保护性医疗措施不宜向患者说明情况的，应当将有关情况通知患者家属”。《医疗事故处理条例》第十一条，“在医疗活动中，医疗机构及其医务人员应当将患者的病情、医疗措施、医疗风险等如实告知患者，及时解答其咨询；但是，应当避免对患者产生不利后果”。

服从调遣义务　遇有自然灾害、传染病流行、突发重大伤亡事故及其他严重威胁人民生命健康的紧急情况时，医师应当服从县级以上人民政府卫生行政部门的调遣。这不仅是医师职业道德的要求，也是医师的法定义务。在天灾人祸面前，医师必须无条件地履行救死扶伤的职责，参加到救灾与抢救伤员的工作中去。医师拒绝服从调遣的，主管卫生行政部门可给予警告或者责令暂停6个月以上1年以下执业活动的处罚；情节严重的，吊销其执业证书；构成犯罪的依法追究其刑事责任。

报告义务　医师发生医疗事故或者发现传染病疫情时，应当按照有关规定及时向所在机构或者卫生行政部门报告。医师发现患者涉嫌伤害事件或者非正常死亡时，应当按照有关规定向有关部门报告。

其他相关义务　除前述义务外，根据《执业医师法》第二十二条的规定，医师在执业活动中还应当遵守树立敬业精神、遵守职业道德、履行医师职责、尽职尽责为患者服务的义务；努力钻研业务、更新知识、提高专业技术水平的义务；宣传卫生保健知识，对患者进行健康教育的义务。

（祝　彬）

huànzhě quánlì

患者权利（patient's rights）

患者基于其独立的人格所享有的获得、接受或拒绝妥善的医疗照护的自由。

生命、健康权　生命权和健康权都是患者独立的人格权利，是患者所享有的一项基本人权。患者的生命权是指患者享有生命安全不受侵犯的权利，非经司法程序，患者的生命不得随意剥夺；患者的健康权是指患者以其器官乃至整体功能利益为内容的人格权，患者享有健康权益不受侵犯的权利。

平等医疗权　患者接受医疗服务活动的过程中所享有的获得平等医疗救治的权利。平等医疗权是患者基本人权的要求，也是公民基本宪法权利的反映。它意味着，在医患关系中所有患者一律平等，既不允许特权患者优先占用医疗资源，也不允许歧视某些患者。它主要表现为在就医秩序上，应当遵守先来先接受服务的原则；根据医疗的需要分配医疗资源；医疗卫生强制性规则平等适用于所有患者；危急、重症患者优先接受医疗服务的原则。

妥善医疗权　在医疗活动的任一环节，患者所享有的生命和健康获得最大程度的尊重与照顾的权利。它主要包括紧急状态下患者获得及时诊断和治疗的权利、获得正确诊断的权利、获得适当治疗的权利、获得持续治疗的权利、拒绝医方过度医疗行为的权利、转院或转诊的权利。

隐私权　患者享有的对其个人的、与公共利益无关的个人信息、私人活动和私有领域进行支配的人格权。患者的医疗信息中包含了患者众多的个人隐私，如患者个人姓名、住址，患者陈述的个人生活习惯，身体的私密，疾病病史、家族病史，诊疗的信息等。非为社会公共利益或治疗患者疾病之目的，在未经患者同意的情形下，任何人无权知悉、获取、利用患者的医疗信息，否则即为对患者隐私权利的侵犯。隐私权本质上是一种人格权，具有绝对性、支配性和排他性的特点。隐私权正是从保护权利主体内心世界不被侵犯、打扰，正常生活不被打扰方面来维护权利主体的人格权和人格尊严的。隐私权虽然是一项绝对性的权利，但是，当该权利和其他权利发生冲突时，对该权利的行使必要时仍然要受到一定的限制。患者在行使自己的隐私权利时如果和社会公共利益发生冲突，如出于传染病防控的需要，必要时必须要对患者的某些信息予以披露，则此时患者的个人隐私权利需服从于社会公共利益的需要；为抢救患者的生命时，医务人员即使未经患者同意而获取患者的隐私信息也不构成对患者隐私权利的侵犯，其目的的正当性阻却了行为的违法性。通常情况下，患者为了使自己的疾病得到及时、正确的诊断和治疗，往往需要将自己的个人信息（如病史等情况）告知医务人员，这是对自己隐私权利的自由处分行为。

知情同意权 患者在接受医疗服务的过程中，享有知晓自己的病情和医疗机构、医务人员的诊治方案，并自主选择合适的诊治方案的权利。知情同意权分为知情权和同意权，知情是同意的前提，同意是知情的结果和价值体现。知情同意权行使的过程包括两个方面，一是患者获取充分医疗信息的过程，一是患者作出医疗同意的过程。患者获取医疗信息的过程也是医疗机构或医务人员履行告知义务的过程。

医疗选择权 患者自由选择或者变更医疗机构、医师的权利，或者在存在多种诊断、检验、治疗方案及药剂时，患者进行选择的权利。患者对医疗机构、医师的选择往往根据自己获得的关于该医疗机构、医师的信息，结合自己的病情等各种情况进行判断取舍，这些信息既有医疗机构的宣传、介绍，也有长期以来该医疗机构、医师在社会上形成的声誉。而对诊断、检验、治疗方案及替代药剂的选择，则需要医疗机构和医务人员履行充分的告知义务。

拒绝治疗权 具有相应民事行为能力的患者，在被告知自己的病情和相应的诊治方案及各种诊治方案后果的情况下，有作出拒绝接受治疗决定的权利。拒绝治疗权利乃是患者人格权利的延伸，患者享有人格尊严、宗教信仰自由和保持民族风俗习惯的权利。而且，法律相信每个人都是自己最佳利益的判断者。因此，如果意思表示真实，患者拒绝接受治疗的权利应当被尊重。但是，当患者因拒绝治疗可能影响到公共利益或第三人的利益时，这种权利将受到限制。例如，为了社会公共利益而需要对患者实施强制性医疗时，患者的拒绝治疗权利将受到限制。

医疗文书的查阅、复制及封存权 患者对自己在接受医疗服务过程中所形成的相关医疗文书享有查阅、复制及封存的权利。

（祝　彬）

huànzhě yìwù

患者义务（patient's obligations）

患者在同意接受医疗照护的前提下，应当为或不为一定行为的约束。患者义务是基于患者疾病的状况和特点，以及提供妥善医疗照护的需要而产生的，是附加于患者行为的一种约束。

增进健康的义务 每一位公民都是社会的一员，都应当承担相应的社会责任和义务。因病致贫和因病返贫的问题仍然是制约中国社会发展的重要因素。国家提出了健康教育和预防为主的卫生政策，树立全民的科学健康观念的号召。因此，建立合理的生活方式，养成良好的生活习惯，积极锻炼身体，增强机体抵抗力，减少疾病的发生，就成为全体公民的义务和责任。

提供疾病信息的义务 患者如实反映病情，积极主动向医师提供有关疾病发展变化的信息，有利于医师掌握患者的病情和病史，确定和调整科学合理的治疗方案，提高治疗效果。因此，为了及时发现有关疾病的发展、变化和传播情况，为了获得良好的治疗效果，患者有义务如实、全面、及时地向医务人员反映自身的疾病信息。

配合诊治的义务 患者积极配合医务人员的诊断和治疗工作是取得对疾病良好治疗效果的前提条件。患者只有配合医务人员的诊断工作、接受必要的医学检查，才能更好地发现疾病的真实情况，掌握疾病的特征，为后续的治疗工作提供准确的依据。医务人员根据患者的病情制定的治疗方案是战胜疾病的关键，患者应当遵从医嘱，积极配合治疗方案的实施。因此，如果患者自愿接受医疗服务，就应当承担配合医务人员诊治的义务。

遵守医疗秩序的义务 良好的医疗秩序是医疗活动得以顺利开展的前提和保障，也是国家医疗卫生事业健康发展和运行的基础。医疗机构是实施救死扶伤、保障人民生命健康的重要场所，禁止任何单位和个人以任何理由、手段扰乱医疗机构的正常诊疗秩序，侵害就诊者的合法权益，危害医务人员的人身安全，损害医疗机构的财产。作为患者，应当严格遵守医疗机构的医疗秩序，如果和就诊的医疗机构发生纠纷，应当通过合法的途径予以解决，而不应采取非法的手段破坏医疗秩序。

支持医学教育和科学研究的义务　医学科学技术水平的提高关系到患者的健康和福祉，但医学科学技术的进步、发展和完善又离不开患者的支持与协助。例如，新药的临床试验、新治疗方法的开展、疾病原因的查找、医学生的培养和教育等，都离不开患者的积极参与和配合。医学科学的发展关系到整个社会福利水平的提高，患者作为社会的一员，有义务支持与配合医学教育和科学研究。当然，患者的支持和配合应当以患者的知情并且不损害患者的利益为前提。

（祝　彬）

wèishēng fǎlǜ zérèn

卫生法律责任（health legal liability）

卫生法所确认的违反卫生法律规范的行为主体，所应承担的带有强制性、制裁性和否定性的法律后果。

特点　①以存在违法行为为前提。卫生法律责任是与违反卫生法律规范行为相联系的，只有在构成违反卫生法律规范的前提下，才可能追究行为主体的法律责任。②由法律明确规定。违反卫生法律规范的行为很多，但不一定都要承担法律责任，只有那些在卫生法律规范中作了明确规定的违法行为，行为主体才能被追究法律责任。③具有国家强制性。卫生法律责任同其他法律责任一样，也具有国家强制性。违法主体拒绝承担法律责任的，国家强制力将强制其承担相应的法律责任。④由国家授权的专门机关在法定职责范围内依法予以追究。

构成要件　认定卫生法律责任时必须考虑的条件和因素。概括为责任主体、违法行为或违约行为、损害结果、因果关系、主观过错等五方面。①责任主体：是卫生法律责任构成的必备条件。必须是具有法定责任能力的公民、法人和其他组织。②违法行为或违约行为：是卫生法律责任的核心构成要素，包括作为和不作为两类。作为是指人的积极的身体活动，直接做了法律所禁止或合同所不允许的事自然要导致法律责任。不作为是指人的消极的身体活动，行为人在能够履行自己应尽义务的情况下不履行该义务，如不做法律规定应做的事或不做合同中约定的事，也要承担法律责任。③损害结果：是指违法行为或违约行为侵犯他人或社会的权利和利益所造成的损失和伤害，包括实际损害、丧失所得利益及预期可得利益。损害结果可以是对人身的损害、财产的损害、精神的损害，也可以是其他方面的损害。④因果关系：是指违法行为或违约行为与损害结果之间的必然联系。因果关系是一种引起与被引起的关系，即一种现象的出现时由于先前存在的另一种现象而引起的，则这两种现象之间就具有因果关系。因果关系是归责的基础和前提，是认定卫生法律责任的基本依据。⑤主观过错：是指行为人实施违法行为或违约行为时的主观心理状态，包括故意和过失两类。故意是指明知自己的行为会发生危害社会的结果，希望或者放任这种结果发生的心理状态。过失是指应当预见自己的行为可能发生损害他人、损害社会的结果，因为疏忽大意而没有预见，或者已经预见而轻信能够避免，以致发生这种结果的心理状态。

分类　根据行为人违反卫生法律规范的性质，以及承担法律责任的方式不同，可将卫生法律责任分为卫生民事责任、卫生行政责任和卫生刑事责任三种。

（姜柏生）

wèishēng mínshì zérèn

卫生民事责任（health civil liability）

卫生法律关系主体因违反卫生法律规范而侵害了公民、法人或其他组织合法权益，所应依法承担的不利后果。全称卫生民事法律责任。卫生民事责任是卫生活动中常见的法律责任，主要为补偿性的财产责任。在法律允许的范围内，民事责任可以由当事人自愿协商解决。卫生民事责任是民法上的侵权责任，构成该责任必须同时具备有损害事实的存在，行为人实施了违反卫生法律法规的行为，行为人主观方面有过错，行为人的行为与损害事实之间有因果关系等要件。《中华人民共和国民法通则》规定的承担民事责任的形式有停止损害，排除妨碍，消除危险，返还财产，恢复原状，修理、重作、更换，赔偿损失，支付违约金，消除影响，恢复名誉，赔礼道歉等。卫生法所涉及的民事责任以赔偿损失为主要形式。

（姜柏生）

yīliáo sǔnhài zérèn

医疗损害责任（medical impairment liability）

医疗机构及其医务人员在医疗活动中因过失造成

患者人身损害或者其他损害，医疗机构应当承担的以损害赔偿为主要方式的侵权责任。“医疗损害责任”一词是《中华人民共和国侵权责任法》第七章的名称，其所规定的承担医疗损害责任的情形包括违反告知义务的侵权责任、违反诊疗义务的侵权责任、因使用有缺陷医疗产品而导致的侵权责任、违反保密义务的侵权责任、因实施过度医疗导致的侵权责任等。

医疗损害责任作为民事侵权责任的一种，其构成需要符合四方面的要素，即违法行为、损害后果、因果关系、主观过错。只有在四方面要素同时具备的情况下，医疗损害责任才能成立，才需要由医疗机构承担赔偿责任。①医疗机构及其医务人员在诊疗活动中存在违法行为。这一要件事实上包括三方面的要素，即主体必须是医疗机构及其医务人员，必须发生在诊疗活动过程中，同时必须存在违反医疗卫生法律法规、行政规章，以及其他有关诊疗规范的规定的行为。②必须对患者造成了损害后果，即医疗损害责任是因患者人身等权益受到损害而发生的责任。医疗损害责任主要是因患者生命权、健康权、身体权等权益受到损害而发生的责任。其中，造成患者生命权损害，是指造成患者死亡；造成患者健康权损害，是造成患者的人身伤害，包括一般伤害和残疾；造成患者身体权损害，是指患者的身体组成部分的完整性的损害，即造成患者人体组成部分的残缺，或者未经患者本人同意而非法侵害患者身体。其他损害，包括医师未尽告知义务、违反保密义务所侵害的患者知情权、自我决定权、隐私权等其他民事权益。③医疗机构及其医务人员的违法行为和患者的损害后果之间存在因果关系。这种因果关系是客观存在的而非虚幻的，是从医学知识出发分析必然发生的而不是可能发生的。实践中对医疗纠纷中因果关系的判定是专业性极强的问题，很多情况下必须借助于专业鉴定机构的鉴定才能确定。④医疗损害责任是因医疗机构及医务人员的过失行为而发生的责任。医疗过失是指医务人员在医疗活动中违反业务上必要的注意义务，从而引起患者损害结果发生的一种主观心理状态。按照侵权责任法规定，医疗损害责任的承担方式是替代责任，也就是说由医疗机构代替医务人员承担相应的医疗损害责任。之所以如此规定，是因为医务人员实施的医疗行为本质上是履行职务的行为。医疗机构在自己承担了赔偿责任之后，对于有过失的医务人员可以行使追偿权。

（姜柏生）

yīliáo jiūfēn

医疗纠纷（medical dispute）

患方与医方在诊疗护理过程中对治疗结果及其产生的原因在认识上产生分歧，并向医疗机构、卫生行政部门或者司法机关等提出请求要求追究医方责任或者要求赔偿损失的民事纠纷。医疗纠纷具有区别于其他纠纷的特殊性：①医患双方关系的复杂性和地位的特殊性。在本质上，医师和患者之间应当维持和谐、信赖关系，但在现实中医师和患者之间，常常处于紧张关系或利害冲突的状态；在民事法律关系中，双方的法律地位是平等的，但在医疗知识和信息占有上却存在事实上的不平等。②医疗纠纷成因的综合性。医疗纠纷成因多数是综合性因素所致，既有医方因素，也有患方因素，还有其他社会环境因素。③医疗纠纷争议内容的高度专业性。其内容一般涉及医学的专业性和技术性，而对于医学专业领域上的问题，普通人很难理解和掌握。④医疗纠纷的解决往往有赖于医疗鉴定。医患双方对是否存在医疗过失和因果关系认识不一致时，通常需要进行医疗事故技术鉴定或司法鉴定。

根据医方在诊疗护理过程中有无过失，可将医疗纠纷分为有过失的医疗纠纷和无过失的医疗纠纷。有过失的医疗纠纷是指患者的损害结果是医方的诊疗过失所致，但损害结果的性质、程度及处理结果等存在分歧，达不成共识而产生的纠纷，包括医疗事故和医疗差错。医疗差错是指在诊疗护理过程中，医方确有过失，但经及时纠正，或未给患者造成严重后果，或者说未达到《医疗事故分级标准》规定的损害程度的医疗事件。无过失的医疗纠纷是指在诊疗护理过程中，并非由于医务人员的过失和错误，而是其他因素导致患者的死亡、身体残疾等损害的结果，主要包括医疗意外和医疗并发症等。医疗意外是指在诊疗护理过程中，患者自身体质或病情的原因，导致患者出现不可预见而偶然发生的不良后果。医疗并发症是指在诊疗护理过程中，患者发生了在现代医学科学技术条件下不能防范或难以避免的不良后果。

（姜柏生）

yīliáo shìgù

医疗事故（medical malpractice）

医疗机构及其医务人员在医疗活动中，因违反医疗卫生管理法律、行政法规、部门规章和诊疗护理规范、常规，过失造成患者人身损害的事故。此概念是根据2002年4月由国务院发布的《医疗事故处理条例》（以下简称《条例》）的规定所确定的。根据《条例》第2条的规定，认定医疗事故必须同时具备以下条件：①必须发生在医疗活动中。医疗活动的主要内容和形式是诊疗护理，没有诊疗护理内容和形式的事故，不能称为医疗事故。②责任主体是医疗机构及其医务人员。医疗机构是指按照《医疗机构管理条例》取得医疗机构执业许可证的机构，医务人员是指依法取得从事医疗卫生专业相应资质的技术人员。③医疗机构及其医务人员违反医疗卫生管理法律、行政法规、部门规章和诊疗护理规范、常规而发生的事故。这是导致医疗事故发生的直接原因，也是判断医疗事故的标准。④医疗机构及其医务人员在诊疗护理工作中主观上具有过失，包括疏忽大意的过失和过于自信的过失，而不是有伤害患者的主观故意。⑤给患者造成了人身损害，包括造成患者死亡、残疾、器官组织损伤导致功能障碍等不良后果。⑥过失行为和后果之间存在因果关系，即患者人身损害的后果是医疗机构及其医务人员的过失行为造成的。虽然存在过失，但是并没有给患者造成损害后果，不应该视为医疗事故；虽然存在损害后果，但是医疗机构及其医务人员并没有过失行为，也不能认定为医疗事故。是否存在因果关系是判定医疗事故的一个重要方面，也是公正处理医疗事故的关键。

（姜柏生）

wèishēng xíngzhèng zérèn

卫生行政责任（administrative liability） 卫生行政法律关系主体因违反卫生行政法律或因行政法规定的事由而应当承担的法定的不利后果。全称卫生行政法律责任。卫生行政责任既包括卫生行政机关及其工作人员、授权或委托的社会组织及其工作人员在行政管理中因违法失职、滥用职权或行政不当而产生的行政法律责任，也包括公民、社会组织等行政相对人违反卫生行政法律而产生的行政法律责任。根据中国现行卫生行政管理法规的规定，追究卫生行政责任的形式有卫生行政处罚和卫生行政处分两种。卫生行政处罚是指卫生行政机关或者法律法规授权组织，在职权范围内依据法律规定的内容和程序对违反卫生行政管理秩序而尚未构成犯罪的公民、法人和其他组织，实施的卫生行政制裁。根据《中华人民共和国行政处罚法》和中国现行的卫生法律、法规和规章的规定，卫生行政处罚的种类主要有警告、罚款、没收非法财物、没收违法所得、责令停产停业、暂扣或吊销有关许可证等。卫生行政处罚一般由卫生行政部门、食品药品监督管理部门决定，其中有的还须报请同级人民政府批准。卫生行政处分是指卫生行政机关或企事业单位依照行政隶属关系，对违反卫生行政管理秩序、违反政纪或失职人员给予的行政制裁。根据《国家公务员处分条例》及有关法律、法规规定，行政处分的种类主要有警告、记过、记大过、降级、降职、撤职、留用察看和开除等形式。

（姜柏生）

wèishēng xíngshì zérèn

卫生刑事责任（criminal liability） 卫生法律关系主体因违反卫生法律规范，侵害了刑法所保护的社会关系，构成犯罪所应依法承担的不利后果。全称卫生刑事法律责任。卫生法对于刑事责任的规定，是直接引用刑法中有关条款的规定。行为人违反刑事法律的行为必须具备犯罪的构成要件才承担刑事法律责任。犯罪是具有严重社会危害性、刑事违法性和应受刑罚惩罚性的行为。实现刑事法律责任的方式为刑罚，即责任主体受到国家强制力的制裁。刑罚包括主刑和附加刑。主刑有管制、拘役、有期徒刑、无期徒刑、死刑，它们只能单独适用。附加刑有罚金、剥夺政治权利、没收财产，它们可以附加适用，也可以独立适用。对于犯罪的外国人，还可以独立适用或附加适用驱逐出境。刑事责任是由犯罪所引起的法律制裁，具有强制性和最严厉的惩罚性。

《中华人民共和国刑法》对违反卫生法的刑事责任作了明确规定，规定了20余个与违反卫生法有关的罪名。例如，生产、销售假药罪，生产、销售劣药罪，生产、销售不符合卫生标准食品罪，在生产、销售的食品中掺入有毒有害非食品原料罪，生产、销售不符合标准的医疗器械、医用卫生材料罪，生产、销售不符合卫生标准化妆品罪，违反规定引起甲类传染病传播或者有传播严重危险罪，违反规定造成病菌种、毒种扩散罪，违反国境卫生检疫罪，非法组织他人出卖血液罪，非法采集、供应血液罪，非法制作、供应血液罪，采集、供应血液或者制作、供应血液制品部门不依照规定进行检测或者操作罪，医疗事故罪，非法行医罪，破坏节育手术罪，传播性病罪等。在已颁布的卫生法律中，对卫生行政机关的渎职、失职犯罪行为所应承担的刑事法律责任普遍都有规定。《中华人民共和国传染病防治法》还规定疾病预防控制机构、医疗机构、采供血机构、实验机构、动物防疫机构及国境卫生检疫机关因违法造成传染病传播、流行而构成犯罪的都应追究其刑事责任。

（姜柏生）

yīliáo shìgùzuì

医疗事故罪（crime of medical accident） 医务人员严重不负责任，造成就诊人死亡或者严重损害就诊人身体健康的行为。《中华人民共和国刑法》中的罪名。

构成此罪的必要条件：①侵犯的客体是就诊人的生命、健康权利和医疗单位的正常活动。②客观方面表现为严重不负责任，造成就诊人死亡或者严重损害就诊人身体健康的行为。“严重不负责任”，是指在诊疗护理工作中违反规章制度和诊疗护理常规，是构成此罪的前提条件。如果行为人没有违反规章制度和诊疗护理常规，即使发生了患者死亡等严重后果的，也不能构成此罪。“严重损害就诊人身体健康”，主要是指造成就诊人残疾、组织器官严重损伤、丧失劳动力等严重后果。如果行为人虽然有违反诊断护理规章制度常规的行为，但没有造成就诊人死亡、身体健康严重损害的后果的，不构成犯罪。③犯罪主体为特殊主体，主要是医务人员。④主观方面由过失构成，即行为人应当预见自己严重不负责任的行为可能造成就诊人死亡或者严重损害就诊人的身体健康，但因疏忽大意而没有预见，或者已经预见而轻信可以避免，从而发生就诊人死亡或者身体健康严重损害的结果。

认定医疗事故罪，应注意与医疗过程中发生的差错、意外和技术事故等区别开来。医疗过程中发生的差错，行为人在主观上有过失，客观上有违章行为，也发生了一定的损害结果，但是这种损害结果较为轻微，未达到致就诊人死亡、残疾或者功能障碍的程度，只是给就诊人造成一定的疼痛等不良后果，因此，不能构成医疗事故罪。医疗过程中发生的意外事故，是指在诊疗护理工作中，由于病情或者患者的体质特殊而发生了医务人员难以预料和防范的不良后果，导致患者死亡、残疾或者功能障碍。由于对这种严重后果的发生医务人员主观上没有过失，行为人也没有违反规章制度的行为，不良后果的发生是行为人无法预见和无法避免的，因而不构成医疗事故罪。医疗技术事故，是指医务人员因医疗技术水平不高、缺乏经验等造成的事故。医疗技术事故不是因为医务人员责任心不强、违反规章制度造成的，行为人主观上没有过失，因而这种因技术水平不高等原因造成事故的，不构成医疗事故罪。

依照刑法第三百三十五条的规定，犯医疗事故罪的，处 3 年以下有期徒刑或者拘役。

（姜柏生）

fēifǎ xíngyīzuì

非法行医罪（crime of practicing medicine illegally） 未取得医师执业资格的人非法行医，情节严重或严重损害就诊人身体健康，或造成就诊人死亡的行为。《中华人民共和国刑法》中的罪名。

构成条件 ①此罪侵犯的客体是复杂客体，既侵犯了国家对医疗机构和医务从业人员的管理秩序，又侵犯了公民的身体健康。②客观方面表现为未取得医师执业资格而非法行医，情节严重或严重损害就诊人身体健康，或造成就诊人死亡的行为。《最高人民法院关于审理非法行医刑事案件具体应用法律若干问题的解释》（2008 年 5 月 9 日施行）第一条规定，“未取得医生执业资格而非法行医”的情形：未取得或者以非法手段取得医师资格从事医疗活动的；个人未取得医疗机构执业许可证开办医疗机构的；被依法吊销医师执业证书期间从事医疗活动的；未取得乡村医师执业证书，从事乡村医疗活动的；家庭接生员实施家庭接生以外的医疗行为的。“情节严重”是指造成就诊人轻度残疾、器官组织损伤导致一般功能障碍的；造成甲类传染病传播、流行或者有传播、流行危险的；使用假药、劣药或不符合国家规定标准的卫生材料、医疗器械，足以严重危害人体健康的；非法行医被卫生行政部门行政处罚两次以后，再次非法行医的；其他情节严重的情形。“严重损害就诊人身体健康”是指造成就诊人中度以上残疾、器官组织损伤导致严重功能障碍的；造成 3 人以上就诊人轻度残疾、器官组织损伤导致一般功能障碍的。③犯罪主体是一般主体。④主观方面是故意，即明知自己不具备行医资格而从事医疗业务活动。

与医疗事故罪的区别 非法行医罪与医疗事故罪同属危害公共卫生罪，两者都发生在医疗活动中，都表现为违反相应的医疗卫生法律法规，并且都有可能造成就诊人死亡或严重损害其健康，但两者又有区别。①犯罪主体不同：非法行医罪的主体是一般主体，而医疗事故罪的主体为特殊主体，即必须是医务人员。②主观方面不同：非法行医行为人主观方面表现为故意，而医疗事故行为人的主观方面表现为过失。

③犯罪客观方面表现不同：非法行医罪属于情节犯，根据法律规定，情节严重是构成本罪的条件，但不一定造成就诊人的身体伤害或者死亡；而医疗事故罪则属于结果犯，造成就诊人死亡或者严重损害就诊人身体健康是构成医疗事故罪的必备要件。④客体不尽相同：医疗事故罪作为一种业务渎职犯罪，其妨害的是单位内部的正常管理秩序；而非法行医罪妨害的是国家对医疗市场及医疗从业人员的正常管理秩序。

量刑标准 依照刑法第三百三十六条的规定，犯非法行医罪的，处3年以下有期徒刑、拘役或者管制，并处或者单处罚金；严重损害就诊人身体健康的，处3年以上10年以下有期徒刑，并处罚金；造成就诊人死亡的，处10年以上有期徒刑，并处罚金。

（姜柏生）

wèishēng sīfǎ jiùjì

卫生司法救济（judicial remedy for health right） 运用国家司法权力调整处理各种卫生法律关系和矛盾，并强制相关当事人履行法定卫生义务以维护其他当事人卫生权利的救济手段。卫生司法救济兼有一般司法救济的特点和其自身的特点。

卫生司法救济的一般特点：①卫生司法救济中司法权只拥有判断权，而且这种判断权是独立进行的，不允许其他组织和个人干涉。②卫生司法救济一般坚持“不告不理”的原则，意味着其进行的是消极被动的权利救济，坚持中立的法律立场，严格依既定法律规则进行救济。③卫生司法救济注重权利救济的过程，即司法程序，程序中设定诸多程序性权利以帮助实体权利的实现。④卫生司法救济坚持法律标准和司法的稳定性。⑤司法权具有专属性，对卫生权利的司法救济不可转授给其他非司法主体。⑥司法是卫生权利救济的最后一道关口，具有终局性。

卫生司法救济自身的特点：①引发卫生司法救济活动的最终原因是为了保护公民的生命健康权利。卫生活动的最终目标和出发点是为了保护公民的生命健康权利，卫生法律关系的构建是围绕卫生活动而进行的，当卫生法律关系主体的权利受到侵害时可以寻求司法救济，不管卫生法律关系主体被侵犯的权利是何种性质的权利，但最终是为保护公民的生命健康权利。②卫生司法救济途径种类全面。由于卫生法律关系纵横交错，而卫生司法救济是运用国家司法权力调整处理各种卫生法律关系和矛盾，并强制相关当事人履行法定卫生义务以维护其他当事人卫生权利的一种救济手段。这就决定了卫生司法救济的途径可能是平等的卫生服务法律关系主体通过民事诉讼寻求对自己的权利保护；也可能是卫生行政管理法律关系的相对人通过行政诉讼的方式寻求对自己的权利保护；还有可能是国家为追究卫生犯罪行为人的刑事责任而提起的刑事诉讼。③卫生诉讼活动中必有一方当事人是从事卫生工作的组织和个人。卫生法律关系主体通常必定有一方是从事卫生工作的组织和个人，例如，在纵向法律关系中必定有一方是医药卫生管理机关，在横向法律关系中必定有一方当事人是医药预防保健机构或个人。因此，反映在卫生诉讼活动中，必有一方当事人是从事卫生工作的组织和个人。

（祝 彬）

wèishēng xíngzhèng fùyì

卫生行政复议（administrative reconsideration in respect of health） 公民、法人或其他组织不服卫生行政机关的行政行为，依照法定的条件和程序，向上级卫生行政机关或法定的其他机关提出申诉，受理机关依法对引起争议的行政行为进行合法性、适当性审查，并作出裁决的法律制度。卫生行政复议是一项卫生行政救济制度，是解决卫生行政争议案件的重要途径。

基本原则 贯穿于卫生行政复议全过程的，指导卫生行政复议机关履行复议职责的基本准则。卫生行政复议应遵循的原则包括合法性原则、公正与公开原则、及时便民原则、书面审查原则、合法性与适当性审查原则、不适用调解原则。

受案范围 依照《中华人民共和国行政复议法》规定，卫生行政复议的受案范围应包括以下卫生行政案件：①对卫生行政机关作出的行政处罚不服的。②对卫生行政机关采取的有关强制性措施决定不服的。③认为卫生行政机关侵犯其合法经营自主权的。④认为符合条件申请有关卫生许可证，卫生行政部门拒绝颁发或不予答复的。⑤要求卫生行政机关履行其他法定职责拒不答复的。⑥认为卫生行政机关违法要求履行义务的。⑦认为卫生行政机关侵害其财产人身权的。⑧其他可以申请卫生行政复议的行政行为。

同时，《中华人民共和国行政复议法》对行政复议的排除范围作出了规定：①不服行政处分及其他人事处理决定的。②不服行政机关对民事纠纷作出的调解和其他处理的。

管辖 不同层次的卫生行政机关之间，在受理卫生行政争议案件方面的分工和权限，是卫生行政复议案件受案范围的具体化。主要内容：①对县级以上卫生行政机关行政行为不服的，申请人可以向该卫生行政机关的本级人民政府申请行政复议，也可以向上一级卫生行政机关申请行政复议。②对卫生行政机关依法设立的派出机构依照法律、法规或者规章规定以自己的名义作出的行政行为不服的，向设立该派出机构的卫生行政机关或者该机关的本级人民政府申请行政复议。③对法律、法规授权的组织的卫生行政行为不服的，可向直接管理该组织的卫生行政机关申请行政复议。④对两个卫生行政机关或卫生行政机关与其他行政机关共同作出的行政行为不服的，向其共同上一级行政机关申请行政复议。

复议机构 卫生行政复议机关负责法制工作的机构具体办理行政复议事项，履行相应职责。

复议参与人 ①申请人：是指认为卫生行政行为直接侵犯其合法权益的公民、法人或其他组织。②被申请人：是指作出引起申请人不服的行政行为的卫生行政机关或法律、法规授权的组织。③第三人：是指与申请人申请复议的行政行为有利害关系，为维护自己的合法权益，经复议机关同意参加复议的公民、法人或其他组织。

复议期限 即时效问题。公民、法人或者其他组织认为卫生行政机关的行政行为侵犯其合法权益的，可以自知道该行政行为之日起 60 日内提出行政复议申请，但是法律规定的申请期限超过 60 日的除外。因不可抗力或者其他正当理由耽误法定申请期限的，申请期限自障碍消除之日起继续计算。

受理 卫生行政复议机关收到行政复议申请后，应当在 5 日内进行审查，对不符合法律规定的行政复议申请，决定不予受理，并书面告知申请人；对符合法律规定，但是不属于本机关受理的行政复议申请，应当告知申请人向有关行政复议机关提出。卫生行政复议期间不停止行政行为的执行，但是有下列情况之一的可以停止执行：①被申请人认为需要停止执行的。②复议机关认为需要停止执行的。③申请人申请停止执行，复议机关认为其申请合理，决定停止执行的。④法律规定停止执行的。

复议决定 卫生行政复议机关以事实为依据，以法律为准绳，对行政争议得出结论，作出书面处理，即为复议决定。复议决定书一经送达，即具有法律效力。卫生行政复议决定的种类：①行政行为认定事实清楚，证据确凿，适用依据正确，程序合法，内容适当的，决定维持。②被申请人不履行法定职责的，决定其在一定期限内履行。③行政行为有下列情形之一的，决定撤销、变更或者确认该行政行为违法，即主要事实不清，证据不足的；适用依据错误的；违反法定程序的；超越或者滥用职权的；行政行为明显不当的。决定撤销或者确定该行政行为违法的，可以责令被申请人在一定期限内重新作出行政行为。卫生行政复议机关责令被申请人重新作出行政行为的，被申请人不得以同一事实和理由作出与原行政行为相同或基本相同的行政行为。

（祝 彬）

wèishēng xíngzhèng sùsòng

卫生行政诉讼（administrative litigation in respect of health）

公民、法人或其他组织认为卫生行政机关、法律、法规授权组织或受委托组织及其工作人员的行政行为侵犯其合法权益时，依法向人民法院提起诉讼，由人民法院依据事实与法律进行审理并作出裁决的法律活动。

特征 ①卫生行政诉讼是卫生行政管理相对人不服卫生行政机关的管理或处罚，向人民法院提起的诉讼。②卫生行政诉讼的被告只能是卫生行政部门，这是区别于民事诉讼和刑事诉讼的一个重要特征。③卫生行政诉讼的标的是审查卫生行政行为是否合法。

基本原则 除了和民事诉讼、刑事诉讼所共有的一些基本原则外，卫生行政诉讼还具有一些自己独有的原则。①被告负举证责任原则：在卫生行政诉讼中，作为被告的卫生行政机关必须提供原先作出卫生行政行为的事实依据和法律依据。如果卫生行政机关在卫生行政诉讼中不举证或者举不出证据，将承担败诉的后果。②行为持续原则：在卫生行政诉讼期间，卫生行政机关正在实施的卫生行政行为并不因原告提起诉讼而停止执行。③一般不得调解、不得反诉原则：人民法院在审理卫生行政诉讼案件时，只能以事实和法律为根据来审查和确认卫生行政机关所作出的行政行为是否合法，并作出判决或裁定，不可以进行调解，作为被告的行政机关也无权放弃自己的职责。但行政赔偿、补偿，以及行政机关行使法律法规规定的自由裁量权的案件可以调解。另外，在诉讼期间卫生行政机关无权提起反诉。④司法变更权有限性原则：人民法院在卫生行政诉讼中，一般不享有司法变更权，对被诉的卫生行政机关的卫生行政处理决定，只能作出维持或撤销的判决或裁定，不能直接变更行政行为内容，只有在特殊情况下享有一定变更权。

受案范围　法律授予人民法院对卫生行政案件特定的审判权限，或者说哪些卫生行政案件相对人才有权向人民法院提起卫生行政诉讼。根据《中华人民共和国行政诉讼法》的规定，结合卫生行政的实际，卫生行政诉讼的受案范围主要有以下几类：①不服卫生行政机关行政处罚的案件。主要是指对罚款、吊销卫生许可证、责令停产停业、没收财产等行政处罚不服的，可依法向人民法院提起诉讼。②不服卫生行政机关强制措施的案件。对限制人身自由或者对财产封存、扣压等卫生强制措施不服的，可以依法提起行政诉讼。③卫生行政机关“不作为”的案件。卫生行政机关“不作为”，即不履行法定职责，卫生行政管理相对人就有权依法向人民法院提起诉讼。

管辖　各级人民法院或同级人民法院在受理第一审行政案件时的职权划分，即人民法院在受理第一审卫生行政案件上的分工和权限。主要分为级别管辖和地域管辖。

级别管辖　人民法院系统内划分和确定各级人民法院受理第一审卫生行政诉讼案件的分工和权限。①基层人民法院管辖第一审卫生行政案件。高级人民法院可以确定若干基层人民法院跨行政区域管辖第一审卫生行政案件。②中级人民法院管辖对国务院各部门或者县级以上地方人民政府所作的行政行为提起诉讼的案件、海关处理的案件、本辖区内重大、复杂的第一审卫生行政案件，以及其他法律规定由中级人民法院管辖的卫生行政案件。③高级人民法院负责本辖区内重大、复杂的第一审卫生行政案件。④最高人民法院负责全国范围内重大、复杂的第一审卫生行政案件。

地域管辖　同级人民法院之间在各自辖区内受理第一审卫生行政诉讼案件的分工和权限。

一般地域管辖　卫生行政案件由最初作出行政行为的行政机关所在地人民法院管辖。经复议的案件，也可以由复议机关所在地人民法院管辖。

特殊地域管辖　按法律特别规定所确定的管辖。通常又分为专属管辖和共同管辖。①专属管辖：是以原告起诉的行政行为指向的对象所在地为标准确定法院管辖的制度。例如，因不动产提起卫生行政诉讼，由不动产所在地人民法院管辖。②共同管辖：是指两个或两个以上的人民法院对同一卫生行政案件都有管辖权时，如何确定管辖法院的制度。例如，经复议的案件，可由最初作出行政行为的行政机关所在地或复议机关所在地的人民法院管辖；对限制人身自由的行政强制措施不服的卫生行政案件，由被告或原告所在地人民法院管辖。

指定管辖和移送管辖　行政诉讼法规定，有管辖权的人民法院由于特殊原因不能行使管辖权或对管辖权发生争议，经双方协商解决不成的，由上级人民法院决定将第一审卫生行政诉讼案件指定某个下一级人民法院管辖。当人民法院发现受理的案件不属于自己管辖时，应将其移送给有管辖权的人民法院处理。

起诉　行政行为的相对人及其他与行政行为有利害关系的公民、法人或者其他组织，有权提起诉讼。

起诉条件　①原告必须是卫生行政行为的相对人，或者是行政处罚、处理决定的利害关系人。②要有明确的被告，被告可能是卫生行政机关，也可能是法律、法规授权的组织。③要有具体的诉讼请求和相应的事实根据，并以书面的形式向人民法院提出诉讼请求。④诉讼请求属于人民法院受案范围和受诉人民法院管辖。

起诉方式　公民、法人和其他组织等卫生行政管理相对人向人民法院提起卫生行政诉讼时，可以直接起诉；也可以先申请卫生行政复议，对复议结果不服的，再提起卫生行政诉讼。

起诉期限　卫生行政诉讼的起诉期限一般有15日和6个月两种。①一是经过行政复议的案件，应当在接到行政复议决定书或行政复议期满之日起15日内起诉。②卫生法律没有明确期限，一般起诉期限为6个月。自知道或应当知道作出行政行为之日起计算。法律另有规定的除外。

审理　人民法院从受理卫生行政案件起，到终审判决前所进行的各项诉讼活动的总和。主要包括组成合议庭、通知被告应诉、查阅材料、收集证据、决定是否停止行政行为的执行、开庭审理、合议庭评议、作出判决等。

判决　卫生行政诉讼案件的判决可以分为四种情形。①判决维持卫生行政执法部门的原处理决定。主要是指卫生行政执法部门的行政行为证据确凿，适用法律、法规正确，符合法定程序，判决维持原处理决定。②判决撤销或部分撤销卫生行政执法部门所作出的行政行为。主要是指卫生行政部门的行政行为主要证据不足，或者适用法律、法规有错误，或者违反法定程序，或者超越职权和滥用职权的。此外，还可判处卫生行政执法部门重新作出一个行政行为。③判决卫生行政执法机关在一定期限内履行其法定职责。主要是在卫生行政执法机关不履行或者拖延履行法定职责的情况下，判决其履行职责。④判决变更原处理决定。主要是指卫生行政执法部门的行政处罚显失公正，由法院判决变更。

上诉 卫生行政诉讼实行两审终审制。在第一审判决后，原告、被告、第三人等任何一方不服判决，均可在接到判决书之日起15日内向上一级人民法院提起上诉。无论上诉提出的理由是什么，上诉人民法院均应对一审判决进行全面的审查。第二审判决是终审判决，判决书一经送达即产生法律效力，当事人无论是否申诉，都必须执行判决。

执行 人民法院依照法定程序对已经发生法律效力的法律文书，在负有义务的一方当事人拒不履行义务时，强制其履行义务的法律活动。公民、法人或者其他组织拒绝履行判决、裁定、调解书的，行政机关或者第三人可以向第一审人民法院申请强制执行，或者由行政机关依法强制执行。行政机关拒绝履行判决、裁定、调解书的，第一审人民法院可以采取下列措施：①对应当归还的罚款或者应当给付的款额，通知银行从该行政机关的账户内划拨。②在规定期限内不履行的，从期满之日起，对该行政机关负责人按日处50元至100元的罚款。③将行政机关拒绝履行的情况予以公告。④向监察机关或者该行政机关的上一级行政机关提出司法建议。接受司法建议的机关，根据有关规定进行处理，并将处理情况告知人民法院。⑤拒不履行判决、裁定、调解书，社会影响恶劣的，可以对该行政机关直接负责的主管人员和其他直接责任人员予以拘留；情节严重，构成犯罪的，依法追究刑事责任。

（祝 彬）

wèishēng mínshì sùsòng

卫生民事诉讼

卫生民事诉讼（civil litigation in respect of health） 人民法院、当事人和其他诉讼参与人，在审理卫生民事纠纷案件的过程中，所进行的各种诉讼活动，以及由这些活动所产生的各种诉讼法律关系的总和。

特点 ①卫生民事诉讼必须严格按照法定程序进行，任何违反程序规定的行为都将会导致卫生民事诉讼无效。②法院作为国家的审判机关，对卫生民事诉讼的发生、变更和消灭具有决定性作用。③卫生民事诉讼过程具有阶段性和连续性。卫生民事诉讼是由若干诉讼程序与诉讼阶段相互衔接、相互联系所构成的统一的民事诉讼程序体系。

基本原则 ①当事人诉讼权利平等原则：是指卫生民事诉讼当事人在诉讼中平等地享有和行使诉讼权利，人民法院审理卫生民事案件时，应当保障和便利当事人行使诉讼权利。②辩论原则：人民法院审理卫生民事案件时，当事人有权进行辩论。所谓辩论，是指当事人双方在人民法院主持下，就案件事实和适用法律等有争议的问题，陈述各自的主张和意见，相互进行反驳和答辩，以维护自己的合法民事权益。通过当事人双方的辩驳，有利于人民法院查明事实，分清是非，正确适用法律，及时解决纠纷。③处分原则和诚实信用原则：卫生民事诉讼当事人有权在法律规定的范围内处分自己的民事权利和诉讼权利。民事诉讼应当遵循诚实信用原则。④法院调解原则：人民法院审理卫生民事案件，应当根据自愿和合法的原则，在查明事实、分清是非的基础上进行调解。调解不成的，应当及时判决。⑤检察监督原则：人民检察院有权对人民法院的卫生民事审判活动进行法律监督。人民检察院是法律监督机关，它不仅应参与刑事诉讼，对刑事审判过程实行监督，而且也应参与民事诉讼，对民事审判过程实行监督。⑥同等原则和对等原则：同等原则，是指一国公民、组织在他国进行卫生民事诉讼时，与他国公民、组织享有同等的诉讼权利和承担同等的诉讼义务。对等原则，是指一国法院在卫生民事诉讼中对他国公民、组织的诉讼权利加以限制的，他国法院对该国公民、组织的民事诉讼权利给予同样的限制。

法律关系 由民事诉讼法律、法规所调整的人民法院、当事人及其他诉讼参与人之间，在卫生民事诉讼活动过程中所形成的、以诉讼权利和诉讼义务为内容的具体的社会关系。民事诉讼法律规范的存在，是特定的社会关系转变为民事诉讼法律关系的前提；民事诉讼法律关系是民事诉讼法律规范在现实生活中的体现。卫生民事诉讼法律关系的构成要素包括主体、内容和客体三个要素。

主体 在卫生民事诉讼中享有诉讼权利和承担诉讼义务的国家机关、公民、法人和其他组织。根据民事诉讼法的相关规定，卫生民事诉讼法律关系的主体包括人民法院、人民检察院、当事人、诉讼代理人和其他诉讼参加人。

内容 卫生民事诉讼法律关系主体根据民事诉讼法律规范的规定所享有的诉讼权利和所应当承担的诉讼义务。卫生民事诉讼法律关系的主体不同，卫生民事诉讼法律关系所表现的具体的诉讼权利义务也不尽相同。

客体 卫生民事诉讼法律关系主体的诉讼权利和诉讼义务所指向的对象。卫生民事诉讼法律关系主体之间存在着多种民事诉讼法律关系，各个主体所享有的诉讼权利和承担的诉讼义务也不尽相同，因而客体也有区别。人民法院和当事人之间的诉讼权利义务所指向的对象是案件的客观事实和实体权利请求；人民法院和人民检察院之间的诉讼权利义务所指向的对象是人民法院生效裁判认定的事实和适用的法律；人民法院和其他诉讼参与人之间的诉讼权利和诉讼义务所指向的对象是案件的客观事实；当事人之间的诉讼权利义务所指向的对象是诉讼理由和诉讼请求；当事人与其他诉讼参与人之间的诉讼权利义务所指向的对象是案件的客观事实。

管辖 在人民法院系统内部，确定各级人民法院之间，以及同级人民法院之间受理第一审卫生民事案件的权限和分工。划分上下级法院之间受理第一审卫生民事案件的分工和权限的管辖称为级别管辖。确定同级人民法院之间在各自辖区受理第一审卫生民事案件的分工和权限的管辖称为地域管辖。确定管辖应当遵循的基本原则：①便于当事人诉讼。②便于人民法院行使审判权。③有利于案件公正审判。④兼顾各级法院的职能和工作负担的均衡。⑤确定性与灵活性相结合。⑥有利于维护国家主权。

程序 人民法院在当事人及其他诉讼参与人的参加下，审理卫生民事案件所应当遵循的步骤和方式。

起诉 公民、法人或者其他组织，认为所享有的或者依法由自己管理、支配的卫生民事权益受到侵害或者与他人发生争议，以自己的名义请求法院通过审判给予司法保护的诉讼行为。起诉必须符合的条件：①原告必须是与本案有直接利害关系的公民、法人或其他组织。②有明确的被告。③有具体的诉讼请求和事实、理由。④属于法院受理民事诉讼的范围和受诉法院管辖。

人民法院一旦受理原告的起诉后，将产生以下法律效果：①受诉法院取得了对该案的管辖权。②双方当事人、法院之间相互产生了具体的诉讼法律关系。③诉讼时效中断。

审理前的准备 法院和当事人在受理起诉后至开庭审理之前，依法所进行的一系列诉讼活动。主要包括：①送达起诉状副本和答辩状副本。②告知诉讼权利义务与合议庭组成人员。③认真审核诉讼材料，调查收集必要的证据。④根据需要决定是否追加当事人。

开庭审理 法院在当事人及其他诉讼参与人的参加下，依照法定的形式和程序，在法庭上对卫生民事案件进行实体审理的诉讼活动过程。主要包括开庭准备、法庭调查、法庭辩论、案件评议和宣告判决等阶段。

判决 人民法院基于民事审判权，在卫生民事案件审理终结后，依据案件事实和法律规定，对双方当事人之间的实体争议或者一方当事人提出的实体权利的主张所作出的具有法律约束力的结论性判定。一审法院作出判决后，当事人对判决不服的，可以在15日内提起上诉；上诉被受理后，案件将依法进入二审程序。当事人如果在法定的期限内没有提出上诉，上诉期满后，判决文书将依法发生法律效力，如果义务人不按要求履行法定义务，则权利人可以依据生效的法律文书申请人民法院强制执行。

裁定 人民法院为处理卫生民事诉讼中的各种程序性事项所作出的具有法律约束力的结论性判定。当事人对裁定不服的，可以在10日内提起上诉。

（祝 彬）

wèishēng xíngshì sùsòng

卫生刑事诉讼（criminal prosecution in respect of health）

公安机关、人民检察院、人民法院在当事人和其他诉讼参与人的参加下，依照法定的程序，查明案件事实，适用刑法解决被告人是否有卫生犯罪行为和是否应受刑事处罚所进行的侦查、起诉和审判等活动。

特征 ①前提是有卫生犯罪行为的发生。②卫生刑事诉讼是公安、司法机关代表国家行使国家刑罚权的活动，这一点使它区别于卫生民事诉讼和卫生行政诉讼。③卫生刑事诉讼是在当事人和其他诉讼参与人的参加下进行的活动，其中心任务是解决犯罪嫌疑人、被告人的刑事责任问题。

基本原则 根据《中华人民共和国刑事诉讼法》，卫生刑事诉讼的基本原则：①刑事司法权专有原则。②审判权、检察权独立行使的原则。③依靠群众的原则。④公、检、法三机关分工负责、互相配合、互相制约的原则。

⑤无罪推定原则。⑥保障诉讼参与人诉讼权利的原则。⑦有法定情节不予追究刑事责任的原则。

主体 卫生刑事诉讼的主体，又称为卫生刑事诉讼法律关系的主体，是指在卫生刑事诉讼中依法享有司法职权的机关和依法享有诉讼权利并承担诉讼义务的当事人和其他诉讼参与人。

公安机关 法定的侦查机关，负责卫生刑事案件的立案、侦察、收集和调取证据；对现行犯或重大嫌疑分子，依法刑事拘捕，依法执行逮捕；同时公安机关还是卫生刑罚的执行机关之一，担负着对被判处管制、剥夺政治权利、宣告缓刑、假释、暂予监外执行等卫生刑事案件中罪犯的执行、监督和考察职责。

人民检察院 国家法定的法律监督机关。在卫生刑事诉讼的侦查阶段，依法对其管辖的案件进行侦查、起诉，对公安机关主管侦查的案件进行审查、监督；在审查起诉阶段，依法对公诉案件审查并决定是否提起公诉；在审判阶段代表国家依法对卫生刑事案件被告人提起公诉，同时行使审判监督权。

人民法院 国家法定的、唯一的审判机关，代表国家依法独立行使审判权。未经人民法院依法判决，对任何人都不得确定有罪。

犯罪嫌疑人、被告人 对涉嫌卫生犯罪而受到刑事追诉的人处于不同刑事诉讼阶段中的两种不同称谓。在公诉案件中，受刑事追诉者在检察机关向法院提起公诉以前，称为“犯罪嫌疑人”；在检察机关正式向法院提起公诉以后，则称为“被告人”。

被害人 其人身、财产及其他权益遭受卫生犯罪行为侵害的人。在卫生刑事自诉案件中被害人是自诉人，在公诉案件中是控诉一方的诉讼参与人，附带民事诉讼中是原告人。

其他诉讼参与人 卫生刑事诉讼中的代理人、辩护人、证人、鉴定人、翻译人等都是卫生刑事诉讼法律关系的重要主体，依法享有相应的诉讼权利并履行相应的义务。

管辖 公安机关、人民检察院和人民法院等依照法律规定立案受理卫生刑事案件，以及人民法院系统内审判第一审卫生刑事案件的分工制度。包括立案管辖和审判管辖。

立案管辖 人民法院、人民检察院和公安机关各自直接受理卫生刑事案件的职权范围。

人民法院直接受理案件 除严重危害社会秩序和国家利益以外的生产、销售假药或劣药案；生产销售不符合卫生标准的食品或有毒、有害食品案；生产、销售不符合标准的医用器材案；生产、销售不符合卫生标准的化妆品案。对此类案件，被害人如有证据证明，可以直接向人民法院提起刑事诉讼。

人民检察院直接立案侦查的卫生刑事案件 传染病防治失职案；放纵制售假劣药和放纵制售有毒有害或不符合卫生标准的食品、化妆品、医用器材等国家工作人员实施的卫生刑事犯罪案件。

公安机关立案侦查的卫生刑事案件 除人民法院和人民检察院负责立案的卫生刑事案件外的其他卫生刑事案件，包括妨害传染病防治、非法组织卖血、医疗事故、非法行医等案件均由公安机关负责立案侦查。

审判管辖 人民法院系统内在审判第一审卫生刑事案件上的权限和分工。包括普通管辖和专门管辖。普通管辖又分为级别管辖和地域管辖。

级别管辖 上、下级人民法院之间，即最高人民法院与地方各级人民法院之间在审判第一审卫生刑事案件上的权限和分工。普通的卫生刑事案件，由基层人民法院管辖；被告人可能被判无期徒刑、死刑的卫生刑事案件，由中级人民法院管辖；全省（直辖市、自治区）性的重大卫生刑事案件，由高级人民法院管辖；全国性的重大卫生刑事案件，由最高人民法院管辖。

地域管辖 同级人民法院之间在审判第一审卫生刑事案件上的权限和分工。卫生刑事案件，由卫生犯罪所在地的人民法院管辖。犯罪所在地，包括犯罪预备地，犯罪实施地，犯罪结果地等。

辩护与代理 卫生刑事诉讼活动的重要组成部分，对于查明案件事实，正确适用法律，依法维护各方参与人的合法权益至关重要。

辩护 卫生刑事案件的犯罪嫌疑人、被告人及其辩护人为反驳对犯罪嫌疑人、被告人的指控，提出有利于犯罪嫌疑人、被告人的事实和理由，以证明犯罪嫌疑人、被告人无罪、罪轻或者应当减轻、免除处罚，以维护犯罪嫌疑人、被告人合法权益的诉讼活动。包括三种。①自行辩护：犯罪嫌疑人、被告人针对指控自己进行反驳、申辩和解释的行为。②委托辩护：犯罪嫌疑人、被告人依法委托律师或其他公民担任辩护人，协助其进行辩护。③指定辩护：对于没有委托辩护人的被告人，人民法院在法律规定的某些特殊情况下，为被告人指定承担法律援助义务的律师担任其辩护人，协助被告人进行辩护。

代理　代理人接受公诉案件的被害人及其法定代理人或者近亲属、自诉案件的自诉人及其法定代理人、附带民事诉讼的当事人及其法定代理人的委托，以被代理人的名义参加诉讼，由被代理人承担代理行为的法律后果的一项诉讼活动。包括三种。①公诉案件中的代理：诉讼代理人接受公诉案件的被害人及其法定代理人或者近亲属的委托，代理被害人参加刑事诉讼，以维护被害人的合法权益。②自诉案件中的代理：诉讼代理人接受自诉人及其法定代理人的委托参加诉讼，以维护自诉人的合法权益。③附带民事诉讼的代理：诉讼代理人接受附带民事诉讼的当事人及其法定代理人的委托，在所受委托的权限范围内，代理参加诉讼，以维护当事人及其法定代理人的合法权益。

诉讼程序　根据刑事诉讼法规定，普通卫生刑事案件的诉讼，一般需要经过立案、侦查、起诉、审判和执行等五个既紧密联系又相对独立的阶段。

立案　公安司法机关对于报案、控告、举报、自首，以及自诉人起诉等材料，按照各自的职能范围进行审查后，认为有犯罪事实发生并需要追究刑事责任时，决定将其作为刑事案件进行侦查或审判的一种诉讼活动。

侦查　公安机关、人民检察院在办理卫生刑事案件的过程中，依照法律进行的专门调查工作和有关的强制性措施。侦查行为主要包括：讯问犯罪嫌疑人，询问证人、被害人，勘验、检查，侦查实验，搜查，扣押物证、书证，查询、冻结存款、汇款，鉴定，辨认，通缉等活动。

起诉　法定的机关或者个人，依照法律规定向有管辖权的法院提出控告，要求该法院对被指控的被告人进行审判并予以刑事制裁的诉讼活动或程序。包括公诉和自诉。

公诉　人民检察院认为犯罪嫌疑人的犯罪事实已经查清，证据确实、充分，依法应当追究刑事责任的，应当作出起诉决定，按照审判管辖的规定，向人民法院提起公诉。提起公诉之前必须要进行审查起诉程序，只有当符合提起公诉的条件时才能提起公诉。

自诉　法律规定的享有自诉权的个人直接向有管辖权的人民法院提起的刑事诉讼。包括告诉才处理的案件；被害人有证据证明的轻微刑事案件；被害人有证据证明对被告人侵犯自己的人身权利、财产权利的行为应当追究刑事责任，而公安机关或者人民检察院不予追究被告人刑事责任的案件。

审判　原告、被告或控辩双方在法庭上各自提出自己的主张和证据并进行辩论，法官站在第三者的地位上，基于国家权力依法进行审理并作出裁判的一种诉讼活动。人民法院进行审判，应经过开庭，法庭调查，法庭辩论，被告人最后陈述等过程，最后经合议庭评议并作出判决。对判决不服，在10日内人民检察院可以提出抗诉，当事人可以提起上诉，进入二审程序。

执行　人民法院、人民检察院、公安机关及其他刑罚执行机关将已经发生法律效力的判决、裁定所确定的内容依法付诸实施及解决实施中出现的变更执行等问题而进行的诉讼活动。

（祝　彬）

wèishēng xíngzhèng péicháng

卫生行政赔偿（administrative compensation in respect of health）　国家卫生行政机关及其工作人员在行使职权的过程中，侵犯公民、法人和其他组织合法权益，造成损害的，受害人有依法取得卫生行政赔偿的权利，赔偿义务机关应当依法及时履行赔偿义务。卫生行政赔偿属于国家赔偿的一种。国家赔偿包括行政赔偿和司法赔偿，司法赔偿又可分为刑事赔偿和人民法院在民事诉讼、行政诉讼过程中，违法采取对妨害诉讼的强制措施、保全措施或者对判决、裁定及其他生效法律文书执行错误而造成损害的赔偿。为保障公民、法人和其他组织享有依法获得国家赔偿的权利，促进国家机关依法行使职权，中华人民共和国第八届全国人民代表大会常务委员会第七次会议于1994年5月12日通过了《中华人民共和国国家赔偿法》（以下简称《国家赔偿法》），自1995年1月1日起施行。为进一步完善国家赔偿制度，更好地保障公民、法人和其他组织享有依法获得国家赔偿的权利，中华人民共和国第十一届全国人民代表大会常务委员会第十四次会议于2010年4月29日通过了《全国人民代表大会常务委员会关于修改〈中华人民共和国国家赔偿法〉的决定》，自2010年12月1日起施行。国家赔偿以支付赔偿金为主要方式。能够返还财产或者恢复原状的，予以返还财产或者恢复原状。国家赔偿费用列入各级财政预算。赔偿请求人凭生效的判决书、复议决定书、赔偿决定书或者调解书，向赔偿义务机关申请支付赔偿金。赔偿请求人要求国家赔偿的，赔偿义务机关、复议机关和人民法院不得向赔偿请求人收取任何费用。对赔偿请求人取得的赔偿金不予征税。

构成要件 卫生行政机关承担卫生行政赔偿所必须满足的条件。①行为的法定性，卫生行政机关及其工作人员行使职权的行为符合《国家赔偿法》规定的侵犯公民、法人和其他组织合法权益的情形，修订后的《国家赔偿法》不再以行为的违法性为构成要件，这更加有利于对公民、法人和其他组织合法权益的保护。②损害后果的发生。③行为和损害后果之间有直接的因果关系，即受害人遭受的损害是由《国家赔偿法》规定的卫生行政机关及其工作人员的行为造成的。

赔偿范围 根据《国家赔偿法》的规定，卫生行政机关及其工作人员在行使行政职权时有下列侵犯人身权情形之一的，受害人有获得赔偿的权利：①违法拘留或者违法采取限制公民人身自由的行政强制措施的。②非法拘禁或者以其他方法非法剥夺公民人身自由的。③以殴打、虐待等行为或者唆使、放纵他人以殴打、虐待等行为造成公民身体伤害或者死亡的。④违法使用武器、警械造成公民身体伤害或者死亡的。⑤造成公民身体伤害或者死亡的其他违法行为。

卫生行政机关及其工作人员在行使行政职权时有下列侵犯财产权情形之一的，受害人有获得赔偿的权利：①违法实施罚款、吊销许可证和执照、责令停产停业、没收财物等行政处罚的。②违法对财产采取查封、扣押、冻结等行政强制措施的。③违法征收、征用财产的。④造成财产损害的其他违法行为。

同时，《国家赔偿法》还通过排除的方式列举了一些国家不予赔偿的情形：①行政机关工作人员与行使职权无关的个人行为。②因公民、法人和其他组织自己的行为致使损害发生的。③法律规定的其他情形。

赔偿请求人 合法权益受到卫生行政机关及其工作人员行使职权的行为侵犯而遭到损害的人为赔偿请求人，赔偿请求人有权利依法提起国家赔偿请求。受害的公民、法人和其他组织有权要求赔偿；受害的公民死亡，其继承人和其他有扶养关系的亲属有权要求赔偿；受害的法人或者其他组织终止的，其权利承受人有权要求赔偿。

赔偿义务机关 卫生行政机关及其工作人员行使行政职权侵犯公民、法人和其他组织的合法权益造成损害的，该卫生行政机关为赔偿义务机关。卫生行政机关和其他行政机关共同行使行政职权时侵犯公民、法人和其他组织的合法权益造成损害的，卫生行政机关和其他行政机关为共同赔偿义务机关；法律法规授权的卫生组织在行使授予的行政权力时侵犯公民、法人和其他组织的合法权益造成损害的，被授权的卫生组织为赔偿义务机关；受卫生行政机关委托的组织或者个人在行使受委托的行政权力时侵犯公民、法人和其他组织的合法权益造成损害的，卫生行政机关为赔偿义务机关。赔偿义务机关被撤销的，继续行使其职权的行政机关为赔偿义务机关；没有继续行使其职权的行政机关的，撤销该赔偿义务机关的行政机关为赔偿义务机关；经复议机关复议的，最初造成侵权行为的卫生行政机关为赔偿义务机关，但复议机关的复议决定加重损害的，复议机关对加重的部分履行赔偿义务。

赔偿程序 卫生行政赔偿中，赔偿请求人要求赔偿的，应当先向赔偿义务机关提出，也可以在申请卫生行政复议或者提起卫生行政诉讼时一并提出。如果存在多个赔偿义务机关，赔偿请求人可以向共同赔偿义务机关中的任何一个赔偿义务机关要求赔偿，该赔偿义务机关应当先予赔偿。

赔偿申请书 要求卫生行政赔偿时应当递交赔偿申请书，申请书应当载明下列事项：①受害人的姓名、性别、年龄、工作单位和住所，法人或者其他组织的名称、住所和法定代表人或者主要负责人的姓名、职务。②具体的要求、事实根据和理由。③申请的年、月、日。赔偿请求人书写申请书确有困难的，可以委托他人代书；也可以口头申请，由赔偿义务机关记入笔录。赔偿请求人不是受害人本人的，应当说明与受害人的关系，并提供相应证明。赔偿请求人当面递交申请书的，赔偿义务机关应当当场出具加盖本卫生行政机关专用印章并注明收讫日期的书面凭证。申请材料不齐全的，赔偿义务机关应当当场或者在5日内一次性告知赔偿请求人需要补正的全部内容。

赔偿义务机关的决定 赔偿义务机关应当自收到申请之日起2个月内，作出是否赔偿的决定。赔偿义务机关作出赔偿决定，应当充分听取赔偿请求人的意见，并可以与赔偿请求人就赔偿方式、赔偿项目和赔偿数额等事项进行协商。赔偿义务机关决定赔偿的，应当制作赔偿决定书，并自作出决定之日起10日内送达赔偿请求人。赔偿义务机关决定不予赔偿

的，应当自作出决定之日起10日内书面通知赔偿请求人，并说明不予赔偿的理由。赔偿义务机关在规定期限内未作出是否赔偿的决定，赔偿请求人可以自期限届满之日起3个月内，向人民法院提起诉讼。赔偿请求人对赔偿的方式、项目、数额有异议的，或者赔偿义务机关作出不予赔偿决定的，赔偿请求人可以自赔偿义务机关作出赔偿或者不予赔偿决定之日起3个月内，向人民法院提起诉讼。

举证责任 人民法院审理卫生行政赔偿案件，赔偿请求人和赔偿义务机关对自己提出的主张，应当提供证据。赔偿义务机关采取限制人身自由的强制措施期间，被限制人身自由的人死亡或者丧失行为能力的，赔偿义务机关的行为与被限制人身自由的人的死亡或者丧失行为能力是否存在因果关系，赔偿义务机关应当提供证据。

追偿与追究 赔偿义务机关赔偿损失后，应当责令有故意或者重大过失的工作人员或者受委托的组织或者个人承担部分或者全部赔偿费用。对有故意或者重大过失的责任人员，有关机关应当依法给予处分；构成犯罪的，应当依法追究刑事责任。

（祝 彬）

Zhōngguó Wèishēngfǎ Xuéhuì

中国卫生法学会（China Health Law Society） 1993年3月经中国民政部审核登记批准成立的全国性法学专业性社会团体组织。此学会是中国境内一切有志于卫生法学理论研究，从事卫生法教学和卫生法实际工作者，以及法律工作者自愿参加的非营利的群众性的社会团体组织。其成员主要是由卫生和计划生育委员会、解放军总后勤部卫生部、国家食品药品监督管理局、国家中医药管理局系统，以及大专院校、医疗机构、律师事务所、医药企业等单位从事卫生行政管理、法律工作、教学、研究的专家、教授、学者、律师等相关人员组成。学会依据《中华人民共和国宪法》、法律、法规和党的方针政策，进行卫生法学领域的理论探索、教学、研究和实际工作。学会在科学发展观思想指导下，充分发挥中介、桥梁、纽带作用，为促进医学科学技术繁荣和卫生事业改革与发展，维护公民健康权益，开展力所能及的工作。

权力机构 最高权力机构是会员代表大会。会员代表大会由团体会员代表和个人会员代表组成，会员代表大会须有2/3以上的代表出席方能召开，其决议须经到会代表半数以上表决通过方能生效。会员代表大会4年召开一次，因特殊情况需提前或延迟，报业务主管部门审查并经社团登记管理机关批准同意。会员代表大会的职权：①制定、修改学会章程。②审议学会工作报告和财务报告。③选举、罢免理事。④讨论决定学会重大事宜。⑤决定名誉会长、名誉副会长的聘请。⑥决定顾问的聘请。⑦决定学会终止（须经2/3代表通过）。

理事由会员代表大会选举产生，组成理事会，理事会是会员代表大会的执行机构，对会员代表大会负责。理事会原则上每2年召开一次，因特殊情况，可以采用通讯形式召开，理事会须有2/3以上理事出席方能召开，其决议须经到会理事2/3以上通过方能生效。理事每届任期4年，可连选连任。理事会的职权：①执行会员代表大会的决议，行使会员代表大会所授予的各项权力。②向会员代表大会报告工作。③选举和罢免常务理事、会长、副会长、秘书长。④决定设立办事机构、分支机构、专业机构和经济实体机构。⑤理事会闭会期间，授权常务理事会行使理事会的各项权力。

学会设立常务理事会，常务理事由理事会选举产生。常务理事会须有2/3以上常务理事出席方能召开，其决议须经到会常务理事2/3以上通过方能生效。常务理事每届任期4年。常务理事会会议原则上每年召开一次，因特殊情况，可以采用通讯形式召开。常务理事会主要职权：①代表大会闭会期间，执行代表大会决议；行使理事会授予的各项职权；领导学会各机构开展工作.②表彰奖励优秀人物、先进事迹，授予荣誉称号。③制定内部管理制度。④授权解释章程。⑤常务理事会闭会期间，授权会长召集会长办公会，由会长办公会行使常务理事会的各项职权。会长办公会处理重大事宜，应事先征求常务理事的意见，或事后向常务理事报告。

业务范围 ①开展卫生法学理论探索与实际相结合的工作研究。②宣传普及卫生法律知识、协调卫生法学教学学科建设、组织法律培训。③开展国内外学术交流与合作，加强卫生法国际民间友好往来。④开展法律咨询，提供法律服务。⑤加强组织建设，发展壮大学会队伍。⑥接受政府有关部门和单位的委托，进行卫生法制工作的调查研究，组织卫生法学领域成果评审及资格考评，为卫生立法、司法、监督执法、人身伤害、医疗纠纷与诉讼等，提供协调、咨询、服务。⑦编纂、翻译、出版与生命健康相关的科学技术与普及卫生法有关的刊物、著作、教材、案例、资料等。⑧依法加强对办事机构、分支机构、专业机构和经济实体的领导和组织管理。

（姜柏生）

chuánrǎnbìng fángzhì fǎlǜ zhìdù

传染病防治法律制度（legal system for prevention and treatment for infectious diseases） 预防、控制和消除传染病的发生与流行，保障人体健康和公共卫生活动的法律规范的总和。

中国从新中国成立初期便非常重视传染病防治工作，为预防、控制和消除传染病对人民群众健康的威胁，20世纪50年代颁布了《传染病管理办法》《种痘暂行办法》等。1978年国务院批准实施《中华人民共和国急性传染病管理条例》，确立了传染病分类管理的重要原则。经过艰苦努力，中国传染病防治取得了巨大成就。1986年第七届全国人大常委会第六次会议通过《中华人民共和国国境卫生检疫法》，1989年第七届全国人民代表大会常务委员会第六次会议通过中国第一部传染病防治的法律《中华人民共和国传染病防治法》。国务院卫生行政部门于1989年发布《中华人民共和国国境卫生检疫法实施细则》，并于1991年发布《中华人民共和国传染病防治法实施办法》。为了更有针对性的预防和控制某些传染病，国务院卫生行政部门相继发布了《结核病防治管理办法》（1991年颁布）、《艾滋病监测管理的若干规定》（1987年）、《性病防治管理办法》（1991年颁布）、《消毒管理办法》（1992年颁布）。这些传染病防治的法律、法规和规章的实施将中国传染病预防和控制工作纳入法制化轨道。

随着传染病防治工作现实情况的不断变化，为加强国家对传染病暴发流行的监测预警、信息报告、医疗救治和紧急控制等能力，2004年第十届全国人大常委会第11次会议通过了《中华人民共和国传染病防治法》修订案，于2004年12月1日起施行。国务院颁布的与《中华人民共和国传染病防治法》配套施行的相关行政法规包括《国内交通卫生检疫条例》（1998年）、《医疗废物管理条例》（2003年）、《病原微生物实验室生物安全管理条例》（2004年）、《疫苗流通和预防接种管理条例》（2005年）、《艾滋病防治条例》（2006年）、《血吸虫病防治条例》（2006年）。国务院卫生行政部门也相继出台或修订了传染病防治的部门规章，包括《消毒管理办法》（2002年修订）、《传染性非典型肺炎防治管理办法》（2003年）、《医疗卫生机构医疗废物管理办法》（2003年）、《医疗机构传染病预检分诊管理办法》（2004年）、《传染病病人或疑似传染病病人尸体解剖查验规定》（2005年）、《人间传染的高致病性病原微生物实验室和实验活动生物安全审批管理办法》（2005年）、《人间传染的病原微生物菌（毒）种保藏机构管理办法》（2009年）、《性病防治管理办法》（2012年修订）、《结核病防治管理办法》（2013年修订）等。这些法律法规和部门规章从传染病的预防、疫情报告与公布、控制和监督等方面规范了传染病防治工作，使中国传染病防治的法律制度体系愈加完善，为人民健康提供了法律保障。

（樊立华　高　蕾）

Zhōnghuá Rénmín Gònghéguó Chuánrǎnbìng Fángzhìfǎ

《中华人民共和国传染病防治法》（*Law of the People's Republic of China on the Prevention and Treatment of Infectious Diseases*） 全国人民代表大会常务委员会制定，旨在预防、控制和消除传染病的发生与流行，保障人体健康和公共卫生的一部法律。简称《传染病防治法》。

立法沿革 1950年国务院颁布了《关于发动秋季种痘的指示》。1955年卫生部颁发了《传染病管理办法》。1978年经国务院批准卫生部颁布了《中华人民共和国急性传染病管理条例》，确定了法定传染病范围及分类管理原则。1989年2月21日，第七届全国人大常委会第六次会议通过了《中华人民共和国传染病防治法》，确定了传染病的预防、疫情报告与公布、控制和监督四项法律制度，是传染病防治工作走上法制化轨道的重要标志。1991年12月6日，经国务院批准卫生部发布了《中华人民共和国传染病防治法实施办法》。2003年初，严重急性呼吸综合征（传染性非典型肺炎）的暴发流行，为完善传染病防治法律制度提供了契机。针对传染病暴发、流行的监测与预警能力较弱，疫情信息报告、通报渠道不畅，医疗机构对传染病病人的救治能力、医院内交叉感染控制能力薄弱，传染病暴发、流行时采取紧急控制措施的制度不够完善，疾病预防控制的财政保障不足等问题，2004年8月28日，第十届全国人大常委会第十一次会议通过了经过修订的《传染病防治法》，自2004年12月1日起施行。根据2013年6月29日第十二届全国人大常委会第三次会议《关于修改〈中华人民共和国文物保护法〉等十二部法律的决定》进行了修正。

适用范围　在中华人民共和国领域内的一切单位和个人，必须接受疾病预防控制机构、医疗机构有关传染病的调查、检验、采集样本、隔离治疗等预防、控制措施，如实提供有关情况。

传染病防治方针和原则　国家对传染病防治实行预防为主的方针，防治结合、分类管理、依靠科学、依靠群众。

传染病防治工作领导　各级人民政府领导传染病防治工作。县级以上人民政府制定传染病防治规划并组织实施，建立健全传染病防治的疾病预防控制、医疗救治和监督管理体系。国务院卫生行政部门主管全国传染病防治及其监督管理工作。县级以上地方人民政府卫生行政部门负责本行政区域内的传染病防治及其监督管理工作。县级以上人民政府其他部门在各自的职责范围内负责传染病防治工作。

法定传染病　纳入《传染病防治法》等法律管理的传染病。《传染病防治法》将37种急性和慢性传染病列为法定管理的传染病，并根据其传播方式、速度及其对人类危害程度的不同，分为甲类、乙类和丙类三类。

甲类传染病　鼠疫、霍乱。

乙类传染病　传染性非典型肺炎、艾滋病、病毒性肝炎、脊髓灰质炎、人感染高致病性禽流感、麻疹、流行性出血热、狂犬病、流行性乙型脑炎、登革热、炭疽、细菌性和阿米巴性痢疾、肺结核、伤寒和副伤寒、流行性脑脊髓膜炎、百日咳、白喉、新生儿破伤风、猩红热、布鲁氏菌病、淋病、梅毒、钩端螺旋体病、血吸虫病、疟疾。

丙类传染病　流行性感冒、流行性腮腺炎、风疹、急性出血性结膜炎、麻风病、流行性和地方性斑疹伤寒、黑热病、包虫病、丝虫病，除霍乱、细菌性和阿米巴性痢疾、伤寒和副伤寒以外的感染性腹泻病。

上述规定以外的其他传染病，根据其暴发、流行情况和危害程度，需要列入乙类、丙类传染病的，由国务院卫生行政部门决定并予以公布。2008年5月2日，卫生部决定将手足口病列入《传染病防治法》规定的丙类传染病进行管理。对乙类传染病中传染性非典型肺炎、炭疽中的肺炭疽和人感染高致病性禽流感，采取《传染病防治法》所称甲类传染病的预防、控制措施。其他乙类传染病和突发原因不明的传染病需要采取《传染病防治法》所称甲类传染病的预防、控制措施的，由国务院卫生行政部门及时报经国务院批准后予以公布、实施。需要解除依照前述规定采取的甲类传染病预防、控制措施的，由国务院卫生行政部门报经国务院批准后予以公布。省、自治区、直辖市人民政府对本行政区域内常见、多发的其他地方性传染病，可以根据情况决定按照乙类或者丙类传染病管理并予以公布，报国务院卫生行政部门备案。2009年4月30日，卫生部经国务院批准，将甲型H1N1流感纳入乙类传染病，并采取甲类传染病的预防、控制措施。2013年10月28日，国家卫生与计划生育委员会发出《关于调整部分法定传染病病种管理工作的通知》，将人感染H7N9禽流感纳入法定乙类传染病；将甲型H1N1流感从乙类调整为丙类，并纳入现有流行性感冒进行管理；解除对人感染高致病性禽流感采取的传染病防治法规定的甲类传染病预防、控制措施。

传染病防治制度　传染病预防，疫情报告、通报和公布，疫情控制和医疗救治的制度。

传染病预防　在传染病发生前采取有效的措施以减少或者避免传染病的发生与流行。

预防控制预案　经过一定程序制定的开展传染病预防控制工作的事先指导方案。县级以上地方人民政府应当制定传染病预防、控制预案，报上一级人民政府备案。传染病预防控制预案主要内容：①传染病预防控制指挥部的组成和相关部门的职责。②传染病的监测、信息收集、分析、报告、通报制度。③疾病预防控制机构、医疗机构在发生传染病疫情时的任务与职责。④传染病暴发、流行情况的分级及相应的应急工作方案。⑤传染病预防、疫点疫区现场控制，应急设施、设备、救治药品和医疗器械，以及其他物资和技术的储备与调用。

传染病监测　持续地、系统地收集、分析、解释同传染病预防控制有关的资料，并将解释结果分送给负责疾病预防控制工作的部门、机构或人员的活动。国家建立传染病监测制度。国务院卫生行政部门制定国家传染病监测规划和方案。省、自治区、直辖市人民政府卫生行政部门根据国家传染病监测规划和方案，制定本行政区域的传染病监测计划和工作方案。各级疾病预防控制机构对传染病的发生、流行，以及影响其发生、流行的因素，进行监测；对国外发生、中国尚未发生的传染病或者中国新发生的传染病，进行监测。

传染病预警　根据传染病疫情报告、监测资料，或者国际、中国疫情信息，对某种传染病或者不明原因疾病进行分析评估，对可能引起传染病在人群中发生、暴发、流行发出的警示信息，并采取应对措施。国家建立传染病预警制度。国务院卫生行政部门和省、自治区、直辖市人民政府根据传染病发生、流行趋势的预测，及时发出传染病预警，根据情况予以公布。地方人民政府和疾病预防控制机构接到国务院卫生行政部门或者省、自治区、直辖市人民政府发出的传染病预警后，应当按照传染病预防、控制预案，采取相应的预防、控制措施。

预防接种　控制和消除某些传染病的有效手段之一，是贯彻预防为主方针、保护易感人群的重要措施。国家实行有计划的预防接种制度，并根据经济发展情况逐步扩大计划免疫的范围。国务院卫生行政部门和省、自治区、直辖市人民政府卫生行政部门，根据传染病预防、控制的需要，制定传染病预防接种规划并组织实施。国家对儿童实行预防接种证制度。国家免疫规划项目的预防接种实行免费。医疗机构、疾病预防控制机构与儿童的监护人应当相互配合，保证儿童及时接受预防接种。

预防与控制医院感染和医源性感染　医院感染是住院病人在医院内获得的感染，包括在住院期间发生的感染和在医院内获得出院后发生的感染，但不包括入院前已开始或者入院时已处于潜伏期的感染；医院工作人员在医院内获得的感染也属医院感染。医源性感染是在医学服务中，造成病原体传播引起的感染。医疗机构必须严格执行国务院卫生行政部门规定的管理制度、操作规范，防止传染病的医源性感染和医院感染。医疗机构应当确定专门的部门或者人员，承担传染病疫情报告、本单位的传染病预防、控制，以及责任区域内的传染病预防工作；承担医疗活动中与医院感染有关的危险因素监测、安全防护、消毒、隔离和医疗废物处置工作。疾病预防控制机构应当指定专门人员负责对医疗机构内传染病预防工作进行指导、考核，开展流行病学调查。

防止传染病实验室感染和扩散　实验室感染是从事实验室工作时，因接触病原体所致的感染。病原微生物扩散是在从事致病性微生物的实验、生产、运输、保存等过程中，处置不当致使保存致病性微生物的容器破损、丢失或该致病性微生物所污染的物品未经消毒、灭菌处理而被带出实验室，造成对外界环境的污染。疾病预防控制机构、医疗机构的实验室和从事病原微生物实验的单位，应当符合国家规定的条件和技术标准，建立严格的监督管理制度，对传染病病原体样本按照规定的措施实行严格监督管理，严防传染病病原体的实验室感染和病原微生物的扩散。

防止因输入血液和血液制品传播传染病　血液制品包括血液、血浆、人血（胎盘）球蛋白、第Ⅷ因子、第Ⅸ因子制剂等。采供血机构、生物制品生产单位必须严格执行国家有关规定，保证血液、血液制品的质量。禁止非法采集血液或者组织他人出卖血液。疾病预防控制机构、医疗机构使用血液和血液制品，必须遵守国家有关规定，防止因输入血液、使用血液制品引起经血液传播疾病的发生。

疾病预防控制机构、医疗机构的职责　各级疾病预防控制机构承担传染病监测、预测、流行病学调查、疫情报告，以及其他预防、控制工作。医疗机构承担与医疗救治有关的传染病防治工作和责任区域内的传染病预防工作。城市社区和农村基层医疗机构在疾病预防控制机构的指导下，承担城市社区、农村基层相应的传染病防治工作。

传染病疫情报告、通报和公布　传染病疫情涉及公共安全，传染病的防治需要人民群众的共同参与，传染病疫情报告、通报和公布制度增加了传染病疫情信息的透明度，便于及时掌握和控制传染病，有利于依靠群众，共同做好传染病防治工作。

传染病疫情报告　疾病预防控制机构、医疗机构和采供血机构及其执行职务的人员发现《传染病防治法》规定的传染病疫情或者发现其他传染病暴发、流行，以及突发原因不明的传染病时，应当遵循疫情报告属地管理原则，按照国务院规定的或者国务院卫生行政部门规定的内容、程序、方式和时限报告。任何单位和个人发现传染病病人或者疑似传染病病人时，应当及时向附近的疾病预防控制机构或者医疗机构报告。

传染病疫情通报　国务院卫生行政部门应当及时向国务院其他有关部门和各省、自治区、直辖市人民政府卫生行政部门通报全国传染病疫情，以及监测、预警的相关信息。毗邻的及相关的地方人民政府卫生行政部门，应当及时互相通报本行政区域的传染病疫情，以及监测、预警的相关信息。县级以上人民政府有关部门发现传染病疫情时，应当及时向同级人民政府卫生行政部门通报。中国人民解放军卫生主管部门发现传染病疫情时，应当向国务院卫生行政部门通报。县级以上地方人民政府卫生行政部门应当及时向本行政区域内的疾病预防控制机构和医疗机构通报传染病疫情，以及监测、预警的相关信息。接到通报的疾病预防控制机构和医疗机构应当及时告知本单位的有关人员。动物防疫机构和疾病预防控制机构，应当及时互相通报动物间和人间发生的人畜共患传染病疫情及相关信息。

疫情信息公布　国家建立传染病疫情信息公布制度。公布传染病疫情信息应当及时、准确。国务院卫生行政部门定期公布全国传染病疫情信息。省、自治区、直辖市人民政府卫生行政部门定期公布本行政区域的传染病疫情信息。传染病暴发、流行时，国务院卫生行政部门负责向社会公布传染病疫情信息，并可以授权省、自治区、直辖市人民政府卫生行政部门向社会公布本行政区域的传染病疫情信息。

疫情控制　在传染病发生后及时采取综合性防疫措施，消除各种传播因素，对病人进行隔离、治疗，保护好易感人群，使疫情不再继续蔓延。

医疗机构采取的措施　医疗机构发现甲类传染病时，应当及时采取下列措施：①对病人、病原携带者，予以隔离治疗，隔离期限根据医学检查结果确定。②对疑似病人，确诊前在指定场所单独隔离治疗。③对医疗机构内的病人、病原携带者、疑似病人的密切接触者，在指定场所进行医学观察和采取其他必要的预防措施。对于拒绝隔离治疗或者隔离期未满擅自脱离隔离治疗的，可以由公安机关协助医疗机构采取强制隔离治疗措施。

医疗机构发现乙类或者丙类传染病病人，应当根据病情采取必要的治疗和控制传播措施。医疗机构对本单位内被传染病病原体污染的场所、物品，以及医疗废物，必须依照法律、法规的规定实施消毒和无害化处置。

疾病预防控制机构采取的措施　疾病预防控制机构发现传染病疫情或者接到传染病疫情报告时，应当及时采取下列措施：①对传染病疫情进行流行病学调查，根据调查情况提出划定疫点、疫区的建议，对被污染的场所进行卫生处理，对密切接触者，在指定场所进行医学观察和采取其他必要的预防措施，并向卫生行政部门提出疫情控制方案。②传染病暴发、流行时，对疫点、疫区进行卫生处理，向卫生行政部门提出疫情控制方案，并按照卫生行政部门的要求采取措施。③指导下级疾病预防控制机构实施传染病预防、控制措施，组织、指导有关单位对传染病疫情的处理。

隔离措施　对已经发生甲类传染病病例的场所或者该场所内的特定区域的人员，所在地的县级以上地方人民政府可以实施隔离措施，并同时向上一级人民政府报告；接到报告的上级人民政府应当即时作出是否批准的决定。在隔离期间，实施隔离措施的人民政府应当对被隔离人员提供生活保障；被隔离人员有工作单位的，所在单位不得停止支付其隔离期间的工作报酬。

紧急措施　传染病暴发、流行时，县级以上地方人民政府应当立即组织力量，按照预防、控制预案进行防治，切断传染病的传播途径，必要时，报经上一级人民政府决定，可以采取下列紧急措施并予以公告：①限制或者停止集市、影剧院演出或者其他人群聚集的活动。②停工、停业、停课。③封闭或者封存被传染病病原体污染的公共饮用水源、食品，以及相关物品。④控制或者扑杀染疫野生动物、家畜家禽。⑤封闭可能造成传染病扩散的场所。上级人民政府接到下级人民政府关于采取上述紧急措施的报告时，应当即时作出决定。当疫情得到控制，需要解除紧急措施的，由原决定机关决定并宣布。

疫区封锁　甲类、乙类传染病暴发、流行时，县级以上地方人民政府报经上一级人民政府决定，可以宣布本行政区域部分或者全部为疫区；国务院可以决定并宣布跨省、自治区、直辖市的疫区。县级以上地方人民政府可以在疫区内采取相应的紧急措施，并可以对出入疫区的人员、物资和交通工具实施卫生检疫。省、自治区、直辖市人民政府可以决定对本行政区域内的甲类传染病疫区实施封锁；但是，封锁大、中城市的疫区或者封锁跨省、自治区、直辖市的疫区，以及封锁疫区导致中断干线交通或者封锁国境的，由国务院决定。疫区封锁的解除，由原决定机关决定并宣布。

医疗救治　对传染病病人或者疑似传染病病人提供的医疗救护、现场救援和接诊治疗。

医疗救治服务网络　县级以上人民政府应当加强和完善传染病医疗救治服务网络的建设，指定具备传染病救治条件和能力的医疗机构承担传染病救治任务，或者根据传染病救治需要设置传染病医院。

提高传染病医疗救治能力　医疗机构的基本标准、建筑设计和服务流程，应当符合预防传染病医院感染的要求；应当按照规定对使用的医疗器械进行消毒，对按照规定一次使用的医疗器具，应当在使用后予以销毁；应当按照国务院卫生行政部门规定的传染病诊断标准和治疗要求，采取相应措施，提高传染病医疗救治能力。

医疗救治方式　医疗机构应当对传染病病人或者疑似传染病病人提供医疗救护、现场救援和接诊治疗，书写病历记录及其他有关资料，并妥善保管；实行传染病预检、分诊制度；对传染病病人、疑似传染病病人，应当引导至相对隔离的分诊点进行初诊。医疗机构不具备相应救治能力的，应当将患者及其病历记录复印件一并转至具备相应救治能力的医疗机构。

传染病病人、病原携带者和疑似传染病病人合法权益保护　传染病病人、疑似传染病病人是根据国务院卫生行政部门发布的《中华人民共和国传染病防治法规定管理的传染病诊断标准》，符合传染病病人和疑似传染病病人诊断标准的人。病原携带者是感染病原体无临床症状但能排出病原体的人。国家和社会关心、帮助传染病病人、病原携带者和疑似传染病病人，使其得到及时救治。任何单位和个人不得歧视传染病病人、病原携带者和疑似传染病病人。疾病预防控制机构、医疗机构不得泄露涉及个人隐私的有关信息、资料。国家对患有特定传染病的困难人群实行医疗救助，减免医疗费用。传染病病人、病原携带者和疑似传染病病人，在治愈前或者在排除传染病嫌疑前，不得从事法律、行政法规和国务院卫生行政部门规定禁止从事的易使该传染病扩散的工作。

传染病防治保障措施　国家将传染病防治工作纳入国民经济和社会发展计划，县级以上地方人民政府将传染病防治工作纳入本行政区域的国民经济和社会发展计划。县级以上地方人民政府按照本级政府职责负责本行政区域内传染病预防、控制、监督工作的日常经费。地方各级人民政府应当保障城市社区、农村基层传染病预防工作的经费。中央财政对困难地区实施重大传染病防治项目给予补助。省级人民政府根据本行政区域内传染病流行趋势，在国务院卫生行政部门确定的项目范围内，确定传染病预防、控制、监督等项目，并保障项目的实施经费。县级以上人民政府负责储备防治传染病的药品、医疗器械和其他物资，以备调用。

传染病防治监督管理　县级以上人民政府卫生行政部门对传染病防治工作履行下列监督检查职责：①对下级人民政府卫生行政部门履行规定的传染病防治职责进行监督检查。②对疾病预防控制机构、医疗机构的传染病防治工作进行监督检查。③对采供血机构的采供血活动进行监督检查。④对用于传染病防治的消毒产品及其生产单位进行监督检查，并对饮用水供水单位从事生产或者供应活动及涉及饮用水卫生安全的产品进行监督检查。⑤对传染病菌种、毒种和传染病检测样本的采集、保藏、携带、运输、使用进行监督检查。⑥对公共场所和有关单位的卫生条件和传染病预防、控制措施进行监督检查。省级以上人民政府卫生行政部门负责组织对传染病防治重大事项的处理。

法律责任　地方各级人民政府及其有关部门、医疗卫生机构、其他单位和个人违反传染病防治法规定，应承担相应的行政责任、民事责任和刑事责任。

地方各级人民政府及其有关部门的违法责任　地方各级人民政府违反《传染病防治法》有关规定的，由上级人民政府责令改正，通报批评；对负有责任的主管人员，依法给予行政处分；构成犯罪的，依法追究刑事责任。县级以上人民政府卫生行政部门和有关部门违反规定，由本级人民政府、上级人民政府卫生行政部门和有关部门责令改正，通报批评；造成严重后果的，对负有责任的主管人员和其他直接责任人员，依法给予行政处分；构成犯罪的，依法追究刑事责任。

医疗卫生机构的违法责任　疾病预防控制机构、医疗机构、采供血机构违反《传染病防治法》有关规定的，由县级以上人民政府卫生行政部门责令限期改正，通报批评，给予警告；对负有责任的主管人员和其他直接责任人员，依法给予降级、撤职、开除的处分，并可以依法吊销有关责任人员的执业证书；构成犯罪的，依法追究刑事责任。

国境卫生检疫机关、动物防疫机构的违法责任　国境卫生检疫机关、动物防疫机构违反《传染病防治法》有关规定的，由有关部门在各自职责范围内责令改正，通报批评；造成严重后果的，对负有责任的主管人员和其他直接责任人员，依法给予降级、撤职、开除的处分；构成犯罪的，依法追究刑事责任。

铁路、交通、民用航空经营单位的违法责任　铁路、交通、民用航空经营单位违反《传染病防治法》有关规定的，由有关部门责令限期改正，给予警告；造成严重后果的，对负有责任的主管人员和其他直接责任人员，依法给予降级、撤职、开除的处分。

其他单位和个人的违法责任　其他单位和个人违反《传染病防治法》有关规定的，应当依法承担相应的行政责任；导致传染病传播、流行，给他人人身、财产造成损害的，应当依法承担民事责任；构成犯罪的，依法追究刑事责任。

（达庆东）

Zhōnghuá Rénmín Gònghéguó Chuánrǎnbìng Fángzhìfǎ Shíshī Bànfǎ

《中华人民共和国传染病防治法实施办法》（*Measures for Implementation of the Law of the People's Republic of China on the Prevention and Treatment of Infectious Diseases*）　实施《中华人民共和国传染病防治法》的行政法规。1991年10月4日国务院批准，1991年12月6日卫生部令第17号发布。

传染病防治方针　国家对传染病实行预防为主的方针，各级政府在制定社会经济发展规划时，必须包括传染病防治目标，并组织有关部门共同实施。

预防　各级政府和有关部门应当承担的传染病预防责任。

政府职责　各级政府应当组织有关部门，开展传染病预防知识和防治措施的卫生健康教育；组织开展爱国卫生活动。地方各级政府应当有计划地建设和改造公共卫生设施。

医疗保健机构职责　各级各类医疗保健机构的预防保健组织或者人员，在本单位及责任地段内承担下列工作：①传染病疫情报告和管理。②传染病预防和控制工作。③卫生行政部门指定的卫生防疫机构交付的传染病防治和监测任务。医疗保健机构必须按照有关规定，严格执行消毒隔离制度，防止医院内感染和医源性感染。

卫生防疫机构职责　卫生防疫机构和从事致病性微生物实验的科研、教学、生产等单位必须做到：①建立健全防止致病性微生物扩散的制度和人体防护措施。②严格执行实验操作规程，对实验后的样品、器材、污染物品等，按照有关规定严格消毒后处理。③实验动物必须按照国家有关规定进行管理。国家对传染病菌（毒）种的保藏、携带、运输实行严格管理。

预防接种　①国家实行有计划的预防接种制度，中华人民共和国境内的任何人均应按照有关规定接受预防接种。②国家对儿童实行预防接种证制度。适龄儿童应当按照国家有关规定，接受预防接种。适龄儿童的家长或者监护人应当及时向医疗保健机构申请办理预防接种证。托幼机构、学校在办理入托、入学手续时，应当查验预防接种证，未按规定接种的儿童应当及时补种。

传染病病人管理　对患有传染病防治法规定传染病的病人或者病原携带者予以必要的隔离治疗，直至医疗保健机构证明其不具有传染性时，方可恢复工作。

相关从业人员的管理　凡从事可能导致经血液传播传染病的美容、整容等单位和个人，必须执行国务院卫生行政部门的有关规定。从事饮水、饮食、整容、保育等易使传染病扩散工作的从业人员，必须按照国家有关规定取得健康合格证后方可上岗。

污水、污物处理　被甲类传染病病原体污染的污水、污物、粪便，有关单位和个人必须在卫生防疫人员的指导监督下，按照规定要求进行处理。出售、运输被传染病病原体污染或者来自疫区可能被传染病病原体污染的皮毛、旧衣物及生活用品等，必须按照卫生防疫机构的要求进行必要的卫生处理。

相关产品的生产经营　血站（库）、生物制品生产单位，必须严格执行国务院卫生行政部门的有关规定，保证血液、血液制品的质量，防止因输入血液、血液制品引起病毒性肝炎、艾滋病、疟疾等疾病的发生。任何单位和个人不准使用国务院卫生行政部门禁止进口的血液和血液制品。生产、经营、使用消毒药剂和消毒器械、卫生用品、卫生材料、一次性医疗器材、隐形眼镜、人造器官等必须符合国家有关标准，不符合国家有关标准的不得生产、经营和使用。

疫情报告　执行职务的医疗保健人员、卫生防疫人员为责任疫情报告人。责任疫情报告人应当按照规定的时限向卫生行政部门指定的卫生防疫机构报告疫情，并做疫情登记。

控制　甲类传染病病人和病原携带者及乙类传染病中的艾滋病的密切接触者，必须按照有关规定接受检疫、医学检查和防治措施。发现甲类传染病病人、病原携带者或者疑似病人的污染场所，卫生防疫机构接到疫情报告后，应立即进行严格的卫生处理。

传染病暴发、流行区域的预防、控制措施　在传染病暴发、流行区域，当地政府应当根据传染病疫情控制的需要，组织卫生、医药、公安、工商、交通、水利、城建、农业、商业、民政、邮电、广播电视等部门采取下列预防、控制措施：①对病人进行抢救、隔离治疗。②加强粪便管理，清除垃圾、污物。③加强自来水和其他饮用水的管理，保护饮用水源。④消除病媒昆虫、钉螺、鼠类及其他染疫动物。⑤加强易使传染病传播扩散活动的卫生管理。⑥开展防病知识的宣传。⑦组织对传染病病人、病原携带者、染疫动物密切接触人群的检疫、预防服药、应急接种等。⑧供应用于预防和控制疫情所必需的药品、生物制品、消毒药品、器械等。⑨保证居民生活必需品的供应。

传染病病人尸体的处理 因患鼠疫、霍乱和炭疽病死亡的病人尸体，由治疗病人的医疗单位负责消毒处理，处理后应当立即火化。患病毒性肝炎、伤寒和副伤寒、艾滋病、白喉、炭疽、脊髓灰质炎死亡的病人尸体，由治疗病人的医疗单位或者当地卫生防疫机构消毒处理后火化。医疗保健机构、卫生防疫机构经批准可以对传染病病人尸体或者疑似传染病病人的尸体进行解剖查验。

监督 各级政府卫生行政部门对传染病防治工作实施统一监督管理。地方各级政府卫生行政部门、卫生防疫机构和受国务院卫生行政部门委托的其他有关部门卫生主管机构推荐的传染病管理监督员，由省级以上政府卫生行政部门聘任并发给证件。省级政府卫生行政部门聘任的传染病管理监督员，报国务院卫生行政部门备案。

（达庆东）

Zhōnghuá Rénmín Gònghéguó Guójìng Wèishēng Jiǎnyìfǎ

《中华人民共和国国境卫生检疫法》（*Frontier Health and Quarantine Law of the People's Republic of China*） 全国人民代表大会常务委员会制定，旨在防止传染病由国外传入或者由中国传出，实施国境卫生检疫，保护人体健康的一部法律。简称《国境卫生检疫法》。

立法沿革 中国的国境卫生检疫始于1873年。新中国成立后，为了控制传染病在国际的传播，维护国家的主权和尊严，中国先后颁布了《交通检疫暂行办法》《民用航空检疫暂行办法》。1957年第一届全国人大常委会第八十八次会议通过了《中华人民共和国国境卫生检疫条例》，这是新中国第一部卫生法律。1986年12月2日，第六届全国人大常委会第十八次会议通过了《中华人民共和国国境卫生检疫法》，自1987年5月1日起施行。根据2007年12月29日第十届全国人大常委会第三十一次会议《关于修改〈中华人民共和国国境卫生检疫法〉的决定》，进行了第一次修正；根据2009年8月27日第十一届全国人大常委会第十次会议《关于修改部分法律的决定》，进行了第二次修正。《国境卫生检疫法》是中国参照《国际卫生条例》的有关条款及各国检疫法规，并根据新中国成立以来的卫生检疫实践经验制定的。1989年3月6日，经国务院批准卫生部发布了《中华人民共和国国境卫生检疫法实施细则》；根据2010年4月24日国务院《关于修改〈中华人民共和国国境卫生检疫法实施细则〉的决定》，进行了修改。

适用范围 入境、出境的人员，交通工具、运输设备，以及可能传播检疫传染病的行李、货物、邮包等物品，都应当接受检疫，经国境卫生检疫机关许可，方准入境或者出境。入境、出境人员是指入、出中国国境的一切人员。根据《国际卫生条例》的规定，外交人员不享有卫生检疫豁免权。交通工具是指船舶、航空器、列车和其他车辆。运输设备是指货物集装箱等。行李是指入境、出境人员携带的物品。邮包是指入、出国境的邮件。货物是指由国外运进或者由中国运出的一切生产和生活资料，以及废旧物品等。

国境卫生检疫机关 在中华人民共和国国际通航的港口、机场，以及陆地边境和国界江河的口岸（以下简称国境口岸），设立国境卫生检疫机关，依照《国境卫生检疫法》规定实施传染病检疫、监测和卫生监督。

国境卫生检疫制度 国境卫生检疫机关依法实施传染病检疫、传染病监测、卫生处理和卫生监督的制度。

传染病检疫 限制有嫌疑但无症状的个人或有嫌疑的行李、集装箱、交通工具或物品的活动和（或）将其与其他的个人和物品隔离，以防止感染或污染的可能传播。

检疫传染病 鼠疫、霍乱、黄热病，以及国务院确定和公布的其他传染病。

入出境检疫 入境的交通工具和人员，必须在最先到达的国境口岸的指定地点接受检疫。除引航员外，未经国境卫生检疫机关许可，任何人不准上下交通工具，不准装卸行李、货物、邮包等物品。出境的交通工具和人员，必须在最后离开的国境口岸接受

检疫。国境卫生检疫机关依据检疫医师提供的检疫结果，对未染有检疫传染病或者已实施卫生处理的交通工具，签发入境或者出境检疫证。

非口岸检疫　来自国外的船舶、航空器因故停泊、降落在中国境内非口岸地点时，船舶、航空器的负责人应当立即向就近的国境卫生检疫机关或者当地卫生行政部门报告。除紧急情况外，未经国境卫生检疫机关或者当地卫生行政部门许可，任何人不准上下船舶、航空器，不准装卸行李、货物、邮包等物品。

临时检疫　在国境口岸发现检疫传染病、疑似检疫传染病，或者有人非因意外伤害而死亡并死因不明的，国境口岸有关单位和交通工具的负责人，应当立即向国境卫生检疫机关报告，并申请临时检疫。

检疫传染病染疫人处理　①隔离：卫生检疫机关对正在患检疫传染病的人，或者经卫生检疫机关初步诊断，认为已经感染检疫传染病或者已经处于检疫传染病潜伏期的染疫人立即施行隔离，将其收留在指定的处所，限制其活动并进行治疗，直到消除传染病传播的危险。隔离期限根据医学检查结果确定。②留验：卫生检疫机关将接触过检疫传染病的感染环境，并且可能传播检疫传染病的染疫嫌疑人收留在指定的处所进行诊察和检验。留验期限根据各种检疫传染病的潜伏期予以确定。③就地诊验：卫生检疫机关将染疫嫌疑人，按照指定的期间，到就近的卫生检疫机关或者其他医疗卫生单位接受诊察和检验，或者卫生检疫机关、其他医疗卫生单位到该人员的居留地，对其进行诊察和检验。因患检疫传染病而死亡的尸体，必须就近火化。

传染病监测　国境卫生检疫机关对特定环境、人群进行流行病学、血清学、病原学、临床症状，以及其他有关影响因素的调查研究，预测有关传染病的发生、发展和流行，并采取必要的预防控制措施的活动。国境卫生检疫机关应当阻止患有严重精神病、传染性肺结核病或者有可能对公共卫生造成重大危害的其他传染病的外国人入境。

健康证明　国境卫生检疫机关有权要求入境、出境的人员填写健康申明卡，出示某种传染病的预防接种证书、健康证明或者其他有关证件。

就诊方便卡　对患有监测传染病的人、来自国外监测传染病流行区的人或者与监测传染病人密切接触的人，国境卫生检疫机关区别情况，发给就诊方便卡，实施留验或者采取其他预防、控制措施，并及时通知当地卫生行政部门。各地医疗单位对持有就诊方便卡的人员，应当优先诊治。

卫生处理　国境卫生检疫机关对需要采取卫生措施的交通工具、运输设备和其他可能传播检疫传染病的行李、货物、邮包等物品进行的消毒，除鼠、除虫等活动。

交通工具卫生处理　接受入境检疫的交通工具有下列情形之一的，应当实施消毒、除鼠、除虫或者其他卫生处理：①来自检疫传染病疫区的。②被检疫传染病污染的。③发现有与人类健康有关的啮齿动物或者病媒昆虫，超过国家卫生标准的。如果外国交通工具的负责人拒绝接受卫生处理，除有特殊情况外，准许该交通工具在国境卫生检疫机关的监督下，立即离开中华人民共和国国境。

物品卫生处理　国境卫生检疫机关对来自疫区的、被检疫传染病污染的或者可能成为检疫传染病传播媒介的行李、货物、邮包等物品，应当进行卫生检查，实施消毒、除鼠、除虫或者其他卫生处理。

尸体、骸骨卫生处理　入境、出境的尸体、骸骨的托运人或者其代理人，必须向国境卫生检疫机关申报，经卫生检查合格后，方准运进或者运出。

卫生监督　国境卫生检疫机关执行卫生法规和卫生标准所进行的卫生检查、卫生鉴定、卫生评价和采样检验。

对象和内容　国境卫生检疫机关根据国家规定的卫生标准，对国境口岸的卫生状况和停留在国境口岸的入境、出境的交通工具的卫生状况实施卫生监督：①监督和指导有关人员对啮齿动物、病媒昆虫的防除。②检查和检验食品、饮用水及其储存、供应、运输设施。③监督从事食品、饮用水供应的从业人员的健康状况，检查其健康证明书。④监督和检查垃圾、废物、污水、粪便、压舱水的处理。

国境口岸卫生监督员　国境卫生检疫机关设立国境口岸卫生监督员，执行国境卫生检疫机关交给的任务。国境口岸卫生监督员在执行任务时，有权对国境口岸和入境、出境的交通工具进行卫生监督和技术指导，对卫生状况不良和可能引起传染病传播的因素提出改进意见，并协同有关部门采取必要的措施，进行卫生处理。

法律责任　违反《国境卫生检疫法》规定应承担行政责任和

刑事责任。

行政责任　对违反《国境卫生检疫法》规定，有下列行为之一的单位或者个人，国境卫生检疫机关可以根据情节轻重，给予警告或者罚款：①逃避检疫，向国境卫生检疫机关隐瞒真实情况的。②入境的人员未经国境卫生检疫机关许可，擅自上下交通工具，或者装卸行李、货物、邮包等物品，不听劝阻的。国境卫生检疫机关工作人员，应当秉公执法，忠于职守，对入境、出境的交通工具和人员，及时进行检疫；违法失职的，给予行政处分。

刑事责任　违反《国境卫生检疫法》规定，引起检疫传染病传播或者有引起检疫传染病传播严重危险的，依照刑法有关规定追究刑事责任。国境卫生检疫机关工作人员违法失职，情节严重构成犯罪的，依法追究刑事责任。

（达庆东）

Zhōnghuá Rénmín Gònghéguó Guójìng Wèishēng Jiǎnyìfǎ Shíshī Xìzé

《中华人民共和国国境卫生检疫法实施细则》（*Rules for the Implementation of Frontier Health and Quarantine Law of the People's Republic of China*）

实施《中华人民共和国国境卫生检疫法》的行政法规。1989 年 2 月 10 日国务院批准，1989 年 3 月6 日卫生部令第 2 号公布，自发布之日起施行。根据 2010 年 4 月24 日《国务院关于修改〈中华人民共和国国境卫生检疫法实施细则〉的决定》进行了修订。

卫生检疫机关国境口岸工作范围　国境口岸指国际通航的港口、机场、车站、陆地边境和国界江河的关口。卫生检疫机关在国境口岸工作的范围，是指为国境口岸服务的涉外宾馆、饭店、俱乐部，为入境、出境交通工具提供饮食、服务的单位和对入境、出境人员、交通工具、集装箱和货物，实施检疫、监测、卫生监督的场所。

卫生检疫机关职责　①执行《中华人民共和国国境卫生检疫法》（以下简称《国境卫生检疫法》）及其实施细则和国家有关卫生法规。②收集、整理、报告国际和国境口岸传染病的发生、流行和终息情况。③对国境口岸的卫生状况实施卫生监督；对入境、出境的交通工具、人员、集装箱、尸体、骸骨，以及可能传播检疫传染病的行李、货物、邮包等实施检疫查验、传染病监测、卫生监督和卫生处理。④对入境、出境的微生物、生物制品、人体组织、血液及其制品等特殊物品，以及能传播人类传染病的动物，实施卫生检疫。⑤对入境、出境人员进行预防接种、健康检查、医疗服务、国际旅行健康咨询和卫生宣传。⑥签发卫生检疫证件。⑦进行流行病学调查研究，开展科学实验；⑧执行国务院卫生行政部门指定的其他工作。

卫生检疫的一般规定　人员、交通工具、集装箱和货物入境、出境和采取紧急措施的规定。

染疫人、染疫嫌疑人处理　卫生检疫机关发现染疫人时，应当立即将其隔离，防止任何人遭受感染；对染疫嫌疑人采取就地诊验或者留验及其他的卫生处理。卫生检疫机关应当阻止染疫人、染疫嫌疑人出境，但是对来自国外并且在到达时受就地诊验的人，本人要求出境的，可以准许出境；如果乘交通工具出境，检疫医师应当将这种情况在出境检疫证上签注，同时通知交通工具负责人采取必要的预防措施。

死因不明尸体处理　在国境口岸及停留在该场所的入境、出境交通工具上，所有非因意外伤害而死亡并死因不明的尸体，必须经卫生检疫机关查验，并签发尸体移运许可证后，方准移运。来自中国疫区的交通工具，或者在中国航行中发现检疫传染病、疑似检疫传染病，或者有人非因意外伤害而死亡并死因不明的，交通工具负责人应当向到达的国境口岸卫生检疫机关报告，接受临时检疫。

物品的处理　入境、出境的集装箱、货物、废旧物等物品在到达口岸的时候，承运人、代理人或者货主，必须向卫生检疫机关申报并接受卫生检疫。对来自疫区的、被传染病污染的，以及可能传播检疫传染病或者发现与人类健康有关的啮齿动物和病媒昆虫的集装箱、货物、废旧物等物品，应当实施消毒、除鼠、除虫或者其他必要的卫生处理。入境、出境的旅客、员工个人携带或者托运可能传播传染病的行李和物品，应当接受卫生检查。卫生检疫机关对来自疫区或者被传染病污染的各种食品、饮料、水产品等应当实施卫生处理或者销毁，并签发卫生处理证明。

入境、出境的微生物、人体组织、生物制品、血液及其制品等特殊物品的携带人、托运人或者邮递人，必须向卫生检疫机关申报并接受卫生检疫，未经卫生检疫机关许可，不准入境、出境。

紧急措施　在中国或者国外检疫传染病大流行的时候，国务院国境卫生检疫主管部门应当立即报请国务院决定采取下列检疫措施的一部或者全部：①下令封锁陆地边境、国界江河的有关区域。②指定某些物品必须经过消毒、除虫，方准由国外运进或者由中国运出。③禁止某些物品由国外运进或者由中国运出。④指定第一入境港口、降落机场。对来自国外疫区的船舶、航空器，除因遇险或者其他特殊原因外，没有经第一入境港口、机场检疫的，不准进入其他港口和机场。

疫情通报　在国境口岸及停留在国境口岸的交通工具上，发现检疫传染病、疑似检疫传染病，或者有人非因意外伤害而死亡并死因不明时，国境口岸有关单位及交通工具的负责人，应当立即向卫生检疫机关报告。卫生检疫机关发现检疫传染病、监测传染病、疑似检疫传染病时，应当向当地卫生行政部门和卫生防疫机构通报；发现检疫传染病时，还应当用最快的办法向国务院卫生行政部门报告。当地卫生防疫机构发现检疫传染病、监测传染病时，应当向卫生检疫机关通报。

检疫　包括海港检疫、航空检疫和陆地边境检疫。

海港检疫　船舶的入境检疫，必须在港口的检疫锚地或者经卫生检疫机关同意的指定地点实施。受入境检疫的船舶，必须按照下列规定悬挂检疫信号等候查验，在卫生检疫机关发给入境检疫证前，不得降下检疫信号。悬挂检疫信号的船舶，除引航员和经卫生检疫机关许可的人员外，其他人员不准上船，不准装卸行李、货物、邮包等物品，其他船舶不准靠近；船上的人员，除因船舶遇险外，未经卫生检疫机关许可，不准离船；引航员不得将船引离检疫锚地。

航空检疫　受入境检疫的航空器到达机场以后，检疫医师首先登机。机长或者其授权的代理人，必须向卫生检疫机关提交总申报单、旅客名单、货物仓单和有效的灭蚊证书，以及其他有关检疫证件；对检疫医师提出的有关航空器上卫生状况的询问，机长或者其授权的代理人应当如实回答。在检疫没有结束之前，除经卫生检疫机关许可外，任何人不得上下航空器，不准装卸行李、货物、邮包等物品。

陆地边境检疫　受入境检疫的列车和其他车辆到达车站、关口后，检疫医师首先登车，列车长或者其他车辆负责人，应当口头或者书面向卫生检疫机关申报该列车或者其他车辆上人员的健康情况，对检疫医师提出有关卫生状况和人员健康的询问，应当如实回答。受入境检疫的列车和其他车辆到达车站、关口，在实施入境检疫而未取得入境检疫证以前，未经卫生检疫机关许可，任何人不准上下列车或者其他车辆，不准装卸行李、货物、邮包等物品。

卫生处理　隔离、留验和就地诊验等医学措施，以及消毒、除鼠、除虫等卫生措施。卫生检疫机关的工作人员在实施卫生处理时，必须注意：①防止对任何人的健康造成危害。②防止对交通工具的结构和设备造成损害。③防止发生火灾。④防止对行李、货物造成损害。

物品的卫生处理　入境、出境的集装箱、行李、货物、邮包等物品需要卫生处理的，由卫生检疫机关实施。入境、出境的交通工具有下列情形之一的，应当由卫生检疫机关实施消毒、除鼠、除虫或者其他卫生处理：①来自检疫传染病疫区的。②被检疫传染病污染的。③发现有与人类健康有关的啮齿动物或者病媒昆虫，超过国家卫生标准的。卫生检疫机关对入境、出境的废旧物品和曾行驶于境外港口的废旧交通工具，根据污染程度，分别实施消毒、除鼠、除虫，对污染严重的实施销毁。

尸体、骸骨的卫生处理　入境、出境的尸体、骸骨托运人或者代理人应当申请卫生检疫，并出示死亡证明或者其他有关证件，对不符合卫生要求的，必须接受卫生检疫机关实施的卫生处理。经卫生检疫机关签发尸体、骸骨入境、出境许可证后，方准运进或者运出。对因患检疫传染病而死亡的病人尸体，必须就近火化，不准移运。

检疫传染病管理　对鼠疫、霍乱和黄热病的管理和采取的卫生措施。

就地诊验　卫生检疫机关对受就地诊验的人员，应当发给就地诊验记录簿，必要的时候，可以在该人员出具履行就地诊验的保证书以后，再发给其就地诊验记录簿。受就地诊验的人员应当携带就地诊验记录簿，按照卫生检疫机关指定的期间、地点，接受医学检查；如果就地诊验的结果没有染疫，就地诊验期满的时候，受就地诊验的人员应当将就地诊验记录簿退还卫生检疫机关。

留验　受留验的人员必须在卫生检疫机关指定的场所接受留验；但是有下列情形之一的，经卫生检疫机关同意，可以在船上留验：①船长请求船员在船上留验的。②旅客请求在船上留验，经船长同意，并且船上有船医和医疗、消毒设备的。

隔离　受留验的人员在留验期间如果出现检疫传染病的症状，卫生检疫机关应当立即对该人员实施隔离，对与其接触的其他受

留验的人员，应当实施必要的卫生处理，并且从卫生处理完毕时算起，重新计算留验时间。

传染病监测 入境、出境的交通工具、人员、食品、饮用水和其他物品，以及病媒昆虫、动物，均为传染病监测的对象。

监测内容 ①首发病例的个案调查。②暴发流行的流行病学调查。③传染源调查。④国境口岸内监测传染病的回顾性调查。⑤病原体的分离、鉴定，人群、有关动物血清学调查及流行病学调查。⑥有关动物、病媒昆虫、食品、饮用水和环境因素的调查。⑦消毒、除鼠、除虫的效果观察与评价。⑧国境口岸及国内外监测传染病疫情的收集、整理、分析和传递。⑨对监测对象开展健康检查和对监测传染病病人、疑似病人、密切接触人员的管理。卫生检疫机关应当阻止患有严重精神病、传染性肺结核病或者有可能对公共卫生造成重大危害的其他传染病的外国人入境。

健康申明卡 受入境、出境检疫的人员，必须根据检疫医师的要求，如实填报健康申明卡，出示某种有效的传染病预防接种证书、健康证明或者其他有关证件。

就诊方便卡 对来自检疫传染病和监测传染病疫区的人员，检疫医师可以根据流行病学和医学检查结果，发给就诊方便卡。卫生检疫机关、医疗卫生单位遇到持有就诊方便卡的人员请求医学检查时，应当视同急诊给予医学检查；如果发现其患检疫传染病或者监测传染病，疑似检疫传染病或者疑似监测传染病，应当立即实施必要的卫生措施，并且将情况报告当地卫生防疫机构和签发就诊方便卡的卫生检疫机关。

健康证明 凡申请出境居住1年以上的中国籍人员，必须持有卫生检疫机关签发的健康证明。中国公民出境、入境管理机关凭卫生检疫机关签发的健康证明办理出境手续。凡在境外居住1年以上的中国籍人员，入境时必须向卫生检疫机关申报健康情况，并在入境后1个月内到就近的卫生检疫机关或者县级以上的医院进行健康检查。公安机关凭健康证明办理有关手续。国际通行交通工具上的中国籍员工，应当持有卫生检疫机关或者县级以上医院出具的健康证明。

卫生监督 卫生检疫机关依照《国境卫生检疫法》规定的内容，对国境口岸和交通工具实施卫生监督。

国境口岸卫生要求 ①国境口岸和国境口岸内涉外的宾馆、生活服务单位，以及候船、候车、候机厅（室）应当有健全的卫生制度和必要的卫生设施，并保持室内外环境整洁、通风良好。②国境口岸有关部门应当采取切实可行的措施，控制啮齿动物、病媒昆虫，使其数量降低到不足为害的程度。仓库、货场必须具有防鼠设施。③国境口岸的垃圾、废物、污水、粪便必须进行无害化处理，保持国境口岸环境整洁卫生。

交通工具卫生要求 ①交通工具上的宿舱、车厢必须保持清洁卫生，通风良好。②交通工具上必须备有足够的消毒、除鼠、除虫药物及器械，并备有防鼠装置。③交通工具上的货舱、行李舱、货车车厢在装货前或者卸货后应当进行彻底清扫，有毒物品和食品不得混装，防止污染。④对不符合卫生要求的入境、出境交通工具，必须接受卫生检疫机关的督导立即进行改进。

饮用水、食品及从业人员卫生要求 ①国境口岸和交通工具上的食品、饮用水必须符合有关的卫生标准。②国境口岸内的涉外宾馆，以及向入境、出境的交通工具提供饮食服务的部门，营业前必须向卫生检疫机关申请卫生许可证。③国境口岸内涉外的宾馆和入境、出境交通工具上的食品、饮用水从业人员应当持有卫生检疫机关签发的健康证书。该证书自签发之日起12个月内有效。

罚则 规定下列行为应当受行政处罚：①应当受入境检疫的船舶，不悬挂检疫信号的。②入境、出境的交通工具，在入境检疫之前或者在出境检疫之后，擅自上下人员，装卸行李、货物、邮包等物品的。③拒绝接受检疫或者抵制卫生监督，拒不接受卫生处理的。④伪造或者涂改检疫单或证、不如实申报疫情的。⑤瞒报携带禁止进口的微生物、人体组织、生物制品、血液及其制品或者其他可能引起传染病传播的动物和物品的。⑥未经检疫的入境、出境交通工具，擅自离开检疫地点，逃避查验的。⑦隐瞒疫情或者伪造情节的。⑧未经卫生检疫机关实施卫生处理，擅自排放压舱水，移下垃圾、污物等控制的物品的。⑨未经卫生检疫机关实施卫生处理，擅自移运尸体、骸骨的。⑩废旧物品、废旧交通工具，未向卫生检疫机关申报，未经卫生检疫机关实施卫生处理和签发卫生检疫证书而擅自入境、出境或者使用、拆卸的。⑪未经卫生检疫机关检查，从交通工具上移下传染病病人造成传染病传播危险的。

（达庆东）

Zhōnghuá Rénmín Gònghéguó Shuǐwūrǎn Fángzhìfǎ

《中华人民共和国水污染防治法》（*Law of the People's Republic of China on Prevention and Control of Water Pollution*）

全国人民代表大会常务委员会制定，旨在防治水污染，保护和改善环境，保障饮用水安全，促进经济社会全面协调可持续发展的一部法律。简称《水污染防治法》。

立法沿革　水是生命之源，是人类和其他一切生物生存和发展不可缺少、不可替代的环境要素。水体被污染，就会危害人体健康、生产生活，破坏生态环境，制约经济社会发展。1984 年 5 月 11 日第六届全国人大常委会第五次会议通过了《中华人民共和国水污染防治法》，自 1984 年 11 月 1 日起施行。根据 1996 年 5 月 15 日第八届全国人大常委会第十九次会议通过《关于修改〈中华人民共和国水污染防治法〉的决定》，第一次修正。2008 年 2 月 28 日第十届全国人大常委会第三十二次会议对《水污染防治法》进行了修订。根据 2017 年 6 月 27 日第十二届全国人大常委会第二十八次会议《关于修改〈中华人民共和国水污染防治法〉的决定》，第二次修正。为了实施《水污染防治法》，国务院发布了《中华人民共和国水污染防治法实施细则》《排污费征收使用管理条例》；交通部发布了《中华人民共和国防治船舶污染内河水域环境管理规定》等。

适用范围　适用于中华人民共和国领域内的江河、湖泊、运河、渠道、水库等地表水体，以及地下水体的污染防治。海洋污染防治适用《中华人民共和国海洋环境保护法》。

水污染防治原则　坚持预防为主、防治结合、综合治理的原则，优先保护饮用水水源，严格控制工业污染、城镇生活污染，防治农业面源污染，积极推进生态治理工程建设，预防、控制和减少水环境污染和生态破坏。

水污染防治监管体制　县级以上人民政府环境保护主管部门对水污染防治实施统一监督管理。交通主管部门的海事管理机构对船舶污染水域的防治实施监督管理。县级以上人民政府水行政、国土资源、卫生、建设、农业、渔业等部门，以及重要江河、湖泊的流域水资源保护机构，在各自的职责范围内，对有关水污染防治实施监督管理。

水污染防治标准　包括水环境质量标准和水污染物排放标准，是对水体进行科学管理的重要手段。

水环境质量标准　按照人体健康、生态平衡等要求，对水环境中各种有毒有害物质或因素法定容许浓度的规定。分为国家水环境质量标准和地方水环境质量标准。国务院环境保护主管部门制定国家水环境质量标准。省、自治区、直辖市人民政府可以对国家水环境质量标准中未作规定的项目，制定地方标准，并报国务院环境保护主管部门备案。国务院环境保护主管部门会同国务院水行政主管部门和有关省、自治区、直辖市人民政府，可以根据国家确定的重要江河、湖泊流域水体的使用功能，以及有关地区的经济、技术条件，确定该重要江河、湖泊流域的省界水体适用的水环境质量标准，报国务院批准后施行。

水污染物排放标准　为实现水环境质量标准，结合技术经济条件和环境特点，对污染源排入水环境的水污染物或有害因素的控制标准，即对排入水环境的水污染物的允许排放量或排放浓度。水污染物是直接或者间接向水体排放的，能导致水体污染的物质。水污染物排放标准分为国家水污染物排放标准和地方水污染物排放标准。国务院环境保护主管部门根据国家水环境质量标准和国家经济、技术条件，制定国家水污染物排放标准。省、自治区、直辖市人民政府对国家水污染物排放标准中未作规定的项目，可以制定地方水污染物排放标准；对国家水污染物排放标准中已作规定的项目，可以制定严于国家水污染物排放标准的地方水污染物排放标准。地方水污染物排放标准须报国务院环境保护主管部门备案。向已有地方水污染物排放标准的水体排放污染物的，应当执行地方水污染物排放标准。

水污染防治规划　水污染防治规划体系及其审批程序的规定。《水污染防治法》规定防治水污染应当按流域或者按区域进行统一规划。

重要江河、湖泊的流域水污染防治规划　国家确定的重要江河、湖泊的流域水污染防治规划，由国务院环境保护主管部门会同国务院经济综合宏观调控、水行政等部门和有关省、自治区、直辖市人民政府编制，报国务院批准。

跨省江河、湖泊的流域水污染防治规划　除国家确定的重要江河、湖泊的流域外，其他跨省、自治区、直辖市江河、湖泊的流域水污染防治规划，根据国家确定的重要江河、湖泊的流域水污染防治规划和本地的实际情况，

由有关省、自治区、直辖市人民政府环境保护主管部门会同同级水行政等部门和有关市、县人民政府编制，经有关省、自治区、直辖市人民政府审核，报国务院批准。

跨县江河、湖泊的流域水污染防治规划　省、自治区、直辖市内跨县江河、湖泊的流域水污染防治规划，根据国家确定的重要江河、湖泊的流域水污染防治规划和本地实际情况，由省、自治区、直辖市人民政府环境保护主管部门会同同级水行政等部门编制，报省、自治区、直辖市人民政府批准，并报国务院备案。

县级行政区域的水污染防治规划　县级以上地方人民政府应当根据依法批准的江河、湖泊的流域水污染防治规划，组织制定本行政区域的水污染防治规划。

水污染防治监督管理制度　环境保护主管部门或者其他依法行使监督管理权的部门，依照国家水污染防治法律法规的规定，对社会各部门、企事业单位或个人执行水污染防治法的状况进行监察和督促，对违反水污染防治法规危害人体健康的行为进行处理的制度。

水环境保护目标责任制度　落实地方各级人民政府对水环境质量负责的行政管理制度。国家实行水环境保护目标责任制和考核评价制度，将水环境保护目标完成情况作为对地方人民政府及其负责人考核评价的内容。县级以上人民政府应当将水环境保护工作纳入国民经济和社会发展规划；采取防治水污染的对策和措施，对本行政区域的水环境质量负责。

环境影响评价制度　对规划和建设项目实施后可能造成的环境影响进行分析、预测和评估，提出预防或者减轻不良环境影响的对策和措施，进行跟踪监测的方法与制度。《水污染防治法》规定新建、改建、扩建直接或者间接向水体排放污染物的建设项目和其他水上设施，应当依法进行环境影响评价。建设单位在江河、湖泊新建、改建、扩建排污口的，应当取得水行政主管部门或者流域管理机构同意；涉及通航、渔业水域的，环境保护主管部门在审批环境影响评价文件时，应当征求交通、渔业主管部门的意见。

“三同时”制度　建设项目的水污染防治设施，应当与主体工程同时设计、同时施工、同时投入使用的规定。水污染防治设施应当经过环境保护主管部门验收，验收不合格的，该建设项目不得投入生产或者使用。

重点水污染物排放总量控制制度　在特定的时期内，综合经济、技术、社会等条件，采取向排污源分配水污染物排放量的形式，将排污源产生的水污染物的数量控制在水环境容许限度内的污染控制制度。《水污染防治法》规定国家对重点水污染物排放实施总量控制制度。省、自治区、直辖市人民政府应当按照国务院的规定削减和控制本行政区域的重点水污染物排放总量，并将重点水污染物排放总量控制指标分解落实到市、县人民政府。市、县人民政府根据本行政区域重点水污染物排放总量控制指标的要求，将重点水污染物排放总量控制指标分解落实到排污单位。省、自治区、直辖市人民政府可以根据本行政区域水环境质量状况和水污染防治工作的需要，确定本行政区域实施总量削减和控制的重点水污染物。对超过重点水污染物排放总量控制指标的地区，有关人民政府环境保护主管部门应当暂停审批新增重点水污染物排放总量的建设项目的环境影响评价文件。

排污许可制度　以污染物排放总量控制为基础，由政府主管部门对企业排污的种类、数量、性质、去向、方式等实行审查许可的制度。《水污染防治法》规定国家实行排污许可制度。直接或者间接向水体排放工业废水和医疗污水，以及其他按照规定应当取得排污许可证方可排放的废水、污水的企业事业单位，应当取得排污许可证；城镇污水集中处理设施的运营单位，也应当取得排污许可证。禁止企业事业单位无排污许可证或者违反排污许可证的规定向水体排放上述规定的废水、污水。直接向水体排放污染物的企业事业单位和个体工商户，应当按照排放水污染物的种类、数量和排污费征收标准缴纳排污费。排污费应当用于污染的防治，不得挪作他用。

监测制度　按照有关法律法规规定的程序和方法，运用物理、化学、生物等科学技术手段，连续地或间断地对水环境各项要素和化学污染物及物理和生物污染物等因素进行现场测定，作出正确的水环境质量评价的制度。《水污染防治法》规定国家建立水环境质量监测和水污染物排放监测制度。国务院环境保护主管部门负责制定水环境监测规范，统一发布国家水环境状况信息，会同国务院水行政等部门组织监测网络。国家确定的重要江河、湖泊流域的水资源保护工作机构负责监测其所在流域的省界水体的水环境质量状况，并将监测结果及时报国务院环境保护主管部门和国务院水行政主管部门；有经国务院批准成立的流域水资源保护领导机构的，应当将监测结果及时报告流域水资源保护领导机构。环境保护主管部门和其他依法规定行使监督管理权的部门，有权对管辖范围内的排污单位进行现场检查，被检查的单位应当如实反映情况，提供必要的资料。检查机关有义务为被检查的单位保守在检查中获取的商业秘密。

饮用水水源保护区制度　为防止饮用水水源地污染、保证水源地环境质量划定，并要求加以特殊保护的一定面积水域和陆域的制度。《水污染防治法》规定国家建立饮用水水源保护区制度。饮用水水源保护区分为一级保护区和二级保护区；必要时，可以在饮用水水源保护区外围划定一定的区域作为准保护区。在饮用水水源保护区内，禁止设置排污口。

一级保护区　禁止在饮用水水源一级保护区内新建、改建、扩建与供水设施和保护水源无关的建设项目；已建成的与供水设施和保护水源无关的建设项目，由县级以上人民政府责令拆除或者关闭。禁止在饮用水水源一级保护区内从事网箱养殖、旅游、游泳、垂钓或者其他可能污染饮用水水体的活动。

二级保护区　禁止在饮用水水源二级保护区内新建、改建、扩建排放污染物的建设项目；已建成的排放污染物的建设项目，由县级以上人民政府责令拆除或者关闭。在饮用水水源二级保护区内从事网箱养殖、旅游等活动的，应当按照规定采取措施，防止污染饮用水水体。

特殊水体保护　县级以上人民政府可以对风景名胜区水体，鱼虾类的产卵场、索饵场、越冬场、洄游通道和鱼虾贝藻类的养殖场等重要渔业水体和其他具有特殊经济文化价值的水体划定保护区，并采取措施，保证保护区的水质符合规定用途的水环境质量标准。在风景名胜区水体、重要渔业水体和其他具有特殊经济文化价值的水体的保护区内，不得新建排污口。在保护区附近新建排污口，应当保证保护区水体不受污染。

补偿制度　水环境生态保护补偿制度是根据水环境的生态服务价值、生态保护成本、发展机会成本，运用政府和市场手段，调节利益相关者之间权利义务关系的制度。国家通过财政转移支付等方式，建立健全对位于饮用水水源保护区区域和江河、湖泊、水库上游地区的水环境生态保护补偿机制。

水污染防治措施　禁止向水体排放污染物和农业、农村及船舶水污染防治的具体规定。①禁止向水体排放油类、酸液、碱液或者剧毒废液。禁止在水体清洗装贮过油类或者有毒污染物的车辆和容器。②禁止向水体排放、倾倒放射性固体废物或者含有高放射性和中放射性物质的废水。向水体排放含低放射性物质的废水，应当符合国家有关放射性污染防治的规定和标准。③向水体排放含热废水，应当采取措施，保证水体的水温符合水环境质量标准。④含病原体的污水应当经过消毒处理；符合国家有关标准后，方可排放。⑤禁止向水体排放、倾倒工业废渣、城镇垃圾和其他废弃物，禁止将含有汞、镉、砷、铬、铅、氰化物、黄磷等的可溶性剧毒废渣向水体排放、倾倒或者直接埋入地下，存放可溶性剧毒废渣的场所，应当采取防水、防渗漏、防流失的措施。⑥禁止在江河、湖泊、运河、渠道、水库最高水位线以下的滩地和岸坡堆放、存贮固体废弃物和其他污染物。⑦禁止利用渗井、渗坑、裂隙和溶洞排放、倾倒含有毒污染物的废水、含病原体的污水和其他废弃物。⑧禁止利用无防渗漏措施的沟渠、坑塘等输送或者存贮含有毒污染物的废水、含病原体的污水和其他废弃物。⑨多层地下水的含水层水质差异大的，应当分层开采；对已受污染的潜水和承压水，不得混合开采。⑩兴建地下工程设施或者进行地下勘探、采矿等活动，应当采取防护性措施，防止地下水污染。⑪人工回灌补给地下水，不得恶化地下水质。

工业水污染防治　国务院有关部门和县级以上地方人民政府应当合理规划工业布局，要求造成水污染的企业进行技术改造，采取综合防治措施，提高水的重复利用率，减少废水和污染物排放量。国家对严重污染水环境的落后工艺和设备实行淘汰制度。国家禁止新建不符合国家产业政策的小型造纸、制革、印染、染料、炼焦、炼硫、炼砷、炼汞、炼油、电镀、农药、石棉、水泥、玻璃、钢铁、火电，以及其他严重污染水环境的生产项目。企业应当采用原材料利用效率高、污染物排放量少的清洁工艺，并加强管理，减少水污染物的产生。

城镇水污染防治　城镇污水应当集中处理。县级以上地方人民政府应当通过财政预算和其他渠道筹集资金，统筹安排建设城镇污水集中处理设施及配套管网，提高本行政区域城镇污水的收集率和处理率。城镇污水集中处理设施的运营单位按照国家规定向排污者提供污水处理的有偿服务，收取污水处理费用，保证污水集中处理设施的正常运行。向城镇污水集中处理设施排放水污染物，应当符合国家或者地方规定的水污染物排放标准。

农业和农村水污染防治 县级以上地方人民政府农业主管部门和其他有关部门，应当采取措施，指导农业生产者科学、合理地施用化肥和农药，控制化肥和农药的过量使用，防止造成水污染。使用农药，应当符合国家有关农药安全使用的规定和标准。

船舶水污染防治 船舶排放含油污水、生活污水，应当符合船舶污染物排放标准。从事海洋航运的船舶进入内河和港口的，应当遵守内河的船舶污染物排放标准。船舶的残油、废油应当回收，禁止排入水体。禁止向水体倾倒船舶垃圾。船舶装载运输油类或者有毒货物，应当采取防止溢流和渗漏的措施，防止货物落水造成水污染。从事船舶污染物、废弃物接收作业，或者从事装载油类、污染危害性货物船舱清洗作业的单位，应当具备与其运营规模相适应的接收处理能力。

水污染事故处置 各级人民政府及其有关部门，可能发生水污染事故的企业事业单位，应当依照《中华人民共和国突发事件应对法》的规定，做好突发水污染事故的应急准备、应急处置和事后恢复等工作。

法律责任 违反《水污染防治法》规定的行为人，应承担相应的行政责任、民事责任、刑事责任。

行政责任 ①环境保护主管部门或者其他依法行使监督管理权的部门，不依法作出行政许可或者办理批准文件的，发现违法行为或者接到对违法行为的举报后不予查处的，或者有其他未依照规定履行职责的行为的，对直接负责的主管人员和其他直接责任人员依法给予处分。②行为人违反《水污染防治法》规定，由环境保护主管部门或者其他依法行使监督管理权的部门根据违法行为性质的不同，实施责令停止违法行为、责令限期改正、责令限期拆除、强制拆除、罚款、责令限期治理、责令停业、责令关闭、责令船舶临时停航等处罚；企业事业单位造成水污染事故的，可以对单位直接负责的主管人员和其他责任人员处以上一年度其从本单位取得的收入50%以下的罚款。

民事责任 因水污染受到损害的当事人，有权要求排污方排除危害和赔偿损失。其中由于不可抗力造成水污染损害的，排污方不承担赔偿责任；法律另有规定的除外。水污染损害是由受害人故意造成的，排污方不承担赔偿责任。水污染损害是由受害人重大过失造成的，可以减轻排污方的赔偿责任。水污染损害是由第三人造成的，排污方承担赔偿责任后，有权向第三人追偿。

刑事责任 违反《水污染防治法》规定，构成违反治安管理行为的，依法给予治安管理处罚；构成犯罪的，依法追究刑事责任。

（达庆东）

Guónèi Jiāotōng Wèishēng Jiǎnyì Tiáolì

《国内交通卫生检疫条例》

(*Regulations on Domestic Communication's Health Quarantine*)

控制检疫传染病通过交通工具及其乘运的人员、物资传播，防止检疫传染病流行，保障人体健康的行政法规。1998年11月28日国务院令第254号发布，自1999年3月1日起施行。检疫传染病包括鼠疫、霍乱、黄热病，以及国务院确定并公布的其他传染病。

立法沿革 1950年，铁道部为统一全国铁路交通卫生检疫工作，颁布了《铁路检疫实施办法》。1954年11月，铁道部、卫生部联合颁布《铁路交通检疫实施办法》。1962年国务院批准的《铁路列车检疫实施细则》从组织、任务、守则、作业程序到疫情处理程序、诊断标准、药械等作了规定。1985年9月19日国务院批准，1985年10月12日铁道部、卫生部联合颁布了《铁路交通检疫管理办法》，1986年又发布了《铁路交通检疫管理办法旅客列车检疫实施细则》。1999年9月16日，卫生部、铁道部、交通部、民航总局联合发布《国内交通卫生检疫条例实施方案》。

适用范围 列车、船舶、航空器和其他车辆（以下简称交通工具）出入检疫传染病疫区和在非检疫传染病疫区的交通工具上发现检疫传染病疫情时，依照该条例对交通工具及其乘运的人员、物资实施交通卫生检疫。在中华人民共和国国际通航的港口、机场，以及陆地边境和国界江河口岸的国境卫生检疫，依照《中华人民共和国国境卫生检疫法》的规定执行。

监管体制 国务院卫生行政部门主管全国交通卫生检疫监督管理工作。县级以上地方人民政府卫生行政部门负责本行政区域内的交通卫生检疫监督管理工作。铁路、交通、民用航空行政主管部门的卫生主管机构，根据有关法律、法规和国务院卫生行政部门分别会同国务院铁路、交通、民用航空行政主管部门规定的职责划分，负责各自职责范围内的交通卫生检疫工作。

交通卫生检疫制度　对交通工具及其乘运的人员、物资采取的医学措施、卫生处理、临时措施和强制检疫措施的规定。

检疫传染病疫区卫生检疫　对出入检疫传染病疫区的交通工具及其乘运的人员、物资，县级以上地方人民政府卫生行政部门或者铁路、交通、民用航空行政主管部门的卫生主管机构根据各自的职责，有权采取下列相应的交通卫生检疫措施：①对出入检疫传染病疫区的人员、交通工具及其承运的物资进行查验。②对检疫传染病病人、病原携带者、疑似检疫传染病病人和与其密切接触者，实施临时隔离、医学检查及其他应急医学措施。③对被检疫传染病病原体污染或者可能被污染的物品，实施控制和卫生处理。④对通过该疫区的交通工具及其停靠场所，实施紧急卫生处理。⑤需要采取的其他卫生检疫措施。采取交通卫生检疫措施的期间自决定实施时起至决定解除时止。

非检疫传染病疫区卫生检疫　非检疫传染病疫区的交通工具上发现下列情形之一时，县级以上地方人民政府卫生行政部门或者铁路、交通、民用航空行政主管部门的卫生主管机构根据各自的职责，有权对交通工具及其乘运的人员、物资实施交通卫生检疫：①发现有感染鼠疫的啮齿类动物或者啮齿类动物反常死亡，并且死因不明。②发现鼠疫、霍乱病人、病原携带者和疑似鼠疫、霍乱病人。③发现国务院确定并公布的需要实施交通卫生检疫的其他传染病。

临时措施　在非检疫传染病疫区的交通工具上，发现检疫传染病病人、病原携带者、疑似检疫传染病病人时，交通工具负责人应当组织有关人员采取下列临时措施：①以最快的方式通知前方停靠点，并向交通工具营运单位的主管部门报告。②对检疫传染病病人、病原携带者、疑似检疫传染病病人和与其密切接触者实施隔离。③封锁已经污染或者可能污染的区域，采取禁止向外排放污物等卫生处理措施。④在指定的停靠点将检疫传染病病人、病原携带者、疑似检疫传染病病人和与其密切接触者，以及其他需要跟踪观察的旅客名单，移交当地县级以上地方人民政府卫生行政部门。⑤对承运过检疫传染病病人、病原携带者、疑似检疫传染病病人的交通工具和可能被污染的环境实施卫生处理。

强制检疫措施　对拒绝隔离、治疗、留验的检疫传染病病人、病原携带者、疑似检疫传染病病人和与其密切接触者，以及拒绝检查和卫生处理的可能传播检疫传染病的交通工具、停靠场所及物资，县级以上地方人民政府卫生行政部门或者铁路、交通、民用航空行政主管部门的卫生主管机构根据各自的职责，应当依照传染病防治法的规定，采取强制检疫措施；必要时，由当地县级以上人民政府组织公安部门予以协助。

检疫合格证明　县级以上地方人民政府卫生行政部门或者铁路、交通、民用航空行政主管部门的卫生主管机构，根据各自的职责，对出入检疫传染病疫区的或者在非检疫传染病疫区发现检疫传染病疫情的交通工具及其乘运的人员、物资，实施交通卫生检疫；经检疫合格的，签发检疫合格证明。交通工具及其乘运的人员、物资凭检疫合格证明，方可通行。

罚则　①检疫传染病病人、病原携带者、疑似检疫传染病病人和与其密切接触者隐瞒真实情况、逃避交通卫生检疫的，责令限期改正，给予警告，可以并处罚款；拒绝接受查验和卫生处理的，给予警告，并处罚款；情节严重，引起检疫传染病传播或者有传播严重危险，构成犯罪的，依法追究刑事责任。②在非检疫传染病疫区的交通工具上发现检疫传染病病人、病原携带者、疑似检疫传染病病人时，交通工具负责人未依照规定采取措施的，责令改正，给予警告，并处罚款；情节严重，引起检疫传染病传播或者有传播严重危险，构成犯罪的，依法追究刑事责任。③县级以上地方人民政府卫生行政部门或者铁路、交通、民用航空行政主管部门的卫生主管机构，未依法履行规定职责的，由其上级行政主管部门责令限期改正，对直接负责的主管人员和其他直接责任人员依法给予行政处分；情节严重，引起检疫传染病传播或者有传播严重危险，构成犯罪的，依法追究刑事责任。

（达庆东）

Yīliáo Fèiwù Guǎnlǐ Tiáolì

《医疗废物管理条例》

（*Regulations on the Administration of Medical Wastes*）　加强医疗废物的安全管理，防止疾病传播，保护环境，保障人体健康的行政法规。2003 年 6 月 16 日国务院令第 380 号发布，自公布之日起施行。医疗废物是医疗卫生机构在医疗、预防、保健及其他相关活动中产生的具有直接或者间接感染性、毒性，以及其他危害性的废物，主要有五类。①感染性废物：指携带病原微生物具有引发感染性疾病传播危险的废物，包括被病人血液、体液、排泄物污染的物品，隔离传染病病人或者疑似传染病病人产生的生活垃圾，病原体的培养基、标本和菌种、毒种保存液，各种废弃的医学标本，废弃的疫苗、血清、血液及血制品，使用后的一次性医疗器械视为感染性废物。②损伤性废物：指能够扎伤或者割伤人体的废弃的锐器，包括所有的针头、缝合针，各类刀、锯，载玻片、玻璃试管、玻璃安瓿等。③病理性废物：指人体切除物和医学实验动物尸体等，包括手术及其他诊疗过程中直接切除下来的人体组织、脏器、胚胎、残肢，医学动物实验的组织、尸体，病理室切片后用的人体组织、病理蜡块等。④化学性废物：指具有毒性、腐蚀性、易燃易爆性的废弃的化学物品，包括医学影像室、实验室废弃的试剂、胶片冲洗液等。⑤药物性废物：指过期、淘汰、变质或者污染的废弃的药品，包括废弃的一般性药品，废弃的细胞毒性药物和遗传毒性药物等。

立法沿革 医疗废物是《国家危险废物名录》中的首要废物。《中华人民共和国传染病防治法》规定，对被传染病病原体污染的污水、污物、场所和物品，有关单位和个人必须在疾病预防控制机构的指导下或者按照其提出的卫生要求，进行严格消毒处理。《中华人民共和国固体废物污染环境防治法》规定，产生危险废物的单位，必须按照国家有关规定处置危险废物，不得擅自倾倒、堆放；对危险废物的容器和包装物，以及收集、贮存、运输、处置危险废物的设施、场所，必须设置危险废物识别标志。国务院《危险废物经营许可证管理办法》规定医疗废物集中处置单位必须取得环境保护主管部门颁发的危险废物经营许可证。卫生部《消毒管理办法》规定医疗卫生机构使用的一次性使用医疗用品用后应当及时进行无害化处理。二十世纪七八十年代，发达国家普遍建立了较为完善的医疗废物收集、转运、处置和监管体系，实现了医疗废物的安全处置。1991 年中国加入《控制危险废物越境转移及其处置巴塞尔公约》。为了加强医疗废物的法制管理，国务院发布了《医疗废物管理条例》。为了实施《医疗废物管理条例》，卫生部颁布了《医疗卫生机构医疗废物管理办法》，并与国家环境保护总局共同下发了《医疗废物管理行政处罚办法》《医疗废物分类目录》和《医疗废物专用包装物、容器标准和警示标识规定》等。

适用范围 医疗废物的收集、运送、贮存、处置，以及监督管理等活动。医疗卫生机构收治的传染病病人或者疑似传染病病人产生的生活垃圾，按照医疗废物进行管理和处置。医疗卫生机构废弃的麻醉、精神、放射性、毒性等药品及其相关的废物的管理，依照有关法律、行政法规和国家有关规定、标准执行。

监管体制 县级以上各级人民政府卫生行政主管部门，对医疗废物收集、运送、贮存、处置活动中的疾病防治工作实施统一监督管理；环境保护行政主管部门，对医疗废物收集、运送、贮存、处置活动中的环境污染防治工作实施统一监督管理。县级以上各级人民政府其他有关部门在各自的职责范围内负责与医疗废物处置有关的监督管理工作。

医疗废物管理制度 医疗废物收集、运送、贮存、处置及监督管理的制度。

一般规定 医疗卫生机构和医疗废物集中处置单位应当共同遵守的规定。

医疗废物管理责任制 医疗卫生机构和医疗废物集中处置单位，应当建立、健全医疗废物管理责任制，其法定代表人为第一责任人，切实履行职责，防止因医疗废物导致传染病传播和环境污染事故。

应急方案 医疗卫生机构和医疗废物集中处置单位，应当制定与医疗废物安全处置有关的规章制度和在发生意外事故时的应急方案；设置监控部门或者专（兼）职人员，负责检查、督促、落实本单位医疗废物的管理工作，防止违反《医疗废物管理条例》的行为发生。

职业卫生防护 医疗卫生机构和医疗废物集中处置单位，应当对本单位从事医疗废物收集、运送、贮存、处置等工作的人员和管理人员，进行相关法律和专业技术、安全防护及紧急处理等知识的培训；采取有效的职业卫生防护措施，为从事医疗废物收集、运送、贮存、处置等工作的人员和管理人员，配备必要的防护用品，定期进行健康检查；必要时，对有关人员进行免疫接种，防止其受到健康损害。

防止医疗废物流失、泄漏、扩散 医疗卫生机构和医疗废物集中处置单位，应当采取有效措施，防止医疗废物流失、泄漏、扩散。发生医疗废物流失、泄漏、扩散时，医疗卫生机构和医疗废物集中处置单位应当采取减少危害的紧急处理措施，对致病人员提供医疗救护和现场救援；同时向所在地的县级人民政府卫生行政主管部门、环境保护行政主管部门报告，并向可能受到危害的单位和居民通报。

医疗卫生机构对医疗废物的管理　医疗卫生机构医疗废物收集、贮存、运送的规定。

收集　医疗卫生机构将分散的医疗废物进行集中的活动。医疗卫生机构应当及时收集本单位产生的医疗废物，并按照类别分置于防渗漏、防锐器穿透的专用包装物或者密闭的容器内。医疗废物专用包装物、容器，应当有明显的警示标识和警示说明。

贮存　在医疗废物处置前，将其放置在符合环境保护标准的场所或者设施中，以及为了将分散的医疗废物进行集中，在自备的临时设施或者场所置放的活动。医疗卫生机构应当建立医疗废物的暂时贮存设施、设备，不得露天存放医疗废物；医疗废物暂时贮存的时间不得超过 2 天。医疗废物的暂时贮存设施、设备，应当远离医疗区、食品加工区和人员活动区及生活垃圾存放场所，并设置明显的警示标识和防渗漏、防鼠、防蚊蝇、防蟑螂、防盗，以及预防儿童接触等安全措施。医疗废物的暂时贮存设施、设备应当定期消毒和清洁。

运送　医疗卫生机构应当使用防渗漏、防遗撒的专用运送工具，按照本单位确定的内部医疗废物运送时间、路线，将医疗废物收集、运送至暂时贮存地点。运送工具使用以后应当在医疗卫生机构内指定的地点及时消毒和清洁。

医疗废物的集中处置　医疗废物集中处置单位经营许可，贮存、处置、收集、运送医疗废物的规定。

经营许可　从事医疗废物集中处置活动的单位，应当向县级以上人民政府环境保护行政主管部门申请领取经营许可证；未取得经营许可证的单位，不得从事有关医疗废物集中处置的活动。医疗废物集中处置单位，应当符合下列条件：①具有符合环境保护和卫生要求的医疗废物贮存、处置设施或者设备。②具有经过培训的技术人员及相应的技术工人。③具有负责医疗废物处置效果检测、评价工作的机构和人员。④具有保证医疗废物安全处置的规章制度。

贮存、处置设施　医疗废物集中处置单位的贮存、处置设施，应当远离居（村）民居住区、水源保护区和交通干道，与工厂、企业等工作场所有适当的安全防护距离，并符合国务院环境保护行政主管部门的规定。

收集、运送　医疗废物集中处置单位应当至少每 2 天到医疗卫生机构收集、运送一次医疗废物，并负责医疗废物的贮存、处置。医疗废物集中处置单位运送医疗废物，应当遵守国家有关危险货物运输管理的规定，使用有明显医疗废物标识的专用车辆。医疗废物专用车辆应当达到防渗漏、防遗撒及其他环境保护和卫生要求。运送医疗废物的专用车辆使用后，应当在医疗废物集中处置场所内及时进行消毒和清洁。运送医疗废物的专用车辆不得运送其他物品。

检测、评价　医疗废物集中处置单位应当按照环境保护行政主管部门和卫生行政主管部门的规定，定期对医疗废物处置设施的环境污染防治和卫生学效果进行检测、评价。检测、评价结果存入医疗废物集中处置单位档案，每半年向所在地环境保护行政主管部门和卫生行政主管部门报告一次。

监督管理　县级以上地方人民政府卫生行政主管部门、环境保护行政主管部门，应当依照规定，按照职责分工，对医疗卫生机构和医疗废物集中处置单位进行监督检查。卫生行政主管部门、环境保护行政主管部门履行监督检查职责时，有权采取下列措施：①对有关单位进行实地检查，了解情况，现场监测，调查取证。②查阅或者复制医疗废物管理的有关资料，采集样品。③责令违反规定的单位和个人停止违法行为。④查封或者暂扣涉嫌违反规定的场所、设备、运输工具和物品。⑤对违反规定的行为进行查处。发生因医疗废物管理不当导致传染病传播或者环境污染事故，或者有证据证明传染病传播或者环境污染的事故有可能发生时，卫生行政主管部门、环境保护行政主管部门应当采取临时控制措施，疏散人员，控制现场，并根据需要责令暂停导致或者可能导致传染病传播或者环境污染事故的作业。

法律责任　县级以上地方人民政府及其卫生行政主管部门、环境保护行政主管部门或者其他有关部门、医疗卫生机构、医疗废物集中处置单位未履行《医疗废物管理条例》的法定义务所应承担的法律责任的规定。

县级以上地方人民政府的法律责任　县级以上地方人民政府未依照规定，组织建设医疗废物集中处置设施或者组织制定医疗废物过渡性处置方案的，由上级人民政府通报批评，责令限期建成医疗废物集中处置设施或者组织制定医疗废物过渡性处置方案；并对政府主要领导人、负有责任的主管人员，依法给予行政处分。

卫生行政主管部门、环境保护行政主管部门的法律责任　县级以上各级人民政府卫生行政主管部门、环境保护行政主管部门或者其他有关部门，未按照规定履行监督检查职责，发现医疗卫生机构和医疗废物集中处置单位的违法行为不及时处理，发生或者可能发生传染病传播或者环境污染事故时未及时采取减少危害措施，以及有其他玩忽职守、失职、渎职行为的，由本级人民政府或者上级人民政府有关部门责令改正，通报批评；造成传染病传播或者环境污染事故的，对主要负责人、负有责任的主管人员和其他直接责任人员依法给予降级、撤职、开除的行政处分；构成犯罪的，依法追究刑事责任。

医疗卫生机构、医疗废物集中处置单位的法律责任　医疗卫生机构、医疗废物集中处置单位违反规定，由县级以上地方人民政府卫生行政主管部门或者环境保护行政主管部门按照各自的职责责令限期改正，给予警告；逾期不改正的，处以罚款；造成传染病传播或者环境污染事故的，由原发证部门暂扣或者吊销执业许可证件或者经营许可证件；给他人造成损害的，依法承担民事赔偿责任；构成犯罪的，依法追究刑事责任。

（达庆东）

Bìngyuán Wēishēngwù Shíyànshì Shēngwù Ānquán Guǎnlǐ Tiáolì

《病原微生物实验室生物安全管理条例》

《病原微生物实验室生物安全管理条例》（*Regulation on the Bio-safety Management of Pathogenic Microbe Labs*）　加强病原微生物实验室生物安全管理，保护实验室工作人员和公众健康的行政法规。2004 年 11 月 12 日国务院令第 424 号发布，自公布之日起施行。病原微生物是能够使人或者动物致病的微生物。人间传染的病原微生物名录由国务院卫生主管部门商国务院有关部门后制定、调整并予以公布；动物间传染的病原微生物名录由国务院兽医主管部门商国务院有关部门后制定、调整并予以公布。生物安全是避免生物危险因子，特别是偶然的和有意利用生物因子，对生物体包括实验室工作人员的伤害和环境污染的意识和措施。

立法沿革　新中国成立以来，国家重视对从事病原微生物的研究、教学、诊断、检测的实验室及其实验活动的生物安全管理。卫生部先后发布了《中国医学微生物菌种保藏管理办法》《微生物和生物医学实验室生物安全通用准则》（WS 233-2002）；农业部发布了《兽医实验室生物安全管理规范》等。2003 年严重急性呼吸综合征（传染性非典型肺炎）在中国暴发，有关部门加强了对实验室生物安全的监督工作，并采取了相应的防范措施。卫生部制定了《传染性非典型肺炎病毒研究实验室暂行管理办法》《传染性非典型肺炎病毒的毒种保存、使用和感染动物模型的暂行管理办法》。2004 年 4 月 5 日中国国家质量监督检验检疫总局与标准化委员会颁布了国家标准《实验室生物安全通用要求》（GB 19489-2004），2004 年 8 月 3 日颁布了《生物安全实验室建筑技术规范》（GB 50346-2004）。2004 年 8 月《中华人民共和国传染病防治法》规定疾病预防控制机构、医疗机构的实验室和从事病原微生物实验的单位，应当符合国家规定的条件和技术标准，建立严格的监督管理制度，对传染病病原体样本按照规定的措施实行严格监督管理，严防传染病病原体的实验室感染和病原微生物的扩散。2004 年 11 月 12 日国务院发布了《病原微生物实验室生物安全管理条例》。此后，卫生部印发了《人间传染的病原微生物名录》；卫生部、国家环保总局相继发布了《人间传染的高致病性病原微生物实验室和实验活动生物安全审批管理办法》《病原微生物实验室生物环境管理办法》等。

适用范围　中华人民共和国境内的实验室及其从事实验活动的生物安全管理。实验活动是指实验室从事与病原微生物菌（毒）种、样本有关的研究、教学、检测、诊断等活动。

监管体制　国务院卫生主管部门主管与人体健康有关的实验室及其实验活动的生物安全监督工作；国务院兽医主管部门主管与动物有关的实验室及其实验活动的生物安全监督工作；国务院其他有关部门在各自职责范围内负责实验室及其实验活动的生物安全管理工作；县级以上地方人民政府及其有关部门在各自职责范围内负责实验室及其实验活动的生物安全管理工作。

病原微生物管理制度　病原微生物分类、采集、运输、储存管理的规定。

分类　国家对病原微生物实行分类管理。根据病原微生物的传染性、感染后对个体或者群体的危害程度，将病原微生物分为四类。

第一类病原微生物　能够引起人类或者动物非常严重疾病的微生物，以及中国尚未发现或者已经宣布消灭的微生物。

第二类病原微生物　能够引起人类或者动物严重疾病，比较容易直接或者间接在人与人、动物与人、动物与动物间传播的微生物。第一类、第二类病原微生物统称为高致病性病原微生物。

第三类病原微生物　能够引起人类或者动物疾病，但一般情况下对人、动物或者环境不构成严重危害，传播风险有限，实验室感染后很少引起严重疾病，并且具备有效治疗和预防措施的微生物。

第四类病原微生物　在通常情况下不会引起人类或者动物疾病的微生物。

采集　采集病原微生物样本应当具备下列条件：①具有与采集病原微生物样本所需要的生物安全防护水平相适应的设备。②具有掌握相关专业知识和操作技能的工作人员。③具有有效防止病原微生物扩散和感染的措施。④具有保证病原微生物样本质量的技术方法和手段。采集高致病性病原微生物样本的工作人员在采集过程中应当防止病原微生物扩散和感染，并且对样本的来源、采集过程和方法等做详细记录。

运输　运输高致病性病原微生物菌（毒）种或者样本，应当通过陆路运输；没有陆路通道，必须经水路运输的，可以通过水路运输；紧急情况下或者需要将高致病性病原微生物菌（毒）种或者样本运往国外的，可以通过民用航空运输。

运输条件　运输高致病性病原微生物菌（毒）种或者样本，应当具备下列条件：①运输目的、高致病性病原微生物的用途和接收单位符合国务院卫生主管部门或者兽医主管部门的规定。②高致病性病原微生物菌（毒）种或者样本的容器应当密封，容器或者包装材料还应当符合防水、防破损、防外泄、耐高（低）温、耐高压的要求。③容器或者包装材料上，应当印有国务院卫生主管部门或者兽医主管部门规定的生物危险标识、警告用语和提示用语。

运输防护　运输高致病性病原微生物菌（毒）种或者样本，应当由不少于2人的专人护送，并采取相应的防护措施。承运单位应当与护送人共同采取措施，确保所运输的高致病性病原微生物菌（毒）种或者样本的安全，严防发生被盗、被抢、丢失、泄漏事件。

保藏　国务院卫生主管部门或者兽医主管部门指定的菌（毒）种保藏中心或者专业实验室（以下称保藏机构），承担集中储存病原微生物菌（毒）种和样本的任务。实验室在相关实验活动结束后，应当依照国务院卫生主管部门或者兽医主管部门的规定，及时将病原微生物菌（毒）种和样本就地销毁或者送交保藏机构保管。

实验室管理制度　实验室分级、认可、活动审批、生物安全和感染控制的规定。

分级　国家对实验室实行分级管理。国家根据实验室对病原微生物的生物安全防护水平，并依照实验室生物安全国家标准的规定，将实验室分为一级、二级、三级、四级。一级、二级实验室不得从事高致病性病原微生物实验活动。

认可　三级、四级实验室应当通过实验室国家认可。国务院认证认可监督管理部门确定的认可机构应当依照实验室生物安全国家标准及本条例的有关规定，对三级、四级实验室进行认可；实验室通过认可的，颁发相应级别的生物安全实验室证书。

活动审批　实验室需要从事某种高致病性病原微生物或者疑似高致病性病原微生物实验活动的，应当依照国务院卫生主管部门或者兽医主管部门的规定报省级以上人民政府卫生主管部门或者兽医主管部门批准。实验活动结果及工作情况，应当向原批准部门报告。

生物安全　国家实行统一的实验室生物安全标准。实验室应当符合国家标准和要求。实验室的设立单位负责实验室的生物安全管理，制定科学、严格的管理制度，并定期对有关生物安全规定的落实情况进行检查，定期对实验室设施、设备、材料等进行检查、维护和更新，以确保其符合国家标准。

感染控制　实验室的设立单位应当指定专门的机构或者人员承担实验室感染控制工作，定期检查实验室的生物安全防护、病原微生物菌（毒）种和样本保存与使用、安全操作、实验室排放的废水和废气，以及其他废物处置等规章制度的实施情况。

监督管理　县级以上地方人民政府卫生主管部门、兽医主管部门依照各自分工，履行下列职责：①对病原微生物菌（毒）种、样本的采集、运输、储存进行监督检查。②对从事高致病性病原微生物相关实验活动的实验室是否符合本条例规定的条件进行监督检查。③对实验室或者实验室的设立单位培训、考核其工作人员及上岗人员的情况进行监督检查。④对实验室是否按照有关国家标准、技术规范和操作规程从事病原微生物相关实验活动进行监督检查。国务院认证认可监督管理部门依照《中华人民共和国认证认可条例》的规定对实验室认可活动进行监督检查。

法律责任 违反《病原微生物实验室生物安全管理条例》应承担的行政责任、民事责任和刑事责任。

实验室的法律责任 违反有关规定从事实验活动的，由县级以上地方人民政府卫生主管部门、兽医主管部门依照各自职责，责令停止有关活动，监督其将用于实验活动的病原微生物销毁或者送交保藏机构，并给予警告；造成传染病传播、流行或者其他严重后果的，由实验室的设立单位对主要负责人、直接负责的主管人员和其他直接责任人员，依法给予撤职、开除的处分；有资格证书的，应当吊销其资格证书；构成犯罪的，依法追究刑事责任。

卫生主管部门或者兽医主管部门的法律责任 ①违反规定，准予不符合规定条件的实验室从事高致病性病原微生物相关实验活动的，由作出批准决定的卫生主管部门或者兽医主管部门撤销原批准决定，责令有关实验室立即停止有关活动，并监督其将用于实验活动的病原微生物销毁或者送交保藏机构，对直接负责的主管人员和其他直接责任人员依法给予行政处分；构成犯罪的，依法追究刑事责任。因违法作出批准决定给当事人的合法权益造成损害的，作出批准决定的卫生主管部门或者兽医主管部门应当依法承担赔偿责任。②对符合法定条件的实验室不颁发从事高致病性病原微生物实验活动的资格证书，由其上级行政机关或者监察机关责令改正，给予警告；造成传染病传播、流行或者其他严重后果的，对直接负责的主管人员和其他直接责任人员依法给予撤职、开除的行政处分；构成犯罪的，依法追究刑事责任。

认证认可机构的法律责任 对不符合实验室生物安全国家标准及规定条件的实验室予以认可，或者对符合实验室生物安全国家标准及规定条件的实验室不予认可的，由国务院认证认可监督管理部门责令限期改正，给予警告；造成传染病传播、流行或者其他严重后果的，由国务院认证认可监督管理部门撤销其认可资格，有上级主管部门的，由其上级主管部门对主要负责人、直接负责的主管人员和其他直接责任人员依法给予撤职、开除的处分；构成犯罪的，依法追究刑事责任。

保藏机构的法律责任 未依照规定储存实验室送交的菌（毒）种和样本，或者未依照规定提供菌（毒）种和样本的，由其指定部门责令限期改正，收回违法提供的菌（毒）种和样本，并给予警告；造成传染病传播、流行或者其他严重后果的，由其所在单位或者其上级主管部门对主要负责人、直接负责的主管人员和其他直接责任人员，依法给予撤职、开除的处分；构成犯罪的，依法追究刑事责任。

县级以上人民政府有关主管部门的法律责任 未依照规定履行实验室及其实验活动监督检查职责的，由有关人民政府在各自职责范围内责令改正，通报批评；造成传染病传播、流行或者其他严重后果的，对直接负责的主管人员，依法给予行政处分；构成犯罪的，依法追究刑事责任。

（达庆东）

Yìmiáo Liútōng Hé Yùfáng Jiēzhòng Guǎnlǐ Tiáolì

《疫苗流通和预防接种管理条例》（*Regulation on the Administration of Circulation and Vaccination of Vaccines*） 加强对疫苗流通和预防接种的管理，预防、控制传染病的发生、流行，保障人体健康和公共卫生的行政法规。2005 年 3 月 24 日国务院令第 434 号发布，自 2005 年 6 月 1 日起施行。2016 年 4 月 23 日根据《国务院关于修改〈疫苗流通和预防接种管理条例〉的决定》进行了修订。疫苗是为了预防、控制传染病的发生、流行，用于人体预防接种的疫苗类预防性生物制品，分为两类。第一类疫苗是政府免费向公民提供，公民应当依照政府的规定受种的疫苗，包括国家免疫规划确定的疫苗，省、自治区、直辖市人民政府在执行国家免疫规划时增加的疫苗，以及县级以上人民政府或者其卫生主管部门组织的应急接种或者群体性预防接种所使用的疫苗；第二类疫苗是由公民自费并且自愿受种的其他疫苗。国家实行有计划的预防接种制度，推行扩大免疫规划。预防接种是将抗原或抗体输入机体，使机体获得对疾病的特异性免疫，以预防某些传染病的一种有效手段，是国家贯彻预防为主方针、保护易感人群的重要措施。

立法沿革 新中国成立后，为对付天花等严重危害人类健康的疾病，1950 年 10 月，中央人民政府政务院发布了《关于发动秋季种痘运动的指示》，作出在全国各地推行普遍种痘的决定。同年 10 月 12 日，卫生部发布了《种痘暂行办法》。20 世纪 60 年代初期中国消灭了天花。1978 年开始对儿童实行计划免疫，使中国的预防接种工作由局部的、突击式的工作方式发展成常年接种，并先后实现了以省、县、乡为单位的儿童计划免疫接种率三个85%目标。1982年11月29日卫生部发布《全国计划免疫工作条例》。1992年乙肝疫苗接种纳入国家计划免疫管理。2000年中国实现了无脊髓灰质炎目标。2005年国务院发布《疫苗流通和预防接种管理条例》。2005年9月20日卫生部发布了《预防接种工作规范》；2007年12月卫生部印发了《扩大国家免疫规划实施方案》。2016年国务院对《疫苗流通和预防接种管理条例》进行了修订。

适用范围　疫苗的流通、预防接种及其监督管理。

监管体制　国务院卫生主管部门负责全国预防接种的监督管理工作。县级以上地方人民政府卫生主管部门负责本行政区域内预防接种的监督管理工作。国务院药品监督管理部门负责全国疫苗的质量和流通的监督管理工作。省、自治区、直辖市人民政府药品监督管理部门负责本行政区域内疫苗的质量和流通的监督管理工作。

疫苗流通制度　疫苗采购、供应、分发和储存运输的规定。药品批发企业经省、自治区、直辖市人民政府药品监督管理部门批准后可以经营疫苗。药品零售企业不得从事疫苗经营活动。药品批发企业申请从事疫苗经营活动的，应当具备下列条件：①具有从事疫苗管理的专业技术人员。②具有保证疫苗质量的冷藏设施、设备和冷藏运输工具。③具有符合疫苗储存、运输管理规范的管理制度。

疫苗采购　制定疫苗使用计划、签订采购合同和索证的规定。

第一类疫苗采购　采购疫苗，应当通过省级公共资源交易平台进行。省级疾病预防控制机构应当根据国家免疫规划和本地区预防、控制传染病的发生、流行的需要，制定本地区第一类疫苗的使用计划，并向依照国家有关规定负责采购第一类疫苗的部门报告，同时报同级人民政府卫生主管部门备案。使用计划应当包括疫苗的品种、数量、供应渠道与供应方式等内容。依照国家有关规定负责采购第一类疫苗的部门应当依法与疫苗生产企业签订政府采购合同，约定疫苗的品种、数量、价格等内容。

第二类疫苗采购　由省级疾病预防控制机构组织在省级公共资源交易平台集中采购，由县级疾病预防控制机构向疫苗生产企业采购后供应给本行政区域的接种单位。

索证和记录　疾病预防控制机构、接种单位在接收或者购进疫苗时，应当向疫苗生产企业索取《疫苗流通和预防接种管理条例》规定的证明文件，并保存至超过疫苗有效期2年备查。疾病预防控制机构应当依照国务院卫生主管部门的规定，建立真实、完整的购进、储存、分发、供应记录，做到票、账、货、款一致，并保存至超过疫苗有效期2年备查。疾病预防控制机构接收或者购进疫苗时应当索要疫苗储存、运输全过程的温度监测记录；对不能提供全过程温度监测记录或者温度控制不符合要求的，不得接收或者购进，并应当立即向药品监督管理部门、卫生主管部门报告。

疫苗供应　疫苗生产企业应当按照政府采购合同的约定，向省级疾病预防控制机构或者其指定的其他疾病预防控制机构供应第一类疫苗，不得向其他单位或者个人供应。疫苗生产企业应当直接向县级疾病预防控制机构配送第二类疫苗，或者委托具备冷链储存、运输条件的企业配送。接受委托配送第二类疫苗的企业不得委托配送。疫苗生产企业在销售疫苗时，应当提供由药品检验机构依法签发的生物制品每批检验合格或者审核批准证明复印件，并加盖企业印章；销售进口疫苗的，还应当提供进口药品通关单复印件，并加盖企业印章。疫苗生产企业应当依照药品管理法和国务院药品监督管理部门的规定，建立真实、完整的销售记录，并保存至超过疫苗有效期2年备查。

疫苗分发　省级疾病预防控制机构应当做好分发第一类疫苗的组织工作，并按照使用计划将第一类疫苗组织分发到设区的市级疾病预防控制机构或者县级疾病预防控制机构。县级疾病预防控制机构应当按照使用计划将第一类疫苗分发到接种单位和乡级医疗卫生机构。乡级医疗卫生机构应当将第一类疫苗分发到承担预防接种工作的村医疗卫生机构。医疗卫生机构不得向其他单位或者个人分发第一类疫苗；分发第一类疫苗，不得收取任何费用。

疫苗储存和运输　疾病预防控制机构、接种单位、疫苗生产企业、接受委托配送疫苗的企业应当遵守疫苗储存、运输管理规范，保证疫苗质量。疫苗储存、运输的全过程应当始终处于规定的温度环境，不得脱离冷链，并定时监测、记录温度。对于冷链运输时间长、需要配送至偏远地区的疫苗，省级疾病预防控制机

构应当提出加贴温度控制标签的要求。

预防接种制度 关于预防接种单位、接种规范、收费和信息发布的规定。

接种单位 经县级人民政府卫生主管部门依照《疫苗流通和预防接种管理条例》规定指定的医疗卫生机构（以下称接种单位），承担预防接种工作。县级人民政府卫生主管部门指定接种单位时，应当明确其责任区域。接种单位应当具备下列条件：①具有医疗机构执业许可证件。②具有经过县级人民政府卫生主管部门组织的预防接种专业培训并考核合格的执业医师、执业助理医师、护士或者乡村医生。③具有符合疫苗储存、运输管理规范的冷藏设施、设备和冷藏保管制度。承担预防接种工作的城镇医疗卫生机构，应当设立预防接种门诊。接种单位接收第一类疫苗或者购进第二类疫苗，应当索要疫苗储存、运输全过程的温度监测记录，建立并保存真实、完整的接收、购进记录，做到票、账、货、款一致。对不能提供全过程温度监测记录或者温度控制不符合要求的，接种单位不得接收或者购进，并应当立即向所在地县级人民政府药品监督管理部门、卫生主管部门报告。

接种规范 接种单位接种疫苗，应当遵守预防接种工作规范、免疫程序、疫苗使用指导原则和接种方案，并在其接种场所的显著位置公示第一类疫苗的品种和接种方法。医疗卫生人员在实施接种前，应当告知受种者或者其监护人所接种疫苗的品种、作用、禁忌、不良反应及注意事项，询问受种者的健康状况及是否有接种禁忌等情况，并如实记录告知和询问情况。受种者或者其监护人应当了解预防接种的相关知识，并如实提供受种者的健康状况和接种禁忌等情况。医疗卫生人员应当对符合接种条件的受种者实施接种，并依照国务院卫生主管部门的规定，记录疫苗的品种、生产企业、最小包装单位的识别信息、有效期、接种时间、实施接种的医疗卫生人员、受种者等内容。接种记录保存时间不得少于5年。对于因有接种禁忌而不能接种的受种者，医疗卫生人员应当对受种者或者其监护人提出医学建议。

接种收费 接种单位接种第一类疫苗不得收取任何费用。接种单位接种第二类疫苗可以收取服务费、接种耗材费。

群体接种 县级以上地方人民政府卫生主管部门根据传染病监测和预警信息，为了预防、控制传染病的暴发、流行，需要在本行政区域内部分地区进行群体性预防接种的，应当报经本级人民政府决定，并向省、自治区、直辖市人民政府卫生主管部门备案；需要在省、自治区、直辖市行政区域全部范围内进行群体性预防接种的，应当由省、自治区、直辖市人民政府卫生主管部门报经本级人民政府决定，并向国务院卫生主管部门备案；需要在全国范围或者跨省、自治区、直辖市范围内进行群体性预防接种的，应当由国务院卫生主管部门决定。作出批准决定的人民政府或者国务院卫生主管部门应当组织有关部门做好人员培训、宣传教育、物资调用等工作。任何单位或者个人不得擅自进行群体性预防接种。

儿童预防接种 国家对儿童实行预防接种证制度。在儿童出生后1个月内，其监护人应当到儿童居住地承担预防接种工作的接种单位为其办理预防接种证。接种单位对儿童实施接种时，应当查验预防接种证，并作好记录。儿童离开原居住地期间，由现居住地承担预防接种工作的接种单位负责对其实施接种。儿童入托、入学时，托幼机构、学校应当查验预防接种证，发现未依照国家免疫规划受种的儿童，应当向所在地的县级疾病预防控制机构或者儿童居住地承担预防接种工作的接种单位报告，并配合疾病预防控制机构或者接种单位督促其监护人在儿童入托、入学后及时到接种单位补种。

应急接种 传染病暴发、流行时，县级以上地方人民政府或者其卫生主管部门需要采取应急接种措施的，依照传染病防治法和《突发公共卫生事件应急条例》的规定执行。

疫苗接种信息发布 国务院卫生主管部门或者省、自治区、直辖市人民政府卫生主管部门可以根据传染病监测和预警信息发布接种第二类疫苗的建议信息，其他任何单位和个人不得发布。接种第二类疫苗的建议信息应当包含所针对传染病的防治知识、相关的接种方案等内容，但不得涉及具体的疫苗生产企业。

保障措施 县级以上人民政府应当将与国家免疫规划有关的预防接种工作纳入本行政区域的国民经济和社会发展计划，对预防接种工作所需经费予以保障，保证达到国家免疫规划所要求的接种率，确保国家免疫规划的实施。

预防接种异常反应的处理 预防接种异常反应是指合格的疫苗在实施规范接种过程中或者实

施规范接种后造成受种者机体组织器官、功能损害，相关各方均无过错的药品不良反应。下列情形不属于预防接种异常反应：①因疫苗本身特性引起的接种后一般反应。②因疫苗质量不合格给受种者造成的损害。③因接种单位违反预防接种工作规范、免疫程序、疫苗使用指导原则、接种方案给受种者造成的损害。④受种者在接种时正处于某种疾病的潜伏期或者前驱期，接种后偶合发病。⑤受种者有疫苗说明书规定的接种禁忌，在接种前受种者或者其监护人未如实提供受种者的健康状况和接种禁忌等情况，接种后受种者原有疾病急性复发或者病情加重。⑥因心理因素发生的个体或者群体的心因性反应。

报告和调查　疾病预防控制机构和接种单位及其医疗卫生人员发现预防接种异常反应、疑似预防接种异常反应或者接到相关报告的，应当依照预防接种工作规范及时处理，并立即报告所在地的县级人民政府卫生主管部门、药品监督管理部门。接到报告的卫生主管部门、药品监督管理部门应当立即组织调查处理。

处理　预防接种异常反应争议发生后，接种单位或者受种方可以请求接种单位所在地的县级人民政府卫生主管部门处理。因预防接种导致受种者死亡、严重残疾或者群体性疑似预防接种异常反应，接种单位或者受种方请求县级人民政府卫生主管部门处理的，接到处理请求的卫生主管部门应当采取必要的应急处置措施，及时向本级人民政府报告，并移送上一级人民政府卫生主管部门处理。

补偿　因预防接种异常反应造成受种者死亡、严重残疾或者器官组织损伤的，应当给予一次性补偿。因接种第一类疫苗引起预防接种异常反应需要对受种者予以补偿的，补偿费用由省、自治区、直辖市人民政府财政部门在预防接种工作经费中安排。因接种第二类疫苗引起预防接种异常反应需要对受种者予以补偿的，补偿费用由相关的疫苗生产企业承担。国家鼓励建立通过商业保险等形式对预防接种异常反应受种者予以补偿的机制。因疫苗质量不合格给受种者造成损害的，依照药品管理法的有关规定处理；因接种单位违反预防接种工作规范、免疫程序、疫苗使用指导原则、接种方案给受种者造成损害的，依照《医疗事故处理条例》的有关规定处理。

监督管理　监督管理部门及其职责的规定。

药品监督管理部门　依照药品管理法及其实施条例的有关规定，对疫苗在储存、运输、供应、销售、分发和使用等环节中的质量进行监督检查，并将检查结果及时向同级卫生主管部门通报。药品监督管理部门根据监督检查需要对疫苗进行抽查检验的，有关单位和个人应当予以配合，不得拒绝。

卫生主管部门　县级以上人民政府卫生主管部门在各自职责范围内履行下列监督检查职责：①对医疗卫生机构实施国家免疫规划的情况进行监督检查。②对疾病预防控制机构开展与预防接种相关的宣传、培训、技术指导等工作进行监督检查。③对医疗卫生机构分发和购买疫苗的情况进行监督检查。卫生主管部门应当主要通过对医疗卫生机构依照《疫苗流通和预防接种管理条例》规定所作的疫苗分发、储存、运输和接种等记录进行检查，履行监督管理职责；必要时，可以进行现场监督检查。卫生主管部门对监督检查情况应当予以记录，发现违法行为的，应当责令有关单位立即改正。

疫苗全程追溯　国家建立疫苗全程追溯制度。疫苗生产企业、疾病预防控制机构、接种单位应当依照药品管理法、《疫苗流通和预防接种管理条例》和国务院药品监督管理部门、卫生主管部门的规定建立疫苗追溯体系，如实记录疫苗的流通、使用信息，实现疫苗最小包装单位的生产、储存、运输、使用全过程可追溯。

疫苗的销毁　疾病预防控制机构、接种单位对包装无法识别、超过有效期、脱离冷链、经检验不符合标准、来源不明的疫苗，应当如实登记，向所在地县级人民政府药品监督管理部门报告，由县级人民政府药品监督管理部门会同同级卫生主管部门按照规定监督销毁。疾病预防控制机构、接种单位应当如实记录销毁情况，销毁记录保存时间不得少于5年。

法律责任　县级以上人民政府及其卫生主管部门、药品监督管理部门，疾病预防控制机构，疫苗生产企业，接种单位、药品检验机构、接受委托配送疫苗企业等违反《疫苗流通和预防接种管理条例》规定，应承担相应的行政责任、民事责任和刑事责任。

（达庆东）

Àizībìng Fángzhì Tiáolì

《艾滋病防治条例》（*Regulation on the Prevention and Treatment of AIDS*）　预防、控制艾滋病的发生与流行，保障人体健康和公共卫生的行政法规。2006年1月29日国务院令第457

号发布，自2006年3月1日起施行。艾滋病是人类免疫缺陷病毒（艾滋病病毒）引起的获得性免疫缺陷综合征（acquired immunodeficiency syndrome，AIDS）。自1981年美国发现第一例艾滋病病人至今，艾滋病已成为全球性疾病。《中华人民共和国传染病防治法》将艾滋病列为乙类传染病管理。

立法沿革 中国1985年首次报告艾滋病病例。1988年1月14日经国务院批准，卫生部等七部委联合发布了《艾滋病监测管理的若干规定》。1995年9月26日经国务院批准卫生部下发了《关于加强预防和控制艾滋病工作的意见》；1998年11月12日国务院印发卫生部、国家计委、科技部、财政部共同制定《中国预防与控制艾滋病中长期规划（1998～2010年）》。1999年4月20日卫生部颁布了《关于对艾滋病病毒感染者和艾滋病病人的管理意见》。2001年5月25日国务院印发卫生部等30个部门和单位共同制定的《中国遏制与防治艾滋病行动计划（2001～2005年）》，2001年1月5日卫生部等八部委联合发布《中国预防与控制艾滋病中长期规划（1998～2010年）实施指导意见》。2004年3月16日国务院下发《关于切实加强艾滋病防治工作的通知》。2004年卫生部、财政部共同颁布了《艾滋病及常见机会性感染免、减费药物治疗管理办法（试行）》《艾滋病免费自愿咨询检测管理办法（试行）》，司法部、卫生部印发了《全国劳教场所艾滋病预防与控制实施办法（试行）》，卫生部、国家中医药管理局联合下发《关于艾滋病抗病毒治疗管理工作的意见》等。卫生部还制定了《预防艾滋病母婴传播工作实施方案》、《艾滋病自愿咨询检测工作实施方案（试行）》《全国艾滋病检测技术规范》《艾滋病监测工作规范》等规范性文件。为了加强艾滋病预防和控制的法制管理，明确政府、公民及其他有关组织在艾滋病防治方面的责任和义务，国务院依据传染病防治法的基本原则和基本法律制度，在总结国内外的经验教训的基础上，根据中国经济社会发展的实际水平，制定颁布了《艾滋病防治条例》。2010年12月31日国务院下发了《关于进一步加强艾滋病防治工作的通知》。2012年1月13日国务院办公厅印发了《中国遏制与防治艾滋病“十二五”行动计划》。

艾滋病防治工作方针、机制 艾滋病防治工作坚持预防为主、防治结合的方针，建立政府组织领导、部门各负其责、全社会共同参与的机制。

县级以上人民政府统一领导艾滋病防治工作，建立健全艾滋病防治工作协调机制和工作责任制，对有关部门承担的艾滋病防治工作进行考核、监督。县级以上人民政府有关部门按照职责分工负责艾滋病防治及其监督管理工作。

国家鼓励和支持工会、共产主义青年团、妇女联合会、红十字会等团体协助各级人民政府开展艾滋病防治工作。居民委员会和村民委员会应当协助地方各级人民政府和政府有关部门开展有关艾滋病防治的法律、法规、政策和知识的宣传教育，发展有关艾滋病防治的公益事业，做好艾滋病防治工作。鼓励和支持有关组织和个人依照《艾滋病防治条例》规定，以及国家艾滋病防治规划和艾滋病防治行动计划的要求，参与艾滋病防治工作，对艾滋病防治工作提供捐赠，对有易感染艾滋病病毒危险行为的人群进行行为干预，对艾滋病病毒感染者、艾滋病病人及其家属提供关怀和救助。

艾滋病防治制度 宣传教育，预防和控制，治疗与救助，保障措施的规定。

宣传教育 地方各级人民政府和政府有关部门应当组织开展艾滋病防治，以及关怀和不歧视艾滋病病毒感染者、艾滋病病人及其家属的宣传教育，提倡健康文明的生活方式，营造良好的艾滋病防治的社会环境。

艾滋病监测 连续、系统地收集各类人群中艾滋病（或者艾滋病病毒感染）及其相关因素的分布资料，对这些资料综合分析，为有关部门制定预防控制策略和措施提供及时可靠的信息和依据，并对预防控制措施进行效果评价。《艾滋病防治条例》规定国家建立健全艾滋病监测网络。国务院卫生主管部门制定国家艾滋病监测规划和方案。省、自治区、直辖市人民政府卫生主管部门根据国家艾滋病监测规划和方案，制定本行政区域的艾滋病监测计划和工作方案，组织开展艾滋病监测和专题调查，掌握艾滋病疫情变化情况和流行趋势。

自愿咨询和自愿检测 艾滋病自愿咨询是人们完全自主选择向专业机构人员咨询艾滋病防治等相关知识。艾滋病自愿检测是人们经过咨询后，完全自主的选择在专业机构进行艾滋病病毒抗体的检测、检验等测试。艾滋病检测是采用实验室方法对人体血液、其他体液、组织器官、血液衍生物等进行艾滋病病毒、艾滋病病毒抗体及相关免疫指标检测，包括监测、检验检疫、自愿咨询检测、临床诊断、血液及血液制品筛查工作中的艾滋病检测。《艾滋病防治条例》规定国家实行艾滋病自愿咨询和自愿检测制度。县级以上地方人民政府卫生主管部门指定的医疗卫生机构，应当按照国务院卫生主管部门会同国务院其他有关部门制定的艾滋病自愿咨询和检测办法，为自愿接受艾滋病咨询、检测的人员免费提供咨询和初筛检测。

行为干预措施　能够有效减少艾滋病传播的各种措施，包括针对经注射吸毒传播艾滋病的美沙酮维持治疗等措施；针对经性传播艾滋病的安全套推广使用措施，以及规范、方便的性病诊疗措施；针对母婴传播艾滋病的抗病毒药物预防和人工代乳品喂养等措施；早期发现感染者和有助于危险行为改变的自愿咨询检测措施；健康教育措施；提高个人规范意识及减少危险行为的针对性同伴教育措施。县级以上地方人民政府和政府有关部门应当依照规定，根据本行政区域艾滋病的流行情况，制定措施，鼓励和支持居民委员会、村民委员会，以及其他有关组织和个人推广预防艾滋病的行为干预措施，帮助有易感染艾滋病病毒危险行为的人群改变行为。

药物维持　县级以上人民政府应当建立艾滋病防治工作与禁毒工作的协调机制，组织有关部门落实针对吸毒人群的艾滋病防治措施。省、自治区、直辖市人民政府卫生、公安和药品监督管理部门应当互相配合，根据本行政区域艾滋病流行和吸毒者的情况，积极稳妥地开展对吸毒成瘾者的药物维持治疗工作，并有计划地实施其他干预措施。

推广使用安全套　县级以上人民政府卫生、人口和计划生育、工商、药品监督管理、质量监督检验检疫、广播电影电视等部门应当组织推广使用安全套，建立和完善安全套供应网络。

健康检查　公共场所的服务人员应当依照《公共场所卫生管理条例》的规定，定期进行相关健康检查，取得健康合格证明；经营者应当查验其健康合格证明，不得允许未取得健康合格证明的人员从事服务工作。

标准防护原则　医疗卫生机构和出入境检验检疫机构应当按照国务院卫生主管部门的规定，遵守标准防护原则，严格执行操作规程和消毒管理制度，防止发生艾滋病医院感染和医源性感染。

艾滋病检测　①血站、单采血浆站应当对采集的人体血液、血浆进行艾滋病检测；不得向医疗机构和血液制品生产单位供应未经艾滋病检测或者艾滋病检测阳性的人体血液、血浆。血液制品生产单位应当在原料血浆投料生产前对每一份血浆进行艾滋病检测；未经艾滋病检测或者艾滋病检测阳性的血浆，不得作为原料血浆投料生产。医疗机构应当对因应急用血而临时采集的血液进行艾滋病检测，对临床用血艾滋病检测结果进行核查；对未经艾滋病检测、核查或者艾滋病检测阳性的血液，不得采集或者使用。②采集或者使用人体组织、器官、细胞、骨髓等的，应当进行艾滋病检测；未经艾滋病检测或者艾滋病检测阳性的，不得采集或者使用。但是，用于艾滋病防治科研、教学的除外。③经国务院卫生主管部门批准进口的人体血液、血浆、组织、器官、细胞、骨髓等，应当依照国境卫生检疫法律、行政法规的有关规定，接受出入境检验检疫机构的检疫。未经检疫或者检疫不合格的，不得进口。

治疗　医疗机构为艾滋病病毒感染者和艾滋病病人提供的艾滋病防治咨询、诊断和治疗服务。医疗机构不得因就诊的病人是艾滋病病毒感染者或者艾滋病病人，推诿或者拒绝对其其他疾病进行治疗。对确诊的艾滋病病毒感染者和艾滋病病人，医疗卫生机构的工作人员应当将其感染或者发病的事实告知本人；本人为无行为能力人或者限制行为能力人的，应当告知其监护人。医疗卫生机构应当按照国务院卫生主管部门制定的预防艾滋病母婴传播技术指导方案的规定，对孕产妇提供艾滋病防治咨询和检测，对感染艾滋病病毒的孕产妇及其婴儿，提供预防艾滋病母婴传播的咨询、产前指导、阻断、治疗、产后访视、婴儿随访和检测等服务。疾病预防控制机构应当按照属地管理的原则，对艾滋病病毒感染者和艾滋病病人进行医学随访。

救助　为艾滋病病毒感染者和艾滋病病人提供的关怀措施。县级以上人民政府应当采取下列艾滋病防治关怀、救助措施：①向农村艾滋病病人和城镇经济困难的艾滋病病人免费提供抗艾滋病病毒治疗药品。②对农村和城镇经济困难的艾滋病病毒感染者、艾滋病病人适当减免抗机会性感染治疗药品的费用。③向接受艾滋病咨询、检测的人员免费提供咨询和初筛检测。④向感染艾滋病病毒的孕产妇免费提供预防艾滋病母婴传播的治疗和咨询。生活困难的艾滋病病人遗留的孤儿和感染艾滋病病毒的未成年人接受义务教育的，应当免收杂费、

书本费；接受学前教育和高中阶段教育的，应当减免学费等相关费用。县级以上地方人民政府应当对生活困难并符合社会救助条件的艾滋病病毒感染者、艾滋病病人及其家属给予生活救助。

保障措施　各级人民政府将艾滋病防治工作纳入国民经济和社会发展规划，为艾滋病防治工作提供财政保障的规定。县级以上人民政府应当将艾滋病防治工作纳入国民经济和社会发展规划，加强和完善艾滋病预防、检测、控制、治疗和救助服务网络的建设，建立健全艾滋病防治专业队伍。各级人民政府应当根据艾滋病防治工作需要，将艾滋病防治经费列入本级财政预算。县级以上人民政府应当根据艾滋病防治工作需要和艾滋病流行趋势，储备抗艾滋病病毒治疗药品、检测试剂和其他物资。

艾滋病病毒感染者、艾滋病病人及其家属权益保护　任何单位和个人不得歧视艾滋病病毒感染者、艾滋病病人及其家属。艾滋病病毒感染者、艾滋病病人及其家属享有的婚姻、就业、就医、入学等合法权益受法律保护。未经本人或者其监护人同意，任何单位或者个人不得公开艾滋病病毒感染者、艾滋病病人及其家属的姓名、住址、工作单位、肖像、病史资料，以及其他可能推断出其具体身份的信息。同时艾滋病病毒感染者和艾滋病病人应当履行下列义务：①接受疾病预防控制机构或者出入境检验检疫机构的流行病学调查和指导。②将感染或者发病的事实及时告知与其有性关系者。③就医时，将感染或者发病的事实如实告知接诊医生。④采取必要的防护措施，防止感染他人。艾滋病病毒感染者和艾滋病病人不得以任何方式故意传播艾滋病。

法律责任　地方各级人民政府及其有关部门、卫生主管部门、医疗卫生机构及其他有关机构和人员未履行《艾滋病防治条例》规定的法律义务所应承担的法律后果。

地方各级人民政府的法律责任　未依照规定履行组织、领导、保障艾滋病防治工作职责，或者未采取艾滋病防治和救助措施的，由上级人民政府责令改正，通报批评；造成艾滋病传播、流行或者其他严重后果的，对负有责任的主管人员依法给予行政处分；构成犯罪的，依法追究刑事责任。

卫生主管部门的法律责任　县级以上人民政府卫生主管部门违反规定的，由本级人民政府或者上级人民政府卫生主管部门责令改正，通报批评；造成艾滋病传播、流行或者其他严重后果的，对负有责任的主管人员和其他直接责任人员依法给予行政处分；构成犯罪的，依法追究刑事责任。

有关部门的法律责任　县级以上人民政府有关部门未依照规定履行宣传教育、预防控制职责的，由本级人民政府或者上级人民政府有关部门责令改正，通报批评；造成艾滋病传播、流行或者其他严重后果的，对负有责任的主管人员和其他直接责任人员依法给予行政处分；构成犯罪的，依法追究刑事责任。

医疗卫生机构的法律责任　医疗卫生机构未依照规定履行职责的，由县级以上人民政府卫生主管部门责令限期改正，通报批评，给予警告；造成艾滋病传播、流行或者其他严重后果的，对负有责任的主管人员和其他直接责任人员依法给予降级、撤职、开除的处分，并可以依法吊销有关机构或者责任人员的执业许可证件；构成犯罪的，依法追究刑事责任。医疗卫生机构违反规定，公开艾滋病病毒感染者、艾滋病病人或者其家属的信息的，依照传染病防治法的规定予以处罚。

艾滋病病毒感染者或者艾滋病病人的法律责任　艾滋病病毒感染者或者艾滋病病人故意传播艾滋病的，依法承担民事赔偿责任；构成犯罪的，依法追究刑事责任。

（达庆东）

Xuèxīchóngbìng Fángzhì Tiáolì

《血吸虫病防治条例》

（*Regulation on the Prevention and Treatment of Schistosomiasis*）　预防、控制和消灭血吸虫病，保障人体健康、动物健康和公共卫生，促进经济社会发展的行政法规。2006 年 4 月 1 日国务院令第 463 号发布，自 2006 年 5 月1 日起施行。血吸虫病是血吸虫寄生于人体或者哺乳动物体内，导致其发病的一种寄生虫病。

立法沿革　血吸虫病是严重危害人民身体健康和生命安全、影响疫区经济社会发展的重大传染病。20 世纪 80 年代前期，中国血吸虫病防治工作经历了防治准备、防止规划到防治实施三个阶段，取得了显著成效。20 世纪 80 年代后期，由于受到自然和社会因素的影响，不同地区的血吸虫病防治工作进展不一，血吸虫病流行的特点也发生了变化。为了有针对性地开展血吸虫病预防控制工作，1980 年中共中央血吸虫病防治领导小组办公室制定了《消灭血吸虫病试行标准》，1985 年修订为《消灭血吸虫病标准》。1996 年国家技术监督局、卫生部联合发布了《我国控制和消灭血吸虫病标准》（GB 15796-1995）。2001 年卫生部制定下发了《血吸虫病防治技术方案》，指导各地针对不同的疫情状况，实施不同的防治策略。为了切实遏制血吸虫病疫情回升的趋势，有效控制血吸虫病的流行，2004 年 5 月 13 日，国务院发出《关于进一步加强血吸虫病防治工作的通知》；2004 年 7 月 23 日国务院办公厅转发卫生部等部门《全国预防控制血吸虫病中长期规划纲要（2004~2015 年）》。2005 年卫生部制定了《血吸虫病突发疫情应急处理预案》。为了将半个多世纪以来中国在血吸虫病防治实践中行之有效的措施法律化、制度化，2006 年国务院发布了《血吸虫病防治条例》。

防治方针和原则　国家对血吸虫病防治实行预防为主的方针，坚持防治结合、分类管理、综合治理、联防联控，人与家畜同步防治，重点加强对传染源的管理。

监管体制　国务院卫生主管部门会同国务院有关部门制定全国血吸虫病防治规划并组织实施。国务院卫生、农业、水利、林业主管部门依照规定的职责和全国血吸虫病防治规划，制定血吸虫病防治专项工作计划并组织实施。有血吸虫病防治任务的地区（以下称血吸虫病防治地区）县级以上地方人民政府卫生、农业或者兽医、水利、林业主管部门依照本条例规定的职责，负责本行政区域内的血吸虫病防治及其监督管理工作。

血吸虫病防治领导　血吸虫病防治地区县级以上地方人民政府统一领导本行政区域内的血吸虫病防治工作；根据全国血吸虫病防治规划，制定本行政区域的血吸虫病防治计划并组织实施；建立健全血吸虫病防治工作协调机制和工作责任制，对有关部门承担的血吸虫病防治工作进行综合协调和考核、监督。

血吸虫病防治制度　血吸虫病预防、疫情控制、保障制度和监督管理的规定。

预防制度　采取有效措施防止和减少血吸虫病发生与流行的制度。

联防联控　血吸虫病防治地区根据血吸虫病预防控制标准，划分为重点防治地区和一般防治地区。处于同一水系或者同一相对独立地理环境的血吸虫病防治地区各地方人民政府应当开展血吸虫病联防联控，组织有关部门和机构同步实施下列血吸虫病防治措施：①在农业、兽医、水利、林业等工程项目中采取与血吸虫病防治有关的工程措施。②进行人和家畜的血吸虫病筛查、治疗和管理。③开展流行病学调查和疫情监测。④调查钉螺分布，实施药物杀灭钉螺。⑤防止未经无害化处理的粪便直接进入水体。⑥其他防治措施。

宣传教育　血吸虫病防治地区县级以上地方人民政府及其有关部门应当组织各类新闻媒体开展公益性血吸虫病防治宣传教育。各类新闻媒体应当开展公益性血吸虫病防治宣传教育。教育主管部门应当组织各级各类学校对学生开展血吸虫病防治知识教育。各级各类学校应当对学生开展血吸虫病防治知识教育。机关、团体、企业事业单位、个体经济组织应当组织本单位人员学习血吸虫病防治知识。

执行防治规范　在血吸虫病防治地区实施农业、兽医、水利、林业等工程项目，以及开展人、家畜血吸虫病防治工作，应当符合相关血吸虫病防治技术规范的要求。

技术指导　医疗机构、疾病预防控制机构、动物防疫监督机构和植物检疫机构应当根据血吸虫病防治技术规范，在各自的职责范围内，开展血吸虫病的监测、筛查、预测、流行病学调查、疫情报告和处理工作，开展杀灭钉螺、血吸虫病防治技术指导，以及其他防治工作。血吸虫病防治地区的医疗机构、疾病预防控制机构、动物防疫监督机构和植物检疫机构应当定期对其工作人员进行血吸虫病防治知识、技能的培训和考核。

疫情控制制度　血吸虫病发生后及时采取综合性防治措施，消除各种传播因素，对病人进行治疗，使疫情不再继续蔓延的制度。

应急预案　血吸虫病防治地区县级以上地方人民政府应当根据有关法律、行政法规和国家有关规定，结合本地实际，制定血吸虫病应急预案。

应急处理　急性血吸虫病暴发、流行时，县级以上地方人民政府应当根据控制急性血吸虫病暴发、流行的需要，依照传染病防治法和其他有关法律的规定采取紧急措施，进行下列应急处理：①组织医疗机构救治急性血吸虫病病人。②组织疾病预防控制机构和动物防疫监督机构分别对接触疫水的人和家畜实施预防性服药。③组织有关部门和单位杀灭钉螺和处理疫水。④组织乡（镇）人民政府在有钉螺地带设置警示标志，禁止人和家畜接触疫水。

筛查治疗　血吸虫病防治地区县级以上地方人民政府卫生、农业或者兽医主管部门应当根据血吸虫病防治技术规范，组织开展对本地村民、居民和流动人口血吸虫病，以及家畜血吸虫病的筛查、治疗和预防性服药工作。血吸虫病防治地区省、自治区、直辖市人民政府应当采取措施，组织对晚期血吸虫病病人的治疗。

保障制度　血吸虫病防治规划、计划、经费，基本建设投资和医疗救助的规定。

防治经费　血吸虫病防治地区县级以上地方人民政府应当根据血吸虫病防治规划、计划，安排血吸虫病防治经费和基本建设投资，纳入同级财政预算。省、自治区、直辖市人民政府和设区的市级人民政府根据血吸虫病防治工作需要，对经济困难的县级人民政府开展血吸虫病防治工作给予适当补助。国家对经济困难地区的血吸虫病防治经费、血吸虫病重大疫情应急处理经费给予适当补助，对承担血吸虫病防治任务的机构的基本建设和跨地区的血吸虫病防治重大工程项目给予必要支持。

医疗救助　国家对农民免费提供抗血吸虫基本预防药物，对经济困难农民的血吸虫病治疗费用予以减免。血吸虫病防治地区县级以上地方人民政府民政部门对符合救助条件的血吸虫病病人进行救助。

监督管理　县级以上人民政府卫生主管部门负责血吸虫病监测、预防、控制、治疗和疫情的管理工作，对杀灭钉螺药物的使用情况进行监督检查。农业或者兽医主管部门对下列事项进行监督检查：①规定的血吸虫病防治措施的实施情况。②家畜血吸虫病监测、预防、控制、治疗和疫情管理工作情况。③治疗家畜血吸虫病药物的管理、使用情况。④农业工程项目中执行血吸虫病防治技术规范情况。水利主管部门对规定的血吸虫病防治措施的实施情况和水利工程项目中执行血吸虫病防治技术规范情况进行监督检查。林业主管部门对血吸虫病防治地区的林业工程项目的实施情况和林业工程项目中执行血吸虫病防治技术规范情况进行监督检查。卫生、农业或者兽医、水利、林业主管部门在监督检查过程中，发现违反或者不执行规定的，应当责令有关单位和个人及时改正并依法予以处理；属于其他部门职责范围的，应当移送有监督管理职责的部门依法处理；涉及多个部门职责的，应当共同处理。

法律责任　县级以上地方各级人民政府、有关主管部门、医疗机构、疾病预防控制机构、动物防疫监督机构或者植物检疫机构违反《血吸虫病防治条例》有关规定应承担的行政责任和刑事责任。

县级以上地方各级人民政府的法律责任　县级以上地方各级人民政府违反有关规定的，由上级人民政府责令改正，通报批评；造成血吸虫病传播、流行或者其他严重后果的，对负有责任的主管人员，依法给予行政处分；负有责任的主管人员构成犯罪的，依法追究刑事责任。

有关主管部门的法律责任　县级以上人民政府有关主管部门违反有关规定的，由本级人民政府或者上级人民政府有关主管部门责令改正，通报批评；造成血吸虫病传播、流行或者其他严重后果的，对负有责任的主管人员和其他直接责任人员依法给予行政处分；负有责任的主管人员和其他直接责任人员构成犯罪的，依法追究刑事责任。

医疗、疾病预防控制、动物防疫监督或者植物检疫机构的法律责任　上述机构违反有关规定的，由县级以上人民政府卫生主管部门、农业或者兽医主管部门依据各自职责责令限期改正，通报批评，给予警告；逾期不改正，造成血吸虫病传播、流行或者其他严重后果的，对负有责任的主管人员和其他直接责任人员依法给予降级、撤职、开除的处分，并可以依法吊销有关责任人员的执业证书；负有责任的主管人员和其他直接责任人员构成犯罪的，依法追究刑事责任。

（达庆东）

Shíyán Jiādiǎn Xiāochú Diǎnquēfá Wēihài Guǎnlǐ Tiáolì

《食盐加碘消除碘缺乏危害管理条例》

（*Regulations on Edible Salt Iodization as a Means to Eliminate Iodine Deficiency Disorders*）消除碘缺乏危害，保护公民身体健康的行政法规。1994 年 8 月 23 日国务院令第 163 号发布，自 1994 年 10 月 1 日起施行。碘是人体必需的微量元素，是合成甲状腺素的重要元素。碘缺乏危害是由于环境缺碘、公民摄碘不足所引起的地方性甲状腺肿、地方性克汀病和对儿童智力发育的潜在性损伤。

立法沿革　中国是碘缺乏病较严重的国家。为了做好碘缺乏病的防治工作，国家建立了专门的组织领导和防治专业机构，制定了管理制度、技术标准和规章，实行了以食盐加碘为主的综合防治措施。为控制或消灭地方性甲状腺肿和地方性克汀病，确保病区人民和后代的身体健康，1979 年12 月 21 日国务院批转了卫生部等部门拟定的《食盐加碘防治地方性甲状腺肿暂行办法》，对地方性甲状腺肿的防治工作起了推动作用。1990年世界儿童问题首脑会议通过了《儿童生存、保护和发展世界宣言》和《执行九十年代儿童生存、保护和发展世界宣言行动计划》，提出到2000年全球实现消除碘缺乏病的目标，中国政府对此作出庄严承诺。为确保碘缺乏防治措施得到长期有效实施，必须加强法制建设，建立监督监测系统和管理机制，1994年国务院发布了《食盐加碘消除碘缺乏危害管理条例》。1994年9月21日，国务院办公厅转发了卫生部、中国轻工总会《中国2000年消除碘缺乏病规划纲要》。

适用范围　碘盐的加工、运输、储存、供应和监督管理，包括畜牧用盐。

防治原则　国家对消除碘缺乏危害，采取长期供应加碘食盐（以下简称碘盐）为主的综合防治措施。

监管体制　国务院卫生行政部门负责碘缺乏危害防治和碘盐的卫生监督管理工作；国务院授权的盐业主管机构（以下简称国务院盐业主管机构），负责全国碘盐加工、市场供应的监督管理工作。

管理制度　国家对碘盐的加工、运输、储存、供应和监督管理的规定。

碘盐加工　从事碘盐加工的盐业企业，应当由省、自治区、直辖市人民政府盐业主管机构指定，并取得同级人民政府卫生行政部门卫生许可后，报国务院盐业主管机构批准。用于加工碘盐的食盐和碘酸钾必须符合国家卫生标准。碘盐出厂前必须经质量检验，未达到规定含量标准的碘盐不得出厂。碘盐出厂前必须予以包装。碘盐的包装应当有明显标识，并附有加工企业名称、地址、加碘量、批号、生产日期和保管方法等说明。

碘盐运输　碘盐为国家重点运输物资。铁路、交通部门必须依照省、自治区、直辖市人民政府盐业主管机构报送的年度、月度运输计划，及时运送。碘盐的运输工具和装卸工具，必须符合卫生要求，不得与有毒、有害物质同载、混放。

碘盐储存　经营碘盐批发业务的企业和在交通不方便的地区经营碘盐零售业务的单位和个人，应当按照省、自治区、直辖市人民政府盐业主管机构的规定，保持合理的碘盐库存量。碘盐和非碘盐在储存场地应当分库或者分垛存放，做到防晒、干燥、安全、卫生。

碘盐供应　国家优先保证缺碘地区居民的碘盐供应；除高碘地区外，逐步实施向全民供应碘盐。对于经济区域和行政区域不一致的缺碘地区，应当按照盐业运销渠道组织碘盐的供应。在缺碘地区生产、销售的食品和副食品，凡需添加食用盐的，必须使用碘盐。

监督管理　县级以上地方各级人民政府卫生行政部门负责对本地区食盐加碘消除碘缺乏危害的卫生监督和碘盐的卫生监督及防治效果评估；县级以上地方各级人民政府盐业主管机构负责对本地区碘盐加工、市场供应的监督管理。

罚则　①擅自开办碘盐加工企业或者未经批准从事碘盐批发业务的，由县级以上人民政府盐业主管机构责令停止加工或者批发碘盐，没收全部碘盐和违法所得，可以并处该盐产品价值3倍以下的罚款。②碘盐的加工企业、批发企业违反规定，加工、批发不合格碘盐的，由县级以上人民政府盐业主管机构责令停止出售、并责令责任者按照国家规定标准对食盐补碘，没收违法所得，可以并处该盐产品价值3倍以下的罚款。情节严重的，对加工企业由省、自治区、直辖市人民政府盐业主管机构报请国务院盐业主管机构批准后，取消其碘盐加工资格；对批发企业，由省、自治区、直辖市人民政府盐业主管机构取消其碘盐批发资格。③在缺碘地区的食用盐市场销售不合格碘盐或者擅自销售非碘盐的，由县级以上人民政府盐业主管机构没收其经营的全部盐产品和违法所得，可以并处该盐产品价值3倍以下的罚款；情节严重，构成犯罪的，依法追究刑事责任。④在碘盐的加工、运输、经营过程中，不符合国家卫生标准的，由县级以上人民政府卫生行政部门责令责任者改正，可以并处该盐产品价值3倍以下的罚款。

（达庆东）

Xìngbìng Fángzhì Guǎnlǐ Bànfǎ

《性病防治管理办法》

（*Rules for the Prevention and Treatment of Sexually Transmitted Disease*）　预防、控制性病的传播流行，保护人体健康的部门规章。2012年11月23日卫生部令第89号发布，自2013年1月1日起施行。《性病防治管理办法》所称性病包括《中华人民共和国传染病防治法》规定的乙类传染病中的梅毒和淋病；生殖道沙眼衣原体感染、尖锐湿疣、生殖器疱疹；卫生部根据疾病危害程度、流行情况等因素，确定需要管理的其他性病。

立法沿革　性病是以性接触

为主要传播途径的疾病。新中国成立后，政府通过一系列措施，断绝性病传染，建立防治机构，培养专业干部，积极治疗，大力宣传教育，使全国主要性病的流行基本得到控制。1977年中国出现新的性传播疾病病例。为及时掌握性病的流行动态，了解性病传染来源，调查各方面的影响因素，为制订防治措施提供依据，有效地控制性病的流行，1986年9月15日卫生部下发了《性病监测工作试行方案》。为了预防、控制和消除性病的发生和蔓延，保护人体健康，全国人大常委会先后制定了《关于禁毒的决定》《关于严禁卖淫嫖娼的决定》。1991年8月卫生部发布了《性病防治管理办法》。2010年卫生部印发了《中国预防与控制梅毒规划（2010～2020年）》。2012年11月23日卫生部发布了修订后的《性病防治管理办法》。

性病防治方针和原则 性病防治坚持预防为主、防治结合的方针，遵循依法防治、科学管理、分级负责、专业指导、部门合作、社会参与的原则。性病防治工作与艾滋病防治工作相结合，将性病防治工作纳入各级艾滋病防治工作协调机制，整合防治资源，实行性病艾滋病综合防治。

地方卫生行政部门职责 县级以上地方卫生行政部门的职责：①负责本行政区域内性病防治工作，依照《性病防治管理办法》和国家性病防治规划，结合当地性病流行情况和防治需求，制定并组织实施本行政区域性病防治计划。②应当在同级人民政府的领导下，建立和完善性病防治管理和服务体系，将性病防治工作逐步纳入基本公共卫生服务内容，加强性病防治队伍建设，负责安排性病防治所需经费，组织开展性病防治工作。③应当鼓励和支持社会组织参与性病防治工作，开展宣传教育、行为干预、心理支持和社会关怀等活动，鼓励和支持医疗卫生、科研等相关机构开展性病防治工作研究和学术交流，参加性病防治公益活动。

性病患者权益保护 任何单位和个人不得歧视性病患者及其家属。性病患者就医、入学、就业、婚育等合法权益受法律保护。

性病防治机构和人员 卫生行政部门根据当地性病防治工作需求，指定承担性病防治任务的疾病预防控制机构，合理规划开展性病诊疗业务的医疗机构。

疾病预防控制机构 中国疾病预防控制中心在性病防治中的职责：①协助卫生部制定全国性病防治规划。②指导全国性病防治工作，开展性病监测、疫情分析及管理、培训督导、防治效果评估等工作。③组织制定和完善性病实验室检测等技术规范，开展性病实验室质量管理，定期开展性病诊断试剂临床应用质量评价。

省级、设区的市和县级疾病预防控制机构在性病防治中的职责：①组织有关机构和专家，协助同级卫生行政部门制定本行政区域性病防治计划，开展性病的监测、流行病学调查、疫情分析及管理、培训督导等工作。②组织并指导下级疾病预防控制机构和社会组织开展性病防治宣传教育、有易感染性病危险行为的人群干预工作。③组织开展本行政区域性病实验室质量管理。

医疗机构 医疗机构应当积极提供性病诊疗服务，方便患者就医。

开展性病诊疗业务的条件 医疗机构开展性病诊疗业务应当取得与性传播疾病诊疗相关的诊疗科目，确定相应科室，并应当具备以下条件：①具有相应的诊疗场所，包括诊室、治疗室和检验科等。②具备性病诊断治疗、消毒灭菌所必需的设备、设施及药品等。③具有依法取得执业资格，并经性病诊疗培训考核合格的人员。

开展性病诊疗业务医疗机构的职责 ①根据性病诊断标准和技术规范对性病患者或者疑似病人进行诊断治疗，并按照规定报告疫情。②开展性病防治知识宣传、健康教育、咨询和必要的干预。③协助卫生行政部门开展性病诊疗业务培训。④开展实验室检测质量控制。⑤协助疾病预防控制机构开展性病疫情漏报调查和流行病学调查等工作。

性病防治人员 医疗机构人员开展性病诊疗业务，应当依法取得执业资格，并应当定期接受性病防治知识和专业技术岗位培训。疾病预防控制机构的人员开展性病预防控制工作，应当定期接受性病防治知识和专业技术岗位培训。

预防和控制 疾病预防控制机构和开展性病诊疗业务的医疗机构应当根据当地性病流行特点，确定性病宣传和健康教育内容，对大众开展性病防治知识的宣传。各级疾病预防控制机构应当通过多种形式在有易感染性病危险行为的人群，即有婚外性行为、多性伴、同性性行为等行为人群集中的场所宣传性病防治知识，倡导安全性行为，鼓励有易感染性病危险行为的人群定期到具备性病诊疗资质的医疗机构进行性病检查。开展性病诊疗业务的医疗机构应当为性病就诊者提供性病和生殖健康教育、咨询检测，以及其他疾病的转诊服务。性病患者应当采取必要的防护措施，防止感染他人，不得以任何方式故意传播性病。

诊断和治疗　开展性病诊疗业务的医疗机构，应当实行首诊医师负责制，建立门诊日志，对就诊者逐例登记，对有可能感染性病或者具有性病可疑症状、体征的就诊者应当及时进行相关性病检查，不得以任何理由推诿。当性病患者存在严重危及健康和生命的伴随疾病，可以转诊至伴随疾病的专科诊治，并给予性病诊治支持。不具备开展性病诊疗条件的医疗机构或者科室，在诊治、体检、筛查活动中发现疑似或者确诊的性病患者时，应当及时转诊至具备性病诊疗条件的医疗机构或者科室处置。当患者存在严重危及健康和生命的伴随疾病，可以安排在伴随疾病的专科继续诊治，开展性病诊疗业务的医疗机构或者科室应当给予性病诊治支持。医疗机构及其医务人员对就诊者进行性病相关检查时，应当遵循知情同意的原则。

医疗机构　开展性病诊疗业务的医疗机构，应当按照安全、有效、经济、方便的原则提供性病治疗服务，优先使用基本药物；应当公示诊疗、检验及药品、医疗器械等服务价格，按照有关规定收费；进行性病临床检验，应当制定检验标准操作和质量控制程序，按照技术规范进行检验和结果报告，参加性病实验室间质量评价，加强实验室生物安全管理；应当采取措施预防性病的医源性感染，加强医务人员的职业安全防护。

医务人员　开展性病诊疗业务的医务人员，应当严格按照卫生部发布的性病诊断标准及相关规范的要求，采集完整病史，进行体格检查、临床检验和诊断治疗；应当规范书写病历，准确填报传染病报告卡报告疫情，对性病患者进行复查，提供健康教育与咨询等预防服务，并予以记录；应当告知性病患者及早通知与其有性关系者及时就医。

监测和报告　省级疾病预防控制机构根据全国性病监测方案和本地性病疫情，制定本行政区域的性病监测实施方案。

责任报告单位　开展性病诊疗业务的医疗机构是性病疫情责任报告单位。性病疫情责任报告单位，应当建立健全性病疫情登记和报告制度；应当结合流行病学史、临床表现和实验室检验结果等作出诊断，按照规定进行疫情报告，不得隐瞒、谎报、缓报疫情；不得泄露性病患者涉及个人隐私的有关信息、资料。

责任报告人　开展性病诊疗的医务人员是性病疫情责任报告人。性病疫情责任报告人发现应当报告的性病病例时，应当按照要求及时报告疫情。

监督管理　县级以上地方卫生行政部门负责对本行政区域内性病防治工作进行监督管理，定期开展性病防治工作绩效考核与督导检查。督导检查内容：①疾病预防控制机构性病防治工作职责落实情况。②开展性病诊疗业务的医疗机构工作职责落实情况。③不具备开展性病诊疗资质的医疗机构发现疑似性病患者的转诊情况。④疾病预防控制机构与开展性病诊疗业务的医疗机构性病防治培训情况。卫生行政部门工作人员依法进行监督检查时，应当出示证件；被检查单位应当予以配合，如实反映情况，提供必要的资料，不得拒绝、阻碍或者隐瞒。

法律责任　卫生行政部门、医疗卫生机构及其人员、性病患者未履行《性病防治管理办法》规定的法律义务所应承担的法律责任的规定。

卫生行政部门的法律责任　县级以上卫生行政部门违反《性病防治管理办法》规定，造成性病疫情传播扩散的，按照《传染病防治法》的有关规定进行处理；构成犯罪的，依法追究刑事责任。

医疗机构的法律责任　医疗机构违反《性病防治管理办法》规定，超出诊疗科目登记范围开展性病诊疗活动的，按照《医疗机构管理条例》及其实施细则的有关规定进行处理；未按照有关规定报告疫情或者隐瞒、谎报、缓报传染病疫情或者泄露性病患者涉及个人隐私的有关信息、资料，按照《传染病防治法》有关规定进行处理；提供性病诊疗服务时违反诊疗规范的，由县级以上卫生行政部门责令限期改正，给予警告，逾期不改的，可以根据情节轻重处以3万元以下罚款；违反有关规定发布涉及性病诊断治疗内容的医疗广告，由县级以上卫生行政部门按照国家有关法律法规的规定进行处理。

医务人员的法律责任　医师在性病诊疗活动中违反《性病防治管理办法》规定，有下列情形之一的，由县级以上卫生行政部门按照《执业医师法》第37条的有关规定进行处理：①违反性病诊疗规范，造成严重后果的。②泄露患者隐私，造成严重后果的。③未按照规定报告性病疫情，造成严重后果的。④违反《性病防治管理办法》其他规定，造成严重后果的。护士在性病诊疗活动中违反《性病防治管理办法》规定泄露患者隐私或者发现医嘱违反法律、法规、规章、诊疗技术规范未按照规定提出或者报告的，按照《护士条例》第31条的有关规定进行处理。

擅自开展性病诊疗活动的法律责任 未取得医疗机构执业许可证擅自开展性病诊疗活动的，按照《医疗机构管理条例》的有关规定进行处理。

性病患者的法律责任 性病患者违反规定，导致性病传播扩散，给他人人身、财产造成损害的，应当依法承担民事赔偿责任；构成犯罪的，依法追究刑事责任。

（达庆东）

Jiéhébìng Fángzhì Guǎnlǐ Bànfǎ

《结核病防治管理办法》

（*Rules for the Prevention and Treatment of Tuberculosis*） 做好结核病防治工作，有效预防、控制结核病的传播和流行，保障人体健康和公共卫生安全的部门规章。2013年2月20日卫生部令第92号发布，自2013年3月24日起施行。

立法沿革 结核病是严重危害人民群众健康的呼吸道传染病，被列为中国重大传染病之一。结核病在全球广泛流行，已成为重大的公共卫生问题和社会问题。中国是世界上22个结核病高负担国家之一，结核病患者数量居世界第二位。中国政府历来重视结核病防治工作，相继实施了3个全国结核病防治十年规划。从2001年开始，全面推行了现代结核病控制策略，各级人民政府积极履行职责，不断加大投入力度，使结核病疫情上升势头得到有效遏制。

为进一步做好全国结核病防治工作，有效遏制结核病的流行，保障人民群众身体健康，2011年11月17日国务院办公厅印发了《全国结核病防治规划（2011～2015年）》。为预防、控制结核病的传染和流行，保障人体健康，1991年9月12日卫生部发布了《结核病防治管理办法》。2013年2月20日卫生部发布了修订后的《结核病防治管理办法》。

结核病防治方针和机制 结核病防治坚持预防为主、防治结合的方针，建立政府组织领导、部门各负其责、全社会共同参与的结核病防治机制。加强宣传教育，实行以及时发现患者、规范治疗管理和关怀救助为重点的防治策略。

机构与职责 国务院卫生主管部门组织制定全国结核病防治规划、技术规范和标准；统筹医疗卫生资源，建设和管理全国结核病防治服务体系；对全国结核病防治工作进行监督检查及评价。

县级以上地方卫生行政部门职责 负责拟订本辖区内结核病防治规划并组织实施；组织协调辖区内结核病防治服务体系的建设和管理，指定结核病定点医疗机构；统筹规划辖区内结核病防治资源，对结核病防治服务体系给予必要的政策和经费支持；组织开展结核病防治工作的监督、检查和绩效评估。

疾病预防控制机构职责 ①协助卫生行政部门开展规划管理及评估工作。②收集、分析信息，监测肺结核疫情，及时准确报告、通报疫情及相关信息，开展流行病学调查、疫情处置等工作。③组织落实肺结核患者治疗期间的规范管理。④组织开展肺结核或者疑似肺结核患者及密切接触者的追踪工作。⑤组织开展结核病高发和重点行业人群的防治工作。⑥开展结核病实验室检测，对辖区内的结核病实验室进行质量控制。⑦组织开展结核病防治培训，提供防治技术指导。⑧组织开展结核病防治健康教育工作。⑨开展结核病防治应用性研究。

医疗机构的职责 结核病定点医疗机构、非结核病定点医疗机构和基层医疗卫生机构在结核病防治工作中的职责。

结核病定点医疗机构职责 ①负责肺结核患者诊断治疗，落实治疗期间的随访检查。②负责肺结核患者报告、登记和相关信息的录入工作。③对传染性肺结核患者的密切接触者进行检查。④对患者及其家属进行健康教育。

非结核病定点医疗机构职责 ①指定内设职能科室和人员负责结核病疫情的报告。②负责结核病患者和疑似患者的转诊工作。③开展结核病防治培训工作。④开展结核病防治健康教育工作。

基层医疗卫生机构职责 ①负责肺结核患者居家治疗期间的督导管理。②负责转诊、追踪肺结核或者疑似肺结核患者，以及有可疑症状的密切接触者。③对辖区内居民开展结核病防治知识宣传。

预防 ①各级各类医疗卫生机构应当开展结核病防治的宣传教育，对就诊的肺结核患者及家属进行健康教育，宣传结核病防治政策和知识。②根据国家免疫规划对适龄儿童开展卡介苗预防接种工作。③医疗卫生机构在组织开展健康体检和预防性健康检查时，应当做好肺结核筛查工作；制订结核病感染预防与控制计划，落实各项结核病感染防控措施，防止医源性感染和传播。④医务人员在工作中严格遵守个人防护的基本原则，接触传染性肺结核患者或者疑似肺结核患者时，应当采取必要的防护措施。⑤疾病预防控制机构、医疗机构、科研等单位的结核病实验室和实验活动，应当符合病原微生物生物安全管理各项规定。

肺结核患者发现、报告与登记　各级各类医疗机构应当对肺结核可疑症状者及时进行检查，对发现的确诊和疑似肺结核患者应当按照有关规定进行疫情报告，并将其转诊到患者居住地或者就诊医疗机构所在地的结核病定点医疗机构。结核病定点医疗机构应当对肺结核患者进行诊断，并且对其中的传染性肺结核患者的密切接触者进行结核病筛查；对肺结核患者进行管理登记。结核病疫情的报告、通报和公布，依照《传染病防治法》的有关规定执行。

肺结核患者治疗与管理　对发现的肺结核患者进行规范化治疗和督导管理。①结核病定点医疗机构应当为肺结核患者制定合理的治疗方案，提供规范化的治疗服务。②各级各类医疗机构对危、急、重症肺结核患者负有救治的责任，应当及时对患者进行医学处置，不得以任何理由推诿，不得因就诊的患者是结核病病人拒绝对其其他疾病进行治疗。③疾病预防控制机构应当及时掌握肺结核患者的相关信息，督促辖区内医疗卫生机构落实肺结核患者的治疗和管理工作。④基层医疗卫生机构应当对居家治疗的肺结核患者进行定期访视、督导服药等管理。⑤医疗卫生机构对流动人口肺结核患者实行属地化管理，提供与当地居民同等的服务。

监督管理　县级以上地方卫生行政部门对结核病防治工作行使监管职责：①对结核病的预防、患者发现、治疗管理、疫情报告及监测等管理措施落实情况进行监管。②对违反《结核病防治管理办法》的行为责令被检查单位或者个人限期进行改进，依法查处。③负责预防与控制结核病的其他监管事项。卫生行政部门依法实施监管职责时，根据结核病防治工作的需要，可向有关单位和个人了解情况，索取必要的资料，对有关场所进行检查。在执行公务中应当保护患者的隐私，不得泄露患者个人信息及相关资料等。被检查单位和个人应当予以配合，如实提供有关情况，不得拒绝、阻挠。

法律责任　地方卫生行政部门、疾病预防控制机构和医疗机构未履行《结核病防治管理办法》规定的法律义务所应承担的法律责任的规定。

县级以上地方卫生行政部门的法律责任　县级以上地方卫生行政部门有下列情形之一的，由上级卫生行政部门责令改正，通报批评；造成肺结核传播、流行或者其他严重后果的，对负有责任的主管人员和其他直接责任人员，依法给予行政处分；构成犯罪的，依法追究刑事责任：①未履行肺结核疫情报告职责，或者瞒报、谎报、缓报肺结核疫情的。②未及时采取预防、控制措施导致发生或者可能发生肺结核传播的。③未履行监管职责，或者发现违法行为不及时查处的。

疾病预防控制机构的法律责任　疾病预防控制机构违反规定，有下列情形之一的，由县级以上卫生行政部门责令限期改正，通报批评，给予警告；对负有责任的主管人员和其他直接责任人员，依法给予处分；构成犯罪的，依法追究刑事责任：①未依法履行肺结核疫情监测、报告职责，或者隐瞒、谎报、缓报肺结核疫情的。②发现肺结核疫情时，未依据职责及时采取措施的。③故意泄露涉及肺结核患者、疑似肺结核患者、密切接触者个人隐私的有关信息、资料的。④未履行对辖区实验室质量控制、培训等防治职责的。

医疗机构的法律责任　医疗机构违反规定，有下列情形之一的，由县级以上卫生行政部门责令改正，通报批评，给予警告；造成肺结核传播、流行或者其他严重后果的，对负有责任的主管人员和其他直接责任人员，依法给予处分；构成犯罪的，依法追究刑事责任：①未按照规定报告肺结核疫情，或者隐瞒、谎报、缓报肺结核疫情的。②非结核病定点医疗机构发现确诊或者疑似肺结核患者，未按照规定进行转诊的。③结核病定点医疗机构未按照规定对肺结核患者或者疑似肺结核患者诊断治疗的，或者拒绝接诊的。④未按照有关规定严格执行隔离消毒制度，对结核菌污染的痰液、污物和污水未进行卫生处理的。⑤故意泄露涉及肺结核患者、疑似肺结核患者、密切接触者个人隐私的有关信息和资料的。

基层医疗卫生机构违反规定，有下列情形之一的，由县级卫生行政部门责令改正，给予警告：①未履行对辖区内肺结核患者居家治疗期间的督导管理职责的。②未按照规定转诊、追踪肺结核患者或者疑似肺结核患者及有可疑症状的密切接触者。

其他单位和个人的法律责任　其他单位和个人违反规定，导致肺结核传播或者流行，给他人

人身、财产造成损害的，应当依法承担民事责任；构成犯罪的，依法追究刑事责任。

（达庆东）

Yùfángxìng Jiànkāng Jiǎnchá Guǎnlǐ Bànfǎ

《预防性健康检查管理办法》

（*Administrative Rules for Preventive Health Examination*） 加强卫生监督管理，保证预防性健康检查质量的部门规章。1995年6月2日卫生部令第41号发布，自公布之日起实施。预防性健康检查是对食品、饮用水生产经营人员、直接从事化妆品生产的人员、公共场所直接为顾客服务的人员、有害作业人员、放射工作人员，以及在校学生等按国家有关卫生法律、法规规定所进行的从业前、从业和就学期间的健康检查。

预防性健康检查管理 省级政府卫生行政部门统一管理，各级卫生行政部门主管本辖区的预防性健康检查工作。

预防性健康检查单位 承担预防性健康检查工作的医疗卫生机构。医疗卫生机构必须经政府卫生行政部门审查批准后，方可在指定范围内开展预防性健康检查工作。

健康检查单位条件 应设置候诊室、化验室、档案室及卫生间等，并配备相应仪器设备；要有健全的临床检查、实验室检验、X线检查和档案管理等常规工作程序；严格执行消毒、隔离制度和各项医护技术操作规范。

健康检查单位人员 应根据健康检查对象和内容确定相应的专业人员参加预防性健康检查工作。主检人员应由主治（管）医（技）师以上或相应职称的专业人员担任。

健康检查单位执业 健康检查单位不得随意增减健康检查项目和频次。必须接受上级专业机构的业务指导和卫生监督机构质量控制、技术考核等全面监督管理。每年定期向卫生监督机构报告预防性健康检查工作情况，按规定做好疫情、职业病报告和统计工作。预防性健康检查工作人员必须遵纪守法、恪守医德、秉公办事、廉洁自律。

预防性健康检查工作程序 各级卫生监督机构应制定预防性健康检查工作计划。受检单位应按规定向卫生监督机构提交受检人员名单，并由受检单位负责建立个人健康档案。承担健康检查的单位根据卫生监督机构确定的受检人员名单，按规定的应检项目安排健康检查。健康检查单位应将受检人员的检查、检验等原始记录及健康检查结果报送卫生监督机构。卫生监督机构根据健康检查结果，对预防性健康检查合格者签发健康合格证明。对不合格者提出处理意见并监督执行。

预防性健康检查内容 ①对从事食品、饮用水生产经营人员、化妆品生产人员、公共场所直接为顾客服务人员，主要检查病毒性肝炎、痢疾、伤寒、活动性肺结核和皮肤病等疾病。②对有害作业人员和放射工作人员主要检查职业禁忌证、职业病及与职业有关的疾病。③对在校学生主要检查生长发育、健康状况及常见病、传染病和地方病。④有关卫生法律、法规对预防性健康检查内容另有规定的按有关法律、法规规定进行。⑤根据实际情况，确需增减的预防性健康检查的具体项目，须报请省、自治区、直辖市政府卫生行政部门批准后，方可进行。根据2010年2月12日卫生部《关于修改〈公共场所卫生管理条例实施细则〉等规范性文件部分内容的通知》，为进一步规范就业体检项目，维护乙肝表面抗原携带者就业权利，将《预防性健康检查管理办法》中“病毒性肝炎”，修改为“甲型病毒性肝炎、戊型病毒性肝炎”。

处罚 对未经政府卫生行政部门审查批准，擅自开展《预防性健康检查管理办法》规定范围的预防性健康检查的单位，由政府卫生行政部门责令其停止体检活动，没收非法所得。对玩忽职守、滥用职权、徇私舞弊、弄虚作假的工作人员，由主管部门给予行政处分。造成严重后果构成犯罪者，由司法机关依法追究刑事责任。

（达庆东）

Xiāodú Guǎnlǐ Bànfǎ

《消毒管理办法》

（*Administrative Rules for Sterilization Management*） 加强消毒管理，预防和控制感染性疾病的传播，保障人体健康的部门规章。1992年8月31日卫生部令第22号发布；2002年3月28日卫生部令第27号发布修订后的《消毒管理办法》；2016年1月19日国家卫生和计划生育委员会令第8号发布《国家卫生计生委关于修改〈外国医师来华短期行医暂行管理办法〉等8件部门规章的决定》，对《消毒管理办法》进行修改，并自公布之日起施行。

适用范围 医疗卫生机构、消毒服务机构，以及从事消毒产品生产、经营活动的单位和个人，也适用其他需要消毒的场所和物品的管理。医疗卫生机构包括医疗保健、疾病控制、采供血机构及与上述机构业务活动相同的单位。消毒服务机构包括为社会提供可能被污染的物品及场所、卫生用品和一次性使用医疗用品等进行消毒与灭菌服务的单位。消毒产品包括消毒剂、消毒器械（含生物指示物、化学指示物和灭菌物品包装物）、卫生用品和一次性使用医疗用品。

消毒的卫生要求 医疗卫生机构、托幼机构、实验室和其他有关单位消毒卫生和管理的具体规定。

医疗卫生机构 应当建立消毒管理组织，制定消毒管理制度，执行国家有关规范、标准和规定，定期开展消毒与灭菌效果检测工作。医疗卫生机构工作人员应当接受消毒技术培训、掌握消毒知识，并按规定严格执行消毒隔离制度。医疗卫生机构使用的进入人体组织或无菌器官的医疗用品必须达到灭菌要求。各种注射、穿刺、采血器具应当一人一用一灭菌。凡接触皮肤、黏膜的器械和用品必须达到消毒要求。医疗卫生机构使用的一次性使用医疗用品用后应当及时进行无害化处理。医疗卫生机构的环境、物品应当符合国家有关规范、标准和规定。

托幼机构 应当健全和执行消毒管理制度，对室内空气、餐（饮）具、毛巾、玩具和其他幼儿活动的场所及接触的物品定期进行消毒。

实验室 从事致病微生物实验的单位，应执行有关管理制度、操作规程，对实验器材、污染物品等按规定进行消毒，防止实验室感染和致病微生物的扩散。

其他单位 加工、出售、运输被传染病病原体污染或者来自疫区可能被传染病病原体污染的皮毛，应当进行消毒处理。出租衣物及洗涤衣物的单位和个人，应当对相关物品及场所进行消毒。殡仪馆、火葬场内与遗体接触的物品及运送遗体的车辆应当及时消毒。招用流动人员200人以上的用工单位，应当对流动人员集中生活起居的场所及使用的物品定期进行消毒。

消毒产品的生产经营 消毒产品应当符合国家有关规范、标准和规定。

消毒产品的生产 消毒剂、消毒器械和卫生用品生产企业取得工商行政管理部门颁发的营业执照后，还应当取得所在地省级卫生计生行政部门发放的卫生许可证，方可从事消毒产品的生产。消毒产品生产企业卫生许可证的生产项目分为消毒剂类、消毒器械类、卫生用品类。消毒产品的生产应当符合国家有关规范、标准和规定，对生产的消毒产品应当进行检验，不合格者不得出厂。

消毒产品的经营 经营者采购消毒产品时，应当索取生产企业卫生许可证复印件、产品备案凭证或者卫生许可批件复印件等有效证件。

新消毒产品的生产、进口 生产、进口利用新材料、新工艺技术和新杀菌原理生产消毒剂和消毒器械（简称新消毒产品），应当按照《消毒管理办法》规定取得国家卫生计生委颁发的卫生许可批件。

禁止生产经营的消毒产品 ①无生产企业卫生许可证或新消毒产品卫生许可批件的。②产品卫生安全评价不合格或产品卫生质量不符合要求的。

消毒服务机构 消毒服务机构应当符合以下要求：①具备符合国家有关规范、标准和规定的消毒与灭菌设备。②其消毒与灭菌工艺流程和工作环境必须符合卫生要求。③具有能对消毒与灭菌效果进行检测的人员和条件，建立自检制度。④用环氧乙烷和电离辐射的方法进行消毒与灭菌的，其安全与环境保护等方面的要求按国家有关规定执行。⑤从事用环氧乙烷和电离辐射进行消毒服务的人员必须经过省级卫生计生行政部门的专业技术培训，以其他消毒方法进行消毒服务的人员必须经过设区的市（地）级以上卫生计生行政部门组织的专业技术培训。消毒服务机构不得购置和使用不符合《消毒管理办法》规定的消毒产品。

监督管理 国家卫生计生行政部门主管全国消毒监督管理工作。县级以上卫生计生行政部门对消毒工作行使下列监督管理职权：①对有关机构、场所和物品的消毒工作进行监督检查。②对消毒产品生产企业执行《消毒产品生产企业卫生规范》情况进行监督检查。③对消毒产品的卫生质量进行监督检查。④对消毒服务机构的消毒服务质量进行监督检查。⑤对违反《消毒产品管理办法》的行为采取行政控制措施。⑥对违反《消毒管理办法》的行为给予行政处罚。

罚则 医疗卫生机构、消毒产品生产经营单位、消毒服务机构等违反《消毒管理办法》的相关规定，由县级以上地方卫生计生行政部门责令限期改正，可处以罚款。

（达庆东）

Chuánrǎnxìng Fēidiǎnxíng Fèiyán Fángzhì Guǎnlǐ Bànfǎ

《传染性非典型肺炎防治管理办法》（*Rules for the Prophylaxis and Treatment of Contagious Atypical Pneumonia*） 预防和控制传染性非典型肺炎的发

生与流行，保障公众的身体健康和生命安全的部门规章。2003 年 5 月 12 日卫生部令第 35 号发布，自发布之日起施行。传染性非典型肺炎，即严重急性呼吸综合征（severe acute respiratory syndrome，SARS）。《中华人民共和国传染病防治法》规定传染性非典型肺炎为乙类法定管理传染病，并采取传染病防治法所称甲类传染病的预防、控制措施。

防治工作原则 传染性非典型肺炎防治工作坚持预防为主，防治结合，分级负责，依靠科学，依法管理的原则。

监管体制 国家卫生行政部门对全国传染性非典型肺炎的疾病防治工作实施统一的监督管理。县级以上地方卫生行政部门对本行政区域传染性非典型肺炎的疾病防治工作实施监督管理。各级疾病预防控制机构按照专业分工，承担责任范围内的传染性非典型肺炎监测管理工作；各级各类医疗机构承担责任范围内的传染性非典型肺炎的防治管理任务。

疫情报告、通报和公布 任何单位和个人发现传染性非典型肺炎病人或者疑似传染性非典型肺炎病人时，都应当及时向当地疾病预防控制机构报告。医疗机构及其医务人员、疾病预防控制机构的工作人员发现病人或者疑似病人，必须立即向当地疾病预防控制机构报告。疾病预防控制机构发现疫情或者接到疫情报告，应当立即报告上级疾病预防控制机构和当地卫生行政部门。卫生行政部门接到报告后应当立即报告本级人民政府，同时报告上级卫生行政部门和国务院卫生行政部门。任何单位和个人对传染性非典型肺炎疫情，不得隐瞒、缓报、谎报或者授意他人隐瞒、缓报、谎报。国务院卫生行政部门根据传染性非典型肺炎疫情情况，及时向国务院有关部门和各省、自治区、直辖市卫生行政部门及军队卫生主管部门通报。传染性非典型肺炎疫情发生地的省、自治区、直辖市卫生行政部门，应当及时向毗邻省、自治区、直辖市卫生行政部门通报。接到通报的省、自治区、直辖市卫生行政部门，必要时，应当及时通知本行政区域内的医疗卫生机构，做好预防控制工作。国务院卫生行政部门及时、如实向社会公布疫情；省、自治区、直辖市卫生行政部门及时、如实公布本行政区域的疫情。

预防与控制 ①疾病预防控制机构、医疗机构、从事传染性非典型肺炎科学研究机构，必须严格执行有关管理制度、操作规程，防止医源性感染、医院内感染、实验室感染和致病性微生物的扩散。②有关单位和个人必须按照疾病预防控制机构的要求，对被传染性非典型肺炎病原体污染的污水、污物、粪便进行严密消毒后处理。③医疗机构、疾病预防控制机构发现传染性非典型肺炎病人或者疑似病人时，应当及时采取控制措施。④疾病预防控制机构发现传染性非典型肺炎疫情或者接到疫情报告时，应当立即采取控制措施。⑤病人或者疑似病人及密切接触者及其他有关单位和人员，应当配合疾病预防控制机构和医疗机构采取预防控制措施。拒绝配合的，请公安机关按照有关规定予以协助。⑥传染性非典型肺炎病人死亡后，尸体处理按照传染病防治法有关规定和卫生部、民政部《关于做好传染性非典型肺炎患者遗体处理和丧葬活动的紧急通知》的规定，立即消毒、就地火化。医疗机构、疾病预防控制机构必要时可以对尸体进行解剖查验。

医疗救治 县级以上地方卫生行政部门应当指定专门的医疗机构负责收治病人或者疑似病人；指定专门机构和车辆负责转运工作，并建立安全的转诊制度。收治病人或者疑似病人的医疗机构应当符合卫生行政部门规定的隔离、消毒条件，配备必要的救治设备；对病人和疑似病人应当分开隔离治疗；采取有效措施，避免交叉感染。县级以上地方卫生行政部门应当指定医疗机构设立发热门诊和隔离观察室，负责收治可疑发热病人，实行首诊负责制。发现病人或者疑似病人时，应当采取应急控制措施，并及时报告当地疾病预防控制机构。各级各类医疗机构应当设立预防保健组织或者人员，承担本单位和责任地段的传染病预防、控制和疫情管理工作。医疗机构应当执行国务院卫生行政部门关于医院感染管理规范、医院消毒卫生标准等有关规定，采取严格的防护措施，使用有效防护用品，防止医务人员感染。

监督管理 国务院卫生行政部门对全国传染性非典型肺炎防治工作进行督察、指导。省、自治区、直辖市卫生行政部门对本行政区域的传染性非典型肺炎防治工作进行督察、指导。各级卫生监督机构在卫生行政部门的领导下，对下列事项进行监督检查：①医疗机构和疾病预防控制机构的疫情报告。②医疗机构、留验站（所）的隔离、消毒、防护和医疗废弃物处理。③公共场所的消毒。④密切接触者的医学观察、疫点的环境消毒。⑤生产、经营和使用单位的消毒产品、防护用品的质量。⑥依法开展其他监督检查工作。

罚则　①县级以上地方卫生行政部门违反《传染性非典型肺炎防治管理办法》相关规定的，由上级卫生行政部门责令改正，通报批评，给予警告，对其主要负责人由有关部门依法给予降级或者撤职的行政处分；造成传染性非典型肺炎传播、流行或者对社会公众健康造成其他严重危害后果的，依法给予开除的行政处分；构成犯罪的，依法追究刑事责任。②疾病预防控制机构和医疗机构及其人员违反《传染性非典型肺炎防治管理办法》相关规定的，由县级以上卫生行政部门责令改正，通报批评，给予警告；情节严重的，依法吊销医疗机构执业许可证，并由有关部门对主要负责人给予降级或者撤职的行政处分；对有关医疗卫生人员，由其所在单位或者上级机关给予纪律处分，并由县级以上卫生行政部门依法吊销执业证书；造成传染性非典型肺炎传播、流行或者对社会公众健康造成其他严重危害后果，构成犯罪的，依法追究刑事责任。

（达庆东）

yīliáo wèishēng jīgòu yīliáo fèiwù guǎnlǐ fǎlǜ guīdìng

医疗卫生机构医疗废物管理法律规定（legal provisions for medical wastes management of medical and health institutions）

规范医疗卫生机构对医疗废物的管理，有效预防和控制医疗废物对人体健康和环境产生危害的法律条文。

医疗卫生机构职责　各级各类医疗卫生机构应当按照《医疗废物管理条例》和《医疗卫生机构医疗废物管理办法》的规定对医疗废物进行管理。医疗卫生机构应当建立、健全医疗废物管理责任制，其法定代表人或者主要负责人为第一责任人，切实履行职责，并且确保医疗废物的安全管理。

应急方案　医疗卫生机构应当依据国家有关法律、行政法规、部门规章和规范性文件的规定，制定并落实医疗废物管理的规章制度、工作流程和要求、有关人员的工作职责及发生医疗卫生机构内医疗废物流失、泄漏、扩散和意外事故的应急方案。内容包括：①医疗卫生机构内医疗废物各产生地点对医疗废物分类收集方法和工作要求。②医疗卫生机构内医疗废物的产生地点、暂时贮存地点的工作制度及从产生地点运送至暂时贮存地点的工作要求。③医疗废物在医疗卫生机构内部运送及将医疗废物交由医疗废物处置单位的有关交接、登记的规定。④医疗废物管理过程中的特殊操作程序及发生医疗废物流失、泄漏、扩散和意外事故的紧急处理措施。⑤医疗废物分类收集、运送、暂时贮存过程中有关工作人员的职业卫生安全防护。

监控部门　医疗卫生机构应当设置负责医疗废物管理的监控部门或者专（兼）职人员，履行以下职责：①负责指导、检查医疗废物分类收集、运送、暂时贮存及机构内处置过程中各项工作的落实情况。②负责指导、检查医疗废物分类收集、运送、暂时贮存及机构内处置过程中的职业卫生安全防护工作。③负责组织医疗废物流失、泄漏、扩散和意外事故发生时的紧急处理工作。④负责组织有关医疗废物管理的培训工作。⑤负责有关医疗废物登记和档案资料的管理。⑥负责及时分析和处理医疗废物管理中的其他问题。

报告　医疗卫生机构发生医疗废物流失、泄漏、扩散时，应当在48小时内向所在地的县级人民政府卫生行政主管部门、环境保护行政主管部门报告，调查处理工作结束后，医疗卫生机构应当将调查处理结果向所在地的县级人民政府卫生行政主管部门、环境保护行政主管部门报告。

医疗废物管理制度　医疗废物分类收集、运送与暂时贮存的制度。

分类收集医疗废物　医疗卫生机构应当根据《医疗废物分类目录》，对医疗废物实施分类管理。医疗卫生机构应当按照以下要求，及时分类收集医疗废物：①根据医疗废物的类别，将医疗废物分置于符合《医疗废物专用包装物、容器的标准和警示标识的规定》的包装物或者容器内。②在盛装医疗废物前，应当对医疗废物包装物或者容器进行认真检查，确保无破损、渗漏和其他缺陷。③感染性废物、病理性废物、损伤性废物、药物性废物及化学性废物不能混合收集。少量的药物性废物可以混入感染性废物，但应当在标签上注明。④废弃的麻醉、精神、放射性、毒性等药品及其相关的废物 的管理，依照有关法律、行政法规和国家有关规定、标准执行。⑤化学性废物中批量的废化学试剂、废消毒剂应当交由专门机构处置。⑥批量的含有汞的体温计、血压计等医疗器具报废时，应当交由专门机构处置。⑦医疗废物中病原体的培养基、标本和菌种、毒种保存液等高危险废物，应当首先在产生地点进行压力蒸汽灭菌

或者化学消毒处理，然后按感染性废物收集处理。⑧隔离的传染病病人或者疑似传染病病人产生的具有传染性 的排泄物，应当按照国家规定严格消毒，达到国家规定的排放标准后方可排入污水处理系统。⑨隔离的传染病病人或者疑似传染病病人产生的医疗废物应当使用双层包装物，并及时密封。⑩放入包装物或者容器内的感染性废物、病理性废物、损伤性废物不得取出。

医疗废物运送　运送人员每天从医疗废物产生地点将分类包装的医疗废物按照规定的时间和路线运送至内部指定的暂时贮存地点。运送人员在运送医疗废物前，应当检查包装物或者容器的标识、标签及封口是否符合要求，不得将不符合要求的医疗废物运送至暂时贮存地点。盛装医疗废物的每个包装物、容器外表面应当有警示标识，在每个包装物、容器上应当系中文标签，中文标签的内容应当包括：医疗废物产生单位、产生日期、类别及需要的特别说明等。

暂时贮存　医疗卫生机构应当建立医疗废物暂时贮存设施、设备，不得露天存放医疗废物；医疗废物暂时贮存的时间不得超过2天。医疗废物暂时贮存设施、设备应当达到以下要求：①远离医疗区、食品加工区、人员活动区和生活垃圾存放场所，方便医疗废物运送人员及运送工具、车辆的出入。②有严密的封闭措施，设专（兼）职人员管理，防止非工作人员接触医疗废物。③有防鼠、防蚊蝇、防蟑螂的安全措施。④防止渗漏和雨水冲刷。⑤易于清洁和消毒。⑥避免阳光直射。⑦设有明显的医疗废物警示标识和“禁止吸烟、饮食”的警示标识。暂时贮存病理性废物，应当具备低温贮存或者防腐条件。

职业安全防护　医疗卫生机构应当根据接触医疗废物种类及风险大小的不同，采取适宜、有效的职业卫生防护措施，为机构内从事医疗废物分类收集、运送、暂时贮存和处置等工作的人员和管理人员配备必要的防护用品，定期进行健康检查，必要时，对有关人员进行免疫接种，防止其受到健康损害。

监督管理　国务院卫生行政部门对全国医疗卫生机构的医疗废物管理工作实施监督。县级以上地方人民政府卫生行政部门对本行政区域医疗卫生机构的医疗废物管理工作实施监督，依照《医疗废物管理条例》和《医疗卫生机构医疗废物管理办法》的规定，对所辖区域的医疗卫生机构进行定期监督检查和不定期抽查。主要内容：①医疗废物管理的规章制度及落实情况。②医疗废物分类收集、运送、暂时贮存及机构内处置的工作状况。③有关医疗废物管理的登记资料和记录。④医疗废物管理工作中，相关人员的安全防护工作。⑤发生医疗废物流失、泄漏、扩散和意外事故的上报及调查处理情况。⑥进行现场卫生学监测。

罚则　医疗卫生机构违反《医疗废物管理条例》及《医疗卫生机构医疗废物管理办法》规定的，由县级以上地方人民政府卫生行政主管部门视具体情节责令限期改正、给予警告；罚款；由原发证部门暂扣或者吊销医疗卫生机构执业许可证件；构成犯罪的，依法追究刑事责任；导致传染病传播，给他人造成损害的，依法承担民事赔偿责任。

（达庆东）

Chuánrǎnbìng Bìngrén Huò Yísì Chuánrǎnbìng Bìngrén Shītǐ Jiěpōu Cháyàn Guīdìng

《传染病病人或疑似传染病病人尸体解剖查验规定》（*Provisions on Autopsy of Cadavers of Patients with Infectious Diseases or with Suspected Infectious Diseases*）　及时查明传染病病因，提高传染病诊疗水平，有效控制传染病流行，防止疫情扩散的部门规章。2005年4月30日卫生部令第43号发布，自2005年9月1日起施行。

适用范围　病因不明的传染病病人或者疑似传染病病人尸体的解剖查验工作。

查验机构　具有传染病病人尸体解剖查验资质的机构。

设立　传染病病人或者疑似传染病病人尸体解剖查验工作应当在卫生行政部门指定的查验机构内进行。设区的市级以上卫生行政部门应当根据本辖区传染病防治工作实际需要，指定具有独立病理解剖能力的医疗机构或者具有病理教研室或者法医教研室的普通高等学校作为查验机构。从事甲类传染病和采取甲类传染病预防、控制措施的其他传染病病人或者疑似传染病病人尸体解剖查验的机构，由省级以上卫生行政部门指定。

条件　①有独立的解剖室及相应的辅助用房，人流、物流、空气流合理，采光良好，其中解剖室面积不少于15平方米。②具有尸检台、切片机、脱水机、吸引器、显微镜、照相设备、计量设备、消毒隔离设备、个人防护设备、病理组织取材工作台、储存和运送标本的必要设备、尸体保存设施，以及符合环保要求的污水、污物处理设施。③至少有

2名具有副高级以上病理专业技术职务任职资格的医师，其中有1名具有正高级病理专业技术职务任职资格的医师作为主检人员。④具有健全的规章制度和规范的技术操作规程，并定期对工作人员进行培训和考核。⑤具有尸体解剖查验和职业暴露的应急预案。从事甲类传染病和采取甲类传染病预防、控制措施的其他传染病或者疑似传染病病人尸体解剖查验机构的解剖室应当同时具备对外排空气进行过滤消毒的条件。

解剖查验原则 解剖查验应当遵循就近原则，按照当地卫生行政部门规定使用专用车辆运送至查验机构。

告知 医疗机构为了查找传染病病因，对在医疗机构死亡的传染病人或疑似传染病病人，经所在地设区的市级卫生行政部门批准，进行尸体解剖查验，并告知死者家属，做好记录。疾病预防控制机构接到有关部门通知，对在医疗机构外死亡、具有传染病特征的病人尸体应当采取消毒隔离措施；需要查找传染病病因的，经所在地设区的市级卫生行政部门批准，进行尸体解剖查验，并告知死者家属，做好记录。

技术操作规范 解剖查验工作应当严格遵守有关技术操作规范和常规，并符合传染病预防控制的规定。查验机构应当在所在地疾病预防控制机构的指导下或者按其提出的卫生要求对尸体、解剖现场，以及周围环境进行严格消毒处理。解剖查验后的尸体经卫生处理后，按照规定火化或者深埋。

处罚 有关单位和个人违反本规定，有下列情形之一的，由卫生行政部门依据《中华人民共和国传染病防治法》《中华人民共和国执业医师法》《医疗机构管理条例》等有关法律法规进行相应处理，并对负有责任的主管人员和其他直接责任人员给予行政处分；造成严重后果构成犯罪的，依法追究刑事责任：①医疗机构未经批准，擅自对病因不明并具有传染病特征的病人尸体进行解剖查验的。②查验机构及其工作人员在解剖查验过程中，未按规定采取有效的消毒、防护、隔离等措施的。③查验机构及其工作人员出具虚假查验报告的。④查验机构未按规定履行查验职责的。⑤法律、行政法规规定的其他违法情形。

（达庆东）

Chuánrǎnbìng Xìnxī Bàogào Guǎnlǐ Guīfàn

《传染病信息报告管理规范》

(*Norms for the Administration of Information Reporting on Infectious Diseases*) 加强传染病信息报告管理，提高报告质量，为预防控制传染病的暴发、流行提供及时、准确的信息的规范性文件。2006年5月19日卫生部发布。2015年10月29日卫生计生委进行了更新，又发布了2015版。

组织机构职责 遵循分级负责、属地管理的原则，卫生行政部门、疾病预防控制机构、医疗机构、采供血机构在传染病信息报告管理工作中，应当履行《传染病信息报告管理规范》规定的职责。

传染病信息报告制度 传染病信息报告人、报告病种、程序、方式和时限的规定。

责任报告单位及报告人 各级各类医疗机构、疾病预防控制机构、采供血机构均为责任报告单位；其执行职务的人员和乡村医生、个体开业医生均为责任疫情报告人。

报告病种 法定传染病；省级人民政府决定按照乙类、丙类管理的其他地方性传染病和其他暴发、流行或原因不明的传染病；不明原因肺炎病例和不明原因死亡病例等重点监测疾病。

填报传染病报告卡 《传染病报告卡》统一格式，用A4纸印刷，使用钢笔或圆珠笔填写，内容完整、准确，字迹清楚，填报人签名。传染病报告病例分为疑似病例、临床诊断病例、实验室确诊病例、病原携带者和阳性检测结果五类。

报告程序与方式 传染病报告实行属地化管理。传染病报告卡由首诊医生或其他执行职务的人员负责填写。现场调查时发现的传染病病例，由属地疾病预防控制机构的现场调查人员填写报告卡；采供血机构发现人类免疫缺陷病毒（HIV）两次初筛阳性检测结果也应填写报告卡。传染病疫情信息实行网络直报，没有条件实行网络直报的医疗机构，在规定的时限内将传染病报告卡报告属地县级疾病预防控制机构。

报告时限 责任报告单位和责任疫情报告人发现甲类传染病和乙类传染病中的肺炭疽、传染性非典型肺炎、脊髓灰质炎、人感染高致病性禽流感的病人或疑似病人时，或发现其他传染病和不明原因疾病暴发时，应于2小时内将传染病报告卡通过网络报告；未实行网络直报的责任报告单位应于2小时内以最快的通讯方式（电话、传真）向当地县级疾病预防控制机构报告，并于2小时内寄送出传染病报告卡。对其他乙、丙类传染病病人、疑似病人和规定报告的传染病病原携带者在诊断后，实行网络直报的责任报告单位应于24小时内进行网络报告；未实行网络直报的责任报告单位应于24小时内寄送出传染病报告卡。县级疾病预防控制机构收到无网络直报条件责任报告单位报送的传染病报告卡后，应于2小时内通过网络直报。

报告数据管理制度 数据审核、订正、补报、查重的制度。

审核 传染病报告卡录入人员对收到的传染病报告卡须进行错项、漏项、逻辑错误等检查，对有疑问的报告卡必须及时向填卡人核实。

订正 在同一医疗卫生机构发生报告病例诊断变更、已报告病例死亡或填卡错误时，应由该医疗卫生机构及时进行订正报告，并重新填写传染病报告卡，卡片类别选择订正项，并注明原报告病名。对报告的疑似病例，应及时进行排除或确诊。转诊病例发生诊断变更、死亡时，由转诊医疗机构填写订正卡并向病人现住址所在地县级疾病预防控制机构报告。对于调查核实现住址查无此人的病例，应由核实单位更正为地址不详。实行专病报告管理的传染病，由相应的专病管理机构或部门对报告的病例进行追踪调查，发现传染病报告卡信息有误或排除病例时及时订正。由专病管理机构或部门订正过的病例需要再次订正的，应通知专病管理机构或部门再次进行订正。

补报 责任报告单位发现本年度内漏报的传染病病例，应及时补报。

查重 疾病预防控制机构及具备网络直报条件的医疗机构每日对报告信息进行查重，对重复报告信息进行删除。

传染病疫情分析与利用 各级疾病预防控制机构必须每日对通过网络报告的传染病疫情进行动态监控，省级以上疾病预防控制机构须按周、月、年进行动态分析报告。当有甲类或按甲类管理及其他重大传染病疫情报告时，随时作出专题分析和报告。

资料保存 各级各类医疗卫生机构的“传染病报告卡”及传染病报告记录保存3年。不具备网络直报条件的医疗机构，其传染病报告卡由收卡单位保存，原报告单位必须进行登记备案；传染病信息资料按照国家有关规定纳入档案管理。

信息系统安全管理 各级疾病预防控制机构制定相应的制度，加强对信息报告系统的账户安全管理；信息报告系统使用人员未经许可，不得转让或泄露信息报告系统操作账号和密码；建立健全传染病疫情信息查询、使用制度。

考核与评估 各级卫生行政部门定期组织对本辖区内的传染病信息报告工作进行督导检查，对发现的问题予以通报并责令限期改正；各级疾病预防控制机构制定传染病信息报告工作考核方案，并定期对辖区内医疗机构进行指导与考核；各级各类医疗机构应将传染病信息报告管理工作纳入工作考核范围，并定期进行自查。

（达庆东）

Yùfángyòng Shēngwù Zhìpǐn Shēngchǎn Gōngyìng Guǎnlǐ Bànfǎ

《预防用生物制品生产供应管理办法》

（*Administrative Rules for the Production and Supply of Prophylactic Biological Products*） 保障国家实行有计划的预防接种制度，保护人体健康的部门规章。1994年9月2日卫生部令第37号发布，自发布之日起施行。预防用生物制品包括《中华人民共和国传染病防治法》规定管理的甲类、乙类和丙类传染病的菌苗、疫苗、类毒素等人用生物制品。

监管体制 预防用生物制品实行计划生产、计划供应的管理体制。国务院卫生行政部门负责全国预防用生物制品的统一监督管理。县级以上卫生行政部门负责对所辖区域预防用生物制品的统一监督管理。中国生物制品总公司根据卫生部委托，协助管理全国预防用生物制品的生产供应。经卫生部指定或批准的部门主管机构负责对本系统预防用生物制品实施统一管理，并接受国务院卫生行政部门的监督。

预防用生物制品管理制度 预防用生物制品生产、订购、调剂和使用的制度。

预防用生物制品生产 全国预防用生物制品的年度生产计划由中国生物制品总公司编制，报卫生部审批后执行。各预防用生物制品生产单位应当按照下达的年度生产计划组织生产，不得任意减少或增加计划产量。

预防用生物制品订购 乙型肝炎、甲型肝炎、流行性出血热、流行性脑脊髓膜炎、乙型脑炎、狂犬病疫苗和儿童计划免疫制品（百白破、卡介苗、麻疹疫苗、脊髓灰质炎疫苗）及卫生部指定的其他预防用生物制品由各省、自治区、直辖市、计划单列市疾病预防控制机构和经卫生部指定或批准的部门统一拟定所辖区和系统的订购计划，向中国生物制品总公司签订合同计划并向当地政府卫生行政部门备案。其他预防用生物制品，各疾病预防控制机构可以直接与中国生物制品总公司及其所属单位和指定单位签订订购合同。

预防用生物制品调剂　省、自治区、直辖市、计划单列市所辖区域内各级疾病预防控制机构之间相互调剂预防用生物制品，需经当地县级以上政府卫生行政部门认可。跨省区域间相互调剂预防用生物制品，需经调剂各方所在地省级政府卫生行政部门共同认可，必要时可由中国生物制品总公司统一调配。

预防用生物制品使用　各级各类医疗保健、疾病预防控制机构对预防用生物制品在使用前或分发前必须核查制品的包装质量、生产单位、生产批准文号、生产批号、出厂日期、有效日期，进货渠道和制品的专用或防伪标志，并应书面登记以便备查。

知情　被接种人或被接种人家属有权了解实施接种工作的单位或个人实施免疫接种的预防用生物制品进货渠道，并可以拒绝接种《预防用生物制品生产供应管理办法》规定以外非正常渠道获得的预防用生物制品。

报告　各级各类医疗保健、疾病预防控制机构对使用制品过程中发现的质量或其他可疑问题，应及时向生物制品检定部门或当地政府卫生行政部门报告，接到报告的部门应当给予答复。

处罚　违反《预防用生物制品生产供应管理办法》有关规定的单位和个人，由县级以上政府卫生行政部门责令限期改正并可处以罚款，没收非法所得；对主管人员和直接责任者由所在单位或上级主管机关根据情节，可以给予行政处分；情节严重，构成犯罪的，依照国家有关法律追究刑事责任。

（达庆东）

Yùfáng Jiēzhòng Yìcháng Fǎnyìng Jiàndìng Bànfǎ

《预防接种异常反应鉴定办法》（*Rules for the Eveluation of Vaccination Paradoxical Reaction*）　规范预防接种异常反应鉴定工作的部门规章。2008 年 9 月 11 日卫生部令第 60 号发布，自 2008 年 12 月 1 日起施行。预防接种异常反应是合格的疫苗在实施规范接种过程中或者实施规范接种后造成受种者机体组织器官、功能损害，相关各方均无过错的药品不良反应。

适用范围　对预防接种异常反应调查诊断结论有争议申请预防接种异常反应鉴定的受种者或者监护人、接种单位、疫苗生产企业。因接种单位违反预防接种工作规范、免疫程序、疫苗使用指导原则、接种方案等原因给受种者造成损害，需要进行医疗事故技术鉴定的，按照《医疗事故技术鉴定办法》办理。对疫苗质量原因或者疫苗检验结果有争议的，按照《中华人民共和国药品管理法》的规定，向药品监督管理部门申请处理。

鉴定原则　遵循公开、公正的原则，坚持实事求是的科学态度，做到事实清楚、定性准确。

鉴定专家库　预防接种异常反应鉴定由设区的市级和省、自治区、直辖市医学会负责。省、自治区、直辖市医学会建立预防接种异常反应鉴定专家库，为省级、设区的市级医学会的预防接种异常反应鉴定提供专家。专家库由临床、流行病、医学检验、药学、法医等相关学科的专家组成，并依据相关学科设置专业组。

鉴定程序　预防接种异常反应鉴定步骤和方式的规定。

报告　各级各类医疗机构、疾病预防控制机构和接种单位及其执行职务的人员发现预防接种异常反应、疑似预防接种异常反应或者接到相关报告，应当及时向所在地的县级卫生行政部门、药品监督管理部门报告。

调查诊断　省级、设区的市级和县级疾病预防控制机构应当成立预防接种异常反应调查诊断专家组，负责预防接种异常反应调查诊断。调查诊断专家组由流行病学、临床医学、药学等专家组成。县级卫生行政部门、药品监督管理部门接到疑似预防接种异常反应的报告后，对需要进行调查诊断的，交由县级疾病预防控制机构组织专家进行调查诊断。有下列情形之一的，应当由设区的市级或者省级预防接种异常反应调查诊断专家组进行调查诊断：①受种者死亡、严重残疾的。②群体性疑似预防接种异常反应的。③对社会有重大影响的疑似预防接种异常反应。预防接种异常反应调查诊断专家组应当依据法律、行政法规、部门规章和技术规范，结合临床表现、医学检查结果和疫苗质量检验结果等，进行综合分析，作出调查诊断结论。死亡病例调查诊断需要尸检结果的，受种方拒绝或者不配合尸检，承担无法进行调查诊断的责任。调查诊断怀疑引起疑似预防接种异常反应的疫苗有质量问题的，药品监督管理部门负责组织对相关疫苗质量进行检验，出具检验结果报告。

申请　受种方、接种单位、疫苗生产企业对预防接种异常反应调查诊断结论有争议时，可以在收到预防接种异常反应调查诊断结论之日起 60 日内，向接种单位所在地设区的市级医学会申请进行预防接种异常反应鉴定，并提交预防接种异常反应鉴定所需的材料。对设区的市级医学会鉴定结论不服的，可以在收到预防接种异常反应鉴定书之日起15日内，向接种单位所在地的省、自治区、直辖市医学会申请再鉴定。

受理　医学会对有下列情形之一的，不予受理预防接种异常反应鉴定：①无预防接种异常反应调查诊断结论的。②已向人民法院提起诉讼的（人民法院、检察院委托的除外），或者已经人民法院调解达成协议或者判决的。③受种方、接种单位、疫苗生产企业未按规定提交有关材料的。④提供的材料不真实的。⑤不缴纳鉴定费的。⑥省级卫生行政部门规定的其他情形。不予受理鉴定的，医学会应当书面说明理由。

鉴定　通过调查研究，以事实为根据，以医学科学为指导，分析预防接种异常反应的原因，指出原因和后果的关系，判明性质的活动。

专家鉴定组　负责鉴定的医学会应当根据受理的预防接种异常反应鉴定所涉及的学科专业，确定专家鉴定组的构成和人数。专家鉴定组人数为5人以上单数。专家鉴定组的人员由受种方在专家库中随机抽取。受种方人员较多的，可以由受种方推选1~2名代表人随机抽取专家鉴定组成员。推选不出的，由医学会负责抽取。

回避　参加预防接种异常反应鉴定的专家鉴定组成员，与受种方、接种单位、疫苗生产企业有利害关系或者其他关系，可能影响鉴定的公正性时，应当自行退出或者依照任何一方的申请退出该争议鉴定的制度。鉴定组成员有下列情形之一的，应当回避：①受种者的亲属。②接种单位的工作人员。③与预防接种异常反应鉴定结果有利害关系的人员。④参与预防接种异常反应调查诊断的人员。⑤其他可能影响公正鉴定的人员。

鉴定书　具有法律效力的文书。专家鉴定组应当认真审阅有关资料，依照有关规定和技术标准，运用科学原理和专业知识，独立进行鉴定。在事实清楚的基础上，进行综合分析，作出鉴定结论，并制作鉴定书。鉴定结论应当按半数以上专家鉴定组成员的一致意见形成。专家鉴定组成员在鉴定结论上签名。专家鉴定组成员对鉴定结论的不同意见，应当予以注明。预防接种异常反应鉴定书由专家鉴定组组长签发。鉴定书应当加盖预防接种异常反应鉴定专用章。

补偿　因预防接种异常反应需要对受种者予以补偿的，按照《疫苗流通和预防接种管理条例》有关规定执行。

（达庆东）

Yīyuàn Gǎnrǎn Guǎnlǐ Bànfǎ

《医院感染管理办法》

（*Rules for the Administration of Hospital Infection*）　加强医院感染管理，有效预防和控制医院感染，提高医疗质量，保证医疗安全的部门规章。2006年7月6日卫生部令第48号发布，自2006年9月1日起施行。医院感染管理包括各级卫生行政部门、医疗机构及医务人员针对诊疗活动中存在的医院感染、医源性感染及相关的危险因素进行的预防、诊断和控制的活动。

立法沿革　预防和控制医院感染是医院医疗质量管理的重要内容。20世纪80年代中期，国家卫生行政主管部门有组织地开展了医院感染研究和管理工作。1988年，卫生部颁布了《关于建立健全医院感染管理组织的暂行办法》，对各级各类医疗机构提出了建立医院感染组织的要求；1989年卫生部将医院感染管理标准纳入《综合医院分级管理评审标准》中，强化了医院感染管理工作。1994年卫生部发布了《医院感染管理规范（试行）》，并于2000年进行了修订，从医院感染的组织管理、监测及重点科室和重点环节的管理措施等方面做了较为全面的规定。2004年《中华人民共和国传染病防治法》将预防和控制医院感染列为一项重要内容。为了进一步明确医院在预防和控制医院感染方面的责任、义务和应当遵循的原则，强调卫生行政部门的监管职责，维护人民群众的医疗安全和医务人员的职业安全，2006年卫生部发布了《医院感染管理办法》。

适用范围　各级各类医疗机构实施的医院感染管理工作。

组织管理　医疗机构、省级卫生行政部门和国务院卫生行政部门有关医院感染管理组织及其职责的规定。

医疗机构　住院床位总数在100张以上的医院应当设立医院感染管理委员会和独立的医院感染管理部门。住院床位总数在100张以下的医院应当指定分管医院感染管理工作的部门。其他医疗机构应当有医院感染管理专（兼）职人员。

医院感染管理委员会职责　①认真贯彻医院感染管理方面的法律法规及技术规范、标准，制定本医院预防和控制医院感染的规章制度、医院感染诊断标准并监督实施。②根据预防医院感染和卫生学要求，对本医院的建筑设计、重点科室建设的基本标准、基本设施和工作流程进行审查并提出意见。③研究并确定本医院的医院感染管理工作计划，并对计划的实施进行考核和评价。④研究并确定本医院的医院感染重点部门、重点环节、重点流程、危险因素，以及采取的干预措施，明确各有关部门、人员在预防和控制医院感染工作中的责任。⑤研究并制定本医院发生医院感染暴发及出现不明原因传染性疾病或者特殊病原体感染病例等事件时的控制预案。⑥建立会议制度，定期研究、协调和解决有关医院感染管理方面的问题。⑦根据本医院病原体特点和耐药现状，配合药事管理委员会提出合理使用抗菌药物的指导意见。⑧其他有关医院感染管理的重要事宜。

医院感染管理责任制　各级各类医疗机构应当制定并落实医院感染管理的规章制度和工作规范，严格执行有关技术操作规范和工作标准，有效预防和控制医院感染，防止传染病病原体、耐药菌、条件致病菌及其他病原微生物的传播。

省级卫生行政部门　成立医院感染预防与控制专家组，负责指导本地区医院感染预防与控制的技术性工作。

国务院卫生行政部门　成立医院感染预防与控制专家组，成员由医院感染管理、疾病控制、传染病学、临床检验、流行病学、消毒学、临床药学、护理学等专业的专家组成。

预防与控制制度　医院感染监测和医院感染危险因素控制的制度。医疗机构应当按照有关医院感染管理的规章制度和技术规范，加强医院感染的预防与控制工作。

医疗器械、器具消毒　医疗机构应当按照《消毒管理办法》，严格执行医疗器械、器具的消毒工作技术规范，并达到以下要求：①进入人体组织、无菌器官的医疗器械、器具和物品必须达到灭菌水平。②接触皮肤、黏膜的医疗器械、器具和物品必须达到消毒水平。③各种用于注射、穿刺、采血等有创操作的医疗器具必须一用一灭菌。医疗机构使用的消毒药械、一次性医疗器械和器具应当符合国家有关规定。一次性使用的医疗器械、器具不得重复使用。

医院感染危险因素控制　医疗机构应当制定具体措施，保证医务人员的手卫生、诊疗环境条件、无菌操作技术和职业卫生防护工作符合规定要求，对医院感染的危险因素进行控制。

执行隔离技术规范　根据病原体传播途径，采取相应的隔离措施。隔离技术主要包括：①建筑布局的隔离与功能流程。②防护隔离。③标准预防和附加基于传播途径不同采取的隔离技术措施。

抗菌药物临床应用　医疗机构应当严格按照《抗菌药物临床应用指导原则》，加强抗菌药物临床使用和耐药菌监测管理。各级各类医疗机构抗菌药物临床应用管理工作，应适用《抗菌药物临床应用管理办法》。

医院感染监测　医疗机构应当按照医院感染诊断标准及时诊断医院感染病例，建立有效的医院感染监测制度，分析医院感染的危险因素，并针对导致医院感染的危险因素，实施预防与控制措施。

医院感染暴发报告　医院感染暴发是在医疗机构或其科室的患者中，短时间内发生3例以上同种同源感染病例的现象。医疗机构经调查证实发生以下情形时，应当于12小时内向所在地的县级地方人民政府卫生行政部门报告，并同时向所在地疾病预防控制机构报告。所在地的县级地方人民政府卫生行政部门确认后，应当于24小时内逐级上报至省级人民政府卫生行政部门。省级人民政府卫生行政部门审核后，应当在24小时内上报至国务院卫生行政部门：①5例以上医院感染暴发。②由于医院感染暴发直接导致患者死亡。③由于医院感染暴发导致3人以上人身损害后果。

人员培训　各级卫生行政部门和医疗机构应当重视医院感染管理的学科建设，建立专业人才培养制度，充分发挥医院感染专业技术人员在预防和控制医院感染工作中的作用。医院感染专业人员应当具备医院感染预防与控制工作的专业知识，并能够承担医院感染管理和业务技术工作。医务人员应当掌握与本职工作相关的医院感染预防与控制方面的知识，落实医院感染管理规章制度、工作规范和要求。

监督管理　国务院卫生行政部门负责全国医院感染管理的监督管理工作。县级以上地方人民政府卫生行政部门负责本行政区域内医院感染管理的监督管理工作，对所辖区域的医疗机构进行监督检查。内容：①医院感染管理的规章制度及落实情况。②针对医院感染危险因素的各项工作和控制措施。③消毒灭菌与隔离、医疗废物管理及医务人员职业卫生防护工作状况。④医院感染病例和医院感染暴发的监测工作情况。⑤现场检查。

罚则　①县级以上地方人民政府卫生行政部门未按照《医院感染管理办法》的规定履行监督管理和对医院感染暴发事件的报

告、调查处理职责，造成严重后果的，对卫生行政主管部门主要负责人、直接责任人和相关责任人予以降级或者撤职的行政处分。②医疗机构违反《医院感染管理办法》有关规定的，由县级以上地方人民政府卫生行政部门责令改正，逾期不改的，给予警告并通报批评；情节严重的，对主要负责人和直接责任人给予降级或者撤职的行政处分。③医疗机构违反《医院感染管理办法》规定，未采取预防和控制措施或者发生医院感染未及时采取控制措施，造成医院感染暴发、传染病传播或者其他严重后果的，对负有责任的主管人员和直接责任人员给予降级、撤职、开除的行政处分；情节严重的，依照《传染病防治法》有关规定，可以依法吊销有关责任人员的执业证书；构成犯罪的，依法追究刑事责任。④医疗机构发生医院感染暴发事件未按《医院感染管理办法》规定报告的，由县级以上地方人民政府卫生行政部门通报批评；造成严重后果的，对负有责任的主管人员和其他直接责任人员给予降级、撤职、开除的处分。

（达庆东）

Rénjiān Chuánrǎn De Bìngyuánwēishēngwù Jūn(Dú)zhǒng Bǎocáng Jīgòu Guǎnlǐ Bànfǎ

《人间传染的病原微生物菌（毒）种保藏机构管理办法》［*Rules for the Adminstration of Storage Institution of Bacterial (Viral) Strains of Human Pathogenic Microorganisms*］

加强人间传染的病原微生物菌（毒）种［以下称菌（毒）种］保藏机构的管理，保护和合理利用菌（毒）种或样本资源，防止菌（毒）种或样本在保藏和使用过程中发生实验室感染或者引起传染病传播的部门规章。2009年7月16日卫生部令第68号发布，自2009年10月1日起施行。病原微生物菌（毒）种包括可培养的，人间传染的真菌、放线菌、细菌、立克次体、螺旋体、支原体、衣原体、病毒等具有保存价值的，经过保藏机构鉴定、分类并给予固定编号的微生物。病原微生物样本（以下称样本）是含有病原微生物的、具有保存价值的人和动物体液、组织、排泄物等物质，以及食物和环境样本等。

适用范围 菌（毒）种或样本的保藏、保藏机构和涉及菌（毒）种或样本保藏的监督管理。菌（毒）种或样本的保藏是指保藏机构依法以适当的方式收集、检定、编目、储存菌（毒）种或样本，维持其活性和生物学特性，并向合法从事病原微生物相关实验活动的单位提供菌（毒）种或样本的活动。保藏机构是指由国务院卫生行政部门指定的，按照规定接收、检定、集中储存与管理菌（毒）种或样本，并能向合法从事病原微生物实验活动的单位提供菌（毒）种或样本的非营利性机构。可导致人类传染病的寄生虫不同感染时期的虫体、虫卵或样本按照《人间传染的病原微生物菌（毒）种保藏机构管理办法》进行管理；编码产物或其衍生物对人体有直接或潜在危害的基因（或其片段）参照《人间传染的病原微生物菌（毒）种保藏机构管理办法》进行管理。

监管体制 国务院卫生行政部门主管全国人间传染的菌（毒）种保藏机构的监督管理工作。县级以上人民政府卫生行政部门负责本行政区域内保藏机构的监督管理工作。国家病原微生物实验室生物安全专家委员会卫生专业委员会负责保藏机构的生物安全评估和技术咨询、论证等工作。

保藏机构 分为菌（毒）种保藏中心和保藏专业实验室。菌（毒）种保藏中心分为国家级和省级两级。

设立 保藏机构及其保藏范围由国务院卫生行政部门组织专家评估论证后指定，并由国务院卫生行政部门颁发“人间传染的病原微生物菌（毒）种保藏机构证书”。保藏机构的设立及其保藏范围应当根据国家在传染病预防控制、医疗、检验检疫、科研、教学、生产等方面工作的需要，兼顾各地实际情况，统一规划、整体布局。国家级菌（毒）种保藏中心和保藏专业实验室根据工作需要设立。省级菌（毒）种保藏中心根据工作需要设立，原则上各省、自治区、直辖市只设立一个。

职责 国家级菌（毒）种保藏中心的职责：①负责菌（毒）种或样本的收集、选择、鉴定、复核、保藏、供应和依法进行对外交流。②出具国家标准菌（毒）株证明。③从国际菌（毒）种保藏机构引进标准或参考菌（毒）种，供应中国相关单位使用。④开展菌（毒）种或样本分类、保藏新方法、新技术的研究和应用。⑤负责收集和提供菌（毒）种或样本的信息，编制菌（毒）种或样本目录和数据库。⑥组织全国学术交流和培训。⑦对保藏专业实验室和省级菌（毒）种保藏中心进行业务指导。

省级菌（毒）种保藏中心的职责：①负责本行政区域内菌（毒）种或样本的收集、选择、鉴定、分类、保藏、供应和依法进行对外交流。②向国家级保藏机构提供国家级保藏机构所需的菌（毒）种或样本。③从国家或者国际菌（毒）种保藏机构引进标准或参考菌（毒）种，供应辖区内相关单位使用。④开展菌（毒）种或样本分类、保藏新方法、新技术的研究和应用。⑤负责收集和提供本省（自治区、直辖市）菌（毒）种或样本的各种信息，编制地方菌（毒）种或样本目录和数据库。

保藏专业实验室的职责：①负责专业菌（毒）种或样本的收集、选择、鉴定、复核、保藏、供应和依法进行对外交流。②开展菌（毒）种或样本分类、保藏新方法、新技术的研究和应用。③负责提供专业菌（毒）种或样本的各种信息，建立菌（毒）种或样本数据库。④向国家级和所属行政区域内省级保藏中心提供菌（毒）种代表株。

活动　各实验室应当将在研究、教学、检测、诊断、生产等实验活动中获得的有保存价值的各类菌（毒）株或样本送交保藏机构进行鉴定和保藏。保藏机构对送交的菌（毒）株或样本，应当予以登记，并出具接收证明。国家级保藏中心、专业实验室和省级保藏中心应当定期向国务院卫生行政部门指定的机构申报保藏入库菌（毒）种目录。国家级保藏中心可根据需要选择收藏省级保藏中心保藏的有价值的菌（毒）种。

知识产权和物权保护　保藏机构对专用和专利菌（毒）种要承担相应的保密责任，依法保护知识产权和物权。样本等不可再生资源所有权属于提交保藏的单位，其他单位需要使用，必须征得所有权单位的书面同意。

菌（毒）种或样本销毁　保藏机构保藏的菌（毒）种或样本符合下列条件之一的可以销毁：①国家规定必须销毁的。②有证据表明保藏物已丧失生物活性或被污染已不适于继续使用的。③保藏机构认为无继续保存价值且经送保藏单位同意的。销毁高致病性病原微生物菌（毒）种或样本必须采用安全可靠的方法，并应当对所用方法进行可靠性验证。销毁的全过程应当有详细记录，相关记录保存不得少于20年。

安全保管制度　保藏机构应当制定严格的安全保管制度，做好菌（毒）种或样本的出入库、储存和销毁等原始记录，建立档案制度，并指定专人负责。所有档案保存不得少于20年。

保密　菌（毒）种或样本有关保密资料、信息的管理和使用必须严格遵守国家保密工作的有关法律、法规和规定。信息及数据的相关主管部门负责确定菌（毒）种或样本有关资料和信息的密级、保密范围、保密期限、管理责任和解密。各保藏机构应当根据菌（毒）种信息及数据所定密级和保密范围制定相应的保密制度，履行保密责任。未经批准，任何组织和个人不得以任何形式泄漏涉密菌（毒）种或样本有关的资料和信息，不得使用个人计算机、移动储存介质储存涉密菌（毒）种或样本有关的资料和信息。

监督管理　地方人民政府卫生行政部门应当按照属地化管理的原则对所辖区域内的保藏机构依法进行监督管理。保藏机构的设立单位及上级主管部门应当加强对保藏机构的建设及监督管理，建立明确的责任制和责任追究制度，确保实验室生物安全。

（达庆东）

Kěgǎnrǎn Rénlèi De Gāozhìbìngxìng Bìngyuánwēishēngwù Jūn（Dú）zhǒng Huò Yàngběn Yùnshū Guǎnlǐ Guīdìng

《可感染人类的高致病性病原微生物菌（毒）种或样本运输管理规定》［*Provisions on the Transport of Highly Pathogenic Bacterial (Viral) Strains of Human Infectious Microorganisms or Samples*］　加强可感染人类的高致病性病原微生物菌（毒）种或样本运输的管理，保障人体健康和公共卫生的部门规章。2005年12月28日卫生部令第45号发布，自2006年2月1日起施行。可感染人类的高致病性病原微生物菌（毒）种或样本包括在《人间传染的病原微生物名录》中规定的第一类、第二类病原微生物菌（毒）种或样本。

适用范围　可感染人类的高致病性病原微生物菌（毒）种或样本的运输管理工作。《人间传染的病原微生物名录》中第三类病原微生物运输包装分类为A类的病原微生物菌（毒）种或样本，以及疑似高致病性病原微生物菌（毒）种或样本，按照本规定进行运输管理。

审批　运输高致病性病原微生物菌（毒）种或样本，应当经省级以上卫生行政部门批准。未经批准，不得运输。从事疾病预防控制、医疗、教学、科研、菌（毒）种保藏，以及生物制品生产的单位，因工作需要，可以申请运输高致病性病原微生物菌（毒）种或样本。

省内运输　申请在省、自治区、直辖市行政区域内运输高致病性病原微生物菌（毒）种或样本的，由省、自治区、直辖市卫生行政部门审批。

跨省运输　申请跨省、自治区、直辖市运输高致病性病原微生物菌（毒）种或样本的，应当将申请材料提交运输出发地省级卫生行政部门进行初审；对符合要求的，省级卫生行政部门将初审意见和申报材料上报国务院卫生行政部门审批。国务院卫生行政部门对符合法定条件的，颁发"可感染人类的高致病性病原微生物菌（毒）种或样本准运证书"；不符合法定条件的，应当出具不予批准的决定并说明理由。

运输　运输高致病性病原微生物菌（毒）种或样本的容器或包装材料应当达到国际民航组织《危险物品航空安全运输技术细则》规定的A类包装标准，符合防水、防破损、防外泄、耐高温、耐高压的要求，并应当印有国务院卫生行政部门规定的生物危险标签、标识、运输登记表、警告用语和提示用语。运输高致病性病原微生物菌（毒）种或样本，应当有专人护送，护送人员不得少于两人。申请单位应当对护送人员进行相关的生物安全知识培训，并在护送过程中采取相应的防护措施。

报告　在运输结束后，申请单位应当将运输情况向原批准部门书面报告。

（达庆东）

Rénjiān Chuánrǎn De Gāozhìbìngxìng Bìngyuán Wēishēngwù Shíyànshì Hé Shíyàn Huódòng Shēngwù Ānquán Shěnpī Guǎnlǐ Bànfǎ

《人间传染的高致病性病原微生物实验室和实验活动生物安全审批管理办法》

（*Rules for the Examination and Approval of the Bio-safety Administration of Highly Pathogenic Human Infectious Microbe Labs and Lab Activities*）　加强实验室生物安全管理，规范高致病性病原微生物实验活动的部门规章。2006年8月15日卫生部令第50号发布，自发布之日起施行。高致病性病原微生物包括国务院卫生行政部门颁布的《人间传染的病原微生物名录》（以下简称《名录》）中公布的第一类、第二类病原微生物和按照第一类、第二类管理的病原微生物，以及其他未列入《名录》的与人体健康有关的高致病性病原微生物或者疑似高致病性病原微生物。

适用范围　三级、四级生物安全实验室从事与人体健康有关的高致病性病原微生物实验活动资格的审批，及其从事高致病性病原微生物或者疑似高致病性病原微生物实验活动的审批。

审批　国务院卫生行政部门负责三级、四级生物安全实验室从事高致病性病原微生物实验活动资格的审批工作。国务院卫生行政部门和省级卫生行政部门负责高致病性病原微生物或者疑似高致病性病原微生物实验活动的审批工作。

实验室资格审批　三级、四级生物安全实验室从事高致病性病原微生物实验活动，必须取得国务院卫生行政部门颁发的"高致病性病原微生物实验室资格证书"。取得高致病性病原微生物实验室资格证书的三级、四级生物安全实验室软件、硬件系统发生较大变化时，应当按照程序报国务院卫生行政部门进行评价和审批。高致病性病原微生物实验室资格证书有效期5年。实验室需要继续从事高致病性病原微生物实验活动的，应当在有效期届满前6个月按照本办法的规定重新申请高致病性病原微生物实验室资格证书。

实验活动审批　取得高致病性病原微生物实验活动资格证书的三级、四级生物安全实验室，需要从事某种高致病性病原微生物或者疑似高致病性病原微生物实验活动的，应当报省级以上卫生行政部门批准。实验室申请从事《名录》规定在四级生物安全实验室进行的实验活动或者申请从事该实验室病原微生物名单和项目范围外的实验活动的，由国务院卫生行政部门审批；申请从事该实验室病原微生物名单和项目范围内且在三级生物安全实验室进行的实验活动，由省级卫生行政部门审批，并报国务院卫生行政部门备案。

监督管理　县级以上地方卫生行政部门负责本行政区域内高致病性病原微生物实验室及其实验活动的生物安全监督管理工作。实验室的设立单位及其主管部门应当按照《病原微生物实验室生物安全管理条例》的有关规定，加强对高致病性病原微生物实验室的生物安全防护和实验活动的管理。

（达庆东）

Shēnghuó Yǐnyòngshuǐ Wèishēng Jiāndū Guǎnlǐ Bànfǎ

《生活饮用水卫生监督管理办法》

（*Rules for the Hygiene Supervision and Administration over Drinking Water*）　保证生活饮用水卫生安全，保障人体健康的部门规章。1996年7月9日建设部、卫生部令第53号发布，自1997年1月1日起施行。

适用范围　集中式供水、二次供水单位（以下简称供水单位）和涉及饮用水卫生安全的产品的卫生监督管理。集中式供水是由水源集中取水，经统一净化处理和消毒后，由输水管网送至用户的供水方式（包括公共供水和单位自建设施供水）。二次供水是将来自集中式供水的管道水另行加压，贮存，再送至水站或用户的供水设施；包括客运船舶、火车、客车等交通运输工具上的供水（有独自制水设施者除外）。涉及饮用水卫生安全的产品包括在饮用水生产和供水过程中与饮用水接触的连接止水材料、塑料及有机合成管材、管件、防护涂料、水处理剂、除垢剂、水质处理器及其他新材料和化学物质。

监管体制 国务院卫生行政部门主管全国饮用水卫生监督工作，县级以上地方人民政府卫生行政部门主管本行政区域内饮用水卫生监督工作。建设部主管全国城市饮用水卫生管理工作。县级以上地方人民政府建设行政主管部门主管本行政区域内城镇饮用水卫生管理工作。

卫生许可 国家对供水单位和涉及饮用水卫生安全的产品实行卫生许可制度。集中式供水单位必须取得县级以上地方人民政府卫生行政部门签发的卫生许可证。城市自来水供水企业和自建设施对外供水的企业还必须取得建设行政主管部门颁发的城市供水企业资质证书，方可供水。生产涉及饮用水卫生安全的产品的单位和个人，必须按规定向政府卫生行政部门申请办理产品卫生许可批准文件，取得批准文件后，方可生产和销售。

卫生管理 供水单位供应的饮用水必须符合国家生活饮用水卫生标准。

规章制度 供水单位应建立饮用水卫生管理规章制度，配备专职或兼职人员，负责饮用水管理工作。集中式供水单位必须有水质净化消毒设施及必要的水质检验仪器、设备和人员，对水质进行日常性检验，并向当地人民政府卫生行政部门和建设行政主管部门报送检测资料。

直接从事供、管水人员 从事净水、取样、化验、二次供水卫生管理及水池、水箱清洗人员。直接从事供、管水的人员必须取得体检合格证后方可上岗工作，并每年进行一次健康检查。凡患有痢疾、伤寒、病毒性肝炎、活动性肺结核、化脓性或渗出性皮肤病及其他有碍饮用水卫生的疾病的和病原携带者，不得直接从事供、管水工作。直接从事供、管水的人员，未经卫生知识培训不得上岗工作。

水源地保护 饮用水水源地必须设置水源保护区。保护区内严禁修建任何可能危害水源水质卫生的设施及一切有碍水源水质卫生的行为。

污染报告 当饮用水被污染，可能危及人体健康时，有关单位或责任人应立即采取措施，消除污染，并向当地人民政府卫生行政部门和建设行政主管部门报告。

卫生监督 县级以上人民政府卫生行政部门负责本行政区域内饮用水卫生监督监测工作；负责本行政区域内饮用水污染事故对人体健康影响的调查。当发现饮用水污染危及人体健康，须停止使用时，对二次供水单位应责令其立即停止供水，对集中式供水单位应当会同城市建设行政主管部门报同级人民政府批准后停止供水。

涉及饮用水卫生安全产品审批 涉及饮用水卫生安全的产品，必须进行卫生安全性评价。与饮用水接触的防护涂料、水质处理器，以及新材料和化学物质，由省级人民政府卫生行政部门初审后，报国务院卫生行政部门复审；复审合格的产品，由国务院卫生行政部门颁发批准文件。其他涉及饮用水卫生安全的产品，由省、自治区、直辖市人民政府卫生行政部门批准，报国务院卫生行政部门备案。

罚则 集中式供水、二次供水单位违反《生活饮用水卫生监督管理办法》有关规定，县级以上地方人民政府卫生行政部门应当责令限期改进，并可处以罚款。

（达庆东）

Zhōnghuá Rénmín Gònghéguó Guójìng Kǒu'àn Wèishēng Jiāndū Bànfǎ

《中华人民共和国国境口岸卫生监督办法》（*Rules Concerning Supervision of Sanitation at Border Ports of the People's Republic of China*） 加强国境口岸和国际航行交通工具的卫生监督工作，改善国境口岸和交通工具的卫生面貌，控制和消灭传染源，切断传播途径，防止传染病由国外传入和由中国传出，保障人民身体健康的行政法规。1981年11月30日经国务院批准，1982年2月4日卫生部、交通部、中国民航总局和铁道部联合发布。

适用范围 对外开放的港口、机场、车站、关口（下称国境口岸）和停留在这些处所的国际航行的船舶、飞机和车辆（下称交通工具）。

国境口岸卫生监督制度 国境口岸、交通工具、食品、饮用水，以及从业人员卫生要求的监督制度

国境口岸的卫生要求 ①建立卫生清扫制度，消灭蚊蝇孳生场所，设置污物箱，定期进行清

理，保持环境整洁。②生活垃圾应当日产日清，设置的固定垃圾场，应当定期清除；生活污水不得任意排放，应当做到无害化处理，以防止污染环境和水源。③对建筑物采取切实可行的措施，控制病媒昆虫、啮齿动物，使其数量降低到不足为害的程度。④候船室、候机室、候车室、候检室应当做到地面整洁、墙壁无尘土、窗明几净、通风良好，并备有必要的卫生设施。⑤餐厅、食堂、厨房、小卖部应当建立和健全卫生制度，经常保持整洁，做到墙壁、天花板、桌椅清洁无尘土。应当有防蚊、防蝇、防鼠和冷藏设备，做到室内无蚊、无蝇、无鼠、无蟑螂。⑥厕所和浴室应当有专人管理，及时打扫，保持整洁，做到无蝇、无臭味。⑦仓库、货场应当保持清洁、整齐；发现鼠类有反常死亡时，应当及时向卫生检疫机关或地方卫生防疫部门报告。⑧做好口岸水源保护，在水源周围直径30米内，不得修建厕所、渗井等污染水源设施。

交通工具的卫生要求　①必须备有急救药物、急救设备及消毒、杀虫、灭鼠药物。必要时船舶上还需安排临时隔离室。②除病媒昆虫和啮齿动物。③厕所、浴室必须保持整洁，无臭味。④做好粪便、垃圾、污水处理。⑤防止货舱、行李车、邮政车和货车污染。⑥客舱、宿舱、客车符合卫生要求。

食品、饮用水及从业人员的卫生要求　①供应国境口岸和交通工具上的食品必须符合食品安全规定和标准。②饮用水必须符合中国规定的《生活饮用水卫生标准》；供应饮用水的运输工具、储存容器及输水管道等设备都应当经常冲洗干净，保持清洁。③供应食品、饮用水的从业人员应当每年进行一次健康检查，获得健康证；患有肠道传染病的患者或带菌者，以及活动性结核病、化脓性渗出性皮肤病患者，不得从事食品和饮用水供应工作。

国境口岸和交通工具负责人的责任　①经常抓好卫生工作，接受卫生监督人员的监督和检查，并为其开展工作提供方便条件。②模范地遵守卫生法令、条例和规定。③按照卫生监督人员的建议，对国境口岸和交通工具的不卫生状况，及时采取措施，加以改进。④在发现检疫传染病和监督传染病时，应当向国境卫生检疫机关或地方防疫部门报告，并立即采取防疫措施。

卫生监督机关职责　①监督和指导国境口岸有关部门和交通工具的负责人对病媒昆虫、啮齿动物进行防除。②对停留在国境口岸出入国境的交通工具上的食品、饮用水实施检验，并对运输、供应、贮存设施等系统进行卫生监督。③对国境口岸和交通工具上的所有非因意外伤害致死的尸体，实施检查、监督和卫生处理。④监督国境口岸有关部门和交通工具的负责人对粪便、垃圾、污水进行清除和无害化处理。⑤对与检疫传染病，监测传染病有流行病学意义的环境因素实施卫生监督。⑥监督国境口岸周围内采取防蚊措施的执行。⑦开展卫生宣传教育，普及卫生知识，提高国境口岸和交通工具上的人员遵守和执行卫生法规自觉性。

奖励和惩罚　国境口岸卫生检疫机关，对贯彻执行《中华人民共和国国境口岸卫生监督办法》和国家有关卫生法令、条例、规定，作出显著成绩的单位和个人，应当给予表扬和奖励；对违犯《中华人民共和国国境口岸卫生监督办法》和有关卫生法令、条例、规定的单位和个人，应当根据不同情况，给予警告、罚款，直至提请司法机关依法惩处。

（达庆东）

tūfā gōnggòng wèishēng shìjiàn yìngjí fǎlǜ zhìdù

突发公共卫生事件应急法律制度（legal system for public health emergencies）　调整有效预防、及时控制和消除突发公共卫生事件的危害，保障公众身体健康与生命安全，维护正常社会秩序的社会关系的法律规范的总和。

在总结传染性非典型肺炎防治工作经验的基础上，2003年5月9日，国务院公布施行了《突发公共卫生事件应急条例》，条例对于中国突发公共卫生事件的应急处置进行了法制化管理，对突发公共卫生事件按照其性质、严重程度、可控性和影响范围等因素实施分级管理，并且确立了中国突发公共卫生事件的处置机制，是中国突发事件管理的重要法规。为了预防和减少突发事件的发生，控制、减轻和消除突发事件引起的严重社会危害，规范突发事件的应对活动，保护人民生命财产安全，维护国家安全、公共安全、环境安全和社会秩序，第十届全国人民代表大会常务委员会第二十九次会议于2007年8月30日通过《中华人民共和国突发事件应对法》，自2007年11月1日起施行。

国务院卫生行政部门先后制定一系列突发公共卫生事件应急的规章及规范性文件，包括《国境口岸突发公共卫生事件出入境检验检疫应急处理规定》（2003年）、

《突发公共卫生事件交通应急规定》(2004年)、《突发公共卫生事件与传染病疫情监测信息报告管理办法》(2006年)、《国家突发公共卫生事件应急预案》(2006年)、《国家突发公共事件医疗卫生救援应急预案》(2006年)等,进一步完善了中国突发公共卫生事件应急处理的法律体系。

(樊立华　高　蕾)

Tūfā Gōnggòng Wèishēng Shìjiàn Yìngjí Tiáolì

《突发公共卫生事件应急条例》(*Regulations on Preparedness for and Response to Public Health Emergencies*)　预防、及时控制和消除突发公共卫生事件的危害,保障公众身体健康与生命安全,维护正常的社会秩序的行政法规。2003年5月9日国务院令第376号公布,自公布之日起施行。突发公共卫生事件(以下简称突发事件)是突然发生,造成或者可能造成社会公众健康严重损害的重大传染病疫情、群体性不明原因疾病、重大食物和职业中毒,以及其他严重影响公众健康的事件。

立法沿革　公共卫生事件应急法制,是调整公共卫生紧急状态下各种社会关系的基础,是有效地化解公共卫生危机的重要保障。2003年初,严重急性呼吸综合征(传染性非典型肺炎)疫情的发生和蔓延,暴露出在处置重大突发公共卫生事件方面机制不健全,特别是在疫情初发阶段,组织指挥不统一,信息渠道不畅通,应急准备不充分。为有效预防、及时控制和消除突发公共卫生事件的危害,迫切需要建立统一、高效、权威的突发公共卫生事件应急处理机制,完善相应的法律法规。国务院依据《中华人民共和国传染病防治法》和有关法律的规定,在总结防治传染性非典型肺炎工作经验教训的基础上,借鉴国外的有益做法,制定了《突发公共卫生事件应急条例》。

突发事件应急方针原则　遵循预防为主、常备不懈的方针,贯彻统一领导、分级负责、反应及时、措施果断、依靠科学、加强合作的原则。

突发事件应急领导指挥　突发事件发生后,国务院设立全国突发事件应急处理指挥部,由国务院有关部门和军队有关部门组成,国务院主管领导人担任总指挥,负责对全国突发事件应急处理的统一领导、统一指挥。省、自治区、直辖市人民政府成立地方突发事件应急处理指挥部,省、自治区、直辖市人民政府主要领导人担任总指挥,负责领导、指挥本行政区域内突发事件应急处理工作。

突发事件应急处理制度　预防与应急准备、报告与信息发布、应急处理的规定。

预防与应急准备　制定应急预案,实行监测与预警,做好物资储备和加强急救医疗服务网络建设。

应急预案　经一定程序制定的处置突发公共卫生事件的事先方案。国务院卫生行政主管部门按照分类指导、快速反应的要求,制定全国突发事件应急预案,报请国务院批准。省、自治区、直辖市人民政府根据全国突发事件应急预案,结合本地实际情况,制定本行政区域的突发事件应急预案。全国突发事件应急预案的主要内容:①突发事件应急处理指挥部的组成和相关部门的职责。②突发事件的监测与预警。③突发事件信息的收集、分析、报告、通报制度。④突发事件应急处理技术和监测机构及其任务。⑤突发事件的分级和应急处理工作方案。⑥突发事件预防、现场控制,应急设施、设备、救治药品和医疗器械及其他物资和技术的储备与调度。⑦突发事件应急处理专业队伍的建设和培训。

监测与预警　国家建立统一的突发事件预防控制体系。县级以上地方人民政府应当建立和完善突发事件监测与预警系统。县级以上各级人民政府卫生行政主管部门,应当指定机构负责开展突发事件的日常监测,并确保监测与预警系统的正常运行。监测与预警工作应当根据突发事件的类别,制定监测计划,科学分析、综合评价监测数据。对早期发现的潜在隐患及可能发生的突发事件,应当依照规定的报告程序和时限及时报告。

物资储备　国务院有关部门和县级以上地方人民政府及其有关部门,应当根据突发事件应急预案的要求,保证应急设施、设备、救治药品和医疗器械等物资储备。

急救医疗服务网络建设　县级以上各级人民政府应当加强急救医疗服务网络的建设,配备相应的医疗救治药物、技术、设备和人员,提高医疗卫生机构应对各类突发事件的救治能力。设区的市级以上地方人民政府应当设置与传染病防治工作需要相适应的传染病专科医院,或者指定具备传染病防治条件和能力的医疗机构承担传染病防治任务。县级以上地方人民政府卫生行政主管部门,应当定期对医疗卫生机构和人员开展突发事件应急处理相关知识、技能的培训,定期组织医疗卫生机构进行突发事件应急演练，推广最新知识和先进技术。

报告与信息发布　按规定时限、内容报告突发公共卫生事件，加强部门之间通报，及时、准确、全面发布信息。

报告　国家建立突发事件应急报告制度。有下列情形之一的，省、自治区、直辖市人民政府应当在接到报告1小时内，向国务院卫生行政主管部门报告：①发生或者可能发生传染病暴发、流行的。②发生或者发现不明原因的群体性疾病的。③发生传染病菌种、毒种丢失的。④发生或者可能发生重大食物和职业中毒事件的。国务院卫生行政主管部门对可能造成重大社会影响的突发事件，应当立即向国务院报告。突发事件监测机构、医疗卫生机构和有关单位发现前述规定情形之一的，应当在2小时内向所在地县级人民政府卫生行政主管部门报告；接到报告的卫生行政主管部门应当在2小时内向本级人民政府报告，并同时向上级人民政府卫生行政主管部门和国务院卫生行政主管部门报告。县级人民政府应当在接到报告后2小时内向设区的市级人民政府或者上一级人民政府报告；设区的市级人民政府应当在接到报告后2小时内向省、自治区、直辖市人民政府报告。任何单位和个人对突发事件，不得隐瞒、缓报、谎报或者授意他人隐瞒、缓报、谎报。接到报告的地方人民政府、卫生行政主管部门依照规定报告的同时，应当立即组织力量对报告事项调查核实、确证，采取必要的控制措施，并及时报告调查情况。

通报　国务院卫生行政主管部门应当根据发生突发事件的情况，及时向国务院有关部门和各省、自治区、直辖市人民政府卫生行政主管部门及军队有关部门通报。突发事件发生地的省、自治区、直辖市人民政府卫生行政主管部门，应当及时向毗邻省、自治区、直辖市人民政府卫生行政主管部门通报。接到通报的省、自治区、直辖市人民政府卫生行政主管部门，必要时应当及时通知本行政区域内的医疗卫生机构。县级以上地方人民政府有关部门，已经发生或者发现可能引起突发事件的情形时，应当及时向同级人民政府卫生行政主管部门通报。

信息发布　国家建立突发事件的信息发布制度。国务院卫生行政主管部门负责向社会发布突发事件的信息。必要时，可以授权省、自治区、直辖市人民政府卫生行政主管部门向社会发布本行政区域内突发事件的信息。信息发布应当及时、准确、全面。

应急处理　启动应急预案，做好物资运送，进行交通工具上传染病人的处置、人员和疫区的控制，开展现场调查和医疗救治工作。

应急预案启动　突发事件发生后，卫生行政主管部门应当组织专家对突发事件进行综合评估，初步判断突发事件的类型，提出是否启动突发事件应急预案的建议。应急预案启动前，县级以上各级人民政府有关部门应当根据突发事件的实际情况，做好应急处理准备，采取必要的应急措施。应急预案启动后，突发事件发生地的人民政府有关部门，应当根据预案规定的职责要求，服从突发事件应急处理指挥部的统一指挥，立即到达规定岗位，采取有关的控制措施。

物资运送　突发事件发生后，国务院有关部门和县级以上地方人民政府及其有关部门，应当保证突发事件应急处理所需的医疗救护设备、救治药品、医疗器械等物资的生产、供应；铁路、交通、民用航空行政主管部门应当保证及时运送。

交通工具上传染病人的处置　交通工具上发现根据国务院卫生行政主管部门的规定需要采取应急控制措施的传染病病人、疑似传染病病人，其负责人应当以最快的方式通知前方停靠点，并向交通工具的营运单位报告。交通工具的前方停靠点和营运单位应当立即向交通工具营运单位行政主管部门和县级以上地方人民政府卫生行政主管部门报告。卫生行政主管部门接到报告后，应当立即组织有关人员采取相应的医学处置措施。

人员和疫区的控制　突发事件应急处理指挥部根据突发事件应急处理的需要，可以对食物和水源采取控制措施。必要时，对人员进行疏散或者隔离，并可以依法对传染病疫区实行封锁。对传染病暴发、流行区域内流动人口，突发事件发生地的县级以上地方人民政府应当做好预防工作，落实有关卫生控制措施；对传染病病人和疑似传染病病人，应当采取就地隔离、就地观察、就地治疗的措施；对密切接触者根据情况采取集中或居家医学观察；对需要治疗和转诊的，依照规定执行。

现场调查　国务院卫生行政主管部门或者其他有关部门指定的专业技术机构，有权进入突发事件现场进行调查、采样、技术分析和检验，对地方突发事件的应急处理工作进行技术指导，有关单位和个人应当予以配合；任何单位和个人不得以任何理由予以拒绝。

医疗救治 医疗卫生机构应当对因突发事件致病的人员提供医疗救护和现场救援，对就诊病人必须接诊治疗，并书写详细、完整的病历记录；对需要转送的病人，应当按照规定将病人及其病历记录的复印件转送至接诊的或者指定的医疗机构。医疗卫生机构应当对传染病病人密切接触者采取医学观察措施，传染病病人密切接触者应当予以配合。在突发事件中需要接受隔离治疗、医学观察措施的病人、疑似病人和传染病病人密切接触者在卫生行政主管部门或者有关机构采取医学措施时应当予以配合；拒绝配合的，由公安机关依法协助强制执行。

法律责任 人民政府及其有关部门，以及医疗卫生机构、其他有关单位和个人未履行《突发公共卫生事件应急条例》规定的法律义务所应承担的行政责任和刑事责任。

县级以上地方人民政府的法律责任 县级以上地方人民政府违反有关规定的，对政府主要领导人依法给予降级或者撤职的行政处分；造成传染病传播、流行或者对社会公众健康造成其他严重危害后果的，依法给予开除的行政处分；构成犯罪的，依法追究刑事责任。

卫生行政主管部门和其他有关部门的法律责任 县级以上各级人民政府卫生行政主管部门和其他有关部门违反有关规定的，由本级人民政府或者上级人民政府有关部门责令改正、通报批评、给予警告；对主要负责人、负有责任的主管人员和其他责任人员依法给予降级、撤职的行政处分；造成传染病传播、流行或者对社会公众健康造成其他严重危害后果的，依法给予开除的行政处分；构成犯罪的，依法追究刑事责任。

医疗卫生机构的法律责任 医疗卫生机构违反有关规定的，由卫生行政主管部门责令改正、通报批评、给予警告；情节严重的，吊销医疗机构执业许可证；对主要负责人、负有责任的主管人员和其他直接责任人员依法给予降级或者撤职的纪律处分；造成传染病传播、流行或者对社会公众健康造成其他严重危害后果，构成犯罪的，依法追究刑事责任。

其他有关单位和个人的法律责任 在突发事件应急处理工作中，有关单位和个人未依照规定履行相关职责，对有关责任人员依法给予行政处分或者纪律处分；触犯《中华人民共和国治安管理处罚法》，构成违反治安管理行为的，由公安机关依法予以处罚；构成犯罪的，依法追究刑事责任。

（达庆东）

Tūfā Gōnggòng Wèishēng Shìjiàn Yǔ Chuánrǎnbìng Yìqíng Jiāncè Xìnxī Bàogào Guǎnlǐ Bànfǎ

《突发公共卫生事件与传染病疫情监测信息报告管理办法》（*Rules for the Administration of Information Reporting on Monitoring Public Health Emergencies and Epidemic Situation of Infectious Diseases*） 加强突发公共卫生事件与传染病疫情监测信息报告管理工作，提供及时、科学的防治决策信息，有效预防、及时控制和消除突发公共卫生事件和传染病的危害，保障公众身体健康与生命安全的部门规章。2003 年 11 月 7 日卫生部令第 37 号发布，根据 2006 年 8 月 22 日卫生部《关于修改〈突发公共卫生事件与传染病疫情监测信息报告管理办法〉（卫生部第 37 号令）的通知》修改，自发布之日起实施。

适用范围 《中华人民共和国传染病防治法》《突发公共卫生事件应急条例》和国家有关法律法规中规定的突发公共卫生事件与传染病疫情监测信息报告管理工作。

报告原则 坚持依法管理，分级负责，快速准确，安全高效的原则。

组织管理 各级政府卫生行政部门、各级疾病预防控制机构、各级各类医疗机构承担传染病疫情监测、信息报告与管理的分工。

各级政府卫生行政部门 对辖区内各级医疗卫生机构负责的突发公共卫生事件和传染病疫情监测信息报告情况，定期进行监督、检查和指导。国家建立公共卫生信息监测体系，构建覆盖国家、省、市（地）、县（区）疾病预防控制机构、医疗卫生机构和卫生行政部门的信息网络系统，并向乡（镇）、村和城市社区延伸。

各级疾病预防控制机构 ①按照属地化管理原则，承担责任范围内突发公共卫生事件和传染病疫情监测、信息报告与管理工作。②建立流行病学调查队伍和实验室，负责开展现场流行病学调查与处理。③负责公共卫生信息网络维护和管理，疫情资料的报告、分析、利用与反馈。④对重点涉外机构或单位发生的疫情，由省级以上疾病预防控制机构进行报告管理和检查指导。⑤负责人员培训与指导。

各级各类医疗机构 承担责任范围内突发公共卫生事件和传染病疫情监测信息报告任务，具体职责：①建立突发公共卫生事件和传染病疫情信息监测报告制度。②执行首诊负责制。③建立或指定专门的部门和人员，配备必要的设备，保证突发公共卫生事件和疫情监测信息的网络直接报告。④对医生和实习生进行有关突发公共卫生事件和传染病疫情监测信息报告工作的培训。⑤配合疾病预防控制机构开展流行病学调查和标本采样。

报告 各级各类医疗机构、疾病预防控制机构、采供血机构均为责任报告单位；其执行职务的人员和乡村医生、个体开业医生均为责任疫情报告人，必须按照传染病防治法的规定进行疫情报告，履行法律规定的义务。

时限 责任报告单位和责任疫情报告人发现甲类传染病和乙类传染病中的肺炭疽、传染性非典型肺炎、脊髓灰质炎、人感染高致病性禽流感病人或疑似病人时，或发现其他传染病和不明原因疾病暴发时，应于 2 小时内将传染病报告卡通过网络报告；未实行网络直报的责任报告单位应于 2 小时内以最快的通讯方式（电话、传真）向当地县级疾病预防控制机构报告，并于 2 小时内寄送出传染病报告卡。对其他乙、丙类传染病病人、疑似病人和规定报告的传染病病原携带者在诊断后，实行网络直报的责任报告单位应于 24 小时内进行网络报告；未实行网络直报的责任报告单位应于 24 小时内寄送出传染病报告卡。县级疾病预防控制机构收到无网络直报条件责任报告单位报送的传染病报告卡后，应于 2 小时内通过网络进行直报。获得突发公共卫生事件相关信息的责任报告单位和责任报告人，应当在 2 小时内以电话或传真等方式向属地卫生行政部门指定的专业机构报告，具备网络直报条件的要同时进行网络直报，直报的信息由指定的专业机构审核后进入国家数据库。不具备网络直报条件的责任报告单位和责任报告人，应采用最快的通讯方式将《突发公共卫生事件相关信息报告卡》报送属地卫生行政部门指定的专业机构，接到《突发公共卫生事件相关信息报告卡》的专业机构，应对信息进行审核，确定真实性，2 小时内进行网络直报，同时以电话或传真等方式报告同级卫生行政部门。接到突发公共卫生事件相关信息报告的卫生行政部门应当尽快组织有关专家进行现场调查，如确认为实际发生突发公共卫生事件，应根据不同的级别，及时组织采取相应的措施，并在 2 小时内向本级人民政府报告，同时向上一级人民政府卫生行政部门报告。如尚未达到突发公共卫生事件标准的，由专业防治机构密切跟踪事态发展，随时报告事态变化情况。

调查 接到突发公共卫生事件报告的地方卫生行政部门，应当立即组织力量对报告事项调查核实、判定性质，采取必要的控制措施，并及时报告调查情况。突发公共卫生事件与传染病疫情现场调查应包括的工作内容：①流行病学个案调查、密切接触者追踪调查和传染病发病原因、发病情况、疾病流行的可能因素等调查。②相关标本或样品的采样、技术分析、检验。③突发公共卫生事件的确证。④卫生监测，包括生活资源受污染范围和严重程度，必要时应在突发事件发生地及相邻省市同时进行。

信息管理与通报 各级疾病预防控制机构应当按照国家公共卫生监测体系网络系统平台的要求，充分利用报告的信息资料，建立突发公共卫生事件和传染病疫情定期分析通报制度。国务院卫生行政部门应当及时通报和公布突发公共卫生事件和传染病疫情，省（自治区、直辖市）人民政府卫生行政部门根据国务院卫生行政部门的授权，及时通报和公布本行政区域的突发公共卫生事件和传染病疫情。

监督管理 国务院卫生行政部门对全国突发公共卫生事件与传染病疫情监测信息报告管理工作进行监督、指导。县级以上地方人民政府卫生行政部门对本行政区域的突发公共卫生事件与传染病疫情监测信息报告管理工作进行监督、指导。各级卫生监督机构在卫生行政部门的领导下，具体负责本行政区内的突发公共卫生事件与传染病疫情监测信息报告管理工作的监督检查。各级疾病预防控制机构在卫生行政部门的领导下，具体负责对本行政区域内的突发公共卫生事件与传染病疫情监测信息报告管理工作的技术指导。

罚则 ①医疗机构违反有关规定的，由县级以上地方卫生行政部门责令改正、通报批评、给予警告；情节严重的，会同有关部门对主要负责人、负有责任的主管人员和其他责任人员依法给予降级、撤职的行政处分；造成传染病传播、流行或者对社会公众健康造成其他严重危害后果，构成犯罪的，依据刑法追究刑事责任。②疾病预防控制机构违反有关规定的，由县级以上地方卫生行政部门责令改正、通报批评、给予警告；对主要负责人、负有责任的主管人员和其他责任人员依法给予降级、撤职的行政处分；造成传染病传播、流行或者对社会公众健康造成其他严重危害后果，构成犯罪的，依法追究刑事责任。③县级以上卫生行政部门未按照规定履行突发公共卫生事件和传染病疫情报告职责，瞒报、缓报、谎报或者授意他人瞒报、缓报、谎报的，对主要负责人依法给予降级或者撤职的行政处分；造成传染病传播、流行或者对社会公众造成其他严重危害后果的，给予开除处分；构成犯罪的，依法追究刑事责任。

（达庆东）

Tūfā Gōnggòng Wèishēng Shìjiàn Jiāotōng Yìngjí Guīdìng

《突发公共卫生事件交通应急规定》（*Provisions on Traffic Preparedness and Response for Public Health Emergencies*）

预防、及时控制和消除突发公共卫生事件的危害，防止重大传染病疫情通过车辆、船舶及其乘运人员、货物传播流行，保障旅客身体健康与生命安全，保证突发公共卫生事件应急物资及时运输，维护正常的社会秩序的部门规章。2004 年 3 月 4 日卫生部、交通部令第 2 号发布，自 2004 年 5 月 1 日起施行。

突发事件交通应急工作方针 遵循预防为主、常备不懈的方针，贯彻统一领导、分级负责、反应及时、措施果断、依靠科学、加强合作的原则，在确保控制重大传染病病源传播和蔓延的前提下，做到交通不中断、客流不中断、货流不中断。

预防和应急准备 县级以上人民政府交通行政主管部门应当结合本行政区域或者管辖范围的交通实际情况，制定突发事件交通应急预案。道路运输经营者、水路运输经营者应当按照有关规定，建立卫生责任制度，制定各自的突发事件应急预案。制定突发事件交通应急预案，应当以突发事件的类别和快速反应的要求为依据，并征求同级人民政府卫生行政主管部门的意见。县级以上人民政府交通行政主管部门应当根据突发事件交通应急工作预案的要求，保证突发事件交通应急运力和有关物资储备。

应急信息报告 县级以上人民政府交通行政主管部门应当建立突发事件交通应急值班制度、应急报告制度和应急举报制度，公布统一的突发事件报告、举报电话，保证突发事件交通应急信息畅通。

疫情应急处理 重大传染病疫情发生后，县级以上人民政府交通行政主管部门应当按照省级人民政府依法确定的检疫传染病疫区，以及对出入检疫传染病疫区的交通工具及其乘运人员、物资实施交通应急处理的决定，和同级人民政府卫生行政主管部门在客运站、客运渡口、路口等设立交通卫生检疫站或者留验站，依法实施交通卫生检疫。

卫生处理 重大传染病疫情发生后，道路运输经营者、水路运输经营者对车船、港站、货物应当按规定进行消毒或者进行其他必要的卫生处理，并经县级以上地方人民政府卫生行政主管部门疾病预防控制机构检疫合格，领取交通卫生检疫合格证后，方可投入营运或者进行运输。

交通卫生检疫 根据《国内交通卫生检疫条例》对车船、港站、乘运人员和货物等实施的卫生检验、紧急卫生处理、紧急控制、临时隔离、医学检查和留验，以及其他应急卫生防范、控制、处置措施。重大传染病疫情发生后，旅客乘坐车船，应当接受交通卫生检疫，如被初验为检疫传染病病人或者疑似检疫传染病病人、可能感染检疫传染病病人，以及国务院卫生行政主管部门规定需要采取应急控制措施的传染病病人、疑似传染病病人及其密切接触者，还应当接受留验站或者卫生行政主管部门疾病预防控制机构对其实施临时隔离、医学检查或者其他应急医学措施。

临时措施 车船上发现检疫传染病病人或者疑似检疫传染病病人、可能感染检疫传染病病人，以及国务院卫生行政主管部门规定需要采取应急控制措施的传染病病人、疑似传染病病人及其密切接触者时，驾驶员或者船长应当组织有关人员依法采取下列措施：①以最快的方式通知前方停靠点，并向车船的所有人或者经营人和始发客运站报告。②对检疫传染病病人、疑似检疫传染病病人、可能感染检疫传染病病人，以及国务院卫生行政主管部门确定的其他重大传染病病人、疑似重大传染病病人、可能感染重大传染病病人及与其密切接触者实施紧急卫生处理和临时隔离。③封闭已被污染或者可能被污染的区域，禁止向外排放污物。④将车船迅速驶向指定的停靠点，并将旅客健康申报卡、乘运人员名单移交当地县级以上地方人民政府交通行政主管部门。⑤对承运过检疫传染病病人、疑似检疫传染病病人、可能感染检疫传染病病人，以及国务院卫生行政主管部门确定的其他重大传染病病人、疑似重大传染病病人、可能感染重大传染病病人及与其密切接触者的车船和可能被污染的停靠场所实施卫生处理。

交通应急保障 突发事件交通应急预案启动后，县级以上人民政府交通行政主管部门应当加强对车船、港站、道路、航道、船闸、渡口的维护、检修，保证其经常处于良好的技术状态。突发事件发生后，县级以上地方人民政府交通行政主管部门应当采取措施保证突发事件应急处理所需运输的人员群体、防疫人员、医护人员，以及突发事件应急处理所需的救治消毒药品、医疗救护设备器械等紧急物资及时运输。

检查监督 县级以上人民政府交通行政主管部门应当加强对本行政区域内突发事件交通应急工作的指导和督察；上级人民政府交通行政主管部门对突发事件交通应急处理工作进行指导和督察，下级人民政府交通行政主管部门应当予以配合。

法律责任 县级以上地方人民政府交通行政主管部门违反《突发公共卫生事件交通应急规定》的，由上级人民政府交通行政主管部门责令改正、通报批评、给予警告；对主要负责人、负有责任的主管人员和其他责任人员依法给予降级、撤职的行政处分；造成传染病传播、流行或者对社会公众健康造成其他严重危害后果的，对主要负责人、负有责任的主管人员和其他责任人员依法给予开除的行政处分；构成犯罪的，依法追究刑事责任。

（达庆东）

Guójìng Kǒu'àn Tūfā Gōnggòng Wèishēng Shìjiàn Chūrùjìng Jiǎnyàn Jiǎnyì Yìngjí Chǔlǐ Guīdìng

《国境口岸突发公共卫生事件出入境检验检疫应急处理规定》

(*Regulation on the Urgent Handling of the Entry-exit Inspection and Quarantine of Frontier and Port Public Health Emergencies*) 预防、及时缓解、控制和消除突发公共卫生事件的危害，保障出入境人员和国境口岸公众身体健康，维护国境口岸正常社会秩序的部门规章。2003年11月7日国家质量监督检验检疫总局令第57号发布，自公布之日起施行。国境口岸突发公共卫生事件是突然发生，造成或可能造成出入境人员和国境口岸公众健康严重损害的重大传染病疫情、群体性不明原因疾病、重大食物中毒，以及其他严重影响公众健康的事件，包括：①发生鼠疫、霍乱、黄热病、肺炭疽、传染性非典型肺炎病例的。②乙类、丙类传染病较大规模的暴发、流行或多人死亡的。③发生罕见的或者国家已宣布消除的传染病等疫情的。④传染病菌种、毒种丢失的。⑤发生临床表现相似的但致病原因不明且有蔓延趋势或可能蔓延趋势的群体性疾病的。⑥中毒人数10人以上或者中毒死亡的。⑦国内外发生突发事件，可能危及国境口岸的。

适用范围 涉及国境口岸和出入境人员、交通工具、货物、集装箱、行李、邮包等范围内，对突发事件的应急处理。

处理原则 遵循预防为主、常备不懈的方针，贯彻统一领导、分级负责、反应及时、措施果断、依靠科学、加强合作的原则。

应急处理制度 国境口岸突发公共卫生事件应急处理组织管理、应急准备、报告与通报、应急处理的规定。

组织管理　国家质检总局统一协调、管理国境口岸突发事件出入境检验检疫应急指挥体系，并履行下列职责：①研究制订国境口岸突发事件出入境检验检疫应急处理方案。②指挥和协调检验检疫机构做好国境口岸突发事件出入境检验检疫应急处理工作，组织调动本系统的技术力量和相关资源。③检查督导检验检疫机构有关应急工作的落实情况，督察各项应急处理措施落实到位。④协调与国家相关行政主管部门的关系，建立必要的应急协调联系机制。⑤收集、整理、分析和上报有关情报信息和事态变化情况，为国家决策提供处置意见和建议，向各级检验检疫机构传达、部署上级机关有关各项命令。⑥鼓励、支持和统一协调开展国境口岸突发事件出入境检验检疫监测、预警、反应处理等相关技术的国际交流与合作。直属检验检疫局负责所辖区域内的国境口岸突发事件出入境检验检疫应急处理工作。分支机构组建突发事件出入境检验检疫应急现场指挥部，根据具体情况及时组织现场处置工作。

应急准备　国家质检总局按照《突发公共卫生事件应急条例》的要求，制订全国国境口岸突发事件出入境检验检疫应急预案。各级检验检疫机构根据全国国境口岸突发事件出入境检验检疫应急预案，结合本地口岸实际情况，制订本地国境口岸突发事件出入境检验检疫应急预案，并报上一级机构和当地政府备案；根据国境口岸突发事件出入境检验检疫应急预案的要求，保证应急处理人员、设施、设备、防治药品和器械等资源的配备、储备，提高应对突发事件的处理能力。

报告与通报　国家质检总局建立国境口岸突发事件出入境检验检疫应急报告制度，建立重大、紧急疫情信息报告系统；建立突发事件出入境检验检疫风险预警快速反应信息网络系统。国家质检总局和各级检验检疫机构应当指定专人负责信息传递工作，并将人员名单及时向所辖系统内通报。国境口岸有关单位和个人发现突发事件的，应当及时、如实地向所在口岸的检验检疫机构报告，不得隐瞒、缓报、谎报或者授意他人隐瞒、缓报、谎报。

应急处理　突发事件发生后采取的各项措施。

紧急控制措施　检验检疫机构经上一级机构批准，对突发事件现场采取下列紧急控制措施：①对现场进行临时控制，限制人员出入；对疑为人畜共患的重要疾病疫情，禁止病人或者疑似病人与易感动物接触。②对现场有关人员进行医学观察，临时隔离留验。③对出入境交通工具、货物、集装箱、行李、邮包等采取限制措施，禁止移运。④封存可能导致突发事件发生或者蔓延的设备、材料、物品。⑤实施紧急卫生处理措施。

提出启动应急预案建议　检验检疫机构应当组织专家对突发事件进行流行病学调查、现场监测、现场勘验，确定危害程度，初步判断突发事件的类型，提出启动国境口岸突发事件出入境检验检疫应急预案的建议，报上一级机构批准后实施，同时报告当地政府。

卫生检疫处置措施　出入境交通工具上发现传染病病人、疑似传染病病人，其负责人应当以最快的方式向当地口岸检验检疫机构报告，检验检疫机构接到报告后，应当立即组织有关人员采取相应的卫生检疫处置措施。对出入境交通工具上的传染病病人密切接触者，应当依法予以留验和医学观察；或依照卫生检疫法律、行政法规的规定，采取控制措施。

法律责任　检验检疫机构、口岸有关单位和个人未履行《国境口岸突发公共卫生事件出入境检验检疫应急处理规定》的法定义务应承担的法律后果。

口岸有关单位和个人的法律责任　在国境口岸突发事件出入境检验检疫应急处理工作中，口岸有关单位和个人有下列情形之一的，依照有关法律法规的规定，予以警告或者罚款，构成犯罪的，依法追究刑事责任：①向检验检疫机构隐瞒、缓报或者谎报突发事件的。②拒绝检验检疫机构进入突发事件现场进行应急处理的。③以暴力或其他方式妨碍检验检疫机构应急处理工作人员执行公务的。

检验检疫机构的法律责任　①未依照本规定履行报告职责，对突发事件隐瞒、缓报、谎报或者授意他人隐瞒、缓报、谎报的，对主要负责人及其他直接责任人员予以行政处分；构成犯罪的，依法追究刑事责任。②突发事件发生后拒不服从上级检验检疫机构统一指挥，贻误采取应急控制措施时机或者违背应急预案要求拒绝上级检验检疫机构对人员、物资的统一调配的，对单位予以通报批评；造成严重后果的，对主要负责人或直接责任人员予以行政处分，构成犯罪的，依法追究刑事责任。③突发事件发生后拒不履行出入境检验检疫应急处理职责的，对上级检验检疫机构的调查不予配合或者采取其他方式阻碍、干涉调查的，由上级检验检疫机构责令改正，对主要负责人及其他直接责任人员予以行政处分；构成犯罪的，依法追究刑事责任。④工作人员在突发事件应急处理工作中滥用职权、玩忽职守、徇私舞弊的，对主要负责人及其他直接责任人员予以行政处分；构成犯罪的，依法追究刑事责任。

（达庆东）

Zāihài Shìgù Yīliáo Jiùyuán Gōngzuò Guǎnlǐ Bànfǎ

《灾害事故医疗救援工作管理办法》（*Administrative Rules for the Disaster and Accident Medical Rescue*）　提高对灾害事故的应急反应能力和医疗救援水平，避免和减少人员伤亡，保障公民身体健康和生命安全的部门规章。1995年4月27日卫生部令第39号发布，自发布之日起实施。

管理　县级以上政府卫生行政部门主管灾害事故医疗救援工作。医疗救援是指因灾害事故发生人群伤亡时的抢救治疗工作。对灾害事故的医疗救援工作实行规范管理，做到常备不懈，及时有效。

组织　国务院卫生行政部门成立“灾害事故医疗救援领导小组”，各省、自治区、直辖市政府卫生行政部门成立与“灾害事故医疗救援工作领导小组”相应的组织。灾害事故多发地区的县级以上政府卫生行政部门，根据需要也可以设立相应的领导协调组织。

灾情报告　灾害事故发生地的医疗卫生单位或医疗卫生人员应当及时将灾情报告其所在地的县级以上政府卫生行政部门。卫生行政部门接到灾情报告或救援指令后，应当立即通知有关单位，组织现场抢救，并及时报告当地人民政府和上一级政府卫生行政部门。

时限　医疗救援情况按以下规定报告：①伤亡20人以下的，6小时内报市级卫生行政部门。②伤亡20~50人的，12小时内报省级卫生行政部门。③伤亡50人以上的，24小时内报国务院卫生行政部门。④地震、水灾、风灾、火灾和其他重大灾害事故，虽一时不明伤亡情况的，应尽快逐级上报至国务院卫生行政部门。

内容 ①灾害发生的时间、地点、伤亡人数及种类。②伤员主要的伤情、采取的措施及投入的医疗资源。③急需解决的卫生问题。④卫生系统受损情况。

现场医疗救护 灾害事故发生后，凡就近的医护人员应主动及时到达现场，并组织起来参加医疗救护。现场医疗救护过程中，要本着先救命后治伤、先治重伤后治轻伤的原则，要将经治的伤员的血型、伤情、急救处置、注意事项逐一填写伤员情况单，并置于伤员衣袋内。

伤病员后送 凡伤员需要后送，由当地灾害事故医疗救援领导小组视实际需要决定设伤员后送指挥部，负责伤员后送的指挥协调工作。伤病员经现场检伤分类、处置后要根据病情向就近的省、市级医院或专科医院分流。

部门协调 各级卫生行政部门负责制定灾害事故医疗救援计划；负责组织派遣医疗队，救治伤病员；负责灾害事故医疗救援工作的对外宣传口径；承接上级灾害事故医疗救援领导小组分配的任务。灾害事故医疗救援领导小组视情况提请地方政府协调铁路、邮电、交通、民航、航运、军队、武警、国家医药管理局等有关部门协助解决医疗救援有关的交通，伤病员的转送、药械调拨等工作。各级红十字会、爱国卫生运动委员会办公室要协同卫生部门，参与灾害事故的医疗救援工作。

培训 各级卫生行政部门要制订和落实灾害事故医疗救护人员的培训计划；要利用报刊、广播、影视、培训班等多种形式，向公众普及灾害事故医疗救护、自救和互救的知识及基本技术。

（达庆东）

Guójiā Tūfā Gōnggòng Wèishēng Shìjiàn Yìngjí Yù'àn

《国家突发公共卫生事件应急预案》（*Contingency Plans for National Public Health Emergencies*） 为有效预防、及时控制和消除突发公共卫生事件及其危害，指导和规范各类突发公共卫生事件的应急处理工作，最大程度地减少突发公共卫生事件对公众健康造成的危害，保障公众身心健康与生命安全的专项应急预案。2006年2月26日国务院发布，自印发之日起实施。《国家突发公共卫生事件应急预案》共有总则，应急组织体系及职责，突发公共卫生事件的监测、预警与报告，突发公共卫生事件的应急反应和终止，善后处理，突发公共卫生事件应急处置的保障，预案管理与更新，附则8个部分。

适用范围 突然发生，造成或者可能造成社会公众身心健康严重损害的重大传染病、群体性不明原因疾病、重大食物和职业中毒，以及因自然灾害、事故灾难或社会安全等事件引起的严重影响公众身心健康的公共卫生事件的应急处理工作。

突发公共卫生事件的分级 根据突发公共卫生事件性质、危害程度、涉及范围，突发公共卫生事件划分为特别重大（Ⅰ级）、重大（Ⅱ级）、较大（Ⅲ级）和一般（Ⅳ级）四级。其中，特别重大突发公共卫生事件主要包括：①肺鼠疫、肺炭疽在大、中城市发生并有扩散趋势，或肺鼠疫、肺炭疽疫情波及2个以上的省份，并有进一步扩散趋势。②发生传染性非典型肺炎、人感染高致病性禽流感病例，并有扩散趋势。③涉及多个省份的群体性不明原因疾病，并有扩散趋势。④发生新传染病或中国尚未发现的传染病发生或传入，并有扩散趋势，或发现中国已消灭的传染病重新流行。⑤发生烈性病菌株、毒株、致病因子等丢失事件。⑥周边及与中国通航的国家和地区发生特大传染病疫情，并出现输入性病例，严重危及中国公共卫生安全的事件。⑦国务院卫生行政部门认定的其他特别重大突发公共卫生事件。

工作原则 指导和规范各类突发公共卫生事件应急处理工作。

预防为主，常备不懈 提高全社会对突发公共卫生事件的防范意识，落实各项防范措施，做好人员、技术、物资和设备的应急储备工作。对各类可能引发突发公共卫生事件的情况要及时进行分析、预警，做到早发现、早报告、早处理。

统一领导，分级负责 根据突发公共卫生事件的范围、性质和危害程度，对突发公共卫生事件实行分级管理。各级人民政府负责突发公共卫生事件应急处理的统一领导和指挥，各有关部门按照预案规定，在各自的职责范围内做好突发公共卫生事件应急处理的有关工作。

依法规范，措施果断 地方各级人民政府和卫生行政部门要按照相关法律、法规和规章的规定，完善突发公共卫生事件应急体系，建立健全系统、规范的突发公共卫生事件应急处理工作制度，对突发公共卫生事件和可能发生的公共卫生事件做出快速反应，及时、有效开展监测、报告和处理工作。

依靠科学，加强合作　突发公共卫生事件应急工作要充分尊重和依靠科学，要重视开展防范和处理突发公共卫生事件的科研和培训，为突发公共卫生事件应急处理提供科技保障。各有关部门和单位要通力合作、资源共享，有效应对突发公共卫生事件。要广泛组织、动员公众参与突发公共卫生事件的应急处理。

应急组织体系　突发公共卫生事件应急处理指挥组织和相关机构的构成。

应急指挥机构　国务院卫生行政部门依照职责和《国家突发公共卫生事件应急预案》的规定，在国务院统一领导下，负责组织、协调全国突发公共卫生事件应急处理工作，并根据突发公共卫生事件应急处理工作的实际需要，提出成立全国突发公共卫生事件应急指挥部。各级人民政府根据本级人民政府卫生行政部门的建议和实际工作需要，决定是否成立国家和地方应急指挥部。

全国突发公共卫生事件应急指挥部　负责对特别重大突发公共卫生事件的统一领导、统一指挥，作出处理突发公共卫生事件的重大决策。指挥部成员单位根据突发公共卫生事件的性质和应急处理的需要确定。

省级突发公共卫生事件应急指挥部　由省级人民政府有关部门组成，实行属地管理的原则，负责对本行政区域内突发公共卫生事件应急处理的协调和指挥，作出处理本行政区域内突发公共卫生事件的决策，决定要采取的措施。

专家咨询委员会　国务院卫生行政部门和省级卫生行政部门负责组建突发公共卫生事件专家咨询委员会。

应急处理专业技术机构　医疗机构、疾病预防控制机构、卫生监督机构、出入境检验检疫机构是突发公共卫生事件应急处理的专业技术机构。应急处理专业技术机构要结合本单位职责开展专业技术人员处理突发公共卫生事件能力培训，提高快速应对能力和技术水平，在发生突发公共卫生事件时，要服从卫生行政部门的统一指挥和安排，开展应急处理工作。

突发公共卫生事件的监测、预警与报告　监测、预警与报告的规定。

监测　国家建立统一的突发公共卫生事件监测、预警与报告网络体系。各级医疗、疾病预防控制、卫生监督和出入境检疫机构负责开展突发公共卫生事件的日常监测工作。

预警　各级人民政府卫生行政部门根据医疗机构、疾病预防控制机构、卫生监督机构提供的监测信息，按照公共卫生事件的发生、发展规律和特点，及时分析其对公众身心健康的危害程度、可能的发展趋势，及时做出预警。

报告　任何单位和个人都有权向国务院卫生行政部门和地方各级人民政府及其有关部门报告突发公共卫生事件及其隐患，也有权向上级政府部门举报不履行或者不按照规定履行突发公共卫生事件应急处理职责的部门、单位及个人。县级以上各级人民政府卫生行政部门指定的突发公共卫生事件监测机构、各级各类医疗卫生机构、卫生行政部门、县级以上地方人民政府和检验检疫机构、食品药品监督管理机构、环境保护监测机构、教育机构等有关单位为突发公共卫生事件的责任报告单位。执行职务的各级各类医疗卫生机构的医疗卫生人员、个体开业医生为突发公共卫生事件的责任报告人。突发公共卫生事件责任报告单位要按照有关规定及时、准确地报告突发公共卫生事件及其处置情况。

突发公共卫生事件的应急反应和终止　各级人民政府和有关部门采取应急反应措施和应急反应终止情形的规定。

应急反应原则　发生突发公共卫生事件时，事发地的县级、市（地）级、省级人民政府及其有关部门按照分级响应的原则，作出相应级别应急反应。突发公共卫生事件应急处理要采取边调查、边处理、边抢救、边核实的方式，以有效措施控制事态发展。

应急反应措施　各级人民政府、卫生行政部门、医疗机构、疾病预防控制机构、卫生监督机构、出入境检验检疫机构，以及非事件发生地区应当根据《国家突发公共卫生事件应急预案》的规定采取相应应急反应措施。

应急反应终止　突发公共卫生事件应急反应的终止需符合以下条件：突发公共卫生事件隐患或相关危险因素消除，或末例传染病病例发生后经过最长潜伏期无新的病例出现。特别重大突发公共卫生事件由国务院卫生行政部门组织有关专家进行分析论证，提出终止应急反应的建议，报国务院或全国突发公共卫生事件应急指挥部批准后实施。

善后处理　突发公共卫生事件结束后的后续活动。①突发公共卫生事件结束后，各级卫生行政部门应在本级人民政府的领导下，组织有关人员对突发公共卫生事件的处理情况进行评估。

②县级以上人民政府人事部门和卫生行政部门对参加突发公共卫生事件应急处理作出贡献的先进集体和个人进行联合表彰；民政部门对在突发公共卫生事件应急处理工作中英勇献身的人员，按有关规定追认为烈士。③对在突发公共卫生事件的预防、报告、调查、控制和处理过程中，有玩忽职守、失职、渎职等行为的，依据《突发公共卫生事件应急条例》及有关法律法规追究当事人的责任。④地方各级人民政府要组织有关部门对因参与应急处理工作致病、致残、死亡的人员，按照国家有关规定，给予相应的补助和抚恤；对参加应急处理一线工作的专业技术人员应根据工作需要制订合理的补助标准，给予补助。⑤地方各级人民政府应组织有关部门对应急处理期间紧急调集、征用有关单位、企业、个人的物资和劳务进行合理评估，给予补偿。

突发公共卫生事件应急处置的保障 保证突发公共卫生事件应急处理工作顺利开展的各项措施。①技术保障：国家建立突发公共卫生事件应急决策指挥系统的信息、技术平台；加强疾病预防控制体系、应急医疗救治体系、卫生执法监督体系和应急卫生救治队伍建设，开展科研和国际交流。②物资、经费保障：各级人民政府要建立处理突发公共卫生事件的物资和生产能力储备；保障突发公共卫生事件应急基础设施项目建设经费，按规定落实对突发公共卫生事件应急处理专业技术机构的财政补助政策和突发公共卫生事件应急处理经费。③通信与交通保障：各级应急医疗卫生救治队伍要根据实际工作需要配备通信设备和交通工具。④法律保障：国务院有关部门应不断完善应对突发公共卫生事件的法律、法规和规章制度，形成科学、完整的突发公共卫生事件应急法律和规章体系。⑤社会公众宣传教育：县级以上人民政府要组织有关部门利用广播、影视、报刊、互联网、手册等多种形式对社会公众广泛开展突发公共卫生事件应急知识的普及教育，宣传卫生科普知识，指导群众以科学的行为和方式对待突发公共卫生事件。

预案管理与更新 根据突发公共卫生事件的形势变化和实施中发现的问题对预案及时进行更新、修订和补充。

（达庆东）

Guójiā Tūfā Gōnggòng Shìjiàn Yīliáo Wèishēng Jiùyuán Yìngjí Yù'àn

《国家突发公共事件医疗卫生救援应急预案》（*Contingency Plans for the Medical Rescue in National Public Health Emergencies*） 为保障自然灾害、事故灾难、公共卫生、社会安全事件等突发公共事件发生后，各项医疗卫生救援工作迅速、高效、有序地进行，提高卫生部门应对各类突发公共事件的应急反应能力和医疗卫生救援水平，最大程度地减少人员伤亡和健康危害，保障人民群众身体健康和生命安全，维护社会稳定的专项应急预案。2006年2月26日国务院发布，自印发之日起实施。《国家突发公共事件医疗卫生救援应急预案》共有总则、医疗卫生救援的事件分级、医疗卫生救援组织体系、医疗卫生救援应急响应和终止、医疗卫生救援的保障、医疗卫生救援的公众参与、附则7个部分。

适用范围 突发公共事件所导致的人员伤亡、健康危害的医疗卫生救援工作。突发公共卫生事件应急工作按照《国家突发公共卫生事件应急预案》的有关规定执行。

工作原则 统一领导，分级负责；属地管理，明确职责；依靠科学，依法规范；反应及时，措施果断；整合资源，信息共享；平战结合，常备不懈；加强协作，公众参与。

医疗卫生救援的事件分级 根据突发公共事件导致人员伤亡和健康危害情况将医疗卫生救援事件分为特别重大（Ⅰ级）、重大（Ⅱ级）、较大（Ⅲ级）和一般（Ⅳ级）四级。

特别重大事件（Ⅰ级） ①一次事件出现特别重大人员伤亡，且危重人员多，或者核事故和突发放射事件、化学品泄漏事故导致大量人员伤亡，事件发生地省级人民政府或有关部门请求国家在医疗卫生救援工作上给予支持的突发公共事件。②跨省（区、市）的有特别严重人员伤亡的突发公共事件。③国务院及其有关部门确定的其他需要开展医疗卫生救援工作的特别重大突发公共事件。

重大事件（Ⅱ级） ①一次事件出现重大人员伤亡，其中，死亡和危重病例超过5例的突发公共事件。②跨市（地）的有严重人员伤亡的突发公共事件。③省级人民政府及其有关部门确定的其他需要开展医疗卫生救援工作的重大突发公共事件。

较大事件（Ⅲ级） ①一次事件出现较大人员伤亡，其中，死亡和危重病例超过3例的突发公共事件。②市（地）级人民政府及其有关部门确定的其他需要开展医疗卫生救援工作的较大突发公共事件。

一般事件（Ⅳ级）　①一次事件出现一定数量人员伤亡，其中，死亡和危重病例超过1例的突发公共事件。②县级人民政府及其有关部门确定的其他需要开展医疗卫生救援工作的一般突发公共事件。

医疗卫生救援组织体系　各级卫生行政部门成立的医疗卫生救援领导小组、专家组和医疗卫生救援机构［各级各类医疗机构，包括医疗急救中心（站）、综合医院、专科医院、化学中毒和核辐射事故应急医疗救治专业机构、疾病预防控制机构和卫生监督机构］、现场医疗卫生救援指挥部。

医疗卫生救援应急响应和终止　医疗卫生救援应急实行分级响应，包括Ⅰ级响应、Ⅱ级响应、Ⅲ级响应和Ⅳ级响应。

现场医疗卫生救援及指挥　医疗卫生救援应急队伍在接到救援指令后要及时赶赴现场，并根据现场情况全力开展医疗卫生救援工作。在实施医疗卫生救援的过程中，既要积极开展救治，又要注重自我防护，确保安全。现场医疗卫生救援指挥部要接受突发公共事件现场处置指挥机构的领导，加强与现场各救援部门的沟通与协调。

现场抢救　到达现场的医疗卫生救援应急队伍，要迅速将伤员转送出危险区，本着“先救命后治伤、先救重后救轻”的原则开展工作，按照国际统一的标准对伤病员进行检伤分类，以便后续救治辨认或采取相应的措施。

转送伤员　当现场环境处于危险或在伤病员情况允许时，要尽快将伤病员转送并做好以下工作：①对已经检伤分类待送的伤病员进行复检。对有活动性大出血或转运途中有生命危险的急危重症者，应就地先予抢救、治疗，做必要的处理后再进行监护下转运。②认真填写转运卡提交接纳的医疗机构，并报现场医疗卫生救援指挥部汇总。③在转运中，医护人员必须在医疗仓内密切观察伤病员病情变化，并确保治疗持续进行。④在转运过程中要科学搬运，避免造成二次损伤。⑤合理分流伤病员或按现场医疗卫生救援指挥部指定的地点转送，任何医疗机构不得以任何理由拒诊、拒收伤病员。

疾病预防控制和卫生监督工作　突发公共事件发生后，有关卫生行政部门要根据情况组织疾病预防控制和卫生监督等有关专业机构和人员，开展卫生学调查和评价、卫生执法监督，采取有效的预防控制措施，防止各类突发公共事件造成的次生或衍生突发公共卫生事件的发生，确保大灾之后无大疫。

信息报告和发布　现场医疗卫生救援指挥部、承担医疗卫生救援任务的医疗机构要每日向上级卫生行政部门报告伤病员情况、医疗救治进展等，重要情况要随时报告。有关卫生行政部门要及时向本级人民政府和突发公共事件应急指挥机构报告有关情况。各级卫生行政部门要认真做好突发公共事件医疗卫生救援信息发布工作。

医疗卫生救援应急响应的终止　突发公共事件现场医疗卫生救援工作完成，伤病员在医疗机构得到救治，经本级人民政府或同级突发公共事件应急指挥机构批准，或经同级卫生行政部门批准，医疗卫生救援领导小组可宣布医疗卫生救援应急响应终止，并将医疗卫生救援应急响应终止的信息报告上级卫生行政部门。

医疗卫生救援的保障　突发公共事件应急医疗卫生救援机构和队伍的建设，是国家突发公共卫生事件预防控制体系建设的重要组成部分，各级卫生行政部门应遵循“平战结合、常备不懈”的原则，加强突发公共事件医疗卫生救援工作的组织和队伍建设，组建医疗卫生救援应急队伍，制订各种医疗卫生救援应急技术方案，保证突发公共事件医疗卫生救援工作的顺利开展。同时做好医疗救治信息网络建设，医疗卫生救援应急药品、医疗器械、设备、快速检测器材和试剂、卫生防护用品等物资的储备，医疗卫生救援经费的安排和交通运输保障等工作。

医疗卫生救援的公众参与　各级卫生行政部门要做好突发公共事件医疗卫生救援知识普及的组织工作；中央和地方广播、电视、报刊、互联网等媒体要扩大对社会公众的宣传教育；各部门、企事业单位、社会团体要加强对所属人员的宣传教育；各医疗卫生机构要做好宣传资料的提供和师资培训工作。在广泛普及医疗卫生救援知识的基础上逐步组建以公安干警、企事业单位安全员和卫生员为骨干的群众性救助网络，经过培训和演练提高其自救、互救能力。

责任与奖惩　突发公共事件医疗卫生救援工作实行责任制和责任追究制。各级卫生行政部门，对突发公共事件医疗卫生救援工作作出贡献的先进集体和个人要给予表彰和奖励。对失职、渎职的有关责任人，要依据有关规定严肃追究责任，构成犯罪的，依法追究刑事责任。

（达庆东）

Rén Gǎnrǎn Gāozhìbìngxìng Qínliúgǎn Yìngjí Yù'àn

《人感染高致病性禽流感应急预案》（*Contingency Plans for Highly Pathogenic Human Infectious Avian Influenza A*［*H5N1*］） 为做好人感染高致病性禽流感（以下简称人禽流感）防控工作，提高人禽流感的防治水平和应对能力，及时、有效地采取各项防控措施，做到早发现、早报告、早隔离、早治疗人禽流感病例，控制疫情的传播、蔓延，保障广大人民群众的身体健康和生命安全，维护社会稳定的部门预案。2006年5月26日卫生部发布。《人感染高致病性禽流感应急预案》共有总则、组织管理、病例诊断和疫情发布、应急处置、保障措施、附件等6个部分。禽流感是禽流行性感冒的简称，是由A型禽流行性感冒病毒引起的一种禽类（家禽和野禽）传染病。根据禽流感致病性的不同，可以将禽流感分为高致病性禽流感、低致病性禽流感和无致病性禽流感。

适用范围 各级卫生行政部门及各级各类医疗卫生机构开展的人禽流感防治应对准备及应急处置工作。

工作原则 政府领导，部门配合；依法防控，科学应对；预防为主，防治结合；群防群控，分级负责。

组织管理 防控人感染高致病性禽流感的组织机构和职责分工的规定。

组织机构 各级卫生行政部门在本级政府统一领导下，成立人禽流感防控工作领导小组，统一指挥、协调系统内的人禽流感防控工作。各级各类医疗卫生机构实行人禽流感防控工作主要领导负责制、防控工作责任制和责任追究制，明确任务、目标和责任。

职责分工 各级卫生行政部门、医疗卫生机构防控人感染高致病性禽流感的分工。

卫生行政部门职责 国务院卫生行政部门负责全国人禽流感疫情防控管理和协调工作，组织制订人禽流感应急处置的政策、技术规范和专项预案，指导各地做好人禽流感防控工作；各省（区、市）卫生行政部门负责指挥、协调、管理本行政区域内人禽流感防控工作，制定本行政区域内人禽流感应急预案和防控策略；各级卫生行政部门加强与其他部门的协调与配合，建立部门之间信息沟通和固定联络员制度，及时与有关部门交流协商，形成多部门共同参与的联防联控机制。

医疗卫生机构职责 ①疾病预防控制机构负责人禽流感疫情及监测资料的收集、汇总分析、反馈和上报，开展实验室检测工作，并保障实验室生物安全。②医疗机构负责不明原因肺炎病例和人禽流感医学观察病例的筛查与报告，负责病人的诊断、转运、隔离治疗、医院内感染控制，配合疾病预防控制机构开展流行病学调查及标本采集工作，负责本机构内有关人员的培训工作。③卫生监督机构负责对本辖区医疗卫生机构的预检分诊、消毒、疫情报告及预防控制等工作的卫生监督和执法稽查。

病例诊断和疫情发布 各省（区、市）年度首例人禽流感病例由国务院卫生行政部门组织人禽流感专家组诊断，此后发生的病例由省（区、市）卫生行政部门组织专家组诊断，同时报国务院卫生行政部门备案。国务院卫生行政部门负责向有关部门、国际组织、有关国家、港澳台地区通报并向社会发布人禽流感疫情信息。省级卫生行政部门经国务院卫生行政部门授权后，负责向社会发布本行政区域内人禽流感疫情信息。

应急处置 各地应根据以下不同情况采取相应的应对措施：①本地区内尚未发现动物及人禽流感疫情，但其毗邻国家或相邻地区发生动物或/和人禽流感疫情时，密切关注国内外动物禽流感及人禽流感疫情动态，做好疫情预测预警，开展疫情风险评估。②本地区内发生了动物禽流感疫情，但尚未发现人禽流感病例时，与农业部门紧密协作，立即开展现场流行病学调查、密切接触者追踪和样品采集工作。③本地区发现散发或聚集性人禽流感病例，但局限在一定的范围，没有出现扩散现象时，按照人禽流感病例流行病学调查方案迅速开展流行病学调查工作，做好人禽流感病例隔离、救治和医院内感染控制工作。④证实人禽流感疫情出现人间传播病例并有扩散趋势，按照卫生部发布的《卫生部应对流感大流行准备计划与应急预案（试行）》采取相应的措施。

保障措施 加强技术培训，提高应对能力；完善检测网络，提高检测能力；加强生物安全管理，确保实验室生物安全；加强监督检查，确保措施落实；做好物质储备，保障经费支持。

（达庆东）

zhíyèbìng fángzhì fǎlǜ zhìdù

职业病防治法律制度（legal system of prevention and control of occupational diseases） 调整预防、控制和消除职业病危害，防治职业病，保护劳动者健康及

其相关权益，促进经济发展的社会关系的法律规范的总和。中国从新中国成立初期便制定了旨在保护劳动者健康权益的法规。1953年政务院制定了《劳动保险条例》。1957年国家首次公布法定职业病目录，国务院卫生行政部门制定了《职业病范围和职业病患者处理办法》等，初步建立了中国早期劳动者健康权益保障的法律规范。1987年国务院颁布了《尘肺病防治条例》，1989年颁布了《放射性同位素与射线装置放射防护条例》，是中国当时有关职业健康防护效力较高的法规，使中国职业病防治逐步走向法制化的轨道。

随着社会和经济的发展，2001年10月27日，第九届全国人大常委会第二十四次会议通过《中华人民共和国职业病防治法》，于2002年5月1日起施行。该法的颁布对于劳动者健康保护发挥重要作用，但是在实施过程中也暴露出一些不足，尤其是劳动者职业病诊断难的问题等。2011年12月31日十一届全国人大常委会第二十四次会议通过了《关于修改〈中华人民共和国职业病防治法〉的决定》，自2011年12月31日起施行。修订后的《中华人民共和国职业病防治法》明确并强化了用人单位在劳动防护中的责任，并有针对性地解决了劳动者职业病诊断中遇到的问题，加强了对劳动者职业健康的法律保障。

为实现对劳动者健康等权益的切实保障，中国不断完善职业病防治的法律体系。国务院颁布的相关法规包括《使用有毒物品作业场所劳动保护条例》（2002年）、《放射性同位素与射线装置安全和防护条例》（2005年）等。2002年，国务院卫生行政部门颁布了一系列与《中华人民共和国职业病防治法》配套施行的规章，包括《职业健康监护管理办法》《职业病诊断与鉴定管理办法》《国家职业卫生标准管理办法》《职业卫生技术服务机构管理办法》，以及《放射诊疗管理规定》（2006年）、《建设项目职业病危害分类管理办法》（2006年）、《放射工作人员职业健康管理办法》（2007年）。2013年，国务院卫生行政部门重新制定并颁布了《职业病诊断与鉴定管理办法》；2015年再次修订了《职业健康检查管理办法》，于2015年5月1日起施行。2012年，国家安全生产监督管理总局相继发布了一系列职业卫生防护的规章，包括《用人单位职业健康监护监督管理办法》《职业病危害项目申报办法》《职业卫生技术服务机构监督管理暂行办法》、《建设项目职业卫生“三同时”监督管理暂行办法》等。这些职业卫生的法律法规、规章，以及相关职业卫生标准构成了中国职业卫生法律体系。

（樊立华　高　蕾）

Zhōnghuá Rénmín Gònghéguó Zhíyèbìng Fángzhìfǎ

《中华人民共和国职业病防治法》（*Law of the People's Republic of China on Prevention and Control of Occupational Diseases*）　调整预防、控制和消除职业病危害，防治职业病，保护劳动者健康及其相关权益，促进经济社会发展活动中所产生的各种社会关系的法律。简称《职业病防治法》。

立法沿革　中国一直非常重视职业病的防治立法。1957年卫生部制定了《职业病范围和职业病患者处理办法》。1987年国务院颁布了《尘肺病防治条例》。1989年，国务院颁布了《放射性同位素与射线装置放射防护条例》。2001年10月27日，第九届全国人民代表大会常务委员会第二十四次会议通过了《中华人民共和国职业病防治法》，自2002年5月1日起施行。2011年12月31日，第十一届全国人民代表大会常务委员会第二十四次会议对《职业病防治法》进行了修订。2016年7月2日，第十二届全国人民代表大会常务委员会第二十一次会议对《职业病防治法》进行修改，并于当日生效施行。

适用范围　中华人民共和国领域内的职业病防治活动应当遵守《职业病防治法》。职业病，是指企业、事业单位和个体经济组织等用人单位（以下统称用人单位）的劳动者在职业活动中，因接触粉尘、放射性物质和其他有毒、有害因素而引起的疾病。

职业病防治的方针和管理原则　坚持预防为主、防治结合的方针，实行分类管理、综合治理。

预防为主、防治结合　把预防职业病的发生作为根本目的和首要措施，控制各类职业病危害源头；既要预防职业病危害的产生，又要在职业病危害产生后，尽可能降低职业病危害的后果和损失。

分类管理、综合治理　根据不同的职业病危害的致病性质、严重程度等，采取不同的管理措施；在职业病防治活动中采取一切有效的管理和技术措施，包括立法、行政、经济、科技、民主管理和社会监督等。

职业病防治机制　用人单位负责、行政机关监管、行业自律、职工参与和社会监督。

监管体制　国家实行职业卫

生监督制度。全国职业病防治的监督管理工作由国务院安全生产监督管理部门、卫生行政部门、劳动保障行政部门负责。国务院有关部门在各自的职责范围内负责职业病防治的有关监督管理工作。

地方职业病防治工作由县级以上地方人民政府统一负责、领导、组织、协调本行政区域的职业病防治工作，建立健全职业病防治工作体制、机制，统一领导、指挥职业卫生突发事件应对工作；加强职业病防治能力建设和服务体系建设，完善、落实职业病防治工作责任制。县级以上地方人民政府安全生产监督管理部门、卫生行政部门、劳动保障行政部门依据各自职责，负责职业病防治的有关监督管理工作。各职业卫生监督管理部门之间应当加强沟通，密切配合，按照各自职责分工，依法行使职权，承担责任。

职业病前期预防 对用人单位职业病防治责任、工作场所职业卫生要求的规定。

用人单位职业病防治责任 依照法律、法规要求，严格遵守国家职业卫生标准，落实职业病预防措施，从源头上控制和消除职业病危害。

严格遵守国家职业卫生标准 有关防治职业病的国家职业卫生标准，由国务院卫生行政部门组织制定并公布。国务院卫生行政部门应当组织开展重点职业病监测和专项调查，对职业健康风险进行评估，为制定职业卫生标准和职业病防治政策提供科学依据。

职业病危害项目申报 职业病危害，是指对从事职业活动的劳动者可能导致职业病的各种危害。国家建立职业病危害项目申报制度。用人单位工作场所存在职业病目录所列职业病的危害因素的，应当及时、如实向所在地安全生产监督管理部门申报危害项目，接受监督。职业病危害因素分类目录由国务院卫生行政部门会同国务院安全生产监督管理部门制定、调整并公布。

建设项目职业病危害预评价报告 新建、扩建、改建建设项目和技术改造、技术引进项目可能产生职业病危害的，建设单位在可行性论证阶段应当进行职业病危害预评价。医疗机构建设项目可能产生放射性职业病危害的，建设单位应当向卫生行政部门提交放射性职业病危害预评价报告。卫生行政部门应当自收到预评价报告之日起30日内，作出审核决定并书面通知建设单位。未提交预评价报告或者预评价报告未经卫生行政部门审核同意的，不得开工建设。职业病危害预评价报告应当对建设项目可能产生的职业病危害因素及其对工作场所和劳动者健康的影响作出评价，确定危害类别和职业病防护措施。

职业病危害控制效果评价 建设项目的职业病防护设施所需费用应当纳入建设项目工程预算，并与主体工程同时设计，同时施工，同时投入生产和使用。建设项目的职业病防护设施设计应当符合国家职业卫生标准和卫生要求；其中，医疗机构放射性职业病危害严重的建设项目的防护设施设计，应当经卫生行政部门审查同意后，方可施工。建设项目在竣工验收前，建设单位应当进行职业病危害控制效果评价。医疗机构可能产生放射性职业病危害的建设项目竣工验收时，其放射性职业病防护设施经卫生行政部门验收合格后，方可投入使用；其他建设项目的职业病防护设施应当由建设单位负责依法组织验收，验收合格后，方可投入生产和使用。安全生产监督管理部门应当加强对建设单位组织的验收活动和验收结果的监督核查。

工作场所职业卫生要求 ①职业病危害因素的强度或者浓度符合国家职业卫生标准。②有与职业病危害防护相适应的设施。③生产布局合理，符合有害与无害作业分开的原则。④有配套的更衣间、洗浴间、孕妇休息间等卫生设施。⑤设备、工具、用具等设施符合保护劳动者生理、心理健康的要求。⑥法律、行政法规和国务院卫生行政部门、安全生产监督管理部门关于保护劳动者健康的其他要求。

劳动过程中的职业病防护与管理 用人单位依法采取防治职业病的管理措施，是保护劳动者身体健康的前提条件。

职业病防治管理措施 ①设置或者指定职业卫生管理机构或者组织，配备专职或者兼职的职业卫生管理人员，负责本单位的职业病防治工作。②制定职业病防治计划和实施方案。③建立、健全职业卫生管理制度和操作规程。④建立、健全职业卫生档案和劳动者健康监护档案。⑤建立、健全工作场所职业病危害因素监测及评价制度。⑥建立、健全职业病危害事故应急救援预案。用人单位应当保障职业病防治所需的资金投入，不得挤占、挪用，并对因资金投入不足导致的后果承担责任。

职业病防护设施和防护用品 用人单位必须采用有效的职业病防护设施，并为劳动者提供个人使用的职业病防护用品。

用人单位为劳动者个人提供

的职业病防护用品必须符合防治职业病的要求；不符合要求的，不得使用。对职业病防护设备、应急救援设施和个人使用的职业病防护用品，用人单位应当进行经常性的维护、检修，定期检测其性能和效果，确保其处于正常状态，不得擅自拆除或者停止使用；用人单位应当优先采用有利于防治职业病和保护劳动者健康的新技术、新工艺、新设备、新材料，逐步替代职业病危害严重的技术、工艺、设备、材料。

职业病危害告知 ①设置警示标志。②设置报警装置。③用人单位与劳动者订立劳动合同或聘用合同时，应当将工作过程中可能产生的职业病危害及其后果、职业病防护措施和待遇等如实告知劳动者，并在劳动合同中写明，不得隐瞒或者欺骗。④设备材料中文说明书，向用人单位提供可能产生职业病危害的设备的，应当提供中文说明书，并在设备的醒目位置设置警示标识和中文警示说明。向用人单位提供可能产生职业病危害的化学品、放射性同位素和含有放射性物质的材料的，应当提供中文说明书。说明书应当载明产品特性、主要成分、存在的有害因素、可能产生的危害后果、安全使用注意事项、职业病防护，以及应急救治措施等内容。产品包装应当有醒目的警示标识和中文警示说明。贮存上述材料的场所应当在规定的部位设置危险物品标识或者放射性警示标。国内首次使用或者首次进口与职业病危害有关的化学材料，使用单位或者进口单位按照国家规定经国务院有关部门批准后，应当向国务院卫生行政部门、安全生产监督管理部门报送该化学材料的毒性鉴定，以及经有关部门登记注册或者批准进口的文件等资料。

职业病危害因素监测、检测和评价 用人单位应当实施由专人负责的职业病危害因素日常监测，并确保监测系统处于正常运行状态。用人单位应当按照国务院安全生产监督管理部门的规定，定期对工作场所进行职业病危害因素检测、评价。检测、评价结果存入用人单位职业卫生档案，定期向所在地安全生产监督管理部门报告并向劳动者公布。

职业病危害因素检测、评价由依法设立的取得国务院安全生产监督管理部门或者设区的市级以上地方人民政府安全生产监督管理部门按照职责分工给予资质认可的职业卫生技术服务机构进行。

职业卫生培训 用人单位的主要负责人和职业卫生管理人员应当接受职业卫生培训，遵守职业病防治法律、法规，依法组织本单位的职业病防治工作。用人单位应当对劳动者进行上岗前的职业卫生培训和在岗期间的定期职业卫生培训，普及职业卫生知识，督促劳动者遵守职业病防治法律、法规、规章和操作规程，指导劳动者正确使用职业病防护设备和个人使用的职业病防护用品。

劳动者应当学习和掌握相关的职业卫生知识，增强职业病防范意识，遵守职业病防治法律、法规、规章和操作规程，正确使用、维护职业病防护设备和个人使用的职业病防护用品，发现职业病危害事故隐患应当及时报告。

职业健康检查 对从事接触职业病危害的作业的劳动者，用人单位应当按照国务院安全生产监督管理部门、卫生行政部门的规定组织上岗前、在岗期间和离岗时的职业健康检查，并将检查结果书面告知劳动者。职业健康检查费用由用人单位承担。职业健康检查应当由省级以上人民政府卫生行政部门批准的医疗卫生机构承担。

用人单位不得安排未经上岗前职业健康检查的劳动者从事接触职业病危害的作业；不得安排有职业禁忌的劳动者从事其所禁忌的作业；对在职业健康检查中发现有与所从事的职业相关的健康损害的劳动者，应当调离原工作岗位，并妥善安置；对未进行离岗前职业健康检查的劳动者不得解除或者终止与其订立的劳动合同。

职业健康监护档案 用人单位应当为劳动者建立职业健康监护档案，职业健康监护档案应当包括劳动者的职业史、职业病危害接触史、职业健康检查结果和职业病诊疗等有关个人健康资料。并按照规定的期限妥善保存。劳动者离开用人单位时，有权索取本人职业健康监护档案复印件，用人单位应当如实、无偿提供，并在所提供的复印件上签章。

职业病危害事故的处置 发生或者可能发生急性职业病危害事故时，用人单位应当立即采取应急救援和控制措施，并及时报告所在地安全生产监督管理部门和有关部门。安全生产监督管理部门接到报告后，应当及时会同有关部门组织调查处理；必要时，可以采取临时控制措施。卫生行政部门应当组织做好医疗救治工作。

对遭受或者可能遭受急性职业病危害的劳动者，用人单位应当及时组织救治、进行健康检查和医学观察，所需费用由用人单位承担。

劳动者职业卫生权利 ①获得职业卫生教育、培训。②获得职业健康检查、职业病诊疗、康复等职业病防治服务。③了解工作场所产生或者可能产生的职业病危害因素、危害后果和应当采取的职业病防护措施。④要求用人单位提供符合防治职业病要求的职业病防护设施和个人使用的职业病防护用品，改善工作条件。⑤对违反职业病防治法律、法规及危及生命健康的行为提出批评、检举和控告。⑥拒绝违章指挥和强令进行没有职业病防护措施的作业；⑦参与用人单位职业卫生工作的民主管理，对职业病防治工作提出意见和建议。

用人单位不得安排未成年工从事接触职业病危害的作业；不得安排孕期、哺乳期的女职工从事对本人和胎儿、婴儿有危害的作业。

职业病诊断 职业病诊断与鉴定工作应当依据《职业病防治法》及《职业病诊断与鉴定管理办法》的有关规定和国家职业病诊断标准进行，遵循科学、公正、及时、便民的原则。

职业病诊断机构、承担职业病诊断机构条件、职业病诊断机构职责、职业病诊断医师条件、职业病诊断综合分析的因素、职业病诊断程序，以及职业病诊断鉴定申请、鉴定组织和职责、鉴定委员会、鉴定程序和结论、鉴定委员会人员职责见《职业病诊断与鉴定管理办法》。

用人单位在职业病诊断、鉴定过程中的责任 ①提供相关资料。用人单位应当如实提供职业病诊断、鉴定所需的劳动者职业史和职业病危害接触史、工作场所职业病危害因素检测结果等资料；安全生产监督管理部门应当监督检查和督促用人单位提供上述资料。职业病诊断、鉴定费用由用人单位承担。②现场调查。职业病诊断、鉴定机构需要了解工作场所职业病危害因素情况时，可以对工作场所进行现场调查，也可以向安全生产监督管理部门提出，安全生产监督管理部门应当在10日内组织现场调查。用人单位不得拒绝、阻挠。劳动者对用人单位提供的工作场所职业病危害因素检测结果等资料有异议，或者因劳动者的用人单位解散、破产，无用人单位提供上述资料的，诊断、鉴定机构应当提请安全生产监督管理部门进行调查，安全生产监督管理部门应当自接到申请之日起30日内对存在异议的资料或者工作场所职业病危害因素情况作出判定；有关部门应当配合。③职业病诊断、鉴定的特殊处理。职业病诊断、鉴定过程中，用人单位不提供工作场所职业病危害因素检测结果等资料的，诊断、鉴定机构应当结合劳动者的临床表现、辅助检查结果和劳动者的职业史、职业病危害接触史，并参考劳动者的自述、安全生产监督管理部门提供的日常监督检查信息等，作出职业病诊断、鉴定结论。

职业病诊断、鉴定中争议的处理 包括仲裁、诉讼。

仲裁 职业病诊断、鉴定过程中，在确认劳动者职业史、职业病危害接触史时，当事人对劳动关系、工种、工作岗位或者在岗时间有争议的，可以向当地的劳动人事争议仲裁委员会申请仲裁；接到申请的劳动人事争议仲裁委员会应当受理，并在30日内作出裁决。

当事人在仲裁过程中对自己提出的主张，有责任提供证据。劳动者无法提供由用人单位掌握管理的与仲裁主张有关的证据的，仲裁庭应当要求用人单位在指定期限内提供；用人单位在指定期限内不提供的，应当承担不利后果。

诉讼 劳动者对仲裁裁决不服的，可以依法向人民法院提起诉讼。用人单位对仲裁裁决不服的，可以在职业病诊断、鉴定程序结束之日起15日内依法向人民法院提起诉讼；诉讼期间，劳动者的治疗费用按照职业病待遇规定的途径支付。

职业病报告 用人单位和医疗卫生机构发现职业病病人或者疑似职业病病人时，应当及时向所在地卫生行政部门和安全生产监督管理部门报告。确诊为职业病的，用人单位还应当向所在地劳动保障行政部门报告。接到报告的部门应当依法作出处理。

职业病病人保障 劳动者患职业病后依法享有医疗、职业康复、工作、工资及物资福利等方面的权利。

职业病病人待遇 用人单位应当：①保障职业病病人依法享受国家规定的职业病待遇。②按照国家有关规定，安排职业病病人进行治疗、康复和定期检查。③对不适宜继续从事原工作的职业病病人，应当调离原岗位，并妥善安置。④对从事接触职业病危害的作业的劳动者，应当给予适当岗位津贴。

工伤保险 职业病病人的诊疗、康复费用，伤残及丧失劳动能力的职业病病人的社会保障，按照国家有关工伤社会保险的规定执行。劳动者被诊断患有职业病，但用人单位没有依法参加工伤保险的，其医疗和生活保障由该用人单位承担。

民事赔偿 职业病病人除依法享有工伤社会保险外，依照有关民事法律，尚有获得赔偿的权利的，有权向用人单位提出赔偿要求。

社会救助 用人单位已经不存在或者无法确认劳动关系的职业病病人，可以向地方人民政府民政部门申请医疗救助和生活等方面的救助。

疑似职业病病人保障 医疗卫生机构发现疑似职业病病人时，应当告知劳动者本人并及时通知用人单位。用人单位应当及时安排对疑似职业病病人进行诊断；在疑似职业病病人诊断或者医学观察期间，不得解除或者终止与其订立的劳动合同。疑似职业病病人在诊断、医学观察期间的费用，由用人单位承担。

职业病防治监督检查 县级以上人民政府职业卫生监督管理部门依照职业病防治法律、法规、国家职业卫生标准和卫生要求，依据职责划分，对职业病防治工作进行监督检查。

安全生产监督管理部门履行监督检查职责时，有权采取的措施：①进入被检查单位和职业病危害现场，了解情况，调查取证。②查阅或者复制与违反职业病防治法律、法规行为的有关资料和采集样品。③责令违反职业病防治法律、法规的单位和个人停止违法行为。

发生职业病危害事故或者有证据证明危害状态可能导致职业病危害事故发生时，安全生产监督管理部门可以采取的临时控制措施：①责令暂停导致职业病危害事故的作业。②封存造成职业病危害事故或者可能导致职业病危害事故发生的材料和设备。③组织控制职业病危害事故现场。

法律责任 违反《职业病防治法》规定，应当承担相应的行政责任和刑事责任。

行政责任 建设单位违反《职业病防治法》规定，有下列行为之一的，由安全生产监督管理部门给予警告，责令限期改正；逾期不改正的，处10万元以上50万元以下的罚款；情节严重的，责令停止产生职业病危害的作业，或者提请有关人民政府按照国务院规定的权限责令停建、关闭：①未按照规定进行职业病危害预评价的。②医疗机构可能产生放射性职业病危害的建设项目未按照规定提交放射性职业病危害预评价报告，或者放射性职业病危害预评价报告未经卫生行政部门审核同意，开工建设的。③建设项目的职业病防护设施未按规定与主体工程同时设计、同时施工、同时投入生产和使用的。④建设项目的职业病防护设施设计不符合国家职业卫生标准和卫生要求，或者医疗机构放射性职业病危害严重的建设项目的防护设施设计未经卫生行政部门审查同意擅自施工的。⑤未按规定对职业病防护设施进行职业病危害控制效果评价的。⑥建设项目竣工投入生产和使用前，职业病防护设施未按照规定验收合格的。

违反《职业病防治法》规定，有下列行为之一的，由安全生产监督管理部门给予警告，责令限期改正；逾期不改正的，处10万元以下的罚款：①工作场所职业病危害因素检测、评价结果没有存档、上报、公布的。②未采取《职业病防治法》规定的职业病防治管理措施的。③未按照规定公布有关职业病防治的规章制度、操作规程、职业病危害事故应急救援措施的。④未按照规定组织劳动者进行职业卫生培训，或者未对劳动者个人职业病防护采取指导、督促措施的。⑤国内首次使用或者首次进口与职业病危害有关的化学材料，未按照规定报送毒性鉴定资料及经有关部门登记注册或者批准进口的文件的。

用人单位违反《职业病防治法》规定，有下列行为之一的，由安全生产监督管理部门责令限期改正，给予警告，可以并处5万元以上10万元以下的罚款：①未按照规定及时、如实向安全生产监督管理部门申报产生职业病危害的项目的。②未实施由专人负责的职业病危害因素日常监测，或者监测系统不能正常监测的。③订立或者变更劳动合同时，未告知劳动者职业病危害真实情况的。④未按照规定组织职业健康检查、建立职业健康监护档案或者未将检查结果书面告知劳动者的。⑤未依照规定在劳动者离开用人单位时提供职业健康监护档案复印件的。

用人单位违反《职业病防治法》规定，有下列行为之一的，由安全生产监督管理部门给予警告，责令限期改正，逾期不改正的，处5万元以上20万元以下的罚款；情节严重的，责令停止产生职业病危害的作业，或者提请有关人民政府按照国务院规定的权限责令关闭：①工作场所职业病危害因素的强度或者浓度超过国家职业卫生标准的。②未提供职业病防护设施和个人使用的职业病防护用品，或者提供的职业病防护设施和个人使用的职业病防护用品不符合国家职业卫生标准和卫生要求的。③对职业病防护设备、应急救援设施和个人使用的职业病防护用品未按照规定进行维护、检修、检测，或者不能保持正常运行、使用状态的。④未按照规定对工作场所职业病危害因素进行检测、评价的。⑤工作场所职业病危害因素经治理仍然达不到国家职业卫生标准和卫生要求时，未停止存在职业病危害因素的作业的。⑥未按照规定安排职业病病人、疑似职业病病人进行诊治的。⑦发生或者可能发生急性职业病危害事故时，未立即采取应急救援和控制措施或者未按照规定及时报告的。⑧未按照规定在产生严重职业病危害的作业岗位醒目位置设置警示标识和中文警示说明的。⑨拒绝职业卫生监督管理部门监督检查的。⑩隐瞒、伪造、篡改、毁损职业健康监护档案、工作场所职业病危害因素检测评价结果等相关资料，或者拒不提供职业病诊断、鉴定所需资料的。⑪未按照规定承担职业病诊断、鉴定费用和职业病病人的医疗、生活保障费用的。

向用人单位提供可能产生职业病危害的设备、材料，未按照规定提供中文说明书或者设置警示标识和中文警示说明的，由安全生产监督管理部门责令限期改正，给予警告，并处5万元以上20万元以下的罚款。

用人单位和医疗卫生机构未按照规定报告职业病、疑似职业病的，由有关主管部门依据职责分工责令限期改正，给予警告，可以并处1万元以下的罚款；弄虚作假的，并处2万元以上5万元以下的罚款；对直接负责的主管人员和其他直接责任人员，可以依法给予降级或者撤职的处分。

违反《职业病防治法》规定，有下列情形之一的，由安全生产监督管理部门责令限期治理，并处5万元以上30万元以下的罚款；情节严重的，责令停止产生职业病危害的作业，或者提请有关人民政府按照国务院规定的权限责令关闭：①隐瞒技术、工艺、设备、材料所产生的职业病危害而采用的。②隐瞒本单位职业卫生真实情况的。③可能发生急性职业损伤的有毒、有害工作场所、放射工作场所或者放射性同位素的运输、贮存不符合本法第二十六条规定的。④使用国家明令禁止使用的可能产生职业病危害的设备或者材料的。⑤将产生职业病危害的作业转移给没有职业病防护条件的单位和个人，或者没有职业病防护条件的单位和个人接受产生职业病危害的作业的。⑥擅自拆除、停止使用职业病防护设备或者应急救援设施的。⑦安排未经职业健康检查的劳动者、有职业禁忌的劳动者、未成年工或者孕期、哺乳期女职工从事接触职业病危害的作业或者禁忌作业的。⑧违章指挥和强令劳动者进行没有职业病防护措施的作业的。

生产、经营或者进口国家明令禁止使用的可能产生职业病危害的设备或者材料的，依照有关法律、行政法规的规定给予处罚。

用人单位违反《职业病防治法》规定，已经对劳动者生命健康造成严重损害的，由安全生产监督管理部门责令停止产生职业病危害的作业，或者提请有关人民政府按照国务院规定的权限责令关闭，并处10万元以上50万元以下的罚款。

未取得职业卫生技术服务资质认可擅自从事职业卫生技术服务的，或者医疗卫生机构未经批准擅自从事职业健康检查、职业病诊断的，由安全生产监督管理部门和卫生行政部门依据职责分工责令立即停止违法行为，没收违法所得；违法所得5000元以上的，并处违法所得2倍以上10倍以下的罚款；没有违法所得或者违法所得不足5000元的，并处5000元以上5万元以下的罚款；情节严重的，对直接负责的主管人员和其他直接责任人员，依法给予降级、撤职或者开除的处分。

从事职业卫生技术服务的机构和承担职业健康检查、职业病诊断的医疗卫生机构违反《职业病防治法》规定，有下列行为之一的，由安全生产监督管理部门和卫生行政部门依据职责分工责令立即停止违法行为，给予警告，没收违法所得；违法所得5000元以上的，并处违法所得2倍以上5倍以下的罚款；没有违法所得或者违法所得不足5000元的，并处5000元以上2万元以下的罚款；情节严重的，由原认可或者批准机关取消其相应的资格；对直接负责的主管人员和其他直接责任人员，依法给予降级、撤职或者开除的处分：①超出资质认可或者批准范围从事职业卫生技术服务或者职业健康检查、职业病诊断的。②不按照本法规定履行法定职责的。③出具虚假证明文件的。

职业病诊断鉴定委员会组成人员收受职业病诊断争议当事人的财物或者其他好处的，给予警告，没收收受的财物，可以并处3000元以上5万元以下的罚款，取消其担任职业病诊断鉴定委员会组成人员的资格，并从省、自治区、直辖市人民政府卫生行政部门设立的专家库中予以除名。

卫生行政部门、安全生产监督管理部门不按照规定报告职业病和职业病危害事故的，由上一级行政部门责令改正，通报批评，给予警告；虚报、瞒报的，对单位负责人、直接负责的主管人员和其他直接责任人员依法给予降级、撤职或者开除的处分。

县级以上地方人民政府在职业病防治工作中未依照本法履行职责，本行政区域出现重大职业病危害事故、造成严重社会影响的，依法对直接负责的主管人员和其他直接责任人员给予记大过直至开除的处分。

县级以上人民政府职业卫生监督管理部门不履行本法规定的职责，滥用职权、玩忽职守、徇私舞弊，依法对直接负责的主管人员和其他直接责任人员给予记大过或者降级的处分；造成职业病危害事故或者其他严重后果的，依法给予撤职或者开除的处分。

刑事责任　违反《职业病防治法》规定，构成犯罪的，依法追究刑事责任。

用人单位违反《职业病防治法》的规定，造成重大职业病危害事故或者其他严重后果，构成犯罪的，依法追究直接负责的主管人员和其他直接责任人员的刑事责任。从事职业卫生技术服务的机构和承担职业健康检查、职业病诊断的医疗卫生机构超出资质认证或者批准范围从事职业卫生技术服务或者职业健康检查、职业病诊断；不按照规定履行法定职责；出具虚假证明文件，构成犯罪的，依法追究刑事责任。

（高建伟）

Zhōnghuá Rénmín Gònghéguó Fàngshèxìng Wūrǎn Fángzhìfǎ

《中华人民共和国放射性污染防治法》（*Law of the People's Republic of China on Prevention and Control of Radioactive Pollution*）　调整防治放射性污染，保护环境，保障人体健康，促进核能、核技术的开发与和平利用中所产生的各种社会关系的法律。简称《放射性污染防治法》。2003年6月28日，第十届全国人民代表大会常务委员会第三次会议通过，自2003年10月1日起施行。

适用范围　在中华人民共和国领域和管辖的其他海域内从事核设施选址、建造、运行、退役和核技术、铀（钍）矿、伴生放射性矿开发利用过程中发生的放射性污染的防治活动。

监管体制　国务院环境保护行政主管部门对全国放射性污染防治工作依法实施统一监督管理。国务院卫生行政部门和其他有关部门依据国务院规定的职责，对有关的放射性污染防治工作依法实施监督管理。

县级以上人民政府应当将放射性污染防治工作纳入环境保护规划。任何单位和个人有权对造成放射性污染的行为提出检举和控告。

放射性污染防治制度　对由于人类活动造成物料、人体、场所、环境介质表面或者内部出现超过国家标准的放射性物质或者射线所进行的科学防治。包括核设施的污染防治、核技术利用的污染防治、开发利用铀（钍）矿和伴生放射性矿的污染防治、放射性废物的管理。

核设施的污染防治　核设施，是指核动力厂（核电厂、核热电厂、核供汽供热厂等）和其他反应堆（研究堆、实验堆、临界装置等）；核燃料生产、加工、贮存和后处理设施；放射性废物的处理和处置设施等。核设施的污染防治制度内容主要有核设施的污染管理制度和核设施的安全保卫制度。

核设施的污染管理制度　①核设施营运单位应当在取得核设施建造、运行许可证件和办理选址、装料、退役等审批手续后，方可进行核设施的选址、建造、装料、运行、退役等活动。②核设施营运单位在申请领取核设施建造、运行许可证件和办理选址、退役审批手续前，应当编制环境影响报告书报国务院环境保护行政主管部门审查批准，未经批准的，有关部门不得颁发有关许可证件和批准文件。③与核设施相配套的放射性污染防治设施的建设，应当执行建设项目“三同时”（同时设计、同时施工、同时投入使用）制度。④在核动力厂等重要核设施的外围地区划定规划限制区，尽量减少放射性污染造成的损失。⑤对核设施周围环境中所含的放射性核素的种类、浓度及核设施的流出物，实行国家监督性监测和核设施营运单位自行监测相结合的监测制度。⑥要求核设施营运单位和有关部门按照国务院的有关规定做好核事故应急工作。⑦核设施营运单位应当制定核设施退役计划并预提核设施的退役费用和放射性废物处置费用。

核设施的安全保卫制度　①核设施营运单位建立健全安全保卫制度，加强安全保卫工作，并接受公安部门的监督指导。②按照核设施的规模和性质制定核事故场内应急计划，做好应急准备。③出现核事故应急状态时，核设施营运单位必须立即采取有效的应急措施控制事故，并向核设施主管部门和环境保护行政主管部门、卫生行政部门、公安部门及其他有关部门报告。④国家建立健全核事故应急制度。核设施主管部门、环境保护行政主管部门、卫生行政部门、公安部门及其他有关部门，在各级人民政府的组织领导下，按照各自的职责依法做好核事故应急工作。⑤中国人民解放军和中国人民武装警察部队按照国务院、中央军事委员会的有关规定在核事故应急中实施有效的支援。

核技术利用的污染防治 核技术利用，是指密封放射源、非密封放射源和射线装置在医疗、工业、农业、地质调查、科学研究和教学等领域中的使用。核技术利用的污染防治制度的内容，主要包括核技术利用的污染防治管理制度、放射性同位素备案制度、核技术利用的安全保卫制度。

核技术利用的污染防治管理制度 ①生产、销售、使用放射性同位素和射线装置的单位，应当按照国务院的规定申请领取许可证件、办理登记手续。②有关单位应当在申请领取许可证件前编制环境影响报告书（表），报省级人民政府环境保护行政主管部门批准。③配套的放射防护设施，应当严格执行建设项目的“三同时”制度。④生产、使用放射性同位素和射线装置的单位应当按照规定收集、包装、贮存放射性废物；生产放射源的单位应当回收和利用废旧放射源；使用放射源的单位应当将废旧放射源交回生产单位或者送交放射性废物贮存、处置单位。

放射性同位素备案制度 订购、销售、转让和借用放射性同位素的单位，应当将放射性同位素的种类和标号报所在地县级以上地方人民政府环境保护行政主管部门、卫生行政部门和公安部门备案。

核技术利用的安全保卫制度 有关单位应当建立相应的安全管理保卫制度，指定专人负责，落实安全责任制，制定必要的事故应急措施，并明确规定了相应的法律责任。

铀（钍）矿和伴生放射性矿开发利用的污染防治 伴生放射性矿，是指含有较高水平天然放射性核素浓度的非铀矿（如稀土矿和磷酸盐矿等）。污染防治制度内容主要有：①开采或者关闭铀（钍）矿的单位，应当在申请领取采矿许可证件或者办理退役审批手续前编制环境影响报告书，报国务院环境保护行政主管部门审查批准；开发利用伴生放射性矿的单位，应当在申请领取采矿许可证件前编制环境影响报告书，报省级以上人民政府环境保护行政主管部门审查批准。②开发利用单位应当按照建设项目“三同时”制度的要求，建设配套的放射性污染防治设施，对铀（钍）矿的流出物和周围的环境进行监测并定期报告。③对铀（钍）矿和伴生放射性矿开采过程中产生的尾矿应当按照要求建造尾矿库贮存、处置。④铀（钍）矿的开发利用单位负责制定铀（钍）矿的退役方案，由国家财政预算安排退役费用。

放射性废物的管理 放射性废物，是指含有放射性核素或者被放射性核素污染，其浓度或者比活度大于国家确定的清洁解控水平，预期不再使用的废弃物。放射性废物的处理和处置是放射性污染防治的重要环节。禁止放射性废物和被放射性污染的物品进入中国境内或者经中国境内转移。

放射性废物的处理和处置：①核设施营运单位、核技术利用单位及铀（钍）矿和伴生放射性矿开发利用单位，应当合理选择和利用原材料，采用先进的生产工艺和设备，尽量减少放射性废物的产生量。②放射性废气、废液排放单位应当向有关环境保护行政主管部门申请放射性核素的排放量，并定期报告排放计量结果。③向环境排放放射性废气、废液，应当符合国家放射性污染防治标准。产生放射性废液的单位，应当对不符合国家放射性污染防治标准的放射性废液进行处理或者妥善贮存，对符合国家放射性污染防治标准的放射性废液按照规定方式排放。④对高、中、低水平和α放射性固体废物实行分类处置。⑤产生放射性固体废物的单位，应当按照规定将其产生的放射性固体废物进行处理后，送交废物处置单位进行处置并承担处置费用；对于不按照规定处置的，有关环境保护行政主管部门指定有处置能力的单位代为处置，所需费用由产生放射性固体废物的单位承担。⑥专门从事放射性固体废物贮存、处置的单位，应当向国务院环境保护行政主管部门申请经营许可证，并按照经营许可证的规定从事放射性废物贮存和处置的经营活动。

监督管理 国务院环境保护行政主管部门制定国家放射性污染防治标准。国家建立放射性污染监测制度，组织环境监测网络，对放射性污染实施监测管理。对从事放射性污染防治的专业人员实行资格管理制度；对从事放射性污染监测工作的机构实行资质管理制度。

县级以上地方人民政府环境保护行政主管部门和同级其他有关部门，按照职责分工，各负其责，互通信息，密切配合，对本行政区域内核技术利用、伴生放射性矿开发利用中的放射性污染防治进行监督检查。监督检查人员进行现场检查时，应当出示证件。被检查的单位必须如实反映情况，提供必要的资料。监督检查人员应当为被检查单位保守技术秘密和业务秘密。对涉及国家秘密的单位和部位进行检查时，应当遵守国家有关保守国家秘密的规定，依法办理有关审批手续。

核设施营运单位、核技术利用单位、铀（钍）矿和伴生放射性矿开发利用单位应采取的措施：①采取安全与防护措施，预防发生可能导致放射性污染的各类事故，避免放射性污染危害。②对其工作人员进行放射性安全教育、培训，采取有效的防护安全措施。③放射性物质和射线装置应当设置明显的放射性标识和中文警示说明。生产、销售、使用、贮存、处置放射性物质和射线装置的场所，以及运输放射性物质和含放射源的射线装置的工具，应当设置明显的放射性标志。④含有放射性物质的产品，应当符合国家放射性污染防治标准；不符合国家放射性污染防治标准的，不得出厂和销售；使用伴生放射性矿渣和含有天然放射性物质的石材做建筑和装修材料，应当符合国家建筑材料放射性核素控制标准。

法律责任　违反《放射性污染防治法》规定，应承担相应的行政责任、民事责任和刑事责任。

行政责任　县级以上人民政府环境保护行政主管部门或者其他有关部门依据职权对违反《放射性污染防治法》规定的，尚未构成犯罪的行为予以行政处罚，包括责令停止违法行为，责令限期改正，罚款，责令停产停业或者吊销许可证。

民事责任　因放射性污染造成他人损害的，依法承担民事责任。

刑事责任　违反《放射性污染防治法》规定构成犯罪的，依法追究刑事责任。

放射性污染防治监督管理人员的刑事责任 利用职务上的便利收受他人财物、谋取其他利益，或者玩忽职守，对不符合法定条件的单位颁发许可证和办理批准文件的、不依法履行监督管理职责的、发现违法行为不予查处构成犯罪的，承担的刑事责任有刑法规定的受贿罪、滥用职权罪、玩忽职守罪、环境监管失职罪。

核设施营运单位的刑事责任　未经许可或者批准，擅自进行核设施的建造、装料、运行、退役等活动，生产、销售、使用、转让、进口、贮存放射性同位素和射线装置，以及装备有放射性同位素的仪表构成犯罪的，承担的刑事责任有刑法规定的重大责任事故罪、重大劳动安全事故罪、危险物品肇事罪、重大环境污染事故罪。

产生放射性固体废物单位的刑事责任　不按照放射性污染防治法规定对其产生的放射性固体废物进行处置构成犯罪的，承担的刑事责任有刑法规定的危险物品肇事罪、重大环境污染事故罪。

其他人员的刑事责任　违反《放射性污染防治法》规定，有下列行为之一构成犯罪的，承担的刑事责任主要有重大责任事故罪、重大劳动安全事故罪、危险物品肇事罪、重大环境污染事故罪、非法经营罪：①未建造尾矿库或者不按照放射性污染防治的要求建造尾矿库，贮存、处置铀（钍）矿和伴生放射性矿的尾矿的。②向环境排放不得排放的放射性废气、废液的。③不按照规定的方式排放放射性废液，利用渗井、渗坑、天然裂隙、溶洞或者国家禁止的其他方式排放放射性废液的。④不按照规定处理或者贮存不得向环境排放的放射性废液的。⑤将放射性固体废物提供或者委托给无许可证的单位贮存和处置的。⑥不按照规定设置放射性标识、标志、中文警示说明的。⑦不按照规定建立健全安全保卫制度和制定事故应急计划或者应急措施的。⑧不按照规定报告放射源丢失、被盗情况或者放射性污染事故的。⑨未经许可，擅自从事贮存和处置放射性固体废物活动的。⑩不按照许可的有关规定从事贮存和处置放射性固体废物活动的。

违反《放射性污染防治法》规定，向中华人民共和国境内输入放射性废物和被放射性污染的物品，或者经中华人民共和国境内转移放射性废物和被放射性污染的物品的，构成犯罪的，承担的刑事责任主要有非法进口废物罪、走私废物罪。

（高建伟）

Zhōnghuá Rénmín Gònghéguó Chénfèibìng Fángzhì Tiáolì

《中华人民共和国尘肺病防治条例》（*Regulations of the People's Republic of China on the Prevention and Treatment of Pneumoconiosis*）　保护职工健康，消除粉尘危害，防止发生尘肺病，促进生产发展的行政法规。1987 年 12 月 3 日国务院令第 105 号发布，自公布之日起施行。尘肺病，是指在生产活动中吸入粉尘而发生的肺组织纤维化为主的疾病。尘肺包括矽肺、煤工尘肺、石墨尘肺、碳黑尘肺、石棉肺、滑石尘肺、水泥尘肺、云母尘肺、陶工尘肺、铝尘肺、电焊工尘肺、铸工尘肺和根据《尘肺病诊断标准》和《尘肺病理诊断标准》可以诊断的其他尘肺病。

适用范围 中华人民共和国境内的所有有粉尘作业的企业，事业单位。

监管体制 地方各级人民政府制定本地区国民经济和社会发展计划时，要统筹安排尘肺病防治工作。企业、事业单位的主管部门应当根据国家卫生等有关标准，结合实际情况，制定所属企业的尘肺病防治规划，并督促其施行。乡镇企业主管部门，必须指定专人负责乡镇企业尘肺病的防治工作，建立监督检查制度，并指导乡镇企业对尘肺病的防治工作。企业、事业单位的负责人，对本单位的尘肺病防治工作负有直接责任，应采取有效措施使本单位的粉尘作业场所达到国家卫生标准。

尘肺病管理制度 包括防尘、健康管理的规定。

防尘 凡有粉尘作业的企业、事业单位应采取综合防尘措施和无尘或低尘的新技术、新工艺、新设备，使作业场所的粉尘浓度不超过国家规定的卫生标准。新建、改建、扩建、续建有粉尘作业的工程项目，粉尘处理设施必须与主体工程同时设计、同时施工、同时投产。未经上级主管部门批准，不得停止运行和拆除防尘设施。

职工使用于防尘的防护用品，必须符合国家的有关标准。对初次从事粉尘作业的职工，经防尘知识考核合格方可上岗。严禁任何企业、事业单位将粉尘作业以外包或者联营的形式转嫁给没有防尘设施的乡镇、街道企业或个体工商户。中、小学校各类校办的实习工厂或车间，禁止从事有粉尘的作业。不满18岁的未成年人禁止从事粉尘作业。作业场所的粉尘浓度超过国家标准又未积极治理，严重影响职工安全健康时，职工有权拒绝操作。

健康管理 对新从事粉尘作业的职工，必须进行健康检查；对在职和离职的从事粉尘作业的职工，必须定期进行健康检查，对已确诊为尘肺病的职工，必须调离粉尘作业岗位，并给予治疗或疗养。

监测和监督 卫生行政部门负责卫生标准的监测，劳动部门负责劳动卫生工程技术标准的监测，工会组织负责组织职工群众对本单位的尘肺病防治工作进行监督。卫生行政部门、劳动部门和工会组织要分工协作，互相配合，对企业、事业单位的尘肺病防治工作进行监督。

凡有粉尘作业的企业、事业单位，必须定期测定作业场所的粉尘浓度，测尘结果必须向主管部门和当地卫生行政部门、劳动部门和工会组织报告，并定期向职工公布。

法律责任 对违反尘肺病防治条例规定的，卫生行政部门和劳动部门，可视其情节轻重，给予警告、限期治理、罚款和停业整顿的处罚。停业整顿的处罚，需经当地人民政府同意。

企业、事业单位负责人和监督、监测人员玩忽职守，致使公共财产、国家和人民利益遭受损失，情节轻微的，由其主管部门给予行政处分；造成重大损失，构成犯罪的，由司法机关依法追究直接责任人员的刑事责任。

（高建伟）

Shǐyòng Yǒudú Wùpǐn Zuòyè Chǎngsuǒ Láodòng Bǎohù Tiáolì

《使用有毒物品作业场所劳动保护条例》（*Regulations on the Labour Protection at Work Places Concerning the Use of Poisonous Materials*） 保证作业场所安全使用有毒物品，预防、控制和消除职业中毒危害，保护劳动者的生命安全、身体健康及其相关权益的行政法规。2002年5月12日国务院令第352号发布，自公布之日起施行。

从事存在有毒物品的作业，是指作业中存在易发致死性中毒的化学品。导致职业病的“毒物”，专指在生产过程中产生的或使用的各种化学物质，又称生产性毒物，如氰化物、砷化氢、对硫磷、一氧化碳、硫化氢、汞、锰等。通常按化学毒物的剂量大小所引起的急性毒性作用的程度不同，把毒物分为低毒、中等毒、高毒和剧毒4级。高毒强调的是经口，或经呼吸道吸入，或经皮肤进入人体的化学毒物的剂量较少，但能引起严重的中毒，国家对作业场所使用高毒物品实行特殊管理。根据2003年6月10日卫生部印发的《高毒物品目录》，包括金属类金属（13种）、刺激性气体（8种）、窒息性气体（5种）、苯氨基（硝基）化合物（11种）、致职业肿瘤物质（5种）和其他物质（5种）等。

适用范围 中华人民共和国境内的作业场所使用有毒物品可能产生职业中毒危害的。

监管体制 县级以上人民政府卫生行政部门及其他有关行政部门应当依据各自的职责，监督用人单位严格遵守本条例和其他有关法律、法规的规定，加强作业场所使用有毒物品的劳动保护，防止职业中毒事故发生，确保劳动者依法享有的权利。

各级人民政府应当加强对使用有毒物品作业场所职业卫生安全及相关劳动保护工作的领导，督促、支持卫生行政部门及其他有关行政部门依法履行监督检查职责，及时协调、解决有关重大问题；在发生职业中毒事故时，应当采取有效措施，控制事故危害的蔓延并消除事故危害，并妥善处理有关善后工作。

工会组织应当督促并协助用人单位开展职业卫生宣传教育和培训，对用人单位的职业卫生工作提出意见和建议，与用人单位就劳动者反映的职业病防治问题进行协调并督促解决。

使用有毒物品作业场所劳动保护管理制度　有作业场所预防措施、劳动过程防护、职业健康监护、劳动者权利和义务的规定。

作业场所预防措施　①作业场所与生活场所分开，作业场所不得住人。②有害作业与无害作业分开，高毒作业场所与其他作业场所隔离。③设置有效的通风装置；可能突然泄漏大量有毒物品或者易造成急性中毒的作业场所，设置自动报警装置和事故通风设施。④高毒作业场所设置应急撤离通道和必要的泄险区。

从事使用高毒物品作业的用人单位，应当配备应急救援人员和必要的应急救援器材、设备，制定事故应急救援预案，并根据实际情况变化对应急救援预案适时进行修订，定期组织演练。事故应急救援预案和演练记录应当报当地卫生行政部门、安全生产监督管理部门和公安部门备案。

劳动过程防护　从事使用高毒物品作业的用人单位，应当配备专职的或者兼职的职业卫生医师和护士；不具备配备专职的或者兼职的职业卫生医师和护士条件的，应当与依法取得资质认证的职业卫生技术服务机构签订合同，由其提供职业卫生服务。从事使用高毒物品作业的用人单位应当至少每1个月对高毒作业场所进行1次职业中毒危害因素检测；至少每半年进行1次职业中毒危害控制效果评价。高毒作业场所职业中毒危害因素不符合国家职业卫生标准和卫生要求时，用人单位必须立即停止高毒作业，并采取相应的治理措施；经治理，职业中毒危害因素符合国家职业卫生标准和卫生要求的，方可重新作业。

职业健康监护　用人单位应当组织从事使用有毒物品作业的劳动者进行上岗前、在岗期间和离岗时的职业健康检查。发现有职业禁忌或者有与所从事职业相关的健康损害的劳动者，应当将其及时调离原工作岗位，并妥善安置；对离岗时未进行职业健康检查的劳动者，不得解除或者终止与其订立的劳动合同。

劳动者权利　①获得职业卫生教育、培训。②获得职业健康检查、职业病诊疗、康复等职业病防治服务。③了解工作场所产生或者可能产生的职业中毒危害因素、危害后果和应当采取的职业中毒危害防护措施。④要求用人单位提供符合防治职业病要求的职业中毒危害防护设施和个人使用的职业中毒危害防护用品，改善工作条件。⑤对违反职业病防治法律、法规，危及生命、健康的行为提出批评、检举和控告。⑥拒绝违章指挥和强令进行没有职业中毒危害防护措施的作业。⑦参与用人单位职业卫生工作的民主管理，对职业病防治工作提出意见和建议。

劳动者义务　①学习和掌握相关职业卫生知识，遵守有关劳动保护的法律、法规和操作规程，正确使用和维护职业中毒危害防护设施及其用品。②发现职业中毒事故隐患时，应当及时报告。③作业场所出现使用有毒物品产生的危险时，劳动者应当采取必要措施，按照规定正确使用防护设施，将危险加以消除或者减少到最低限度。

法律责任　违反《使用有毒物品作业场所劳动保护条例》应承担的行政责任、民事责任和刑事责任。

卫生行政部门工作人员法律责任　导致职业中毒事故发生的，依照《中华人民共和国刑法》关于滥用职权罪、玩忽职守罪或者其他罪的规定，依法追究刑事责任；造成职业中毒危害但尚未导致职业中毒事故发生，不够刑事处罚的，根据不同情节，依法给予降级、撤职或者开除的行政处分。

用人单位法律责任　违反本条例的规定，由卫生行政部门给予警告，责令限期改正，根据不同情形，处不等数额的罚款；逾期不改正的，提请有关人民政府按照国务院规定的权限责令停建、予以关闭；造成严重职业中毒危害或者导致职业中毒事故发生的，对负有责任的主管人员和其他直接责任人员依照刑法追究相应刑事责任。

（高建伟）

Fàngshèxìng Tóngwèisù Yǔ Shèxiàn Zhuāngzhì Ānquán Hé FángHù Tiáolì

《放射性同位素与射线装置安全和防护条例》（*Regulations on the Safety and Protection of Radioisotopes and Radiation Devices*）　加强对放射性同位素、射线装置安全和防护的监

督管理，促进放射性同位素、射线装置的安全应用，保障人体健康，保护环境的行政法规。2005年9月14日国务院令第449发布，自2005年12月1日起施行。

放射性同位素，又称放射性核素，是指某种发生放射性衰变的元素中具有相同原子序数但质量不同的核素，包括放射源和非密封放射性物质。放射源，是指除研究堆和动力堆核燃料循环范畴的材料以外，永久密封在容器中或者有严密包层并呈固态的放射性材料。非密封放射性物质，是指非永久密封在包壳里或者紧密地固结在覆盖层里的放射性物质。射线装置，是指X线机、加速器、中子发生器以及含放射源的装置。

立法沿革 中国一直重视对放射性同位素、射线装置安全和防护的监督管理。1989年10月24日，国务院发布了《放射性同位素与射线装置放射防护条例》，2005年9月14日，国务院发布了修订后的《放射性同位素与射线装置安全和防护条例》。2003年6月28日，第十届全国人大常委会第三次会议通过了《中华人民共和国放射性污染防治法》，同年10月1日起施行。卫生部先后发布了《核设施放射卫生防护管理规定》（1992年10月）、《核事故医学应急管理规定》（1994年10月）、《放射工作人员健康管理规定》（1997年6月）、《放射事故管理规定》（2001年8月）、《放射防护器材与含放射性产品卫生管理办法》（2001年10月）、《放射诊疗管理规定》（2006年1月）等规章。此外，2002年10月，国家质量监督检验检疫总局批准了《电离辐射防护与辐射源安全基本标准》（GB 18871-2002），并且于2003年4月1日实施。

适用范围 中华人民共和国境内生产、销售、使用放射性同位素和射线装置，以及转让、进出口放射性同位素的。

监管体制 国务院环境保护主管部门对全国放射性同位素、射线装置的安全和防护工作实施统一监督管理；国务院公安、卫生等部门在各自职责范围内对有关放射性同位素、射线装置的安全和防护工作实施监督管理；县级以上地方人民政府环境保护主管部门和其他有关部门，在各自职责范围内对放射性同位素、射线装置的安全和防护工作实施监督管理。

放射性同位素与射线装置管理制度 包括分类、许可和备案、安全和防护的规定。

分类 国家对放射源和射线装置实行分类管理。根据放射源、射线装置对人体健康和环境的潜在危害程度，从高到低将放射源分为Ⅰ类、Ⅱ类、Ⅲ类、Ⅳ类、Ⅴ类；将射线装置分为Ⅰ类、Ⅱ类、Ⅲ类。

许可 生产、销售、使用放射性同位素和射线装置的单位，应当依照规定取得许可证。许可证有效期为5年。生产放射性同位素、销售和使用Ⅰ类放射源、销售和使用Ⅰ类射线装置的单位的许可证，由国务院环境保护主管部门审批颁发；上述规定之外的单位的许可证，由省、自治区、直辖市人民政府环境保护主管部门审批颁发；使用放射性同位素和射线装置进行放射诊疗的医疗卫生机构，还应当获得放射源诊疗技术和医用辐射机构许可。申领许可证条件：①有与所从事的生产、销售、使用活动规模相适应的，具备相应专业知识和防护知识及健康条件的专业技术人员。②有符合国家环境保护标准、职业卫生标准和安全防护要求的场所、设施和设备。③有专门的安全和防护管理机构或者专职、兼职安全和防护管理人员，并配备必要的防护用品和监测仪器。④有健全的安全和防护管理规章制度、辐射事故应急措施。⑤产生放射性废气、废液、固体废物的，具有确保放射性废气、废液、固体废物达标排放的处理能力或者可行的处理方案。

备案 生产放射性同位素的单位，应当建立放射性同位素产品台账，并按照国务院环境保护主管部门制定的编码规则，对生产的放射源统一编码。放射性同位素产品台账和放射源编码清单应当报国务院环境保护主管部门备案。未列入产品台账的放射性同位素和未编码的放射源，不得出厂和销售。

安全和防护 生产、销售、使用放射性同位素和射线装置的单位，应当对本单位的放射性同位素、射线装置的安全和防护工作负责，并依法对其造成的放射性危害承担责任；其行业主管部门，应当加强对生产单位安全和防护工作的管理，并定期对其执行法律、法规和国家标准的情况进行监督检查。

工作人员健康管理 生产、销售、使用放射性同位素和射线装置的单位，应当对直接从事生产、销售、使用活动的工作人员进行安全和防护知识教育培训，并进行考核；考核不合格的，不得上岗；应当严格按照国家关于个人剂量监测和健康管理的规定，对直接从事生产、销售、使用活动的工作人员进行个人剂量监测和职业健康检查，建立个人剂量档案和职业健康监护档案。

设置放射性标志 生产、销售、使用、贮存放射性同位素和射线装置的场所，应当按照国家有关规定设置明显的放射性标志，其入口处应当按照国家有关安全和防护标准的要求，设置安全和防护设施及必要的防护安全联锁、报警装置或者工作信号。射线装置的生产调试和使用场所，应当具有防止误操作、防止工作人员和公众受到意外照射的安全措施。放射性同位素的包装容器、含放射性同位素的设备和射线装置，应当设置明显的放射性标志和中文警示说明；放射源上能够设置放射性标识的，应当一并设置。运输放射性同位素和含放射源的射线装置的工具，应当按照国家有关规定设置明显的放射性标志或者显示危险信号。

放射性物品管理 放射性同位素应当单独存放，不得与易燃、易爆、腐蚀性物品等一起存放，并指定专人负责保管。贮存、领取、使用、归还放射性同位素时，应当进行登记、检查，做到账物相符。对放射性同位素贮存场所应当采取防火、防水、防盗、防丢失、防破坏、防射线泄漏的安全措施。对放射源还应当根据其潜在危害的大小，建立相应的多层防护和安全措施，并且对可以移动的放射源定期进行盘存，确保其处于指定位置，具有可靠的安全保障。在室外、野外使用放射性同位素和射线装置的，应当按照国家安全和防护标准的要求划出安全防护区域，设置明显的放射性标志，必要时设专人警戒。

放射性产品管理 辐射防护器材、含放射性同位素的设备和射线装置，以及含有放射性物质的产品和伴有产生 X 射线的电器产品，应当符合辐射防护要求。

放射性治疗管理 使用放射性同位素和射线装置进行放射诊疗的医疗卫生机构，应当依据国务院卫生主管部门有关规定和国家标准，制定与本单位从事的诊疗项目相适应的质量保证方案，遵守质量保证监测规范，按照医疗照射正当化和辐射防护最优化的原则，避免一切不必要的照射，并事先告知患者和受检者辐射对健康的潜在影响。

辐射事故应急处理 辐射事故，是指放射源丢失、被盗、失控，或者放射性同位素和射线装置失控导致人员受到意外的异常照射。

分类 根据辐射事故的性质、严重程度、可控性和影响范围等因素，从重到轻将辐射事故分为特别重大辐射事故、重大辐射事故、较大辐射事故和一般辐射事故四个等级。特别重大辐射事故，是指Ⅰ类、Ⅱ类放射源丢失、被盗、失控造成大范围严重辐射污染后果，或者放射性同位素和射线装置失控导致 3 人以上（含 3 人）急性死亡。重大辐射事故，是指Ⅰ类、Ⅱ类放射源丢失、被盗、失控，或者放射性同位素和射线装置失控导致 2 人以下（含 2 人）急性死亡或者 10 人以上（含 10 人）急性重度放射病、局部器官残疾。较大辐射事故，是指Ⅲ类放射源丢失、被盗、失控，或者放射性同位素和射线装置失控导致 9 人以下（含 9 人）急性重度放射病、局部器官残疾。一般辐射事故，是指Ⅳ类、Ⅴ类放射源丢失、被盗、失控，或者放射性同位素和射线装置失控导致人员受到超过年剂量限值的照射。

应急预案 县级以上人民政府环境保护主管部门应当会同同级公安、卫生、财政等部门编制辐射事故应急预案，报本级人民政府批准。辐射事故应急预案应当包括内容：①应急机构和职责分工。②应急人员的组织、培训，以及应急和救助的装备、资金、物资准备。③辐射事故分级与应急响应措施。④辐射事故调查、报告和处理程序。生产、销售、使用放射性同位素和射线装置的单位，应当根据可能发生的辐射事故的风险，制定本单位的应急方案，做好应急准备。发生辐射事故时，生产、销售、使用放射性同位素和射线装置的单位应当立即启动本单位的应急方案，采取应急措施，并立即向当地环境保护主管部门、公安部门、卫生主管部门报告。环境保护主管部门、公安部门、卫生主管部门接到辐射事故报告后，应当立即派人赶赴现场，进行现场调查，采取有效措施，控制并消除事故影响，同时将辐射事故信息报告本级人民政府和上级人民政府环境保护主管部门、公安部门、卫生主管部门。

控制措施 在发生辐射事故或者有证据证明辐射事故可能发生时，县级以上人民政府环境保护主管部门有权采取的临时控制措施：①责令停止导致或者可能导致辐射事故的作业。②组织控制事故现场。

职责分工 县级以上人民政府环境保护主管部门、公安部门、卫生主管部门，按照职责分工做好相应的辐射事故应急工作。

监督检查 县级以上人民政府环境保护主管部门和其他有关部门应当按照各自职责对生产、销售、使用放射性同位素和射线装置的单位进行监督检查。被检查单位应当予以配合，如实反映情况，提供必要的资料，不得拒绝和阻碍。县级以上人民政府环境保护主管部门在监督检查中发现生产、销售、使用放射性同位素和射线装置的单位有不符合原发证条件的情形的，应当责令其限期整改。县级以上人民政府环境保护主管部门应当配备辐射防护安全监督员。监督检查人员依法进行监督检查时，应当出示证件，并为被检查单位保守技术秘密和业务秘密。

法律责任 违反《放射性同位素与射线装置安全和防护条例》应承担的行政责任、民事责任和刑事责任。

环境保护主管部门法律责任 对违反《放射性同位素与射线装置安全和防护条例》规定的环境保护主管部门的直接负责的主管人员和其他直接责任人员，依法给予行政处分；构成犯罪的，依法追究刑事责任。

县级以上人民政府有关部门法律责任 未依照规定履行辐射事故应急职责的对直接负责的主管人员和其他直接责任人员，依法给予行政处分；构成犯罪的，依法追究刑事责任。

生产、销售、使用放射性同位素和射线装置单位法律责任 对违反《放射性同位素与射线装置安全和防护条例》规定的单位，根据不同情形，由县级以上人民政府环境保护主管部门责令停止违法行为，限期改正，给予警告；逾期不改正的，责令停产停业或者由原发证机关暂扣或吊销许可证；有违法所得的，没收违法所得，并处罚款；造成辐射事故，构成犯罪的，依法追究刑事责任。

（高建伟）

Zhíyè Jiànkāng Jiānhù Guǎnlǐ Bànfǎ

《职业健康监护管理办法》

（*Administrative Rules for the Monitoring of Occupational Health*） 规范职业健康监护工作，加强职业健康监护管理，保护劳动者健康的部门规章。2002 年 3 月 28 日卫生部令第 23 号发布，自 2002 年 5 月 1 日起施行。职业健康监护主要包括职业健康检查、职业健康监护档案管理等内容。

职业健康检查 ①组织从事接触职业病危害的作业的劳动者进行上岗前、在岗期间和离岗时的职业健康检查，并将检查结果如实告知劳动者。②不得安排未经上岗前职业健康检查的劳动者从事接触职业病危害的作业，不得安排未成年工从事接触职业病危害的作业，不得安排孕期、哺乳期的女职工从事对本人和胎儿、婴儿有危害的作业，不得安排有职业禁忌的劳动者从事其所禁忌的作业，对在职业健康检查中发现有与所从事的职业相关的健康损害的劳动者，应当调离原工作岗位，并妥善安置。③对未进行离岗前职业健康检查的劳动者不得解除或者终止与其订立的劳动合同。④对遭受或者可能遭受急性职业病危害的劳动者，应当及时组织进行健康检查和医学观察。

职业健康监护档案 用人单位应建立职业健康监护档案，按规定妥善保存。职业健康监护档案内容：①劳动者职业史、既往史和职业病危害接触史。②相应作业场所职业病危害因素监测结果。③职业健康检查结果及处理情况。④职业病诊疗等劳动者健康资料。

法律责任 用人单位违反《中华人民共和国职业病防治法》（以下简称《职业病防治法》）及《职业健康监护管理办法》规定的，由县级以上地方卫生行政部门视具体情节责令限期改正，给予警告；罚款。医疗卫生机构违反《职业病防治法》及《职业健康监护管理办法》规定的，由县级以上地方卫生行政部门视具体情节责令立即停止违法行为，给予警告；没收违法所得；罚款；对直接负责的主管人员和其他直接责任人员，依法给予降级、撤职或者开除的处分；构成犯罪的，依法追究刑事责任。

（高建伟）

Zhíyèbìng Zhěnduàn Yǔ Jiàndìng Guǎnlǐ Bànfǎ

《职业病诊断与鉴定管理办法》

（*Administrative Rules for the Diagnosis and Evaluation of Occupational Diseases*） 规范职业病诊断与鉴定工作，加强职业病诊断与鉴定管理的部门规章。2013 年 2 月 19 日卫生部令第 91 号发布，自 2013 年 4 月 10 日起施行。

职业病诊断 包括职业病诊断机构的条件和职责、职业病诊断医师的条件、职业病诊断综合分析的因素、职业病诊断的程序规定。

职业病诊断机构条件 职业病诊断由省、自治区、直辖市人民政府卫生行政部门批准的医疗卫生机构承担。应当具备的条件：①持有医疗机构执业许可证。②具有与开展职业病诊断相适应的医疗卫生技术人员。③具有与开展职业病诊断相适应的仪器、设备。④具有健全的职业病诊断质量管理制度。

职业病诊断机构职责 ①在批准的职业病诊断项目范围内开展职业病诊断。②报告职业病。

③报告职业病诊断工作情况。④承担《中华人民共和国职业病防治法》（以下简称《职业病防治法》）中规定的其他职责。职业病诊断机构依法独立行使诊断权，并对其作出的职业病诊断结论负责。

劳动者可以在用人单位所在地、本人户籍所在地或者经常居住地依法承担职业病诊断的医疗卫生机构进行职业病诊断。承担职业病诊断的医疗卫生机构，不得拒绝劳动者进行职业病诊断的要求。

职业病诊断医师条件　①具有医师执业证书。②具有中级以上卫生专业技术职务任职资格。③熟悉职业病防治法律规范和职业病诊断标准。④从事职业病诊断、鉴定相关工作3年以上。⑤按规定参加职业病诊断医师相应专业的培训，并考核合格。

职业病诊断医师应当依法在其资质范围内从事职业病诊断工作，不得从事超出其资质范围的职业病诊断工作。

职业病诊断综合分析的因素　①病人的职业史。②职业病危害接触史和工作场所职业病危害因素情况。③临床表现及辅助检查结果等。没有证据否定职业病危害因素与病人临床表现之间的必然联系的，应当诊断为职业病。

职业病诊断程序　承担职业病诊断的医疗卫生机构在进行职业病诊断时，应当组织3名以上取得职业病诊断资格的执业医师集体诊断。职业病诊断医师应当独立分析、判断、提出诊断意见，任何单位和个人无权干预。职业病诊断证明书应当由参与诊断的医师共同签署，并经承担职业病诊断的医疗卫生机构审核盖章。职业病诊断证明书内容：①劳动者、用人单位基本信息。②诊断结论。确诊为职业病的，应当载明职业病的名称、程度（期别）、处理意见。③诊断时间。

职业病诊断鉴定　包括职业病诊断鉴定的申请、职业病鉴定组织及职责、职业病诊断鉴定委员会、职业病鉴定程序和结论、职业病诊断鉴定委员会人员的职责。

职业病诊断鉴定申请　当事人对职业病诊断机构作出的职业病诊断结论有异议的，可以在接到职业病诊断证明书之日起30日内，向职业病诊断机构所在地设区的市级卫生行政部门申请鉴定。

职业病鉴定组织　设区的市级职业病诊断鉴定委员会负责职业病诊断争议的首次鉴定。

当事人对设区的市级职业病鉴定结论不服的，可以在接到鉴定书之日起15日内，向原鉴定组织所在地省级卫生行政部门申请再鉴定。职业病鉴定实行两级鉴定制，省级职业病鉴定结论为最终鉴定。

职业病鉴定组织职责　①接受当事人申请。②组织当事人或者接受当事人委托抽取职业病鉴定专家。③组织职业病鉴定会议，负责会议记录、职业病鉴定相关文书的收发及其他事务性工作。④建立并管理职业病鉴定档案。⑤承担卫生行政部门委托的有关职业病鉴定的其他工作。职业病诊断机构不能作为职业病鉴定办事机构。

职业病诊断鉴定委员会　职业病诊断鉴定委员会由相关专业的专家组成。省、自治区、直辖市人民政府卫生行政部门应当设立职业病鉴定专家库，需要对职业病争议作出诊断鉴定时，由当事人或者当事人委托有关卫生行政部门从专家库中以随机抽取的方式确定参加诊断鉴定委员会的专家。

职业病鉴定程序和结论　专家组应当认真审阅鉴定资料，依照有关规定和职业病诊断标准，经充分合议后，根据专业知识独立进行鉴定。在事实清楚的基础上，进行综合分析，作出鉴定结论，并制作鉴定书。鉴定结论应当经专家组三分之二以上成员通过。职业病鉴定书应当包括：①劳动者、用人单位的基本信息及鉴定事由。②鉴定结论及其依据，如果为职业病，应当注明职业病名称、程度（期别）。③鉴定时间。鉴定书加盖职业病诊断鉴定委员会印章。

职业病诊断鉴定委员会人员的职责　职业病鉴定应遵循客观、公正的原则。职业病鉴定的人员应当保护被鉴定人的个人隐私。

监督管理　县级以上地方卫生行政部门应当制定职业病诊断机构年度监督检查计划，定期对职业病诊断机构进行监督检查，内容包括：①法律法规、标准的执行情况。②规章制度建立情况。③人员、岗位职责落实和培训等情况。④职业病报告情况等。

省级卫生行政部门每年应当至少组织一次监督检查；设区的市级卫生行政部门每年应当至少组织一次监督检查并不定期抽查；县级卫生行政部门负责日常监督检查。设区的市级以上地方卫生行政部门应当加强对职业病鉴定办事机构的监督管理，对职业病鉴定工作程序、制度落实情况及职业病报告等相关工作情况进行监督检查。省级卫生行政部门负责对职业病诊断机构进行定期考核。

法律责任　医疗卫生机构未

经批准擅自从事职业病诊断的，由县级以上地方卫生行政部门按照《职业病防治法》规定进行处罚。由安全生产监督管理部门和卫生行政部门依据职责分工责令立即停止违法行为，没收违法所得；违法所得5000元以上的，并处违法所得2倍以上10倍以下的罚款；没有违法所得或者违法所得不足5000元的，并处5000元以上5万元以下的罚款；情节严重的，对直接负责的主管人员和其他直接责任人员，依法给予降级、撤职或者开除的处分。

职业病诊断机构超出批准范围从事职业病诊断的、不按照《职业病防治法》规定履行法定职责的、出具虚假证明文件的，由安全生产监督管理部门和卫生行政部门依据职责分工责令立即停止违法行为，给予警告，没收违法所得；违法所得5000元以上的，并处违法所得2倍以上5倍以下的罚款；没有违法所得或者违法所得不足5000元的，并处5000元以上2万元以下的罚款；情节严重的，由原认可或者批准机关取消其相应的资格；对直接负责的主管人员和其他直接责任人员，依法给予降级、撤职或者开除的处分；构成犯罪的，依法追究刑事责任。

职业病诊断机构未按照规定报告职业病、疑似职业病的，由有关主管部门依据职责分工责令限期改正，给予警告，可以并处1万元以下的罚款；弄虚作假的，并处2万元以上5万元以下的罚款；对直接负责的主管人员和其他直接责任人员，可以依法给予降级或者撤职的处分。

职业病诊断机构违反《职业病诊断与鉴定管理办法》规定，未建立职业病诊断管理制度、不按照规定向劳动者公开职业病诊断程序、泄露劳动者涉及个人隐私的有关信息、资料、其他违反本办法的行为的，由县级以上地方卫生行政部门责令限期改正；逾期不改正的，给予警告，并可以根据情节轻重处以2万元以下的罚款。

职业病诊断鉴定委员会组成人员收受职业病诊断争议当事人的财物或者其他好处的，由省级卫生行政部门给予警告，没收收受的财物，可以并处3000元以上5万元以下的罚款，取消其担任职业病诊断鉴定委员会组成人员的资格，并从省、自治区、直辖市人民政府卫生行政部门设立的专家库中予以除名。

县级以上地方卫生行政部门及其工作人员未依法履行职责，依法对直接负责的主管人员和其他直接责任人员给予记大过或者降级的处分；造成职业病危害事故或者其他严重后果的，依法给予撤职或者开除的处分。

（高建伟）

Guójiā Zhíyè Wèishēng Biāozhǔn Guǎnlǐ Bànfǎ

《国家职业卫生标准管理办法》

（*Rules for the Administration of National Occupational Health Standards*） 加强国家职业卫生标准的管理的部门规章。2002年3月28日卫生部令第20号发布，自2002年5月1日起施行。

职业卫生标准范围 ①职业卫生专业基础标准。②工作场所作业条件卫生标准。③工业毒物、生产性粉尘、物理因素职业接触限值。④职业病诊断标准。⑤职业照射放射防护标准。⑥职业防护用品卫生标准。⑦职业危害防护导则。⑧劳动生理卫生、工效学标准；⑨职业性危害因素检测、检验方法。

职业卫生标准管理机构 国务院卫生行政部门主管国家职业卫生标准工作。国务院卫生行政部门委托办事机构，承担国家职业卫生标准的日常管理工作；聘请有关技术专家组成全国卫生标准技术委员会，负责国家职业卫生标准的技术审查工作。

职业卫生标准管理制度 包括国家职业卫生标准的立项、起草、原则、审查、公布、复审、解释和出版的规定。

立项 任何单位和个人均可向国务院卫生行政部门标准办事机构提出制定国家职业卫生标准立项的建议。立项的建议由国务院卫生行政部门标准办事机构审核后拟定年度标准研制计划，报国务院卫生行政部门批准并下达执行。

起草 国务院卫生行政部门委托的标准办事机构对年度标准制定计划的执行情况进行监督检查。承担研制标准的单位应当熟悉国内外有关标准现状并有较强的技术水平、条件，应按计划组织实施，按时完成标准编制工作。年度标准计划在执行过程中有《国家职业卫生标准管理办法》规定的情况的，可以进行调整。研制国家职业卫生标准，应当深入调查研究，总结实践经验，广泛听取有关部门、组织和用人单位的意见。涉及国务院其他部门的职责或与国务院其他部门关系紧密的，研制单位应当充分听取国务院其他部门的意见。研制单位与其他部门有不同意见时，应当充分协商；经过充分协商不能取得一致意见的，研制单位应当在上报标准送审稿时说明情况和理由。

原则　①符合国家有关法律、法规和方针、政策，满足职业卫生管理工作的需要。②体现科学性和先进性，注重可操作性。③在充分考虑中国国情的基础上，积极采用国际通用标准。④逐步实现体系化，保持标准的完整性和有机联系。

审查　全国卫生标准技术委员会按照《全国卫生标准技术委员会章程》及有关规定，对国家职业卫生标准进行技术审查。

公布　对全国卫生标准技术委员会审查通过的标准，由国务院卫生行政部门批准，并以通告的形式公布。

复审　国家职业卫生标准实施后，国务院卫生行政部门应根据经济和科学技术的发展，对标准适时进行复审。复审的结论分为确认、修订、废止。复审的周期一般不超过5年。复审工作由国务院卫生行政部门组织，国务院卫生行政部门标准办事机构具体负责执行。

解释　国家职业卫生标准由国务院卫生行政部门负责解释。国家职业卫生标准的解释同标准具有同等效力。

出版　国家职业卫生标准的出版、印刷由国务院卫生行政部门委托指定出版机构负责。

（高建伟）

Zhíyè Wèishēng Jìshù Fúwù Jīgòu Guǎnlǐ Bànfǎ

《职业卫生技术服务机构管理办法》（*Rules for the Administration of Occupational Health Technical Service Organizations*）

规范职业卫生技术服务行为，加强对职业卫生技术服务机构管理的部门规章。2002年8月20日卫生部令第31号发布，自2002年9月1日起施行。

职业卫生技术服务机构是指为实施《中华人民共和国职业病防治法》服务的职业卫生技术机构。职业卫生技术服务包括建设项目职业病危害评价、职业病危害因素的检测与评价、化学品毒性鉴定、放射卫生防护检测与评价、职业病防护设施与个人职业病防护用品效果评价、放射防护器材和含放射性产品检测等项目。

认证制度　凡从事职业卫生技术服务的机构，必须取得国务院卫生行政部门或者省级卫生行政部门颁发的职业卫生技术服务资质证书，并按照资质证书规定的项目，从事职业卫生技术服务工作。

两级认证　国务院卫生行政部门和省级卫生行政部门对从事职业卫生技术服务机构进行的资质审定。国务院卫生行政部门负责的项目：①化学品毒性鉴定。②职业病防护设施与职业病防护用品的效果评价。③放射防护器材和含放射性产品检测。④建设项目职业病危害评价（甲级）。

省级卫生行政部门负责的项目：①职业病危害因素的检测与评价。②放射卫生防护检测与评价。③建设项目职业病危害评价（乙级）。

甲级资质机构承担项目　甲级资质机构承担的职业病危害评价项目：①国务院及其职能部门审批的国家重点建设项目。②核设施等特殊性质的建设项目。③国务院卫生行政部门规定由甲级资质机构承担的其他建设项目。

资质审定机构　国务院卫生行政部门或者省级卫生行政部门可以委托指定的办事机构承担职业卫生技术服务机构资质审定的具体组织工作；国务院卫生行政部门、省级卫生行政部门分别设立国家和省级职业卫生技术服务机构资质审定专家库，专家库专家承担相应的职业卫生技术服务机构资质审定的技术评审。

办事机构职责　①受理职业卫生技术服务机构的资质审定申请。②组织职业卫生技术服务机构的资质审定考核。③提供职业卫生技术服务机构管理的咨询。④承担职业卫生技术服务机构资质审定专家库的组织和日常管理。⑤承办卫生行政部门交办的其他工作。

专家库组成　专家库专家应当具备以下条件：①具有相关专业的高级技术职务任职资格。②具有连续五年以上相关工作经验。③熟悉相关法律、法规、规范和标准。④具有良好的职业道德和专业素质。⑤身体健康，能够胜任资质审定工作。专家库专家任期4年，可连聘连任。

认证评审程序　包括申请、具备的基本条件、受理、作出审定结论的规定。

申请　申请职业卫生技术服务机构资质审定，应当提交的资料：①法定代表人签署的申请表。②法人资格证明。③职业卫生技术服务质量管理文件。④拟开展的职业卫生技术服务项目及资质等级。⑤在申请职业卫生服务业务范围内，能够证明具有相应业务能力的材料。⑥省级以上卫生行政部门规定应当提交的其他资料。

基本条件　申请从事职业卫生技术服务的机构应当具备的基本条件：①具有法人资格。②有专门从事相应职业卫生技术服务的机构、固定的工作场所和工作条件。③具备符合职业卫生技术服务机构资质条件的专业人员、设备、技术能力和经费。④有健全的内部规章制度和质量管理体系。

受理 卫生行政部门应当自接到职业卫生技术服务机构资质审定申请表之日起15日内，作出是否受理的决定。不予受理的，应当说明理由并书面通知申请单位；同意受理的，应当在60日内由办事机构组织专家组，对申请单位进行技术评估。专家组应当由从相关专家库抽取的5名或者7名专家组成。

作出审定结论 技术评估工作采取资料审查和现场考核相结合的方法。专家组自现场考察结束之日起5个工作日内向办事机构提交技术评估报告。卫生行政部门应当自收到专家组技术评估报告之日起30日内完成资质审核。对符合条件的，发给《职业卫生技术服务资质证书》；对不符合条件的，应当书面通知申请单位。职业卫生技术服务资质证书有效期为四年。

资质管理 包括职业卫生技术服务机构职责、资质续展、年度考核的规定。

职责 ①依法独立开展职业卫生技术服务业务，并对出具的技术报告承担责任。②在认证的项目内开展技术服务工作，并符合国家有关法律、法规、技术规范和标准的要求。③建立和健全管理制度，确保其技术服务的客观、真实。④公开办事制度和程序，简化手续，方便服务对象，并采取措施提高服务质量和水平。⑤不得伪造、涂改、出卖、转让或者出借职业卫生技术服务资质证书。⑥严格执行国家规定的收费标准。⑦对涉及委托方的技术、商业秘密及个人隐私负有保密义务。

资质续展 在职业卫生技术服务资质证书有效期届满前6个月内，职业卫生技术服务机构应当向原认证卫生行政部门申请续展，原认证卫生行政部门复核后，对合格的，换发证书；逾期未申请续展的，其职业卫生技术服务资质证书过期失效。

年度考核 省级以上卫生行政部门对取得资质的职业卫生技术服务机构实行年检，并组织经常性监督检查。通过年检的职业卫生技术服务机构，由原认证的卫生行政部门在其职业卫生技术服务资质证书副本上加盖合格印章，正本上贴附年检标识。未申请年检的视为自动放弃职业卫生技术服务资质。

法律责任 违反《职业卫生技术服务机构管理办法》规定的，应承担相应的法律责任。从事职业卫生技术服务的机构违反《职业病防治法》和《职业卫生技术服务机构管理办法》规定，超出资质范围从事职业卫生技术服务的、不按照职业病防治法及本办法规定履行法定职责的、出具虚假证明文件的，由卫生行政部门责令立即停止违法行为，给予警告，没收违法所得；罚款；情节严重的，由原审定卫生行政部门取消其相应的资格；对直接负责的主管人员和其他责任人员，由所在单位给予降级、撤职或者开除的处分；构成犯罪的，依法追究刑事责任。未取得职业卫生技术服务资质擅自从事职业卫生技术服务的，由卫生行政部门责令立即停止违法行为，没收违法所得；罚款。

（高建伟）

Fàngshè Zhěnliáo Guǎnlǐ Guīdìng

《放射诊疗管理规定》

(*Provisions on Radiological Diagnosis and Radiotherapy*) 加强放射诊疗工作的管理，保证医疗质量和医疗安全，保障放射诊疗工作人员、患者和公众的健康权益的部门规章。2006年1月24日卫生部令46号发布，自2006年3月1日起施行。

适用范围 中华人民共和国境内的医疗机构开展放射诊疗工作的管理。放射诊疗工作，是指使用放射性同位素、射线装置进行临床医学诊断、治疗和健康检查的活动。

放射诊疗管理 包括对放射诊疗工作分类、执业条件、设置与批准、安全防护与质量保证的规定。

分类 按照诊疗风险和技术难易程度，放射诊疗工作分为4类管理：①放射治疗，是指利用电离辐射的生物效应治疗肿瘤等疾病的技术。②核医学，是指利用放射性同位素诊断或治疗疾病或进行医学研究的技术。③介入放射学，是指在医学影像系统监视引导下，经皮针穿刺或引入导管做抽吸注射、引流或对管腔、血管等做成型、灌注、栓塞等，以诊断与治疗疾病的技术。④X射线影像诊断，是指利用X射线的穿透等性质取得人体内器官与组织的影像信息以诊断疾病的技术。

执业条件 医疗机构开展放射诊疗工作，除应当具备不同类别放射诊疗工作的专业人员外，还应当具备与其开展的放射诊疗工作相适应的条件：①经核准登记的医学影像科诊疗科目。②符合国家相关标准和规定的放射诊疗场所和配套设施。③质量控制与安全防护专（兼）职管理人员和管理制度，并配备必要的防护用品和监测仪器。④产生放射性废气、废液、固体废物的，具有确保放射性废气、废液、固体废物达标排放的处理能力或者可行的处理方案。⑤放射事件应急处理预案。

设置与批准　包括项目申请、审核、验收、许可申请、批准的规定。

项目申请　医疗机构设置放射诊疗项目，应当按照其开展的放射诊疗工作的类别，分别向相应的卫生行政部门提出建设项目卫生审查、竣工验收和设置放射诊疗项目申请：①开展放射治疗、核医学工作的，向省级卫生行政部门申请办理。②开展介入放射学工作的，向设区的市级卫生行政部门申请办理。③开展X射线影像诊断工作的，向县级卫生行政部门申请办理。同时开展不同类别放射诊疗工作的，向具有高类别审批权的卫生行政部门申请办理。

审核　卫生行政部门应当自收到申请之日起30内，作出审核决定。经审核符合国家相关卫生标准和要求的，方可施工。

验收　医疗机构在放射诊疗建设项目竣工验收前，应当进行职业病危害控制效果评价，并向相应的卫生行政部门申请进行卫生验收。

许可申请　医疗机构在开展放射诊疗工作前，还应当向相应的卫生行政部门提出放射诊疗许可申请。提交许可申请资料有：①放射诊疗许可申请表。②医疗机构执业许可证或设置医疗机构批准书（复印件）。③放射诊疗专业技术人员的任职资格证书（复印件）。④放射诊疗设备清单。⑤放射诊疗建设项目竣工验收合格证明文件。

批准　卫生行政部门对符合受理条件的申请应当即时受理；不符合要求的，应当在5日内一次性告知申请人需要补正的资料或者不予受理的理由。卫生行政部门应当自受理之日起20内作出审查决定，对合格的予以批准，发给放射诊疗许可证；不予批准的，应当书面说明理由。放射诊疗许可证的格式由国务院卫生行政部门统一规定。

安全防护与质量保证　包括医疗机构的安全防护措施、质量保证监测规范的规定、应急预案的规定。

安全防护措施　医疗机构应当：①配备专（兼）职的管理人员，负责放射诊疗工作的质量保证和安全防护。②放射诊疗设备和检测仪表，应当符合国家规定的要求，不合格或国家有关部门规定淘汰的放射诊疗设备不得购置、使用、转让和出租。③定期对放射诊疗工作场所、放射性同位素储存场所和防护设施进行放射防护检测，保证辐射水平符合有关规定或者标准。④按照有关规定和标准，对放射诊疗工作人员进行上岗前、在岗期间和离岗时的健康检查，定期进行专业及防护知识培训，并且分别建立个人剂量、职业健康管理和教育培训的档案。⑤放射诊疗工作人员应当按照有关规定配戴个人剂量计。

质量保证监测规范　医疗机构应当：①对患者和受检者进行医疗照射时，应当遵守医疗照射正当化和放射防护最优化的原则，有明确的医疗目的，严格控制受照剂量；对邻近照射野的敏感器官和组织进行屏蔽防护，并事先告知患者和受检者辐射对健康的影响。②在实施放射诊断检查前应当对不同检查方法进行利弊分析，在保证诊断效果的前提下，优先采用对人体健康影响较小的诊断技术。③使用放射影像技术进行健康普查的，应当经过充分论证，制定周密的普查方案，采取严格的质量控制措施，并经相应的卫生行政部门的批准。④严格掌握放射治疗的适应证，对确需进行放射治疗的，应当制定科学的治疗计划，并按照规定的要求实施。

应急预案　医疗机构应当制定防范和处置放射事件的应急预案；发生放射事件后应当立即采取有效应急救援和控制措施，防止事件的扩大和蔓延。

监督管理　国务院卫生行政部门负责全国放射诊疗工作的监督管理。县级以上地方人民政府卫生行政部门负责本行政区域内放射诊疗工作的监督管理，应当定期对本行政区域内开展放射诊疗活动的医疗机构进行监督检查。检查内容包括：①执行法律、法规、规章、标准和规范等情况。②放射诊疗规章制度和工作人员岗位责任制等制度的落实情况。③健康监护制度和防护措施的落实情况。④放射事件调查处理和报告情况。

法律责任　医疗机构违反《中华人民共和国职业病防治法》和《放射诊疗管理规定》的，由县级以上卫生行政部门给予警告、责令限期改正，并可以根据情节处以罚款；情节严重的，吊销其医疗机构执业许可证。卫生行政部门及其工作人员违反本规定，对不符合条件的医疗机构发放放射诊疗许可证的，或者不履行法定职责，造成放射事故的，对直接负责的主管人员和其他直接责任人员，依法给予行政处分；情节严重，构成犯罪的，依法追究刑事责任。

（高建伟）

Jiànshè Xiàngmù Zhíyèbìng Wēihài Fēnlèi Guǎnlǐ Bànfǎ

《建设项目职业病危害分类管理办法》（*Rules for the Classified Management of Construction Project Occupational Hazards*） 预防、控制和消除建设项目可能产生的职业病危害的部门规章。2006 年 7 月 27 日卫生部令第 49 号发布，自发布之日起施行。

建设项目，是指可能产生职业病危害的新建、扩建、改建建设项目和技术改造、技术引进项目。可能产生职业病危害项目是指存在或产生《职业病危害因素分类目录》所列职业病危害因素的项目。可能产生严重职业病危害的因素包括：①《高毒物品目录》所列化学因素。②石棉纤维粉尘、含游离二氧化硅 10% 以上粉尘。③放射性因素：核设施、辐照加工设备、加速器、放射治疗装置、工业探伤机、油田测井装置、甲级开放型放射性同位素工作场所和放射性物质贮存库等装置或场所。④国务院卫生行政部门规定的其他应列入严重职业病危害因素范围的。

监管体制 包括分类管理、分级管理、职业病危害预评价规定。

分类管理 国家对可能产生职业病危害的建设项目实行分类管理：①职业病危害轻微的建设项目，其职业病危害预评价报告、控制效果评价报告应当向卫生行政部门备案。②职业病危害一般的建设项目，其职业病危害预评价、控制效果评价应当进行审核、竣工验收。③职业病危害严重的建设项目，除进行前项规定的卫生审核和竣工验收外，还应当进行设计阶段的职业病防护设施设计的卫生审查。

分级管理 国家对建设项目的备案、审核、审查和竣工验收实行分级管理。国务院卫生行政部门负责下列建设项目的备案、审核、审查和竣工验收：①由国务院投资主管部门和国务院授权的有关部门审批、核准或备案，总投资在 200 亿人民币以上的建设项目。②核设施、绝密工程等特殊性质的建设项目。③跨省、自治区、直辖市行政区域的建设项目。上级卫生行政部门可以委托下级卫生行政部门负责有关职业病危害建设项目的备案、审核、审查和竣工验收。其他建设项目的备案、审核、审查和竣工验收，由省级卫生行政部门根据本地区的实际情况确定。

职业病危害预评价 机构与人员 职业病危害预评价、职业病危害控制效果评价应当由依法取得资质的职业卫生技术服务机构承担。职业卫生技术服务机构应当组织 5 名以上专家，对评价报告进行技术审查。审查专家应当具有与所评价的建设项目相关的专业背景，一般由相关专业的专家和相关行业专家组成，其中从专家库抽取的专家数不少于参加审查专家总数的 3/5。国务院卫生行政部门审批的项目，从国家专家库抽取专家。

职业卫生技术服务机构依据建设项目的可行性论证报告或设计文件，按照职业卫生有关技术规范、标准进行职业病危害预评价和职业病危害控制效果评价，并出具评价报告，评价报告应当公正、客观。职业卫生技术服务机构对其作出的评价报告负责。

预评价报告申请审核、职业病危害控制效果评价、职业病防护设施建设项目竣工验收申请，具体见《中华人民共和国职业病防治法》。

法律责任 见《中华人民共和国职业病防治法》。

（高建伟）

Fàngshè Gōngzuò Rényuán Zhíyè Jiànkāng Guǎnlǐ Bànfǎ

《放射工作人员职业健康管理办法》（*Administrative Rules for the Occupational Health of Roentgenologists*） 保障放射工作人员的职业健康与安全的部门规章。2007 年 6 月 3 日卫生部令第 55 发布，自 2007 年 11 月 1 日起施行。

适用范围 中华人民共和国境内的放射工作单位及其放射工作人员的职业健康管理。

放射工作单位，是指开展下列活动的企业、事业单位和个体经济组织：①放射性同位素（非密封放射性物质和放射源）的生产、使用、运输、贮存和废弃处理。②射线装置的生产、使用和维修。③核燃料循环中的铀矿开采、铀矿水冶、铀的浓缩和转化、燃料制造、反应堆运行、燃料后处理和核燃料循环中的研究活动。④放射性同位素、射线装置和放射工作场所的辐射监测。⑤国务院卫生行政部门规定的与电离辐射有关的其他活动。

放射工作人员，是指在放射工作单位从事放射职业活动中受到电离辐射照射的人员。

放射工作人员的职业健康管理制度 包括从业条件与培训、个人剂量监测管理、职业健康管理的规定。

从业条件 ①年满 18 周岁。②经职业健康检查，符合放射工作人员的职业健康要求。③放射防护和有关法律知识培训考核合格。④遵守放射防护法规和规章制度，接受职业健康监护和个人剂量监测管理。⑤持有放射工作人员证。

从业培训　放射工作人员上岗前应当接受放射防护和有关法律知识培训，考核合格方可参加相应的工作。培训时间不少于4天；放射工作单位应当定期组织本单位的放射工作人员接受放射防护和有关法律知识培训。放射工作人员两次培训的时间间隔不超过2年，每次培训时间不少于2天；放射工作单位应当建立并按照规定的期限妥善保存培训档案，将每次培训的情况及时记录在放射工作人员证中。

个人剂量监测管理　包括个人剂量监测规定、建立个人剂量监测档案、进入放射工作场所的要求、个人剂量监测技术服务机构的规定。

监测规定　放射工作单位安排本单位的放射工作人员接受个人剂量监测，应做到：①外照射个人剂量监测周期一般为30天，最长不应超过90天；内照射个人剂量监测周期按照有关标准执行。②建立并终生保存个人剂量监测档案。③允许放射工作人员查阅、复印本人的个人剂量监测档案。

监测档案　①常规监测的方法和结果等相关资料。②应急或者事故中受到照射的剂量和调查报告等相关资料。

进入放射工作场所的要求　①正确佩戴个人剂量计。②操作结束离开非密封放射性物质工作场所时，按要求进行个人体表、衣物及防护用品的放射性表面污染监测，发现污染要及时处理，做好记录并存档。③进入辐照装置、工业探伤、放射治疗等强辐射工作场所时，除佩戴常规个人剂量计外，还应当携带报警式剂量计。

监测技术服务机构　个人剂量监测工作由具备资质的个人剂量监测技术服务机构承担。个人剂量监测技术服务机构的资质审定由中国疾病预防控制中心协助国务院卫生行政部门组织实施。个人剂量监测技术服务机构的资质审定见《职业卫生技术服务机构管理办法》。

职业健康管理　包括职业健康检查、职业健康检查报告、职业健康监护档案、其他职业健康权益保障的规定。

职业健康检查　①上岗前的职业健康检查，符合放射工作人员健康标准的，方可参加相应的放射工作。②上岗后的定期职业健康检查，两次检查的时间间隔不应超过2年，必要时可增加临时性检查。③离岗前要进行职业健康检查。④对参加应急处理或者受到事故照射的放射工作人员，放射工作单位应当及时组织健康检查或者医疗救治，按照国家有关标准进行医学随访观察。

职业健康检查报告　经省级卫生行政部门批准从事放射工作人员职业健康检查的医疗机构，应当自体检工作结束之日起1个月内，将职业健康检查报告送达放射工作单位，发现有可能因放射性因素导致健康损害的，应当通知放射工作单位，并及时告知放射工作人员本人；发现疑似职业性放射性疾病病人向放射工作单位所在地卫生行政部门报告。

职业健康监护档案　①职业史、既往病史和职业照射接触史。②历次职业健康检查结果及评价处理意见。③职业性放射性疾病诊疗、医学随访观察等健康资料。放射工作人员有权查阅、复印本人的职业健康监护档案。放射工作单位应当如实、无偿提供。

其他职业健康权益保障　①放射工作人员职业健康检查、职业性放射性疾病的诊断、鉴定、医疗救治和医学随访观察的费用，由其所在单位承担。②保健津贴按照国家有关规定执行。③在国家统一规定的休假外，放射工作人员每年可以享受保健休假2～4周。从事放射工作满20年的在岗放射工作人员，可以由所在单位利用休假时间安排健康疗养。

监督管理　国务院卫生行政部门主管全国放射工作人员职业健康的监督管理工作。县级以上地方人民政府卫生行政部门负责本行政区域内放射工作人员职业健康的监督管理，应当定期对本行政区域内放射工作单位的放射工作人员职业健康管理进行监督检查。检查内容包括：①有关法规和标准执行情况。②放射防护措施落实情况。③人员培训、职业健康检查、个人剂量监测及其档案管理情况。④《放射工作人员证》持证及相关信息记录情况。⑤放射工作人员其他职业健康权益保障情况。

法律责任　放射工作单位违反《中华人民共和国职业病防治法》和《放射工作人员职业健康管理办法》规定的，由卫生行政部门责令限期改正，给予警告，罚款；情节严重的，由原认证或者批准机关取消其相应的资格；对直接负责的主管人员和其他直接责任人员，依法给予降级、撤职或者开除的处分；构成犯罪的，依法追究刑事责任。卫生行政部门及其工作人员违反《放射工作人员职业健康管理办法》规定，不履行法定职责，造成严重后果的，对直接负责的主管人员和其他直接责任人员，依法给予行政处分；情节严重，构成犯罪的，依法追究刑事责任。

（高建伟）

gōnggòng chǎngsuǒ hé xuéxiào wèishēng guǎnlǐ fǎlǜ zhìdù

公共场所和学校卫生管理法律制度（legal system of public places and school health management） 公共场所卫生法律制度是调整为创制良好的共公共场所卫生条件，预防疾病，保障人体健康产生的社会关系的法律规范的总和。学校卫生法律制度是调整保护儿童和青少年身心健康、创造良好的学校教育环境的社会关系的法律规范的总和。

为创造良好的公共场所卫生条件，预防疾病，保障人体健康，国务院于1987年4月1日发布了新中国成立以来第一部公共场所卫生管理的行政法规《公共场所卫生管理条例》，将中国公共场所的卫生管理工作纳入到法制化管理轨道。同年9月15日，国务院卫生行政部门发布了《公共场所卫生管理条例实施细则》，1991年对该实施细则进行了第一次修订。2001年国务院卫生行政部门再次修订并审议通过了最新的《公共场所卫生管理条例实施细则》，自2011年5月1日起施行。为规范公共场所卫生监督管理，国务院卫生行政部门发布了《公共场所集中空调通风系统卫生管理办法》（2006年）等规章，并陆续颁布了《公共场所卫生监测技术规范》（1998年）、《公共场所集中空调通风系统清洗消毒规范》（2013年）等一系列公共场所卫生标准。

为了做好学校卫生工作，为提高学生的身心健康水平，从新中国成立初期开始国家就陆续颁布了多部学校卫生方面的规范性文件。国务院1951年发布《关于改善各级学校学生状况的决定》，国务院及其相关部门又相继颁布了《关于全日制学校的教学、劳动和生活安排的规定》《高等学校学生体质健康卡片》《中小学生体质健康卡片》等30余项学校卫生方面的规范性文件。1979年教育部和卫生部联合颁布了《中、小学卫生工作暂行规定（草案）》，1980年又联合颁布了《高等学校卫生工作暂行规定（草案）》。在这些规范性文件的基础上，1990年4月25日经国务院批准，国家教委和卫生部颁布了《学校卫生工作条例》，这是中国关于学校卫生工作的第一部法规性文件，使中国的学校卫生工作迈向了法制管理。此后，教育部和国务院卫生行政部门颁布了许多规章，有《学生集体用餐卫生监督办法》（1996年）、《健康促进学校工作指南》（1999年）、《关于加强学校预防艾滋病健康教育工作的通知》（2002年）、《托儿所幼儿园卫生保健管理办法》（2010年）、《托儿所幼儿园卫生保健工作规范》（2012年），《学校卫生监督工作规范》（2012年）等。此外，国家还批准颁布了一系列学校卫生标准。这些法规、规章和卫生标准为保障儿童青少年健康和学校卫生管理工作提供了法律依据。

（樊立华　高蕾）

Gōnggòng Chǎngsuǒ Wèishēng Guǎnlǐ Tiáolì

《公共场所卫生管理条例》（*Regulations on the Administration of Public Sanitation*） 创造良好的公共场所卫生条件，预防疾病，保障人体健康的行政法规。1987年4月1日国务院令第24号发布，自发布之日起施行。

立法沿革 根据国务院发布的《公共场所卫生管理条例》，同年9月15日卫生部发布了《公共场所卫生管理条例实施细则》，1991年3月对实施细则进行了修订并予以重新发布。1987年卫生部还制定了《公共场所卫生监督监测要点》和《公共场所从业人员培训大纲》。后又陆续地制定了《旅店业卫生标准》《公共场所集中空调通风系统卫生规范》等十几项公共场所国家卫生标准。为进一步规范入学、就业体检项目，维护乙肝表面抗原携带者入学和就业权利，2010年2月，卫生部对《公共场所卫生管理条例实施细则》的部分内容作了修改，删除入学、就业体检表（包括体检项目）中涉及乙肝项目检测的有关内容；2011年3月10日，卫生部发布了新的《公共场所卫生管理条例实施细则》，并于2011年5月1日起实施。2016年1月29日，国家卫生和计划生育委员会令第8号发布，又对《公共场所卫生管理条例实施细则》进行了修改。

适用范围 ①宾馆、饭店、旅馆、招待所、车马店、咖啡馆、酒吧、茶座。②公共浴室、理发店、美容店。③影剧院、录像厅（室）、游艺厅（室）、舞厅、音乐厅。④体育场（馆）、游泳场（馆）、公园。⑤展览馆、博物馆、美术馆、图书馆。⑥商场（店）、书店。⑦候诊室、候车（机船）室、公共交通工具。

项目 公共场所应符合国家卫生标准和要求的项目包括空气、微小气候（湿度、温度、风速），水质，采光、照明，噪声，顾客用具和卫生设施。

卫生许可证 国家对公共场所及新建、改建、扩建的公共场所的选址和设计实行“卫生许可证”制度。“卫生许可证”由县以上卫生行政部门签发，2年复核一次。

卫生管理 包括公共场所的主管部门和经营单位的责任、从业人员卫生要求的规定。

公共场所的主管部门和经营单位的责任 主管部门应当建立卫生管理制度，配备专职或者兼职卫生管理人员，对所属经营单位包括个体经营者的卫生状况进行经常性检查，并提供必要的条件。经营单位应当负责所经营的公共场所的卫生管理，建立卫生责任制度，对本单位的从业人员进行卫生知识的培训和考核工作。对不符合卫生标准和要求造成危害健康事故的，经营单位应妥善处理，并及时报告卫生防疫机构。

从业人员卫生要求 公共场所直接为顾客服务的人员，持有“健康合格证”方能从事本职工作。患有痢疾、伤寒、甲型病毒性肝炎、戊型病毒性肝炎、活动期肺结核、化脓性或者渗出性皮肤病，以及其他有碍公共卫生的疾病的，治愈前不得从事直接为顾客服务的工作。

公共场所卫生监督部门及职责 监督部门见《公共场所卫生管理条例实施细则》。各级卫生行政部门履行下列职责：①对公共场所进行卫生监测和卫生技术指导。②监督从业人员健康检查，指导有关部门对从业人员进行卫生知识的教育和培训。③对新建、扩建、改建的公共场所的选址和设计进行卫生审查，并参加竣工验收。

公共场所卫生监督员及职责 卫生行政部门根据需要设立公共场所卫生监督员，由卫生监督员负责对辖区公共场所的卫生进行监督检查，执行卫生监督机构交给的各项任务。公共场所卫生监督员由同级人民政府发给证书。民航、铁路、交通、厂（场）矿卫生监督机构的公共场所卫生监督员由其上级主管部门发给证书。

公共场所卫生监督员职责：①对管辖范围内公共场所进行卫生监督监测和卫生技术指导。②宣传卫生知识，指导和协助有关部门对从业人员进行卫生知识培训。③根据有关规定对违反条例有关条款的单位和个人提出处罚建议。④参加对新建、扩建、改建的公共场所的选址和设计卫生审查和竣工验收。⑤对公共场所进行现场检查，索取有关资料，包括取证照相、录音、录相等，调查处理公共场所发生危害健康事故。⑥执行卫生监督机构交付的其他任务。

法律责任 违反《公共场所卫生管理条例》应承担的行政责任、民事责任和刑事责任。

公共场所经营单位和个人法律责任 违反《公共场所卫生管理条例》规定的，卫生行政部门可以根据情节轻重，给予其警告、罚款、停业整顿、吊销“卫生许可证”的行政处罚；造成严重危害公民健康的事故或中毒事故的，应当对受害人赔偿损失；致人残疾或者死亡，构成犯罪的，应由司法机关依法追究直接责任人员的刑事责任。

公共场所卫生监督机构和卫生监督员法律责任 公共场所卫生监督机构和卫生监督员必须秉公执法。对玩忽职守，滥用职权，收取贿赂的，由上级主管部门给予直接责任人员行政处分；构成犯罪的，由司法机关依法追究直接责任人员的刑事责任。

（高建伟）

Xuéxiào Wèishēng Gōngzuò Tiáolì

《学校卫生工作条例》

(*Working Regulations on School Health*) 加强学校卫生工作，提高学生健康水平的行政法规。1990年4月25日经国务院批准，1990年6月4日国家教育委员会、卫生部令第10号发布，自发布之日起施行。

学校卫生，是指根据儿童和青少年生长发育的特点，通过制定相应的法律规定，提出相应的学校卫生要求和卫生标准，消除各种不利于儿童和青少年学习和生活的因素，创造良好的学校教育环境，保护和促进学生的正常发育、身心健康，以实现德、智、体全面发展的社会主义教育目标。

立法沿革 为提高学生的健康水平，国务院及有关部门相继颁布了《关于改善各级学校学生状况的决定》《关于全日制学校的教学、劳动和生活安排的规定》《高等学校学生体质健康卡片》《中、小学学生体质健康卡片》等30余项学校卫生方面的规范性文件。1979年和1980年，教育部和卫生部相继联合颁布了《中、小学卫生工作暂行规定（草案）》和《高等学校卫生工作暂行规定（草案）》。1990年6月4日，经国务院批准，国家教育委员会和卫生部联合制定的《学校卫生工作条例》，对学校卫生工作的要求、管理、监督、奖励与处罚等作出了具体的规定。

适用范围 中华人民共和国境内的普通中小学、农业中学、职业中学、中等专业学校、技工学校、普通高等学校的卫生工作管理。

学校卫生工作要求 包括教学卫生、教学设施卫生、学生卫生保健、学生健康管理的规定。

教学卫生　学校应当合理安排学生的学习时间。学生每日学习时间（包括自习）：小学不超过6个学时，中学不超过8个学时，大学不超过10个学时。学校还必须保证学生有课间休息的时间，课间休息时间应当至少保证有10分钟。

学校应当根据学生的年龄，组织学生参加适当的劳动，安排适当的劳动工种和劳动量。普通中小学校组织学生参加劳动时，不得让学生接触有毒有害物质或者从事不安全工种的作业，不得让学生参加夜班劳动。普通高等学校、中等专业学校、技工学校、农业中学、职业中学组织学生参加生产劳动，接触有毒有害物质的，要按照国家有关规定，提供保健待遇，学校还应当定期对他们进行体格检查，以加强卫生防护。在安排体力劳动时，应当注意女学生的生理卫生特点，给予必要的照顾。

学校应保证学生每天至少有1小时的体育活动时间，体育及格率在85%以上。学校要合理安排适合学生的运动项目和运动强度，防止发生伤害事故。

教学设施卫生　①学校在新建、改建、扩建校舍时，其选址、设计应当符合国家的卫生标准，并取得当地卫生行政部门的许可，竣工验收应当有当地卫生行政部门参加。②学校教学建筑、环境噪声、室内微小气候、采光、照明等环境质量，以及黑板、课桌椅的设置应当符合国家有关标准。③学校应当按照有关规定为学生提供充足的符合卫生标准的饮用水。④学校体育场地和器材应当符合卫生和安全要求。⑤设置厕所和洗手设施；寄宿制学校还应当为学生提供相应的洗漱、洗澡等卫生设施。

学生卫生保健　学校应当把健康教育纳入教学计划。普通中小学必须开设健康教育课，普通高等学校、中等专业学校、技工学校、农业中学、职业中学应当开设健康教育选修课或者讲座，开展学生健康咨询活动，使学生掌握健康的知识。

学校应当根据条件定期对学生进行健康检查，有条件的应每年对中、小学学生做一次体检，对体格检查中发现学生有器质性疾病的，应当配合学生家长做好转诊治疗。学校对残疾、体弱学生，应当加强医学照顾和心理卫生工作。学校应当积极做好近视眼、弱视、沙眼、龋齿、寄生虫、营养不良、贫血、脊柱弯曲、神经衰弱等学生常见疾病的群体预防和矫治工作。

学生健康管理　学校要有完善的学生健康管理制度，建立学生体质健康卡片，应当纳入学生档案。学校要配备可以处理一般伤病事故的医疗用品。供学生使用的文具、娱乐器具、保健用品，必须符合国家有关卫生标准。学校应当认真贯彻执行食品卫生法律、法规，加强饮食卫生管理，办好学生膳食，加强营养指导。学校应当认真贯彻执行传染病防治法律、法规，做好急、慢性传染病的预防和控制管理工作，同时做好地方病的预防和控制管理工作。

学校卫生工作管理　学校卫生管理机构、区域性中小学生卫生保健机构、疾病预防控制机构的任务的规定。

学校卫生管理机构　各级教育行政部门负责学校卫生工作的行政管理。普通高等学校、中等专业学校、技工学校和规模较大的农业中学、职业中学、普通中小学，可以设立卫生管理机构。普通高等学校设校医院或者卫生科，校医院应当设保健科。城市普通中小学、农村中心小学和普通中学设卫生室，按学生人数600：1的比例配备专职卫生技术人员。中等专业学校、技工学校、农业中学、职业中学，可以根据需要，配备专职卫生技术人员，学生人数不足600人的学校，可以配备专职或者兼职保健教师，开展学校卫生工作。各级教育行政部门应当把学校卫生工作纳入学校工作计划，作为考评学校工作的一项内容，还应当将学校卫生经费纳入核定的年度教育经费预算。

区域性中小学生卫生保健机构　经本地区卫生行政部门批准，教育行政部门可以成立区域性中小学生卫生保健机构。其主要任务是调查研究本地区中小学生体质健康状况，开展中小学生常见疾病的预防与矫治，开展中小学卫生技术人员的技术培训和业务指导。

疾病预防控制机构　各级疾病预防控制机构，对学校卫生工作承担下列任务：实施学校卫生监测，掌握本地区学生生长发育和健康状况，掌握学生常见病、传染病、地方病动态。制定学生常见病、传染病、地方病的防治计划。对本地区学校卫生工作进行技术指导。开展学校卫生服务。

学校卫生工作监督　监督机构及其职责、学校卫生监督员职责的规定。

监督机构　县以上卫生行政部门对学校卫生工作行使监督职权。其职责是：对新建、改建、扩建校舍的选址、设计实行卫生监督。对学校内影响学生健康的学习、生活、劳动、环境、食品等方面的卫生和传染病防治工作实行卫生监督。对学生使用的文具、娱乐器具、保健用品实行卫生监督。国务院卫生行政部门可以委托国务院其他有关部门的卫生主管机构，在本系统内根据上述职责行使学校卫生监督职权。

监督员职责　行使学校卫生监督职权的机构设立学校卫生监督员，由省级以上卫生行政部门聘任并发给学校卫生监督员证书。学校卫生监督员执行卫生行政部门或者其他有关部门交付的学校卫生监督任务。学校卫生监督员在执行任务时应出示证件，在进行卫生监督时，有权查阅与卫生监督有关的资料，搜集与卫生监督有关的情况，被监督的单位或者个人应当给予配合。学校卫生监督员对所掌握的资料、情况负有保密责任。

法律责任　任何单位或个人违反《学校卫生工作条例》规定的，县级以上卫生行政部门视具体情节责令限期改进；给予警告；责令停止施工；罚款；情节严重的，可以同时建议教育行政部门给予行政处分。

（高建伟）

Gōnggòng Chǎngsuǒ Wèishēng Guǎnlǐ Tiáolì Shíshī Xìzé

《公共场所卫生管理条例实施细则》（*Detailed Rules for the Implementation of the Regulation on the Administration of Public Sanitation*）　根据国务院颁布的《公共场所卫生管理条例》制定的，创造良好的公共场所卫生条件，预防疾病，保障人体健康的部门规章。2011年3月10日卫生部令第80号发布该实施细则，自2011年5月1日起实施。

监管体制　国务院卫生行政部门主管全国公共场所卫生监督管理工作。县级以上地方各级人民政府卫生行政部门负责本行政区域的公共场所卫生监督管理工作，应当根据公共场所卫生监督管理需要，建立健全公共场所卫生监督队伍和公共场所卫生监测体系，制定公共场所卫生监督计划并组织实施。

国境口岸及出入境交通工具的卫生监督管理工作由出入境检验检疫机构按照有关法律法规的规定执行。铁路部门所属的卫生主管部门负责对管辖范围内的车站、等候室、铁路客车，以及主要为本系统职工服务的公共场所的卫生监督管理工作。

卫生管理　主要包括公共场所经营者的责任卫生管理档案、从业人员卫生要求、公共场所卫生要求、危害健康事故报告制度的规定。

经营者责任　公共场所的法定代表人或者负责人是其经营场所卫生安全的第一责任人。公共场所经营者应当设立卫生管理部门或者配备专（兼）职卫生管理人员，具体负责本公共场所的卫生工作，建立健全卫生管理制度和卫生管理档案。

卫生管理档案　公共场所卫生管理档案应当包括的内容：①卫生管理部门、人员设置情况及卫生管理制度。②空气、微小气候（湿度、温度、风速）、水质、采光、照明、噪声的检测情况。③顾客用品用具的清洗、消毒、更换及检测情况。④卫生设施的使用、维护、检查情况。⑤集中空调通风系统的清洗、消毒情况。⑥安排从业人员健康检查情况和培训考核情况。⑦公共卫生用品进货索证管理情况。⑧公共场所危害健康事故应急预案或者方案。⑨省、自治区、直辖市卫生行政部门要求记录的其他情况。公共场所卫生管理档案应当有专人管理，分类记录，至少保存2年。

从业人员卫生要求　公共场所经营者应当建立卫生培训制度，组织从业人员学习相关卫生法律知识和公共场所卫生知识，并进行考核。对考核不合格的，不得安排上岗。公共场所经营者应当组织从业人员每年进行健康检查，从业人员在取得有效健康合格证明后方可上岗。患有痢疾、伤寒、甲型病毒性肝炎、戊型病毒性肝炎等消化道传染病的人员，以及患有活动性肺结核、化脓性或者渗出性皮肤病等疾病的人员，治愈前不得从事直接为顾客服务的工作。

公共场所卫生要求　①公共场所经营者应当保持公共场所空气流通，室内空气质量应当符合国家卫生标准和要求。公共场所采用集中空调通风系统的，应当符合公共场所集中空调通风系统相关卫生规范和规定的要求。②公共场所经营者提供给顾客使用的生活饮用水应当符合国家生活饮用水卫生标准要求。游泳场（馆）和公共浴室水质应当符合国家卫生标准和要求。③公共场所的采光照明、噪声应当符合国家卫生标准和要求。公共场所应当尽量采用自然光。自然采光不足的，公共场所经营者应当配置与其经营场所规模相适应的照明设施。公共场所经营者应当采取措施降低噪声。④公共场所经营者提供给顾客使用的用品用具应当保证卫生安全，可以反复使用的用品用具应当一客一换，按照有关卫生标准和要求清洗、消毒、保洁。禁止重复使用一次性用品用具。⑤公共场所经营者应当根据经营规模、项目设置清洗、消毒、保洁、盥洗等设施设备和公共卫生间。公共场所经营者应当建立卫生设施设备维护制度，定期检查卫生设施设备，确保其正常运行，不得擅自拆除、改造或者挪作他用。公共场所设置的卫生间，应当有单独通风排气设施，保持清洁无异味。公共场所经营者应当配备安全、有效的预防控制蚊、蝇、蟑螂、鼠和其他病媒生物的设施设备及废弃物存放专用设施设备，并保证相关设施设备的正常使用，及时清运废弃物。⑥公共场所的选址、设计、装修应当符合国家相关标准和规范的要求。公共场所室内装饰装修期间不得营业。进行局部装饰装修的，经营者应当采取有效措施，保证营业的非装饰装修区域室内空气质量合格。⑦室内公共场所禁止吸烟。公共场所经营者应当设置醒目的禁止吸烟警语和标志。室外公共场所设置的吸烟区不得位于行人必经的通道上。公共场所不得设置自动售烟机。公共场所经营者应当开展吸烟危害健康的宣传，并配备专（兼）职人员对吸烟者进行劝阻。⑧公共场所经营者应当按照卫生标准、规范的要求对公共场所的空气、微小气候、水质、采光、照明、噪声、顾客用品用具等进行卫生检测，检测每年不得少于一次；检测结果不符合卫生标准、规范要求的应当及时整改。公共场所经营者不具备检测能力的，可以委托检测。公共场所经营者应当在醒目位置如实公示检测结果。

危害健康事故报告制度 公共场所危害健康事故，是指公共场所内发生的传染病疫情或者因空气质量、水质不符合卫生标准、用品用具或者设施受到污染导致的危害公众健康事故。公共场所发生危害健康事故的，经营者应当立即处置，防止危害扩大，并且及时向县级人民政府卫生行政部门报告。任何单位或者个人对危害健康事故不得隐瞒、缓报、谎报或者授意他人隐瞒、缓报、谎报。

卫生监督 包括卫生许可证、预防性卫生审查、公共场所健康危害因素监测、公共场所卫生监督量化分级管理、临时控制措施的规定。

卫生许可制度 国家对除公园、体育场馆、公共交通工具外的公共场所实行卫生许可证管理。公共场所经营者取得工商行政管理部门颁发的营业执照后，还应当按照规定向县级以上地方人民政府卫生计生行政部门申请卫生许可证，方可营业。

申请公共场所经营者申请卫生许可证的，应当提交的资料：①卫生许可证申请表。②法定代表人或者负责人身份证明。③公共场所地址方位示意图、平面图和卫生设施平面布局图。④公共场所卫生检测或者评价报告。⑤公共场所卫生管理制度。⑥省、自治区、直辖市卫生行政部门要求提供的其他材料。使用集中空调通风系统的，还应当提供集中空调通风系统卫生检测或者评价报告。

审核县级以上地方人民政府卫生行政部门应当自受理公共场所卫生许可申请之日起20日内，对申报资料进行审查，对现场进行审核，符合规定条件的，作出准予公共场所卫生许可的决定；对不符合规定条件的，作出不予行政许可的决定并书面说明理由。公共场所卫生许可证应当载明编号、单位名称、法定代表人或者负责人、经营项目、经营场所地址、发证机关、发证时间、有效期限。公共场所卫生许可证有效期限为4年，每2年复核一次。公共场所卫生许可证应当在经营场所醒目位置公示。

变更和延续 公共场所经营者变更单位名称、法定代表人或者负责人的，应当向原发证卫生行政部门办理变更手续。公共场所经营者变更经营项目、经营场所地址的，应当向县级以上地方人民政府卫生行政部门重新申请卫生许可证。公共场所经营者需要延续卫生许可证的，应当在卫生许可证有效期届满30日前，向原发证卫生行政部门提出申请。

预防性卫生审查 公共场所进行新建、改建、扩建的，应当符合有关卫生标准和要求，经营者应当按照有关规定办理预防性卫生审查手续。预防性卫生审查的程序和具体要求由省、自治区、直辖市人民政府卫生行政部门制定。

公共场所健康危害因素监测 县级以上人民政府卫生行政部门应当组织对公共场所的健康危害因素进行监测、分析，为制定法律法规、卫生标准和实施监督管理提供科学依据。县级以上疾病预防控制机构应当承担卫生行政部门下达的公共场所健康危害因素监测任务。

公共场所卫生监督量化分级管理 县级以上人民政府卫生行政部门对公共场所卫生监督实施量化分级管理，促进公共场所自身卫生管理，增强卫生监督信息透明度；根据卫生监督量化评价的结果确定公共场所的卫生信誉度等级和日常监督频次。公共场所卫生信誉度等级应当在公共场

所醒目位置公示。

临时控制措施 县级以上人民政府卫生行政部门对发生危害健康事故的公共场所，可以依法采取封闭场所、封存相关物品等临时控制措施。经检验，属于被污染的场所、物品，应当进行消毒或者销毁；对未被污染的场所、物品或者经消毒后可以使用的物品，应当解除控制措施。

法律责任 对未依法取得公共场所卫生许可证擅自营业的，由县级以上地方人民政府卫生行政部门责令限期改正，给予警告，并处以500元以上5000元以下罚款；有下列情形之一的，处以5000元以上3万元以下罚款：①擅自营业曾受过卫生行政部门处罚的；②擅自营业时间在3个月以上的；③以涂改、转让、倒卖、伪造的卫生许可证擅自营业的。对涂改、转让、倒卖有效卫生许可证的，由原发证的卫生行政部门予以注销。

公共场所经营者有下列情形之一的，由县级以上地方人民政府卫生行政部门责令限期改正，给予警告，并可处以2000元以下罚款；逾期不改正，造成公共场所卫生质量不符合卫生标准和要求的，处以2000元以上2万元以下罚款；情节严重的，可以依法责令停业整顿，直至吊销卫生许可证：①未按照规定对公共场所的空气、微小气候、水质、采光、照明、噪声、顾客用品用具等进行卫生检测的。②未按照规定对顾客用品用具进行清洗、消毒、保洁，或者重复使用一次性用品用具的。

公共场所经营者有下列情形之一的，由县级以上地方人民政府卫生行政部门责令限期改正；逾期不改的，给予警告，并处以1000元以上1万元以下罚款；对拒绝监督的，处以1万元以上3万元以下罚款；情节严重的，可以依法责令停业整顿，直至吊销卫生许可证：①未按照规定建立卫生管理制度、设立卫生管理部门或者配备专（兼）职卫生管理人员，或者未建立卫生管理档案的。②未按照规定组织从业人员进行相关卫生法律知识和公共场所卫生知识培训，或者安排未经相关卫生法律知识和公共场所卫生知识培训考核的从业人员上岗的。③未按照规定设置与其经营规模、项目相适应的清洗、消毒、保洁、盥洗等设施设备和公共卫生间，或者擅自停止使用、拆除上述设施设备，或者挪作他用的。④未按照规定配备预防控制鼠、蚊、蝇、蟑螂和其他病媒生物的设施设备，以及废弃物存放专用设施设备，或者擅自停止使用、拆除预防控制鼠、蚊、蝇、蟑螂和其他病媒生物的设施设备，以及废弃物存放专用设施设备的。⑤未按照规定索取公共卫生用品检验合格证明和其他相关资料的。⑥未按照规定对公共场所新建、改建、扩建项目办理预防性卫生审查手续的。⑦公共场所集中空调通风系统未经卫生检测或者评价不合格而投入使用的。⑧未按照规定公示公共场所卫生许可证、卫生检测结果和卫生信誉度等级的。⑨未按照规定办理公共场所卫生许可证复核手续的。

公共场所经营者安排未获得有效健康合格证明的从业人员从事直接为顾客服务工作的，由县级以上地方人民政府卫生行政部门责令限期改正，给予警告，并处以500元以上5000元以下罚款；逾期不改正的，处以5000元以上1.5万元以下罚款。

公共场所经营者对发生的危害健康事故未立即采取处置措施，导致危害扩大，或者隐瞒、缓报、谎报的，由县级以上地方人民政府卫生行政部门处以5000元以上3万元以下罚款；情节严重的，可以依法责令停业整顿，直至吊销卫生许可证。构成犯罪的，依法追究刑事责任。

公共场所经营者违反其他卫生法律、行政法规规定，应当给予行政处罚的，按照有关卫生法律、行政法规规定进行处罚。

县级以上人民政府卫生行政部门及其工作人员玩忽职守、滥用职权、收取贿赂的，由有关部门对单位负责人、直接负责的主管人员和其他责任人员依法给予行政处分。构成犯罪的，依法追究刑事责任。

（高建伟）

fù'ér hé gōngmín shēngzhí jiànkāng quányì bǎozhàng fǎlǜ zhìdù

妇儿和公民生殖健康权益保障法律制度（legal system of maternal and child health care and reproductive health care） 调整保障妇女和儿童健康权利，提高出生人口素质而产生的社会关系的法律规范的总和。

为了保障母亲和婴儿健康，提高出生人口素质，1994年10月27日，第八届全国人民代表大会常务委员会第十次会议通过了中国第一部保护妇女儿童健康的专门性法律《中华人民共和国母婴保健法》，自1995年6月1日起施行。同年，为了保护和监督医疗保健机构依法开展母婴保健工作，国务院卫生行政部门发布了《母婴保健医学技术鉴定管理办法》。2001年6月20日国务院发布了《中华人民共和国母婴保健法实施办法》，进一步细化了母婴保健工作的法律规定。为了加强对妇儿和公民生殖健康的保障，国务院卫生行政部门陆续颁布了一系列规章。2001 年，为保证人类辅助生殖技术安全、有效和健康发展，规范人类辅助生殖技术的应用和管理，国务院卫生行政部门颁布了《人类辅助生殖技术管理办法》，同年，为了规范人类精子库管理，还颁布了《人类精子库管理办法》；2002 年，为保证产前诊断技术的安全、有效，规范产前诊断技术的监督管理，发布了《产前诊断技术管理办法》《关于禁止非医学需要的胎儿性别鉴定和选择性别的人工终止妊娠的规定》。为规范新生儿疾病筛查的管理，保证新生儿疾病筛查工作质量，2009 年还发布了《新生儿疾病筛查管理办法》。

为了实现人口与经济、社会、资源、环境的协调发展，推行计划生育，维护公民的合法权益，促进家庭幸福、民族繁荣与社会进步，2001 年 12 月 29 日第九届全国人民代表大会常务委员会第二十五次会议通过《中华人民共和国人口与计划生育法》。2001 年，为了加强对计划生育技术服务工作的管理，国务院公布《计划生育技术服务管理条例》，该条例于 2004 进行了修订。2009 年，国务院发布《流动人口计划生育工作条例》，旨在加强流动人口计划生育工作，维护流动人口的合法权益。

（樊立华　高　蕾）

Zhōnghuá Rénmín Gònghéguó Mǔyīng Bǎojiànfǎ

《中华人民共和国母婴保健法》（*Law of the People's Republic of China on Maternal and Infant Health Care*）　调整保障母亲和婴儿健康，提高出生人口素质活动中产生的各种社会关系的法律。简称《母婴保健法》。

立法沿革　为保障母亲和婴儿健康，保护妇女儿童的合法权益，1994 年 10 月 27 日，第八届全国人大常委会第十次会议通过了《中华人民共和国母婴保健法》，自 1995 年 6 月 1 日起施行。

母婴保健技术服务　包括婚前保健、孕产期保健。

婚前保健　医疗保健机构应当为公民提供婚前保健服务。主要包括婚前保健服务内容、婚前医学检查项目、医学检查证明的规定。

婚前保健服务内容　包括婚前卫生指导、婚前卫生咨询、婚前医学检查，见《中华人民共和国母婴保健法实施办法》（以下简称《母婴保健法实施办法》）。

婚前医学检查项目　①严重遗传性疾病，是指由于遗传因素先天形成，患者全部或者部分丧失自主生活能力，后代再现风险高，医学上认为不宜生育的遗传性疾病。②指定传染病，是指《中华人民共和国传染病防治法》中规定的艾滋病、淋病、梅毒、麻风病，以及医学上认为影响结婚和生育的其他传染病。③有关精神病，是指精神分裂症、躁狂抑郁型精神病，以及其他重型精神病。

医学检查证明　经婚前医学检查，医疗保健机构应当出具婚前医学检查证明。对患指定传染病在传染期内或者有关精神病在发病期内的，医师应当提出医学意见；准备结婚的男女双方应当暂缓结婚；对诊断患医学上认为不宜生育的严重遗传性疾病的，医师应当向男女双方说明情况，提出医学意见；经男女双方同意，采取长效避孕措施或者施行结扎手术后不生育的，可以结婚。

孕产期保健　医疗保健机构为育龄妇女和孕产妇提供的孕产期保健服务。主要包括孕产期保健服务内容、医学指导和医学意见、产前诊断、终止妊娠、新生儿出生医学证明的规定。

孕产期保健服务内容　见《母婴保健法实施办法》。

医学指导和医学意见　医疗保健机构对患严重疾病或者接触致畸物质，妊娠可能危及孕妇生命安全或者可能严重影响孕妇健康和胎儿正常发育的，应当予以医学指导；医师发现或者怀疑患严重遗传性疾病的育龄夫妻，应当提出医学意见。生育过严重缺陷患儿的妇女再次妊娠前，夫妻双方应当到县级以上医疗保健机构接受医学检查。

产前诊断　对胎儿进行先天性缺陷和遗传性疾病的诊断。

终止妊娠　经产前诊断，有下列情形之一的，医师应当向夫妻双方说明情况，并提出终止妊娠的医学意见：①胎儿患严重遗传性疾病的。②胎儿有严重缺陷的。③因患严重疾病，继续妊娠可能危及孕妇生命安全或者严重危害孕妇健康的。依照《母婴保健法》规定施行终止妊娠或者结扎手术，应当经本人同意，并签署意见。本人无行为能力的，应当经其监护人同意，并签署意见。依照《母婴保健法》规定施行终止妊娠或者结扎手术的，接受免费服务。

新生儿出生医学证明　医疗保健机构和从事家庭接生的人员按照国务院卫生行政部门的规定，出具统一制发的新生儿出生医学证明。

母婴保健技术鉴定　县级以上地方人民政府可以设立医学技

术鉴定组织，负责对婚前医学检查、遗传病诊断和产前诊断结果有异议的进行医学技术鉴定；从事医学技术鉴定的人员，必须具有临床经验和医学遗传学知识，并具有主治医师以上的专业技术职务。医学技术鉴定组织的组成人员，由卫生行政部门提名，同级人民政府聘任。医学技术鉴定实行回避制度。

母婴保健行政管理 县级以上地方人民政府卫生行政部门管理本行政区域内的母婴保健工作；省、自治区、直辖市人民政府卫生行政部门指定的医疗保健机构负责本行政区域内的母婴保健监测和技术指导。从事《母婴保健法》规定的遗传病诊断、产前诊断的人员，必须经过省、自治区、直辖市人民政府卫生行政部门的考核，并取得相应的合格证书。从事《母婴保健法》规定的婚前医学检查、施行结扎手术和终止妊娠手术的人员，以及从事家庭接生的人员，必须经过县级以上地方人民政府卫生行政部门的考核，并取得相应的合格证书。

法律责任 未取得国家颁发的有关合格证书的，有下列行为之一，县级以上地方人民政府卫生行政部门应当予以制止，并可以根据情节给予警告或者处以罚款：①从事婚前医学检查、遗传病诊断、产前诊断或者医学技术鉴定的。②施行终止妊娠手术的。③出具本法规定的有关医学证明的。

从事母婴保健工作的人员违反本法规定，出具有关虚假医学证明或者进行胎儿性别鉴定的，由医疗保健机构或者卫生行政部门根据情节给予行政处分；情节严重的，依法取消执业资格。

未取得国家颁发的有关合格证书，施行终止妊娠手术或者采取其他方法中止妊娠，致人死亡、残疾、丧失或者基本丧失劳动能力的；取得相应合格证书的从事母婴保健技术服务工作的人员由于严重不负责任，造成就诊人员死亡、或者严重损害就诊人身体健康的，依照刑法有关规定追究刑事责任。

（高建伟）

Zhōnghuá Rénmín Gònghéguó Rénkǒu Yǔ Jìhuà Shēngyùfǎ

《中华人民共和国人口与计划生育法》（*Population and Family Planning Law of the People's Republic of China*） 调整实现人口与经济、社会、资源、环境的协调发展，推行计划生育，维护公民的合法权益，促进家庭幸福、民族繁荣与社会进步活动中产生的各种社会关系的法律。

立法沿革 中国为实现计划生育，控制人口增长，提高人口素质的基本国策，2001 年 12 月 29 日，第九届全国人民代表大会常务委员会第二十五次会议通过《中华人民共和国人口与计划生育法》，自 2002 年 9 月 1 日起施行。2015 年 12 月 27 日，第十二届全国人民代表大会常务委员会第十八次会议对《中华人民共和国人口与计划生育法》进行了修改。围绕人口与计划生育工作，2001 年6 月 13 日，国务院发布《计划生育技术服务管理条例》，并于 2004 年 12 月进行修订；2002 年 8 月 2 日，国务院发布《社会抚养费征收管理办法》。中国国家人口计生委制定《计划生育技术服务管理条例实施细则》《计划生育技术服务机构执业管理办法》《流动人口计划生育管理和服务工作若干规定》《计划生育药具工作管理办法（试行）》等规章；卫生部制定了《女性节育手术并发症诊断标准》《男性节育手术并发症诊断标准》等规章。

立法目的 实现人口与经济、社会、资源、环境的协调发展，推行计划生育，维护公民的合法权益，促进家庭幸福、民族繁荣与社会进步。

监管体制 国务院领导全国的人口与计划生育工作，其计划生育行政部门负责全国计划生育工作和与计划生育有关的人口工作。地方各级人民政府领导本行政区域内的人口与计划生育工作。县级以上地方各级人民政府计划生育行政部门负责本行政区域内的计划生育工作和与计划生育有关的人口工作，其他有关部门在各自的职责范围内，负责有关的人口与计划生育工作。

人口与计划生育管理制度 人口发展规划的制定与实施、生育调节、奖励与社会保障、计划生育技术服务的规定。

人口发展规划的制定与实施 国务院编制人口发展规划，并将其纳入国民经济和社会发展计划。县级以上地方各级人民政府根据全国人口发展规划及上一级人民政府人口发展规划，结合当地实际情况编制本行政区域的人口发展规划，将其纳入国民经济和社会发展计划；根据人口发展规划，制定人口与计划生育实施方案并组织实施。

生育调节 以经济、行政、法律、医学手段调整人类的生育行为。公民有生育的权利，也有依法实行计划生育的义务，夫妻双方在实行计划生育中负有共同的责任。中国提倡一对夫妻生育两个子女；符合法律、法规规定条件的，可以要求安排再生育子女，具体办法由省、自治区、直辖市人民代表大会或者其常务委员会规定。少数民族也要实行计划生育，具体办法由省、自治区、直辖市人民代表大会或其常务委员会规定。实行计划生育，以避孕为主。实行计划生育的育龄夫妻免费享受国家规定的基本项目的计划生育技术服务。

奖励与社会保障　中国对实行计划生育的夫妻，按照规定给予奖励；建立、健全基本养老保险、基本医疗保险、生育保险和社会福利等社会保障制度，促进计划生育；鼓励保险公司举办有利于计划生育的保险项目。符合法律、法规规定生育子女的夫妻，可以获得延长婚假、生育假的奖励或者其他福利待遇。妇女怀孕、生育和哺乳期间，按照中国有关规定享受特殊劳动保护并可以获得帮助和补偿。公民实行计划生育手术，享受国家规定的休假；地方人民政府可以给予奖励。在中国提倡一对夫妻生育一个子女期间自愿终身只生育一个子女的夫妻，发给“独生子女父母光荣证”，享受独生子女父母奖励。获得“独生子女父母光荣证”的夫妻，独生子女发生意外伤残、死亡的，按照规定获得扶助。地方各级人民政府对农村实行计划生育的家庭发展经济，给予资金、技术、培训等方面的支持、优惠；对实行计划生育的贫困家庭，在扶贫贷款、以工代赈、扶贫项目和社会救济等方面给予优先照顾。

计划生育技术服务　包括计划生育技术指导、咨询，以及与计划生育有关的临床医疗服务，建立婚前保健、孕产期保健制度（见《中华人民共和国母婴保健法》）。

法律责任　违反《中华人民共和国人口与计划生育法》规定，应承担的行政责任、民事责任和刑事责任。县级以上计划生育行政部门或者卫生行政部门依据职权对违反人口与计划生育法规定，尚未构成犯罪的行为予以行政处罚，包括责令改正，给予警告，没收违法所得；罚款；情节严重的，由原发证机关吊销执业证书。计划生育技术服务人员违章操作或者延误抢救、诊治，造成严重后果的，依法承担相应的民事赔偿责任。违反《中华人民共和国人口与计划生育法》规定，构成犯罪的，依照《中华人民共和国刑法》有关规定追究刑事责任。

（高建伟）

Nǚzhígōng Láodòng Bǎohù Guīdìng

《女职工劳动保护规定》（*Regulations Concerning the Labor Protection of Female Staff and Workers*）　减少和解决女职工在劳动中因生理特点造成的特殊困难，保护其健康的行政法规。2012 年 4 月 28 日国务院令第 619 号发布，自公布之日起施行。

适用范围　中华人民共和国境内的国家机关、企业、事业单位、社会团体、个体经济组织，以及其他社会组织等用人单位及其女职工。

监管部门　县级以上人民政府人力资源社会保障行政部门、安全生产监督管理部门按照各自职责负责对用人单位遵守本规定的情况进行监督检查。工会、妇女组织依法对用人单位遵守本规定的情况进行监督。

用人单位的责任　①加强女职工劳动保护，采取措施改善女职工劳动安全卫生条件，对女职工进行劳动安全卫生知识培训。②遵守女职工禁忌从事的劳动范围的规定。将本单位属于女职工禁忌从事的劳动范围的岗位书面告知女职工。③不得因女职工怀孕、生育、哺乳降低其工资、予以辞退、与其解除劳动或者聘用合同。④女职工在孕期不能适应原劳动的，根据医疗机构的证明，予以减轻劳动量或者安排其他能够适应的劳动。⑤对怀孕 7 个月以上的女职工，不得延长劳动时间或者安排夜班劳动，并应当在劳动时间内安排一定的休息时间。怀孕女职工在劳动时间内进行产前检查，所需时间计入劳动时间。⑥对哺乳未满 1 周岁婴儿的女职工，不得延长劳动时间或者安排夜班劳动。在每天的劳动时间内为哺乳期女职工安排 1 小时哺乳时间；女职工生育多胞胎的，每多哺乳 1 个婴儿每天增加 1 小时哺乳时间。⑦女职工比较多的用人单位应当根据女职工的需要，建立女职工卫生室、孕妇休息室、哺乳室等设施，妥善解决女职工在生理卫生、哺乳方面的困难。⑧在劳动场所，用人单位应当预防和制止对女职工的性骚扰。

女职工禁忌从事的劳动范围　①矿山井下作业。②体力劳动强度分级标准中规定的第四级体力劳动强度的作业。③每小时负重 6 次以上、每次负重超过 20 千克的作业，或者间断负重、每次负重超过 25 千克的作业。

女职工在经期禁忌从事的劳动范围　①冷水作业分级标准中规定的第二级、第三级、第四级冷水作业。②低温作业分级标准中规定的第二级、第三级、第四级低温作业。③体力劳动强度分级标准中规定的第三级、第四级体力劳动强度的作业。④高处作业分级标准中规定的第三级、第四级高处作业。

女职工在妊娠期禁忌从事的劳动范围　①作业场所空气中铅

及其化合物、汞及其化合物、苯、镉、铍、砷、氰化物、氮氧化物、一氧化碳、二硫化碳、氯、己内酰胺、氯丁二烯、氯乙烯、环氧乙烷、苯胺、甲醛等有毒物质浓度超过国家职业卫生标准的作业。②从事抗癌药物、己烯雌酚生产，接触麻醉剂气体等的作业。③非密封源放射性物质的操作，核事故与放射事故的应急处置。④高处作业分级标准中规定的高处作业。⑤冷水作业分级标准中规定的冷水作业。⑥低温作业分级标准中规定的低温作业。⑦高温作业分级标准中规定的第三级、第四级的作业。⑧噪声作业分级标准中规定的第三级、第四级的作业。⑨体力劳动强度分级标准中规定的第三级、第四级体力劳动强度的作业。⑩在密闭空间、高压室作业或者潜水作业，伴有强烈振动的作业，或者需要频繁弯腰、攀高、下蹲的作业。

女职工在哺乳期禁忌从事的劳动范围　①孕期禁忌从事的劳动范围的第一项、第三项、第九项。②作业场所空气中锰、氟、溴、甲醇、有机磷化合物、有机氯化合物等有毒物质浓度超过国家职业卫生标准的作业。

产假保护和生育保险　女职工生育享受98天产假，其中产前休假15天；难产的，增加产假15天；生育多胞胎的，每多生育1个婴儿，增加产假15天；女职工怀孕未满4个月流产的，享受15天产假；怀孕满4个月流产的，享受42天产假。

法律责任　用人单位违反《女职工劳动保护规定》规定，应当根据情节轻重，由县级以上人民政府人力资源社会保障行政部门责令限期改正，按照受侵害女职工每人1000元以上5000元以下的标准计算，处以罚款或责令限期治理，处5万元以上30万元以下的罚款；情节严重的，责令停止有关作业，或者提请有关人民政府按照国务院规定的权限责令关闭。用人单位侵害女职工合法权益，造成女职工损害的，依法给予赔偿；用人单位及其直接负责的主管人员和其他直接责任人员构成犯罪的，依法追究刑事责任。

（高建伟）

Zhōnghuá Rénmín Gònghéguó Mǔyīng Bǎojiànfǎ Shíshī Bànfǎ

《中华人民共和国母婴保健法实施办法》（*Rules for Implementation of the Law of the People's Republic of China on Maternal and Infant Care*）　根据《中华人民共和国母婴保健法》制定的，调整保障母亲和婴儿健康，提高出生人口素质活动中产生的各种社会关系的行政法规。2001年6月20日国务院令第308号发布，自公布之日起施行。简称《母婴保健法实施办法》。

母婴保健技术服务范围　①有关母婴保健的科普宣传、教育和咨询。②婚前医学检查。③产前诊断和遗传病诊断。④助产技术。⑤实施医学上需要的节育手术。⑥新生儿疾病筛查。⑦有关生育、节育、不育的其他生殖保健服务。

母婴保健服务内容　包括婚前保健、孕产期保健、婴儿保健的规定。

婚前保健　服务内容主要是婚前卫生指导、婚前卫生咨询、婚前医学检查的规定。

婚前卫生指导　对准备结婚的男女双方进行关于性卫生知识、生育知识和遗传病知识的教育。具体内容包括：①有关性卫生的保健和教育。②新婚避孕知识及计划生育指导。③受孕前的准备、环境和疾病对后代影响等孕前保健知识。④遗传病的基本知识。⑤影响婚育的有关疾病的基本知识。⑥其他生殖健康知识。

婚前卫生咨询　对有关婚配、生育保健等问题提供医学意见，为服务对象提供科学的信息，对可能产生的后果进行指导，并提出适当的建议。

婚前医学检查　准备结婚的男女双方在办理结婚登记前，对可能患影响结婚和生育的疾病进行医学检查。①婚前医学检查机构：从事婚前医学检查的医疗、保健机构，由其所在地设区的市级人民政府卫生行政部门进行审查；符合条件的，在其医疗机构执业许可证上注明。②婚前检查项目：包括询问病史、体格及相关检查，见《中华人民共和国母婴保健法》（以下简称《母婴保健法》）。③婚前医学检查证明：经婚前医学检查，医疗保健机构应当向接受婚前医学检查的当事人出具婚前医学检查证明，并应列明是否发现下列疾病：在传染期内的指定传染病；在发病期内的有关精神病；不宜生育的严重遗传性疾病；医学上认为不宜结婚的其他疾病。

孕产期保健　包括孕产期保健服务内容、医学指导和医学意见、产前诊断、终止妊娠、住院分娩、新生儿出生医学证明、严禁非医学需要的性别鉴定的规定。

孕产期保健服务内容　①母婴保健指导：对孕育健康后代以及严重遗传性疾病和碘缺乏病等地方病的发病原因、治疗和预防方法提供医学意见；医疗、保健机构应当为育龄妇女提供有关避孕、节育、生育、不育和生殖健康的咨询和医疗保健服务。医师发现或者怀疑育龄夫妻患有严重遗传性疾病的，应当提出医学意见；育龄夫妻可以选择避孕、节育、不孕等相应的医学措施。②孕妇、产妇保健：为孕妇、产妇提供卫生、营养、心理等方面的咨询和指导，以及产前定期检查等医疗保健服务。③胎儿保健：为胎儿生长发育进行监护，提供咨询和医学指导。④新生儿保健：为新生儿生长发育、哺乳和护理提供的医疗保健服务。

医学指导和医学意见　医疗、保健机构发现孕妇患有下列严重疾病或者接触物理、化学、生物等有毒、有害因素，可能危及孕妇生命安全或者可能严重影响孕妇健康和胎儿正常发育的，应当对孕妇进行医学指导和必要的医学检查：①严重的妊娠合并症或者并发症。②严重的精神性疾病。③国务院卫生行政部门规定的严重影响生育的其他疾病。

生育过严重遗传性疾病或者严重缺陷患儿的，再次妊娠前，夫妻双方应当按照中国有关规定到医疗、保健机构进行医学检查。

产前诊断　见《*产前诊断技术管理办法*》。

终止妊娠　见《*母婴保健法*》。

住院分娩　中国提倡住院分娩。医疗、保健机构应当按照国务院卫生行政部门制定的技术操作规范，实施消毒接生和新生儿复苏，预防产伤及产后出血等产科并发症，降低孕产妇及围产儿发病率、死亡率。没有条件住院分娩的，应当由经县级地方人民政府卫生行政部门许可并取得家庭接生员技术证书的人员接生。高危孕妇应当在医疗、保健机构住院分娩。

新生儿出生医学证明　医疗保健机构和从事家庭接生的人员按照国务院卫生行政部门的规定，出具统一制发的新生儿出生医学证明；有产妇和婴儿死亡及新生儿出生缺陷情况的，应当向卫生行政部门报告。出生医学证明是新生儿申报户口的证明。

严禁非医学需要的性别鉴定　见《*关于禁止非医学需要的胎儿性别鉴定和选择性别的人工终止妊娠的规定*》。

婴儿保健　医疗、保健机构应当按照中国有关规定开展新生儿先天性、遗传性代谢病筛查、诊断、治疗和监测。主要包括：①建立儿童保健手册（卡）。定期对其进行健康检查，提供有关预防疾病、合理膳食、促进智力发育等科学知识，做好婴儿多发病、常见病防治等医疗保健服务。②按照规定的程序和项目对婴儿进行预防接种。③推行母乳喂养。④妇女享有中国规定的产假。有不满1周岁婴儿的妇女，所在单位应当在劳动时间内为其安排一定的哺乳时间。

母婴保健技术鉴定　见《*母婴保健医学技术鉴定管理办法*》。

母婴保健监督管理　国务院卫生行政部门主管全国母婴保健工作，其他有关部门在各自职责范围内，配合卫生行政部门做好母婴保健工作。县级以上地方人民政府卫生行政部门负责管理本辖区内母婴保健工作，并实施监督。

国务院卫生行政部门的职责　①执行《母婴保健法》及其实施办法。②制定《母婴保健法》配套规章及技术规范，并负责解释。③按照分级分类指导原则制定全国母婴保健工作发展规划和实施步骤。④组织推广母婴保健适宜技术并进行评价。⑤对母婴保健工作进行监督管理。

县级以上卫生行政部门的职责　①依照母婴保健法和本办法及国务院卫生行政部门规定的条件和技术标准，对从事母婴保健工作的机构和人员实施许可，并核发相应的许可证书。②对母婴保健法和本办法的执行情况进行监督检查。③对违反母婴保健法和实施办法的行为，依法给予行政处罚。④负责母婴保健工作监督管理的其他事项。

法律责任　医疗、保健机构或者人员违反《母婴保健法实施办法》规定，未取得母婴保健技术许可，擅自从事婚前医学检查、遗传病诊断、产前诊断、终止妊娠手术和医学技术鉴定或者出具有关医学证明的，由卫生行政部门给予警告，责令停止违法行为，没收违法所得；罚款。

从事母婴保健技术服务的人员违反《母婴保健法实施办法》规定，出具虚假医学证明文件的，依法给予行政处分；有下列情形之一的，由原发证部门撤销相应的母婴保健技术执业资格或者医师执业证书：①因延误诊治，造成严重后果的。②给当事人身心健康造成严重后果的。③造成其他严重后果的。

违反《母婴保健法实施办法》规定进行胎儿性别鉴定的，由卫生行政部门给予警告，责令停止违法行为；对医疗、保健机构直接负责的主管人员和其他直接责任人员，依法给予行政处分。进行胎儿性别鉴定两次以上的或者以营利为目的进行胎儿性别鉴定的，并由原发证机关撤销相应的母婴保健技术执业资格或者医师执业证书。

（高建伟）

Jìhuà Shēngyù Jìshù Fúwù Guǎnlǐ Tiáolì

《计划生育技术服务管理条例》（*Regulations on Administration of Technical Services for Family Planning*） 加强对计划生育技术服务工作的管理，控制人口数量，提高人口素质，保障公民的生殖健康权利的行政法规。2001年6月13日国务院令第309号发布，自2001年10月1日起施行，2004年12月10日修订。计划生育技术服务是指使用手术、药物、工具、仪器、信息及其他技术手段，有目的地向育龄公民提供生育调节及其他有关的生殖保健服务的活动。

适用范围 中华人民共和国境内从事计划生育技术服务活动的各级各类机构及其人员。

计划生育技术服务内容 包括计划生育技术指导、咨询及与计划生育有关的临床医疗服务。

指导、咨询 ①生殖健康科普宣传、教育、咨询。②提供避孕药具及相关的指导、咨询、随访。③对已经施行避孕、节育手术和输卵（精）管复通手术的，提供相关的咨询、随访。

临床医疗服务 ①避孕和节育的医学检查。②计划生育手术并发症和计划生育药具不良反应的诊断、鉴定和治疗。③施行避孕、节育手术和输卵（精）管复通手术。④开展围绕生育、节育、不育的其他生殖保健项目。⑤病残儿医学鉴定中必要的检查、观察、诊断、治疗活动。

计划生育技术服务机构 包括计划生育技术服务机构和从事计划生育技术服务的医疗、保健机构。

设立审批 计划生育技术服务机构由设区的市级以上地方人民政府计划生育行政部门批准，发给计划生育技术服务机构执业许可证；从事计划生育技术服务的医疗、保健机构，由县级以上地方人民政府卫生行政部门审查批准，发给医疗机构执业许可证。执业许可证上必须注明获准开展的计划生育技术服务项目。

特殊服务项目的批准 计划生育技术服务机构从事产前诊断的，应当经省、自治区、直辖市人民政府计划生育行政部门同意后，由同级卫生行政部门审查批准，并报国务院计划生育行政部门和国务院卫生行政部门备案。

从事计划生育技术服务的机构使用辅助生育技术治疗不育症的，由省级以上人民政府卫生行政部门审查批准，并向同级计划生育行政部门通报。使用辅助生育技术治疗不育症的具体管理办法，由国务院卫生行政部门会同国务院计划生育行政部门制定。使用辅助生育技术治疗不育症的技术规范，由国务院卫生行政部门征求国务院计划生育行政部门意见后制定。

执业许可证的校验 从事计划生育技术服务的机构的执业许可证明文件每3年由原批准机关校验一次。执业许可证明文件不得买卖、出借、出租，不得涂改、伪造。

执业 从事计划生育技术服务的机构应当按照批准的业务范围和服务项目执业，并遵守有关法律、行政法规和国务院卫生行政部门制定的医疗技术常规和抢救与转诊制度。为尊重和保护计划生育技术服务对象的知情同意权，从事计划生育技术服务的机构施行避孕、节育手术、特殊检查或者特殊治疗时，应当征得受术者本人同意，并保证受术者的安全。

计划生育技术服务人员 计划生育技术服务人员、从事与计划生育有关的临床服务人员，须分别取得执业医师、执业助理医师、乡村医生或者护士的资格，并在依照《计划生育技术服务条例》设立的机构中执业。个体医疗机构不得从事计划生育手术。

计划生育技术服务人员必须按照批准的服务范围、服务项目、手术术种从事计划生育技术服务，遵守与执业有关的法律、法规、规章、技术常规、职业道德规范和管理制度。

监督管理 国务院计划生育行政部门负责全国计划生育技术服务的监督管理工作。县级以上地方人民政府计划生育行政部门负责本行政区域内计划生育技术服务的监督管理工作。县级以上人民政府卫生行政部门依据本条例的规定，负责对从事计划生育技术服务的医疗、保健机构的监督管理工作。

法律责任 违反《计划生育技术服务管理条例》，应承担相应的行政责任、民事责任和刑事责任。

计划生育技术服务机构法律责任 违反《计划生育技术服务管理条例》规定，有下列情形的，由县级以上地方人民政府计划生育行政部门依据职权，责令改正，给予警告，没收违法所得和有关药品、医疗器械；罚款；情节严重的，并由原发证部门吊销计划生育技术服务的执业资格；造成严重后果，构成犯罪的，依法追究刑事责任：①擅自从事计划生育技术服务的。②未经批准擅自从事产前诊断和使用辅助生育技术治疗不育症的。③逾期不校验计划生育技术服务执业许可证明文件，继续从事计划生育技术服务的。④买卖、出借、出租或者涂改、伪造计划生育技术服务执业许可证明文件的。⑤向农村实行计划生育的育龄夫妻提供避孕、节育技术服务，在规定的项目内收取费用的。⑥未经批准擅自扩大计划生育技术服务项目的。⑦使用没有依法取得相应的医师资格的人员从事与计划生育技术服务有关的临床医疗服务的。⑧出具虚假证明文件，构成犯罪的。

医疗、保健机构以外的机构或者人员法律责任　违反《计划生育技术服务管理条例》规定，擅自从事计划生育技术服务的，由县级以上地方人民政府计划生育行政部门依据职权，责令改正，给予警告，没收违法所得和有关药品、医疗器械；罚款；造成严重后果，构成犯罪的，依法追究刑事责任。

计划生育行政部门、卫生行政部门法律责任　违反《计划生育技术服务管理条例》规定，批准不具备规定条件的计划生育技术服务机构或者医疗、保健机构开展与计划生育有关的临床医疗服务项目，或者不履行监督职责，或者发现违法行为不予查处，导致计划生育技术服务重大事故发生的，对该部门的正职负责人、直接负责的主管人员和其他直接责任人员给予降级或者撤职的行政处分；构成犯罪的，依法追究刑事责任。

（高建伟）

Liúdòng Rénkǒu Jìhuà Shēngyù Gōngzuò Tiáolì

《流动人口计划生育工作条例》

（*Regulation on the Family Planning Work for the Migrant Population*）　加强流动人口计划生育工作，寓管理于服务之中，维护流动人口的合法权益，稳定低生育水平的行政法规。2009 年 4 月 29 日国务院令第 555 号发布，自 2009 年 10 月 1 日起施行。

适用对象　离开户籍所在地的县、市或者市辖区的流动人口，以工作、生活为目的异地居住的成年育龄人员。离开户籍所在地的县、市或者市辖区，是指流动人口流动地域上的变化，包括跨县、市或者市辖区、跨地市、跨省（自治区、直辖市）。同一县（市、区）跨乡镇或同一乡镇内流动，以及跨国（境）的流动，同一城市中户籍人口人户分离的除外。以工作、生活为目的异地居住，是对流动人口流动目的的界定。其中以工作为目的，是指流动人口离开户籍所在地，到异地从事务工、经商、办企业等活动，并取得工资收入或者经营收入等；以生活为目的，是指不以取得工资收入为主要目的，随同家庭成员、亲友或者独自在异地居住的流动人口。成年育龄人员，是适用人群的年龄限定。关于“育龄”，从医学角度划分，女性 15~49 周岁为育龄期；关于“成年”，根据中国法律规定，“18 周岁以上的公民是成年人”。故成年育龄人员是指 18~49 周岁的流动人口。

工作原则　由流动人口户籍所在地和现居住地的人民政府共同负责，以现居住地人民政府为主，户籍所在地人民政府予以配合。

监管体制和机构职责　国务院人口和计划生育部门主管全国流动人口计划生育工作；县级以上地方人民政府人口和计划生育部门主管本行政区域内流动人口计划生育工作；县级以上人民政府公安、民政、人力资源社会保障、住房城乡建设、卫生、价格等部门和县级以上工商行政管理部门在各自职责范围内，负责有关的流动人口计划生育工作；乡（镇）人民政府、街道办事处负责本管辖区域内流动人口计划生育工作。

国务院人口和计划生育部门　①制定流动人口计划生育工作规划并组织实施。②建立流动人口计划生育信息管理系统，实现流动人口户籍所在地和现居住地计划生育信息共享，并与相关部门有关人口的信息管理系统实现信息共享。

县级以上地方人民政府人口和计划生育部门　①落实本级人民政府流动人口计划生育管理和服务措施。②组织实施流动人口计划生育工作检查和考核。③建立流动人口计划生育信息通报制度，汇总、通报流动人口计划生育信息。④受理并及时处理与流动人口计划生育工作有关的举报，保护流动人口相关权益。

流动人口现居住地的乡（镇）人民政府、街道办事处　①开展人口和计划生育宣传教育。②采集流入人口信息，查验婚育证明。③督促未办理婚育证明的成年育龄妇女补办婚育证明。④组织提供计划生育技术服务，保障免费技术服务项目的落实。⑤为流动人口办理第一个子女生育服务登记。⑥与流动人口户籍所在地的乡（镇）人民政府、街道办事处建立流动人口计划生育信息通报制度；运用计划生育信息管理系统通报流入人口计划生育信息。⑦及时向流动人口户籍所在地的乡（镇）人民政府或者街道办事处通报流动人口避孕节育情况。⑧与相关部门建立联系，及时了解掌握相关信息，落实流动人口计划生育管理和服务措施。

流动人口户籍所在地的乡（镇）人民政府、街道办事处 ①开展人口和计划生育宣传教育。②出具婚育证明，办理计划生育证明材料。③与流动人口现居住地乡（镇）人民政府、街道办事处建立流动人口计划生育信息通报制度，运用流动人口计划生育信息管理系统核实流出人口计划生育信息。

县级以上人民政府相关部门 ①结合部门职责，将流动人口计划生育工作纳入相关管理制度。②及时向所在地同级人口和计划生育部门通报在办理相关登记和相关证照等工作中了解到的流动人口婚育证明办理情况等计划生育信息。

婚育证明 流动人口中的成年育龄妇女在离开户籍所在地前，应当凭本人居民身份证到户籍所在地的乡（镇）人民政府或者街道办事处办理婚育证明；已婚的，办理婚育证明还应当出示结婚证。婚育证明应当载明成年育龄妇女的姓名、年龄、公民身份号码、婚姻状况、配偶信息、生育状况、避孕节育情况等内容。办证机构对于材料齐全、经核实无误的，应当即时办理；需要进一步核实的，应在规定期限内，及时办理；对于材料不齐全的，应一次告知办理证明所需全部材料。办理婚育证明不得附加其他任何条件，不得收取任何费用。

成年育龄妇女应当自到达现居住地之日起30日内提交婚育证明。成年育龄妇女可以向现居住地的乡（镇）人民政府或者街道办事处提交婚育证明，也可以通过村民委员会、居民委员会向现居住地的乡（镇）人民政府或者街道办事处提交婚育证明。

权利与义务 流动人口实行计划生育的权利：①免费参加有关人口与计划生育法律知识和生殖健康知识普及活动。②依法免费获得避孕药具，免费享受中国规定的其他基本项目的计划生育技术服务。③晚婚晚育或者在现居住地施行计划生育手术的，按照现居住地省、自治区、直辖市或者较大的市的规定，享受休假。④实行计划生育的，按照流动人口现居住省、自治区、直辖市或者较大的市的规定，在生产经营等方面获得支持、优惠，在社会救济等方面享受优先照顾。

流动人口实行计划生育的义务：①办理、提交婚育证明。②自觉落实避孕节育措施；③接受户籍所在地和现居住地人民政府的计划生育管理：如实提供信息，并按要求进行登记；参加计划生育政策法规、生殖健康、优生优育等相关培训；接受现居住地组织的免费孕检等计划生育技术服务；办理生育服务登记。

法律责任 人口和计划生育部门未依照规定履行流动人口计划生育工作职责的，由县级以上人民政府或者上级人民政府人口和计划生育部门责令改正，通报批评；情节严重的，对主要负责人、直接负责的主管人员和其他直接责任人员依法给予处分。流动人口户籍所在地的乡（镇）人民政府或者街道办事处未依照规定履行流动人口计划生育工作职责的，由乡（镇）人民政府的上级人民政府或者设立街道办事处的人民政府责令改正，通报批评；情节严重的，对主要负责人、直接负责的主管人员和其他直接责任人员依法给予处分。流动人口现居住地的县级人民政府有关主管部门未依照规定履行流动人口计划生育工作职责的，由本级人民政府或者上级人民政府主管部门责令改正，通报批评。

（高建伟）

Rénlèi Fǔzhù Shēngzhí Jìshù Guǎnlǐ Bànfǎ

《人类辅助生殖技术管理办法》

（*Rules for the Administration of Human Assisted Productive Technology*） 保证人类辅助生殖技术安全、有效和健康发展，规范人类辅助生殖技术的应用和管理，保障人民健康的部门规章。2001年2月20日卫生部令第14号发布，自2001年8月1日起实施。

适用范围 中华人民共和国境内开展人类辅助生殖技术的各类医疗机构的管理。人类辅助生殖技术是指运用医学技术和方法对配子、合子、胚胎进行人工操作，以达到受孕目的的技术，分为人工授精和体外受精-胚胎移植技术及其各种衍生技术。

人工授精是指用人工方式将精液注入女性体内以取代性交途径使其妊娠的一种方法。根据精液来源不同，分为丈夫精液人工授精和供精人工授精。

体外受精-胚胎移植技术及其各种衍生技术是指从女性体内取出卵子，在器皿内培养后，加入经技术处理的精子，待卵子受精后，继续培养，到形成早早期胚胎时，再转移到子宫内着床，发育成胎儿直至分娩的技术。

监管体制 国务院卫生行政部门主管全国人类辅助生殖技术应用的监督管理工作。县级以上地方人民政府卫生行政部门负责本行政区域内人类辅助生殖技术的日常监督管理。

人类辅助生殖技术的审批 包括申请条件、审批权限、效验的规定。

申请条件　医疗机构申请开展人类辅助生殖技术的条件：①具有与开展技术相适应的卫生专业技术人员和其他专业技术人员。②具有与开展技术相适应的技术和设备。③设有医学伦理委员会。④符合卫生部制定的《人类辅助生殖技术规范》的要求。

审批权限　申请开展丈夫精液人工授精技术的医疗机构，由省、自治区、直辖市人民政府卫生行政部门审查批准。申请开展供精人工授精和体外受精-胚胎移植技术及其衍生技术的医疗机构，由省、自治区、直辖市人民政府卫生行政部门提出初审意见，国务院卫生行政部门审批。国务院卫生行政部门根据区域卫生规划、医疗需求和技术条件等实际情况，制订人类辅助生殖技术应用规划。

效验　人类辅助生殖技术批准证书每2年校验一次，校验由原审批机关办理。校验合格的，可以继续开展人类辅助生殖技术；校验不合格的，收回其批准证书。

人类辅助生殖技术的实施　①应当在经过批准并进行登记的医疗机构中实施，以医疗为目的，并符合中国计划生育政策、伦理原则和有关法律规定。②禁止以任何形式买卖配子、合子、胚胎。③医疗机构和医务人员不得实施任何形式的代孕技术。④应当遵循知情同意原则，并签署知情同意书。涉及伦理问题的，应当提交医学伦理委员会讨论。⑤实施供精人工授精和体外受精-胚胎移植技术及其各种衍生技术的医疗机构应当与国务院卫生行政部门批准的人类精子库签订供精协议。严禁私自采精。医疗机构在实施人类辅助生殖技术时应当索取精子检验合格证明。⑥应当为当事人保密，不得泄露有关信息。⑦不得进行性别选择。法律法规另有规定的除外。⑧建立健全技术档案管理制度，永久保存供精人工授精医疗行为方面的医疗技术档案和法律文书。⑨对实施人类辅助生殖技术的人员进行医学业务和伦理学知识的培训。

法律责任　开展人类辅助生殖技术的医疗机构违反《人类辅助生殖技术管理办法》规定的，由省、自治区、直辖市人民政府卫生行政部门给予警告、3万元以下罚款，并给予有关责任人行政处分；构成犯罪的，依法追究刑事责任。

（高建伟）

Rénlèi Jīngzǐkù Guǎnlǐ Bànfǎ

《人类精子库管理办法》

（*Rules for the Administration of Human Sperm Bank*）　规范人类精子库管理，保证人类辅助生殖技术安全、有效应用和健康发展，保障人民健康的部门规章。2001年2月20日卫生部令第15号发布，自2001年8月1日起实施。人类精子库是指以治疗不育症及预防遗传病等为目的，利用超低温冷冻技术，采集、检测、保存和提供精子的机构。

监管机构　国务院卫生行政部门主管全国人类精子库的监督管理工作。县级以上地方人民政府卫生行政部门负责本行政区域内人类精子库的日常监督管理。

设置人类精子库的审批　包括申请条件、审批权限、效验的规定。

申请条件　①具有医疗机构执业许可证。②设有医学伦理委员会。③具有与采集、检测、保存和提供精子相适应的卫生专业技术人员。④具有与采集、检测、保存和提供精子相适应的技术和仪器设备。⑤具有对供精者进行筛查的技术能力。⑥应当符合卫生部制定的《人类精子库基本标准》。

审批权限　设置人类精子库应当经国务院卫生行政部门批准。国务院卫生行政部门根据中国卫生资源、对供精的需求、精子的来源、技术条件等实际情况，制订人类精子库设置规划。各省、自治区、直辖市人民政府卫生行政部门收到医疗机构的申请后，提出初步意见，报国务院卫生行政部门审批，审核同意的，发给人类精子库批准证书；审核不同意的，书面通知申请单位。

效验　人类精子库批准证书每2年校验1次。校验合格的，可以继续开展人类精子库工作；校验不合格的，收回人类精子库批准证书。

精子的采集与提供管理　①应当遵守当事人自愿和符合社会伦理原则。②不得以营利为目的进行精子的采集与提供活动。③在经过批准的人类精子库中进行。④对供精者进行健康检查和严格筛选，年龄应当在22~45周岁。⑤和供精者签署知情同意书。⑥供精者只能在一个人类精子库中供精，一个供精者的精子最多只能提供给5名妇女受孕。⑦建立供精者档案，对供精者的详细资料和精子使用情况进行计算机管理并永久保存。⑧为供精者和受精者保密，未经供精者和受精者同意不得泄露有关信息。

法律责任　设置人类精子库的医疗机构违反《人类精子库管理办法》规定的，由省、自治区、直辖市人民政府卫生行政部门给予警告、1万元以下罚款，并给予有关责任人员行政处分；构成犯罪的，依法追究刑事责任。

（高建伟）

Chǎnqián Zhěnduàn Jìshù Guǎnlǐ Bànfǎ

《产前诊断技术管理办法》（*Rules for the Administration of Prenatal Diagnosis Technology*）

保障母婴健康，提高出生人口素质，保证产前诊断技术的安全、有效，规范产前诊断技术的监督管理的部门规章。2002 年 12 月 13 日卫生部令第 33 号发布，自 2003 年 5 月 1 日起施行。

适用范围　中华人民共和国境内的各类开展产前诊断技术的医疗保健机构的管理。产前诊断，是指对胎儿进行先天性缺陷和遗传性疾病的诊断，包括相应筛查。产前诊断技术项目包括遗传咨询、医学影像、生化免疫、细胞遗传和分子遗传等。

监管体制　产前诊断技术应用实行分级管理。国务院卫生行政部门负责全国产前诊断技术应用的监督管理工作。县级以上人民政府卫生行政部门负责本行政区域内产前诊断技术应用的日常监督管理。

开展产前诊断医疗保健机构条件　①设有妇产科诊疗科目。②具有与所开展技术相适应的卫生专业技术人员。③具有与所开展技术相适应的技术条件和设备。④设有医学伦理委员会。⑤符合《开展产前诊断技术医疗保健机构的基本条件》及相关技术规范。

开展产前诊断卫生专业技术人员条件　①从事临床工作的，应取得执业医师资格。②从事医技和辅助工作的，应取得相应卫生专业技术职称。③符合《从事产前诊断卫生专业技术人员的基本条件》的要求。④经省级卫生行政部门批准，取得从事产前诊断的母婴保健技术考核合格证书。

产前诊断技术实施　产前诊断技术实施当以医疗为目的，符合中国有关法律规定和伦理原则。开展产前诊断技术的医疗保健机构出具的产前诊断报告，应当由 2 名以上经资格认定的执业医师签发。包括审批权限、效验、产前诊断建议、确定产前诊断重点疾病的条件的规定。

审批权限　申请开展产前诊断技术的医疗保健机构，由所属省、自治区、直辖市人民政府卫生行政部门审查批准。经审核同意的，发给开展产前诊断技术的母婴保健技术服务执业许可证，注明开展产前诊断及具体技术服务项目；经审核不同意的，书面通知申请单位。国务院卫生行政部门根据全国产前诊断技术发展需要，在经审批合格的开展产前诊断技术服务的医疗保健机构中，指定国家级开展产前诊断技术的医疗保健机构。

效验　开展产前诊断技术的母婴保健技术服务执业许可证每 3 年校验一次，校验由原审批机关办理。经校验合格的，可继续开展产前诊断技术；经校验不合格的，撤销其许可证书。

产前诊断建议　建议孕妇进行产前诊断的条件：①羊水过多或者过少的。②胎儿发育异常或者胎儿有可疑畸形的。③孕早期时接触过可能导致胎儿先天缺陷的物质的。④有遗传病家族史或者曾经分娩过先天性严重缺陷婴儿的。⑤年龄超过 35 周岁的。

确定产前诊断重点疾病的条件　①疾病发生率较高。②疾病危害严重，社会、家庭和个人疾病负担大。③疾病缺乏有效的临床治疗方法。④诊断技术成熟、可靠、安全和有效。

胎儿性别鉴定　开展产前诊断技术的医疗保健机构不得擅自进行胎儿的性别鉴定。对怀疑胎儿可能为伴性遗传病，需要进行性别鉴定的，由省、自治区、直辖市人民政府卫生行政部门指定的医疗保健机构按照有关规定进行鉴定。

法律责任　医疗保健机构违反《产前诊断技术管理办法》规定的，由县级以上卫生行政部门给予警告，责令停止违法行为，没收违法所得；罚款。情节严重的，依法吊销医疗机构执业许可证。个人违反《产前诊断技术管理办法》规定的，由县级以上人民政府卫生行政部门给予警告或者责令暂停 6 个月以上 1 年以下执业活动；情节严重的，吊销其医师执业证书。构成犯罪的，依法追究刑事责任。

（高建伟）

Mǔyīng Bǎojiàn Yīxué Jìshù Jiàndìng Guǎnlǐ Bànfǎ

《母婴保健医学技术鉴定管理办法》（*Rules for the Administration of Maternal and Infant Health Care Medical Technology Appraisement*）　保障母亲和婴儿的健康权益，保护和监督医疗保健机构依法开展母婴保健工作的部门规章。1995 年 8 月 7 日卫生部令第 7 号发布，自发布之日起施行。母婴保健医学技术鉴定，是指接受母婴保健服务的公民或提供母婴保健服务的医疗保健机构，对婚前医学检查、遗传病诊断和产前诊断结果或医学技术鉴定结论持有异议所进行的医学技术鉴定。

鉴定组织　省、市、县级人民政府分别设立母婴保健医学技术鉴定组织，统称母婴保健医学技术鉴定委员会。

人员组成　医学技术鉴定委员会由妇产科、儿科、妇女保健、儿童保健、生殖保健、医学遗传、神经病学、精神病学、传染病学等医学专家组成，组成人员，由卫生行政部门提名，同级人民政府聘任。医学技术鉴定委员会成员任期4年。可以连任。医学技术鉴定委员会进行医学技术鉴定时必须有五名以上相关专业医学技术鉴定委员会成员参加。医学技术鉴定委员会成员任职条件包括：①县级应具有主治医师以上的专业技术职务；市级应具有副主任以上的专业技术职务；省级应具有主任或教授技术职务。②具有认真负责的工作精神和良好的医德医风。

权利和义务　医学技术鉴定委员会的权利和义务：①要求有关医疗保健机构提供有关资料（包括病案、各项检查、检验报告、所采用的技术方法等）的原始记录。②要求当事人补充材料或者对有关事实情节进行复查。③认真收集和审查有关资料，广泛听取各方意见，做好调查分析工作。④以事实为依据，以科学为准则，自主发表医学技术鉴定意见，不受任何部门和个人的干预。⑤慎重作出医学技术鉴定的结论。

医学技术鉴定委员会成员的权利和义务：①参加鉴定人员中与当事人有利害关系的，应当回避。②在发表鉴定意见前，可以要求当事人及有关人员到会陈述理由和事实经过，当事人应当如实回答提出的询问。③发表医学技术鉴定意见时，当事人应当回避。④应当在鉴定书上签名，对鉴定结论有不同意见时，应当如实记录。

鉴定程序　申请、受理、鉴定结论的规定。

鉴定申请　公民对许可的医疗保健机构出具的婚前医学检查、遗传病诊断、产前诊断结果持有异议的，可在接到诊断结果证明之日起15日内，向当地医学技术鉴定委员会办事机构提出书面申请。

鉴定受理　医学技术鉴定委员会在接到当事人母婴保健医学技术鉴定申请之日起30日内作出医学技术鉴定结论，如有特殊情况，最长不得超过90日。如鉴定有困难，可向上一级医学技术鉴定委员会提出鉴定申请，上级鉴定委员会在接到鉴定申请后30日内作出鉴定结论。省级为终级鉴定。如果省级技术鉴定有困难，可转至有条件的医疗保健机构进行检查确诊，出具检测报告，由省级医学技术鉴定委员会作出鉴定结论。

鉴定结论　医学技术鉴定委员会办事机构在医学技术鉴定委员会作出鉴定结论后，应当出具"母婴保健医学技术鉴定证明"，并及时送达当事人各一份。鉴定结论原件必须立卷存档，严禁涂改、伪造。

法律责任　《母婴保健医学技术鉴定管理办法》规定，医学技术鉴定委员会成员在进行医学技术鉴定工作中滥用职权，玩忽职守，徇私舞弊的，可取消其医学技术鉴定委员会成员资格，并由其所在单位给予行政处分。

（高建伟）

Guānyú Jìnzhǐ Fēiyīxué Xūyào De Tāi'ér Xìngbié Jiàndìng Hé Xuǎnzé Xìngbié De Réngōng Zhōngzhǐ Rènshēn De Guīdìng

《关于禁止非医学需要的胎儿性别鉴定和选择性别的人工终止妊娠的规定》

(*Regulations on Prohibiting Fetal Sex Diagnosis without Medical Needs and Aborting a Pregnancy Based on the Gender of a Fetus*)　贯彻中国计划生育基本国策，使出生人口性别比保持在正常的范围内的部门规章。2002年11月29日，中国国家计划生育委员会、卫生部、国家药品监督管理局第8号部长令联合发布，自2003年1月1日起施行。

监督机构和职责　县级以上人民政府计划生育、卫生和药品监督管理等行政部门，按照各自职责，对本行政区域内的胎儿性别鉴定和施行终止妊娠手术工作实施监督管理，定期组织开展禁止非医学需要的胎儿性别鉴定和选择性别的人工终止妊娠的检查、监督工作；县级以上计划生育行政部门在同级人民政府领导下具体负责组织、协调和管理工作。

县级以上地方人民政府卫生行政部门职责　①市（地）级人民政府卫生行政部门负责初步审查实施医学需要的胎儿性别鉴定的医疗保健机构，报省、自治区、直辖市人民政府卫生行政部门批准，并通报同级人民政府计划生育行政部门。②对本行政区域内开展终止妊娠手术的医疗保健机构进行定期检查，并将有关情况通报同级人民政府计划生育行政部门。③会同计划生育行政部门制定对妊娠妇女使用超声诊断仪和染色体检测进行胎儿性别鉴定的管理制度，明确规定对妊娠妇女使用超声诊断仪和染色体检测专用设备的技术人员的资格条件及操作要求。

县级以上地方人民政府计划生育行政部门职责　①市（地）级人民政府计划生育行政部门依法对本行政区域内开展终止妊娠手术的计划生育技术服务机构进行定期检查。②建立孕情检查制度，做好经常性访视、咨询等服务工作。③会同卫生行政部门和药品监督管理等行政部门，对禁止非医学需要的胎儿性别鉴定和选择性别的人工终止妊娠工作进行年度汇总分析，并向本级人民政府和上级人民政府计划生育行政部门报告

医疗机构管理 ①制定相关管理制度，切实加强对有关人员的法制教育和职业道德教育。②施行中期以上终止妊娠手术的医疗保健机构，应定期将施行终止妊娠手术情况汇总，报医疗保健机构所在地的县级人民政府卫生行政部门，同时抄送同级计划生育行政部门；计划生育技术服务机构应定期将施行终止妊娠手术情况汇总，报计划生育技术服务机构所在地的同级人民政府计划生育行政部门。③在有关工作场所设置禁止非医学需要的胎儿性别鉴定和选择性别的人工终止妊娠的醒目标志。④基层医疗保健机构应当按照有关规定做好经常性孕期保健服务工作，发现孕妇施行终止妊娠手术的，应当定期向所在地县级人民政府计划生育行政部门或乡（镇）人民政府、街道办事处计划生育工作机构报告。

医务人员管理 承担施行终止妊娠手术的医务人员，应在手术前查验、登记受术者身份证，以及规定的医学诊断结果或相应的证明。

胎儿性别鉴定和终止妊娠手术管理 未经卫生行政部门或计划生育行政部门批准，任何机构和个人不得开展胎儿性别鉴定和人工终止妊娠手术。实施医学需要的胎儿性别鉴定，应当由实施机构3人以上的专家组集体审核。经诊断，确需终止妊娠的，由实施机构为其出具医学诊断结果，并通报县级人民政府计划生育行政部门。符合省、自治区、直辖市人口与计划生育条例规定生育条件，已领取生育服务证，拟实行中期以上（妊娠14周以上）非医学需要的终止妊娠手术的，需经县级人民政府计划生育行政部门或所在乡（镇）人民政府、街道办事处计划生育工作机构批准，并取得相应的证明。

终止妊娠药品管理 ①终止妊娠的药品（不包括避孕药品），仅限于在获准施行终止妊娠手术的医疗保健机构和计划生育技术服务机构使用。②必须在医生指导和监护下使用。③禁止药品零售企业销售终止妊娠药品。药品生产、批发企业不得将终止妊娠药品销售给未获得施行终止妊娠手术资格的机构和个人。

法律责任 计划生育、卫生、药品监督管理等行政部门发现违反《关于禁止非医学需要的胎儿性别鉴定和选择性别的人工终止妊娠的规定》的，应当及时相互通报信息；各有关部门应当依据法律、法规，按照本部门职责，及时、严格查处，给予有关机构的直接责任人和主要负责人以相应的行政处分，并相互通报查处结果。

医疗保健机构和计划生育技术服务机构的工作人员非法为他人进行胎儿性别鉴定或选择性别的终止妊娠手术的，由卫生行政部门或计划生育行政部门，根据《中华人民共和国人口与计划生育法》《中华人民共和国母婴保健法》《中华人民共和国母婴保健法实施办法》《计划生育技术服务管理条例》等有关法律法规的规定，予以处理，构成犯罪的，依法追究其刑事责任。

计划生育、卫生和药品监督管理等行政部门及其工作人员，违反《关于禁止非医学需要的胎儿性别鉴定和选择性别的人工终止妊娠的规定》，玩忽职守、滥用职权、徇私舞弊、不履行职责的，对直接负责的主管人员和其他直接责任人员，依法给予行政处分；构成犯罪的，依法追究其刑事责任。

（高建伟）

Xīnshēng'ér Jíbìng Shāichá Guǎnlǐ Bànfǎ

《新生儿疾病筛查管理办法》（*Administrative Rules for the Screening of Diseases of Newborn Babies*） 规范新生儿疾病筛查的管理，保证新生儿疾病筛查工作质量的部门规章。2008年12月1日卫生部令第64号发布，自2009年6月1日起施行。新生儿疾病筛查是指在新生儿期对严重危害新生儿健康的先天性、遗传性疾病施行专项检查，提供早期诊断和治疗的母婴保健技术。

监督机构和职责 国务院卫生行政部门负责全国新生儿疾病筛查的监督管理工作。主要职责是根据医疗需求、技术发展状况、组织与管理的需要等实际情况制定全国新生儿疾病筛查工作规划和技术规范。省、自治区、直辖市人民政府卫生行政部门负责本行政区域新生儿疾病筛查的监督管理工作。主要职责是根据本行政区域的实际情况，制定具体的新生儿疾病筛查工作目标和工作计划；确定新生儿疾病筛查服务项目并组织实施；加强新生儿疾病筛查工作监督管理，规范技术服务；组织专业人员技术培训，开展科学研究；会同有关部门合理制订收费标准，落实财政补助政策，设立工作专项经费，保证

新生儿疾病筛查服务项目正常开展。县级以上地方人民政府卫生行政部门对本行政区域内开展新生儿疾病筛查工作的医疗机构进行监督检查。

疾病筛查管理制度 包括筛查病种、筛查机构、自愿和知情选择的原则、考核和评估的规定。

筛查病种 新生儿疾病筛查病种包括先天性甲状腺功能减低症、苯丙酮尿症等新生儿遗传代谢病和听力障碍。

筛查机构 由卫生行政部门指定具备能力的医疗机构为新生儿疾病筛查中心，开展新生儿疾病筛查。其主要职责是：①开展新生儿遗传代谢疾病筛查的实验室检测、阳性病例确诊和治疗或者听力筛查阳性病例确诊、治疗。②掌握本地区新生儿疾病筛查、诊断、治疗、转诊情况。③负责本地区新生儿疾病筛查人员培训、技术指导、质量管理和相关的健康宣传教育。④承担本地区新生儿疾病筛查有关信息的收集、统计、分析、上报和反馈工作。

自愿和知情选择原则 新生儿疾病筛查遵循自愿和知情选择的原则。医疗机构在实施新生儿疾病筛查前，应当将新生儿疾病筛查的项目、条件、方式、灵敏度和费用等情况如实告知新生儿的监护人，并取得签字同意。

考核和评估 国务院卫生行政部门组织专家定期对新生儿疾病筛查中心进行抽查评估。经评估不合格的，由省级人民政府卫生行政部门撤销其资格。

法律责任 开展新生儿疾病筛查的医疗机构违反《新生儿疾病筛查管理办法》规定的，由县级以上地方人民政府卫生行政部门责令改正，通报批评，给予警告。

（高建伟）

Zhōnghuá Rénmín Gònghéguó Wèichéngniánrén Bǎohùfǎ

《中华人民共和国未成年人保护法》（*Law of the People's Republic of China on the Protection of Minors*） 调整保护未成年人的身心健康，保障未成年人的合法权益，促进未成年人在品德、智力、体质等方面全面发展，培养有理想、有道德、有文化、有纪律的社会主义建设者和接班人活动中所产生的各种社会关系的法律。简称《未成年人保护法》。1991年9月4日第七届全国人民代表大会常务委员会第二十一次会议通过，2006年12月29日第十届全国人民代表大会常务委员会第二十五次会议通过经过修订的《未成年人保护法》，中华人民共和国主席令第60号发布，自2007年6月1日起施行。2012年10月26日第十一届全国人民代表大会常务委员会第二十九次会议通过对《未成年人保护法》的修改，中华人民共和国主席令第66号发布，自2013年1月1日起施行。

适用范围 1989年，联合国通过的《儿童权利公约》规定“儿童是指十八岁以下的任何人”。1991年，全国人大常委会批准了该公约。《未成年人保护法》规定：“未成年人是指未满十八周岁的公民”，遵循了国际上通行做法。

未成年人保护工作原则 ①尊重未成年人的人格尊严。②适应未成年人身心发展的规律和特点。③教育与保护相结合。

未成年人保护体制 中央和地方各级国家机关应当在各自的职责范围内做好未成年人保护工作。国务院和地方各级人民政府领导有关部门做好未成年人保护工作；将未成年人保护工作纳入国民经济和社会发展规划及年度计划，相关经费纳入本级政府预算。国务院和省、自治区、直辖市人民政府采取组织措施，协调有关部门做好未成年人保护工作。具体机构由国务院和省、自治区、直辖市人民政府规定。

共产主义青年团、妇女联合会、工会、青年联合会、学生联合会、少年先锋队，以及其他有关社会团体，协助各级人民政府做好未成年人保护工作，维护未成年人的合法权益。有关社会团体有关心下一代工作委员会、残疾人联合会、律协等。

未成年人权利 主要有生存权、发展权、受保护权、参与权、受教育权，以及特殊、优先保护权，平等权。

生存权、发展权、受保护权、参与权 未成年人享有的四项重要权利。生存权是指未成年人享有其固有的生命权、健康权和获得基本生活保障等权利，包括未成年人享有生命、医疗保障、国籍、姓名、获得足够食物、拥有一定住所，以及获得其他基本生活保障的权利。发展权是指充分发展其全部体能和智能的权利，包括未成年人有权接受正规和非正规的教育，有权享有促进其身体、心理、精神、道德等全面发展的生活条件。受保护权是指不受歧视、虐待和忽视的权利，包括保护未成年人免受歧视、剥削、酷刑、暴力或者疏忽照料，以及对失去家庭和处于特殊困境中的未成年人的特别保护。参与权是指参与家庭和社会生活，并就影响他们生活的事项发表意见的权利。

受教育权 通过学校和其他教育设施和途径，学习科学文化

知识和专业技能，提高文化素质、政治素质或者业务水平的权利。宪法明确规定“中华人民共和国公民有受教育的权利”。国家、社会、学校和家庭要尊重和保障未成年人的受教育权。

特殊、优先保护权　对未成年人给予特殊、优先保护，即未成年人优先原则。对未成年人的权利，对未成年人的生存、保护和发展，国家和社会都要予以高度重视。无论在什么情况下，国家和社会都应该把未成年人放在最优先考虑的地位。学校、幼儿园、托儿所和公共场所发生突发事件时，应当优先救护未成年人。

平等权　未成年人与成年人、未成年人之间、未成年人不分性别和民族都平等地享有权利。

未成年人保护主要内容　家庭保护、学校保护、社会保护、司法保护的规定。

家庭保护　①依法正确履行对未成年人的监护职责和抚养教育义务。②禁止对未成年人实施家庭暴力。③禁止虐待、遗弃未成年人。④禁止溺婴和其他残害婴儿的行为。⑤不得歧视女性未成年人或者有残疾的未成年人。⑥必须使适龄未成年人依法入学接受并完成义务教育。⑦不得允许或者迫使未成年人结婚，不得为未成年人订立婚约。

学校保护　①实施素质教育，提高教育质量，促进未成年学生全面发展。②尊重未成年学生受教育的权利，不得歧视，不得违反法律和中国规定开除未成年学生。③保证未成年学生的睡眠、娱乐和体育锻炼时间，不得加重其学习负担。④对未成年人进行社会生活指导、心理健康辅导和青春期教育。⑤尊重未成年人的人格尊严，不得对未成年人实施体罚、变相体罚或者其他侮辱人格尊严的行为。⑥建立安全制度，加强对未成年人的安全教育，采取措施保障未成年人的人身安全。⑦制定应对各种灾害、传染性疾病、食物中毒、意外伤害等突发事件的预案，配备相应设施并进行必要的演练，增强未成年人的自我保护意识和能力。⑧对未成年学生在校内或者本校组织的校外活动中发生人身伤害事故的，及时救护，妥善处理，并及时向有关主管部门报告。⑨对于在学校接受教育的有严重不良行为的未成年学生，无力管教或者管教无效的，可以按照有关规定将其送专门学校继续接受教育。

社会保护　未成年人的保护，涉及社会各个方面，需要社会各职能部门进行综合保护。

各级人民政府职责　①保障未成年人受教育的权利，并采取措施保障家庭经济困难的、残疾的和流动人口中的未成年人等接受义务教育。②建立和改善适合未成年人文化生活需要的活动场所和设施，鼓励社会力量兴办适合未成年人的活动场所，并加强管理。③免费或者优惠开放社区中的公益性互联网上网服务设施；鼓励和支持中小学校在节假日期间将文化体育设施对未成年人免费或者优惠开放。④免费开放爱国主义教育基地、图书馆、青少年宫、儿童活动中心，免费或者优惠开放博物馆、纪念馆、科技馆、展览馆、美术馆、文化馆，以及影剧院、体育场馆、动物园、公园等场所。⑤鼓励新闻、出版、信息产业、广播、电影、电视、文艺等单位和作家、艺术家、科学家及其他公民，创作或者提供有利于未成年人健康成长的作品。对出版、制作和传播专门以未成年人为对象的内容健康的图书、报刊、音像制品、电子出版物及网络信息等，给予扶持。⑥鼓励研究开发有利于未成年人健康成长的网络产品，推广用于阻止未成年人沉迷网络的新技术，预防未成年人沉迷网络。⑦应当积极发展托幼事业，办好托儿所、幼儿园，支持社会组织和个人依法兴办哺乳室、托儿所、幼儿园。⑧根据需要设立救助场所。⑨对孤儿、无法查明其父母或者其他监护人的及其他生活无着的未成年人，由民政部门设立的儿童福利机构收留抚养。⑩对未成年人进行卫生保健和营养指导，提供必要的卫生保健条件，做好疾病预防工作。

社会其他组织和个人职责　①禁止向未成年人出售、出租或者以其他方式传播淫秽、暴力、凶杀、恐怖、赌博等毒害未成年人的图书、报刊、音像制品、电子出版物及网络信息等。②生产、销售用于未成年人的食品、药品、玩具、用具和游乐设施等，应当符合中国国家标准或者行业标准，不得有害于未成年人的安全和健康；需要标明注意事项的，应当在显著位置标明。③中小学校园周边不得设置营业性歌舞娱乐场所、互联网上网服务营业场所等不适宜未成年人活动的场所。④不得允许未成年人进入营业性歌舞娱乐场所、互联网上网服务营业场所等不适宜未成年人活动的场所，经营者应当在显著位置设置未成年人禁入标志；对难以判明是否已成年的，应当要求其出示身份证件。⑤禁止向未成年人出售烟酒，经营者应当在显著位置设置不向未成年人出售烟酒的标志；对难以判明是否已成年的，应当要求其出示身份证件。

任何人不得在中小学校、幼儿园、托儿所的教室、寝室、活动室和其他未成年人集中活动的场所吸烟、饮酒。⑥不得招用未满十六周岁的未成年人。⑦不得披露未成年人的个人隐私。⑧禁止拐卖、绑架、虐待未成年人，禁止对未成年人实施性侵害。⑨禁止胁迫、诱骗、利用未成年人乞讨或者组织未成年人进行有害其身心健康的表演等活动。⑩不得扰乱教学秩序，不得侵占、破坏学校、幼儿园、托儿所的场地、房屋和设施。

司法保护　对违法犯罪的未成年人，实行教育、感化、挽救的方针，坚持教育为主、惩罚为辅的原则；公安机关、人民检察院、人民法院及司法行政部门，应当依法履行职责，在司法活动中保护未成年人的合法权益。

人民法院职责　①依法及时审理未成年人的合法权益受到侵害案，依法为其提供法律援助或者司法救助。②审理继承案件，应当依法保护未成年人的继承权和受遗赠权。③审理离婚案件，涉及未成年子女抚养问题的，应当听取有表达意愿能力的未成年子女的意见，根据保障子女权益的原则和双方具体情况依法处理。④父母或者其他监护人不履行监护职责或者侵害被监护的未成年人的合法权益，经教育不改的，人民法院可以根据有关人员或者有关单位的申请，撤销其监护人的资格，依法另行指定监护人。被撤销监护资格的父母应当依法继续负担抚养费用。

公安机关、人民检察院、人民法院共同职责　①讯问、审判未成年犯罪嫌疑人、被告人、询问未成年证人、被害人，应当依照刑事讼诉法的规定通知其法定代理人或者其他人员到场。②对违法犯罪的未成年人，应当依法从轻、减轻或者免除处罚。③办理未成年人犯罪案件和涉及未成年人权益保护案件，根据需要设立专门机构或者指定专人办理。④办理未成年人遭受性侵害的刑事案件，应当保护被害人的名誉。⑤对羁押、服刑的未成年人，应当与成年人分别关押，羁押、服刑的未成年人没有完成义务教育的，应当对其进行义务教育。

法律责任　违反《未成年人保护法》规定，应承担相应的行政责任、民事责任和刑事责任。

国家机关及其工作人员法律责任　国家机关及其工作人员不依法履行保护未成年人合法权益的责任，或者侵害未成年人合法权益，或者对提出申诉、控告、检举的人进行打击报复的，由其所在单位或者上级机关责令改正，对直接负责的主管人员和其他直接责任人员依法给予行政处分。

父母或者其他监护人法律责任　不依法履行监护职责，或者侵害未成年人合法权益的，由其所在单位或者居民委员会、村民委员会予以劝诫、制止；构成违反治安管理行为的，由公安机关依法给予行政处罚。

学校及教职员工法律责任　学校、幼儿园、托儿所侵害未成年人合法权益的，由教育行政部门或者其他有关部门责令改正；情节严重的，对直接负责的主管人员和其他直接责任人员依法给予处分；教职员工对未成年人实施体罚、变相体罚或者其他侮辱人格行为的，由其所在单位或者上级机关责令改正；情节严重的，依法给予处分。

未成年人救助机构、儿童福利机构法律责任　不依法履行对未成年人的救助保护职责，或者虐待、歧视未成年人，或者在办理收留抚养工作中牟取利益的，由主管部门责令改正，依法给予行政处分。

其他人员法律责任　违反《未成年人保护法》规定的单位和个人，由其主管部门、劳动保障、工商行政管理、公安机关按照法定权限和程序依法给予行政处罚，包括责令改正，罚款，吊销营业执照。

（高建伟）

Guānyú Jiāqiáng Qīngshàonián Tǐyù Zēngqiáng Qīngshàonián Tǐzhì De Yìjiàn

《关于加强青少年体育增强青少年体质的意见》（*Opinions on Strengthening Physical Culture and Sports and Building up Physique of Adolescents*）

增强青少年体质、促进青少年健康成长，是关系国家和民族未来的大事。中共中央、国务院于2007年5月7日颁布了《关于加强青少年体育增强青少年体质的意见》。

意义　①广大青少年身心健康、体魄强健、意志坚强、充满活力，是一个民族旺盛生命力的体现，是社会文明进步的标志，是国家综合实力的重要方面。②青少年时期是身心健康和各项身体素质发展的关键时期。体育锻炼和体育运动，是加强爱国主义和集体主义教育、磨炼坚强意志、培养良好品德的重要途径，是促进青少年全面发展的重要方式，对青少年思想品德、智力发育、审美素养的形成都有不可替代的重要作用。

总体要求　认真落实健康第一的指导思想，把增强学生体质作为学校教育的基本目标之一；

建立健全学校体育工作机制，充分保证学校体育课和学生体育活动，广泛开展群众性青少年体育活动和竞赛，加强体育卫生设施和师资队伍建设；全面完善学校、社区、家庭相结合的青少年体育网络，培养青少年良好的体育锻炼习惯和健康的生活方式，形成青少年热爱体育、崇尚运动、健康向上的良好风气和全社会珍视健康、重视体育的浓厚氛围，使中国青少年普遍达到国家体质健康的基本要求，耐力、力量、速度等体能素质明显提高，营养不良、肥胖和近视的发生率明显下降。

各级政府和教育部门作用 ①把加强青少年体育工作摆上重要议事日程，纳入经济社会发展规划。②建立在党委和政府领导下，教育、体育、卫生部门和共青团组织等共同参加的联席会议制度，统筹协调解决青少年体育工作中的重要问题。③加强对学校体育的督导检查。④制定国家学校体育卫生条件基本标准，加大执法监督力度。⑤充分发挥共青团、少先队、妇联组织的优势和特色，开展多种形式的课外体育锻炼活动。⑥切实加强对学校卫生的监督与指导。⑦加强家庭和社区的青少年体育活动，形成学校、家庭和社区的合力。⑧进一步完善加强青少年体育的政策保障措施。⑨努力营造重视青少年体育的舆论环境。

具体措施 ①全面实施《国家学生体质健康标准》，把健康素质作为评价学生全面健康发展的重要指标。②广泛开展“全国亿万学生阳光体育运动”。③切实减轻学生过重的课业负担。④确保学生每天锻炼一小时。⑤举办多层次多形式的学生体育运动会，积极开展竞技性和群众性体育活动。⑥帮助青少年掌握科学用眼知识和方法，降低青少年近视率。⑦确保青少年休息睡眠时间，加强对卫生、保健、营养等方面的指导和保障。⑧加强学校体育设施建设。⑨加强体育安全管理，指导青少年科学锻炼。

（高建伟）

Zhōnghuá Rénmín Gònghéguó Jīngshén Wèishēngfǎ

《中华人民共和国精神卫生法》（*Mental Health Law of the People's Republic of China*） 维护和增进公民心理健康、预防和治疗精神障碍、促进精神障碍患者康复的活动中产生的各种社会关系的法律。简称《精神卫生法》。精神障碍，是指由各种原因引起的感知、情感和思维等精神活动的紊乱或者异常，导致患者明显的心理痛苦或者社会适应等功能损害。

立法沿革 精神卫生立法历时27年。卫生部在1985～2007年22年间多次开展立法调研，并征求多方意见，形成了《精神卫生法（草案）》（送审稿）。2007年底，国务院法制办就《精神卫生法（草案）》（送审稿）先后多次征求有关部门、地方政府和部分高校、医疗机构、世界卫生组织等国际组织驻华代表处的意见，并分专题召开专家论证会，最后于2011年6月向社会公开征求意见。2011年10月、2012年8月、2012年10月，全国人大常委会三次审议草案，直至2012年10月26日才得以通过。该法于2013年5月1日实施。

立法目的 发展精神卫生事业，规范精神卫生服务，维护精神障碍患者的合法权益。

基本原则 精神卫生工作实行预防为主的方针，坚持预防、治疗和康复相结合的原则。

权利保护 精神障碍患者的人格尊严、人身和财产安全不受侵犯。精神障碍患者的教育、劳动、医疗及从国家和社会获得物质帮助等方面的合法权益受法律保护。有关单位和个人应当对精神障碍患者的姓名、肖像、住址、工作单位、病历资料，以及其他可能推断出其身份的信息予以保密；全社会应当尊重、理解、关爱精神障碍患者。任何组织或者个人不得歧视、侮辱、虐待精神障碍患者，不得非法限制精神障碍患者的人身自由。

管理机制 精神卫生工作实行政府组织领导、部门各负其责、家庭和单位尽力尽责、全社会共同参与的综合管理机制。

地方人民政府职责 县级以上人民政府领导精神卫生工作，将其纳入国民经济和社会发展规划，建设和完善精神障碍的预防、治疗和康复服务体系，建立健全精神卫生工作协调机制和工作责任制，对有关部门承担的精神卫生工作进行考核、监督。乡镇人民政府和街道办事处根据本地区的实际情况，组织开展预防精神障碍发生、促进精神障碍患者康复等工作。

卫生行政部门及其他部门职责 国务院卫生行政部门主管全国的精神卫生工作。县级以上地方人民政府卫生行政部门主管本行政区域的精神卫生工作。县级以上人民政府司法行政、民政、公安、教育、人力资源社会保障等部门在各自职责范围内负责有关精神卫生工作。

监护人职责 精神障碍患者的监护人应当履行监护职责，维护精神障碍患者的合法权益。禁止对精神障碍患者实施家庭暴力，禁止遗弃精神障碍患者。

其他相关组织职责 中国残疾人联合会及其地方组织依照法律、法规或者接受政府委托，动员社会力量，开展精神卫生工作。村民委员会、居民委员会依照本法的规定开展精神卫生工作，并对所在地人民政府开展的精神卫生工作予以协助。国家鼓励和支持工会、共产主义青年团、妇女联合会、红十字会、科学技术协会等团体依法开展精神卫生工作。

心理健康促进和精神障碍预防 精神卫生法特别强调精神障碍预防工作，明确了政府及有关部门、用人单位、学校等的责任，公众应当增强心理健康意识，减少精神障碍的发生。

行政机关疾病预防职责 各级人民政府和县级以上人民政府有关部门应当采取措施，加强心理健康促进和精神障碍预防工作，提高公众心理健康水平。各级人民政府和县级以上人民政府有关部门制定的突发事件应急预案，应当包括心理援助的内容。发生突发事件，履行统一领导职责或者组织处置突发事件的人民政府应当根据突发事件的具体情况，按照应急预案的规定，组织开展心理援助工作。

用人单位职责 应当创造有益于职工身心健康的工作环境，关注职工的心理健康；对处于职业发展特定时期或者在特殊岗位工作的职工，应当有针对性地开展心理健康教育。

学校及教育工作者职责 各级各类学校应当对学生进行精神卫生知识教育；配备或者聘请心理健康教育教师、辅导人员，并可以设立心理健康辅导室，对学生进行心理健康教育。学前教育机构应当对幼儿开展符合其特点的心理健康教育。发生自然灾害、意外伤害、公共安全事件等可能影响学生心理健康的事件，学校应当及时组织专业人员对学生进行心理援助。教师应当学习和了解相关的精神卫生知识，关注学生心理健康状况，正确引导、激励学生。地方各级人民政府教育行政部门和学校应当重视教师心理健康。学校和教师应当与学生父母或者其他监护人、近亲属沟通学生心理健康情况。

医务人员职责 开展疾病诊疗服务，应当按照诊断标准和治疗规范的要求，对就诊者进行心理健康指导；发现就诊者可能患有精神障碍的，应当建议其到符合本法规定的医疗机构就诊。

监狱等机构职责 监狱、看守所、拘留所、强制隔离戒毒所等场所，应当对服刑人员，被依法拘留、逮捕、强制隔离戒毒的人员等，开展精神卫生知识宣传，关注其心理健康状况，必要时提供心理咨询和心理辅导。

村（居）民委员会职责 村民委员会、居民委员会应当协助所在地人民政府及其有关部门开展社区心理健康指导、精神卫生知识宣传教育活动，创建有益于居民身心健康的社区环境。

基层卫生组织职责 乡镇卫生院或者社区卫生服务机构应当为村民委员会、居民委员会开展社区心理健康指导、精神卫生知识宣传教育活动提供技术指导。

家庭成员相互关爱 家庭成员之间应当相互关爱，创造良好、和睦的家庭环境，提高精神障碍预防意识；发现家庭成员可能患有精神障碍的，应当帮助其及时就诊，照顾其生活，做好看护管理。

心理咨询人员职责 心理咨询人员应当提高业务素质，遵守执业规范，为社会公众提供专业化的心理咨询服务。心理咨询人员不得从事心理治疗或者精神障碍的诊断、治疗。心理咨询人员发现接受咨询的人员可能患有精神障碍的，应当建议其到符合本法规定的医疗机构就诊。心理咨询人员应当尊重接受咨询人员的隐私，并为其保守秘密。

精神卫生监测 国务院卫生行政部门建立精神卫生监测网络，实行严重精神障碍发病报告制度，组织开展精神障碍发生状况、发展趋势等的监测和专题调查工作。精神卫生监测和严重精神障碍发病报告管理办法，由国务院卫生行政部门制定。国务院卫生行政部门应当会同有关部门、组织，建立精神卫生工作信息共享机制，实现信息互联互通、交流共享。

精神障碍的诊断和治疗 精神障碍的诊断和治疗应当由具有资质的医疗机构及其工作人员根据法律规定实施。

诊疗中的权利保护 精神障碍的诊断、治疗，应当遵循维护患者合法权益、尊重患者人格尊严的原则，保障患者在现有条件下获得良好的精神卫生服务。

诊断依据 精神障碍的诊断应当以精神健康状况为依据。除法律另有规定外，不得违背本人意志进行确定其是否患有精神障碍的医学检查。

疑似病患送诊 除个人自行到医疗机构进行精神障碍诊断外，疑似精神障碍患者的近亲属可以将其送往医疗机构进行精神障碍诊断。对查找不到近亲属的流浪乞讨疑似精神障碍患者，由当地民政等有关部门按照职责分工，帮助送往医疗机构进行精神障碍

诊断。疑似精神障碍患者发生伤害自身、危害他人安全的行为，或者有伤害自身、危害他人安全的危险的，其近亲属、所在单位、当地公安机关应当立即采取措施予以制止，并将其送往医疗机构进行精神障碍诊断。医疗机构接到送诊的疑似精神障碍患者，不得拒绝为其作出诊断。

诊断结论 精神障碍的诊断应当由精神科执业医师作出。发生伤害自身、危害他人安全的行为或者有伤害自身、危害他人安全危险的疑似精神障碍患者被送诊的，医疗机构应当将其留院，立即指派精神科执业医师进行诊断，并及时出具诊断结论。

住院治疗 精神障碍的住院治疗实行自愿原则。诊断结论、病情评估表明，就诊者为严重精神障碍患者并有下列情形之一的，应当对其实施住院治疗：①已经发生伤害自身的行为，或者有伤害自身的危险的。②已经发生危害他人安全的行为，或者有危害他人安全的危险的。严重精神障碍是指疾病症状严重，导致患者社会适应等功能严重损害、对自身健康状况或者客观现实不能完整认识，或者不能处理自身事务的精神障碍。精神障碍患者有第①项情形的，经其监护人同意，医疗机构应当对患者实施住院治疗；监护人不同意的，医疗机构不得对患者实施住院治疗。监护人应当对在家居住的患者做好看护管理。精神障碍患者有第②项情形，患者或者其监护人对需要住院治疗的诊断结论有异议，不同意对患者实施住院治疗的，可以要求再次诊断和鉴定。

再次诊断与鉴定 患者或者其监护人依照规定要求再次诊断的，应当自收到诊断结论之日起3日内向原医疗机构或者其他具有合法资质的医疗机构提出。对再次诊断结论有异议的，可以自主委托依法取得执业资质的鉴定机构进行精神障碍医学鉴定。接受委托的鉴定机构应当指定本机构具有该鉴定事项执业资格的2名以上鉴定人共同进行。

约束、隔离措施应用 精神障碍患者在医疗机构内发生或者将要发生伤害自身、危害他人安全、扰乱医疗秩序的行为，医疗机构及其医务人员在没有其他可替代措施的情况下，可以实施约束、隔离等保护性医疗措施。禁止利用约束、隔离等保护性医疗措施惩罚精神障碍患者。

药物使用 对精神障碍患者使用药物，应当以诊断和治疗为目的，使用安全、有效的药物，不得为诊断或者治疗以外的目的使用药物。

外科手术与实验医疗 医疗机构对精神障碍患者实施下列治疗措施，应当向患者或者其监护人告知医疗风险、替代医疗方案等情况，并取得患者的书面同意；无法取得患者意见的，应当取得其监护人的书面同意，并经本医疗机构伦理委员会批准：①导致人体器官丧失功能的外科手术。②与精神障碍治疗有关的实验性临床医疗。禁止对依照《精神卫生法》第三十条第二款规定实施住院治疗的精神障碍患者实施以治疗精神障碍为目的的外科手术。

病患出院 自愿住院治疗的精神障碍患者可以随时要求出院，医疗机构应当同意。对有《精神卫生法》第三十条第二款第一项情形的精神障碍患者实施住院治疗的，监护人可以随时要求患者出院，医疗机构应当同意。对有《精神卫生法》第三十条第二款第二项情形的精神障碍患者实施住院治疗，医疗机构认为患者可以出院的，应当立即告知患者及其监护人。

通讯与会见权利 医疗机构及其医务人员应当尊重住院精神障碍患者的通讯和会见探访者等权利。除在急性发病期或者为了避免妨碍治疗可以暂时性限制外，不得限制患者的通讯和会见探访者等权利。

精神障碍的康复 社区康复机构应当为需要康复的精神障碍患者提供场所和条件，对患者进行生活自理能力和社会适应能力等方面的康复训练。医疗机构应当为在家居住的严重精神障碍患者提供精神科基本药物维持治疗，并为社区康复机构提供有关精神障碍康复的技术指导和支持。社区卫生服务机构、乡镇卫生院、村卫生室应当建立严重精神障碍患者的健康档案，对在家居住的严重精神障碍患者进行定期随访，指导患者服药和开展康复训练，并对患者的监护人进行精神卫生知识和看护知识的培训。村民委员会、居民委员会应当为患者融入社会创造条件。残疾人组织或者残疾人康复机构应当根据精神障碍患者康复的需要，组织患者参加康复活动。精神障碍患者的监护人应当协助患者进行生活自理能力和社会适应能力等方面的康复训练。

保障措施 县级以上人民政府卫生行政部门会同有关部门制定精神卫生工作规划并组织实施。省、自治区、直辖市人民政府根据本行政区域的实际情况建设和完善精神卫生服务体系，加强精神障碍预防、治疗和康复服务能力建设。县级人民政府统筹规划建立精神障碍患者社区康复机构。

县级以上地方人民政府应当采取措施，鼓励和支持社会力量举办从事精神障碍诊断、治疗的医疗机构和精神障碍患者康复机构。各级人民政府应当根据精神卫生工作需要，加大财政投入力度，保障精神卫生工作所需经费，将精神卫生工作经费列入本级财政预算。县级以上人民政府卫生行政部门应当组织医疗机构为严重精神障碍患者免费提供基本公共卫生服务。各级相关行政部门应当尽力为精神障碍患者的医疗费用提供保障。

法律责任 有关单位和个人违反《精神卫生法》规定的，应当根据情形承担相应的民事责任、行政责任或刑事责任。

（顾加栋）

yīliáo jīgòu guǎnlǐ fǎlǜ zhìdù

医疗机构管理法律制度

（legal system of medical institution management） 调整加强对医疗机构的管理，促进医疗卫生的发展，保障公民健康，保护社会成员的合法权益而产生的社会关系的法律规范的总和。

中国从新中国成立开始便着手制定医疗机构管理方面的法律制度。1951 年，政务院发布了中国第一个医疗机构管理的行政法规《医院诊所管理暂行条例》，该条例于 1994 年被废止。国务院卫生行政部门也陆续制定了许多医疗机构管理的规章，包括《综合医院工作制度》（1958 年）、《城市综合医院工作条例（试行草案）》（1964 年）、《全国城市街道卫生院工作条例》和《综合医院组织编制原则》（1978 年）、《关于加强护理工作的意见》（1979 年）、《全国医院工作条例》和《医院工作制度》（1982 年）、《医院分级管理办法（试行草案）》和《医院分级管理标准（试行草案）》（1989 年）等。

1994 年 2 月，为了加强对医疗机构的管理，促进医疗卫生事业的发展，保障公民健康，国务院发布了《医疗机构管理条例》，自 1994 年 9 月 1 日起施行。同年，国务院卫生行政部门发布了《医疗机构管理条例实施细则》《医疗机构设置规划指导原则》《医疗机构基本标准（试行）》《医疗机构诊疗科目名录》等配套规定。此后，国务院卫生行政部门还陆续制定了一系列配套规章，包括《中外合资、合作医疗机构管理暂行办法》（2000 年）、《医疗美容服务管理办法》（2002 年）、《医疗卫生机构医疗废物管理办法》（2003 年）、《医疗机构传染病预检分诊管理办法》（2004 年）、《城市社区卫生服务机构管理办法（试行）》（2006 年）、《妇幼保健机构管理办法》（2007 年）、《医疗机构校验管理办法（试行）》（2009 年）、《医疗卫生服务单位信息公开管理办法（试行）》（2010 年）、《乡镇卫生院管理办法（试行）》（2011 年）、《医疗机构病历管理规定》（2013 年）等，并且于 2017 年根据国务院推进简政放权、放管结合、优化服务的改革部署和促进健康服务业发展的工作要求，通过了《国家卫生计生委关于修改〈医疗机构管理条例实施细则〉的决定》，进一步完善了中国医疗机构管理的法律制度体系。

（樊立华　高　蕾）

Yīliáo Jīgòu Guǎnlǐ Tiáolì

《医疗机构管理条例》

（*Administrative Regulations on the Medical Institutions*） 医疗机构的规划、设置、登记、执业进行监督管理的行政法规。医疗机构是指依照法定程序设立的从事疾病诊断和治疗活动的卫生机构的总称。其是以救死扶伤，防病治病，为公民的健康服务为宗旨，从事疾病诊断、治疗活动、康复活动的社会组织。

立法沿革 1951 年 1 月 3 日政务院批准颁布第一个医疗机构管理方面的行政法规《医院诊所管理暂行条例》。随后国务院及卫生部又陆续制定了《县卫生院暂行组织通则》《县属区卫生所暂行组织通则》等行政法规和部门规章。1978 年以后，医疗机构法制建设得到加强，卫生部先后制定《综合医院组织编制原则（试行草案）》（1978 年）、《农村合作医疗章程（试行草案）》（1979 年）、《全国医院工作条例》（1982 年）、《医院分级管理办法（试行）》（1989 年）。为了加强医疗机构的管理，稳定正常的医疗秩序，保证医疗质量，保障人民健康，1994 年 2 月 26 日，国务院发布了《医疗机构管理条例》，并于当年 9 月 1 日起实施。1994 年 8 月 29 日，卫生部结合实际情况，颁布了《医疗机构管理条例实施细则》，对条例做了详细的、具体的的解释和补充。

适用范围 适用于从事疾病诊断、治疗活动的医院、卫生院、疗养院、门诊部、诊所、卫生所（室），以及急救站等医疗机构。卫生防疫、国境卫生检疫、医学科研和教学等机构在本机构业务范围之外开展诊疗活动，以及美容服务机构开展医疗美容业务的，必须依法申请设置相应类别的医疗机构。外国人在中华人民共和国境内开设医疗机构及香港、澳门、台湾居民在内地开设医疗机构的管理不适用该条例，其具体管理办法由国务院卫生行政部门另行制定。

医疗机构的设置 要符合法律规定的条件、程序进行设置。

规划 设置医疗机构应当符合医疗机构设置规划。县级以上地方人民政府卫生行政部门应当根据本行政区域内的人口、医疗资源、医疗需求和现有医疗机构的分布状况，依据卫生部制定的《医疗机构设置规划指导原则》制定本行政区域医疗机构设置规划。机关、企业和事业单位可以根据需要设置医疗机构，并纳入当地医疗机构的设置规划。医疗机构的设置规划应遵循公平性、可及性、整体效益、分级管理、公有制为主导、中西医并重的原则。

申请 申请设置医疗机构的单位和个人应当符合法律规定的条件，该条件在《医疗机构管理条例实施细则》中作了具体的规定。申请时要按要求提交设置申请书、可行性研究报告和建筑设计平面图等。单位或个人申请设置医疗机构应向有管辖权的部门提出，不设床位或者床位不满100张的医疗机构，向所在地的县级人民政府卫生行政部门申请；床位在100张以上的医疗机构和专科医院按照省级人民政府卫生行政部门的规定申请。

审批 卫生行政部门对设置医疗机构的申请应当自受理之日起30日内，由有审批权限的卫生行政部门审批，发给医疗机构的批准书。国家统一规划的医疗机构的设置，由国务院卫生行政部门决定；机关、企业和事业单位按照国家医疗机构基本标准设置为内部职工服务的门诊部、诊所、卫生所（室），报所在地的县级人民政府卫生行政部门备案。

医疗机构的登记 有执业登记、变更登记和注销登记。

执业登记 医疗机构执业，必须进行执业登记，领取医疗机构执业许可证。医疗机构进行执业登记必须符合法律规定的条件，并向由批准其设置的人民政府卫生行政部门申请办理，机关、企业和事业单位设置的为内部职工服务的门诊部、诊所、卫生所（室）的执业登记，由所在地的县级人民政府卫生行政部门办理。卫生行政部门自受理执业登记申请之日起45日内，根据条例和医疗机构的基本标准进行审核，决定是否予以登记。执业登记时应注明医疗机构的名称和地址、主要负责人、所有制形式、诊疗科目和床位、注册资金等事项。

变更登记 医疗机构执业时原登记的名称、场所、主要负责人、诊疗科目、床位等需要改变时，必须向原登记机关办理变更登记。

注销登记 医疗机构歇业，必须向原登记机关办理注销登记，经登记机关核准后，收缴医疗机构执业许可证。医疗机构非因改建、扩建、迁建原因停业超过1年的，视为歇业。

医疗机构执业规则 未取得医疗机构执业许可证的任何单位或者个人，不得开展诊疗活动。医疗机构执业，必须遵守有关法律、法规和医疗技术规范：①必须将医疗机构执业许可证、诊疗科目、诊疗时间和收费标准悬挂于明显处所；必须按照核准登记的诊疗科目开展诊疗活动。②应当加强对医务人员的医德教育，不得使用非卫生技术人员从事医疗卫生技术工作；医疗机构工作人员上岗工作，必须佩戴载有本人姓名、职务或者职称的标牌。③未经医师（士）亲自诊查病人，医疗机构不得出具疾病诊断书、健康证明或者死亡证明书等证明文件；未经医师（士）、助产人员亲自接产，医疗机构不得出具出生证明书或者死产报告书。④施行手术、特殊检查或者特殊治疗时，必须征得患者同意，并应当取得其家属或者关系人同意并签字；无法取得患者意见时，应当取得家属或者关系人同意并签字；无法取得患者意见又无家属或者关系人在场，或者遇到其他特殊情况时，经治医师应当提出医疗处置方案，在取得医疗机构负责人或者被授权负责人员的批准后实施。⑤必须按照有关药品管理的法律、法规，加强药品管理。⑥必须按照人民政府或者物价部门的有关规定收取医疗费用，详列细项，并出具收据。⑦必须承担相应的预防保健工作，承担县级以上人民政府卫生行政部门委托的支援农村、指导基层医疗卫生工作等任务。⑧对传染病、精神病、职业病等患者的特殊诊治和处理，应当按照国家有关法律、法规的规定办理。⑨对危重病人应当立即抢救，对限于设备或者技术条件不能诊治的病人，应当及时转诊。⑩发生医疗事故，按照国家有关规定处理；发生重大灾害、事故、疾病流行或者其他意外情况时，医疗机构及其卫生技术人员必须服从县级以上人民政府卫生行政部门的调遣。

法律责任 医疗机构违反条例所应承担的法律后果。

违反医疗机构执业许可证法律责任 未取得医疗机构执业许可证擅自执业的，由县级以上人民政府卫生行政部门责令其停止执业活动，没收非法所得和药品、器械，并可以根据情节处以1万元以下的罚款。出卖、转让、出借医疗机构执业许可证的，由县级以上人民政府卫生行政部门没收非法所得，并可以处以5000元以下的罚款；情节严重的，吊销其医疗机构执业许可证。

超出登记范围执业法律责任　医疗机构必须按照核准登记的诊疗科目开展诊疗活动，诊疗活动超出登记范围的，由县级以上人民政府卫生行政部门予以警告、责令其改正，并可以根据情节处以3000元以下的罚款；情节严重的，吊销其医疗机构执业许可证。

出具虚假证明文件法律责任　医疗机构出具疾病诊断书、健康证明书或者死亡证明书等证明文件，必须经医师（士）亲自诊查病人；医疗机构出具出生证明书或者死产报告书，必须经医师（士）、助产人员亲自接产。未亲自诊查或者接产而出示上述证明文件的，由县级以上人民政府卫生行政部门予以警告；对造成危害后果的，可以处以1000元以下的罚款；对直接责任人员由所在单位或者上级机关给予行政处分。

逾期不校验法律责任　医疗机构执业许可证应按规定的期限进行校验，床位不满100张的医疗机构，每年校验一次；床位在100张以上的医疗机构，每3年校验一次。逾期不校验医疗机构执业许可证仍从事诊疗活动的，由县级以上人民政府卫生行政部门责令其限期补办校验手续；拒不校验的，吊销其医疗机构执业许可证。

违法使用非卫生技术人员法律责任　使用非卫生技术人员从事医疗卫生技术工作的，由县级以上人民政府卫生行政部门责令其限期改正，并可以处以5000元以下的罚款，情节严重的，吊销其医疗机构执业许可证。

（高玉玲）

Quánguó Yīyuàn Gōngzuò Tiáolì

《全国医院工作条例》

(*Regulations on the Work of National Hospitals*)　国务院卫生行政部门发布的对全国医院工作进行规范的部门规章。该规章1982年1月12日颁布并施行。医院是治病防病、保障人民健康的社会主义卫生事业单位，必须贯彻党和国家的卫生工作方针政策，遵守政府法令，为社会主义现代化建设服务。医院是医疗机构中的一种类型，它同其他医疗机构的主要区别不仅体现在规模与医务人员拥有量方面，而且还体现在它所具有的社会功能更全面。

适用范围　适用于地、市以上综合医院。①适用于医院的工作，诊所、门诊部等医疗机构的工作不适用该条例。②适用医院是综合性医院，专科医院、护理院、临床检验中心等医疗机构不适用。③并不是所有的综合性医院都适用，其适用的是地、市以上的综合医院，即乡卫生院、街道卫生院等不适用该条例，但其他医院的工作可以参照该条例执行。

医院功能　医院在社会主义建设中发挥着重要的作用和功能。

医疗　医院的中心任务和首要功能。医疗又分为门诊医疗、住院医疗、康复医疗和急救医疗，门诊医疗和急救医疗处于医疗的第一线，住院医疗是医疗的中心，提高医疗质量是医疗活动的重点。

教学　医院在提高医疗质量的基础上，保证教学和科研任务的完成。临床教学是医学教育的重要组成部分，大多数医院都承担着医学院委托的临床教学任务，同时还要对本院医务人员的培训教育功能，以不断提高其业务水平，促进医疗质量的提高

科研　开展科学研究是提高业务水平的需要，其科研成果又直接促进着医疗质量的提高。因为在医学上尚有许多未知的领域，还有许多病菌、病种和致病机制有待人们不断研究。

预防　医院在以医疗为中心的基础上，要将预防保健工作放到重要位置，积极开展社区医疗服务，使医院成为群众健康服务活动的中心。同时还应指导基层医院的预防保健工作，进行计划生育的技术指导。

医院领导管理体制　医院实行党委领导下的院长负责制。党委书记和院长都要对党委负责，贯彻执行党委的决议，工作中要互相尊重、互相支持。党委书记要支持院长的工作，尊重院长的意见，使院长有职有责有权。院长要接受党委的领导，重大问题要及时提交党委讨论，副院长在院长领导下分管相应的工作，科室实行科主任负责制，科室党支部保证监督各项任务的完成。医院根据减少层次的原则实行院和科室两级领导制，院一级设置精干有力的办事机构，业务科室根据医院的规模、任务、特长和技术发展情况设立，行政科室和业务科室的设置或撤销，须经主管卫生行政部门核准。

医疗预防工作制度　医院工作制度的重要内容，涉及急诊、门诊、住院、护理等各个环节。

急诊工作　医院应设急诊科（室），并要有一定数量的观察床。急诊科、室要配备技术熟练、责任心强的医务人员，主治医师或高年住院医师要相对固定。建立抢救室和传呼设施，制定抢救常

规和抢救程序。保证抢救工作及时、准确、有效地进行。急诊科室实行24小时开放，危急病人不受划区分级分工医疗限制。可能在转院途中死亡的病人不应转院。

门诊工作　医院门诊除国家统一规定的节假日外，任何医院未经卫生行政部门批准不得停诊。门诊各科室各部门要按规定任务配足医疗力量，主任医师要定期参加门诊，主治医师和住院医师应保持一定比例。建立门诊病历，实行预约门诊、计划门诊和门诊一贯制。有条件的医院可设立专科或专病门诊。门诊病人经三次门诊不能确诊者，应请上级医师复诊。

住院病人诊疗工作　对住院病人应有固定的医师负责，实行住院医师、主治医师、主任医师（科主任）三级负责制。积极创造条件逐步实行住院医师24小时负责制，某些科室实行总住院医师制。严格执行值班和交接班制度。认真按时写好病历，保持病历的及时性、准确性、完整性，提高病历书写质量。组织好危急重病人的抢救、会诊及疑难病例和死亡病例的讨论。加强手术管理，建立重大手术和新开展手术的术前讨论和审批制度，明确门诊和住院手术范围。

护理工作　在分管副院长的领导下，护理部主任或总护士长负责管理全院的护理工作。科室护理工作实行护士、护士长、科护士长三级负责制或护士、护士长二级负责制。护理人员要树立专业思想，认真执行医嘱和护理常规，根据分级护理原则切实做好基础护理和专科护理。严格执行交接班、查对等护理制度，实行护理查房、计划护理和夜间护士长总值班制。

中医、中西医结合、民族医疗工作　建立健全中医科和中药房，设置中医门诊和病房。中医病房的设置一般应占全院总床位的5%，有条件医院亦可超过这个比例。积极开展中西医结合工作，有条件的应设中西医结合病房或病床，充分运用中西医结合的成果，不断提高中西医结合的诊疗水平。少数民族地区的医院，要切实做好民族医药的继承、发展、提高工作。

感染管理工作　严格执行隔离消毒制度，遵守无菌操作规程，防止交叉感染。内科、儿科实行预检和分诊。根据任务设立传染病房或隔离病室，对传染病人实行分类隔离治疗，传染病房或隔离病室的工作人员和病人必须严格执行消毒隔离制度。发现传染病人，要及时登记、报告疫情。有毒有害和有传染性的污水污物，必须经过消毒处理。

预防保健科工作　做好地段的医疗预防工作，配合有关部门，搞好工业卫生、食品卫生、学校卫生和妇幼卫生，做好围产期保健，指导托儿所、幼儿园的业务工作。配合街道办事处开展计划生育和爱国卫生运动。加强疫情报告，做好预防投药和预防接种工作。组织有关科室开展家庭病床。积极防治传染病、职业病、结核病、精神病和其他多发病、常见病。

医院技术管理工作制度　技术管理是医院工作的一个重要方面，是医疗安全的重要保证。

人员配备管理　医院要按照国家发布的组织编制原则，配备各级各类人员。缺编的业务技术人员主要从高、中等医药院校毕业生中补充，不得安插未经专业训练的人员。对现有从事业务技术工作而又未经专业训练的人员，要抓紧培训提高，经过技术考核仍不合格者，不能继续从事业务技术工作。医院要建立技术档案，通过实际考核，选拔优秀人才。

规章制度建立　医院必须建立以岗位责任制为中心的各项规章制度，明确各级各类人员职责，严格执行医疗护理常规和各项技术操作规程。对病历书写、急症抢救、手术前讨论、查房、查对、交接班、疑难病例讨论、死亡病例讨论等关键性制度，应经常检查实施情况。逐步做到管理工作制度化，技术操作常规化，基本设施规格化。

病案管理　病案是医疗、教学和科研的重要资料，也是法律的依据。门诊、住院病人都要有完整的病案，用科学方法管理，开展综合研究利用。诊断未明，有科研、教学价值的死亡病例，要说服家属，进行尸体解剖。

医疗仪器设备管理　要重视常规器材的配备、保管、维修和更新。大型、精密仪器确定专人负责，建立管理档案，严格执行使用、保养和定期检查维修的制度，防止积压、浪费和损坏，实行专管共用，充分发挥效能。

医疗差错事故管理　要积极预防和减少医疗差错事故。一旦发生事故，必须采取严肃认真、实事求是的态度查明原因，总结经验，吸取教训。凡是医疗、行政、后勤人员疏忽、贻误所致的差错事故都要按规定上报，严肃处理。隐瞒事故真相者，要追究责任。

医院经济管理工作制度　经济管理是医院管理的组成部分，是运用经济手段促使医院合理地使用人力、物力和财力，提高医疗和服务质量，逐步实行医疗成本核算，讲究经济效果，更好地完成医疗、教学、科研、预防等各项工作任务。医院对药品材料，实行“金额管理、重点统计、实耗实销”的管理办法。对各种物资要制定合理的消耗定额，并严格执行物资采购、验收、保管、领发、点交和赔偿制度。

医院总务工作制度 医院的总务工作要面向医疗，配合临床，为医疗工作服务，为病人生活服务，主动及时地服务到科室。积极搞好职工生活，办好职工食堂、托儿所、幼儿园、浴室等集体福利，积极改善职工住宿条件。做好医疗、教学、科研任务的保障任务。

政治思想工作 政治思想工作是经济工作和其他一切工作的重要保证。政治思想工作一定要与业务工作结合，与解决实际问题结合，与经济手段结合。政治思想工作还要和建设社会主义精神文明、医德教育相结合。

（高玉玲）

Guānyú Yīliáo Jīgòu Guànmíng Hóngshízì（huì）De Guīdìng

《关于医疗机构冠名红十字（会）的规定》（*Rules for Medical Institutions Named Red Cross*）

规范红十字（会）医疗机构的冠名和管理，充分发挥红十字（会）医疗机构的功能和作用，维护红十字标志的严肃性，推动红十字事业发展的部门规章。该规定是卫生部和中国红十字会总会依据《中华人民共和国红十字会法》（以下简称《红十字会法》）、《医疗机构管理条例》等法律法规制定，于2007年1月4日发布、施行。

申请冠名“红十字（会）”的医疗机构必须是遵守《红十字会法》和红十字会章程，热爱红十字事业，履行红十字义务，并且是与红十字会或红十字事业有一定关系的医疗机构，这类医疗机构是由红十字会创办或设置的医疗机构或国内外红十字会提供资助援建的医疗机构，也可以是历史上与红十字会关系密切或对红十字事业做过特殊贡献的医疗机构等。医疗机构冠名“红十字（会）”时应当符合医疗机构命名的基本原则。在冠名时，应当在地区名称等识别名称后、医疗机构通用名称前，增加“红十字（会）”字样。由红十字会创办和设置的医疗机构，冠以“红十字会”的医疗机构名称可以作为医疗机构的第一名称，其他医疗机构则可冠名“红十字”字样，但不能作为医疗机构第一名称。医疗机构冠以“红十字（会）”名称时还应当按照法律规定的程序进行申报和审批。冠名“红十字（会）”医疗机构的有接受红十字会提供的国内外援助、对各级红十字会的工作提出批评和建议，以及技术协作与交流学习等权利，在享有权利的同时其还负有在发生自然灾害或突发事件时，根据当地政府和红十字会的要求，组织应急救援队，开展积极有效的人道主义援助、救护工作的义务；开展红十字宣传等义务，冠名“红十字（会）”的医疗机构不符合有关规定或不履行有关义务的应依法取消其冠名。

（高玉玲）

Zhōngwài Hézī、Hézuò Yīliáo Jīgòu Guǎnlǐ Zànxíng Bànfǎ

《中外合资、合作医疗机构管理暂行办法》（*Interim Rules for the Administration of Sino-foreign Joint Venture and Cooperative Medical Institutions*）

规范中外合资、合作医疗机构的设置、审批、执业及监督管理的部门规章。中外合资、合作医疗机构是指外国医疗机构、公司、企业和其他经济组织，按照平等互利的原则，经中国政府主管部门批准，在中国境内（香港、澳门及台湾地区除外）与中国的医疗机构、公司、企业和其他经济组织以合资或者合作形式设立的医疗机构。

立法沿革 为了规范中外合资、合作医疗机构的管理，1989年卫生部和外经贸部联合制定了《关于开办外宾华侨医院诊所和外籍医生来华执业行医的几条规定》；1992年，卫生部制定了《外籍医生来华短期行医管理办法》；1997年，外经贸部和卫生部又制定了《关于设立外商投资医院的补充规定》。为加强对中外合资合作医疗机构的管理，2000年5月15日，卫生部、对外贸易经济合作部依据《中华人民共和国中外合资经营企业法》《中华人民共和国中外合作经营企业法》《医疗机构管理条例》等国家有关法律、法规，联合制定颁布《中外合资、合作医疗机构管理暂行办法》，该办法自2000年7月1日起实施。2007年12月30日卫生部、商务部审议通过并发布《〈中外合资、合作医疗机构管理暂行办法〉的补充规定》，2009年1月1日卫生部、商务部令第61号通过并发布了《〈中外合资、合作医疗机构管理暂行办法〉的补充规定二》。

适用范围 适用于在中国境内设立的中外合资、合作医疗机构。在中国境外设立的中外合资、合作医疗机构不适用于该办法，在中国境内设立外商独资医疗机构的，不予以批准。香港特别行政区、澳门特别行政区、台湾地区的投资者在大陆投资举办合资、合作医疗机构的，可以参照该办法执行。

中外合资、合作医疗机构设置 必须符合法律规定的条件和程序。

条件 根据《中外合资、合作医疗机构管理暂行办法》的规定，设置中外合资、合作医疗机构必须具备下列条件：①必须与符合当地区域卫生规划和医疗机构设置规划，并执行卫生部制定的《医疗机构基本标准》。②中外双方必须都是能独立承担民事责任的法人，都应当具有直接或间接从事医疗卫生投资与管理的经验，并能够提供国际先进的医疗机构管理经验、管理模式和服务模式；能够提供具有国际领先水平的医学技术和设备；可以补充改善当地在医疗服务能力、医疗技术、资金和医疗设施方面的不足。③设立的中外合资、合作医疗机构，必须是独立的法人，投资总额不低于2000万元人民币，合资、合作中方在中外合资、合作医疗机构中所占的股权比例或权益不得低于30%，合资、合作期限不超过20年，以及省级以上卫生行政部门规定的其他条件。

程序 设置中外合资、合作医疗机构，应先向所在地设区的市级卫生行政部门提出申请，并按此暂行办法的规定提交相关材料；该地卫生行政部门提出初审意见后，报所在地的省级卫生行政部门审核；省级卫生行政部门对申请材料及设区的市级卫生行政部门初审意见进行审核后，报国务院卫生行政部门审批。申请人在获得国务院卫生行政部门设置许可后，按照有关法律、法规向外经贸部提出申请，外经贸部应当自受理申请之日起45个工作日内，作出批准或者不批准的书面决定，予以批准的，发给外商投资企业批准证书。获得批准设立的中外合资、合作医疗机构，应自收到外经贸部颁发的外商投资企业批准证书之日起1个月内，凭此证书到国家工商行政管理部门办理注册登记手续。

中外合资、合作医疗机构执业 中外合资、合作医疗机构是独立的法人实体，自负盈亏、独立核算，独立承担民事责任，应当执行《医疗机构管理条例》和《医疗机构管理条例实施细则》关于医疗机构执业的规定；必须执行医疗技术准入规范、临床医疗技术规范，遵守新技术、新设备临床应用的有关规定；发生医疗事故、发布本机构医疗广告、聘请外籍医师护士，以及发生重大灾害、事故、疾病流行或者其他意外情况时应按照中国的相关法律处理。

中外合资、合作医疗机构监督管理 国务院卫生行政部门和对外贸易经济合作部在各自的职责范围内负责全国中外合资、合作医疗机构管理工作，县级以上地方人民政府卫生行政部门（含中医/药主管部门）和外经贸行政部门在各自职责范围内负责本行政区域内中外合资、合作医疗机构的日常监督管理工作。

（高玉玲）

Yīliáo Měiróng Fúwù Guǎnlǐ Bànfǎ

《医疗美容服务管理办法》（*Rules for the Administration on Medical Beauty Services*） 对医疗美容机构的设置、医疗美容执业人员资格、医疗美容执业规则等进行规范管理的部门规章。2002年1月22日颁布，2002年5月1日起施行。医疗美容是指运用手术、药物、医疗器械及其他具有创伤性或者侵入性的医学技术方法对人的容貌和人体各部位形态进行的修复与再塑。

适用范围 适用于一切开展医疗美容服务的机构和个人，包括专门从事医疗美容的医疗机构和一般医疗机构的医疗美容科，但外科、口腔科、眼科、皮肤科、中医科等相关临床学科在疾病治疗过程中涉及的相关医疗美容活动不受该办法调整。

医疗美容机构 以开展医疗美容诊疗业务为主的医疗机构。申办美容医疗机构或医疗机构设置医疗美容科室必须符合《医疗机构基本标准（试行）》，有明确的医疗美容诊疗服务范围和能够承担民事责任的能力等条件，以及省级以上人民政府卫生行政部门规定的其他条件；并应按照该办法及《医疗机构管理条例》和《医疗机构管理条例实施细则》的有关规定办理设置审批和登记注册手续。

医疗美容执业人员 负责实施医疗美容项目的主诊医师和医疗美容护理工作的人员必须具备法律规定的执业条件，未经卫生行政部门核定并办理执业注册手续的人员不得从事医疗美容诊疗服务。

主诊医师 具备《医疗美容服务管理办法》规定的条件，负责实施医疗美容项目的执业医师，应具备下列条件：①具有执业医师资格，经执业医师注册机关注册。②具有从事相关临床学科工作经历。其中，负责实施美容外科项目的医师应具有6年以上从事美容外科或整形外科等相关专业临床工作经历；负责实施美容牙科项目的医师应具有5年以上从事美容牙科或口腔科专业临床工作经历；负责实施美容中医科和美容皮肤科项目的医师应分别具有3年以上从事中医专业和皮肤专业临床工作经历。③经过医疗美容专业培训或进修并合格，或已从事医疗美容临床工作1年以上。④省级人民政府卫生行政部门规定的其他条件。未取得主诊医师资格的执业医师，可在主诊医师的指导下从事医疗美容临床技术服务工作。

护理人员　从事医疗美容护理工作的人员相比一般的临床护理人员要求更严格，不仅要求其具有护士资格和注册登记；而且还要求其具有二年以上护理工作经历；并经过医疗美容护理专业培训或进修并合格，或已从事医疗美容临床护理工作6个月以上。

医疗美容执业规则　美容医疗机构和开设医疗美容科室的医疗机构及从业人员在执业中应依法遵守一定的执业规则。①应根据自身条件和能力在卫生行政部门核定的诊疗科目范围内开展医疗服务，未经批准不得擅自扩大诊疗范围，不得开展未向登记机关备案的医疗美容项目。②要严格执行有关法律、法规和规章，遵守医疗美容技术操作规程。③实行主诊医师负责制。医疗美容项目必须由主诊医师负责或在其指导下实施。④对就医者实施治疗前，必须向就医者本人或亲属书面告知治疗的适应证、禁忌证、医疗风险和注意事项等，并取得就医者本人或监护人的签字同意。未经监护人同意，不得为无行为能力或者限制行为能力人实施医疗美容项目。⑤要尊重就医者的隐私权，未经就医者本人或监护人同意，不得向第三方披露就医者病情及病历资料。⑥应加强医疗质量管理，不断提高服务水平。发生重大医疗过失，要按规定及时报告当地人民政府卫生行政部门。

医疗美容管理　医疗美容新技术临床研究必须经省级以上人民政府卫生行政部门组织有关专家论证并批准后方可开展。各级地方人民政府卫生行政部门要加强对医疗美容项目备案的审核；各相关专业学会和行业协会要积极协助卫生行政部门规范医疗美容服务行为，加强行业自律工作。发生医疗美容纠纷和事故、发布医疗广告，以及其他违法行为依据《中华人民共和国执业医师法》《医疗机构管理条例》和《护士管理办法》等相关法律规定予以处罚。

（高玉玲）

Fùyòu Bǎojiàn Jīgòu Guǎnlǐ Bànfǎ

《妇幼保健机构管理办法》

(*Administrative Rules on Maternal and Child Health Institutions*)

国务院卫生行政部门依据《中华人民共和国母婴保健法》《中华人民共和国母婴保健法实施办法》《医疗机构管理条例》等制定的规范妇幼保健机构管理的部门规章。2006年12月19日颁布并施行。妇幼保健是公共卫生的一项重要内容，妇幼保健机构是公共卫生服务体系的重要组成部分。

立法目的　加强妇幼保健机构的规范化管理，保障妇女儿童健康，提高出生人口素质。

妇幼保健机构性质　妇幼保健机构是由政府举办，不以营利为目的，具有公共卫生性质的公益性事业单位，是为妇女儿童提供公共卫生和基本医疗服务的专业机构。

妇幼保健机构功能　妇幼保健机构要遵循“以保健为中心，以保障生殖健康为目的，保健与临床相结合，面向群体、面向基层和预防为主”的妇幼卫生工作方针。其功能定位于以群体保健工作为基础，面向基层、预防为主，为妇女儿童提供健康教育、预防保健等公共卫生服务。

妇幼保健机构职责　提供公共卫生服务和开展与妇女儿童健康密切相关的基本医疗服务。

公共卫生服务　主要是完成各级政府和卫生行政部门下达的指令性任务；掌握本辖区妇女儿童健康状况及影响因素，协助卫生行政部门制定本辖区妇幼卫生工作的相关政策、技术规范及各项规章制度；受卫生行政部门委托对本辖区各级各类医疗保健机构开展的妇幼卫生服务进行检查、考核与评价；负责指导和开展本辖区的妇幼保健健康教育与健康促进工作，组织实施本辖区母婴保健技术培训，对基层医疗保健机构开展业务指导，并提供技术支持；负责本辖区孕产妇死亡、婴儿及5岁以下儿童死亡、出生缺陷监测、妇幼卫生服务及技术管理等信息的收集、统计、分析、质量控制和汇总上报；开展妇女保健服务；开展儿童保健服务；开展妇幼卫生、生殖健康的应用性科学研究并组织推广适宜技术。

与妇女儿童健康密切相关的基本医疗服务　主要是妇女儿童常见疾病诊治、计划生育技术服务、产前筛查、新生儿疾病筛查、助产技术服务等，并可以根据需要和条件，开展产前诊断、产科并发症处理、新生儿危重症抢救和治疗等。

妇幼保健机构设置　妇幼保健机构由政府设置，分省、市（地）、县三级。其设置审批和执业登记应根据《中华人民共和国母婴保健法》《中华人民共和国母婴保健法实施办法》《医疗机构管理条例》等相关法律法规进行。

从事婚前保健、产前诊断和遗传病诊断、助产技术、终止妊娠和结扎手术的妇幼保健机构要依法取得母婴保健技术服务执业许可证。

妇幼保健机构人员　妇幼保健机构的专业技术人员必须掌握母婴保健法律法规，具有法定执业资格。从事婚前保健、产前诊断和遗传病诊断、助产技术、终止妊娠和结扎手术服务的人员必须取得相应的母婴保健技术考核合格证书。妇幼保健机构人员编制按《各级妇幼保健机构编制标准》落实。一般按人口的1∶10000配备；地广人稀、交通不便的地区和大城市按人口的1∶5000配备；人口稠密的地区按1∶15000配备。保健人员配备要求：省（自治区、直辖市）级121~160人，市（地）级61~90人，县（区）级41~70人。临床人员按设立床位数，以1∶1.7安排编制。卫生技术人员占总人数的75%~80%。

妇幼保健机构保障　各级人民政府要按要求落实妇幼卫生工作经费，妇幼保健机构向社会提供公共卫生服务所需的人员经费、公务费、培训费、健康教育费、业务费按照财政部、国家发展改革委、卫生部《关于卫生事业补助政策的意见》的规定，由同级财政预算，按标准定额落实。建立健全妇幼卫生的专项救助制度，加大对贫困孕产妇和儿童的医疗救助力度，实现救助与医疗保险及新型农村合作医疗相衔接。

（高玉玲）

Shèqū Wèishēng Gōngzuò Guǎnlǐ Zhìdù

《社区卫生工作管理制度》

（*Administrative Regulations on Community Health Work*）　为贯彻落实《国务院关于发展城市社区卫生服务的指导意见》，加强社区卫生服务的监督管理，推动社区卫生服务健康可持续发展，卫生部妇社司发布的规范性文件。2008年1月15日发布并施行。该制度主要包括社区卫生服务管理部门监督管理制度、内部运行管理制度和业务管理制度三方面内容。

监督管理制度　包括机构准入监督、人员聘用聘任、人才培养、财务监督、固定资产监督、药品监督、质量控制、绩效考核、行政工作、安全监督、信息统计、行业作风监督和民主评议共13项内容，并在每项制度里提出了具体的工作要求。为社区卫生服务机构的准入监督、人员聘任、财务监管、绩效考核、行政管理、药品监管等各个方面的管理建立起了规范制度。

内部运行管理制度　包括收支两条线管理、物价与计量管理、突发公共事件管理、医疗安全管理、医源性感染管理、医疗废物管理等18项内容。收支两条线管理制度规定实行收支两条线的社区卫生服务机构为独立法人机构，财务独立核算。医疗收入、药品收入及其他收入等全部收入足额上缴区（县）财政专户，全部支出纳入财政预算管理，实行收支两条线后不再进行结余分配，不再继续保留事业基金和提取专用基金。物价与计量管理制度要求应在显著位置公布常用药品价格及检查治疗项目收费标准，严格价格管理，不得多收、乱收、漏收。在突发公共事件的管理上遵循“预防为主，常备不懈”的方针，建立健全各类突发公共事件应急处理预案，明确组织机构、部门职责、工作流程、应急措施。在医疗安全的管理上应围绕持续改进医疗质量，建立健全医疗质量管理组织，制定医疗风险防范预案，严格各项制度的管理。建立医源性感染管理工作部门或设专兼职管理人员，落实岗位责任，制订医源性感染的工作规范，对重点部门、重点环节、重点流程、危险因素采取干预措施。

业务管理制度　包括全科门诊工作制度、首诊负责制制度、双向转诊制度、健康档案管理制度，以及对一些特殊人群、特殊疾病和一些医疗科室的管理制度等，共36项管理制度。社区首诊和双向转诊是其基本的运转方式，社区卫生服务机构首先接诊的科室为首诊责任科室，接诊医师为首诊责任人。首诊医师对病人进行初步诊断，并作出相应处理，不允许任何推诿或变相推诿现象，遇到需要急诊抢救的危重病人，应就地抢救治疗，如设备、条件有限，首诊医师在应急对症处理的同时，与上级医院或120联系，并护送病人到上级医院。社区卫生服务机构至少要与一家大型医院建立双向转诊关系，签订协议，制定实施方案和服务流程，并设专人负责，确保转诊渠道通畅。因病情需要转院治疗的病人，严格按照双向转诊制度执行。健康档案是社区卫生服务机构开展工作的重要基础。社区卫生服务机构建立家庭健康档案、个人健康档案，同时还应为辖区内重点人群（老年人、妇女、儿童）、弱势人群（孤寡老人、残疾人、低保户）、慢性非传染性疾病病人建立健康档案。健康档案应及时收集、及时记录、统一编号、归档保管，每年至少随访记录4次，进行动态管理。

（高玉玲）

Chǔfāng Guǎnlǐ Bànfǎ

《处方管理办法》（*Regulations on Prescription Management*） 国务院卫生行政部门根据《中华人民共和国执业医师法》《中华人民共和国药品管理法》《医疗机构管理条例》《麻醉药品和精神药品管理条例》等有关法律、法规，制定的规范处方的制作使用和管理的部门规章。处方是由注册的执业医师和执业助理医师在诊疗活动中为患者开具的、由药学专业技术人员审核、调配、核对，并作为发药凭证的医疗用药的医疗文书。

立法沿革 1982年，处方的管理是在医院管理制度中单列一项进行规范的，共11条，主要是对处方形式上的要求。2002年卫生部组织多位专家起草了《处方管理办法（试行）》，并于2004年8月份颁布实施。《处方管理办法（试行）》对规范医师开具处方和药剂师调剂处方行为、加强临床用药管理、促进合理用药等起了积极的作用。卫生部为规范麻醉药品和精神药品的管理，2005年11月14日出台《麻醉药品、精神药品处方管理规定》。2007年卫生部对《处方管理办法（试行）》进行了修订，制定《处方管理办法》，2007年的2月14日公布，2007年5月1日起施行。

立法目的 规范处方管理，提高处方质量，促进合理用药，保障医疗安全。

适用范围 适用于开具、审核、调剂、保管处方的相应机构和人员。其既适用于具有处方权的医师，还适用于具有处方调剂权的药学专业技术人员和依据处方使用药的护理人员，以及医院保管处方的相关人员；既适用于从事疾病诊断、治疗活动的医院、社区卫生服务中心（站）、妇幼保健院、卫生院、疗养院、门诊部、诊所、卫生室（所）、急救中心（站）、专科疾病防治院（所、站），以及护理院（站）等的医疗机构，也适用社会药店及其药学专业技术人员。

处方开具 必须由具有处方权的医师开具，医师开具处方必须依法进行。

依据 医师应当根据医疗、预防、保健需要，按照诊疗规范、药品说明书中的药品适应证、药理作用、用法、用量、禁忌、不良反应和注意事项等开具处方，开具医疗用毒性药品、放射性药品的处方应当严格遵守有关法律、法规和规章的规定。

时效 处方开具当日有效。特殊情况下需延长有效期的，由开具处方的医师注明有效期限，但有效期最长不得超过3天。

药品药名书写 医师开具处方应当使用经药品监督管理部门批准并公布的药品通用名称、新活性化合物的专利药品名称和复方制剂药品名称；开具院内制剂处方时应当使用经省级卫生行政部门审核、药品监督管理部门批准的名称，医师也可以使用由国务院卫生行政部门公布的药品习惯名称开具处方。

药用量 处方一般不得超过7日用量；急诊处方一般不得超过3日用量；对于某些慢性病、老年病或特殊情况，处方用量可适当延长，但医师应当注明理由。医疗用毒性药品、放射性药品的处方用量应当严格按照国家有关规定执行。

特殊药品处方 国家对麻醉药品和精神药品的使用具有严格的限制，既有量的限制，也有使用地点及其他要求。门（急）诊癌症疼痛患者和中、重度慢性疼痛患者需长期使用麻醉药品和第一类精神药品的，首诊医师应当亲自诊查患者，建立相应的病历，要求其签署“知情同意书”。为门（急）诊患者开具的麻醉药品注射剂，每张处方为一次常用量；控缓释制剂，每张处方不得超过7日常用量；其他剂型，每张处方不得超过3日常用量。第一类精神药品注射剂，每张处方为一次常用量；控缓释制剂，每张处方不得超过7日常用量；其他剂型，每张处方不得超过3日常用量。哌醋甲酯用于治疗儿童多动症时，每张处方不得超过15日常用量。第二类精神药品一般每张处方不得超过7日常用量；对于慢性病或某些特殊情况的患者，处方用量可以适当延长，但医师应当注明理由。为门（急）诊癌症疼痛患者和中、重度慢性疼痛患者开具的麻醉药品、第一类精神药品注射剂，每张处方不得超过3日常用量；控缓释制剂，每张处方不得超过15日常用量；其他剂型，每张处方不得超过7日常用量。为住院患者开具的麻醉药品和第一类精神药品处方应当逐日开具，每张处方为1日常用量。除需长期使用麻醉药品和第一类精神药品的门（急）诊癌症疼痛患者和中、重度慢性疼痛患者外，麻醉药品注射剂仅限于医疗机构内使用。对于需要特别加强管制的麻醉药品，盐酸二氢埃托啡处方为一次常用量，仅限于二级以上医院内使用；盐酸哌替啶处方为一次常用量，仅限于医疗机构内使用。

处方书写规则 处方包括患者的一般情况、处方药药名和药品用法用量等内容。处方书写应当符合下列规则：①患者一般情况、临床诊断填写清晰、完整，并与病历记载相一致。②字迹清楚，不得涂改；如需修改，应当在修改处签名并注明修改日期。③药品名称应当使用规范的中文名称书写，没有中文名称的可以使用规范的英文名称书写；医疗机构或者医师、药师不得自行编制药品缩写名称或者使用代号；书写药品名称、剂量、规格、用法、用量要准确规范，药品用法可用规范的中文、英文、拉丁文或者缩写体书写，但不得使用“遵医嘱”“自用”等含糊不清字句。④每张处方限于一名患者的用药；患者年龄应当填写实足年龄，新生儿、婴幼儿写日、月龄，必要时要注明体重。⑤西药和中成药可以分别开具处方，也可以开具一张处方，中药饮片应当单独开具处方，开具西药、中成药处方，每一种药品应当另起一行，每张处方不得超过 5 种药品。⑥中药饮片处方的书写，一般应当按照“君、臣、佐、使”的顺序排列；调剂、煎煮的特殊要求注明在药品右上方，并加括号，如布包、先煎、后下等；对饮片的产地、炮制有特殊要求的，应当在药品名称之前写明。⑦药品用法用量应当按照药品说明书规定的常规用法用量使用，特殊情况需要超剂量使用时，应当注明原因并再次签名。⑧除特殊情况外，应当注明临床诊断。⑨开具处方后的空白处划一斜线以示处方完毕。⑩处方医师的签名式样和专用签章应当与院内药学部门留样备查的式样相一致，不得任意改动，否则应当重新登记留样备案。

处方权　特定的医师在对患者进行诊断后而享有的开具处方的资格。处方权的取得、行使和撤销都必须合法。

取得　经注册的执业医师在执业地点取得相应的处方权。经注册的执业助理医师在医疗机构开具的处方，应当经所在执业地点执业医师签名或加盖专用签章后方有效，但经注册的执业助理医师在乡、民族乡、镇、村的医疗机构独立从事一般的执业活动，可以在注册的执业地点取得相应的处方权。试用期人员开具处方，应当经所在医疗机构有处方权的执业医师审核、并签名或加盖专用签章后方有效。进修医师由接收进修的医疗机构对其胜任本专业工作的实际情况进行认定后授予相应的处方权。经过麻醉药品和精神药品使用知识和规范化管理的培训并考核合格后的执业医师取得麻醉药品和第一类精神药品的处方权，

限制　对开具处方资格的限制。《处方管理办法》规定医疗机构应当对出现超常处方 3 次以上且无正当理由的医师提出警告，限制其处方权。

取消　医师处方资格的撤销。医师被限制处方权后，仍连续 2 次以上出现超常处方且无正当理由的，取消其处方权；被责令暂停执业、被注销吊销执业证书、考核不合格离岗培训期间的医师，取消其处方权；不按照规定开具处方或不按照规定使用药品，造成严重后果的及因开具处方牟取私利的，取消其处方权。

处方调剂　又称药品调剂，是专业技术性很强的工作，其工作质量的好坏直接关系到患者的用药安全，其必须有专业人员按照法律规定的程序完成。

调剂人员资格　从事处方调剂工作的人员必须是取得药学专业技术职务任职资格的人员。药师在执业的医疗机构取得处方调剂资格。

调剂要求　药师应当凭医师处方调剂处方药品，非经医师处方不得调剂。药师应当按照操作规程调剂处方药品，调剂处方时必须做到“四查十对”：查处方，对科别、姓名、年龄；查药品，对药名、剂型、规格、数量；查配伍禁忌，对药品性状、用法用量；查用药合理性，对临床诊断。完成处方调剂后，应当在处方上签名或者加盖专用签章。

处方审核　药师应当认真逐项检查处方前记、正文和后记书写是否清晰、完整，并确认处方的合法性。药师应当对处方用药适宜性进行审核，审核后，认为存在用药不适宜时，应当告知处方医师，请其确认或者重新开具处方。如果发现严重不合理用药或者用药错误，应当拒绝调剂，及时告知处方医师，并应当记录，按照有关规定报告。

医疗机构义务　为规范处方管理，提高处方质量，保障患者的权益，根据《处方管理办法》，医疗机构在处方管理中应承担一定的法定义务。

药品管理　医疗机构应当根据本机构性质、功能、任务，制定药品处方集；并应当按照经药品监督管理部门批准并公布的药品通用名称购进药品，同一通用名称药品的品种，注射剂型和口服剂型各不得超过 2 种，处方组成类同的复方制剂 1~2 种。因特殊诊疗需要使用其他剂型和剂量规格药品的情况除外。

处方管理　医疗机构应当加强对本机构处方开具、调剂和保管的管理。医疗机构应当建立处方点评制度，填写处方评价表，对处方实施动态监测及超常预警，

登记并通报不合理处方，对不合理用药及时予以干预。县级以上地方卫生行政部门应当定期对本行政区域内医疗机构处方管理情况进行监督检查。发现医师出现《处方管理办法》第四十六条规定情形的，应当责令医疗机构取消医师处方权。

人员管理　医疗机构应对本单位开具、调剂和保管处方等相关人员进行管理。未取得处方权的人员及被取消处方权的医师不得开具处方；未取得麻醉药品和第一类精神药品处方资格的医师不得开具麻醉药品和第一类精神药品处方；未取得药学专业技术职务任职资格的人员不得从事处方调剂工作。除治疗需要外，医师不得开具麻醉药品、精神药品、医疗用毒性药品和放射性药品处方。

处方保存　处方由调剂处方药品的医疗机构妥善保存。普通处方、急诊处方、儿科处方保存期限为 1 年，医疗用毒性药品、第二类精神药品处方保存期限为 2 年，麻醉药品和第一类精神药品处方保存期限为 3 年。处方保存期满后，经医疗机构主要负责人批准、登记备案，方可销毁。麻醉药品和精神药品处方开具情况应进行专册登记，专册保存期限为 3 年。

法律责任　医疗机构、医师、药师违反《处方管理办法》所应承担的法律后果。

医疗机构法律责任　医疗机构使用不具有处方开具资格的医师开具处方或不具有处方调剂资格的药师调剂处方，由县级以上卫生行政部门责令限期改正，并可处以 5000 元以下的罚款；情节严重的，吊销其医疗机构执业许可证。医疗机构未按照规定保管麻醉药品和精神药品处方，或者未依照规定进行专册登记的，由设区的市级卫生行政部门责令限期改正，给予警告；逾期不改正的，处 5000 元以上 1 万元以下的罚款；情节严重的，吊销其印鉴卡；对直接负责的主管人员和其他直接责任人员，依法给予降级、撤职、开除的处分。

医师法律责任　未取得处方权或者被取消处方权后开具药品处方的医师及违法开具药品处方的医师，由县级以上卫生行政部门给予警告或者责令暂停 6 个月以上 1 年以下执业活动；情节严重的，吊销其执业证书。未取得麻醉药品和第一类精神药品处方资格的医师擅自开具麻醉药品和第一类精神药品处方的，或未按照规定开具麻醉药品和第一类精神药品处方及违法使用该类药品的，由其所在医疗机构取消其麻醉药品和第一类精神药品处方资格；造成严重后果的，由原发证部门吊销其执业证书。

药师法律责任　药师未按照规定调剂处方药品，情节严重的，由县级以上卫生行政部门责令改正、通报批评，给予警告；并由所在医疗机构或者其上级单位给予纪律处分。处方的调配人、核对人违反规定未对麻醉药品和第一类精神药品处方进行核对，造成严重后果的，由原发证部门吊销其执业证书。

（高玉玲）

Kàngjūn Yàowù Línchuáng Yìngyòng Guǎnlǐ Bànfǎ

《抗菌药物临床应用管理办法》（*Administrative Methods for Clinical Application of Antibacterial Drugs*）　卫生部颁布的对抗菌药物临床应用进行管理的部门规章。2012 年 2 月 13 日发布，2012 年 8 月 1 日起施行。抗菌药物是指治疗细菌、支原体、衣原体、立克次体、螺旋体、真菌等病原微生物所致感染性疾病病原的药物，不包括治疗结核病、寄生虫病和各种病毒所致感染性疾病的药物，以及具有抗菌作用的中药制剂。

立法目的　加强医疗机构抗菌药物临床应用管理，规范抗菌药物临床应用行为，提高抗菌药物临床应用水平，促进临床合理应用抗菌药物，控制细菌耐药，保障医疗质量和医疗安全。

分级管理制度　抗菌药物的临床应用实行分级管理。根据安全性、疗效、细菌耐药性、价格等因素，将抗菌药物分为非限制使用级、限制使用级与特殊使用级三个级别。非限制使用级抗菌药物是指经长期临床应用证明安全、有效，对细菌耐药性影响较小，价格相对较低的抗菌药物。限制使用级抗菌药物是指经长期临床应用证明安全、有效，对细菌耐药性影响较大，或者价格相对较高的抗菌药物。特殊使用级抗菌药物是指具有明显或者严重不良反应，不宜随意使用的抗菌药物；或者是需要严格控制使用，避免细菌过快产生耐药的抗菌药物；也可指疗效、安全性方面的临床资料较少的抗菌药物或者价格昂贵的抗菌药物。

医疗机构抗菌药物组织机构　医疗机构应当建立本机构抗菌药物管理工作制度，成立相应的抗菌药物管理工作机构，配备相应的医药人员，保障医疗安全。

管理工作机构　医疗机构应当设立抗菌药物管理工作机构或者配备专（兼）职人员负责本机构的抗菌药物管理工作。二级以上的医院、妇幼保健院及专科疾病防治机构（以下简称二级以上医院）应当在药事管理与药物治疗学委员会下设立抗菌药物管理工作组。抗菌药物管理工作组由医务、药学、感染性疾病、临床微生物、护理、医院感染管理等部门负责人和具有相关专业高级技术职务任职资格的人员组成，医务、药学等部门共同负责日常管理工作。其他医疗机构设立抗菌药物管理工作小组或者指定专（兼）职人员，负责具体管理工作。

医药人员配备　二级以上医院应当设置感染性疾病科，配备感染性疾病专业医师。二级以上医院应当配备抗菌药物等相关专业的临床药师，临床药师负责对本机构抗菌药物临床应用提供技术支持，指导患者合理使用抗菌药物，参与抗菌药物临床应用管理工作。二级以上医院应当根据实际需要，建立符合实验室生物安全要求的临床微生物室，临床微生物室开展微生物培养、分离、鉴定和药物敏感试验等工作，提供病原学诊断和细菌耐药技术支持，参与抗菌药物临床应用管理工作。

抗菌药物的遴选　医疗机构应当严格执行《处方管理办法》《医疗机构药事管理规定》《抗菌药物临床应用指导原则》《中国国家处方集》等相关规定及技术规范，加强对抗菌药物遴选工作。

抗菌药物供应目录的制定　医疗机构应当按照省级卫生行政部门制定的抗菌药物分级管理目录，制定本机构抗菌药物供应目录，并向核发其医疗机构执业许可证的卫生行政部门备案。医疗机构应当严格控制本机构抗菌药物供应目录的品种数量，同一通用名称抗菌药物品种，注射剂型和口服剂型各不得超过 2 种，具有相似或者相同药理学特征的抗菌药物不得重复列入供应目录。对于确因临床工作需要，抗菌药物品种和品规数量超过规定的，应当向核发其医疗机构执业许可证的卫生行政部门详细说明原因和理由；说明不充分或者理由不成立的，卫生行政部门不得接受其抗菌药物品种和品规数量的备案。抗菌药物供应目录确定后，应于一定的期限内进行调整，调整的周期原则上为 2 年，最短不得少于 1 年，医疗机构应于每次调整后 15 个工作日内向核发其医疗机构执业许可证的卫生行政部门备案。

抗菌药物品种的清退和更换　抗菌药物品种或者品规存在安全隐患、疗效不确定、耐药率高、性价比差或者违规使用等情况的，临床科室、药学部门、抗菌药物管理工作组可以提出清退或者更换意见。清退意见经抗菌药物管理工作组 1/2 以上成员同意后执行，并报药事管理与药物治疗学委员会备案；更换意见经药事管理与药物治疗学委员会讨论通过后执行。清退或者更换的抗菌药物品种或者品规原则上 12 个月内不得重新进入本机构抗菌药物供应目录。

抗菌药物的采购　医疗机构采购抗菌药物的品种、品规必须依法进行。

一般要求　医疗机构应当按照国家药品监督管理部门批准并公布的药品通用名称购进抗菌药物，优先选用《国家基本药物目录》《中国国家处方集》和《国家基本医疗保险、工伤保险和生育保险药品目录》收录的抗菌药物品种，未经备案的抗菌药物品种、品规，医疗机构不得采购。基层医疗卫生机构只能选用基本药物（包括各省区市增补品种）中的抗菌药物品种。采购时，应当由药学部门统一采购供应，其他科室或者部门不得从事抗菌药物的采购、调剂活动。临床上不得使用非药学部门采购供应的抗菌药物。

临时采购　因特殊治疗需要，医疗机构需使用本机构抗菌药物供应目录以外抗菌药物的，可以启动临时采购程序。临时采购应当由临床科室提出申请，说明申请购入抗菌药物名称、剂型、规格、数量、使用对象和使用理由，经本机构抗菌药物管理工作组审核同意后，由药学部门临时一次性购入使用。医疗机构应当严格控制临时采购抗菌药物品种和数量，同一通用名抗菌药物品种启动临时采购程序原则上每年不得超过 5 例次。如果超过 5 例次，应当讨论是否列入本机构抗菌药物供应目录，调整后的抗菌药物供应目录总品种数不得增加。为了加强管理，医疗机构应当每半年将抗菌药物临时采购情况向核发其医疗机构执业许可证的卫生行政部门备案。

抗菌药物的临床应用　医疗机构应分级使用抗菌药物，非特殊情况不得越级使用。

分级使用　医疗机构和医务人员应当根据抗菌药物预防感染的指证来使用一定级别的抗菌药物。预防感染、治疗轻度或者局部感染应当首选非限制使用级抗菌药物；严重感染、免疫功能低下合并感染或者病原菌只对限制使用级抗菌药物敏感时，方可选用限制使用级抗菌药物，严格控制特殊使用级抗菌药物使用，该类药物的使用必须经抗菌药物管理工作组指定的专业技术人员会诊同意后，具有相应处方权医师才能依法开具处方。而且，特殊使用级抗菌药物会诊人员必须由具有抗菌药物临床应用经验的感染性疾病科、呼吸科、重症医学科、微生物检验科、药学部门等具有高级专业技术职务任职资格的医师、药师或具有高级专业技术职务任职资格的抗菌药物专业临床药师担任。特殊使用级抗菌药物不得在门诊中使用。

越级使用 一般情况下，医师应依法按级使用抗菌药物。但因抢救生命垂危的患者等紧急情况，医师可以越级使用抗菌药物。越级使用抗菌药物应当详细记录用药指证，并应当于24小时内补办越级使用抗菌药物的必要手续。

抗菌药物处方权 为了保证抗菌药物的安全性和有效性，法律中对医师抗菌药物的处方权进行了严格限制，禁止无抗菌药物处方权的医师使用抗菌药物。

处方权的授予 法律中规定不同级别抗菌药物的处方权必须由该级别的医师享有。具有高级专业技术职务任职资格的医师，可授予特殊使用级抗菌药物处方权；具有中级以上专业技术职务任职资格的医师，可授予限制使用级抗菌药物处方权；具有初级专业技术职务任职资格的医师，在乡、民族乡、镇、村的医疗机构独立从事一般执业活动的执业助理医师及乡村医生，可授予非限制使用级抗菌药物处方权。

处方权的限制 医师应依法开具抗菌药物处方，医疗机构应当对出现抗菌药物超常处方3次以上且无正当理由的医师提出警告，限制其特殊使用级和限制使用级抗菌药物处方权。

处方权的取消 使用抗菌药物的医师在医疗中出现下列情形之一的，医疗机构应当取消其处方权：①如果抗菌药物考核不合格的。②限制处方权后，仍出现超常处方且无正当理由的。③未按照规定开具抗菌药物处方，造成严重后果的。④未按照规定使用抗菌药物，造成严重后果的。⑤开具抗菌药物处方牟取不正当利益的。医师处方权资格取消后，在6个月内不得恢复其处方权。

抗菌药物调剂权 药师经培训并考核合格后，方可获得抗菌药物调剂资格，禁止无调剂资格的药师调剂抗菌药物。二级以上医院应当定期对药师进行抗菌药物临床应用知识和规范化管理的培训。药师经本机构培训并考核合格后，方可获得相应的调剂权。药师未按照规定审核抗菌药物处方与用药医嘱，造成严重后果的，或者发现处方不适宜、超常处方等情况未进行干预且无正当理由的，医疗机构应当取消其药物调剂资格。药师药物调剂资格取消后，在六个月内不得恢复其药物调剂资格。

细菌耐药预警机制 医疗机构应当开展细菌耐药监测工作，建立细菌耐药预警机制，依据细菌耐药率的比例，依法采取不同的措施。对于主要目标细菌耐药率超过30%的抗菌药物，应当及时将预警信息通报给本机构医务人员；对于主要目标细菌耐药率超过40%的抗菌药物，应当慎重经验用药；对于主要目标细菌耐药率超过50%的抗菌药物，应当参照药敏试验结果选用；对于主要目标细菌耐药率超过75%的抗菌药物，应当暂停针对此目标细菌的临床应用，并根据追踪细菌耐药监测结果，再决定是否恢复临床应用。

法律责任 医疗机构、医师、药师及相关组织和人员违法应承担的法律后果。

医疗机构法律责任 医疗机构未建立抗菌药物管理组织机构或抗菌药物管理规章制度，未执行抗菌药物分级管理或管理混乱的，由县级以上卫生行政部门责令限期改正，逾期不改的，进行通报批评，并给予警告，造成严重后果的，对负有责任的主管人员和其他直接责任人员，给予处分。具有下述情形之一的，由县级以上卫生行政部门责令限期改正，给予警告，并可根据情节轻重处以3万元以下罚款：①医疗机构使用未取得抗菌药物处方权的医师或者使用被取消抗菌药物处方权的医师开具抗菌药物处方的。②未对抗菌药物处方、医嘱实施适宜性审核，情节严重的。③非药学部门从事抗菌药物购销、调剂活动的。④将抗菌药物购销、临床应用情况与个人或者科室经济利益挂钩的。⑤在抗菌药物购销、临床应用中牟取不正当利益的。对负有责任的主管人员和其他直接责任人员，可根据情节给予处分。

医师的法律责任 医师在执业活动中未依法开具抗菌药物处方，造成严重后果的或者使用未经国家药品监督管理部门批准的抗菌药物的；或者使用本机构抗菌药物供应目录以外的品种、品规，以及实施其他违法行为，造成严重后果的，由县级以上卫生行政部门按照《执业医师法》第三十七条的有关规定，给予警告或者责令暂停6个月以上1年以下执业活动；情节严重的，吊销其执业证书；构成犯罪的，依法追究刑事责任。

药师的法律责任 药师在执业活动中如果未按照规定审核、调剂抗菌药物处方，情节严重的；

或者未按照规定私自增加抗菌药物品种或者品规的；以及出现其他违法行为的，由县级以上卫生行政部门责令限期改正，给予警告；构成犯罪的，依法追究刑事责任。

（高玉玲）

Yīliáo Wèishēng Jīgòu Yīliáo Fèiwù Guǎnlǐ Bànfǎ

《医疗卫生机构医疗废物管理办法》（*Administrative Rules on Medical Waste from the Medical and Health Institutions*） 国务院卫生行政部门依据《医疗废物管理条例》颁布规范医疗卫生机构医疗废物管理的部门规章。医疗废物是指医疗卫生机构在医疗、预防、保健及其他相关活动中产生的具有直接或者间接感染性、毒性及其他危害性的废物。

立法沿革 1982年的《中华人民共和国宪法》第二十六条规定："国家保护和改善生活环境和生态环境，防止污染和其他公害。"这是国家环境保护的最基本的依据。1989年4月颁布的《中华人民共和国传染病防治法》规定：对被传染病病原体污染的污水、污物、粪便必须按照卫生防疫机构提出的卫生要求进行处理。1996年4月1日开始施行《固体废物环境污染防治法》，2000年11月卫生部发布的《医院感染管理规范（试行）》中规定：一次性无菌医疗用品使用后，必须进行消毒、毁形，进行无害化处理，禁止重复使用和回流社会。2003年6月国务院颁布《医疗废物管理条例》。2003年8月14日，经与国家环境保护总局商议，卫生部部务会议讨论通过制定《医疗卫生机构医疗废物管理办法》，并于2003年10月15日颁布并施行。随后卫生部、国家环境保护总局联合发布《医疗废物分类目录》（2003年）、《医疗废物管理条例行政处罚办法》（2004年）。国家环境保护总局发布《医疗废物集中处置技术规范（试行）》（2003年）、《医疗废物专用包装物、容器的标准和警示标识的规定》（2003年）。

立法目的 规范医疗卫生机构对医疗废物的管理，有效预防和控制医疗废物对人体健康和环境产生危害。

适用范围 适用于各级各类医疗卫生机构的医疗废物管理。医疗卫生机构是指依照《医疗机构管理条例》的规定取得医疗机构执业许可证的机构及疾病预防控制机构、采供血机构。军队医疗卫生机构医疗废物的管理由中国人民解放军卫生主管部门制定管理办法。医疗卫生机构的医疗废物管理涉及医疗废物的收集、运送、贮存、处置及监督管理等活动。医疗卫生机构收治的传染病病人或者疑似传染病病人产生的生活垃圾，按照医疗废物进行管理和处置，医疗卫生机构废弃的麻醉、精神、放射性、毒性等药品及其相关的废物的管理，依照有关法律、行政法规和国家有关规定、标准执行。

医疗卫生机构职责 医疗废物的安全管理，离不开健全的规章制度、完善的组织及相关的人员。医疗卫生机构应当建立、健全医疗废物管理责任制，其法定代表人或者主要负责人为第一责任人；设置负责医疗废物管理的监控部门或者专（兼）职人员，负责指导、检查医疗废物分类收集、运送、暂时贮存工作，以及组织医疗废物流失、泄漏、扩散和意外事故发生时的紧急处理工作等；制定并落实医疗废物管理的规章制度、工作流程和要求、有关人员的工作职责及发生医疗废物流失、泄漏、扩散和意外事故时的应急方案。

报告制度 医疗卫生机构在医疗废物发生流失、泄漏、扩散或意外事故时依法应在规定的时间向规定的部门进行报告。医疗卫生机构发生医疗废物流失、泄漏、扩散时，应当在48小时内向所在地的县级人民政府卫生行政主管部门、环境保护行政主管部门报告，调查处理工作结束后，还应当将调查处理结果向其报告；县级人民政府卫生行政主管部门每月逐级上报至当地省级人民政府卫生行政主管部门；省级人民政府卫生行政主管部门每半年汇总后报国务院卫生行政部门。发生因医疗废物管理不当导致1人以上死亡或者3人以上健康损害，需要对致病人员提供医疗救护和现场救援的重大事故时，应当在24小时内向所在地的县级人民政府卫生行政主管部门、环境保护行政主管部门报告，县级人民政府卫生行政主管部门接到报告后，应当在12小时内逐级向省级人民政府卫生行政主管部门报告，省级人民政府卫生行政主管部门接到报告后，应当在12小时内向国务院卫生行政部门报告。发生医疗废物导致传染病传播或者有证据证明传染病传播的事故有可能发生时，应当按照《中华人民共和国传染病防治法》及有关规定报告，并采取相应措施。

医疗废物登记制度 为了有效预防和控制医疗废物对人体健康和环境产生危害，医疗卫生机构应当对医疗废物进行登记。登记内容应当包括医疗废物的来源、种类、重量或者数量、交接时间、最终去向，以及经办人签名等项目。登记资料至少保存3年。

医疗废物收集管理 医疗卫生机构对医疗废物采取分类收集、分类管理的制度。医疗卫生机构应当及时收集本单位产生的医疗废物，并按照医疗废物的类别将医疗废物分置于符合《医疗废物专用包装物、容器的标准和警示标识的规定》的包装物或者容器内。感染性废物、病理性废物、损伤性废物、药物性废物及化学性废物不能混合收集。

特殊医疗废物收集：化学性废物中批量的废化学试剂、废消毒剂、批量的含有汞的体温计、血压计等医疗器具报废时应当交由专门机构处置；医疗废物中病原体的培养基、标本和菌种、毒种保存液等高危险废物，应当首先在产生地点进行压力蒸汽灭菌或者化学消毒处理，然后按感染性废物收集处理；隔离的传染病病人或者疑似传染病病人产生的医疗废物应当使用双层包装物，并及时密封；废弃的麻醉、精神、放射性、毒性等药品及其相关的废物的管理，依照有关法律、行政法规和国家的有关规定、标准执行。

医疗废物包装 医疗废物应用专门的包装物进行包装，医疗废物的包装物有包装袋、利器盒、周转箱三种，其规格、标准必须符合《医疗废物专用包装物、容器的标准和警示标识规定》。在每个包装物、容器上应当系中文标签，中文标签的内容应当包括：医疗废物产生单位、产生日期、类别及需要的特别说明等。盛装的医疗废物达到包装物或者容器的3/4时，应当使用有效的封口方式，使包装物或者容器的封口紧实、严密。包装物或者容器的外表面被感染性废物污染时，应当对被污染处进行消毒处理或者增加一层包装。

盛装医疗废物的每个包装物、容器外表面应当有警示标识。警示标识应当符合法律规定。警示标志的形式为直角菱形，警告语应与警示标志组合使用，背景色按照中国国家标准《漆膜颜色标准》（GB/T 3181中的Y06）是淡黄色，边框和警告语的颜色均为黑色，长宽比为2∶1，其中宽度与警示标志的高度相同。

医疗废物运送管理 将从医疗废物产生地点分类包装的医疗废物，按照规定的时间和路线运送至内部指定的暂时贮存地点的行为。

运送人员 在运送医疗废物前，应当检查包装物或者容器的标识、标签及封口是否符合要求，不得将不符合要求的医疗废物运送至暂时贮存地点，在运送医疗废物时，应当防止造成包装物或容器破损和医疗废物的流失、泄漏和扩散，并防止医疗废物直接接触身体。

运送工具 医疗卫生机构运送医疗废物的工具应是防渗漏、防遗撒、无锐利边角、易于装卸和清洁的专用运送工具。每天运送工作结束后，应当对运送工具及时进行清洁和消毒处理。

运送方式 由于医疗废物具有感染性、有毒性和有害性的特征，法律对医疗废物的运输方式进行了严格的限制。运输医疗废物时，有陆路通道的，禁止通过水路运输医疗废物；没有陆路通道必须经水路运输医疗废物的，应当经设区的市级以上人民政府环境保护行政主管部门批准，并采取严格的环境保护措施后，方可通过水路运输。禁止邮寄医疗废物，禁止通过铁路、航空运输医疗废物，禁止将医疗废物与旅客在同一运输工具上载运，禁止在饮用水源保护区的水体上运输医疗废物。

医疗废物暂时储存管理 医疗卫生机构应当建立医疗废物暂时贮存设施、设备，不得露天存放医疗废物。医疗废物的暂时贮存设施、设备，应当远离医疗区、食品加工区和人员活动区及生活垃圾存放场所，并设置明显的警示标识和防渗漏、防鼠、防蚊蝇、防蟑螂、防盗，以及预防儿童接触等安全措施。医疗废物暂时贮存的时间不得超过2天。

医疗废物处置管理 医疗废物的处置必须按法律规定进行。

处理原则 应当根据就近集中处置的原则，及时将医疗废物交由医疗废物集中处置单位处置。从事医疗废物集中处置活动的单位，应当具有县级以上人民政府环境保护行政主管部门颁发的经营许可证，其应具有符合环境保护和卫生要求的医疗废物贮存、处置设施或者设备及相关的技术工人。不具备集中处置医疗废物条件的农村地区，医疗卫生机构应当按照当地卫生行政主管部门和环境保护主管部门的要求，自行就地处置其产生的医疗废物。

禁止随意处置 禁止医疗卫生机构及其工作人员转让、买卖医疗废物，禁止在非收集、非暂时贮存地点倾倒、堆放医疗废物，禁止将医疗废物混入其他废物和生活垃圾，禁止随意丢弃医疗废物的管理制度。

职业安全保护 医疗卫生机构应采取积极有效的措施保护从事医疗废物的相关工作人员的人身安全。执业前应对其进行相关法律和专业技术、安全防护及紧急处理等知识的培训，并根据接触医疗废物种类及风险大小的不同，采取适宜、有效的职业卫生防护措施，为机构内从事医疗废物分类收集、运送、暂时贮存和处置等工作的人员和管理人员配备必要的防护用品，定期进行健康检查，必要时，对有关人员进行免疫接种，防止其受到健康损害。当发生被医疗废物刺伤、擦伤等伤害时，应当采取相应的处理措施，并及时报告机构内的相关部门。

法律责任　医疗卫生机构违反法律对医疗废物管理的规定，由县级以上地方人民政府卫生行政主管部门给予责令限期改正、警告和一定数目罚款的行政处罚。未建立健全医疗废物管理制度、未对有关人员进行知识培训和采取职业卫生防护措施、未依法对医疗废物进行登记的，应责令限期改正、给予警告；逾期不改正的，处以一定数目的罚款。医疗废物暂时贮存条件不符合要求、未将医疗废物按类别分置于专用包装物或者容器的、使用的医疗废物运送工具不符合要求的，视其情形分别给予警告、罚款等处罚。医疗卫生机构违法造成传染病传播或环境污染事故，给他人造成伤害的，依法承担民事赔偿责任。医疗卫生机构违反法律的规定，其违法行为引起传染病传播或环境污染，构成犯罪的，依法追究刑事责任。

（高玉玲）

Yīliáo Jīgòu Chuánrǎnbìng Yùjiǎn Fēnzhěn Guǎnlǐ Bànfǎ

《医疗机构传染病预检分诊管理办法》（*Administrative Rules on Pre-examination and Reception of Infectious Diseases of Medical Institutions*）　国务院卫生行政部门依据《中华人民共和国传染病防治法》颁布的规范医疗机构传染病预检、分诊工作的部门规章。2005年2月28日发布并施行。传染病预检分诊制度是对来诊的患者预先进行有关传染病方面的甄别、检查与分流的制度。

立法目的　规范医疗机构传染病预检、分诊工作，有效控制传染病疫情，防止医疗机构内交叉感染，保障人民群众身体健康和生命安全

组织管理　二级以上综合医院应当设立感染性疾病科，具体负责本医疗机构传染病的分诊工作，并对本医疗机构的传染病预检、分诊工作进行组织管理，没有设立感染性疾病科的医疗机构应当设立传染病分诊点。感染性疾病科和分诊点应当标识明确，相对独立，通风良好，流程合理，具有消毒隔离条件和必要的防护用品，并采取标准防护措施，按照规范严格消毒，按照《医疗废物管理条例》的规定处理医疗废物。

医疗机构的责任　医疗机构应当根据传染病的流行季节、周期和流行趋势做好特定传染病的预检、分诊工作。在接到特定传染病预警信息后，或者按照当地卫生行政部门的要求，加强特定传染病的预检、分诊工作。必要时，设立相对独立的针对特定传染病的预检处，引导就诊病人首先到预检处检诊，初步排除特定传染病后，再到相应的普通科室就诊。对呼吸道等特殊传染病病人或者疑似病人，医疗机构应当依法采取隔离或者控制传播措施，并按照规定对病人的陪同人员和其他密切接触人员采取医学观察和其他必要的预防措施。医疗机构不具备传染病救治能力时，应当及时将病人转诊到具备救治能力的医疗机构诊疗，并将病历资料复印件转至相应的医疗机构，转诊传染病病人或疑似传染病病人时，应当按照当地卫生行政部门的规定使用专用车辆。

医务人员的责任　从事传染病预检、分诊的医务人员应当严格遵守卫生管理法律、法规和有关规定，认真执行临床技术操作规范、常规及有关工作制度。各科室的医师在接诊过程中，应当注意询问病人有关的流行病学史、职业史，结合病人的主诉、病史、症状和体征等对来诊的病人进行传染病的预检。经预检为传染病病人或者疑似传染病病人的，应当将病人分诊至感染性疾病科或者分诊点就诊，同时对接诊处采取必要的消毒措施。

（高玉玲）

Yīxué Jiàoyù Línchuáng Shíjiàn Guǎnlǐ Zànxíng Guīdìng

《医学教育临床实践管理暂行规定》（*Interim Regulations for the Administration of Medical Education on the Clinical Practice*）　国务院卫生行政部门和教育部依据《中华人民共和国执业医师法》《中华人民共和国高等教育法》制定的规范医学教育临床实践管理的部门规章。2008年8月18日颁布，2009年1月1日施行。医学教育临床实践是指包括医学生的临床见习、临床实习、毕业实习等临床教学实践活动和试用期医学毕业生的临床实践活动。

立法目的　规范医学教育临床实践活动的管理，保护患者、教师和学生的合法权益，保证医学教育教学质量。

适用范围　规定适用于经教育行政主管部门批准设置的各级

各类院校的医学生和《中华人民共和国执业医师法》规定的试用期医学毕业生的医学教育临床实践活动。护理、药学及其他医学相关类专业的医学教育临床实践活动参照该规定执行。医学生是指具有注册学籍的在校医学类专业学生；试用期医学毕业生是指被相关医疗机构录用并尚未取得执业医师资格的医学毕业生。

临床教学基地职责 临床教学基地是指院校的附属医院，以及与举办医学教育的院校建立教学合作关系、承担教学任务的医疗机构，包括教学医院、实习医院和社区卫生服务机构等，其设置必须符合教育、卫生行政部门的有关规定，且必须有足够数量的具有执业医师资格的临床带教教师。临床教学基地负责组织医学生的临床教学实践活动，为实施临床教学实践活动和完成教学任务提供必要的条件，维护临床教学实践过程中相关参与者的合法权益；并应采取有效措施保护医学教育临床教学实践活动中患者的知情同意权、隐私权和其他相关权益，有责任保证医学教育临床实践过程中患者的医疗安全及医疗质量，并通过多种形式告知相关患者以配合临床实践活动，同时应加强对医学生医德医风及职业素质教育。

相关医疗机构职责 相关医疗机构是指承担试用期医学毕业生临床实践任务的医疗机构。相关医疗机构负责安排试用期医学毕业生的临床实践活动，确定执业医师作为指导医师，对试用期医学毕业生进行指导；并应采取有效措施保护患者的知情同意权、隐私权和其他相关权益，保证医疗安全及医疗质量。

临床带教教师和指导医师职责 临床带教教师是指经临床教学基地和相关院校核准，承担临床教学和人才培养任务的执业医师；临床带教指导医师是指经相关医疗机构核准，承担试用期医学毕业生指导任务的执业医师。临床带教教师和指导医师负责指导医学生和试用期医学毕业生的医学教育临床实践活动，确定从事医学教育临床实践活动的具体内容，审签医学生和试用期医学毕业生书写的医疗文件。牢固确立教学意识，增强医患沟通观念，积极说服相关患者配合医学教育临床实践活动；在安排和指导临床实践活动之前，应尽到告知义务并得到相关患者的同意，在教学实践中要保证患者的医疗安全和合法权益。

医学生和试用期医学毕业生参与工作的要求 医学生和试用期医学毕业生参与医学教育临床诊疗活动必须由临床带教教师或指导医师监督、指导，不得独自为患者提供临床诊疗服务，临床实践过程中产生的有关诊疗的文字材料必须经临床带教教师或指导医师审核签名后才能作为正式医疗文件；在医学教育临床实践活动中，应当尊重患者的知情同意权和隐私权，不得损害患者的合法权益。医学生在临床带教教师的监督、指导下，可以接触观察患者、询问患者病史、检查患者体征、查阅患者有关资料、参与分析讨论患者病情、书写病历及住院患者病程记录、填写各类检查和处置单、医嘱和处方，对患者实施有关诊疗操作、参加有关的手术；试用期医学毕业生在指导医师的监督、指导下，可以为患者提供相应的临床诊疗服务。

法律责任 在医学教育临床实践过程中发生的医疗事故或医疗纠纷，经鉴定属于医方原因造成的，由临床教学基地和相关医疗机构承担责任；若医疗事故或医疗纠纷的发生是临床带教教师和指导医师指导不当而导致的，临床带教教师或指导医师承担相应责任。医学生和试用期医学毕业生在临床带教教师和指导医师指导下参与医学教育临床实践活动，不承担医疗事故或医疗纠纷责任，但若未经临床带教教师或指导医师同意，擅自开展临床诊疗活动的，应承担相应的责任。

（高玉玲）

Yīliáo Jīgòu Jiàoyàn Guǎnlǐ Bànfǎ (Shìxíng)

《医疗机构校验管理办法（试行）》[*Administrative Rules on Check for Medical Institutions (trial)*]

国务院卫生行政部门依据《中华人民共和国执业医师法》《医疗机构管理条例》《医疗事故处理条例》《医疗机构管理条例实施细则》等制定的对医疗机构执业行为进行动态管理的部门规章。2009年6月15日颁布并施行。校验是指卫生行政部门依法对医疗机构的基本条件和执业状况进行检查、评估、审核，并依法作出相应结论的过程。

立法目的 加强医疗机构监督管理，规范医疗机构执业行为，保障医疗服务质量和医疗安全。

适用范围 依法登记取得医疗机构执业许可证的机构，其校验适用该办法。此类医疗机构包括综合医院、中医医院、民族医医院、专科医院、康复医院、妇幼保健院、卫生院、门诊部、诊所、村卫生室、急救中心、急救站、护理院等医疗机构。

不良执业行为记分制度 对医疗机构不良执业行为通过记录和评分的方式进行规范管理，记录和评分结果作为医疗机构校验依据的一项法律制度。医疗机构不良执业行为是指医疗机构在医疗执业活动中违反有关法律、法规、规章和诊疗护理规范、常规及其他规范性文件的行为。医疗机构不良执业行为记分以一年为一个周期，记分的具体办法和记分标准由省、自治区、直辖市人民政府卫生行政部门制定。

监管体制 国务院卫生行政部门主管全国医疗机构校验管理工作，县级以上地方人民政府卫生行政部门负责核发医疗机构执业许可证的医疗机构校验工作。上级卫生行政部门负责对下级卫生行政部门的校验工作进行监督指导，发现校验结论与实际情况不符，上级卫生行政部门有权变更下级卫生行政部门的校验结论。

校验期限 医疗机构的校验需在一定的期限内进行，达到校验期的医疗机构应当申请校验。床位在100张以上的综合医院、中医医院、中西医结合医院、民族医医院，以及专科医院、疗养院、康复医院、妇幼保健院、急救中心、临床检验中心和专科疾病防治机构的校验期为3年；其他医疗机构、中外合资合作医疗机构及暂缓校验后再次校验合格医疗机构的校验期均为1年。

暂缓校验 登记机关对校验过程中存在问题的医疗机构暂时停止校验。医疗机构有下列情形之一的，登记机关应当作出“暂缓校验”结论，下达整改通知书，并根据情况，给予1~6个月的暂缓校验期：①校验审查所涉及的有关文件、病案和材料存在隐瞒、弄虚作假情况。②不符合医疗机构基本标准。③限期整改期间。④停业整顿期间。⑤省、自治区、直辖市人民政府卫生行政部门规定的其他情形。暂缓校验期内，医疗机构不得发布医疗服务信息和广告；未设床位的医疗机构不得执业；除急救外，设床位的医疗机构不得开展门诊业务、收治新病人，在暂缓校验期内还应当对存在的问题进行整改。暂缓校验期满后，医疗机构应于5日内向卫生行政部门提出再次校验申请，期满后规定时间内未提出再次校验申请的，由卫生行政部门注销其医疗机构执业许可证。

校验的程序 医疗机构进行校验依法要经过校验申请、受理、审查和作出校验结论四个阶段。

申请与受理 医疗机构应当于校验期满前3个月向登记机关申请校验，并提交法律规定的材料，登记机关对医疗机构提交的校验申请材料进行审核后，应当根据情况作出是否受理的处理意见。登记机关在受理校验申请后，应当及时向医疗机构发出医疗机构申请校验受理通知，受理时间从作出受理决定之日算起。

审查 登记机关受理后应依法进行审查。医疗机构的校验审查包括书面审查和现场审查两部分。书面审查是登记机关就校验申请材料、日常监督管理和不良执业行为记分情况等书面材料进行审查。现场审查是由登记机关组织有关专家或者委托有关机构对医疗机构基本标准符合情况、医疗质量和医疗安全保障措施的落实情况，以及执行情况等进行审查。存在以下情况的医疗机构必须进行现场审查：①2个校验期内未曾进行现场审查的。②医疗机构在执业登记后首次校验的。③暂缓校验后再次校验的。④省、自治区、直辖市人民政府卫生行政部门规定的其他情形。

校验结论 登记机关应当在受理校验申请之日起30日内完成校验审查，作出校验结论，校验结论包括“校验合格”和“暂缓校验”。登记机关作出“校验合格”结论时，应当在医疗机构执业许可证副本上加盖校验合格章，作出暂缓校验结论时，应当确定暂缓校验期。卫生行政部门应当将医疗机构校验结论通过媒体网络等方式在管辖区域内予以公示。

医疗机构权利和责任 医疗机构在校验过程中依法享有的权利和违法所应承担的法律后果。

权利 医疗机构在校验中享有听证的权利、申请行政复议或者提起行政诉讼的权利。登记机关在作出暂缓校验结论前，应当告知医疗机构有要求举行听证的权利；医疗机构在被告知听证权利之日起5日内提出听证申请的，登记机关应当在20日内组织听证。登记机关在作出暂缓校验结论时，应当说明理由，并告知医疗机构享有依法申请行政复议或者提起行政诉讼的权利。

责任 医疗机构不按规定申请校验的，登记机关应当责令其在20日内补办申请校验手续；在限期内仍不申请补办校验手续的，登记机关注销其医疗机构执业许可证。暂缓校验期内，暂缓校验的医疗机构违反规定擅自开展诊疗活动、发布医疗服务信息和广告或省、自治区、直辖市人民政府卫生行政部门规定的其他情形时，登记机关可按照《医疗机构管理条例实施细则》的有关规定，注销其医疗机构执业许可证。

（高玉玲）

Yīliáo Guǎnggào Guǎnlǐ Bànfǎ

《医疗广告管理办法》

(*Administrative Rules on Medical Advertisement*) 国家工商行政管理总局和国务院卫生行政部

门颁布的对医疗广告进行规范管理的部门规章。2006年11月10日颁布，2007年1月1日施行。医疗广告是指利用各种媒介或者形式直接或间接介绍医疗机构或医疗服务的广告。

立法目的 加强医疗广告管理，保障人民身体健康。

医疗广告活动主体 医疗广告活动中享有权利和承担义务的人和组织。

广告主 为推销商品或服务，自行或委托他人设计、制作、发布广告的法人、其他经济组织或个人。在医疗广告活动中，医疗机构是广告主，非医疗机构不得发布医疗广告，医疗机构也不得以内部科室的名义发布医疗广告。医疗机构作为医疗广告的广告主，其基本义务是在参与广告活动中根据相关的法律规定承担为一定行为或不为一定行为的责任。

广告经营者 受委托提供广告设计、制作、代理服务的法人、其他经济组织或个人。广告经营者从事广告经营活动应当具备必要的专业技术人员、制作设备、并依法办理广告经营登记。中国的广告经营者主要有综合性广告公司、广告设计制作公司，兼营广告的企业和媒体单位，个体广告经营者和中外合资、合作广告公司。在医疗广告活动中，广告经营者为医疗机构提供广告设计、制作和代理服务。

广告发布者 为广告主或广告主委托的广告经营者发布广告的法人或其他经济组织。在中国，广告经营者必须是依法核准登记，从事广告发布业务的法人或其他经济组织，个人不允许从事广告发布业务。广告的发布者主要有新闻媒介单位和具有广告发布媒介的组织两大类，电视、报纸、广播、杂志是广告发布的传统四大媒介。

医疗广告内容 医疗广告的宣传内容必须在其经营范围或国家许可的范围内。根据《医疗广告管理办法》第六条的规定，医疗广告内容仅限于以下项目：①医疗机构第一名称。②医疗机构地址。③所有制形式。④医疗机构类别。⑤诊疗科目。⑥床位数。⑦接诊时间。⑧联系电话。同时①至⑥项发布的内容必须与卫生行政部门、中医药管理部门核发的医疗机构执业许可证或其副本载明的内容一致。

医疗广告表现形式 多种多样，但不能采用误导消费者、贬低他人等形式。医疗广告的表现形式不得含有以下情形：①涉及医疗技术、诊疗方法、疾病名称、药物的。②保证治愈或者隐含保证治愈的。③宣传治愈率、有效率等诊疗效果的。④淫秽、迷信、荒诞的。⑤贬低他人的。⑥利用患者、卫生技术人员、医学教育科研机构及人员，以及其他社会社团、组织的名义、形象作证明的。⑦使用解放军和武警部队名义的。⑧法律、行政法规规定禁止的其他情形。

医疗广告审查制度 对广告内容是否符合法律规定进行审查，中国医疗广告的审查主体是有关行政主管部门、广告的经营者和发布者，审查的客体是医疗广告的内容真实性、合法性。

事先审查 ①省级卫生行政部门和中医药管理部门的事先审查：医疗机构发布医疗广告，应当在发布前申请医疗广告审查。未取得医疗广告审查证明，不得发布医疗广告。事先审查包括形式审查和实质审查两部分。形式审查是指对医疗机构所提供相关证明文件的真实性、有效性、完整性进行审查。实质审查主要是对医疗广告作品的真实性、合法性进行审查。《医疗机构广告管理办法》规定省级卫生行政部门、中医药管理部门应当自受理之日起20日内对医疗广告成品样件内容进行审查，对审查合格的医疗广告，发给医疗广告审查证明，并将通过审查的医疗广告样件和核发的医疗广告审查证明予以公示；对审查不合格的医疗广告，应当书面通知医疗机构并告知理由。②广告经营者和发布者的事先审查：广告的经营者和发布者应依据法律、行政法规查验有关证明文件，核实广告内容，对内容不实或者证明文件不全的广告，广告经营者不得提供设计、制作、代理服务，广告发布者不得发布广告。广告经营者、广告发布者发布医疗广告，应当由其广告审查员查验医疗广告审查证明，核实广告内容。

事后监督 医疗广告发布后，为确保广告发布质量，维护社会秩序，保护有关人员的合法权益，广告监督管理机关要对广告的内容进行检测和检查。《医疗广告管理办法》规定，卫生行政部门、中医药管理部门负责医疗广告的审查，并对医疗机构进行监督管理，工商行政管理机关负责医疗广告的监督管理。

医疗广告发布要求 《中华人民共和国广告法》规定："广告应当真实、合法，符合社会主义精神文明的要求。"真实性和合法性是法律对广告的基本标准和要求，医疗广告作为广告的一种，该基本标准和要求对医疗广告同样适用，但由于医疗广告针对群体的特殊性，所以医疗广告发布时在内容上和形式上也有其特殊性。医疗机构应当按照医疗广告审查证明核准的广告成品样件内容与媒体类别发布医疗广告，医疗广告内容需要改动或者医疗机构的执业情况发生变化，与经审查的医疗广告成品样件内容不符的，医疗机构应当重新提出审查申请。发布医疗广告应当标注医疗机构第一名称和医疗广告审查证明文号。在新闻广告方面，《医疗广告管理办法》规定：禁止利用新闻形式、医疗资讯服务类专题节（栏）目发布或变相发布医疗广告。有关医疗机构的人物专访、专题报道等宣传内容，可以出现医疗机构名称，但不得出现有关医疗机构的地址、联系方式等医疗广告内容；不得在同一媒介的同一时间段或者版面发布该医疗机构的广告。在名人广告方面，《医疗广告管理办法》规定：禁止利用患者、卫生技术人员、医学教育科研机构及人员，以及其他社会社团、组织的名义、形象作证明的。

法律责任　对违反《医疗广告管理办法》规定的医疗机构、广告的经营者、发布者所给予的法律制裁。

医疗机构法律责任　医疗机构违反规定发布医疗广告，县级以上地方卫生行政部门、中医药管理部门应责令其限期改正，给予警告；情节严重的，可以责令停业整顿、吊销有关诊疗科目，直至吊销医疗机构执业许可证；医疗机构篡改医疗广告审查证明内容发布医疗广告的，省级卫生行政部门、中医药管理部门应当撤销医疗广告审查证明，并在一年内不受理该医疗机构的广告审查申请。省级卫生行政部门、中医药管理部门撤销医疗广告审查证明后，应当自作出行政处理决定之日起5个工作日内通知同级工商行政管理机关，工商行政管理机关应当依法予以查处。

广告经营者、广告发布者法律责任　工商行政管理机关对违反规定的广告经营者、广告发布者依据《中华人民共和国广告法》《中华人民共和国反不正当竞争法》予以处罚，对情节严重，造成严重后果的，可以并处1~6个月暂停发布医疗广告，直至取消广告经营者、广告发布者的医疗广告经营和发布资格的处罚。法律法规没有规定的，工商行政管理机关应当对负有责任的广告主、广告经营者、广告发布者给予警告或者处以1万元以上3万元以下的罚款；医疗广告内容涉嫌虚假的，工商行政管理机关可根据需要会同卫生行政部门、中医药管理部门作出认定。

（高玉玲）

Yīyuàn Guǎnlǐ Píngjià Zhǐnán

《医院管理评价指南》

（*Evaluation Guideline of Hospital Management*）　国务院卫生行政部门发布的对医院管理评价的规范性文件。2008年5月13日发布并施行。该规范性文件是建立中国医院管理评价指标体系的重要基础，是国家医疗质量保障与持续改进体系的重要组成部分。

立法目的　对加强医院管理，科学、客观、准确地评价医院管理，指导医院强化内涵建设，坚持“以病人为中心”，提高管理水平，持续改进医疗质量，保障医疗安全，改善医疗服务，控制医疗费用，为人民群众提供安全、有效、方便、价廉的医疗卫生服务，起着重大的作用。

适用范围　重点适用于三级综合医院的管理，对于其他级别和类型的医院各省、自治区、直辖市可以根据本辖区实际情况，在《医院管理评价指南》的基础上，建立本辖区不同级别、不同类别医院管理评价指标体系，并将有关工作情况及时报告国务院卫生行政部门。

医院管理　医院具有依法执业的义务。要严格执行医疗卫生管理法律、法规、规章、诊疗护理规范，严格按照卫生行政部门核定的诊疗科目执业，要按照规定申请医疗机构校验和发布医疗广告，不得使用非卫生技术人员从事诊疗活动，不得超范围执业。医院要有合理的组织机构和完整的规章制度和岗位职责，建立院、科两级管理责任制，实行院长负责制。加强人力资源管理，有适宜的人力资源配置方案，落实岗位职务聘任制，加强人才队伍建设。有突发事件的应急预案并组织演练，能够承担突发事件紧急医疗救援任务。医院信息系统符合《医院信息系统基本功能规范》，实行信息系统操作权限分级管理，保护患者隐私。按照《中华人民共和国价格法》等有关价格政策，严格执行医疗服务收费和药品价格，实行医疗服务价格公示制度，向社会公开收费项目和标准，采取价格查询、费用日清等措施，提高收费透明度。后勤保障服务能够坚持“以病人为中心”的服务理念，满足医疗服务流程需要。按照《大型医用设备配置与使用管理办法》的规定，合理配置使用甲、乙类大型医疗设备，急救生命支持系统仪器设备保持待用状态，建立全院应急调配机制。

医疗质量管理　医院要建立院、科两级医疗质量管理组织，院长为医疗质量管理第一责任人，科主任全面负责科室医疗质量管理工作。医院要认真执行医疗质量和医疗安全的核心制度；实行医疗质量责任追究制；建立医疗风险防范、控制和追溯机制；按规定报告医疗不良事件，不隐瞒和漏报。医疗技术应用保障安全、有效，符合诊疗科目范围，符合医学伦理原则；建立医疗技术风险预警机制，制定和完善医疗技术损害处置预案，并组织实施；科研项目的医疗技术应符合法律、法规和医学伦理原则，按规定审批。建立和完善主要专业部门的医疗质量管理，非手术科室、手术科室、门诊、急诊、重症监护病房、感染性疾病科、临床检验、病理、医学影像、药事、输血、医院感染、病案、介入诊疗、血液净化等质量管理与持续改进要符合《医院管理评价指南》的规定。建立健全护理质量管理与持续改进工作：建立完善的护理管理组织体系；对各护理单元护士的配置有明确的原则与标准，确保护理质量与患者安全，病房护士与床位比至少达到0.4：1，重症监护室护士与床位比达到(2.5~3)：1，医院护士总数至少达到卫生技术人员的50%；临床护理中应体现人性化服务，保护患者的知情同意权和隐私权，提供心理护理服务；有护理差错报告和管理制度。

医疗安全管理 医院要提高医疗服务安全意识，建立医疗纠纷防范和处置机制，及时妥善处理医疗纠纷；制定重大医疗安全事件、医疗事故防范预案和处理程序，按照规定报告重大医疗过失行为和医疗事故；医院建筑要符合《综合医院建筑设计规范》，建筑布局体现“以病人为中心”的服务理念，满足医疗服务流程需要；医疗设备和设施能够安全运行；建立医用放射性物质、剧毒试剂等危险物品的安全管理制度并认真落实。

医院服务 在医疗服务过程中应坚持“以病人为中心”，充分维护患者的合法权益，尊重和维护患者的知情同意权、隐私权、选择权等，尊重患者的民族风俗习惯及宗教信仰。医院及其工作人员不得通过职务便利谋取不正当利益，严禁推诿、拒诊患者，医院应提供多层次的医疗护理服务，满足不同层次人员的医疗需求。医院应有清洁、舒适、温馨的服务环境和合理、便捷的服务流程。

医院绩效 主要通过社会效益、工作效率和经济运行状态三个方面来考察。在医疗服务过程中，始终把社会效益放在首位，履行相应的社会责任和义务；认真完成政府指令性任务，积极参加政府组织的社会公益性活动；履行公共卫生职能，开展健康教育、科普宣传等工作；承担教学、科研和人才培养工作。工作效率主要是通过医院年门诊、急诊手术人次，医师人均每日担负诊疗人次，门诊患者人均医疗费用，住院患者人均医疗费用等项指标进行评价。经济运行状态主要通过药品收入及占医疗总收入的百分比、药品进销差价收入及占医疗总收入的百分比、医疗服务收入占业务收入的百分比及与上年度的比较等项指标来衡量。

其他评价指标 法定传染病报告率、重大医疗过失行为和医疗事故报告率、完成政府指令性任务比例、入出院诊断符合率、手术前后诊断符合率、临床主要诊断、病理诊断符合率、急危重症抢救成功率、麻醉死亡率、尸检率、清洁手术切口感染率、病历合格率、处方合格率等项目也是医院评价指标。

（高玉玲）

Yīliáo Jìshù Línchuáng Yìngyòng Guǎnlǐ Bànfǎ

《医疗技术临床应用管理办法》（*Administrative Rules for Clinical Application of Medical Technology*） 国务院卫生行政部门颁布的对医疗技术临床应用进行规范管理的部门规章。2009年3月2日发布，2009年5月1日起施行。医疗技术是指医疗机构及其医务人员以诊断和治疗疾病为目的，对疾病作出判断和消除疾病、缓解病情、减轻痛苦、改善功能、延长生命、帮助患者恢复健康而采取的诊断、治疗措施。

立法目的 加强医疗技术临床应用管理，建立医疗技术准入和管理制度，促进医学科学发展和医疗技术进步，提高医疗质量，保障医疗安全。

适用范围 适用于医疗机构开展医疗技术临床应用。医疗机构是指依据《医疗机构管理条例》及其实施细则的规定，经登记取得医疗机构执业许可证的机构。一般医疗技术的临床应用适用于该办法，但异种干细胞治疗技术、异种基因治疗技术、人类体细胞克隆技术等医疗技术暂不得应用于临床。在时间效力范围上，办法发布前已经临床应用的第三类医疗技术，医疗机构应当在此办法实施后6个月内向技术审核机构提出医疗技术临床应用能力技术审核申请，没有提出技术审核申请或者卫生行政部门决定不予诊疗科目项下医疗技术登记的，一律停止临床应用第三类医疗技术。办法发布前已经临床应用的第一类医疗技术和第二类医疗技术临床应用能力技术审核与诊疗科目项下医疗技术登记由省级卫生行政部门规定。

临床应用原则　医疗技术临床应用应当遵循科学、安全、规范、有效、经济、符合伦理的原则。安全性和有效性的原则是患者权益保护的要求，是医疗技术分级和分类管理的依据。科学、规范的管理原则是提高医疗质量，保障医疗安全的需要。同时在医疗技术应用过程中还要遵循伦理的原则，保护病人的隐私权、知情同意权、人格权等权益，同时促进医学科学发展和医疗技术进步。

分类管理制度　根据医疗技术的安全性和有效性对医疗技术进行分类，从而由不同部门采取不同管理方式的制度。医疗技术分为三类：第一类医疗技术是指安全性、有效性确切，医疗机构通过常规管理在临床应用中能确保其安全性、有效性的技术。第二类医疗技术是指安全性、有效性确切，涉及一定伦理问题或者风险较高，卫生行政部门应当加以控制管理的医疗技术。第三类医疗技术是涉及重大伦理问题、风险高、安全性和有效性尚需经规范的临床试验研究进一步验证、需要使用稀缺资源或国务院卫生行政部门规定的其他需要特殊管理的医疗技术，这类医疗技术需要卫生行政部门加以严格控制管理。第一类医疗技术的临床应用由医疗机构根据功能、任务、技术能力实施严格管理；第二类医疗技术临床应用管理工作由省级卫生行政部门负责，其目录由省级卫生行政部门根据本辖区情况制定并报国务院卫生行政部门备案，其不得将国务院卫生行政部门废除或者禁止使用的医疗技术列入本行政区医疗技术目录；第三类医疗技术的临床应用管理工作由国务院卫生行政部门负责，其目录由国务院卫生行政部门制定并公布，国务院卫生行政部门可以根据临床应用实际情况对目录进行调整。

分级管理制度　根据医疗技术的风险性和难易程度对医疗技术进行分级，并进而确定由一定医疗技术权限的医师进行的法律制度。《医疗技术临床应用管理办法》规定医疗机构应当建立医疗技术分级管理制度和保障医疗技术临床应用质量、安全的规章制度，医疗机构应当建立手术分级管理制度。根据风险性和难易程度不同，手术分为四级：一级手术是指风险较低、过程简单、技术难度低的普通手术；二级手术是指有一定风险、过程复杂程度一般、有一定技术难度的手术；三级手术是指风险较高、过程较复杂、难度较大的手术；四级手术是指风险高、过程复杂、难度大的重大手术。医疗机构应当对具有不同专业技术职务任职资格的医师 开展不同级别的手术进行限定，并对其专业能力进行审核后授予相应的手术权限。异种干细胞治疗技术、异种基因治疗技术、人类体细胞克隆技术等暂不得应用于临床。

临床应用能力审核制度　具有资质的技术审核机构根据相关政策法规要求，按照一定的标准、一定的程序对提出申请的医疗机构进行医疗技术临床应用能力技术审核的制度。

审核权限分工　第一类医疗技术临床应用的能力技术审核，由医疗机构自行组织实施，也可以由省级卫生行政部门规定；第二类医疗技术和第三类医疗技术临床应用前实行第三方技术审核制度；第三类医疗技术首次应用于临床前，还必须经过国务院卫生行政部门组织的安全性、有效性临床试验研究、论证及伦理审查。国务院卫生行政部门、省级卫生行政部门指定或者组建的技术审核机构，分别负责对第三类、第二类医疗技术临床应用能力进行审核，国务院卫生行政部门也可以委托省级卫生行政部门组织对指定的第三类医疗技术进行审核。

技术审核机构　由国务院卫生行政部门或省级卫生行政部门指定或组建的主要负责医疗技术临床应用能力审核工作的机构和组织。技术审核机构要有健全的组织机构和完善的管理体系，在医学专业领域具有权威性，学术作风科学、严谨、规范或省级以上卫生行政部门规定其他条件。技术审核机构要建立审核工作制度，指定并公布医疗技术临床应用能力技术审核程序，并建立专家库。

技术审核专家库　专家库由医学专家、法学专家、伦理学、管理学等方面人员组成，并要求其熟悉掌握有关法律法规和规章，具有良好的职业品德、专业知识和业务能力，受聘医疗卫生机构、高等院校、科研机构或法律服务机构，并承担相应高级技术职务 3 年，健康状况良好及省级以上卫生行政部门规定的其他条件。审核机构聘请这些人员时可以不受行政区域的限制。专家库成员进行技术审核时实行回避制和责任追究制。

技术审核申请　医疗机构开展第二类医疗技术或者第三类医疗技术前，应当向相应的技术审核机构申请医疗技术临床应用能力技术审核，申请时其主体和内容需符合法律规定。提出申请的医疗机构的医疗技术要符合相应卫生行政部门的规定；有卫生行政部门批准的相应诊疗科目；有在本机构注册的、能胜任该项医疗技术临床应用的专业技术人员；有与该技术相适应的环境、设备、设施；该技术通过本机构伦理审查；近3年相关业务无不良记录；有与该项医疗技术相适应的管理制度；申请技术审核时，医疗机构应提交开展该项医疗技术的目的、意义和实施方案、该项医疗技术的基本概况、开展该项医疗技术具备的条件、本机构医学伦理审查报告等材料。未列入相应目录的、国务院卫生行政部门废除或者禁止使用的技术不能申请。未通过审核的医疗技术，医疗机构不得在12个月内向其他技术审核机构申请同一技术的再审核。

审核方式 技术审核实行合议制，参加医疗技术审核的人员应为3人以上单数，审核人员独立出具书面审核报告并署名；在必要的情况下到现场审核，审核人员的意见和结论不同时应当注明；审核机构要对申请材料、审核意见和结论、审核成员信息等存档。

临床应用管理制度 医疗机构、医务人员在医疗技术临床应用中应遵循的制度。

准入制度 通过临床应用能力技术审核并审定的医疗技术，经登记后方可在临床应用的制度。医疗机构负责审核第一类医疗技术的临床应用，省级卫生行政部门负责审定第二类医疗技术的临床应用，国务院卫生行政部门负责审定第三类医疗技术的临床应用。经相应的卫生行政部门审定后30日内到核发其医疗机构执业许可证的卫生行政部门办理诊疗科目项下的医疗技术登记，经登记后医疗机构方可在临床应用相应的医疗技术。

报告制度 医疗机构应当自准予开展第二类医疗技术和第三类医疗技术之日起2年内，每年向批准该项医疗技术临床应用的卫生行政部门报告临床应用情况，包括诊疗病例数、适应证掌握情况、临床应用效果、并发症、合并症、不良反应、随访情况等。在出现应当立即停止该项医疗技术临床应用的情形时，要向核发其医疗机构执业许可证的卫生行政部门报告。

立即停止医疗技术临床应用规定 《医疗技术临床应用管理办法》规定：医疗机构在医疗技术临床应用过程中出现下列情形之一的，应当立即停止该项医疗技术的临床应用：①该项医疗技术被国务院卫生行政部门废除或者禁止使用。②从事该项医疗技术主要专业技术人员或者关键设备、设施及其他辅助条件发生变化，不能正常临床应用。③发生与该项医疗技术直接相关的严重不良后果。④该项医疗技术存在医疗质量和医疗安全隐患。⑤该项医疗技术存在伦理缺陷。⑥该项医疗技术临床应用效果不确切。⑦省级以上卫生行政部门规定的其他情形。

重新审核制度 医疗技术临床应用经登记后，发生法律规定的情形时重新申请审核的制度：医疗机构出现与该项医疗技术有关的专业技术人员或者设备、设施、辅助条件发生变化；可能会对医疗技术临床应用带来不确定后果的；该技术非关键环节发生改变的；准予该技术诊疗科目登记后1年内未在临床应用的；该技术中止1年以上拟重新开展的情形时，应当报请批准其临床应用该项医疗技术的卫生行政部门决定是否需要重新进行医疗技术临床应用能力技术审核。

法律责任 医疗机构和医务人员、技术审核机构及卫生行政部门违反医疗技术临床应用管理制度所应承担的法律责任。

医疗机构及医务人员法律责任 医疗机构准予医务人员超出其专业能力开展医疗技术给患者造成损害的，医疗机构承担相应的法律和经济赔偿责任；未经医疗机构批准，医务人员擅自临床应用医疗技术的，由医务人员承担相应的法律和经济赔偿责任。医疗机构未经医疗技术登记擅自在临床应用医疗技术的，由县级以上人民政府卫生行政部门予以警告、责令其改正，并可以根据情节处以3000元以下的罚款；情节严重的，吊销其医疗机构执业许可证。医疗机构在医疗技术临床应用能力技术审核过程中弄虚作假的、不符合相应卫生行政部门规划的、医疗技术与其功能、任务不相适应的、不再具备医疗技术临床应用条件的；应不予医疗技术登记；已经准予登记的，应当及时撤销医疗技术登记。

技术审核机构法律责任 技术审核机构工作人员在技术审核过程中滥用职权、弄虚作假或者非法收受财物，以及牟取其他不正当利益的，技术审核机构应当禁止其参与技术审核工作，并由其所在单位给予行政处分。技术审核机构5年内不得再聘任其参加技术审核工作。

卫生行政部门法律责任 卫生行政部门及其工作人员违反规定干预技术审核工作的，上级卫

生行政部门或者工作人员所在的卫生行政部门应当及时纠正；后果严重的，应当给予有关负责人和直接责任人员行政处分。

（高玉玲）

Dàxíng Yīyòng Shèbèi Pèizhì Yǔ Shǐyòng Guǎnlǐ Bànfǎ

《大型医用设备配置与使用管理办法》（*Administrative Rules for Disposition and Application of Large-scale Medical Equipment*） 国务院卫生行政部门、国家发展和改革委员会和财政部共同制定的对大型医用设备配置和使用进行规范管理的部门规章。2004 年 12 月 31 日颁布，2005 年 3 月 1 日起施行。大型医用设备是指列入国务院卫生行政部门管理品目的医用设备，以及尚未列入管理品目、省级区域内首次配置的整套单价在 500 万元人民币以上的医用设备。大型医用设备管理品目分为甲、乙两类，甲类大型医用设备是指资金投入量大、运行成本高、使用技术复杂、对卫生费用增长影响大的医用设备，管理品目中的其他大型医用设备为乙类大型医用设备。

立法目的 合理配置和有效使用大型医用设备，控制卫生费用过快增长，维护患者权益，促进卫生事业的健康发展。

适用范围 适用于中华人民共和国境内各级各类性质医疗机构大型医用设备的配置和使用。中国人民解放军医疗机构大型医用设备的配置和使用，由中国人民解放军卫生行政部门参照此办法实施归口管理，其配置规划和年度审批情况报国务院卫生行政部门备案。

配置原则 配置大型医用设备首先必须适合中国国情、符合区域卫生规划原则。国务院卫生行政部门会同国家发展和改革委员会，依据中国国民经济的发展、医学科学技术的进步，以及社会多层次医疗服务需求，编制甲类大型医用设备的配置规划和提出乙类大型医用设备配置规划指导意见；省级卫生行政部门会同省级有关部门根据国务院卫生行政部门下发的乙类大型医用设备配置规划指导意见，结合本地区卫生资源配置标准制定乙类大型医用设备配置规划，报国务院卫生行政部门核准后实施。其次，配置大型医用设备还需充分兼顾技术的先进性、适宜性和可及性，从而实现区域卫生资源共享，不断提高设备使用率。国务院卫生行政部门委托中介组织对大型医用设备的先进性、经济性和适宜性进行专业技术论证，定期发布阶梯配置入选机型，指导配置工作，并根据大型医用设备临床使用情况，结合技术发展和中国国情适时公布淘汰机型。

审批制度 大型医用设备的配置审批必须遵循科学、合理、公正、透明的原则，严格依据配置规划，经过专家论证，按管理权限分级审批。甲类大型医用设备的配置由医疗机构按属地化原则向所在地卫生行政部门提出申请，逐级上报，经省级卫生行政部门审核后报国务院卫生行政部门审批；乙类大型医用设备的配置由医疗机构按属地化原则向所在地卫生行政部门提出申请，逐级上报至省级卫生行政部门审批。卫生行政部门按管理权限，从大型医用设备配置申请受理之日起 60 个工作日内，作出是否同意的批复。

使用管理制度 大型医用设备的管理实行配置规划和配置证制度，甲类大型医用设备的配置许可证由国务院卫生行政部门颁发，乙类大型医用设备的配置许可证由省级卫生行政部门颁发。严禁医疗机构购置进口二手大型医用设备、购置其他医疗机构更新替换下来的大型医用设备，严禁使用国家已公布的淘汰机型。医疗机构使用大型医用设备要严格操作规范，保证设备使用安全、有效，大型医用设备上岗人员应是接受岗位培训，取得相应的上岗资质的人员，大型医用设备检查治疗收费项目，由国务院价格主管部门会同卫生行政部门制定，并列入《全国医疗服务价格项目规范》。

监管体制 中国对大型医用设备采取分级管理的原则，甲类大型医用设备配置和使用由国务院卫生行政部门及同级相关部门监管；乙类大型医用设备由省级卫生行政部门及同级相关部门监管。县以上各级价格主管部门负责对大型医用设备检查治疗时的收费价格进行监督检查；发展改革、财政部门负责对政府拨款资助的大型医用设备购置的资金、投资情况进行监督检查。

法律责任 医疗机构违反法律规定使用大型医用设备所承担的责任。医疗机构擅自购置大型医用设备的，卫生行政部门应责令其停止使用、封存设备，所在地价格主管部门有权没收其所获取的相应检查治疗收入，并处以相应收入 5 倍以下的罚款。医疗机构使用淘汰机型和不合格的大型医用设备的，卫生行政部门应及时封存该设备，吊销其大型医用设备配置许可证，情节严重，造成恶劣影响的，可以责令其停业整顿，所在地价格主管部门有权没收其获取的相应检查治疗收入，并处以 5 倍以下的罚款。医疗机构聘用不具备资质人员操作、使用大型医用设备的，卫生行政部门应及时封存其大型医用设备，并吊销大型医用设备配置许可证。

（高玉玲）

Yīliáo Wèishēng Jīgòu Yíqì Shèbèi Guǎnlǐ Bànfǎ

《医疗卫生机构仪器设备管理办法》（*Administrative Rules on Equipment in Medical and Health Institutions*） 国务院卫生行政部门制定的对医疗卫生机构仪器设备进行管理的行政规章。医疗卫生机构仪器设备是指应用于医学领域，具有明显专业技术特征的医疗器械、科学仪器、卫生装备、实验室装置、辅助设备等。

立法沿革 新中国成立后，国家设置卫生部和总后卫生部分别对地方医院和部队医院的医用仪器设备实施统一的监督管理，陆续颁布了一系列有关仪器设备管理的规章。20世纪80年代后，中国在《全国医院工作条例》《医院工作制度》《医院人员工作职责》等规章中，对医用仪器设备提出了明确的要求和规定。1984年5月和1987年12月卫生部发布了《全国中医医院医疗设备标准（试行）》和《卫生事业单位仪器设备管理办法（暂行）》。1988年9月和1990年3月国家中医药管理局发布《中医机构仪器设备管理暂行办法》和《直属中医机构仪器设备管理暂行办法（试行）》。1995年，卫生部专门发布《大型医用设备配置与应用管理暂行办法》，1996年9月20日制定并发布《医疗卫生机构仪器设备管理办法》。

立法目的 加强医疗卫生机构仪器设备的科学管理，保障人民健康，更好地为卫生事业发展和医学科学现代化服务。

适用范围 该办法适用于全国各级医疗卫生机构。中国人民解放军所属医疗卫生机构的仪器设备，由中国人民解放军卫生行政主管部门归口进行管理。国有的仪器设备，不论资金来源、购置渠道，均属该办法的管理范围。该办法是各级卫生行政部门对本地区加强仪器设备管理工作和各级医疗卫生机构仪器设备使用管理工作进行考核、评价的依据。

管理原则 仪器设备管理应遵循统一领导，归口管理，分级负责，责任到人、管理与服务相结合的原则。各级卫生行政部门应设置仪器设备管理机构或有专人负责，并有一名领导分管仪器设备管理工作，各级医疗卫生机构可根据规模和任务设置管理部门或专职管理人员，并有一名领导分管仪器设备管理工作。各级卫生行政部门仪器设备管理机构和各级医疗卫生机构仪器设备管理部门在各自的职责范围内行使职权。

管理人员 仪器设备管理人员应由管理、卫生等技术人员组成，其人数的多少由各单位根据自身的规模任务和仪器设备的资产总值等情况，按比例合理配备并保持相对稳定。仪器设备管理人员属于专业技术人员，具备专业知识和技能，应参加相应的专业培训，应与其他业务部门的技术人员同等待遇，参加考核和晋升，有突出贡献者，可破格晋升。

仪器设备购置 购置仪器设备应从实际出发，本着适用、先进、合理的原则，国内能够生产，质量能满足需要的整机、零配件、消耗品等一般不进口。购置植入人体的器具、人工器官、一次性医用器具等对人体健康有重大影响的仪器设备，必须按国家的有关规定选购。仪器设备购置前，应按法律规定的程序进行。仪器设备管理部门应结合本单位的规模、任务、现状、发展规划和经费情况制定切实可行的仪器设备装备规划和年度购置计划，装备规划和年度购置计划必须经仪器设备评价咨询委员会讨论，并按审批权限报批后方可执行。对单价在10万元以上的仪器设备购置计划，必须加强论证，对已颁布的大型医用设备品目的购置计划，按有关规定办理。

仪器设备调剂制度 对于仪器设备出现闲置或使用价值不高时，调配到其他单位进行使用的制度。《仪器设备管理办法》规定：凡购买超过需求或由于工作任务变更累计停用1年以上未使用的仪器设备，应调剂使用；在用仪器设备技术指标下降，但未达到报废程度，可降级使用或调剂。调剂仪器设备应按国家有关规定办理产权变更或转让手续，并妥善处理档案资料。

仪器设备报废制度 由于长期使用中的有形磨损并达到规定使用年限，不能修复继续使用；或由于技术改进的无形磨损，必须以新的、更先进的仪器设备替换原有的仪器设备等原因而按照有关规定进行产权注销的行为。《仪器设备管理办法》规定，仪器设备具有下列情形之一的，应予报废：①国家主管部门发布淘汰的仪器设备品目及种类。②未达到国家计量标准，又无法校正修复者。③严重污染环境，不能安全运转或可能危及人身安全和人体健康，又无法维修或无改造价值者。④超过使用寿命，性能指标明显下降又无法修复者。⑤粗制滥造，质量低劣，不能正常运转，又无法改造利用者。仪器设备处理后的收入，包括出售收入，报废报损残值变价收入，应用于维修，更新仪器设备。

（高玉玲）

yīliáo wèishēng jīgòu tǒngyī biāozhì

医疗卫生机构统一标志

（unified symbols in medical and health institutions）　1998 年 4 月 15 日国务院卫生行政部门、国家中医药管理局、总后卫生部发布的《关于启用医疗卫生机构统一标志的通知》中明确规范了医疗卫生机构统一标志含义、性质、使用要求及使用范围等内容。

含义　医疗卫生机构统一标志为带有白边的四颗红心围绕着白十字（图）。四颗红心分别代表卫生人员对病人、对服务对象的爱心、耐心、细心、责任心。总体图形在医疗机构表示以病人为中心，在其他卫生机构表示以保护和增进人民健康为中心。

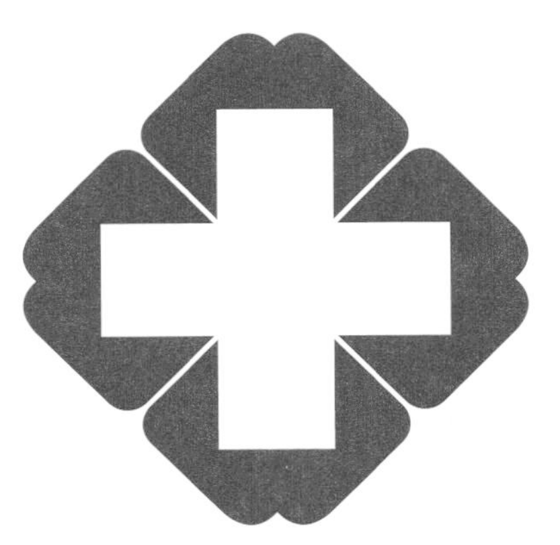

图　医疗卫生机构统一标识

性质　标志有标识性和使用性，标识性是指此标志为医疗卫生机构的专用特定标志，其他单位和个人不得使用。使用性是指可将其用于医疗卫生机构使用的部分用品、设备上。

适用范围　适用于各级各类医疗卫生机构及医疗卫生机构部分用品（含救护车、标牌、灯光、被服、医用家具等等），同时医疗卫生机构也可以将含有此标志的指示性路标置于其所在路口。军队医疗机构平时为社会医疗服务可使用此标志，执行军事任务和战场救护时继续使用武装力量医疗机构的专用红十字标志。

使用要求　医疗卫生机构在使用此标志时，应将其置于本单位显著位置，并能从不同方向、尽可能远的位置得以辨认。急救医疗机构和医疗机构的急诊科（室）在夜间或者能见度低时，应以灯光或其他发光物显示此标志。但医疗卫生机构在使用本标志时，不得在标志上增删任何内容。

管理　国务院卫生行政部门医政司归口负责此标志的使用管理工作。生产制造及销售此标志必须规范。生产制造及销售此标志的企业或生产单位，生产前必须由国务院卫生行政部门和地方卫生行政部门审核批准，并指定单位监制。

（高玉玲）

shèqū wèishēng fúwù jīgòu biāoshí

社区卫生服务机构标识

（community health service symbols）　2007 年 6 月 13 日卫生部制定的《关于启用社区卫生服务机构标识的通知》中对社区卫生服务机构标识的含义、使用范围、使用要求等作了具体的规定。

目的　规范社区卫生服务机构管理，统一社区卫生服务机构标识，方便居民识别。

适用范围　只有经政府卫生行政部门登记注册并取得医疗机构执业许可证的社区卫生服务机构才能使用该标识，其他任何机构不得使用。

标识含义　该标识以人、房屋和医疗卫生机构标识形状为构成元素——三口之家代表健康家庭，家庭和房屋组成和谐社区，与医疗卫生机构的四心十字组合表示社区卫生服务机构，体现了社区卫生服务以人的健康为中心、家庭为单位、社区为范围的服务内涵及以人为本的服务理念。标识图形中还含有两个向上的箭头，一个代表社区居民健康水平不断提高，一个代表社区卫生服务质量不断改善，展示社区卫生服务永远追求健康的目标。标识的整体颜色为绿色，体现社区的健康与和谐（图）。

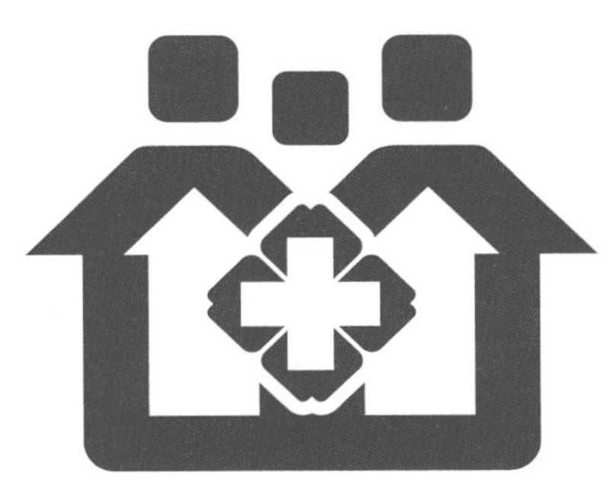

图　社区卫生服务机构标识

使用范围　标识可使用于社区卫生服务机构牌匾、灯箱、标牌、旗帜、文件、服饰、宣传栏、宣传材料、办公用品、网页等。

使用要求　社区卫生服务机构标识不得用于以营利为目的的活动及与社区卫生服务工作无关的活动。社区卫生服务机构在使用该标志时，应将社区卫生服务机构标识置于显著位置，便于识别。使用社区卫生服务机构标识应当严格按照比例放大或缩小，不得随意更改图形和颜色。

监督管理　地方各级政府卫生行政部门负责对社区卫生服务机构标识在本辖区的使用情况进行监督管理。

（高玉玲）

Réntǐ Qìguān Yízhí Tiáolì
《人体器官移植条例》

(*Regulations on Human Organ Transplantation*) 国务院制定的规范人体器官移植、保证医疗质量，保障人体健康，维护公民合法权益的行政法规。人体器官移植是指摘取人体器官捐献人具有特定功能的心脏、肺脏、肝脏、肾脏或者胰腺等器官的全部或者部分，将其植入接受人身体以代替其病损器官的过程。

立法沿革 2001年上海市通过《上海市遗体捐献条例》，山东省、武汉市、宁波市等也分别制定遗体捐献条例。2003年8月，深圳经济特区制定并颁布专门针对器官捐献与器官移植的《深圳经济特区人体器官捐献移植条例》。2005年6月，福建省人大常委会颁布《福建省遗体和器官捐献条例》。2006年3月，卫生部颁布《人体器官移植技术临床应用安全管理暂行规定》，从技术操作的角度正式就人体器官移植问题进行明确规范。2007年3月21日国务院颁布《人体器官移植条例》，并于当年5月1日起施行。

适用范围 器官移植有自体移植、同种移植和异种移植三大类，临床上又包括脏器移植、组织移植和细胞移植三种类型。《人体器官移植条例》适用的主要是同种异体脏器移植，即用手术的方法，切取某一人体内的脏器，移植到另一人体内，替换其已损伤的病态或衰竭的器官，以救治其疾病。从事人体细胞和角膜、骨髓等人体组织移植，不适用该条例。从适用的范围上来说，主要适用于在中华人民共和国境内从事的人体器官移植，在中华人民共和国境外从事的人体器官移植不适用该条例。

人体器官来源 《人体器官移植条例》中明确规定了自愿捐献是器官来源的基本方式，严禁任何组织或者个人以任何形式买卖人体器官，严禁从事与买卖人体器官有关的活动。自愿捐献是指器官的捐献完全以捐献人的意思表示为依据，捐献人明确表示愿意捐献器官供移植时，符合法律规定的，可以提取器官供移植；捐献人生前明确表示死后愿捐献器官的，当其死亡时，医师可以摘取其器官供移植。自愿捐献鼓励自愿和知情同意作为提供器官的两大基本原则。

人体器官捐献 捐献人捐献器官应符合法律规定的条件。

基本原则 人体器官捐献应当遵循自愿、无偿的原则。公民享有捐献或者不捐献其人体器官的权利，任何组织或者个人不得强迫、欺骗或者利诱他人捐献人体器官。捐献者捐献器官时不得以买卖或变相买卖的方式向受体方收取一定费用。

主体要求 捐献人体器官的公民应当具有完全民事行为能力，任何组织或者个人不得摘取未满18周岁公民的活体器官用于移植。活体器官的接受人和活体器官捐献人需要具有法定的特殊关系，即活体器官的接受人限于活体器官捐献人的配偶、直系血亲或者三代以内旁系血亲，或者有证据证明与活体器官捐献人存在因帮扶等形成亲情关系的人员。

形式要求 公民捐献其人体器官应当有书面形式的捐献意愿，对已经表示捐献其人体器官的意愿，有权予以撤销。公民生前表示不同意捐献其人体器官的，任何组织或者个人不得捐献、摘取该公民的人体器官；公民生前未表示不同意捐献其人体器官的，该公民死亡后，其配偶、成年子女、父母可以以书面形式共同表示同意捐献该公民人体器官的意愿。

人体器官移植管理 为了保障人体健康，维护公民的合法权益，从事人体器官移植的机构必须依法执业。

执业条件 医疗机构从事人体器官移植，应当具备下列条件：①有与从事人体器官移植相适应的执业医师和其他医务人员。②有满足人体器官移植所需要的设备、设施。③有由医学、法学、伦理学等方面专家组成的人体器官移植技术临床应用与伦理委员会，该委员会中从事人体器官移植的医学专家不超过委员人数的1/4。④有完善的人体器官移植质量监控等管理制度。

执业许可 医疗机构从事人体器官移植，应当依照《医疗机构管理条例》的规定，向所在地省、自治区、直辖市人民政府卫生主管部门申请办理人体器官移植诊疗科目登记。已经办理人体器官移植诊疗科目登记的医疗机构不再具备器官移植条件的，应当停止从事人体器官移植，并向原登记部门报告。原登记部门应当自收到报告之日起2日内注销该医疗机构的人体器官移植诊疗科目登记，并予以公布。省级以上人民政府卫生主管部门应当定期组织专家根据人体器官移植手术成功率、植入的人体器官和术后患者的长期存活率，对医疗机构的人体器官移植临床应用能力进行评估，并及时公布评估结果；对评估不合格的，由原登记部门撤销人体器官移植诊疗科目登记。

执业规则 医疗机构及其医务人员从事人体器官移植，应当

遵守伦理原则和人体器官移植技术管理规范。

移植法定程序　在摘取活体器官前或者尸体器官捐献人死亡前，负责人体器官移植的执业医师应当向所在医疗机构的人体器官移植技术临床应用与伦理委员会提出摘取人体器官审查申请。人体器官移植技术临床应用与伦理委员会收到摘取人体器官审查申请后，应当进行审查，并出具同意或者不同意的书面意见。人体器官移植技术临床应用与伦理委员会不同意摘取人体器官的，医疗机构不得作出摘取人体器官的决定，医务人员不得摘取人体器官。

术前医学检查、告知与风险评估　实施人体器官移植手术的医疗机构及其医务人员应当对人体器官捐献人进行医学检查，对接受人因人体器官移植感染疾病的风险进行评估，并采取措施，降低风险。从事人体器官移植的医疗机构及其医务人员摘取活体器官前，应当向活体器官捐献人说明器官摘取手术的风险、术后注意事项、可能发生的并发症及其预防措施等，并与活体器官捐献人签署知情同意书；确认除摘取器官产生的直接后果外不会损害活体器官捐献人其他正常的生理功能。

摘取尸体器官的规制　医疗机构摘取尸体器官应当在依法判定尸体器官捐献人死亡后进行，从事人体器官移植的医务人员不得参与捐献人的死亡判定。从事人体器官移植的医疗机构及其医务人员应当尊重死者的尊严，对摘取器官完毕的尸体，应当进行符合伦理原则的医学处理，除用于移植的器官以外，应当恢复尸体原貌。

保密义务　从事人体器官移植的医务人员应当对人体器官捐献人、接受人和申请人体器官移植手术的患者的个人资料保密。

移植公平性　为满足人体器官移植手术患者对有限的人体器官资源的需求，《人体器官移植条例》规定申请人体器官移植手术患者的排序，应当符合医疗需要，遵循公平、公正和公开的原则。

移植费用　从事人体器官移植的医疗机构实施人体器官移植手术，可以向接受人收取摘取和植入人体器官的手术费、保存和运送人体器官的费用、摘取植入人体器官所发生的药费、检验费、医用耗材费，但不得收取或者变相收取所移植人体器官的费用。

监管体制　国务院卫生主管部门负责全国人体器官移植的监督管理工作；县级以上地方人民政府卫生主管部门负责本行政区域人体器官移植的监督管理工作。任何组织或者个人对违反该条例规定的行为，有权向卫生主管部门和其他有关部门举报；对卫生主管部门和其他有关部门未依法履行监督管理职责的行为，有权向本级人民政府、上级人民政府有关部门举报。接到举报的人民政府、卫生主管部门和其他有关部门对举报应当及时核实、处理，并将处理结果向举报人通报。

法律责任　相关机构和人员违反《人体器官移植条例》所应承担的法律后果。

医疗机构法律责任　医疗机构违反器官移植执业规则，对负有责任的主管人员和其他直接责任人员依法给予处分；情节严重的，由原登记部门撤销该医疗机构人体器官移植诊疗科目登记，该医疗机构 3 年内不得再申请人体器官移植诊疗科目登记；医疗机构违反条例规定给他人造成损害的，应当依法承担民事责任。

医务人员法律责任　医务人员未经审查同意摘取患者的器官或违反关于活体器官和尸体器官摘取的规定，应依法给予处分；情节严重的，由县级以上地方人民政府卫生主管部门依照职责分工暂停其 6 个月以上 1 年以下执业活动；情节特别严重的，由原发证部门吊销其执业证书。

其他人员法律责任　未经公民本人同意摘取其活体器官的，公民生前表示不同意捐献其人体器官而摘取其尸体器官的，摘取未满 18 周岁公民的活体器官的，如构成犯罪，依法追究刑事责任。违反条例规定，买卖人体器官或者从事与买卖人体器官有关活动的，由设区的市级以上地方人民政府卫生主管部门依照职责分工没收违法所得，并处交易额 8 倍以上 10 倍以下的罚款；国家工作人员参与买卖人体器官或者从事与买卖人体器官有关活动的，由有关国家机关依据职权依法给予撤职、开除的处分。

（高玉玲）

wèishēng jìshù rényuán guǎnlǐ zhìdù

卫生技术人员管理制度

（administrative system of health technical personnel management）　调整规范对卫生技术人员的监督管理，保证医疗质量，维护人民群众的身心健康的社会关系的法律规范的总和。

新中国成立后，中国非常重视对卫生技术人员的管理。1951 年当时的政务院就颁布了《医师暂行条例》和《中医师暂行条例》等。为了加强医师队伍的建设，提高医师的职业道德和业务素质，保障医师的合法权益，保护人民健康，第九届全国人民代表大会常务委员会第三次会议于1998年6月26日通过《中华人民共和国执业医师法》，自1999年5月1日起施行。此后，国务院又发布了《乡村医生从业管理条例》（2003年）和《护士条例》（2008年）。

为了更好地实施卫生技术人员管理的法律和法规，国务院卫生行政部门先后制订了《医师资格考试暂行办法》（1999年）、《医师执业注册暂行办法》（1999年）、《传统医学师承和确有专长人员医师资格考核考试办法》（1999年发布，2007年修订）、《医师外出会诊管理暂行规定》（2005年）、《护士执业注册管理办法》（2008年）、《香港、澳门特别行政区医师在内地短期行医管理规定》（2009年）、《台湾地区医师在大陆短期行医管理规定》（2009年），2014年又发布了《关于推进和规范医师多点执业的若干意见》，在总结梳理《关于推进和规范医师多点执业的若干意见》实施情况的基础上，于2017年发布了《医师执业注册管理办法》，不断完善中国卫生技术人员管理的法律体系。

（樊立华　高　蕾）

Zhōnghuá Rénmín Gònghéguó Zhíyè Yīshīfǎ

《中华人民共和国执业医师法》

（*Law of the People's Republic of China on Medical Practitioners*）　调整医师资格考试、执业注册、考核培训和执业活动中产生的各种社会关系的法律。简称《执业医师法》。执业医师是指依法取得执业医师资格或者执业助理医师资格，经注册在医疗、预防、保健机构（包括计划生育技术服务机构）中执业的专业医务人员。

立法沿革　1951年，政务院颁布了《医师暂行条例》《中医师暂行条例》《牙医师暂行条例》，20世纪50年代中期以后就停止执行，并在1956年废除了医师资格考试制度。1998年6月26日，第九届全国人大常委会第三次会议通过《中华人民共和国执业医师法》，自1999年5月1日起施行。

立法目的　加强医师队伍的建设，提高医师的职业道德和业务素质，保障医师的合法权益，保护人民健康。

适用范围　执业医师和执业助理医师；在乡村医疗卫生机构中向村民提供预防、保健和一般医疗服务的乡村医生，符合《执业医师法》有关规定的，可以依法取得执业医师资格或者执业助理医师资格，适用此法；不具备规定的执业医师资格或者执业助理医师资格的乡村医生，适用《乡村医生从业管理条例》。军队医师执行此法的实施办法，由国务院、中央军事委员会依据此法的原则制定。在中国境内申请医师考试、注册、执业或者从事临床示教、临床研究等活动的境外人员不属于此法适用范围，按照国家有关规定办理。

管理部门　国务院卫生行政部门主管全国的医师工作；县级以上地方人民政府卫生行政部门负责管理本行政区域内的医师工作。医师可以依法组织和参加医师协会。

医师资格考试制度　中国实行医师资格考试制度，医师资格考试分为执业医师资格考试和执业助理医师资格考试，成绩合格，取得执业医师资格或者执业助理医师资格。参加医师资格考试应具备相应条件。见《医师资格考试暂行办法》。

医师执业注册　医师按照注册的执业地点、执业类别、执业范围执业，在医疗、预防、保健机构从事医疗、预防、保健业务。未经注册取得执业证书，不得从事医师执业活动。见《医师执业注册管理办法》。

医师执业权利　①在注册的执业范围内，进行医学诊查、疾病调查、医学处置、出具相应的医学证明文件，选择合理的医疗、预防、保健方案。②按照国务院卫生行政部门规定的标准，获得与本人执业活动相当的医疗设备基本条件。③从事医学研究、学术交流，参加专业学术团体。④参加专业培训，接受继续医学教育。⑤在执业活动中，人格尊严、人身安全不受侵犯。⑥获取工资报酬和津贴，享受国家规定的福利待遇。⑦对所在机构的医疗、预防、保健工作和卫生行政部门的工作提出意见和建议，依法参与所在机构的民主管理。

医师执业义务　①遵守法律、法规，遵守技术操作规范。②树立敬业精神，遵守职业道德，履行医师职责，尽职尽责为患者服务。③关心、爱护、尊重患者，保护患者的隐私。④努力钻研业务，更新知识，提高专业技术水平。⑤宣传卫生保健知识，对患者进行健康教育。

医师执业规则　①医师实施医疗、预防、保健措施，签署有关医学证明文件，必须亲自诊查、调查，并按照规定及时填写医学文书，不得隐匿、伪造或者销毁医学文书及有关资料，不得出具与自己执业范围无关或者与执业类别不相符的医学证明文件。②对急危患者，医师应当采取紧急措施进行诊治；不得拒绝急救处置。③医师应当使用经国家有关部门批准使用的药品、消毒药剂和医疗器械。除正当诊断治疗外，不得使用麻醉药品、医疗用毒性药品、精神药品和放射性药品。④医师应当如实向患者或者其家属介绍病情，但应注意避免对患者产生不利后果。医师进行实验性临床医疗，应当经医院批准并征得患者本人或者其家属同意。⑤医师不得利用职务之便，索取、非法收受患者财物或者牟取其他不正当利益。⑥遇有自然灾害、传染病流行、突发重大伤亡事故及其他严重威胁人民生命健康的紧急情况时，医师应当服从县级以上人民政府卫生行政部门的调遣。⑦医师发生医疗事故或者发现传染病疫情时，应当按照有关规定及时向所在机构或者卫生行政部门报告；医师发现患者涉嫌伤害事件或者非正常死亡时，应当按照有关规定向有关部门报告。⑧执业助理医师应当在执业医师的指导下，在医疗、预防、保健机构中按照其执业类别执业；在乡、民族乡、镇的医疗、预防、保健机构中工作的执业助理医师，可以根据医疗诊治的情况和需要，独立从事一般的执业活动。

医师考核和培训　国家建立医师工作考核和培训制度。

医师考核制度　县级以上卫生行政部门负责指导、检查和监督医师考核工作，其委托医疗、预防、保健机构或医疗机构评审委员会、医师协会或者其他医学专业组织，根据医师执业标准，对医师的业务水平、工作成绩和职业道德状况进行定期考核，并把考核结果报准予注册的卫生行政部门备案。对于考核不合格的医师，县级以上卫生行政部门可以责令其暂停执业活动3~6个月，并接受培训和继续医学教育；暂停执业活动期满，再次进行考核，合格者允许继续执业，不合格者，注销注册，收回医师执业证书。

医师奖励　在执业活动中，医德高尚，事迹突出的；对医学专业技术有重大突破，作出显著贡献的；遇有自然灾害、传染病流行、突发重大伤亡事故及其他严重威胁人民生命健康的紧急情况时，救死扶伤、抢救诊疗表现突出的；长期在边远贫困地区、少数民族地区条件艰苦的基层单位努力工作的，均应予以表彰或者奖励。

医师培训制度　县级以上卫生行政部门应当制定医师培训计划，对医师进行多种形式的培训，为医师接受继续医学教育提供条件；医疗、预防、保健机构应当按照规定和计划保证本机构医师的培训和继续医学教育；县级以上卫生行政部门委托的承担医师考核任务的医疗卫生机构，应当为医师的培训和接受继续医学教育提供和创造条件。

法律责任　违反《执业医师法》规定，应承担相应的行政责任、民事责任和刑事责任。

行政责任　以不正当手段取得医师执业证书、未经批准擅自开办医疗机构或者非法行医的，由相关卫生行政部门予以行政处罚，包括吊销执业证书、行政处分、罚款、没收违法所得。卫生行政部门或医疗机构工作人员违反执业医师法规定，弄虚作假、玩忽职守、滥用职权、徇私舞弊，尚不构成犯罪的，依法给予行政处分。医疗机构未对属于注销注册情形而未履行报告职责，导致严重后果的，给予警告、对行政负责人给予行政处分。

医师在执业活动中，有下列行为之一的，给予警告、暂停执业或吊销执业证书处罚：①违反卫生行政规章制度或者技术操作规范，造成严重后果的。②由于不负责任延误急危患者的抢救和诊治，造成严重后果的。③造成医疗责任事故的。④未经亲自诊查、调查，签署诊断、治疗、流行病学等证明文件或者有关出生、死亡等证明文件的。⑤隐匿、伪造或者擅自销毁医学文书及有关资料的。⑥使用未经批准使用的药品、消毒药剂和医疗器械的。⑦不按照规定使用麻醉药品、医疗用毒性药品、精神药品和放射性药品的。⑧未经患者或者其家属同意，对患者进行实验性临床医疗的。⑨泄露患者隐私，造成严重后果的。⑩利用职务之便，索取、非法收受患者财物或者牟取其他不正当利益的；⑪发生自然灾害、传染病流行、突发重大伤亡事故及其他严重威胁人民生命健康的紧急情况时，不服从卫生行政部门调遣的。⑫发生医疗事故或者发现传染病疫情，患者涉嫌伤害事件或者非正常死亡，不按照规定报告的。

民事责任　违反《执业医师法》规定，医师在医疗、预防、保健工作中造成事故的，依照法律或者国家有关规定处理。未经批准擅自开办医疗机构行医或者非医师行医的，给患者造成损害的，依法承担赔偿责任。

刑事责任　违反《执业医师法》规定构成犯罪的，依法追究刑事责任。①《中华人民共和国刑法》第三百三十五条规定，医务人员由于严重不负责任，造成就诊人员死亡或者严重损害就诊人员人体健康的，处3年以下有期徒刑或者拘役。②《中华人民

共和国刑法》第三百三十六条规定，未取得医生执业资格的人非法行医，情节严重的，处3年以下有期徒刑、拘役或者管制，并处或者单处罚金；严重损害就诊人身体健康的，处3年以上10年以下有期徒刑，并处罚金；造成就诊人死亡的，处10年以上有期徒刑，并处罚金。未取得医生执业资格的人擅自为他人进行节育复通手术、假节育手术、终止妊娠手术或者摘取宫内节育器，情节严重的，处3年以下有期徒刑、拘役或者管制，并处或者单处罚金；严重损害就诊人身体健康的，处3年以上10年以下有期徒刑，并处罚金；造成就诊人死亡的，处10年以上有期徒刑，并处罚金。

（赵　敏）

Xiāngcūn Yīshēng Cóngyè Guǎnlǐ Tiáolì

《乡村医生从业管理条例》

（*Administrative Rules on Village Medical Practitioner*）　调整乡村医生执业注册、考核培训和执业活动中产生的各种社会关系的行政法规。乡村医生是指尚未取得执业医师资格或者执业助理医师资格，经注册在村医疗卫生机构从事预防、保健和一般医疗服务的医生。

立法沿革　乡村医生是在农村向广大农民提供预防、保健和一般医疗服务的基本力量。此条例出台之前，对乡村医生的调整主要见于国务院卫生行政部门卫生规章中的相关规定和地方法规中，如《关于农村卫生改革与发展的决定》《2001~2010年全国乡村医生教育规划》《黑龙江省乡村医生管理规定》《陕西省村卫生室管理规范》《天津市农村合作医疗管理办法》《山东省村卫生室管理办法》《福建省初级卫生保健条例》《江西省农村合作医疗制度实施办法》《云南省农村医疗卫生条例》《甘肃省村级卫生所暂行管理办法》《广西壮族自治区行政村卫生所管理暂行办法》《安徽省农村卫生室管理试行办法》等。《中华人民共和国执业医师法》附则第四十五条明确授权国务院制定专门的乡村医生管理法规。2003年7月30日国务院第16次常务会议通过《乡村医生从业管理条例》，8月5日国务院令第386号公布，2004年1月1日起施行。此条例共六章49条，包括总则、执业注册、执业规则、培训与考核、法律责任、附则。

立法目的　为了提高乡村医生的职业道德和业务素质，加强乡村医生从业管理，保护乡村医生的合法权益，保障村民获得初级卫生保健服务，根据《中华人民共和国执业医师法》的规定，制定此条例。

适用范围　未取得执业医师资格或者执业助理医师资格，在乡村从事医疗保健工作的卫生技术人员。村医疗卫生机构中的执业医师或者执业助理医师，依照执业医师法的规定管理，不适用此条例。

乡村医生执业注册制度　国家实行乡村医生执业注册制度；县级人民政府卫生行政主管部门负责乡村医生执业注册工作。

乡村医生执业注册　2003年8月5日之前的乡村医生，取得县级以上卫生行政主管部门颁发的乡村医生证书，并符合下列条件之一的，可以向县级人民政府卫生行政主管部门申请乡村医生执业注册，取得乡村医生执业证书后，继续在村医疗卫生机构执业：①已经取得中等以上医学专业学历的。②在村医疗卫生机构连续工作20年以上的。③按照省、自治区、直辖市人民政府卫生行政主管部门制定的培训规划，接受培训取得合格证书的。

对具有县级以上卫生行政主管部门颁发的乡村医生证书，但不符合上述条件的乡村医生，在此条例施行后6个月内参加有关预防、保健和一般医疗服务基本知识的培训，并根据省、自治区、直辖市人民政府卫生行政主管部门确定的考试内容、考试范围进行考试。经培训并考试合格的，可以申请乡村医生执业注册；经培训但考试不合格的，应当再次参加培训和考试；不参加再次培训或者再次考试仍不合格的，不得申请乡村医生执业注册。

2004年8月5日后进入村医疗卫生机构从事预防、保健和医疗服务的人员，应当具备执业医师资格或者执业助理医师资格。

符合此条例规定，申请在村医疗卫生机构执业的人员，应当持村医疗卫生机构出具的拟聘用证明和相关学历证明、证书，向所在地县级卫生行政主管部门申请执业注册，未经注册不得执业。乡村医生执业证书有效期为5年，有效期满需继续执业的，应当在有效期满前3个月申请再注册。乡村医生应当在聘用其执业的村医疗卫生机构执业；变更执业机构的，应当办理变更注册手续。

不予注册　①不具有完全民事行为能力的。②受刑事处罚，自刑罚执行完毕之日起至申请执业注册之日止不满2年的。③受吊销乡村医生执业证书行政处罚，自处罚决定之日起至申请执业注册之日止不满2年的。

注销注册　①死亡或者被宣告失踪的。②受刑事处罚的。③中止执业活动满2年的。④考

核不合格，逾期未提出再次考核申请或者经再次考核仍不合格的。

注册备案 县级卫生行政主管部门应当将准予执业注册、再注册和注销注册的人员名单向其执业所在地的村民公告，并由市级卫生行政主管部门汇总，报省、自治区、直辖市卫生行政主管部门备案。

乡村医生执业权利 ①进行一般医学处置，出具相应的医学证明。②参与医学经验交流，参加专业学术团体。③参加业务培训和教育。④在执业活动中，人格尊严、人身安全不受侵犯。⑤获取报酬。⑥对当地的预防、保健、医疗工作和卫生行政主管部门的工作提出意见和建议。

乡村医生执业义务 ①遵守法律、法规、规章和诊疗护理技术规范、常规。②树立敬业精神，遵守职业道德，履行乡村医生职责，为村民健康服务。③关心、爱护、尊重患者，保护患者的隐私。④努力钻研业务，更新知识，提高专业技术水平。⑤向村民宣传卫生保健知识，对患者进行健康教育。

乡村医生执业规则 ①应当协助有关部门做好初级卫生保健服务工作。②及时报告传染病疫情和中毒事件，如实填写并上报有关卫生统计报表，妥善保管有关资料。③在执业中，不得重复使用一次性医疗器械和卫生材料，按规定处置使用过的一次性医疗器械和卫生材料。④应当如实向患者或者其家属介绍病情，对超出一般医疗服务范围或者限于医疗条件和技术水平不能诊治的病人，应当及时转诊；情况紧急不能转诊的，应当先行抢救并及时向有抢救条件的医疗卫生机构求助。⑤不得出具与执业范围无关或者与执业范围不相符的医学证明，不得进行实验性临床医疗活动。⑥应当在乡村医生基本用药目录规定的范围内用药。

乡村医生培训 省、自治区、直辖市人民政府组织制定乡村医生培训规划，保证乡村医生至少每2年接受一次培训；县级人民政府制定本地区乡村医生培训计划；对承担国家规定的预防、保健等公共卫生服务的乡村医生，其培训所需经费列入县级财政预算；对边远贫困地区，市级以上人民政府应当给予适当经费支持；国家鼓励社会组织和个人支持乡村医生培训工作。

乡村医生考核 对乡村医生的考核应当客观、公正，充分听取乡村医生执业的村医疗卫生机构、乡村医生本人、所在村村民委员会和村民的意见。乡村医生经考核合格的，可以继续执业；经考核不合格的，在6个月之内可以申请进行再次考核。逾期未提出再次考核申请或者经再次考核仍不合格的乡村医生，原注册部门应当注销其执业注册，并收回乡村医生执业证书。

法律责任 违反乡村医生从业管理条例规定，应承担相应的行政责任、民事责任和刑事责任。

行政责任 乡村医生执业中，有下列行为之一的，给予限期改正、警告、暂停执业、暂扣乡村医生执业证书处罚：①执业活动超出规定的执业范围，或者未按照规定进行转诊的。②违反规定使用乡村医生基本用药目录以外的处方药品的。③违反规定出具医学证明，或者伪造卫生统计资料的。④发现传染病疫情、中毒事件不按规定报告的。

乡村医生在执业活动中，违反规定进行实验性临床医疗活动，或者重复使用一次性医疗器械和卫生材料的，给予警告、罚款、暂扣或者吊销乡村医生执业证书处罚。

给予警告，责令限期办理变更注册手续；以不正当手段取得乡村医生执业证书的，由发证部门收缴乡村医生执业证书；未经注册在村医疗卫生机构从事医疗活动的，予以取缔、没收其违法所得，以及药品、医疗器械、罚款处罚。

卫生行政主管部门未按照乡村医生培训规划、计划组织乡村医生培训的；对不符合此条例规定条件的人员发给乡村医生执业证书，或者对符合条件的人员不发给乡村医生执业证书的；对乡村医生执业注册或者再注册申请，未在规定时间内完成审核工作的，或者未按照规定将准予执业注册、再注册和注销注册的人员名单向村民予以公告的；对村民和乡村医生反映的办理乡村医生执业注册、再注册、注销注册的违法活动未及时核实、调查处理或者未公布调查处理结果的；由本级人民政府或者上一级卫生行政主管部门责令改正、直接负责的主管人员和其他直接责任人员依法给予行政处分。

民事责任 乡村医生造成患者人身损害的，依法承担民事赔偿责任。

刑事责任 乡村医生违反乡村医生从业管理条例，构成犯罪的，依法追究刑事责任。

（赵 敏）

Hùshi Tiáolì

《护士条例》（*Regulations on Nurses*） 调整护士执业考试、注册、考核培训和执业活动中产生的各种社会关系的行政法规。护士是指经执业注册取得护士执业证书，依照此条例规定从事护理活动，履行保护生命、减轻痛苦、增进健康职责的卫生技术人员。

立法沿革 护士的基本素质和技术水平是保障护理工作质量和推进护理专业发展的重要基础，更是保证医疗安全、维护生命和促进健康的必要条件。卫生部1993年颁布《中华人民共和国护士管理办法》，但护士合法权益保障、医疗机构医护比例失调、护士配置严重不足等问题依然存在，护理依法管理亟待加强。2008年1月23日，国务院第206次常务会议通过《护士条例》，1月31日公布，2008年5月12日起施行。此条例共六章35条，包括总则、执业注册、权利和义务、医疗卫生机构的职责、法律责任及附则。

立法目的 为了维护护士的合法权益，规范护理行为，促进护理事业发展，保障医疗安全和人体健康，制定此条例。

适用范围 经执业注册取得护士执业证书，从事护理活动的护士。

监管体制 各级人民政府及其有关部门应当采取措施，改善护士的工作条件，保障护士待遇，加强护士队伍建设，促进护理事业健康发展。各级卫生行政部门负责护士监督管理工作。国务院有关部门对在护理工作中作出杰出贡献的护士，应当授予全国卫生系统先进工作者荣誉称号或者颁发白求恩奖章，受到表彰、奖励的护士享受省部级劳动模范、先进工作者待遇；对长期从事护理工作的护士应当颁发荣誉证书。

护士执业注册制度 护士执业应经执业注册取得护士执业证书，执业注册有效期为5年。见《护士执业注册暂行办法》。

护士执业信息系统 县级以上卫生主管部门建立本行政区域的护士执业良好记录和不良记录，并将该记录记入护士执业信息系统。护士执业良好记录包括护士受到的表彰、奖励，以及完成政府指令性任务的情况等内容。护士执业不良记录包括护士因违反此条例，以及其他卫生管理法律、法规、规章或者诊疗技术规范的规定受到行政处罚、处分的情况等内容。

护士执业权利 ①按照国家有关规定获取工资报酬、享受福利待遇、参加社会保险。②获得与其所从事的护理工作相适应的卫生防护、医疗保健服务，从事直接接触有毒有害物质、有感染传染病危险工作的护士，有依照有关法律、行政法规的规定接受职业健康监护的权利；患职业病的，有依照有关法律、行政法规的规定获得赔偿的权利。③按照国家有关规定获得与本人业务能力和学术水平相应的专业技术职务、职称。④参加专业培训、从事学术研究和交流、参加行业协会和专业学术团体。⑤获得疾病诊疗、护理相关信息和其他与履行护理职责相关的权利，可以对医疗卫生机构和卫生主管部门的工作提出意见和建议。

护士执业规则 ①护士执业，应当遵守法律、法规、规章和诊疗技术规范的规定。②护士在执业活动中，发现患者病情危急，应当立即通知医师；在紧急情况下为抢救垂危患者生命，应当先行实施必要的紧急救护。③护士发现医嘱违反法律、法规、规章或者诊疗技术规范规定的，应当及时向开具医嘱的医师提出；必要时，应当向该医师所在科室的负责人或者医疗卫生机构负责医疗服务管理的人员报告。④护士应当尊重、关心、爱护患者，保护患者的隐私。⑤护士有义务参与公共卫生和疾病预防控制工作。发生自然灾害、公共卫生事件等严重威胁公众生命健康的突发事件，护士应当服从县级以上人民政府卫生主管部门或者所在医疗卫生机构的安排，参加医疗救护。

医疗卫生机构的职责 医疗机构应按照护士条例的规定，配备并管理本单位的护士。

医疗卫生机构应按照国务院卫生主管部门规定的护士配备标准配备护士，国务院卫生行政部门规定护士配备标准是床护比达到1∶0.4。

医疗卫生机构不得允许下列人员在本机构从事诊疗技术规范规定的护理活动：①未取得护士执业证书的人员。②未办理执业地点变更手续的护士。③护士执业注册有效期届满未延续执业注册的护士。在教学、综合医院进行护理临床实习的人员应当在护士指导下开展有关工作。

医疗卫生机构应当制定、实施本机构护士在职培训计划，并保证护士接受培训。

医疗卫生机构应当建立护士岗位责任制并进行监督检查。

法律责任 违反护士条例规定，应承担相应的行政责任和刑事责任。

行政责任 医疗卫生机构违反护士条例规定，由县级以上地方人民政府卫生主管部门给予行政处罚。护士在执业活动中有下列情形之一的，责令改正，给予警告、暂停执业、吊销护士执业证书等处罚：①发现患者病情危急未立即通知医师的。②发现医嘱违反法律、法规、规章或者诊疗技术规范的规定，未依照此条例第十七条的规定提出或者报告的。③泄露患者隐私的。④发生自然灾害、公共卫生事件等严重威胁公众生命健康的突发事件，不服从安排参加医疗救护的。⑤护士在执业活动中造成医疗事故的，依照医疗事故处理的有关规定承担法律责任。

刑事责任　卫生主管部门的工作人员未依照本条例规定履行职责，在护士监督管理工作中滥用职权、徇私舞弊，或者有其他失职、渎职行为的，构成犯罪的，依法追究刑事责任。护士在执业活动中造成医疗事故的，依照医疗事故处理的有关规定承担法律责任。扰乱医疗秩序，阻碍护士依法开展执业活动，侮辱、威胁、殴打护士，或者有其他侵犯护士合法权益行为的，构成犯罪的，依法追究刑事责任。

（赵　敏）

Yīshī Zīgé Kǎoshì Zànxíng Bànfǎ

《医师资格考试暂行办法》（*Interim Provision on Medical Licensing Examination*）调整医师资格考试的组织管理、报考、考试方式等活动中产生的社会关系的规章。医师资格考试是评价申请医师资格者是否具备执业所必需的专业知识与技能的考试。《医师资格考试暂行办法》由卫生部于1999年7月16日颁布，同日生效。

立法目的　为了规范执业医师资格考试，根据《中华人民共和国执业医师法》（以下简称《执业医师法》）第八条的规定，制定此办法。

适用范围　执业医师资格考试和执业助理医师资格考试。

医师资格考试类别与方式

医师资格考试实行国家统一考试，每年举行一次。考试时间由国务院卫生行政部门医师资格考试委员会确定，提前3个月向社会公告。医师资格考试的类别分为执业医师资格考试和执业助理医师资格考试，考试类别分为临床、中医（包括中医、民族医、中西医结合）、口腔、公共卫生四类。医师资格考试的方式分为实践技能考试和医学综合笔试。

医师资格考试的组织管理

国务院卫生行政部门的医师资格考试委员会，负责全国医师资格考试工作。各省级卫生行政部门牵头成立医师资格考试领导小组，由该部门主要领导兼任小组组长和考区主任，负责本辖区的医师资格考试工作。实行国家医学考试中心、考区、考点三级分别责任制，各省、自治区、直辖市为考区。

国家医学考试中心职责　国家医学考试中心由国务院卫生行政部门和其医师资格考试委员会领导，职责是：①组织拟定考试大纲和命题组卷的有关具体工作。②组织制订考务管理规定。③承担考生报名信息处理、制卷、发送试卷、回收答题卡等考务工作。④组织评定考试成绩，提供考生成绩单。⑤提交考试结果统计分析报告。⑥向国务院卫生行政部门和医师资格考试委员会报告考试工作。⑦指导考区办公室和考点办公室的业务工作。⑧承担命题专家的培训工作。⑨其他。

考区办公室职责　①制定本地区医师考试考务管理具体措施。②负责本地区的医师资格考试考务管理。③指导各考点办公室的工作。④接收或转发报名信息、试卷、答题卡、成绩单等考试资料；向国家医学考试中心寄送报名信息、答题卡等考试资料。⑤复核考生报名资格。⑥处理、上报考试期间本考区发生的重大问题。⑦其他。

考点办公室职责　①负责本地区医师资格考试考务工作。②受理考生报名，核实考生提供的报名材料，审核考生报名资格。③指导考生填写报名信息表，按统一要求处理考生信息。④收取考试费。⑤核发准考证。⑥安排考场，组织培训监考人员。⑦负责接收本考点的试卷、答题卡，负责考试前的机要存放。⑧组织实施考试。⑨考试结束后清点试卷、答题卡，寄送答题卡并销毁试卷。⑩分发成绩单并受理成绩查询。⑪处理、上报考试期间本考点发生的问题。⑫其他。

执业医师资格考试报名条件　符合《执业医师法》第九条所列条件的，可以申请参加执业医师资格考试。在1998年6月26日前获得医士专业技术职务任职资格，后又取得执业助理医师资格的，医士从业时间和取得执业助理医师执业证书后执业时间累计满5年的，可以申请参加执业医师资格考试。取得执业助理医师资格后，报名参加各类国家承认的成人高等医学教育并取得相应医学专业学历的人员，其学历可以作为参加相应类别医师资格考试报名的学历依据。2002年4月25日起入学的没有取得执业助理医师资格的人员，通过成人医学学历教育（函授、夜大、脱产等学习形式）和现代远程教育取得的医学学历，不作为医师资格考试报名的学历依据。

助理执业医师资格考试报名条件　凡符合《执业医师法》第十条所列条件的，可以申请参加执业助理医师资格考试。专科学历是指省级以上教育行政部门认可的各类高等学校医学专业专科学历；中专医学专业学历是指经省级以上教育行政部门认可的各类中等专业学校医学专业中专学历。2001年9月1日以后入学，取得中等卫生学校医学专业学历的人员，其学历（中医、中医骨伤、中医康复保健、藏医医疗、维医医疗、蒙医医疗学历除外）不作为医师资格考试报名的学历依据。符合《卫生部办公厅、教育部办公厅关于印发中等医学教育结构调整指导意见的通知》（卫办科教发〔2001〕139号）规定，2001年9月1日以后入学的人员，就读于经省级教育行政部门批准设立的、医学专业设置经省级以上卫生行政部门同意的中等卫生学校，其所取得的医学专业学历可以作为医师资格考试报名的学历依据。

医师资格考试报名资料 医师资格考试报名在户籍所在地的考点办公室，试用机构与户籍所在地跨省分离的，由试用机构推荐，可在试用机构所在地报名参加考试。报名提交下列材料：①二寸免冠正面半身照片2张。②本人身份证明。③毕业证书复印件。④试用机构出具的试用期满1年并考核合格的证明。⑤执业助理医师申报执业医师资格考试的，还应当提交医师资格证书复印件、医师执业证书复印件、执业时间和考核合格证明。⑥报考所需的其他材料。符合报考条件，由考点发放准考证。

医学实践技能考试 实践技能考试是医师资格考试的重要内容，合格者方可参加医学综合笔试。在卫生部医师资格考试委员会的领导下，国家医学考试中心和国家中医药管理局中医师资格认证中心依据实践技能考试大纲，统一命制实践技能考试试题，向考区提供试卷、计算机化考试软件、考生评分册等考试材料。省级医师资格考试领导小组负责组织实施实践技能考试。

执业助理医师的实践技能考试 已经取得执业助理医师执业证书，报考执业医师资格的，应报名参加相应类别执业医师资格考试的实践技能考试。

主考机构 经省级医师资格考试领导小组批准的，符合《医疗机构基本标准》二级以上医院（中医、民族医、中西医结合医院除外）、妇幼保健院，急救中心标准的机构，承担对本机构聘用的申请报考临床类别人员的实践技能考试。

其他人员根据考点办公室的统一安排，到省级医师资格考试领导小组指定的地或设区的市级以上医疗、预防、保健机构或组织参加实践技能考试。该机构或组织应当在考生医学综合笔试考点所在地。

考官条件 考官聘用任期为2年，应具备以下条件：取得主治医师以上专业技术职务任职资格满3年；具有1年以上培训医师或指导医学专业学生实习的工作经历；经省级医师资格考试领导小组进行考试相关业务知识的培训，考试成绩合格，并由省级医师资格考试领导小组颁发实践技能考试考官聘任证书。

承担实践技能考试的考试小组由3人以上单数考官组成，一名为主考官，主考官应具有副主任医师以上专业技术职务任职资格，并经承担实践技能考试机构或组织的主要负责人推荐，报考点办公室审核，由考点主考批准。

考官回避 应试者的近亲属；与应试者有利害关系；与应试者有其他关系，可能影响考试公正的。

考试结果评定 实践技能考试结果由考试小组进行评议，有意见分歧，应当少数服从多数，并且由主考官签署考试结果；但是少数人的意见应当写入笔录。评议笔录由考试小组的全体考官签名。

考试结果通知 医学实践技能考试主考机构，将考生考试结果及有关资料报考点办公室审核。考点办公室将考试结果通知考生，对考试合格的，发给由主考签发的实践技能考试合格证明。

医学综合笔试 实践技能考试合格的考生应持实践技能考试合格证明参加医学综合笔试。

试卷 医师资格考试试卷（包括备用卷）和标准答案，启用前应当严格保密；使用后的试卷应予销毁。国家医学考试中心向考区提供医学综合笔试试卷和答题卡、各考区成绩册、考生成绩单及考试统计分析结果。医师资格考试的合格线由国务院卫生行政部门医师资格考试委员会确定，并向社会公告。

医师资格证书 考生成绩单由考点发给考生，成绩合格，授予执业医师资格或执业助理医师资格，由省级卫生行政部门颁发国务院卫生行政部门统一印制的医师资格证书。医师资格证书是执业医师资格或执业助理医师资格的证明文件。

法律责任 违反医师资格考试暂行办法，相关行政部门负责人、考务人员、考生应承担相应行政、刑事责任。

行政责任 考生有舞弊抄袭、冒名顶替、弄虚作假、违反考试纪律等违反此办法规定的，给予警告、通报批评、终止考试、取消单元考试资格、取消当年考试资格和考试成绩并取消自下一年

度起2年内参加医师资格考试资格的处罚或行政处分；构成犯罪的，依法追究刑事责任。考生由他人代考，取消当年考试资格和考试成绩并取消自下一年度起2年内参加医师资格考试的资格。代他人参加医师资格考试的经执业注册的医师，应认定为医师定期考核不合格，按《执业医师法》第三十一条处理；代他人参加医师资格考试的其他人员，移交相关部门处理。对以各种欺骗手段取得医师资格证书者，应收回其医师资格证书，自下一年度起2年内不予受理其报名参加医师资格考试的申请。

考试工作人员违反此办法，给予警告或取消考试工作人员资格，考试工作人员所在单位可以给予记过、记大过、降级、降职、撤职、开除等处分；构成犯罪的，依法追究刑事责任。卫生行政部门工作人员违反此办法有关规定，在考试中弄虚作假、玩忽职守、滥用职权、徇私舞弊，尚不构成犯罪的，依法给予行政处分；构成犯罪的，依法追究刑事责任。考点违反此办法，造成较大影响的，取消考点资格，并追究考点负责人的责任。为申请参加实践技能考试的考生出具伪证的，依法追究直接责任者的法律责任。执业医师出具伪证的，注销注册，吊销其医师执业证书。对出具伪证的机构主要负责人视情节予以降职、撤职等处分。

刑事责任　考试工作人员及卫生行政部门工作人员违反此办法，构成犯罪的，依法追究刑事责任。为申请参加实践技能考试的考生出具伪证的，构成犯罪的，依法追究出具伪证的执业医师及机构负责人等直接责任人的刑事责任。

（赵　敏）

Yīshī Zhíyè Zhùcè Guǎnlǐ Bànfǎ

《医师执业注册管理办法》

（*Administrative Provisions on the Registration of Practicing Doctors*）　调整医师执业注册、规范医师执业活动中产生的社会关系的规章。卫生和计划生育委员会于2017年2月28日颁布，同年4月1日起施行。

立法目的　为了规范医师执业活动，加强医师队伍管理，根据《中华人民共和国执业医师法》，制定此办法。

适用范围　在医疗、预防、保健及计划生育技术服务机构中执业的医师。境外人员申请在中国境内执业的，不适用此办法。

医师执业注册　医师必须在医师管理部门进行执业注册，取得医师执业证书后，应当按照注册的执业地点、执业类别、执业范围，从事相应的医疗、预防、保健活动。非经注册，不得从事医疗、预防、保健活动。执业助理医师取得执业医师资格后，继续在医疗、预防、保健机构中执业的，应当按本办法规定，申请执业医师注册。

国家建立医师管理信息系统，实行医师电子注册管理。医师的主要执业机构及批准该机构执业的卫生计生行政部门应当在医师管理信息系统及时更新医师定期考核结果。

国家卫生计生委负责全国医师执业注册监督管理工作。县级以上地方卫生计生行政部门是医师执业注册的主管部门，负责本行政区域内的医师执业注册监督管理工作。中医（包括中医、民族医、中西医结合）医师执业注册管理，由中医（药）主管部门负责。

医师执业注册条件　凡取得医师资格的，均可申请医师执业注册。不予注册的情况：①不具有完全民事行为能力的。②因受刑事处罚，自刑罚执行完毕之日起至申请注册之日止不满2年的。③受吊销医师执业证书行政处罚，自处罚决定之日起至申请注册之日止不满2年的。④甲类、乙类传染病传染期、精神病发病期及身体残疾等健康状况不适宜或者不能胜任医疗、预防、保健业务工作的。⑤重新申请注册，经考核不合格的。⑥在医师资格考试中参与有组织作弊的。⑦被查实曾使用伪造医师资格或者冒名使用他人医师资格进行注册的。⑧国家卫生计生委规定不宜从事医疗、预防、保健业务的其他情形的。

医师执业注册内容　注册内容包括执业地点、执业类别、执业范围。

执业地点　执业医师执业的医疗、预防、保健机构所在地的省级行政区划和执业助理医师执业的医疗、预防、保健机构所在地的县级行政区划。

执业类别　临床、中医（包括中医、民族医和中西医结合）、口腔、公共卫生。

执业范围　医师在医疗、预防、保健活动中从事的与其执业能力相适应的专业。

医师执业注册程序　拟在医疗、保健机构中执业的人员，应当向批准该机构执业的卫生计生行政部门申请注册；拟在预防机构中执业的人员，应当向该机构的同级卫生计生行政部门申请注册。

医师执业机构　在同一执业地点多个机构执业的医师，应当确定一个机构作为其主要执业机构，并向批准该机构执业的卫生计生行政部门申请注册；对于拟执业的其他机构，应当向批准该机构执业的卫生计生行政部门分别申请备案，注明所在执业机构的名称。医师只有一个执业机构的，视为其主要执业机构。

医师执业注册材料　医师执业注册申请审核表；近6个月2寸白底免冠正面半身照片；医疗、预防、保健机构的聘用证明；省级以上卫生计生行政部门规定的其他材料。获得医师资格后2年内未注册者、中止医师执业活动2年以上或者本办法第六条规定不予注册的情形消失的医师申请注册时，还应当提交在省级以上卫生计生行政部门指定的机构接受连续6个月以上的培训，并经考核合格的证明。

注册批准及异议　注册主管部门应当自收到注册申请之日起20个工作日内，对申请人提交的申请材料进行审核。审核合格的，予以注册并发放医师执业证书。

对不符合注册条件不予注册的，注册主管部门应当自收到注册申请之日起20个工作日内书面通知聘用单位和申请人，并说明理由。申请人如有异议的，可以依法申请行政复议或者向人民法院提起行政诉讼。

医师执业证书　医师执业的证明文件，应妥善保管，不得出借、出租、抵押、转让、涂改和毁损。如发生损坏或者遗失的，当事人应当及时向原发证部门申请补发。

医师多点执业　医师跨执业地点增加执业机构，应当向批准该机构执业的卫生计生行政部门申请增加注册。执业助理医师只能注册一个执业地点。

医师执业注册变更　医师注册后出现此办法规定的注销、备案及变更情形的，应当报告注册主管部门，办理相应注册的变更手续。

注册注销　医师注册后有下列情形之一的，医师个人或者其所在的医疗、预防、保健机构应当自知道或者应当知道之日起30日内报告注册主管部门，办理注销注册：①死亡或者被宣告失踪的。②受刑事处罚的。③受吊销医师执业证书行政处罚的。④医师定期考核不合格，并经培训后再次考核仍不合格的。⑤连续两个考核周期未参加医师定期考核的。⑥中止医师执业活动满2年的。⑦身体健康状况不适宜继续执业的。⑧出借、出租、抵押、转让、涂改医师执业证书的。⑨在医师资格考试中参与有组织作弊的。⑩本人主动申请的。⑪国家卫生计生委规定不宜从事医疗、预防、保健业务的其他情形的。注册主管部门对具有前款规定情形的，应当予以注销注册，收回医师执业证书。

注册备案　医师注册后有下列情况之一的，其所在的医疗、预防、保健机构应当自办理相关手续之日起30日内报注册主管部门，办理备案：①调离、退休、退职。②被辞退、开除。③省级以上卫生计生行政部门规定的其他情形。上述备案满2年且未继续执业的予以注销。

注册变更　医师变更执业地点、执业类别、执业范围等注册事项的，应当通过国家医师管理信息系统提交医师变更执业注册申请及省级以上卫生计生行政部门规定的其他材料。

医师因参加培训需要注册或者变更注册的，应当按照本办法规定办理相关手续。医师变更主要执业机构的，应当重新办理注册。

医师承担经主要执业机构批准的卫生支援、会诊、进修、学术交流、政府交办事项等任务和参加卫生计生行政部门批准的义诊，以及在签订帮扶或者托管协议医疗机构内执业等，不需要办理执业地点变更和执业机构备案手续。

变更注册的批准　注册主管部门应当自收到变更注册申请之日起20个工作日内办理变更注册手续。对因不符合变更注册条件不予变更的，应当自收到变更注册申请之日起20个工作日内书面通知申请人，并说明理由。

医师执业注册公开制度　国家实行医师注册内容公开制度和查询制度。地方各级卫生计生行政部门应当按照规定提供医师注册信息查询服务，并对注销注册的人员名单予以公告。

法律责任　医疗、预防、保健机构未按照此办法关于注册变更情形的规定履行报告职责，导致严重后果的，由县级以上卫生计生行政部门依据《执业医师法》规定进行处理。未按照此办法关于备案的规定履行报告职责，导致严重后果的，由县级以上地方卫生计生行政部门对该机构给予警告，并对其主要负责人、相关责任人依法给予处分。

（赵　敏）

Chuántǒng Yīxué Shīchéng Hé Quèyǒu Zhuāncháng Rényuán Yīshī Zīgé Kǎohé Kǎoshì Bànfǎ

《传统医学师承和确有专长人员医师资格考核考试办法》（*Regulation on Medical Licensing Examination for the Masters and Apprentices of Traditional Chinese Medicine and the Specialty Personnel*）

调整中医学和少数民族医学师承和确

有专长人员医师资格考核考试活动中产生的社会关系的规章。考核是对传统医学师承和确有专长人员申请参加医师资格考试的资格评价和认定，分为传统医学师承出师考核和传统医学医术确有专长考核。

立法沿革　师承学习是传统中医人才培养的重要途径，这部分人员如何获得医师执业资格具有特殊性，1999年7月23日卫生部发布《传统医学师承和确有专长人员医师资格考核考试暂行办法》，规范了传统医学师承和确有专长人员医师资格考核考试；由卫生部于2006年11月27日讨论通过，12月21日以卫生部令第52号公布《传统医学师承和确有专长人员医师资格考核考试办法》，自2007年2月1日起实施，1999年的暂行办法同时废止，进一步完善了这部分人员的医师资格考核考试办法。

立法目的　为规范传统医学师承和确有专长人员医师资格考核考试，根据《中华人民共和国执业医师法》第十一条的规定和医师资格考试的有关规定，制定此办法。

适用范围　以师承方式学习传统医学或者经多年传统医学临床实践医术确有专长、不具备医学专业学历的人员，参加医师资格考试，适用此办法。

管理部门　国家中医药管理局负责全国传统医学师承人员和确有专长人员医师资格考核考试的监督管理工作。

师承关系建立　师承人员与指导老师建立师生关系，需符合此办法规定程序和条件。

师承人员条件　师承人员应当具有高中以上文化程度或者具有同等学力，并连续跟师学习满3年。

指导老师条件　应当同时具备下列条件：①具有中医类别中医或者民族医专业执业医师资格。②从事中医或者民族医临床工作15年以上，或者具有中医或者民族医副主任医师以上专业技术职务任职资格。③有丰富的临床经验和独特的技术专长。④遵纪守法，恪守职业道德，信誉良好。⑤在医疗机构中坚持临床实践，能够完成教学任务。指导老师同时带教师承人员不得超过2名。

师承关系合同　师承人员应当与指导老师签订由国家中医药管理局统一式样的师承关系合同，并经县级以上公证机构公证，跟师学习时间自公证之日起计算；跟师学习的形式、内容，由省级中医药管理部门制定。

传统医学师承出师考核　以师承方式学习传统医学出师时必须接受考核，合格准予出师。具体考核内容、标准及办法由国家中医药管理局制定，由省级中医药管理部门具体组织实施；出师考核每年进行一次，具体时间在考核工作开始前3个月在辖区内进行公告。

考核内容　包括职业道德和业务水平，重点是传统医学专业基础知识与基本技能，学术经验、技术专长继承情况；方式包括综合笔试和临床实践技能考核。

考核程序　申请参加出师考核的师承人员，填写由国家中医药管理局统一式样的传统医学师承出师考核申请表，并经核准其指导老师执业的卫生行政部门、中医药管理部门审核同意后，向省级中医药管理部门提出申请。

考核材料　①传统医学师承出师考核申请表。②本人身份证明。③二寸免冠正面半身照片2张。④学历或学力证明。⑤指导老师医师资格证书、医师执业证书、专业技术职务任职资格证书，或者核准其执业的卫生行政部门、中医药管理部门出具的从事中医、民族医临床工作15年以上证明。⑥经公证的师承关系合同。⑦省级以上中医药管理部门要求提供的其他材料。

考核准考证　省级中医药管理部门对申请出师考核者提交的材料进行审查，符合考核条件的，发放准考证；不符合考核条件的，在受理申请后15个工作日内向申请出师考核者说明理由。

出师考核合格者由省级中医药管理部门颁发由国家中医药管理局统一式样的传统医学师承出师证书。

传统医学医术确有专长考核　有多年传统医学临床实践，医术确有专长、不具备医学专业学历的人员，可以参加确有专长考核，考核由设区的市级卫生行政部门、中医药管理部门组织实施，每年举行一次，具体时间在考核工作开始前3个月在辖区内进行公告。

传统医学临床实践是指取得有效行医资格人员从事的传统医学医疗活动，或者未取得有效行医资格人员但在中医、民族医执业医师指导下从事的传统医学医疗实习活动。

申请考核条件　依法从事传统医学临床实践5年以上；掌握独具特色、安全有效的传统医学诊疗技术。

考核内容　包括职业道德和业务水平，重点是传统医学专业基础知识及掌握的独特诊疗技术和临床基本操作；方式包括综合笔试和临床实际本领考核。具体考核内容、标准及办法由国家中

医药管理局制定。

考核程序　申请确有专长考核的人员，填写由国家中医药管理局统一式样的传统医学医术确有专长考核申请表，并经所在地县级卫生行政部门审核同意后，向设区的市级卫生行政部门、中医药管理部门提出申请。

考核材料　①传统医学医术确有专长考核申请表。②本人身份证明。③二寸免冠正面半身照片2张。④申请人所在地县级卫生行政部门出具的证明其从事传统医学临床实践年限的材料。⑤2名以上执业医师出具的证明其掌握独具特色、安全有效的传统医学诊疗技术的材料。⑥设区的市级以上卫生行政部门、中医药管理部门要求提供的其他材料。

确有专长考核合格者由负责组织考核的卫生行政部门、中医药管理部门发给由国家中医药管理局统一式样的传统医学医术确有专长证书，并报省级中医药管理部门备案。

师承和确有专长人员医师资格考试　评价申请医师资格者是否具备执业所需的专业知识与技能的考试，是国家医师资格考试的组成部分，考试合格线由国务院卫生行政部门医师资格考试委员会确定，考试成绩合格，获得卫生部统一印制的医师资格证书。

考试方式　分为实践技能考试和医学综合笔试，实践技能考试合格的方可参加医学综合笔试。考试的具体内容和方案由卫生部医师资格考试委员会制定。

考试条件　师承和确有专长人员取得传统医学师承出师证书或传统医学医术确有专长证书后，在执业医师指导下，在授予传统医学师承出师证书或传统医学医术确有专长证书的省内的医疗机构中试用期满1年并考核合格，可以申请参加执业助理医师资格考试。

师承和确有专长人员取得执业助理医师执业证书后，在医疗机构中从事传统医学医疗工作满5年，可以申请参加执业医师资格考试。

考试材料　①二寸免冠正面半身照片2张。②本人身份证明。③传统医学师承出师证书或传统医学医术确有专长证书。④试用机构出具的试用期考核合格证明。⑤执业助理医师申报执业医师资格考试的，还需同时提交执业助理医师资格证书和医师执业证书复印件。⑥报考所需的其他材料。其他报考程序按医师资格考试的有关规定执行。

法律责任　卫生行政部门、中医药管理部门工作人员和申请出师考核和确有专长考核人员违反此办法规定，应该承担相应行政、刑事责任。

申请考核人员相关法律责任　申请出师考核和确有专长考核人员在申请或者参加考核中，有弄虚作假、扰乱考纪、舞弊、行贿等行为的，取消当年参加考核的资格，构成犯罪的，依法追究刑事责任。

卫生行政部门、中医药管理部门工作人员相关法律责任　违反此办法有关规定，出具假证明，提供假档案，在考核中弄虚作假、玩忽职守、滥用职权、徇私舞弊，尚不构成犯罪的，依法给予行政处分；构成犯罪的，依法追究刑事责任。

（赵　敏）

Hùshi Zhíyè Zhùcè Zànxíng Bànfǎ

《护士执业注册暂行办法》

(*Administrative Rules for the Registrations of Practicing Nurses*)　调整护士执业注册管理活动中产生的社会关系的规章。卫生部于2008年5月4日讨论通过，同年5月12日起施行生效。护士经执业注册取得护士执业证书后，方可按照注册的执业地点从事护理工作。

立法目的　为了规范护士执业注册管理，根据《护士条例》，制定此办法。

适用范围　凡在医疗、预防、保健及计划生育技术服务机构中，从事诊疗技术规范规定的护理工作的护士适用此办法的规定。在内地完成护理、助产专业学习的香港、澳门特别行政区及台湾地区人员，符合此办法关于护士注册规定的，可以申请护士执业注册。

护士执业注册　护士必须在护士管理部门进行执业注册，取得护士执业证书后，方可按照注册的执业地点从事护理工作。非经注册，不得从事诊疗技术规范规定的护理活动。

管理部门　国务院卫生行政部门负责全国护士执业注册监督管理工作，省级卫生行政部门是护士执业注册的主管部门，负责本行政区域的护士执业注册管理工作。

注册条件　①具有完全民事行为能力。②在中等职业学校、高等学校完成教育部和国务院卫生行政部门规定的普通全日制3年以上的护理、助产专业课程学习，包括在教学、综合医院完成8个月以上护理临床实习，并取得相应学历证书。③通过国务院卫生行政部门组织的护士执业资格考试。④符合下列健康标准：无精神病史；无色盲、色弱、双耳听力障碍；无影响履行护理职责的疾病、残疾或者功能障碍。

护士执业注册申请，应当自通过护士执业资格考试之日起3年内提出；逾期提出申请的，除提交上述材料外，还应当提交在省级卫生行政部门规定的教学、综合医院接受3个月临床护理培训并考核合格的证明。医疗卫生机构可以为本机构聘用的护士集体申请办理护士执业注册。

注册材料　①护士执业注册申请审核表。②申请人身份证明。③申请人学历证书及专业学习中的临床实习证明。④护士执业资格考试成绩合格证明。⑤省、自治区、直辖市人民政府卫生行政部门指定的医疗机构出具的申请人6个月内健康体检证明。⑥医疗卫生机构拟聘用的相关材料。

注册审批　卫生行政部门应当自受理申请之日起20个工作日内，对申请人提交的材料进行审核。审核合格的，准予注册，发给护士执业证书；对不符合规定条件的，不予注册，并书面说明理由。

护士执业证书　护士执业的证明文件，由国务院卫生行政部门统一印制，会注明护士的姓名、性别、出生日期等个人信息及证书编号、注册日期和执业地点。

延续执业注册　护士执业注册有效期为5年，有效期届满需要继续执业的，在有效期届满前30日，向原注册部门申请延续注册，并提交材料：①护士延续注册申请审核表。②申请人的护士执业证书。③省级卫生行政部门指定的医疗机构出具的申请人6个月内健康体检证明。注册部门自受理延续注册申请之日起20日内进行审核。审核合格的，予以延续注册。医疗卫生机构可以为本机构聘用的护士集体申请办理护士执业延续注册。

不予注册　不符合护士执业注册的健康标准的；被处暂停执业活动处罚期限未满的。

重新注册　注册有效期届满未延续注册的；受吊销护士执业证书处罚，自吊销之日起满2年的。重新申请注册的，按照护士执业注册规定提交材料；中断护理执业活动超过3年的，还应当提交在省级卫生行政部门规定的教学、综合医院接受3个月临床护理培训并考核合格的证明。

变更注册　护士在其执业注册有效期内变更执业地点等注册项目，应当办理变更注册，但承担卫生行政部门交办或者批准的任务，以及履行医疗卫生机构职责的护理活动，包括经医疗卫生机构批准的进修、学术交流等除外。变更注册应提交材料：①护士变更注册申请审核表。②申请人的护士执业证书。

注册部门应当自受理之日起7个工作日内为其办理变更手续。护士跨省、自治区、直辖市变更执业地点的，收到报告的注册部门还应当向其原执业地注册部门通报。

注销执业注册　①注册有效期届满未延续注册。②受吊销护士执业证书处罚。③护士死亡或者丧失民事行为能力。

法律责任　卫生行政部门及护士违反此办法的规定，应承担相应的行政责任。卫生行政部门实施护士执业注册有违规行为的，责令改正，对直接负责人员或责任人员依法给予行政处分。护士执业注册申请人隐瞒有关情况或者提供虚假材料申请护士执业注册的，卫生行政部门不予受理或者不予护士执业注册，并给予警告；已经注册的，应当撤销注册。

（赵　敏）

Wàiguó Yīshī Láihuá Duǎnqī Xíngyī Zànxíng Guǎnlǐ Bànfǎ

《外国医师来华短期行医暂行管理办法》（*Interim Administrative Rules for Foreign Doctors Temporarily Practicing Medicine in China*）　调整外国医师在中国内地短期行医活动中产生的社会关系的规章。卫生部于1992年9月8日通过，10月7日发布，自1993年1月1日起施行。2003年11月、2016年1月修改。外国医师在中国内地短期行医是指在外国取得合法行医权的外籍医师，应邀、应聘或申请来华从事不超过一年期限的临床诊断、治疗业务活动。

立法目的　为了加强外国医师在中国内地短期行医的管理，保障医患双方的合法权益，促进中外医学技术的交流和发展，制定此办法。

适用范围　此办法适用于外国医师来华不超过一年的行医活动。台湾的医师或医疗团体适用《台湾地区医师在大陆短期行医管理规定》；香港、澳门的医师或医疗团体适用《香港、澳门特别行政区医师在内地短期行医管理规定》。

外国医师来华短期行医的条件　外国医师来华短期行医，必须有在华医疗机构作为邀请或聘用单位，邀请或聘用单位可以是一个或多人。

外国医师申请来华短期行医，必须与聘用单位签订协议，有多个聘用单位的，要分别签订协议。外国医师应邀、应聘来华短期行医，可以根据情况由双方决定是否签订协议。未签订协议的，所涉及的有关民事责任由邀请或聘用单位承担。

外国医师来华短期行医的协议书必须包含以下内容：①目的。

②具体项目。③地点。④时间。⑤责任的承担。

外国医师来华短期行医注册 外国医师来华短期行医必须经过注册，取得国务院卫生计生行政部门统一印制的外国医师短期行医许可证。

管理部门 外国医师来华短期行医的注册机关为设区的市级以上卫生计生行政部门。邀请或聘用单位分别在不同地区的，应当分别向当地设区的市级以上卫生计生行政部门申请注册。

注册材料 注册需提交下列文件：①申请书。②外国医师的学位证书。③外国行医执照或行医权证明。④外国医师的健康证明。⑤邀请或聘用单位证明，以及协议书或承担有关民事责任的声明书。②③项的内容必须经过公证。

注册审批 注册机关在受理外国医师来华短期行医申请后30日内进行审核，并将审核结果书面通知申请人或代理申请的单位。对审核合格的予以注册，并发给外国医师短期行医许可证。审核的主要内容包括：①有关文字材料的真实性。②申请项目的安全性和可靠性。③申请项目的先进性和必要性。外国医疗团体应邀或申请来华短期行医的，由邀请或合作单位所在地的设区的市级卫生计生行政部门依照此办法的注册审批条件进行审核，报国务院卫生计生行政部门审批。

注册有效期 外国医师来华短期行医注册的有效期不超过1年，期满需要延期的，可以按此办法的规定重新办理注册。具有香港或澳门合法行医权的香港或澳门永久性居民在内地短期行医注册的有效期不超过3年，期满需要延期的，可以重新办理短期行医注册手续，具体规定见《香港、澳门特别行政区医师在内地短期行医管理规定》。

法律责任 外国医师未取得行医许可证而在中国内地行医的，由所在地市级以上卫生行政部门予以取缔，没收非法所得，并处以1万元以下罚款；对邀请、聘用或提供场所的单位，处以警告，没收非法所得，并处以5000元以下罚款。违反中国的法律法规和风俗习惯的，由有关主管机关依法处理。

（赵 敏）

Xiānggǎng、Àomén Tèbié Xíngzhèngqū Yīshī Zài Nèidì Duǎnqī Xíngyī Guǎnlǐ Guīdìng

《香港、澳门特别行政区医师在内地短期行医管理规定》（*Administrative Provisions on the Hong Kong/Macao Special Administrative Region Medical Doctors and Physicians' Temporarily Practicing Medicine in the Mainland*） 调整香港、澳门特别行政区医师在中国内地短期行医活动中产生的社会关系的规章。卫生部于2008年3月12日通过，12月29日发布，自2009年3月1日起施行。港澳医师是指具有香港特别行政区或者澳门特别行政区合法行医资格的医师。港澳医师在内地短期行医，是指港澳医师应聘在内地医疗机构从事不超过3年的临床诊疗活动。

立法目的 为了加强香港特别行政区、澳门特别行政区医师在内地短期行医的管理，根据《中华人民共和国执业医师法》（以下简称《执业医师法》）、《医疗机构管理条例》等法律、法规，制定此规定。

适用范围 港澳医师在中国内地医疗机构从事不超过3年的行医活动，适用此法；取得内地医师资格证书的香港、澳门居民申请在内地执业注册的，不受此办法调整，而按照《医师执业注册暂行办法》执行。

港澳医师在内地短期行医注册 港澳医师在内地短期行医，应由内地具有独立法人资格的医疗机构邀请并作为聘用单位，并按照此规定进行执业注册，取得港澳医师短期行医执业证书，在执业有效期内按照注册的执业地点、执业类别、执业范围从事相应的诊疗活动。

注册机关 为医疗机构所在地设区的市级以上地方人民政府卫生行政部门和中医药管理部门。

注册类别 为临床、中医、口腔三个类别之一，执业范围应当符合《执业医师法》和卫生部有关执业范围的规定。

注册材料 港澳医师可以自行办理或者书面委托内地的聘用医疗机构代其办理短期行医执业注册手续，提交如下材料：①港澳医师在内地短期行医执业注册申请。②港澳永久居民身份证明材料。③近6个月内的2寸免冠正面半身照片2张。④与申请执业范围相适应的医学专业最高学历证明。⑤港澳医师的行医执照或者行医资格证明。⑥近3个月内的体检健康证明。⑦无刑事犯罪记录的证明。⑧内地聘用医疗机构与港澳医师签订的协议书。⑨内地省级以上人民政府卫生行政部门规定的其他材料。以上材料应当为中文文本，④⑤⑥⑦项的内容必须经过港澳地区公证机关的公证。

注册管理机关自受理申请之日起20日内进行审核，对审核合格的予以注册，并发给港澳医师短期行医执业证书。

执业证书 港澳医师短期行

医执业证书有效期应与港澳医师在内地医疗机构应聘的时间相同，最长为3年。有效期满后，继续执业的，应当重新办理短期行医执业注册手续。

注销注册　有下列注销注册情形的，聘用的医疗机构应当在30日内报告准予其执业注册的卫生行政部门，卫生行政部门应当注销注册，收回港澳医师短期行医执业证书：①医疗机构和港澳医师解除聘用关系的。②身体健康状况不适宜继续执业的。③在考核周期内因考核不合格，被责令暂停执业活动，并在暂停执业活动期满经培训后再次考核仍不合格的。④违反《执业医师法》有关规定，被吊销港澳医师短期行医执业证书的。⑤出借、出租、抵押、转让、涂改港澳医师短期行医执业证书的。⑥死亡或者被宣告失踪的。⑦受刑事处罚的。⑧被公安机关取消内地居留资格的。⑨卫生部规定不宜从事医疗、预防、保健业务的其他情形的。因③④⑦⑧项情形而被注销执业注册的，2年内不得再次申请在内地短期行医。

港澳医师在内地短期行医信息查询系统　卫生部指定的机构设立港澳医师短期行医信息查询系统。执业注册机关在审核港澳医师短期行医执业注册申请时应当进行有关信息查询；执业注册机关核发或者注销港澳医师短期行医执业证书后10日内将有关信息向卫生部指定的查询机构备案；医疗机构应当将所聘港澳医师考核和执业情况向注册机关和卫生部指定的查询机构报告。

法律责任　港澳医师在内地短期行医须遵守医疗卫生管理法律、行政法规、部门规章及诊疗护理规范、常规，尊重当地风俗习惯，医疗机构、港澳医师在内地行医违反此办法及医疗机构管理等法律，应承担相应法律责任。

行政责任　医疗机构聘用未经内地短期行医执业注册的港澳医师从事诊疗活动，视为聘用非卫生技术人员，按照《医疗机构管理条例》第四十八条规定处理，由县级以上卫生行政部门责令改正、责令其限期改正，并可以处以5000元以下的罚款；情节严重的，吊销其医疗机构执业许可证。港澳医师未取得港澳医师短期行医执业证书行医或者未按照注册的有效期从事诊疗活动的，按照《执业医师法》第三十九条规定处理，由县级卫生行政部门予以取缔，没收其违法所得及其药品、器械，并处罚款；吊销医师执业证书。港澳医师未按照注册的执业地点、执业类别、执业范围从事诊疗活动的，由县级以上卫生行政部门责令改正，并给予警告；逾期不改的，暂停执业。港澳医师在内地短期行医期间发生医疗事故争议的，按照《医疗事故处理条例》及有关规定处理。

民事责任　港澳医师未取得短期行医执业证书，给患者造成损害的，依法承担赔偿责任。

刑事责任　港澳医师未取得港澳医师短期行医执业证书，给患者造成损害的，构成犯罪的，依法追究刑事责任。

（赵　敏）

Táiwān Dìqū Yīshī Zài Dàlù Duǎnqī Xíngyī Guǎnlǐ Guīdìng

《台湾地区医师在大陆短期行医管理规定》（*Administrative Provisions on Taiwan Medical Doctors and Physicians' Temporarily Practicing Medicine in the Mainland*）　调整台湾地区医师在中国内地短期行医活动中产生的社会关系的规章。卫生部2008年3月12日通过，于2009年1月4日发布，自2009年3月1日起施行。台湾医师，是指具有台湾地区合法行医资格的医师。台湾医师在大陆短期行医，是指台湾医师应聘在大陆的医疗机构从事不超过3年的临床诊疗活动。

立法目的　为了加强台湾医师在大陆短期行医的管理，根据《中华人民共和国执业医师法》（以下简称《执业医师法》）、《医疗机构管理条例》等法律、法规，制定此规定。

适用范围　台湾医师在大陆医疗机构从事不超过3年的行医活动，适用此法；取得大陆医师资格证书的台湾地区居民申请在内地执业注册的，不受此办法调整，按照《医师执业注册暂行办法》执行。

台湾医师在大陆短期行医注册　台湾医师在大陆短期行医，应当由大陆具有独立法人资格的医疗机构邀请并作为聘用单位，并按照此规定进行执业注册，取得台湾医师短期行医执业证书，在执业有效期内按照注册的执业地点、执业类别、执业范围从事相应的诊疗活动。

注册机关　为医疗机构所在地设区的市级以上地方人民政府卫生行政部门和中医药管理部门。

注册类别　为临床、中医、口腔三个类别之一，执业范围应当符合《执业医师法》和国务院卫生行政部门有关执业范围的规定。

注册材料　台湾医师可以自行办理或者书面委托大陆的聘用医疗机构代其办理短期行医执业注册手续，并递交以下材料：①台湾医师在大陆短期行医执业注册申请。②台湾永久居民身份证明材料。③近6个月内的2寸免冠正面半身照片2张。④与申请执业范围相适应的医学专业最高学历证明。⑤台湾医师的行医执照或者行医资格证明。⑥近3个月内的体检健康证明。⑦无刑事犯罪记录的证明。⑧大陆聘用医疗机构与台湾医师签订的协议书。⑨大陆省级以上人民政府卫生行政部门规定的其他材料。以上材料应当为中文文本。④⑤⑥⑦项的内容必须经过台湾地区公证机关的公证。

注册机关应当自受理申请之日起20日内进行审核，对审核合格的予以注册，并发给台湾医师短期行医执业证书。

执业证书 台湾医师短期行医执业证书有效期应与台湾医师在大陆医疗机构应聘的时间相同，最长为3年。有效期满后，继续执业的，应当重新办理短期行医执业注册手续。

注销注册 有下列注销注册情形的，聘用的医疗机构应当在30日内报告准予其执业注册的卫生行政部门，卫生行政部门应当注销注册，收回台湾医师短期行医执业证书：①医疗机构和台湾医师解除聘用关系的。②身体健康状况不适宜继续执业的。③在考核周期内因考核不合格，被责令暂停执业活动，并在暂停执业活动期满经培训后再次考核仍不合格的。④违反《执业医师法》有关规定，被吊销台湾医师短期行医执业证书的。⑤出借、出租、抵押、转让、涂改台湾医师短期行医执业证书的。⑥死亡或者被宣告失踪的。⑦受刑事处罚的。⑧被公安机关取消大陆居留资格的。⑨国务院卫生行政部门规定不宜从事医疗、预防、保健业务的其他情形的。因③④⑦⑧项情形而被注销执业注册的，2年内不得再次申请在大陆短期行医。

台湾医师在内地短期行医信息查询系统 国务院卫生行政部门指定的机构设立台湾医师短期行医信息查询系统，执业注册机关在审核台湾医师短期行医执业注册申请时应当进行有关信息查询。执业注册机关核发或者注销台湾医师短期行医执业证书后10日内将有关信息向国务院卫生行政部门指定的查询机构备案；医疗机构应当将所聘台湾医师考核和执业情况向注册机关和国务院卫生行政部门指定的查询机构报告。

法律责任 台湾医师在大陆短期行医必须遵守医疗卫生管理法律、行政法规、部门规章及诊疗护理规范、常规，尊重当地的风俗习惯。医疗机构、台湾医师在内地行医违反此办法及医疗机构管理等法律，应承担相应法律责任。医疗机构聘用未经大陆短期行医执业注册的台湾医师从事诊疗活动，视为聘用非卫生技术人员，按照《医疗机构管理条例》第四十八条规定处理，由县级以上卫生行政部门责令改正、责令其限期改正，并可以处以5000元以下的罚款；情节严重的，吊销其医疗机构执业许可证。台湾医师未取得台湾医师短期行医执业证书行医或者未按照注册的有效期从事诊疗活动的，按照《执业医师法》第三十九条规定处理，由县级卫生行政部门予以取缔，没收其违法所得及其药品、器械，并处罚款；吊销医师执业证书。台湾医师未按照注册的执业地点、执业类别、执业范围从事诊疗活动的，由县级以上卫生行政部门责令改正，并给予警告；逾期不改的，按照《执业医师法》第三十七条第1项的规定暂停执业。台湾医师在大陆短期行医期间发生医疗事故争议的，按照《医疗事故处理条例》及有关规定处理。

台湾医师在大陆短期行医期间发生医疗事故争议，构成犯罪的，依法追究刑事责任。

（赵　敏）

Yīshī Wàichū Huìzhěn Guǎnlǐ Zànxíng Guīdìng

《医师外出会诊管理暂行规定》

（*Interim Provisions for the Administration of Doctors' Going Out for Consultation*） 调整医师外出会诊执业活动中产生的社会关系的规章。卫生部于2004年12月16日通过，2005年4月30日发布，自2005年7月1日起施行。医师外出会诊是指医师经所在医疗机构批准，为其他医疗机构特定的患者开展执业范围内的诊疗活动。

立法目的 为规范医疗机构之间医师会诊行为，促进医学交流与发展，提高医疗水平，保证医疗质量和医疗安全，方便群众就医，保护患者、医师、医疗机构的合法权益，根据《中华人民共和国执业医师法》《医疗机构管理条例》的规定，制定此规定。

适用范围 医师外出会诊诊疗活动适用此法。医师未经所在医疗机构批准，不得擅自外出会诊；医师受卫生行政部门调遣到其他医疗机构开展诊疗活动的，不适用此规定。

会诊制度 医疗机构在诊疗过程中，根据患者的病情需要或者患者要求等原因，需要邀请其他医疗机构的医师会诊时，经治科室应当向患者说明会诊、费用等情况，征得患者同意后，报本单位医务管理部门批准；当患者不具备完全民事行为能力时，应征得其近亲属或者监护人同意。会诊医疗机构接到会诊邀请后，在不影响本单位正常业务工作和医疗安全的前提下，医务管理部门应当及时安排医师外出会诊；会诊影响本单位正常业务工作但存在特殊需要的情况下，应当经会诊医疗机构负责人批准；会诊医疗机构不能派出会诊医师时，应当及时告知邀请医疗机构。会诊结束后，邀请医疗机构应当将会诊情况通报会诊医疗机构；医师应当在返回本单位2个工作日内将外出会诊的有关情况报告所在科室负责人和医务管理部门。医疗机构应当加强对本单位医师外出会诊的管理，建立医师外出会诊管理档案，并将医师外出会诊情况与其年度考核相结合。

会诊邀请函　邀请会诊的医疗机构拟邀请其他医疗机构的医师会诊，需向会诊医疗机构发出书面会诊邀请函，内容包括拟会诊患者病历摘要、拟邀请医师或者邀请医师的专业及技术职务任职资格、会诊的目的、理由、时间和费用等情况，并加盖邀请医疗机构公章。用电话或者电子邮件等方式提出会诊邀请的，应当及时补办书面手续。

医疗机构不得提出会诊邀请情形　①会诊邀请超出本单位诊疗科目或者本单位不具备相应资质的。②本单位的技术力量、设备、设施不能为会诊提供必要的医疗安全保障的。③会诊邀请超出被邀请医师执业范围的。④省级卫生行政部门规定的其他情形。

医疗机构不得派出医师外出会诊情形　①会诊邀请超出本单位诊疗科目或者本单位不具备相应资质的。②会诊邀请超出被邀请医师执业范围的。③邀请医疗机构不具备相应医疗救治条件的。④省级卫生行政部门规定的其他情形。

医师会诊执业规则　①医师应当详细了解患者的病情，亲自诊查患者，完成相应的会诊工作，并按照规定书写医疗文书。②医师应当严格执行有关的卫生管理法律、法规、规章和诊疗规范、常规。③医师在会诊过程中发现难以胜任会诊工作，应当及时、如实告知邀请医疗机构，并终止会诊。④医师发现邀请医疗机构的技术力量、设备、设施条件不适宜收治该患者，或者难以保障会诊质量和安全的，应当建议将该患者转往其他具备收治条件的医疗机构诊治。

会诊费用　会诊费用按照邀请医疗机构所在地的规定执行。差旅费按照实际发生额结算，医疗机构根据诊疗需要邀请的，差旅费由医疗机构承担；患者主动要求邀请的，差旅费由患者承担，收费方应向患者提供正式收费票据。会诊中涉及的治疗、手术等收费标准可在当地规定的基础上酌情加收，加收幅度由省级价格主管部门会同同级卫生行政部门确定。邀请医疗机构支付会诊费用应当统一支付给会诊医疗机构，不得支付给会诊医师本人。会诊医疗机构由于会诊产生的收入，应纳入单位财务部门统一核算。

医师会诊费用　会诊医疗机构应当按照有关规定给付会诊医师合理报酬。医师在国家法定节假日完成会诊任务的，会诊医疗机构应当按照国家有关规定提高会诊医师的报酬标准。医师在外出会诊时不得违反规定接受邀请医疗机构报酬，不得收受或者索要患者及其家属的钱物，不得牟取其他不正当利益。

法律责任　医疗机构和医师违反此规定进行会诊的，应承担相应法律责任。医师在外出会诊过程中发生的医疗事故争议，由邀请医疗机构按照《医疗事故处理条例》的规定进行处理；必要时，会诊医疗机构应当协助处理。医疗机构违反此规定进行会诊的，由县级以上卫生行政部门责令改正，给予警告；诊疗活动超出登记范围的，按照《医疗机构管理条例》第四十七条予以警告、责令其改正，罚款处罚；情节严重的，吊销其医疗机构执业许可证。医师违反此规定擅自外出会诊或者在会诊谋取不正当利益的，由所在医疗机构记入医师考核档案；经教育仍不改正的，依法给予行政处分或者纪律处分。医疗机构疏于对本单位医师外出会诊管理的，县级以上卫生行政部门应当对医疗机构及其主要负责人和负有责任的主管人员进行通报批评。

（赵　敏）

Zhíyè Yàoshī Zīgé Zhìdù Zànxíng Guīdìng

《执业药师资格制度暂行规定》（*Temporary Provisions on Licensed Pharmacists Qualification System*）　调整药品生产、经营、使用单位中执业的药学技术人员资格考试、注册、执业管理等活动中产生的社会关系的规章。此规定是人事部和国家医药管理总局根据《中华人民共和国药品管理法》（以下简称《药品管理法》）、《中共中央、国务院关于卫生改革与发展的决定》及职业资格制度的有关内容，制定的规定，1999年4月1日由人事部、国家医药管理总局人发〔1999〕34号发布，并于当日生效。执业药师是指经全国统一考试合格，取得执业药师资格证书并经注册登记，在药品生产、经营、使用单位中执业的药学技术人员。凡从事药品生产、经营活动的企事业单位，在其关键岗位必须配备相应的执业药师资格人员。

立法目的 为了加强对医药专业技术人员的职业准入控制，加强对药品生产和流通的管理，确保药品质量，保障人民用药安全和维护人民健康，促进中国医药事业的发展，根据中共中央《关于建立社会主义市场经济体制若干问题的决定》的有关精神和《中华人民共和国药品管理法》，以及《职业资格证书规定》的有关条款，制定此规定。

适用范围 药品生产和流通领域执业药师资格管理活动。在此规定发布以前已担任高级药学专业技术职务的人员，经考核合格，可通过认定取得执业药师资格，认定的具体办法由人事部和国家医药管理局另行制定；在此规定发布以后，取得执业药师资格是不具备规定学历的人员申报评审高级药学专业技术资格的必备条件。

军队系统执业药师资格制度的组织实施由总政治部负责。

执业药师资格 执业药师资格制度属于职业资格证书制度，由国家确认批准；获得执业药师资格证书的人员，表明已具备执业药师的水平和能力，作为依法申请领办药品生产、经营或独立执行业务的依据。

资格管理 人事部和国家医药管理局共同负责全国企业药师资格制度的政策制定、组织协调、资格考试、注册登记和监督管理工作；执业药师通过资格考试取得执业资格，同时也获得主管药师技术资格，可以依法独立执行业务，单位根据工作需要可聘任主管药师职务。

资格考试 由人事部负责审定考试科目、考试大纲和试题，会同国家医药管理局对考试进行检查、监督和指导，并组织或授权组织实施各项考务工作。执业药师资格实行全国统一大纲、统一命题、统一组织的考试制度，每年举行一次。

报考条件 凡中华人民共和国公民和获准在中国境内就业的其他国籍的人员，遵纪守法并具备以下条件之一者，可申请参加执业药师资格考试：①药学中专毕业后，从事医药工作满10年。②药学大专毕业后，从事医药工作满6年。③药学大学本科毕业后，从事医药工作满4年。④获药学第二学士学位或研究生班结业后，从事医药工作满2年。⑤获药学硕士学位后，从事医药工作满1年。⑥获药学博士学位。⑦已正式受聘担任主管药师职务的人员。

培训 国家医药管理局负责指导考试大纲的拟定、培训教材的编写和命题工作，统一规划并组织或授权组织考前培训等有关工作。培训工作按照与考试分开、自愿参加的原则进行。

资格证书 通过执业药师资格考试的合格者，由各省级人事（职改）部门颁发人事部统一印制、人事部和国家医药管理局用印的执业药师资格证书，经注册后全国范围有效。

执业药师注册 执业药师资格实行注册登记制度。

注册管理 国家医药管理局及省级医药管理局为执业药师的注册管理机构；人事部和各级人事部门对执业药师的注册和使用情况有检查、监督的责任。

执业药师考试及格，由各省级人事部门核发药师资格证书，并通知其到当地省级医药管理部门注册。接到通知后须在3个月内办理注册登记手续，逾期不办者，执业资格考试成绩不再有效。

经批准注册的执业药师，由省级医药管理局在执业药师资格证书中的注册登记栏内加盖印章，并报国家医药管理局备案。对执业药师所受处分，应及时记录在资格证书中的惩罚登记栏内；凡注销注册，收回执业药师资格证书的，报当地人事（职改）部门和国家医药管理局备案。

注册条件 ①遵纪守法，遵守药师职业道德。②执业药师资格考试合格。③身体健康，能坚持在执业药师岗位工作。④经所在单位考核同意。再次注册者，应经单位考核合格并有知识更新、参加业务培训的证明。

注册有效期 注册有效期一般为3年，有效期满前3个月，持证者要按规定主动到注册机构重新办理注册登记。

注销注册 脱离药师工作岗位连续时间2年以上者（含2年），注册管理机构将取消其注册；若要重新注册，必须再次通过执业药师资格考试（见《执业药师注册管理暂行办法》）。

执业药师职责 ①应具有良好的职业道德和业务素质，以提供合格药品，维护人民身体健康为基本准则。②有权依法开办或领办药品生产、经营企业。执业药师资格证书是申领企业执照的必备文件。③执业药师必须对所在的药品生产、经营企业和药品流通部门药品质量负责。④执业药师必须熟悉《药品管理法》等医药法规、条例，带头执行国家对药品生产、销售和流通环节的各种具体规定。⑤执业药师应不断更新知识、注重国内外医药信息的收集和整理，掌握最新的药学知识和先进的医药技术，以保持较高的专业水平。⑥执业药师有权参与药品全面质量管理各环节的标准、规章制度、操作规程等的制订及对违反各项规定的处理。⑥执业药师对违反《药品管理法》等法规的部门领导的决定或意见有权提出劝告、拒绝执行并向上级报告。⑦一个执业药师只能在一个单位正式执业，并对其所分工的业务负责。⑧国家医药管理局制定执业药师岗位工作规范，对必须有执业药师上岗的关键岗位作出明确规定并予以公布。

法律责任 医药企业和药师违反此规定，对伪造学历、资历或考试作弊，骗取执业药师证书的人员，发证机关应取消其执业药师资格，收回其证书，给予必要的行政处分。对执业药师违反《药品管理法》等造成不良后果的，所在单位应如实上报，由主管的医药行政管理机关会同当地有关执法部门，根据情况分别给予警告、罚款、停职检查、注销其注册等处分；构成犯罪的，承担相应刑事责任。

（赵 敏）

Zhíyè Yàoshī Zīgé Kǎoshì Shíshī Bànfǎ

《执业药师资格考试实施办法》（*Rules for Licensing Examination for Pharmacists*） 调整药品生产、经营、使用单位中执业的药学技术人员资格考试、考务管理等活动中产生的社会关系的规章。人事部、国家医药管理总局于1999年4月1日发布，并于当日生效。

立法目的 为了加强对药学技术人员的职业准入控制，确保药品质量，保障人民用药的安全有效，根据《中华人民共和国药品管理法》《中共中央、国务院关于卫生改革与发展的决定》及职业资格制度的有关内容，制定此规定。

执业药师资格考试管理 人事部、国家药品监督管理局共同负责执业药师资格考试工作，日常管理工作由国家药品监督管理局负责。具体考务工作由人事部人事考试中心组织实施。

考试时间 执业药师资格考试日期定为每年10月，报名时间定为每年3月。

考试科目 药学（中药学）专业知识（一）、药学（中药学）专业知识（二）、药事管理与法规、综合知识与技能四个科目。

考试科目中，药事管理与法规、综合知识与技能两个科目为执业药师资格考试的必考科目；从事药学或中药学专业工作的人员，可根据从事的本专业工作，选择药学专业知识科目（一）、药学专业知识科目（二）或中药学专业知识科目（一）、中药学专业知识科目（二）的考试。考试分四个半天进行，每个科目考试时间为两个半小时。

考试周期 考试以2年为一个周期，参加全部科目考试的人员须在连续两个考试年度内通过全部科目的考试。参加免试部分科目的人员须在一个考试年度内通过应试科目。

报考条件 见《执业药师资格制度暂行规定》。

免试条件 按照国家有关规定评聘为高级专业技术职务，并具备下列条件之一者，可免试药学（或中药学）专业知识（一）、药学（或中药学）专业知识（二）两个科目，只参加药事管理与法规、综合知识与技能两个科目的考试：①中药学徒、药学或中药学专业中专毕业，连续从事药学或中药学专业工作满20年。②取得药学、中药学专业或相关专业大专以上学历，连续从事药学或中药学专业工作满15年。

报名程序 按属地原则报名参加考试，由本人提出申请，所在单位审核同意，并携带有关证明材料到当地考试管理机构办理报名手续。考试管理机构按规定程序和报名条件审查合格后，发给准考证，应考人员凭准考证在指定的时间、地点参加考试。

考务管理 具体考务工作由各省级人事部门会同药品监督管理部门组织实施，各地可根据实际情况确定具体办法。考场设在省辖市以上的中心城市和行政专员公署所在的城市。严格执行考试考务工作的有关规章制度，做好试卷命题、印刷、发送过程中的保密工作，严格考场纪律，严禁弄虚作假。

考试培训 国家药品监督管理局负责执业药师资格考试的培训管理工作。各地培训机构要具备场地、师资、教材等条件，经省级药品监督管理部门会同人事部门审核批准，报国家药品监督管理局备案。培训收费标准须经当地物价主管部门核准并公布于众。

（赵 敏）

Zhíyè Yàoshī Zhùcè Guǎnlǐ Zànxíng Bànfǎ

《执业药师注册管理暂行办法》（*Temporary Rules on the Administration of the Registration of Licensed Pharmacists*） 调整药品生产、经营、使用单位中执

业的药学技术人员资格注册管理等活动中产生的社会关系的规章。国家药品监督管理局修订，于2000年4月10日发布，并于当日生效。

立法目的 为保证执业药师资格制度的实施，加强执业药师注册管理工作，根据人事部、国家药品监督管理局联合颁发的《执业药师资格制度暂行规定》，制定此办法。

适用范围 持有执业药师资格证书的人员申请执业药师注册的活动。

执业药师注册 持有执业药师资格证书的人员，经注册并取得执业药师注册证，方可以执业药师身份执业。执业药师只能在一个注册机构注册，在一个执业单位按照注册的执业类别、执业范围执业。

注册管理 见《执业药师资格制度暂行规定》。

注册申请 药品生产、经营、使用单位的人员取得执业药师资格证书后即可向执业单位所在地区的执业药师注册机构申请办理注册手续。

注册审批 执业药师注册机构须在收到申请之日起30个工作日内，对符合条件者予以注册；对不符合条件者不予注册，同时书面通知申请人并说明理由。

注册内容 执业药师按照执业类别、执业范围、执业地区注册，执业类别为药学类、中药学类；执业范围为药品生产、药品经营、药品使用；执业地区为省、自治区、直辖市。

不予注册 ①不具有完全民事行为能力的。②因受刑事处罚，自刑罚执行完毕之日到申请注册之日不满2年的。③受过取消执业药师执业资格处分不满2年的。④国家规定不宜从事执业药师业务的其他情形的。

注册有效期 见《执业药师资格制度暂行规定》。

首次注册申请材料 ①填写“执业药师首次注册申请表”。②执业药师资格证书。③身份证明复印件。④近期一寸免冠正面半身照片5张。⑤县级（含）以上医院出具的本人6个月内的健康体检表。⑥执业单位证明。⑦执业单位合法开业的证明复印件。

再次注册申请材料 ①填写“执业药师再次注册申请表”。②执业药师资格证书和执业药师注册证。③执业单位考核材料。④执业药师继续教育登记证书。⑤县级（含）以上医院出具的本人6个月内的健康体检表。

变更注册 执业药师在同一执业地区变更执业单位或范围的，须到原执业药师注册机构办理变更注册手续，提交以下材料：①填写“执业药师变更注册登记表”。②执业药师资格证书和执业药师注册证。③新执业单位合法开业的证明复印件。

执业药师变更执业地区的，须到原执业药师注册机构办理变更注册手续，填写“执业药师变更注册登记表”，并向新执业地区的执业药师注册机构重新申请注册。新的执业药师注册机构在办理执业注册手续时，应收回原执业药师注册证，并发给新的执业药师注册证。

注销注册 ①死亡或被宣告失踪的。②受刑事处罚的。③被吊销执业药师资格证书的。④受开除行政处分的。⑤因健康或其他原因不能从事执业药师业务的。

注销注册手续由执业药师所在单位在30个工作日内向注册机构申请办理，填写“执业药师注销注册登记表”；执业药师注册机构经核实后办理注销注册，收回执业药师注册证。

执业药师资格保留 取得执业药师资格证书，按规定完成继续教育学分，可保留执业药师资格；取得执业药师资格证书一年后申请注册的，除按首次注册递交申请材料外，还需提交载有本人参加继续教育记录的执业药师继续教育登记证书。

法律责任 凡以骗取、转让、借用、伪造执业药师资格证书、执业药师注册证和执业药师继续教育登记证书等不正当手段进行注册的人员，一经发现，由执业药师注册机构收缴注册证并注销注册。构成犯罪的，依法追究其刑事责任。执业药师注册机构的工作人员，在注册工作中玩忽职守、滥用职权、徇私舞弊，由其所在单位依据有关规定给予行政处分；构成犯罪的，依法追究刑事责任。

（赵 敏）

yīliáo shìgù chǔlǐ fǎlǜ zhìdù

医疗事故处理法律制度

(legal system of the handing of medical malpractices) 调整保护患者和医疗机构及其医务人员的合法权益，维护医疗秩序，保障医疗安全，促进医学科学的发展而产生的社会关系的法律规范的总和。

1987年国务院颁布了《医疗事故处理办法》，提出了医疗事故的概念和处置的措施。随着医疗卫生事业的发展，为适应新的形势，2002年国务院重新制定并出台了《医疗事故处理条例》，于2002年的9月1日起施行。同年，国务院卫生行政部门出台了一系列配套规定，包括《医疗事故分级标准（试行）》《医疗事故技术鉴定暂行办法》。2010年，为妥善处理医疗纠纷，国务院卫生行政部门出台了《关于加强医疗纠纷人民调解工作的意见》。2011年，为建立健全医疗质量安全事件报告和预警制度，指导医疗机构妥善处置医疗质量安全事件，推动持续医疗质量改进，切实保障医疗安全，国务院卫生行政部门又组织制定了《医疗质量安全事件报告暂行规定》。《医疗事故处理条例》实施以来对医疗纠纷的预防和处理发挥了重要作用，为进一步妥善处理医疗纠纷，协调法律法规之间的衔接问题，2015年国家卫生和计划生育委员会发布了关于《医疗纠纷预防与处理条例（送审稿）》的起草说明，新修订的法规将有助于进一步发挥医患关系处理的法律作用。

（樊立华　高　蕾）

Yīliáo Shìgù Chǔlǐ Tiáolì

《医疗事故处理条例》

（*Regulation on the Handling of Medical Malpractice*）　国务院颁布的预防和处理医疗事故的行政法规。该条例2002年4月4日公布，2002年9月1起施行。医疗事故是指医疗机构及其医务人员在医疗活动中，违反医疗卫生管理法律、行政法规、部门规章和诊疗护理规范、常规，过失造成患者人身损害的事故。

立法沿革　1987年6月29日国务院颁布了新中国成立以来第一个针对医疗事故处理的行政法规《医疗事故处理办法》，标志着中国医疗事故处理工作走向法制化的轨道。1988年，卫生部相继制定了《关于〈医疗事故处理办法〉若干问题的说明》《医疗事故分级标准（试行草案）》；各省、自治区、直辖市也先后制定了医疗事故处理办法实施细则，最高人民法院于1989年至1995年先后五次发文，就医疗事故的处理作出司法解释。2002年国务院制定了《医疗事故处理条例》，该条例经国务院第55次常务会议通过，2002年4月4日国务院令第351号公布，自2002年9月1日起施行。随后卫生部发布了《医疗事故技术鉴定暂行办法》《医疗事故分级标准（试行）》等配套方案。

立法目的　正确处理医疗事故，保护患者和医疗机构及其医务人员的合法权益，维护医疗秩序，保障医疗安全，促进医学科学的发展。

适用范围　适用于医疗机构和医务人员在医疗活动中的医疗事故预防、处置及医疗事故发生后的技术鉴定等活动。县级以上城市从事计划生育技术服务的机构依照《计划生育技术服务管理条例》的规定开展与计划生育有关的临床医疗服务，发生的计划生育技术服务事故，适用《医疗事故处理条例》的有关规定处理；但是，其中不属于医疗机构的县级以上城市从事计划生育技术服务的机构发生的计划生育技术服务事故，由计划生育行政部门行使依照条例有关规定由卫生行政部门承担的受理、交由负责医疗事故技术鉴定工作的医学会组织鉴定和赔偿调解的职能；对发生计划生育技术服务事故的该机构及其有关责任人员，依法进行处理。军队医疗机构的医疗事故适用《军队医疗事故处理办法》；非法行医，造成患者人身损害，不属于医疗事故，不适用《医疗事故处理条例》。

医疗事故的预防　医疗机构应加强对医疗事故的预防，做到防患于未然。

遵守医疗规范和职业道德　医疗机构及其医务人员在严格遵守国家宪法和法律的同时，还必须遵守有关的医疗卫生管理法律、法规和规章，遵守有关的诊疗护理规范常规，并恪守医疗服务职业道德。

培训和教育　医疗机构应当对其医务人员进行医疗卫生管理法律、行政法规、部门规章和诊疗护理规范、常规的培训和医疗服务职业道德教育。

医疗服务质量监控　医疗机构应当设置医疗服务质量监控部门或者配备专职或兼职人员，具体负责监督本医疗机构医务人员的医疗服务工作，检查医务人员执业情况，接受患者对医疗服务的投诉，向其提供咨询服务。

病历资料的书写和管理　在医疗活动中，由医疗机构制作和保管的病历资料是记载医疗行为和医疗过程的重要文书，是医疗事故技术鉴定和处理的重要资料。为了保证病历资料的客观、真实和完整，医疗机构对病历资料必须进行科学的管理。医疗机构应当按照国务院卫生行政部门规定的要求，书写并妥善保管病历资料。因抢救急危患者，未能及时书写病历的，有关医务人员应当在抢救结束后6小时内据实补记，并加以注明。严禁涂改、伪造、隐匿、销毁或者抢夺病历资料。

制定预案　医疗机构应当制定切实可行的应急预案，预防医疗事故的发生，减轻医疗事故的损害。

医疗事故处置　医疗事故发生后，医疗机构和医务人员需要及时采取措施，以控制事态，防止损害扩大。

报告制度　医务人员在医疗

活动中发生或者发现医疗事故、可能引起医疗事故的医疗过失行为或者发生医疗事故争议的，应当立即向所在科室负责人报告，科室负责人应当及时向本医疗机构负责医疗服务质量监控的部门或者专（兼）职人员报告；负责医疗服务质量监控的部门或者专（兼）职人员接到报告后，应当立即进行调查、核实，将有关情况如实向本医疗机构的负责人报告，并向患者通报、解释。医疗机构应当按照规定向所在地卫生行政部门报告。对于导致患者死亡、可能为二级以上的医疗事故或者导致3人以上人身损害后果等重大医疗过失行为的，医疗机构应当在12小时内向所在地卫生行政部门报告。

防止损害扩大　发生或者发现重大医疗过失行为，医疗机构及其医务人员应当立即采取有效措施，避免或者减轻对患者身体健康的损害，防止损害扩大。

客观性病历资料的复印和复制　患者对其疾病的诊断、治疗有知情权，对客观性病历资料有复印和复制权。《医疗事故处理条例》规定患者有权复印或者复制其门诊病历、住院志、体温单、医嘱单、化验单（检验报告）、医学影像检查资料、特殊检查同意书、手术同意书、手术及麻醉记录单、病理资料、护理记录，以及国务院卫生行政部门规定的其他病历资料。患者要求复印或者复制上述病历资料的，医疗机构应当提供复印或者复制服务并在复印或者复制的病历资料上加盖证明印记。

主观性病历资料的处理　主观性病历资料是指在医疗活动中医务人员通过对患者病情发展、治疗过程进行观察、分析、讨论并提出诊治意见而记录的资料，包括死亡病例讨论记录、疑难病例讨论记录、上级医师查房记录、会诊意见、病程记录等。发生医疗事故争议时，这些主观性病历资料不能复印和复制，只能在医患双方共同在场的情况下封存，在场的医患双方当事人应当具有完全性的民事行为能力，均保证在2人以上。通常封存的病历应为原件，但是如果发生医疗事故时患者的治疗过程尚未终结，也可以封存复印件，封存复印件时医患双方可以共同加盖印记证明。

现场实物的处理　现场实物是指在医疗活动中造成患者人身损害时使用过的一切可疑物品。《医疗事故处理条例》规定疑似输液、输血、注射、药物等引起不良后果的，医患双方应当共同对现场实物进行封存和启封，封存的现场实物由医疗机构保管。需要检验的，应当由双方共同指定的、依法具有检验资格的检验机构进行检验；双方无法共同指定时，由卫生行政部门指定。

尸检　对已经死亡的机体进行解剖以查明死因的一种医学手段，尸检应当在法律规定的时间内由具有一定尸检资质的机构和人员进行。患者死亡，不能确定死因或者对死因有异议的，应当在患者死亡后48小时内进行尸检，具备尸体冻存条件的，可以延长至7日。尸检应当经死者近亲属同意并签字，拒绝或者拖延尸检，超过规定时间，影响对死因判定的，由拒绝或者拖延的一方承担责任。

尸体存放　患者在医疗机构内死亡的，尸体应当立即移放太平间。死者尸体存放时间一般不得超过2周。逾期不处理的尸体，经医疗机构所在地卫生行政部门批准，并报经同级公安部门备案后，由医疗机构按照规定进行处理。

医疗事故技术鉴定　根据《医疗事故处理条例》的相关规定，由医学会组织医疗事故技术鉴定组，对医疗事故争议是否属于医疗事故进行的鉴定活动。卫生行政部门接到医疗机构关于重大医疗过失行为的报告或者医疗事故争议当事人要求处理医疗事故争议的申请后，对需要进行医疗事故技术鉴定的，应当交由负责医疗事故技术鉴定工作的医学会组织鉴定；医患双方协商解决医疗事故争议，需要进行医疗事故技术鉴定的，由双方当事人共同委托负责医疗事故技术鉴定工作的医学会组织鉴定。设区的市级地方医学会和省、自治区、直辖市直接管辖的县（市）地方医学会负责组织首次医疗事故技术鉴定工作。省、自治区、直辖市地方医学会负责组织再次鉴定工作。必要时，中华医学会可以组织疑难、复杂并在全国有重大影响的医疗事故争议的技术鉴定工作。

鉴定组织　见《医疗事故技术鉴定暂行办法》。

鉴定程序　见《医疗事故技术鉴定暂行办法》。

鉴定费用　医疗事故技术鉴定，可以收取鉴定费用。经鉴定，属于医疗事故的，鉴定费用由医疗机构支付；不属于医疗事故的，鉴定费用由提出医疗事故处理申请的一方支付。鉴定费用标准由省、自治区、直辖市人民政府价格主管部门会同同级财政部门、卫生行政部门规定。

不属于医疗事故的情形　《医疗事故处理条例》第三十三条规定下列情形不属于医疗事故：

①在紧急情况下为抢救垂危患者生命而采取紧急医学措施造成不良后果的。②在医疗活动中由于患者病情异常或者患者体质特殊而发生医疗意外的。③在现有医学科学技术条件下，发生无法预料或者不能防范的不良后果的。④无过错输血感染造成不良后果的。⑤因患方原因延误诊疗导致不良后果的。⑥因不可抗力造成不良后果的。

医疗事故的行政处理 在医疗事故发生后，卫生行政部门依照《医疗事故处理条例》和有关法律、行政法规规定的条件和程序，对发生医疗事故的医疗机构和医务人员进行行政处理的行为。

管辖 医疗事故争议由哪个地方的哪一级卫生行政部门予以受理并处理的规定。管辖可以分为地域管辖、级别管辖和移送管辖。医疗事故的行政处理是由医疗机构所在地的县级人民政府卫生行政部门受理，医疗机构所在地是直辖市的，由医疗机构所在地的区、县人民政府卫生行政部门受理。在出现患者死亡、可能为二级以上的医疗事故等重大医疗事故时，县级人民政府卫生行政部门应当将其所受理的医疗事故争议，移送上一级卫生行政部门处理。

期限 医疗事故发生后，当事人如果请求卫生行政部门依法行政处理，必须在一定的期限内提出申请，超出该期限提出申请，卫生行政部门不予受理。申请行政处理的时限为当事人自知道或者应当知道其身体健康受到损害之日起1年内。

程序 发生医疗事故争议，当事人需要卫生行政部门处理的，应当提出书面申请，卫生行政部门应当自收到医疗事故争议处理申请之日起10日内进行审查，作出是否受理的决定。对符合条例规定的，予以受理，需要进行医疗事故技术鉴定的，应当自作出受理决定之日起5日内将有关材料交由负责医疗事故技术鉴定工作的医学会组织鉴定并书面通知申请人；对不符合条例规定的，不予受理，书面通知申请人并说明理由。

行政处理和民事诉讼 医疗事故发生后，当事人既向卫生行政部门提出医疗事故争议处理申请，又向人民法院提起诉讼的，卫生行政部门不予受理；卫生行政部门已经受理的，应当终止处理。

医疗事故的赔偿 医疗机构及其医务人员在医疗活动中的行为构成医疗事故对患者及近亲属造成损害的赔偿。

赔偿纠纷的解决途径 医患双方可以协商解决；如果双方不愿协商解决或协商解决不成的，也可以向卫生行政部门提出调解申请，由卫生行政部门主持调解；如果双方既不愿协商解决，也不同意卫生行政部门调解，或者对调解结果不服的，也可以直接向人民法院提起民事诉讼。

确定具体赔偿数额的基本原则 解决医疗事故争议，无论依据哪条途径，都应当依据基本原则计算和确定具体的赔偿数额。在确定具体的赔偿数额时，应遵循医疗事故的具体赔偿数额与医疗事故等级相适应的原则，遵循医疗事故的具体赔偿数额与医疗过失行为在医疗事故损害后果中的责任程度相适应的原则，同时应当客观考虑医疗事故损害后果与患者原有疾病状况之间的关系等因素。

法律责任 卫生行政部门及其工作人员及医疗机构、医务人员违反《医疗事故处理条例》所应承担的行政责任和刑事责任。

刑事责任 卫生行政部门的工作人员在处理医疗事故过程中，利用职务上的便利收受他人财物或者其他利益，滥用职权，玩忽职守，或者发现违法行为不予查处，造成严重后果的，依照刑法关于受贿罪、滥用职权罪、玩忽职守罪或者其他有关罪的规定，依法追究刑事责任；医疗机构发生医疗事故的，造成严重后果的，对负有责任的医务人员依照刑法关于医疗事故罪的规定，依法追究刑事责任；参加医疗事故技术鉴定工作的人员违反法律规定，接受申请鉴定双方或者一方当事人的财物或者其他利益，出具虚假医疗事故技术鉴定书，造成严重后果的，依照刑法关于受贿罪的规定，依法追究刑事责任；尚不够刑事处罚的，由原发证部门吊销其执业证书或者资格证书。

行政责任 医疗机构发生医疗事故的，由卫生行政部门根据医疗事故等级和情节，给予警告；情节严重的，责令限期停业整顿直至由原发证部门吊销执业许可证；对发生医疗事故的有关医务人员，卫生行政部门并可以责令暂停6个月以上1年以下执业活动；情节严重的，吊销其执业证书。医疗机构或者其他有关机构存在没有正当理由，拒绝进行尸检的或涂改、伪造、隐匿、销毁病历资料的情形，由卫生行政部门责令改正，给予警告；对负有责任的主管人员和其他直接责任人员依法给予行政处分或者纪律处分；情节严重的，由原发证部门吊销其执业证书或者资格证书。

（高玉玲）

Yīliáo Jīgòu Bìnglì Guǎnlǐ Guīdìng

《医疗机构病历管理规定》

(*Regulations on Medical Record Management in Medical Institutions*) 国家卫生计生委、国家中医药管理局组织专家在2002年下发的《医疗机构病历管理规定》的基础上形成的规范性文件。该规定于2013年11月20日发布,自2014年1月1日起施行。病历是指医务人员在医疗活动过程中形成的文字、符号、图表、影像、切片等资料的总和,包括门(急)诊病历和住院病历。

立法目的 加强医疗机构病历管理,保障医疗质量与安全,维护医患双方的合法权益。

适用范围 适用于各级各类医疗机构对病历的管理。既适用于纸质病历的管理,也适用对电子病历的管理。

病历的建立 医疗机构应当建立门(急)诊病历和住院病历编号制度,为同一患者建立唯一的标识号码。已建立电子病历的医疗机构,应当将病历标识号码与患者身份证明编号相关联。病历与病案应当按照一定的顺序排序和装订。住院病历应当按照以下顺序排序:体温单、医嘱单、入院记录、病程记录、术前讨论记录、手术同意书、麻醉同意书、麻醉术前访视记录、手术安全核查记录、手术清点记录、麻醉记录、手术记录、麻醉术后访视记录、术后病程记录、病重(病危)患者护理记录、出院记录、死亡记录、输血治疗知情同意书、特殊检查(特殊治疗)同意书、会诊记录、病危(重)通知书、病理资料、辅助检查报告单、医学影像检查资料。病案应当按照以下顺序装订保存:住院病案首页、入院记录、病程记录、术前讨论记录、手术同意书、麻醉同意书、麻醉术前访视记录、手术安全核查记录、手术清点记录、麻醉记录、手术记录、麻醉术后访视记录、术后病程记录、出院记录、死亡记录、死亡病例讨论记录、输血治疗知情同意书、特殊检查(特殊治疗)同意书、会诊记录、病危(重)通知书、病理资料、辅助检查报告单、医学影像检查资料、体温单、医嘱单、病重(病危)患者护理记录。

病历的保管 医疗机构应当严格病历管理,任何人不得随意涂改病历,严禁伪造、隐匿、销毁、抢夺、窃取病历。

门诊病历的保管 门(急)诊病历原则上由患者负责保管,由患者保管的,医疗机构应当将检查检验结果及时交由患者保管。医疗机构建有门(急)诊病历档案室或者已建立门(急)诊电子病历的,经患者或者其法定代理人同意,其门(急)诊病历可以由医疗机构负责保管。门(急)诊病历由医疗机构保管的,医疗机构应当在收到检查检验结果后24小时内,将检查检验结果归入或者录入门(急)诊病历,并在每次诊疗活动结束后首个工作日内将门(急)诊病历归档。

住院病历的保管 住院病历由医疗机构负责保管。患者住院期间,住院病历由所在病区统一保管。因医疗活动或者工作需要,须将住院病历带离病区时,应当由病区指定的专门人员负责携带和保管。患者出院后,住院病历由病案管理部门或者专(兼)职人员统一保存、管理。

病历的查阅与复制 医疗机构及其医务人员应当严格保护患者隐私,禁止以非医疗、教学、研究目的泄露患者的病历资料。

查阅 除为患者提供诊疗服务的医务人员,以及经卫生计生行政部门、中医药管理部门或者医疗机构授权的负责病案管理、医疗管理的部门或者人员外,其他任何机构和个人不得擅自查阅患者病历。其他医疗机构及医务人员因科研、教学需要查阅、借阅病历的,应当向患者就诊的医疗机构提出申请,经同意并办理相应手续后方可查阅、借阅。查阅后应当立即归还,借阅病历应当在3个工作日内归还。查阅的病历资料不得带离患者就诊医疗机构。

复制 病历的复制必须是有复制权的主体依照法律规定的条件和程序复制。①复制主体要求:患者本人或者其委托代理人、死亡患者法定继承人或者其代理人有权申请复制或者查阅病历资料,申请时应递交有效的身份证明文件。公安、司法、人力资源社会保障、保险及负责医疗事故技术鉴定的部门,因办理案件、依法实施专业技术鉴定、医疗保险审核或仲裁、商业保险审核等需要,提出审核、查阅或者复制病历资料要求的,经办人员提供以下证明材料后,医疗机构可以根据需要提供患者部分或全部病历。②复制内容要求:申请人可以复制的病历资料包括门(急)诊病历和住院病历中的体温单、医嘱单、住院志(入院记录)、手术同意书、麻醉同意书、麻醉记录、手术记录、病重(病危)患者护理记录、出院记录、输血治疗知情同意书、特殊检查(特殊治疗)同意书、病理报告、检验报告等辅助检查报告单、医学影像检查资料等病历资料。对于尚未完成的病历,申请人可以对已完成部分先行复制,其他部分待完成后,再进行复制。③复制程序要求:

医疗机构受理复制病历资料申请后，由指定部门或者专（兼）职人员通知病案管理部门或专（兼）职人员，在规定时间内将需要复制的病历资料送至指定地点，并在申请人在场的情况下复制；复制的病历资料经申请人和医疗机构双方确认无误后，加盖医疗机构证明印记。

病历的封存与开启 封存病历时，应当在医疗机构或者其委托代理人、患者或者其代理人在场的情况下，对病历共同进行确认，签封病历复制件，对于尚未完成的病历，可以先行封存已完成部分，其他部分待完成后再进行封存。封存的病历复制件由医疗机构保管。医疗机构申请封存病历时，应当告知患者或者其代理人共同实施病历封存；但患者或者其代理人拒绝或者放弃实施病历封存的，医疗机构可以在公证机构公证的情况下，对病历进行确认，由公证机构签封病历复制件。开启封存病历应当在签封各方在场的情况下实施。

病历的保存 医疗机构保管的门（急）诊病历，保存时间自患者最后一次就诊之日起不少于15年；住院病历保存时间自患者最后一次住院出院之日起不少于30年。医疗机构变更名称时，所保管的病历应由变更后医疗机构继续保管；医疗机构撤销后，所保管的病历可由省级卫生计生行政部门、中医药管理部门或省级卫生计生行政部门、中医药管理部门指定的机构按规定妥善保管。

（高玉玲）

Bìnglì Shūxiě Jīběn Guīfàn

《病历书写基本规范》

（*Basic Standards for Medical Records*） 对医疗机构的病历书写行为进行详细规范的行政规章。病历书写是指医务人员通过问诊、查体、辅助检查、诊断、治疗、护理等医疗活动获得有关资料，并进行归纳、分析、整理形成医疗活动记录的行为。

立法沿革 1982年卫生部颁布的《医院工作制度》中详细规定了病历书写制度。为加强病案首页的标准化、程序化和规范化管理，1990年卫生部颁布了《住院病案首页》；2000年7月国家中医药管理局颁布了《中医病案规范（试行）》；2001年卫生部下发了《关于修订下发住院病案首页的通知》（卫医发〔2001〕286号）；2002年为了与《医疗事故处理条例》《医疗机构病历管理规定》等配套规章同时实施，8月16日，卫生部、国家中医药管理局颁布了《病历书写规范（试行）》，8月23日颁布了《中医、中西结合病历书写规范（试行）》；2010年3月1日卫生部制定并且施行了《病历书写基本规范》。

立法目的 对各医疗机构的病历书写行为进行详细规范，以提高病历质量，保障医疗质量和安全。

适用范围 适用于各类医疗机构的病历书写行为，但中医的病历书写适用于国家中医药管理局制定的《中医病历书写基本规范》，电子病历基本规范适用于卫生部制定的《电子病历应用管理规范（试行）》。

书写的基本要求 医务人员在病历书写过程中应依法按要求书写病历，应当遵循客观、真实、准确、及时、完整、规范的原则。

制作工具及文字 应当使用蓝黑墨水、碳素墨水书写病历，需复写的病历资料可以使用蓝或黑色油水的圆珠笔，计算机打印的病历应当符合病历保存的要求。病历书写应当使用中文，通用的外文缩写和无正式中文译名的症状、体征、疾病名称等可以使用外文；病历书写应规范使用医学术语，文字工整，字迹清晰，表述准确，语句通顺，标点正确；在书写日期和时间时应用阿拉伯数字，采用24小时制记录。

书写人员资格 病历应当按照规定的内容书写，并且由相应医务人员签名。实习医务人员、试用期医务人员书写的病历，应当经过本医疗机构注册的医务人员审阅、修改并且签名。进修医务人员由医疗机构根据其胜任本专业工作实际情况认定后书写病历。

书写的时限 病历资料依法要在规定的时限内完成。门（急）诊病历记录应当由接诊医师在患者就诊时及时完成；入院记录、再次或多次入院记录应当于患者入院后24小时内完成；首次病程记录应当在患者入院8小时内完成；因抢救急危患者，未能及时书写病历时，有关医务人员应当在抢救结束后6小时内据实补记，并加以注明；手术记录应当在术后24小时内完成；出院记录应当在患者出院后24小时内完成；死亡记录应当在患者死亡后24小时内完成，记录死亡时间应当具体到分钟。

患者签名 对需取得患者书面同意方可进行的医疗活动，应当由患者本人签署知情同意书。患者不具备完全民事行为能力时，应当由其法定代理人签字；患者因病无法签字时，应当由其授权的人员签字；为抢救患者，在法定代理人或被授权人无法及时签字的情况下，可由医疗机构负责人或者授权的负责人签字。因实施保护性医疗措施不宜向患者说明情况的，应当将有关情况告知患者近亲属，由患者近亲属签署知情同意书，并及时记录。患者无近亲属的或者患者近亲属无法签署同意书的，由患者的法定代理人或者关系人签署同意书。

病历修改　病历书写过程中出现错字时，应当用双线划在错字上，保留原记录清楚、可辨，并注明修改时间，修改人签名。不得采用刮、粘、涂等方法掩盖或去除原来的字迹，上级医务人员有审查修改下级医务人员书写的病历的责任。

打印病历　应用字处理软件编辑生成并打印的病历。打印病历应当按照规定的内容录入并及时打印且由相应医务人员手写签名。医疗机构打印病历时，应当统一纸张、字体、字号及排版格式，打印字迹应清楚易认，符合病历保存期限和复印的要求。修改时应当按照权限要求进行修改，但已完成录入打印并签名的病历不得修改。

门（急）诊病历的书写　门（急）诊病历内容包括门（急）诊病历首页、病历记录、化验单（检验报告）、医学影像检查资料等。首页内容应当包括患者姓名、性别、出生年月日、民族、婚姻状况、职业、工作单位、住址、药物过敏史等项目；病历记录分为初诊病历记录和复诊病历记录，初诊病历记录书写内容应当包括就诊时间、科别、主诉、现病史、既往史，阳性体征、必要的阴性体征和辅助检查结果，诊断及治疗意见和医师签名等，复诊病历记录书写内容应当包括就诊时间、科别、主诉、病史、必要的体格检查和辅助检查结果、诊断、治疗处理意见和医师签名等，急诊病历书写就诊时间应当具体到分钟。

住院病历的书写　住院病历包括住院病案首页、入院记录、病程记录、手术同意书、麻醉同意书、输血治疗知情同意书、特殊检查（特殊治疗）同意书、病危（重）通知书、医嘱单、辅助检查报告单、体温单、医学影像检查资料、病理资料等。

入院记录　患者入院后，由经治医师通过问诊、查体、辅助检查获得有关资料，并对这些资料归纳分析书写而成的记录，可分为入院记录、再次或多次入院记录、24 小时内入出院记录、24 小时内入院死亡记录。入院记录的内容包括患者一般情况、主诉、现病史、既往史、个人史、婚育史、月经史、家族史、体格检查、专科情况、辅助检查、初步诊断、书写入院记录的医师签名。

病程记录　继入院记录之后，对患者病情和诊疗过程所进行的连续性记录，包括首次病程记录、日常病程记录、上级医师查房记录、疑难病例讨论记录、交（接）班记录、转科记录、阶段小结、抢救记录、有创诊疗操作记录、会诊记录、术前小结、术前讨论记录、麻醉术前访视记录、麻醉记录、手术记录、手术安全核查记录、手术清点记录、术后首次病程记录、麻醉术后访视记录、出院记录、死亡记录、死亡病例讨论记录、病重（病危）患者护理记录。

知情同意书　住院病历中的知情同意书包括手术同意书、麻醉同意书、输血治疗知情同意书和特殊检查、特殊治疗同意书。手术前，经治医师应向患者告知拟施手术的相关情况，并由患者签署手术同意书，内容包括术前诊断、手术名称、术中或术后可能出现的并发症、手术风险等。麻醉前，麻醉医师应向患者告知拟施麻醉的相关情况，并由患者签署麻醉同意书，内容包括拟行手术方式、拟行麻醉方式，麻醉风险、可能发生的并发症及意外情况等。输血前，经治医师应向患者告知输血的相关情况，并签署输血治疗知情同意书，内容包括拟输血成分、输血前有关检查结果、输血风险及可能产生的不良后果等。实施特殊检查、特殊治疗前，经治医师应向患者告知特殊检查、特殊治疗的相关情况，并签署特殊治疗同意书，内容包括特殊检查、特殊治疗项目名称、目的、可能出现的并发症及风险等。

病危（重）通知书　患者病情危、重时，经治医师或值班医师应向患者家属告知病情，并由患方签名的医疗文书。内容包括患者姓名、性别、年龄、科别，目前诊断及病情危重情况，患方签名、医师签名并填写日期。病危（重）通知书一式两份，一份交患方保存，另一份归病历中保存。

医嘱　医师在医疗活动中下达的医学指令，分为长期医嘱单和临时医嘱单。医嘱内容及起始、停止时间应当由医师书写。医嘱内容应当准确、清楚，每项医嘱应当只包含一个内容，并注明下达时间，应当具体到分钟。医嘱不得涂改。需要取消时，应当使用红色墨水标注“取消”字样并签名。一般情况下，医师不得下达口头医嘱。因抢救急危患者需要下达口头医嘱时，护士应当复诵一遍。抢救结束后，医师应当即刻据实补记医嘱。

（高玉玲）

Yīliáo Shìgù Jìshù Jiàndìng Zànxíng Bànfǎ

《医疗事故技术鉴定暂行办法》（*Provisional Measures of the Technical Appraisal for Medical Accidents*） 国务院卫生行政部门依据《医疗事故处理条例》的有关规定制定的规范医疗事故技术鉴定工作的部门规章。2002年7月19日经卫生部部务会发布，自2002年9月1日起施行。医疗事故技术鉴定，是指由医学会组织有关临床医学专家和法医学专家组成的专家组，运用医学、法医学的知识和技术，对涉及医疗事故争议处理的有关专门性问题进行检验、鉴别和判断并提供鉴定结论的活动。其不同于司法鉴定，司法鉴定是指在诉讼过程中，为查明案件事实，人民法院依据职权，或者应当事人及其他诉讼参与人的申请，指派或委托具有专门知识的人，对专门性问题进行检验、鉴别和评定的活动。

立法目的 规范医疗事故技术鉴定工作，确保医疗事故技术鉴定工作有序进行。

适用范围 医疗机构医疗事故的技术鉴定工作。

鉴定机构 医学会组织的医疗事故技术鉴定专家组负责医疗事故的技术鉴定工作。其不同于原《医疗事故处理办法》中的医疗事故鉴定委员会，原来体制下的鉴定委员会是在同级政府领导下，负责本地区的医疗事故鉴定，鉴定委员会隶属于政府，直接归属于政府的卫生行政部门管理，具有很强的行政色彩，其鉴定结果的科学性很难保证。而医学会属于中介团体组织，具有很强的中立性，同时对医疗行业也十分了解，有利于保证医疗事故技术鉴定的独立性、中立性和客观性。

鉴定机构设置和分工 在中国，全国设立中华医学会，各地方设立地方医学会。中华医学会并不负责一般意义上的医疗过失行为、医疗事故争议的技术鉴定，由它组织的医疗事故技术鉴定一般是疑难的、复杂的并在全国有重大影响的医疗事故争议。设区的市级地方医学会和省、自治区、直辖市直接管辖的县（市）地方医学会负责组织首次医疗事故技术鉴定工作，省、自治区、直辖市地方医学会负责组织再次鉴定工作。

技术鉴定专家组 医疗事故鉴定工作的主体，专家库不是鉴定工作的主体，医学会也不是鉴定主体，专家库成员在未获准进入专家鉴定组时不具有鉴定资格。专家组的产生是由医患双方在医学会主持下按照一定的程序从专家库中随机抽取的方式产生。特殊情况下医学会根据医疗事故技术鉴定工作的需要，可以组织医患双方在其他医学会建立的专家库中随机抽取相关专业的专家参加鉴定或者函件咨询。

技术鉴定专家库 负责组织医疗事故技术鉴定工作的医学会应当建立专家库。能够进入专家库的人员只能是下列两类人员：①有良好的业务素质和执业品德，而且受聘于医疗卫生机构或者医学教学、科研机构并担任相应专业高级技术职务3年以上、健康状况能够胜任医疗事故技术鉴定工作的医疗卫生专业人员。②有良好的业务素质和执业品德，健康状况能够胜任医疗事故技术鉴定工作并且具备高级技术职务任职资格的法医。负责组织医疗事故技术鉴定工作的医学会依照规定聘请医疗卫生专业技术人员和法医进入专家库，可以不受行政区域的限制。在专家库的组成程序方面，可以是符合条件的个人经所在单位同意后向组建专家库的医学会申请，也可以是相关单位按照医学会要求，推荐专家库成员候选人。医学会对专家库成员候选人进行审核，决定是否聘任。负责首次医疗事故技术鉴定工作的医学会原则上聘请本行政区域内的专家建立专家库；当本行政区域内的专家不能满足建立专家库需要时，可以聘请本省、自治区、直辖市范围内的专家进入本专家库。负责再次医疗事故技术鉴定工作的医学会原则上聘请本省、自治区、直辖市范围内的专家建立专家库；当本省、自治区、直辖市范围内的专家不能满足建立专家库需要时，可以聘请其他省、自治区、直辖市的专家进入本专家库。专家库成员聘用期为4年，聘用期间出现因健康原因不能胜任医疗事故技术鉴定的、变更受聘单位或被解聘的、不具备完全民事行为能力的、受刑事处罚的等情形时，医学会应根据实际情况及时进行调整。

鉴定活动的原则 医疗事故技术鉴定过程中医疗事故技术鉴定委托机关、各级医学会组织、医疗事故技术鉴定专家，以及参与诉讼活动有关的人都必须遵守的原则。

依法鉴定 主要体现为医疗事故技术鉴定主体要合法、医疗事故技术鉴定客体要合法、医疗事故技术鉴定程序要合法、医疗事故技术鉴定的步骤、方法与结果要合法。从实体到程序，从形式到内容，从技术手段到各项标准必须严格执行法律法规的规定。

公开、公平、公正 在医疗事故技术鉴定过程中贯彻公开原则，将有利于全社会的监督，最大限度地防止和克服腐败，同时在专家鉴定组人员、鉴定程序等方面也贯彻了公平和公正的原则，从而最大限度地保证医患双方的合法权益。

独立鉴定　医疗事故技术鉴定专家必须独立进行医疗事故技术鉴定，不受机关、团体、个人非法干涉，鉴定是专家鉴定组独立表达意思，是根据对医疗事故技术鉴定客体检验的结果作出科学的判断。

回避　专家鉴定人在鉴定过程中遇到与当事人双方有利害关系或其他关系可能影响鉴定结果客观公正的时候，自动申请或依当事人的申请退出专家鉴定组工作的原则，从而从程序上保证鉴定结论的客观性和公正性。专家鉴定人与当事人存在以下关系时应当回避：①医疗事故争议当事人或者当事人的近亲属的。②与医疗事故争议有利害关系的。③与医疗事故争议当事人有其他关系，可能影响公正鉴定的。

合议制　承担医疗事故技术鉴定的专家组必须至少由 3 名以上的鉴定专家组成，在作出鉴定结论的时候，实行合议制，由专家鉴定组全体成员共同决定是否通过鉴定结论。

鉴定的程序　医疗事故技术鉴定工作应当按照程序进行，坚持实事求是的科学态度，做到事实清楚、定性准确、责任明确。

提起　医疗事故技术鉴定的提起方式主要有当事人委托鉴定、卫生行政部门移交鉴定、人民法院委托鉴定三种。当事人委托鉴定是指双方当事人协商解决医疗事故争议，需进行医疗事故技术鉴定的，应共同书面委托医疗机构所在地负责首次医疗事故技术鉴定工作的医学会进行医疗事故技术鉴定。如果协商解决医疗事故争议涉及多个医疗机构的，应当由涉及的所有医疗机构与患者共同委托其中任何一所医疗机构所在地负责组织首次医疗事故技术鉴定工作的医学会进行医疗事故技术鉴定。卫生行政部门移交鉴定是指县级以上地方卫生行政部门接到医疗机构关于重大医疗过失行为的报告或者医疗事故争议当事人要求处理医疗事故争议的申请后，对需要进行医疗事故技术鉴定的，应当书面移交负责首次医疗事故技术鉴定工作的医学会组织鉴定，如果医疗事故争议涉及多个医疗机构，当事人申请卫生行政部门处理的，只可以向其中一所医疗机构所在地卫生行政部门提出处理申请。人民法院委托鉴定是人民法院受理因医疗行为引起的侵权诉讼后，认为需要鉴定的，也可以委托医学会组织鉴定。

受理　负责组织医疗事故技术鉴定工作的医学会应当自受理医疗事故技术鉴定之日起 5 日内通知医疗事故争议双方当事人提交进行医疗事故技术鉴定所需的材料。当事人应当自收到医学会的通知之日起 10 日内提交有关医疗事故技术鉴定的材料、书面陈述及答辩。在医疗机构建有病历档案的门诊、急诊患者，其病历资料由医疗机构提供；没有在医疗机构建立病历档案的，由患者提供。医学会对当事人所提交医疗事故技术鉴定所需的材料进行审查，符合条件的，予以受理；不符合受理条件的，医学会不予受理，不予受理的，医学会应说明理由。有下列情形之一的，医学会不予受理：①医疗事故技术鉴定当事人一方直接向医学会提出鉴定。②申请的医疗事故争议涉及多个医疗机构，其中一所医疗机构所在地的医学会已经受理的。③医疗事故争议已经人民法院调解达成协议或判决的。④当事人已向人民法院提起民事诉讼的（司法机关委托的除外）。⑤非法行医造成患者身体健康损害的。⑥国务院卫生行政部门规定的其他的不予受理情形。

组织鉴定　医学会应当自接到当事人提交的有关医疗事故技术鉴定的材料、书面陈述及答辩之日起 45 日内组织鉴定，并在实施鉴定 7 日前书面通知专家鉴定组成员和双方当事人。双方当事人应当按照通知的时间、地点、要求参加鉴定，参加医疗事故技术鉴定的双方当事人每一方人数不超过 3 人，任何一方当事人无故缺席、自行退席或拒绝参加鉴定的，不影响鉴定的进行。专家鉴定组成员因回避或因其他原因无法参加医疗事故技术鉴定时，医学会应当通知相关学科专业组候补成员参加鉴定，专家鉴定组成员因不可抗力因素未能及时告知医学会不能参加鉴定或虽告知但医学会无法按规定组成专家鉴定组的，鉴定可以延期进行。鉴定由专家鉴定组组长主持，按照一定的程序进行。

鉴定结论　专家鉴定组应当在事实清楚、证据确凿的基础上，综合分析患者的病情和个体差异，作出鉴定结论，鉴定结论根据半数以上专家鉴定组成员的一致意见形成，经鉴定不属于医疗事故的，应当在鉴定结论中说明理由。经鉴定属于医疗事故的，应当综合分析医疗过失行为在导致医疗事故损害后果中的作用、患者原有疾病状况等因素，判定医疗过失行为的责任程度。医疗事故中医疗过失行为责任程度主要有完全责任、主要责任、次要责任和轻微责任四种。

出具医疗事故技术鉴定书　医疗事故技术鉴定书应当根据鉴定结论作出，鉴定书有统一的规范要求，医疗事故技术鉴定书应当包括下列主要内容：①双方当事人的基本情况及要求。②当事人提交的材料和负责组织医疗事故技术鉴定工作的医学会的调查材料。③对鉴定过程的说明。④医疗行为是否违反医疗卫生管理法律、行政法规、部门规章和诊疗护理规范、常规。⑤医疗过失行为与人身损害后果之间是否存在因果关系。⑥医疗过失行为在医疗事故损害后果中的责任程度。⑦医疗事故等级。⑧对医疗事故患者的医疗护理医学建议。

鉴定的种类　医疗事故技术鉴定工作有以下几种。

首次鉴定　设区的市级和省、自治区、直辖市直接管辖的县（市）级地方医学会负责组织专家鉴定组进行首次医疗事故技术鉴定。

再次鉴定　任何一方当事人对首次医疗事故技术鉴定结论不服的，可以自收到首次医疗事故技术鉴定书之日起15日内，向原受理医疗事故争议处理申请的卫生行政部门提出再次鉴定的申请，或由双方当事人共同委托省、自治区、直辖市医学会组织再次鉴定。

重新鉴定　医学会对经卫生行政部门审核认为参加鉴定的人员资格和专业类别或者鉴定程序不符合规定，需要重新进行的鉴定。再次鉴定与重新鉴定的主要区别是，再次鉴定是对鉴定的实体内容不服而提起的鉴定；重新鉴定不涉及鉴定的实体内容，只是因原有鉴定违反法定程序而不能作为证据采用，需要重新按照法定程序进行鉴定。

中止鉴定　由于某种原因导致鉴定的暂时停止，当条件符合鉴定要求时，可以恢复鉴定。医学会中止组织医疗事故技术鉴定的情形主要有：当事人未按规定提交有关医疗事故技术鉴定材料的；提供的材料不真实的；拒绝缴纳鉴定费的以及国务院卫生行政部门规定的其他情形。

终止鉴定　由于某种原因导致鉴定过程的终结，鉴定过程不能恢复。在受理医患双方共同委托医疗事故技术鉴定后至专家鉴定组作出鉴定结论前，双方当事人或者一方当事人提出停止鉴定的，医疗事故技术鉴定终止；在鉴定过程中，当事人拒绝配合，无法进行医疗事故技术鉴定的，终止鉴定。

（高玉玲）

Yīliáo Shìgù Fēnjí Biāozhǔn（Shìxíng）

《医疗事故分级标准（试行）》［*Classification Standard for Medical Accidents*（*trial*）］

国务院卫生行政部门根据《医疗事故处理条例》把医疗事故进行分级分等的部门规章。2002年7月19日经卫生部部务会讨论通过，自2002年9月1日起施行。《医疗事故分级标准（试行）》根据对患者人身造成的损害程度，把医疗事故分为四级十二等，并在每一等里列出了具体的情形，便于分级分等参照。

立法目的　科学划分医疗事故等级，正确处理医疗事故争议，保护患者和医疗机构及其医务人员的合法权益。

适用范围　专家鉴定组在进行医疗事故技术鉴定、卫生行政部门在判定重大医疗过失行为是否为医疗事故或医疗事故争议双方当事人在协商解决医疗事故争议时，应当按照该标准确定的基本原则和实际情况具体判定医疗事故的等级

分级标准的依据　医疗事故的分级依据是“对患者人身造成的损害程度”来划分的。医疗事故损害的是患者人身这一客体，这种损害可能是死亡，可能是残疾，也可能是由于器质性损害导致的功能障碍，其损害是客观的，是可以检查、检测到的，损害程度是通过损害的后果来体现的。在医疗事故的分级中并没有考虑精神损害问题，没有考虑医务人员在发生医疗事故过程中的责任程度。

一级医疗事故　造成患者死亡、重度残疾的损害后果，分为甲、乙两等。一级甲等医疗事故是指造成患者死亡后果的；一级乙等医疗事故是指造成患者重要器官缺失或功能完全丧失，其他器官不能代偿，存在特殊依赖，生活完全不能自理。

二级医疗事故　造成患者中度残疾、器官组织损伤导致严重功能障碍的，分为甲、乙、丙、丁四等。①二级甲等医疗事故：造成患者器官缺失或功能完全丧失，其他器官不能代偿，可能存在特殊医疗依赖，或生活大部分不能自理。②二级乙等医疗事故：造成患者存在器官缺失、严重缺损、严重畸形情形之一，有严重功能障碍，可能存在特殊医疗依赖，或生活大部分不能自理。③二级丙等医疗事故：存在器官缺失、严重缺损、明显畸形情形之一，有严重功能障碍，可能存在特殊医疗依赖，或生活部分不能自理。④二级丁等医疗事故：存在器官缺失、大部分缺损、畸形情形之

一，有严重功能障碍，可能存在一般医疗依赖，生活能自理。

三级医疗事故 造成患者轻度残疾、器官组织损伤导致一般功能障碍的，分为甲、乙、丙、丁、戊五等。①三级甲等医疗事故：存在器官缺失、大部分缺损、畸形情形之一，有较重功能障碍，可能存在一般医疗依赖，生活能自理。②三级乙等医疗事故：器官大部分缺损或畸形，有中度功能障碍，可能存在一般医疗依赖，生活能自理。③三级丙等医疗事故：器官大部分缺损或畸形，有轻度功能障碍，可能存在一般医疗依赖，生活能自理。④三级丁等医疗事故：器官部分缺损或畸形，有轻度功能障碍，无医疗依赖，生活能自理。⑤三级戊等医疗事故：器官部分缺损或畸形，有轻微功能障碍，无医疗依赖，生活能自理。

四级医疗事故 造成患者明显人身损害的其他后果的医疗事故，如造成患者面部轻度色素沉着，或脱失、拔除健康恒牙、一拇指末节1/2缺损、一跗趾末节缺失、剖宫产术引起胎儿损伤等情形。

（高玉玲）

Yīliáo Zhìliàng Ānquán Shìjiàn Bàogào Zànxíng Guīdìng

《医疗质量安全事件报告暂行规定》

（*Interim Rules of Medical Quality Safety Event Reporting*） 卫生部医疗服务监管司于2011年1月14日发布，2011年4月1日施行的规范性文件。医疗质量安全事件是指医疗机构及其医务人员在医疗活动中，由于诊疗过错、医药产品缺陷等原因，造成患者死亡、残疾、器官组织损伤导致功能障碍等明显人身损害的事件。

立法目的 建立健全医疗质量安全事件报告和预警制度，提高医疗质量安全事件信息报告的质量和效率，指导医疗机构妥善处置医疗质量安全事件，推动持续医疗质量改进，切实保障医疗安全。

适用范围 适用于医疗机构及其医务人员在医疗活动中，由于诊疗过错、医药产品缺陷等原因造成的医疗事件，不适用药品不良反应及预防接种异常反应事件。该规定施行后，《重大医疗过失行为和医疗事故报告制度的规定》不再适用。

事件种类 根据对患者人身造成的损害程度及损害人数，医疗质量安全事件分为三级：①造成2人以下轻度残疾、器官组织损伤导致一般功能障碍或其他人身损害后果的一般医疗质量安全事件。②造成2人以下死亡或中度以上残疾、器官组织损伤导致严重功能障碍，或者是造成3人以上中度以下残疾、器官组织损伤或其他人身损害后果的重大医疗质量安全事件。③造成3人以上死亡或重度残疾的特大医疗质量安全事件。

报告制度 医疗机构发生医疗质量安全事件，应按法定要求报告。①报告方式要求：医疗质量安全事件实行网络在线直报，尚不具备网络直报条件的医疗机构应当通过电话、传真等形式，向有关卫生行政部门报告医疗质量安全事件。②时限要求：对于一般医疗质量安全事件，医疗机构应当自事件发现之日起15日内上报；对于重大医疗质量安全事件，医疗机构应当自事件发现之时起12小时内上报；对于特大医疗质量安全事件，医疗机构应当自事件发现之时起2小时内上报。③上报原则要求：实行逢疑必报的原则。医疗机构对于日常管理中发现医疗质量安全事件的；或者存在患者以医疗损害为由直接向法院起诉的、申请医疗事故技术鉴定或者其他法定鉴定的、申请人民调解或者其他第三方调解的、投诉医疗损害等可能存在医疗质量安全事件的情况，都应上报。

事件处置 医疗机构应当积极采取措施，避免、减少医疗质量安全事件可能引起的不良后果，同时做好事件调查处理工作，认真查找事件的性质、原因，制定并落实有针对性的改进措施。有关卫生行政部门应当对调查处理工作进行指导，必要时可组织专家开展事件的调查处理，并按照规定及时向上级卫生行政部门报告调查处理结果。对于涉及医疗事故争议的医疗质量安全事件，应当按照《医疗事故处理条例》的相关规定处理。

卫生行政部门职责 各级卫生行政部门应当建立医疗质量安全事件信息管理制度，健全医疗质量安全事件处置预案，督促辖区内医疗机构及时、完整、准确报告医疗质量安全事件信息，及时掌握并妥善处理医疗质量安全事件；应当定期统计分析医疗质量安全事件信息，及时向下级卫生行政部门和医疗机构反馈，加强医疗质量安全管理指导工作；应当将医疗质量安全事件信息报告情况作为重要指标纳入医疗机构等级评审和医院评优的指标体系。卫生行政部门的工作人员违反规定，利用职务便利收受他人财物或者其他利益，滥用职权，玩忽职守，未及时、认真核对医疗机构上报信息的，或者发现违法行为不予查处，造成严重后果的，依法给予行政处分；构成犯罪的，依法追究刑事责任。

（高玉玲）

Guānyú Jiāqiáng Yīliáo Jiūfēn Rénmín Tiáojiě Gōngzuò De Yìjiàn

《关于加强医疗纠纷人民调解工作的意见》（*Opinions on Streghthening People's Mediation in Medical Dispute*）　司法部、卫生部和中国保险监督管理委员会三部委联合于2010年1月8日发布的旨在引入人民调解工作机制，积极化解医疗纠纷的规范性文件。医疗纠纷人民调解工作是继医患协商、卫生行政部门调解和诉讼之外的第四种医疗纠纷处理方式，是总结各地医疗纠纷"大调解"经验，促进构建和谐医患关系的一项制度性建设。

立法目的　引入人民调解工作机制，充分发挥人民调解工作预防和化解矛盾纠纷的功能，积极参与医疗纠纷的化解工作，对于建立和谐的医患关系，最大限度地消除不和谐因素，最大限度地增加和谐因素，促进平安医院建设，构建社会主义和谐社会、更好地维护社会稳定具有十分重要的意义。

指导思想　加强医疗纠纷人民调解工作要以邓小平理论和"三个代表"重要思想为指导，深入贯彻落实科学发展观，坚持围绕中心、服务大局，发挥人民调解扎根基层、贴近群众、熟悉民情的特点和优势，坚持合理合法、平等自愿、不妨碍当事人诉讼权利的原则，及时妥善、公平公正地化解医疗纠纷。在医疗纠纷中，应贯彻"调解优先"原则。

调解的组织　医疗纠纷人民调解委员会是专业性人民调解组织。原则上在县（市、区）设立，其组成人员要注重吸纳具有较强专业知识和较高调解技能、热心调解事业的离退休医学专家、法官、检察官、警官，以及律师、公证员、法律工作者和人民调解员。原则上每个医疗纠纷人民调解委员会至少配备3名以上专职人民调解员，涉及保险工作的，应有相关专业经验和能力的保险人员。医疗纠纷人民调解委员会的办公场所，应设置办公室、接待室、调解室、档案室等，悬挂人民调解工作标识和"医疗纠纷人民调解委员会"标牌，配备必要的办公设施。要建立健全各项规章制度，规范工作流程，并将工作制度、工作流程和人民调解委员会组成人员加以公示。

调解范围　医疗纠纷人民调解委员会受理本辖区内医疗机构与患者之间的医疗纠纷，其受理范围包括患者与医疗机构及其医务人员就检查、诊疗、护理等过程中发生的行为、造成的后果及原因、责任、赔偿等问题，在认识上产生分歧而引起的纠纷。

调解方式　医疗纠纷人民调解委员会应当采取说服、教育、疏导等方法，促使医患双方当事人消除隔阂，在平等协商、互谅互让的基础上达成调解协议。要善于根据矛盾纠纷的性质、难易程度和当事人的具体情况，充分利用便民利民的方式，因地制宜地开展调解工作，切实提高人民调解工作质量。需要进行相关鉴定以明确责任的，经双方同意，医疗纠纷人民调解委员会可以委托有法定资质的专业鉴定机构进行鉴定。调解成功的一般应当制作人民调解协议书，人民调解委员会应当督促当事人履行协议。

保障机制　医疗纠纷人民调解委员会的办公场所、工作经费应当由设立单位解决。经费不足的，各级司法行政部门按照财政部、司法部《关于进一步加强人民调解工作经费保障的意见》（财行〔2007〕179号）的要求，争取补贴。鼓励医疗纠纷人民调解委员会通过吸纳社会捐赠、公益赞助等符合国家法律法规规定的渠道筹措工作经费。

监督与指导　各级司法行政部门和卫生行政部门应当加强沟通与协作，通过医疗纠纷人民调解工作领导小组加强对医疗纠纷人民调解工作的指导。司法行政部门要会同卫生、保监、财政、民政等部门加强对医疗纠纷人民调解委员会的监督指导，建立医学、法学专家库，提供专业咨询指导，帮助医疗纠纷人民调解委员会做到依法、规范调解。

（高玉玲）

Diànzǐ Bìnglì Yìngyòng Guǎnlǐ Guīfàn（Shìxíng）

《电子病历应用管理规范（试行）》［*Standards for Electronic Medical Records Application Management*（*trial*）］　国家卫生计生委、国家中医药管理局根据《中华人民共和国执业医师法》《中华人民共和国电子签名法》《医疗机构管理条例》组织制定的规范电子病历临床使用与管理的部门规章。该规章于2017年2月15日发布，2017年4月1日起施行。《电子病历基本规范（试行）》（卫医政发〔2010〕24号）、《中医电子病历基本规范（试行）》（国中医药发〔2010〕18号）废止。电子病历是指医务人员在医疗活动过程中，使用信息系统生成的文字、符号、图表、图形、数字、影像等数字化信息，并能实现存储、管理、传输和重现的医疗记录，是病历的一种记录形式。

立法目的 规范医疗机构电子病历应用管理，满足临床工作需要，保障医疗质量和医疗安全，保证医患双方合法权益。

适用范围 适用于医疗机构电子病历的建立、记录、修改、使用、保存和管理。

电子病历建立的基本要求 应用电子病历的医疗机构、电子病历系统及电子病历的建立应符合法律规定。

医疗机构应用电子病历的要求 依法应具有相关的人员、制度和保障机制：①具有专门的技术支持部门和人员，负责电子病历相关信息系统建设、运行和维护等工作；具有专门的管理部门和人员，负责电子病历的业务监管等工作。②建立、健全电子病历使用的相关制度和规程。③具备电子病历的安全管理体系和安全保障机制。④具备对电子病历创建、修改、归档等操作的追溯能力。⑤其他有关法律、法规、规范性文件及省级卫生计生行政部门规定的条件。

电子病历系统要求 电子病历系统是指医疗机构内部支持电子病历信息的采集、存储、访问和在线帮助，并围绕提高医疗质量、保障医疗安全、提高医疗效率而提供信息处理和智能化服务功能的计算机信息系统。电子病历系统应当为操作人员提供专有的身份标识和识别手段，并设置相应权限，并应当采用权威可靠时间源。电子病历系统应当设置医务人员书写、审阅、修改的权限和时限，并保存历次操作印痕，标记操作时间和操作人员信息，并保证历次操作印痕、标记操作时间和操作人员信息可查询、可追溯。有条件的医疗机构电子病历系统可以使用电子签名进行身份认证，可靠的电子签名与手写签名或盖章具有同等的法律效力。

电子病历基本要求 电子病历使用的术语、编码、模板和数据应当符合相关行业标准和规范的要求，在保障信息安全的前提下，促进电子病历信息有效共享。

电子病历的书写 电子病历书写是指医务人员使用电子病历系统，对通过问诊、查体、辅助检查、诊断、治疗、护理等医疗活动获得的有关资料进行归纳、分析、整理形成医疗活动记录的行为。书写电子病历应遵守法定的要求。

书写原则 医疗机构使用电子病历系统进行病历书写，应当遵循客观、真实、准确、及时、完整、规范的原则。

书写要求 医疗机构应当为患者电子病历赋予唯一患者身份标识，以确保患者基本信息及其医疗记录的真实性、一致性、连续性、完整性。医务人员应采用身份标识登录电子病历系统完成书写、审阅、修改等操作，确认后系统应当显示医务人员姓名及完成时间。

书写主体 电子病历应由本机构具有执业资格的医务人员书写，实习医务人员、试用期医务人员记录的病历，应当由具有本医疗机构执业资格的上级医务人员审阅、修改并予确认。上级医务人员审阅、修改、确认电子病历内容时，电子病历系统应当进行身份识别、保存历次操作痕迹、标记准确的操作时间和操作人信息。

书写内容 电子病历包括门（急）诊病历和住院病历。门（急）诊病历书写内容包括门（急）诊病历首页、病历记录、化验报告、医学影像检查资料等。住院病历书写内容包括住院病案首页、入院记录、病程记录、手术同意书、麻醉同意书、输血治疗知情同意书、特殊检查（特殊治疗）同意书、病危（重）通知单、医嘱单、辅助检查报告单、体温单、医学影像检查报告、病理报告单等。

电子病历的归档 医疗机构应当按照病历管理相关规定，在患者门（急）诊就诊结束或出院后，适时将电子病历转为归档状态。电子病历归档后原则上不得修改，特殊情况下确需修改的，经医疗机构医务部门批准后进行修改并保留修改痕迹。医疗机构因存档等需要可以将电子病历打印后与非电子化的资料合并形成病案保存。具备条件的医疗机构可以对知情同意书、植入材料条形码等非电子化的资料进行数字化采集后纳入电子病历系统管理，原件另行妥善保存。

电子病历的保管 门（急）诊电子病历由医疗机构保管的，保存时间自患者最后一次就诊之日起不少于15年；住院电子病历保存时间自患者最后一次出院之日起不少于30年。

电子病历的查阅 电子病历系统应当设置病历查阅权限，并保证医务人员查阅病历的需要，能够及时提供并完整呈现该患者的电子病历资料。呈现的电子病历应当显示患者个人信息、诊疗记录、记录时间及记录人员、上级审核人员的姓名等。

电子病历的复制 医疗机构应当为申请人提供电子病历的复制服务。医疗机构可以提供电子版或打印版病历。复制的电子病历文档应当可供独立读取，打印的电子病历纸质版应当加盖医疗机构病历管理专用章。有条件的医疗机构可以为患者提供医学影像检查图像、手术录像、介入操作录像等电子资料复制服务。

电子病历的封存 依法需要封存电子病历时，应当在医疗机构或者其委托代理人、患者或者其代理人双方共同在场的情况下，对电子病历共同进行确认，并进行复制后封存。封存的电子病历复制件可以是电子版；也可以对打印的纸质版进行复印，并加盖病案管理章后进行封存。封存的电子病历复制件应当满足以下技术条件及要求：①储存于独立可靠的存储介质，并由医患双方或双方代理人共同签封。②可在原系统内读取，但不可修改。③操作痕迹、操作时间、操作人员信息可查询、可追溯。④其他有关法律、法规、规范性文件和省级卫生计生行政部门规定的条件及要求。封存后电子病历的原件可以继续使用。电子病历尚未完成，需要封存时，可以对已完成的电子病历先行封存，当医务人员按照规定完成后，再对新完成部分进行封存。

（高玉玲）

shípǐn ānquán fǎlǜ zhìdù

食品安全法律制度（legal system of food safety） 保证食品安全，保障公众身体健康和生命安全活动中所产生的各种社会关系的法律规范的总和。

在新中国成立初期，为加强食品卫生的监督管理，保证人体健康，国务院和卫生部颁布了多项法律法规，例如1953年卫生部颁布的《清凉饮料食物管理暂行办法》，1960年国务院颁布的《食用合成染料管理办法》等。1964年国务院颁布了《食品卫生管理办法试行条例》，是中国食品安全法律制度建设中第一部系统性的食品卫生管理行政法规。改革开放以后，中国相继出台了食品卫生管理法律法规，1979年国务院颁布了《中华人民共和国食品卫生管理条例》（1983年废止），重点是为加强食品卫生管理，提高食品质量，防止食品污染，预防食品中有害因素引起食物中毒、肠道传染病和其他疾病，增进人民身体健；1982年第五届全国人大常委会第二十五次会议通过了《中华人民共和国食品卫生法（试行）》（1995年失效），确立了保证食品卫生，防止食品污染和有害因素对人体的危害，保障人民身体健的宗旨，同时规定中国实行食品卫生监督制度。1995年第八届全国人大常委会第十六次会议通过了《中华人民共和国食品卫生法》（2009年废止），进一步明确地方人民政府卫生行政部门行使食品卫生监督职责，加大了违法责任的处罚力度。

2009年2月28日，第十一届全国人民代表大会常务委员会第七次会议通过《中华人民共和国食品安全法》（以下简称《食品安全法》），该法首次规定了食品安全风险监测与评估、食品检验等制度，实行卫生、工商、质检等多部门对食品安全进行监督管理。该法的颁布与实施，标志中国食品安全法律制度全面建设的新局面。2015年4月24日第十二届全国人民代表大会常务委员会第十四次会议修订《食品安全法》，主要是根据国务院机构改革方案，调整食品安全监督管理部门的职责，强化企业主体、政府责任落实，完善食品安全社会共治等内容。为了贯彻《食品安全法》的实施，国家颁布了一系列配套的法律规范，例如《乳品质量安全监督管理条例》（2008年）、《食品安全法实施条例》（2016年修订）、《食品生产许可管理办法》（2015年）、《食品经营许可管理办法》（2015年）、《食品召回管理办法》（2015年）、《食品安全抽样检验管理办法》（2014年）等，这些法律规范共同构成了中国现行食品安全法律制度。

（樊立华 李 恒）

Zhōnghuá Rénmín Gònghéguó Shípǐn Ānquánfǎ

《中华人民共和国食品安全法》（*Food Safety Law of the People's Republic of China*） 全国人民代表大会常务委员会制定的，旨在保证食品安全，保障公众身体健康和生命安全的法律。简称《食品安全法》。食品是各种供人食用或者饮用的成品和原料，以及按照传统既是食品又是药品的物品，但是不包括以治疗为目的的物品。

立法沿革 1982年全国人大常委会制定颁布了《中华人民共和国食品卫生法（试行）》，规定国家实行食品卫生监督制度。1995年10月30日，第八届全国大会常委会第16次会议通过了经过修订的《中华人民共和国食品卫生法》，规定了食品卫生的基本原则和基本制度。随着市场经济的快速发展和生活水平的提高，特别是中国加入世界贸易组织以后，消费者对食品安全更加关注，食品安全与食品贸易的关系更为密切，提高中国食品安全水平的要求越来越迫切。为了切实控制食品污染，减少食源性疾病，保障消费者健康，促进经济发展，2003年8月14日卫生部制定并实施了《食品安全行动计划》；2004年9月1日国务院发出《关于进一步加强食品安全工作的决定》；2007年7月26日，国务院发布《关于加强食品等产品安全监督管理的特别规定》。2009年2月28日，第十一届全国人大常委会第七次会议通过了《中华人民共和国食品安全法》，自2009年6月1日起施行。2009年7月20日，国务院公布了《中华人民共和国食品安全法实施条例》。2015年4月24日，中华人民共和国第十二届全国人民代表大会常务委员会第十四次会议通过修订的《食品安全法》，自2015年10月1日起施行。

适用范围 在中华人民共和国境内从事下列活动，应当遵守《食品安全法》：①食品生产和加工（以下称食品生产），食品销售和餐饮服务（以下称食品经营）。②食品添加剂的生产经营。③用于食品的包装材料、容器、洗涤剂、消毒剂和用于食品生产经营的工具、设备（以下称食品相关产品）的生产经营。④食品生产经营者使用食品添加剂、食品相关产品。⑤食品的贮存和运输。⑥对食品、食品添加剂和食品相关产品的安全管理。供食用的源于农业的初级产品（以下称食用农产品）的质量安全管理，遵守《中华人民共和国农产品质量安全法》的规定。但是，食用农产品的市场销售、有关质量安全标准的制定、有关安全信息的公布和食品安全法对农业投入品作出规定的，应当遵守《食品安全法》的规定。

食品安全工作原则 实行预防为主、风险管理、全程控制、社会共治，建立科学、严格的监督管理制度。

食品安全监管体制 国家对食品安全实施监督管理采取的组织形式和基本制度。国务院设立食品安全委员会，作为食品安全工作的高层次议事协调机构。国务院食品药品监督管理部门对食品生产经营活动实施监督管理。国务院卫生行政部门组织开展食品安全风险监测和风险评估，会同国务院食品药品监督管理部门制定并公布食品安全国家标准。县级以上地方人民政府对本行政区域的食品安全监督管理工作负责，统一领导、组织、协调本行政区域的食品安全监督管理工作及食品安全突发事件应对工作，建立健全食品安全全程监督管理工作机制和信息共享机制。

食品安全制度 保证食品无毒、无害，符合应当有的营养要求，对人体健康不造成任何急性、亚急性或者慢性危害的制度。

许可制度 ①食品生产经营许可：从事食品生产、食品销售、餐饮服务，应当依法取得许可。②食品添加剂生产许可：从事食品添加剂生产，应当具有与所生产食品添加剂品种相适应的场所、生产设备或者设施、专业技术人员和管理制度，并依照法定程序，取得食品添加剂生产许可。

风险监测制度 系统和持续地收集食源性疾病、食品污染，以及食品中有害因素的监测数据及相关信息，并进行综合分析和及时通报的活动。国家建立食品安全风险监测制度，对食源性疾病、食品污染及食品中的有害因素进行监测。

风险评估制度 对食品、食品添加剂中生物性、化学性和物理性危害对人体健康可能造成的不良影响所进行的科学评估，包括危害识别、危害特征描述、暴露评估、风险特征描述等。国家建立食品安全风险评估制度，运用科学方法，根据食品安全风险监测信息、科学数据及有关信息，对食品、食品添加剂、食品相关产品中生物性、化学性和物理性危害因素进行风险评估。食品安全风险评估结果是制定、修订食品安全标准和实施食品安全监督管理的科学依据。

追溯制度 国家建立食品安全全程追溯制度。食品生产经营者应当依照食品安全法的规定，建立食品安全追溯体系，保证食品可追溯。国家鼓励食品生产经营者采用信息化手段采集、留存生产经营信息，建立食品安全追溯体系。

召回制度 食品生产者按照规定程序，对由其生产原因造成的某一批次或类别的不安全食品，通过换货、退货、补充或修正消费说明等方式，及时消除或减少食品安全危害的活动。国家建立食品召回制度。食品生产经营者未依法召回或者停止经营的，县级以上人民政府食品药品监督管理部门可以责令其召回或者停止经营。

检验机构资质认定 按照国家有关认证认可的规定取得资质认定后方可从事食品检验活动的规定。食品检验实行食品检验机构与检验人负责制。食品检验由食品检验机构指定的检验人独立进行。检验人应当依照有关法律、法规的规定，并依照食品安全标准和检验规范对食品进行检验，尊重科学，恪守职业道德，保证出具的检验数据和结论客观、公正，不得出具虚假的检验报告。

质量安全抽样检验 县级以上人民政府食品药品监督管理部门应当对食品进行定期或者不定期的抽样检验，并依据有关规定公布检验结果，不得免检。进行抽样检验，应当购买抽取的样品，委托符合规定的食品检验机构进

行检验，并支付相关费用；不得向食品生产经营者收取检验费和其他费用。

进出口通关放行　国家出入境检验检疫部门对进出口食品安全实施监督管理。进口的食品、食品添加剂及食品相关产品应当符合中国食品安全国家标准。进口的食品、食品添加剂应当经出入境检验检疫机构依照进出口商品检验相关法律、行政法规的规定检验合格。进口的食品、食品添加剂应当按照国家出入境检验检疫部门的要求随附合格证明材料。向中国境内出口食品的境外出口商或者代理商、进口食品的进口商应当向国家出入境检验检疫部门备案。向中国境内出口食品的境外食品生产企业应当经国家出入境检验检疫部门注册。

信息公布　国家建立统一的食品安全信息平台，实行食品安全信息统一公布制度。国家食品安全总体情况、食品安全风险警示信息、重大食品安全事故及其调查处理信息和国务院确定需要统一公布的其他信息由国务院食品药品监督管理部门统一公布。食品安全风险警示信息和重大食品安全事故及其调查处理信息的影响限于特定区域的，也可以由有关省、自治区、直辖市人民政府食品药品监督管理部门公布。未经授权不得发布上述信息。县级以上人民政府食品药品监督管理、质量监督、农业行政部门依据各自职责公布食品安全日常监督管理信息。公布食品安全信息，应当做到准确、及时，并进行必要的解释说明，避免误导消费者和社会舆论。

广告监管　食品广告的内容应当真实合法，不得含有虚假内容，不得涉及疾病预防、治疗功能。食品生产经营者对食品广告内容的真实性、合法性负责。县级以上人民政府食品药品监督管理部门和其他有关部门，以及食品检验机构、食品行业协会不得以广告或者其他形式向消费者推荐食品。消费者组织不得以收取费用或者其他牟取利益的方式向消费者推荐食品。

食品安全标准　对食品、食品相关产品、食品添加剂的卫生要求及其在生产、加工、贮存和销售等方面所规定的技术要求和措施。制定食品安全标准应当以保障公众身体健康为宗旨，做到科学合理、安全可靠。食品安全标准是强制执行的标准。除食品安全标准外，不得制定其他的食品强制性标准。食品安全标准应当供公众免费查阅。

内容　①食品、食品添加剂、食品相关产品中的致病性微生物、农药残留、兽药残留、生物毒素、重金属等污染物质及其他危害人体健康物质的限量规定。②食品添加剂的品种、使用范围、用量。③专供婴幼儿和其他特定人群的主辅食品的营养成分要求。④对与卫生、营养等食品安全要求有关的标签、标识、说明书的要求。⑤食品生产经营过程的卫生要求。⑥与食品安全有关的质量要求。⑦与食品安全有关的食品检验方法与规程。⑧其他需要制定为食品安全标准的内容。食品中农药残留、兽药残留的限量规定及其检验方法与规程由国务院卫生行政部门、国务院农业行政部门会同国务院食品药品监督管理部门制定。屠宰畜、禽的检验规程由国务院农业行政部门会同国务院卫生行政部门制定。

地方和企业标准　《食品安全法》规定，对地方特色食品，没有食品安全国家标准的，省、自治区、直辖市人民政府卫生行政部门可以制定并公布食品安全地方标准，报国务院卫生行政部门备案。国家鼓励食品生产企业制定严于食品安全国家标准或者地方标准的企业标准，在本企业适用，并报省、自治区、直辖市人民政府卫生行政部门备案。

食品生产经营　一切食品的生产、采集、收购、加工、贮存、运输、陈列、供应、销售等活动。

卫生要求　食品生产经营应当符合食品安全标准，并符合下列要求：①具有与生产经营的食品品种、数量相适应的食品原料处理和食品加工、包装、贮存等场所，保持该场所环境整洁，并与有毒、有害场所及其他污染源保持规定的距离。②具有与生产经营的食品品种、数量相适应的生产经营设备或者设施，有相应的消毒、更衣、盥洗、采光、照明、通风、防腐、防尘、防蝇、防鼠、防虫、洗涤及处理废水、存放垃圾和废弃物的设备或者设施。③有专职或者兼职的食品安全专业技术人员、食品安全管理人员和保证食品安全的规章制度。④具有合理的设备布局和工艺流程，防止待加工食品与直接入口食品、原料与成品交叉污染，避免食品接触有毒物、不洁物。⑤餐具、饮具和盛放直接入口食品的容器，使用前应当洗净、消毒，炊具、用具用后应当洗净，保持清洁。⑥贮存、运输和装卸食品的容器、工具和设备应当安全、无害，保持清洁，防止食品污染，并符合保证食品安全所需的温度、湿度等特殊要求，不得将食品与有毒、有害物品一同运输。非食品生产经营者从事食品贮存、运输和装卸的，应当符合该项规定。⑦直接入口的食品应当使用无毒、清洁的包装材料、餐具。⑧食品生产经营人员应当保持个人卫生，生产经营食品时，应当将手洗净，穿戴清洁的工作衣、帽；销售无包装的直接入口食品时，应当使用无毒、清洁的容器、售货工具和设备。⑨用水应当符合国家规定的生活饮用水卫生标准。⑩使用的洗涤剂、消毒剂应当对人体安全、无害。⑪法律、法规规定的其他要求。

禁止生产经营食品 《食品安全法》规定禁止生产经营下列食品、食品添加剂、食品相关产品：①用非食品原料生产的食品或者添加食品添加剂以外的化学物质和其他可能危害人体健康物质的食品，或者用回收食品作为原料生产的食品。②致病性微生物、农药残留、兽药残留、生物毒素、重金属等污染物质及其他危害人体健康的物质含量超过食品安全标准限量的食品、食品添加剂、食品相关产品。③用超过保质期的食品原料、食品添加剂生产的食品、食品添加剂。④超范围、超限量使用食品添加剂的食品。⑤营养成分不符合食品安全标准的专供婴幼儿和其他特定人群的主辅食品。⑥腐败变质、油脂酸败、霉变生虫、污秽不洁、混有异物、掺假掺杂或者感官性状异常的食品、食品添加剂。⑦病死、毒死或者死因不明的禽、畜、兽、水产动物肉类及其制品。⑧未按规定进行检疫或者检疫不合格的肉类，或者未经检验或者检验不合格的肉类制品。⑨被包装材料、容器、运输工具等污染的食品、食品添加剂。⑩标注虚假生产日期、保质期或者超过保质期的食品、食品添加剂。⑪无标签的预包装食品、食品添加剂。⑫国家为防病等特殊需要明令禁止生产经营的食品。⑬其他不符合法律、法规或者食品安全标准的食品、食品添加剂、食品相关产品。

散装食品 无预包装的食品、食品原料及加工半成品，但不包括新鲜果蔬，以及需清洗后加工的原粮、鲜冻畜禽产品和水产品等。食品经营者贮存散装食品，应当在贮存位置标明食品的名称、生产日期或者生产批号、保质期、生产者名称及联系方式等内容；销售散装食品，应当在散装食品的容器、外包装上标明食品的名称、生产日期或者生产批号、保质期、生产经营者名称、地址、联系方式等内容。

预包装食品 预先定量包装或者制作在包装材料和容器中的食品。预包装食品的包装上应当有标签。标签应当标明下列事项：①名称、规格、净含量、生产日期。②成分或者配料表。③生产者的名称、地址、联系方式。④保质期。⑤产品标准代号。⑥贮存条件。⑦所使用的食品添加剂在国家标准中的通用名称。⑧生产许可证编号。⑨法律、法规或者食品安全标准规定必须标明的其他事项。专供婴幼儿和其他特定人群的主辅食品，其标签还应当标明主要营养成分及其含量。食品安全国家标准对标签标注事项另有规定的，从其规定。进口的预包装食品、食品添加剂应当有中文标签；依法应当有说明书的，还应当有中文说明书。

保健食品 用于调节机体机能，提高人体抵御疾病的能力，改善亚健康状态，降低疾病发生的概率，不以预防、治疗疾病为目的，正常食用不会对人体产生毒副作用，不产生急性、亚急性或者慢性危害的食品。国家对保健食品实行严格监督管理。保健食品声称保健功能，应当具有科学依据，不得对人体产生急性、亚急性或者慢性危害。保健食品原料目录和允许保健食品声称的保健功能目录，由国务院食品药品监督管理部门会同国务院卫生行政部门、国家中医药管理部门制定、调整并公布。保健食品的标签、说明书不得涉及疾病预防、治疗功能，内容应当真实，与注册或者备案的内容相一致，载明适宜人群、不适宜人群、功效成分或者标志性成分及其含量等，并声明"本品不能代替药物"。保健食品的功能和成分应当与标签、说明书相一致。《食品安全法》规定，生产经营的食品中不得添加药品，但是可以添加按照传统既是食品又是中药材的物质，其目录由国务院卫生行政部门会同国务院食品药品监督管理部门制定、公布。

特殊医学用途配方食品 简称医用食品，是不同于普通食品、保健品和药品的新型产品，是需要特殊食物管理的患者在医生指导下进行服用的一类具有特殊食物用途的食品。国家对特殊医学用途配方食品实行严格监督管理。特殊医学用途配方食品应当经国务院食品药品监督管理部门注册。注册时，应当提交产品配方、生产工艺、标签、说明书，以及表明产品安全性、营养充足性和特殊医学用途临床效果的材料。特殊医学用途配方食品广告适用《中华人民共和国广告法》和其他法律、行政法规关于药品广告管理的规定。

婴幼儿配方食品 以乳类或豆类为主要原料，加入适量的维生素、矿物质和（或）其他成分，仅用物理方法加工而成的液态或粉状产品，适用于婴幼儿食用，其能量和营养成分能够满足婴幼儿正常营养需要。国家对婴幼儿配方食品实行严格监督管理。生产企业应当实施从原料进厂到成品出厂的全过程质量控制，对出厂的婴幼儿配方食品实施逐批检验，保证食品安全。生产婴幼儿配方食品使用的生鲜乳、辅料等食品原料、食品添加剂等，应当符合法律、行政法规的规定和食品安全国家标准，保证婴幼儿生长发育所需的营养成分。婴幼儿配方食品生产企业应当将食品原料、食品添加剂、产品配方及标签等事项向省、自治区、直辖市人民政府食品药品监督管理部门备案。婴幼儿配方乳粉的产品配方应当经国务院食品药品监督管理部门注册。注册时，应当提交配方研发报告和其他表明配方科学性、安全性的材料。不得以分装方式生产婴幼儿配方乳粉，同一企业不得用同一配方生产不同品牌的婴幼儿配方乳粉。

餐饮服务　餐饮服务提供者应当制定并实施原料控制要求，不得采购不符合食品安全标准的食品原料。倡导餐饮服务提供者公开加工过程，公示食品原料及其来源等信息。应当定期维护食品加工、贮存、陈列等设施、设备；定期清洗、校验保温设施及冷藏、冷冻设施。不得使用未经清洗消毒的餐具、饮具。

网络食品交易　网络食品交易第三方平台提供者应当对入网食品经营者进行实名登记，明确其食品安全管理责任；依法应当取得许可证的，还应当审查其许可证。网络食品交易第三方平台提供者发现入网食品经营者有违食品安全法规定行为的，应当及时制止并立即报告所在地县级人民政府食品药品监督管理部门；发现严重违法行为的，应当立即停止提供网络交易平台服务。

食品添加剂　为改善食品品质和色、香、味，以及为防腐、保鲜和加工工艺的需要而加入食品中的人工合成或者天然物质，包括营养强化剂。食品生产经营者应当按照食品安全国家标准使用食品添加剂。

标签、说明书　食品标签是在食品包装容器上或附于食品包装容器上的一切附签、吊牌、文字、图形、符号说明物。食品添加剂标签是粘贴、印刷、标记在食品添加剂或者其包装上，用以表示食品添加剂的名称、成分、使用方法、生产者或者销售者等相关信息的文字、符号、数字、图案及其他说明的总称。食品添加剂说明书是用以说明食品添加剂的名称、成分、使用方法、生产者或者销售者等相关信息，通常含有比标签更多的信息，置于食品添加剂的外包装内。食品添加剂应当有标签、说明书和包装。标签、说明书应当载明食品安全法规定事项，以及食品添加剂的使用范围、用量、使用方法，并在标签上载明“食品添加剂”字样。食品和食品添加剂的标签、说明书，不得含有虚假的内容，不得涉及疾病预防、治疗功能。生产经营者对其提供的标签、说明书的内容负责。食品和食品添加剂的标签、说明书应当清楚、明显，生产日期、保质期等事项应当显著标注，容易辨识。食品和食品添加剂与其标签、说明书所载明的内容不符的，不得上市销售。

食品安全管理制度　食品生产经营企业应当建立健全食品安全管理制度，对职工进行食品安全知识培训，加强食品检验工作，依法从事生产经营活动。食品生产经营企业的主要负责人应当落实企业食品安全管理制度，对本企业的食品安全工作全面负责。

现代化管理　国家鼓励食品生产经营企业符合良好生产规范要求，实施危害分析与关键控制点体系，提高食品安全管理水平。

从业人员健康管理　食品生产经营者应当建立并执行从业人员健康管理制度。患有国务院卫生行政部门规定的有碍食品安全疾病的人员，不得从事接触直接入口食品的工作。从事接触直接入口食品工作的食品生产经营人员应当每年进行健康检查，取得健康证明后方可上岗工作。

自查制度　食品生产经营者应当建立食品安全自查制度，定期对食品安全状况进行检查评价。生产经营条件发生变化，不再符合食品安全要求的，食品生产经营者应当立即采取整改措施；有发生食品安全事故潜在风险的，应当立即停止食品生产经营活动，并向所在地县级人民政府食品药品监督管理部门报告。

记录制度　①食品原料、食品添加剂、食品相关产品进货查验记录制度。②食品出厂检验记录制度，查验出厂食品的检验合格证和安全状况。③食品进货查验记录制度。④食品销售记录制度。⑤农业投入品使用记录制度。

索证制度　食品生产者采购食品原料、食品添加剂、食品相关产品，应当查验供货者的许可证和产品合格证明文件；食品经营者采购食品，应当查验供货者的许可证和食品出厂检验合格证或者其他合格证明。

食品安全事故　食物中毒、食源性疾病、食品污染等源于食品，对人体健康有危害或者可能有危害的事故。食物中毒是食用了被有毒有害物质污染的食品或者食用了含有有毒有害物质的食品后出现的急性、亚急性疾病。食源性疾病，是指食品中致病因素进入人体引起的感染性、中毒性等疾病。

应急预案 国务院组织制定国家食品安全事故应急预案。县级以上地方人民政府根据有关法律、法规的规定和上级人民政府的食品安全事故应急预案，以及本地区的实际情况，制定本行政区域的食品安全事故应急预案，并报上一级人民政府备案。食品安全事故应急预案对食品安全事故分级、事故处置组织指挥体系与职责、预防预警机制、处置程序、应急保障措施等作出规定。食品生产经营企业制定食品安全事故处置方案，定期检查本企业各项食品安全防范措施的落实情况，及时消除食品安全事故隐患。

报告和通报 发生食品安全事故的单位应当立即采取措施，防止事故扩大。事故单位和接收病人进行治疗的单位应当及时向事故发生地县级人民政府食品药品监督管理、卫生行政部门报告。县级以上人民政府质量监督、农业行政等部门在日常监督管理中发现食品安全事故或者接到事故举报，应当立即向同级食品药品监督管理部门通报。发生食品安全事故，接到报告的县级人民政府食品药品监督管理部门应当按照应急预案的规定向本级人民政府和上级人民政府食品药品监督管理部门报告。县级人民政府和上级人民政府食品药品监督管理部门应当按照应急预案的规定上报。任何单位和个人不得对食品安全事故隐瞒、谎报、缓报，不得隐匿、伪造、毁灭有关证据。

应急措施 县级以上人民政府食品药品监督管理部门接到食品安全事故的报告后，应当立即会同同级卫生行政、质量监督、农业行政等部门进行调查处理，并采取下列措施，防止或者减轻社会危害：①开展应急救援工作，组织救治因食品安全事故导致人身伤害的人员。②封存可能导致食品安全事故的食品及其原料，并立即进行检验；对确认属于被污染的食品及其原料，责令食品生产经营者依照相关规定予以召回或者停止经营。③封存被污染的食品相关产品，并责令进行清洗消毒。④做好信息发布工作，依法对食品安全事故及其处理情况进行发布，并对可能产生的危害加以解释、说明。发生食品安全事故需要启动应急预案的，县级以上人民政府应当立即成立事故处置指挥机构，启动应急预案，依照上述和应急预案的规定进行处置。发生食品安全事故，县级以上疾病预防控制机构应当对事故现场进行卫生处理，并对与事故有关的因素开展流行病学调查，有关部门应当予以协助。县级以上疾病预防控制机构应当向同级食品药品监督管理、卫生行政部门提交流行病学调查报告。医疗机构发现其接收的病人属于食源性疾病病人或者疑似病人的，应当按照规定及时将相关信息向所在地县级人民政府卫生行政部门报告。县级人民政府卫生行政部门认为与食品安全有关的，应当及时通报同级食品药品监督管理部门。县级以上人民政府卫生行政部门在调查处理传染病或者其他突发公共卫生事件中发现与食品安全相关的信息，应当及时通报同级食品药品监督管理部门。

食品安全事故调查 调查食品安全事故，应当坚持实事求是、尊重科学的原则，及时、准确查清事故性质和原因，认定事故责任，提出整改措施。调查食品安全事故，除了查明事故单位的责任，还应当查明有关监督管理部门、食品检验机构、认证机构及其工作人员的责任。食品安全事故调查部门有权向有关单位和个人了解与事故有关的情况，并要求提供相关资料和样品。有关单位和个人应当予以配合，按照要求提供相关资料和样品，不得拒绝。任何单位和个人不得阻挠、干涉食品安全事故的调查处理。

食品安全监督管理 县级以上地方人民政府实行食品安全监督管理责任制。县级以上地方人民政府对本行政区域的食品安全监督管理工作负责，统一领导、组织、协调本行政区域的食品安全监督管理工作。县级以上地方人民政府依照食品安全法和国务院的规定，确定本级食品药品监督管理、卫生行政部门和其他有关部门的职责。有关部门在各自职责范围内负责本行政区域的食品安全监督管理工作。县级人民政府食品药品监督管理部门可以在乡镇或者特定区域设立派出机构。

监督管理措施 县级以上人民政府食品药品监督管理、质量监督部门履行各自食品安全监督管理职责，有权采取下列措施，对生产经营者遵守本法的情况进行监督检查：①进入生产经营场所实施现场检查。②对生产经营的食品、食品添加剂、食品相关产品进行抽样检验。③查阅、复制有关合同、票据、账簿及其他有关资料。④查封、扣押有证据证明不符合食品安全标准或者有

证据证明存在安全隐患及用于违法生产经营的食品、食品添加剂、食品相关产品。⑤查封违法从事食品生产经营活动的场所。

食品安全信用档案　县级以上人民政府食品药品监督管理部门建立食品生产经营者食品安全信用档案，记录许可颁发、日常监督检查结果、违法行为查处等情况，依法向社会公布并实时更新；对有不良信用记录的食品生产经营者增加监督检查频次，对违法行为情节严重的食品生产经营者，可以通报投资主管部门、证券监督管理机构和有关的金融机构。

法律责任　违反食品安全法规定，应承担相应的行政责任、民事责任和刑事责任。

行政责任　县级以上人民政府食品药品监督管理等部门应当按照法定权限和程序对违反食品安全法规定，尚未构成犯罪的行为予以行政处罚，包括责令改正，警告，罚款，没收违法所得、违法生产经营的食品、食品添加剂和用于违法生产经营的工具、设备、原料等物品，情节严重的，责令停产停业、吊销许可证。《食品安全法》规定：①被吊销许可证的食品生产经营者及其法定代表人、直接负责的主管人员和其他直接责任人员自处罚决定作出之日起5年内不得申请食品生产经营许可，或者从事食品生产经营管理工作、担任食品生产经营企业食品安全管理人员。因食品安全犯罪被判处有期徒刑以上刑罚的，终身不得从事食品生产经营管理工作，也不得担任食品生产经营企业食品安全管理人员。②违反食品安全法规定，受到刑事处罚或者开除处分的食品检验机构人员，自刑罚执行完毕或者处分决定作出之日起10年内不得从事食品检验工作。

民事责任　违反《食品安全法》规定，造成人身、财产或者其他损害的，依法承担赔偿责任。消费者因不符合食品安全标准的食品受到损害的，可以向经营者要求赔偿损失，也可以向生产者要求赔偿损失。接到消费者赔偿要求的生产经营者，应当实行首负责任制，先行赔付，不得推诿；属于生产者责任的，经营者赔偿后有权向生产者追偿；属于经营者责任的，生产者赔偿后有权向经营者追偿。消费者通过网络食品交易第三方平台购买食品，其合法权益受到损害的，可以向入网食品经营者或者食品生产者要求赔偿。网络食品交易第三方平台提供者不能提供入网食品经营者的真实名称、地址和有效联系方式的，由网络食品交易第三方平台提供者赔偿。生产不符合食品安全标准的食品或者经营明知是不符合食品安全标准的食品，消费者除要求赔偿损失外，还可以向生产者或者经营者要求支付价款10倍或者损失3倍的赔偿金；增加赔偿的金额不足1000元的，为1000元。但是，食品的标签、说明书存在不影响食品安全且不会对消费者造成误导的瑕疵的除外。

刑事责任　违反《食品安全法》规定构成犯罪的，依法追究刑事责任。①《中华人民共和国刑法》第一百四十三条规定，生产、销售不符合卫生标准的食品，足以造成严重食物中毒事故或者其他严重食源性疾患的，处3年以下有期徒刑或者拘役，并处或者单处销售金额50%以上2倍以下罚金；对人体健康造成严重危害的，处3年以上7年以下有期徒刑，并处销售金额50%以上2倍以下罚金；后果特别严重的，处7年以上有期徒刑或者无期徒刑，并处销售金额50%以上2倍以下罚金或者没收财产。②《中华人民共和国刑法》第一百四十四条规定，在生产、销售的食品中掺入有毒、有害的非食品原料的，或者销售明知掺有有毒、有害的非食品原料的食品的，处5年以下有期徒刑或者拘役，并处或者单处销售金额50%以上2倍以下罚金；造成严重食物中毒事故或者其他严重食源性疾患，对人体健康造成严重危害的，处5年以上10年以下有期徒刑，并处销售金额50%以上2倍以下罚金；致人死亡或者对人体健康造成特别严重危害的，处10年以上有期徒刑、无期徒刑或者死刑，并处销售金额50%以上2倍以下罚金或者没收财产。

（达庆东　李　恒）

Zhōnghuá Rénmín Gònghéguó Shípǐn Ānquánfǎ Shíshī Tiáolì

《中华人民共和国食品安全法实施条例》（*Implementing Regulations about Food Safety Law of the People's Republic of China*）　为进一步细化、落实《中华人民共和国食品安全法》（以下简称《食品安全法》）中的授权而由国务院制定的旨在调整因保证食品安全、保障公众身体健康和生命安全中产生的各种社会关系的行政法规。

立法沿革　为配合于2009年2月28日经十一届全国人大常委会第七次会议审议通过、2009年6月1日起正式施行的《食品安全法》的实施，自2009年1月起，国务院法制办会同卫生部等部门起草了《食品安全法实施条例（草案）》。并征求了有关部门和地方的意见、召开协调会，2009年4月24日至5月4日将草案向社会公开征求意见，在充分研究各方意见的基础上，本着遵循食品安全监管客观规律的精神，对草案进一步修改、完善，并经2009年7月8日国务院第73次常务会议通过，自2009年7月20日公布之日起施行。

立法目的 ①进一步强化各部门在食品安全监管方面的职责，完善监管部门在分工负责与统一协调相结合体制中的相互协调、衔接与配合。②进一步落实企业作为食品安全第一责任人的责任，强化事先预防和生产经营过程控制，以及食品发生安全事故后的可追溯。③将食品安全法一些较为原则的规定具体化（但对食品安全法已经作出具体规定的内容，一般不再重复规定），增强制度的可操作性。

适用范围 食品生产和加工，食品流通和餐饮服务；食品添加剂的生产经营；用于食品的包装材料、容器、洗涤剂、消毒剂和用于食品生产经营的工具、设备（食品相关产品）的生产经营；食品生产经营者使用食品添加剂、食品相关产品；对食品、食品添加剂和食品相关产品的安全管理。制定有关食用农产品的质量安全标准、公布食用农产品安全有关信息。

基本原则 ①县级以上地方人民政府应当履行《食品安全法》规定的职责原则。②加强食品安全监督管理能力建设，为食品安全监督管理工作提供保障原则。③建立健全食品安全监督管理部门的协调配合机制原则。④整合、完善食品安全信息网络，实现食品安全信息共享和食品检验等技术资源的共享原则。⑤食品生产经营者应当依法从事生产经营活动、对食品安全负责、承担社会责任原则。⑥食品安全信息公开原则：食品安全监督管理部门应当依照《食品安全法》和该条例的规定公布食品安全信息，为公众咨询、投诉、举报提供方便；任何组织和个人有权向有关部门了解食品安全信息。

食品安全风险评估 对食品、食品添加剂中生物性、化学性和物理性危害对人体健康可能造成的不良影响所进行的科学评估，包括危害识别、危害特征描述、暴露评估、风险特征描述等。在《食品安全法》已经明确规定食品安全风险评估制度的基础上，条例明确下列情形应当启动食品安全风险评估工作：为制定或修订食品安全国家标准提供科学依据需要进行风险评估的；为确定监管的重点领域、重点品种需要进行风险评估的；发现新的可能危害食品安全的因素的；需要判断某一因素是否构成食品安全隐患的等。

食品安全标准制定 ①国务院卫生行政部门会同国务院农业行政、质量监督、工商行政管理和国家食品药品监督管理，以及国务院商务、工业和信息化等部门制定食品安全国家标准规划及其实施计划。制定食品安全国家标准规划及其实施计划，应当公开征求意见。②国务院卫生行政部门应当选择具备相应技术能力的单位起草食品安全国家标准草案。提倡由研究机构、教育机构、学术团体、行业协会等单位，共同起草食品安全国家标准草案。国务院卫生行政部门应当将食品安全国家标准草案向社会公布，公开征求意见。③国务院卫生行政部门组织的食品安全国家标准审评委员会负责审查食品安全国家标准草案的科学性和实用性等内容。

食品生产经营 落实了食品生产经营者作为食品安全第一责任人的责任：①落实食品生产企业的安全管理责任。生产是食品安全的基础；保障食品安全，必须对食品生产过程实施全过程控制。为此，条例规定，企业应当建立并执行原料验收、生产过程安全管理、设备管理等食品安全管理制度；应当就原料、生产关键环节、检验和运输交付等事项制定并实施控制要求；生产过程中发生不符合控制要求的，要立即查明原因并采取整改措施；并应如实记录食品生产过程的安全管理情况，记录的保存期限不得少于2年。②建立食品批发企业的销售记录制度。落实食品生产经营者的责任，要求做到问题食品的可追溯。为此，在《食品安全法》已详细规定食品生产经营者的进货索证索票义务的基础上，条例补充规定，食品批发企业应当如实记录批发食品的名称、数量、购货者名称及联系方式等，或保留载有上述信息的销售票据；记录、票据的保存期限不得少于2年。③规定餐饮服务提供者的安全管理责任。餐饮服务属于食品的消费环节，其安全状况直接影响消费者的身体健康和生命安全。为此，条例规定，餐饮服务提供者应当制定并实施原料采购控制要求，确保所购原料符合食品安全标准；发现待加工食品及原料有腐败变质等情况的，不得加工或使用。条例还要求餐饮服务提供企业应定期清洗和维护食品加工、冷藏等设施设备。

食品检验 为方便企业和消费者查阅复检机构名录，同时避免因多次复检加重企业或财政负担，维护复检申请人的合法权益，条例规定：复检机构名录由国务院认证认可监督管理部门、卫生部、农业部等部门共同公布，复检机构出具的复检结论为最终检验结论；复检机构由复检申请人自行选择，但不得与初检机构为同一机构。复检结论表明食品合格的，复检费用由抽样检验的部门承担；复检结论表明食品不合格的，复检费用由食品生产经营者承担。

食品进出口　①进口食品的进口商应当向海关报关地的出入境检验检疫机构报检，经检验合格后海关才能放行。②进口尚无食品安全国家标准的食品，或者首次进口食品添加剂新品种、食品相关产品新品种，进口商应当向出入境检验检疫机构提交依照《食品安全法》第六十三条规定取得的许可证明文件，出入境检验检疫机构应当按照国务院卫生行政部门的要求进行检验。③向中国境内出口食品的境外食品生产企业需进行注册，其注册有效期为4年。提供虚假材料获得注册的，或者因境外食品生产企业的原因致使相关进口食品发生重大食品安全事故的，应当撤销注册，并予以公告。④出口食品监督、抽检制度。

食品安全事故处置　①发生食品安全事故的单位对导致或者可能导致食品安全事故的食品及原料、工具、设备等，应当立即采取封存等控制措施，并自事故发生之时起2小时内向所在地县级人民政府卫生行政部门报告。②调查食品安全事故，应当坚持实事求是、尊重科学的原则，及时、准确查清事故性质和原因，认定事故责任，提出整改措施。③参与食品安全事故调查的部门应当在卫生行政部门的统一组织协调下分工协作、相互配合，提高事故调查处理的工作效率。④参与食品安全事故调查的部门有权向有关单位和个人了解与事故有关的情况，并要求提供相关资料和样品。有关单位和个人应当配合食品安全事故调查处理工作，按照要求提供相关资料和样品，不得拒绝。⑤任何单位或者个人不得阻挠、干涉食品安全事故的调查处理。

法律责任　食品生产经营者的生产经营条件发生变化未依照该条例第二十一条规定处理的，餐饮服务提供者未依照该条例第三十一条第一款规定制定、实施原料采购控制要求的，餐饮服务提供者未依照该条例第三十一条第二款规定检查待加工的食品及原料或者发现有腐败变质或者其他感官性状异常仍加工、使用的，进口不符合该条例第四十条规定的食品添加剂的，医疗机构未依照该条例第八条规定报告有关疾病信息的，发生食品安全事故的单位未依照该条例第四十三条规定采取措施并报告的等行为所应承担的行政责任。

（邵永生）

Guówùyuàn Shípǐn Ānquán Wěiyuánhuì

国务院食品安全委员会（Food Safety Committee of the State Council）　国务院食品安全工作的高层次议事协调机构。它是为贯彻落实《中华人民共和国食品安全法》，切实加强对食品安全工作的领导，根据国务院（国发〔2010〕6号）通知而设立。

主要职责　分析食品安全形势，研究部署、统筹指导食品安全工作；提出食品安全监管的重大政策措施；督促落实食品安全监管责任。

组成　由国务院主要领导牵头，国家发展改革委、科技部、工业和信息化部、公安部、财政部、环境保护部、农业部、商务部、卫生部、国家工商总局、国家质检总局、国家粮食局等相关部委负责人共同组成。

办事机构　国务院食品安全委员会设立国务院食品安全委员会办公室，具体承担委员会的日常工作。根据中央编办发〔2010〕202号“关于国务院食品安全委员会办公室机构设置的通知”：①国务院食品安全委员会办公室主要职责是组织贯彻落实国务院关于食品安全工作方针政策，组织开展重大食品安全问题的调查研究，并提出政策建议；组织拟订国家食品安全规划，并协调推进实施；承办国务院食品安全委员会交办的综合协调任务，推动健全协调联动机制、完善综合监管制度，指导地方食品安全综合协调机构开展相关工作；督促检查食品安全法律法规和国务院食品安全委员会决策部署的贯彻执行情况；督促检查国务院有关部门和省级人民政府履行食品安全监管职责，并负责考核评价；指导完善食品安全隐患排查治理机制，组织开展食品安全重大整顿治理和联合检查行动；推动食品安全应急体系和能力建设，组织拟订国家食品安全事故应急预案，监督、指导、协调重大食品安全事故处置及责任调查处理工作；规范指导食品安全信息工作，组织协调食品安全宣传、培训工作，开展有关食品安全国际交流与合作；承办国务院食品安全委员会的会议、文电等日常工作；承办国务院食品安全委员会交办的其他事项。②国务院食品安全委员会办公室不取代相关部门在食品安全管理方面的职责，相关部门根据各自职责分工开展工作。③国务院食品安全委员会办公室设综合司、协调指导司、监督检查司、应急管理司4个内设机构，机关党委办事机构设在综合司。④国务院食品安全委员会办公室的机关财务、后勤及离退休干部工作由国务院机关事务管理局代为管理。

（邵永生）

Rǔpǐn Zhìliàng Ānquán Jiāndū Guǎnlǐ Tiáolì

《乳品质量安全监督管理条例》（*Supervision and Management Regulations for Dairy Quality Safety*） 加强乳品质量安全监督管理、保证乳品质量安全、保障公众身体健康和生命安全、促进奶业健康发展的行政法规。

立法沿革 三鹿牌婴幼儿奶粉事件发生后，党中央、国务院高度重视，果断决策部署，各地方、各部门迅速处置；国务院办公厅于2008年9月18日发布了《关于废止食品免检制度的通知》；为了进一步完善乳品从牧场到餐桌全过程的质量安全管理，严格落实执法责任，国务院法制办制定了《乳品质量安全监督管理条例》，并于2008年10月6日国务院第28次常务会议通过，2008年10月9日正式公布，自公布之日起施行。

适用范围 乳品（生鲜乳和乳制品）的质量安全监督管理，包括奶畜养殖、生鲜乳收购、乳制品生产和销售等环节的质量安全监督管理。

立法意义 三鹿牌婴幼儿奶粉事件给婴幼儿的生命健康造成很大危害，给中国乳制品行业带来了严重影响。这一事件的发生，暴露出中国乳制品行业还存在一些比较突出的问题，如生产流通秩序混乱、一些企业诚信缺失、市场监管存在缺位、有关部门配合不够等。为了解决上述问题，进一步完善乳品质量安全管理制度，加强从奶畜养殖、生鲜乳收购到乳制品生产、乳制品销售等全过程的质量安全管理，加大对违法生产经营行为的处罚力度，加重监督管理部门不依法履行职责的法律责任，保证乳品质量安全，更好地保障公众身体健康和生命安全，特制定该条例，从而为确保乳品质量安全提供了有效的法律制度保障。

基本原则 ①奶畜养殖者、生鲜乳收购者、乳制品生产企业和销售者是乳品质量安全的第一责任者原则。②县级以上地方人民政府对本行政区域内的乳品质量安全监督管理负总责、县级以上人民政府有关部门分工负责原则。③发生乳品质量安全事故及时报告、处理原则及责任追究原则。④制定婴幼儿奶粉的质量安全国家标准应当充分考虑婴幼儿身体特点和生长发育需要，保证婴幼儿生长发育所需的营养成分原则。⑤禁止在生鲜乳生产、收购、贮存、运输、销售过程中添加任何物质原则，以及禁止在乳制品生产过程中添加非食品用化学物质或者其他可能危害人体健康的物质原则。⑥有关部门通过规划、基地和服务体系建设促进奶业健康发展原则。

基本内容 主要包括以下几个方面。

奶畜养殖 为从源头上提高乳品质量安全水平，对奶畜养殖环节作了三个方面的规定：①建立奶业发展支持保护体系。条例规定，国务院畜牧兽医主管部门会同国务院发展改革、工业和信息化、商务等部门制定全国奶业发展规划，县级以上地方人民政府应当合理确定奶畜养殖规模，科学安排生鲜乳生产收购布局；国家建立奶畜政策性保险制度，省级以上财政应当安排支持奶业发展资金，并鼓励对奶畜养殖者、奶农专业生产合作社等给予信贷支持；畜牧兽医技术推广机构应当为奶畜养殖者提供养殖技术、疫病防治等方面的服务。②对奶畜养殖场、养殖小区加强规范。条例规定，设立奶畜养殖场、养殖小区要符合规定条件，并向当地畜牧兽医主管部门备案；奶畜养殖场要建立养殖档案，如实记录奶畜品种、数量，以及饲料、兽药使用情况，载明奶畜检疫、免疫和发病等情况。③对生鲜乳生产加强质量安全管理。条例规定，养殖奶畜应当遵守生产技术规程，做好防疫工作，不得使用国家禁用的饲料、饲料添加剂、兽药，以及其他对动物和人体具有直接或者潜在危害的物质，不得销售用药期、休药期内奶畜产的生鲜乳；奶畜应当接受强制免疫，符合健康标准；挤奶设施、生鲜乳贮存设施应当及时清洗、消毒；生鲜乳应当冷藏，超过2小时未冷藏的生鲜乳，不得销售。

生鲜乳收购 这是奶农和乳制品生产者的中间环节，条例作了三个方面的规定：①建立生鲜乳收购市场准入制度。条例规定，开办生鲜乳收购站应当取得畜牧兽医主管部门的许可，符合建设规划布局，有必要的设备设施，达到相应的技术条件和管理要求；生鲜乳收购站应当由乳制品生产企业、奶畜养殖场或者奶农专业

生产合作社开办，其他单位与个人不得从事生鲜乳收购。②规范生鲜乳收购站的经营行为。条例规定，生鲜乳收购站应当按照乳品质量安全国家标准对生鲜乳进行常规检测，不得收购可能危害人体健康的生鲜乳，并建立、保存收购、销售及检测记录，保证生鲜乳质量；贮存、运输生鲜乳应当符合冷藏、卫生等方面的要求。③加强对生鲜乳收购站的监督管理。条例规定，价格部门应当加强对生鲜乳价格的监控、通报，必要时县级以上地方人民政府可以组织有关部门、协会和奶农代表确定生鲜乳交易参考价格；畜牧兽医主管部门应当制定并组织实施生鲜乳质量安全监测计划，对生鲜乳进行监督抽查，并公布抽查结果。

乳制品生产　①从事乳制品生产活动，应当具备下列条件，取得所在地质量监督部门颁发的食品生产许可证：符合国家奶业产业政策；厂房的选址和设计符合国家有关规定；有与所生产的乳制品品种和数量相适应的生产、包装和检测设备；有相应的专业技术人员和质量检验人员；有符合环保要求的废水、废气、垃圾等污染物的处理设施；有经培训合格并持有有效健康证明的从业人员；法律、行政法规规定的其他条件。②乳制品生产企业应当建立质量管理制度，如生鲜乳进货查验制度、记录制度、包装制度、出厂逐批检验制度、召回制度等。③乳制品生产企业应当符合良好生产规范要求。国家鼓励乳制品生产企业实施危害分析与关键控制点体系，提高乳制品安全管理水平。对通过良好生产规范、危害分析与关键控制点体系认证的乳制品生产企业，认证机构应当依法实施跟踪调查；对不再符合认证要求的企业，应当依法撤销认证，并及时向有关主管部门报告。

乳制品销售　①乳制品销售者的质量安全义务：条例规定，乳制品销售者应当建立进货查验制度，审验乳制品供货商经营资格和产品合格证明，建立进货台账；从事乳制品批发业务的销售企业还应当建立销售台账，如实记录批发的乳制品品种、规格、数量、流向等内容。乳制品销售者不得销售不合格乳制品，不得伪造、冒用质量标志。②不合格乳制品退市制度：条例规定，乳制品不符合乳品质量安全国家标准、存在危害人体健康和生命安全危险的，其销售者应当立即停止销售，追回已经售出的乳制品；销售者发现乳制品不安全的，还应当立即报告有关主管部门，通知乳制品生产者。

确保婴幼儿奶粉质量安全　①婴幼儿奶粉质量安全标准要求：条例规定，制定婴幼儿奶粉的质量安全国家标准，应当充分考虑婴幼儿身体特点和生长发育需要，保证婴幼儿生长发育所需的营养成分。②婴幼儿奶粉生产环节的监管：条例规定，生产婴幼儿奶粉的企业应当建立危害分析与关键控制点体系，提高质量安全管理水平；生产婴幼儿奶粉应当保证婴幼儿生长发育所需的营养成分，不得添加任何可能危害婴幼儿身体健康和生长发育的物质；婴幼儿奶粉出厂前应当检测营养成分，并详细标明使用方法和注意事项。③婴幼儿奶粉召回、退市特别制度：条例规定，只要发现乳制品存在可能危害婴幼儿身体健康或者生长发育的，乳制品生产企业应当立即召回，销售者必须立即停止销售。

乳品质量安全国家标准　①标准的制定部门：条例规定，生鲜乳和乳制品应当符合乳品质量安全国家标准。乳品质量安全国家标准由国务院卫生行政部门组织制定。②标准的及时完善和修订：条例规定，国务院卫生行政部门应当根据疾病信息和监督管理部门的监督管理信息等对发现添加或者可能添加到乳品中的非食品用化学物质和其他可能危害人体健康的物质，立即组织进行风险评估，采取相应的监测、检测和监督措施，并根据风险监测和风险评估的结果及时组织修订标准。③标准的内容：条例规定，乳品质量安全国家标准应当包括乳品中的致病性微生物、农药残留、兽药残留、重金属及其他危害人体健康物质的限量规定，乳品生产经营过程的卫生要求，通用的乳品检验方法与规程，与乳品安全有关的质量要求，以及其他需要制定为乳品质量安全国家标准的内容。

监管部门职责　①监管部门的职责分工，并对监管部门的监督检查职责提出严格要求。条例规定，畜牧兽医部门负责奶畜饲养及生鲜乳生产环节、收购环节的监督管理。质量监督检验检疫部门负责乳制品生产环节和乳品进出口环节的监督管理。工商管理部门负责乳制品销售环节的监督管理。食品药品监督部门负责乳制品餐饮服务环节的监督管理。卫生部门负责乳品质量安全监督管理的综合协调，组织查处食品安全重大事故，组织制定乳品质量安全国家标准。条例规定，监管部门对乳品要定期监督抽查，公布举报方式和监管信息。②严格领导责任。发生乳品质量安全事故，造成严重后果或者恶劣影响的，对有关人民政府、有关部门负有领导责任的负责人依法追究责任。③监管部门不履行条例规定的职责、造成后果的，或者滥用职权、有其他渎职行为的，由监察机关或者任免机关对其主要负责人、直接负责的主管人员和其他直接责任人员给予记大过或者降级的处分；造成严重后果的，给予撤职或者开除的处分；构成犯罪的，依法追究刑事责任。

生产经营者的禁止性规定 ①禁止在生鲜乳收购、贮存、运输、销售过程中添加任何物质；禁止在乳制品生产过程中添加非食品用化学物质或者其他可能危害人体健康的物质。对在生鲜乳收购、乳制品生产过程中加入非食品用化学物质或者其他可能危害人体健康的物质的，依照《刑法》第一百四十四条的规定，构成犯罪的，依法追究刑事责任，并由发证机关吊销许可证照；尚不构成犯罪的，由监管部门依据各自职责没收违法所得和违法生产的乳品，以及相关的工具、设备等物品，并处违法乳品货值金额15倍以上30倍以下罚款，由发证机关吊销许可证照。在婴幼儿奶粉生产过程中，加入非食品用化学物质和其他可能危害人体健康的物质的，从重处罚。②禁止在生产过程中使用不符合乳品质量安全国家标准的生鲜乳；禁止购进、销售过期、变质或者不符合乳品质量安全国家标准的乳制品。对生产、销售不符合乳品质量安全国家标准的乳制品，依照《刑法》第一百四十三条的规定，构成犯罪的，依法追究刑事责任，并由发证机关吊销许可证照；尚不构成犯罪的，由监管部门依据各自职责没收违法所得、违法乳制品和相关的工具、设备等物品，并处违法乳制品货值金额10倍以上20倍以下罚款，由发证机关吊销许可证照。生产、销售的婴幼儿奶粉营养成分不足、不符合国家乳品质量安全标准的，从重处罚。③禁止不符合条例规定的单位或者个人开办生鲜乳收购站、收购生鲜乳；禁止收购不符合乳品质量安全国家标准的生鲜乳。违反上述规定，由畜牧兽医主管部门没收违法所得、违法收购的生鲜乳和相关的设备、设施等物品，并处违法乳品货值金额5倍以上10倍以下罚款；有许可证照的，由发证机关吊销许可证照。④禁止未取得食品生产许可证的任何单位和个人从事乳制品生产；禁止购进、销售无质量合格证明、无标签或者标签残缺不清的乳制品；乳制品销售者不得伪造产地，不得伪造或者冒用他人的厂名、厂址，不得伪造或者冒用认证标志等质量标志。违反上述规定，乳制品生产企业和销售者未取得许可证，或者取得许可证后不按照法定条件、法定要求从事生产销售活动的，由质量监督部门、工商管理部门依照《国务院关于加强食品等产品安全监督管理的特别规定》等法律、行政法规的规定处罚。

（邵永生）

Shípǐn Zhàohuí Guǎnlǐ Bànfǎ

《食品召回管理办法》

(*Management Methods for Food Recall*) 为了加强食品生产经营管理，减少和避免不安全食品的危害，保障公众身体健康和生命安全而制定的规章，2015年3月11日，国家食品药品监督管理总局令第12号公布，自2015年9月1日起施行。

适用范围 在中华人民共和国境内，不安全食品（食品安全法律法规规定禁止生产经营的食品，以及其他有证据证明可能危害人体健康的食品。包括食品、食品添加剂、保健食品，以及食品生产经营者对进入批发、零售市场或者生产加工企业后的食用农产品）的停止生产经营、召回和处置及其监督管理。

立法意义 真正落实食品生产经营者食品安全的第一责任，强化食品安全监管，减少和避免不安全食品的危害，保障公众身体健康和生命安全。

基本原则 ①食品生产经营者为第一责任人原则：食品生产经营者应当依法承担食品安全第一责任人的义务，建立健全相关管理制度，收集、分析食品安全信息，依法履行不安全食品的停止生产经营、召回和处置义务。②主动召回原则：食品生产者通过自检自查、公众投诉举报、经营者和监督管理部门告知等方式知悉其生产经营的食品属于不安全食品的，应当主动召回。食品生产者应当主动召回不安全食品而没有主动召回的，县级以上食品药品监督管理部门可以责令其召回。食品经营者对因自身原因所导致的不安全食品，应当根据法律法规的规定在其经营的范围内主动召回。食品经营者召回不安全食品应当告知供货商。供货商应当及时告知生产者。食品经营者在召回通知或者公告中应当特别注明系因其自身的原因导致食品出现不安全问题。因生产者无法确定、破产等原因无法召回不安全食品的，食品经营者应当在其经营的范围内主动召回不安全食品。③分级召回原则：根据食品安全风险的严重和紧急程度，食品召回分为三级。一级召回，食用后已经或者可能导致严重健康损害甚至死亡的，食品生产者应当在知悉食品安全风险后24小时内启动召回，并向县级以上地方食品药品监督管理部门报告召回计划。二级召回，食用后已经或者可能导致一般健康损害，食品生产者应当在知悉食品安全风险后48小时内启动召回，并向县级以上地方食品药品监督管理部门报告召回计划。三级召回，标签、标识存在虚假标注的食品，食品生产者应当在知悉食品安全风险后72小时内启动召回，并向县级以上地方食品药品监督管理部门报告召回计划。标签、标识存在瑕疵，食用后不会造成健康损害的食品，食品生产者应当改正，可以自愿召回。

基本内容 主要包括以下几个方面。

停止生产经营 食品生产经营者发现其生产经营的食品属于不安全食品的，应当立即停止生产经营，采取通知或者公告的方式告知相关食品生产经营者停止生产经营、消费者停止食用，并采取必要的措施防控食品安全风险。食品生产经营者未依法停止生产经营不安全食品的，县级以上食品药品监督管理部门可以责令其停止生产经营不安全食品。食品集中交易市场的开办者、食品经营柜台的出租者、食品展销会的举办者发现食品经营者经营的食品属于不安全食品的，应当及时采取有效措施，确保相关经营者停止经营不安全食品。网络食品交易第三方平台提供者发现网络食品经营者经营的食品属于不安全食品的，应当依法采取停止网络交易平台服务等措施，确保网络食品经营者停止经营不安全食品。食品生产经营者生产经营的不安全食品未销售给消费者，尚处于其他生产经营者控制中的，食品生产经营者应当立即追回不安全食品，并采取必要措施消除风险。

召回 不安全食品在本省、自治区、直辖市销售的，食品召回公告应当在省级食品药品监督管理部门网站和省级主要媒体上发布。省级食品药品监督管理部门网站发布的召回公告应当与国家食品药品监督管理总局网站链接。不安全食品在两个以上省、自治区、直辖市销售的，食品召回公告应当在国家食品药品监督管理总局网站和中央主要媒体上发布。实施一级召回的，食品生产者应当自公告发布之日起10个工作日内完成召回工作。实施二级召回的，食品生产者应当自公告发布之日起20个工作日内完成召回工作。实施三级召回的，食品生产者应当自公告发布之日起30个工作日内完成召回工作。情况复杂的，经县级以上地方食品药品监督管理部门同意，食品生产者可以适当延长召回时间并公布。食品召回公告应当包括下列内容：①食品生产者的名称、住所、法定代表人、具体负责人、联系电话、电子邮箱等。②食品名称、商标、规格、生产日期、批次等。③召回原因、等级、起止日期、区域范围。④相关食品生产经营者的义务和消费者退货及赔偿的流程。

处置 食品生产经营者应当依据法律法规的规定，对因停止生产经营、召回等原因退出市场的不安全食品采取补救、无害化处理、销毁等处置措施。食品生产经营者未依法处置不安全食品的，县级以上地方食品药品监督管理部门可以责令其依法处置不安全食品。对违法添加非食用物质、腐败变质、病死畜禽等严重危害人体健康和生命安全的不安全食品，食品生产经营者应当立即就地销毁。不具备就地销毁条件的，可由不安全食品生产经营者集中销毁处理。食品生产经营者在集中销毁处理前，应当向县级以上地方食品药品监督管理部门报告。对因标签、标识等不符合食品安全标准而被召回的食品，食品生产者可以在采取补救措施且能保证食品安全的情况下继续销售，销售时应当向消费者明示补救措施。对不安全食品进行无害化处理，能够实现资源循环利用的，食品生产经营者可以按照国家有关规定进行处理。食品生产经营者对不安全食品处置方式不能确定的，应当组织相关专家进行评估，并根据评估意见进行处置。食品生产经营者应当如实记录停止生产经营、召回和处置不安全食品的名称、商标、规格、生产日期、批次、数量等内容。记录保存期限不得少于2年。

监督管理 县级以上地方食品药品监督管理部门发现不安全食品的，应当通知相关食品生产经营者停止生产经营或者召回，采取相关措施消除食品安全风险。县级以上地方食品药品监督管理部门发现食品生产经营者生产经营的食品可能属于不安全食品的，可以开展调查分析，相关食品生产经营者应当积极协助。县级以上地方食品药品监督管理部门可以对食品生产经营者停止生产经营、召回和处置不安全食品情况进行现场监督检查。食品生产经营者停止生产经营、召回和处置的不安全食品存在较大风险的，应当在停止生产经营、召回和处置不安全食品结束后5个工作日内向县级以上地方食品药品监督管理部门书面报告情况。县级以上地方食品药品监督管理部门可以要求食品生产经营者定期或者不定期报告不安全食品停止生产经营、召回和处置情况。县级以上地方食品药品监督管理部门可以对食品生产经营者提交的不安全食品停止生产经营、召回和处置报告进行评价。评价结论认为食品生产经营者采取的措施不足以控制食品安全风险的，县级以上地方食品药品监督管理部门应当责令食品生产经营者采取更为有效的措施停止生产经营、召回和处置不安全食品。为预防和控制食品安全风险，县级以上地方食品药品监督管理部门可以发布预警信息，要求相关食品生产经营者停止生产经营不安全食品，提示消费者停止食用不安全食品。县级以上地方食品药品监督管理部门将不安全食品停止生产经营、召回和处置情况记入食品生产经营者信用档案。

法律责任　规定了食品生产经营者违反该办法有关不安全食品停止生产经营、召回和处置的规定所应承担的相应法定责任。

（邵永生）

Cānyǐn Fúwù Xǔkě Guǎnlǐ Bànfǎ

《餐饮服务许可管理办法》

(*Administrative Measures for the Licensing of Catering Services*)　规范餐饮服务许可工作、加强餐饮服务监督管理、维护正常的餐饮服务秩序、保护消费者健康的部门规章。2010 年 2 月 8 日经卫生部部务会议审议通过，2010 年 3 月 4 日发布，自 2010 年 5 月 1 日起施行。

适用范围　从事餐饮服务的单位和个人（餐饮服务提供者），包括集体用餐配送单位，不适用于食品摊贩和为餐饮服务提供者提供食品半成品的单位和个人。

基本原则　①分类管理原则：按照餐饮服务提供者的业态和规模实施分类管理。②合法原则：许可应当符合法律、法规和规章规定的权限、范围、条件与程序。③公开、公平、公正、便民原则。

基本内容　主要包括以下几个方面。

管理主体　国家食品药品监督管理局主管全国餐饮服务许可管理工作，地方各级食品药品监督管理部门负责本行政区域内的餐饮服务许可管理工作。

许可信息和档案管理制度　食品药品监督管理部门应当建立餐饮服务许可信息和档案管理制度，定期公告取得或者注销餐饮服务许可的餐饮服务提供者名录。

申请与受理　申请应当具备的相关基本条件及应当提交的相关材料；申请人提交的材料应当真实、完整，并对材料的真实性负责；食品药品监督管理部门依据《中华人民共和国行政许可法》，对申请人提出的餐饮服务许可申请分别作出受理、不接收申请、补正等处理。

审核与决定　食品药品监督管理部门应当根据申请材料和现场核查的情况，对符合条件的，作出准予行政许可的决定；对不符合规定条件的，作出不予行政许可的决定并书面说明理由，同时告知申请人享有依法申请行政复议或者提起行政诉讼的权利。

许可证的管理　餐饮服务许可证有效期为 3 年。临时从事餐饮服务活动的，有效期不超过 6 个月；同一餐饮服务提供者在不同地点或者场所从事餐饮服务活动的，应当分别办理。餐饮服务经营地点或者场所改变的，应当重新申请办理；餐饮服务提供者取得的餐饮服务许可证，不得转让、涂改、出借、倒卖、出租。餐饮服务提供者应当按照许可范围依法经营，并在就餐场所醒目位置悬挂或者摆放餐饮服务许可证。

法律责任　申请人隐瞒有关情况或者提供虚假材料的，申请人以欺骗、贿赂等不正当手段取得餐饮服务许可证等行为应承担相关行政责任。

（邵永生）

Cānyǐn Fúwù Shípǐn Ānquán Jiāndū Guǎnlǐ Bànfǎ

《餐饮服务食品安全监督管理办法》

(*Administrative Measures for the Food Safety Supervision of Catering Services*)　加强餐饮服务监督管理、保障餐饮服务环节食品安全的部门规章。2010 年 2 月 8 日经卫生部部务会议审议通过，2010 年3 月 4 日发布，自 2010 年 5 月 1 日起施行。

适用范围　餐饮服务的单位和个人（餐饮服务提供者）餐饮服务活动。

监督主体　国家食品药品监督管理局主管全国餐饮服务监督管理工作，地方各级食品药品监督管理部门负责本行政区域内的餐饮服务监督管理工作。

许可制度　餐饮服务提供者必须依法取得餐饮服务许可证，按照许可范围依法经营，并在就餐场所醒目位置悬挂或者摆放餐饮服务许可证。

餐饮服务基本要求　健全食品安全管理制度；每年进行健康检查，取得健康合格证明后方可参加工作；组织从业人员参加食品安全培训；建立食品、食品原料、食品添加剂和食品相关产品的采购查验、索证索票制度，以及采购记录制度；禁止采购、使用和经营《中华人民共和国食品安全法》规定禁止的食品；严格遵守国家食品药品监督管理部门制定的餐饮服务食品安全操作规范。

食品安全事故处理 ①制定预案：各级食品药品监督管理部门应当根据本级人民政府食品安全事故应急预案制定本部门的预案实施细则，按照职能做好餐饮服务食品安全事故的应急处置工作；②核实、通报、控制与报告制度：食品药品监督管理部门在日常监督管理中发现食品安全事故，或者接到有关食品安全事故的举报，应当立即核实情况，经初步核实为食品安全事故的，应当立即向同级卫生行政、农业行政、工商行政管理、质量监督等相关部门通报。发生食品安全事故时，事发地食品药品监督管理部门应当在本级人民政府领导下，及时作出反应，采取措施控制事态发展，依法处置，并及时按照有关规定向上级食品药品监督管理部门报告；开展餐饮服务食品安全事故调查并及时采取相应措施。

法律责任 未经许可从事餐饮服务的、餐饮服务提供者违反《中华人民共和国食品安全法》规定食品生产经营的禁止性条款的、食品药品监督管理部门不履行有关法律法规规定等行为所应承担的行政责任。

（邵永生）

Bǎojiàn Shípǐn Zhùcè Yǔ Bèi'àn Guǎnlǐ Bànfǎ

《保健食品注册与备案管理办法》（*Administrative Methods for the registration and Filing of Health Foods*） 为规范保健食品的注册与备案，根据《中华人民共和国食品安全法》制定，由国家食品药品监督管理总局于2016年2月26日发布，自2016年7月1日起施行的行政规章。

适用范围 在中华人民共和国境内保健食品的注册与备案及其监督管理。保健食品注册，是指食品药品监督管理部门根据注册申请人申请，依照法定程序、条件和要求，对申请注册的保健食品的安全性、保健功能和质量可控性等相关申请材料进行系统评价和审评，并决定是否准予其注册的审批过程。保健食品备案，是指保健食品生产企业依照法定程序、条件和要求，将表明产品安全性、保健功能和质量可控性的材料提交食品药品监督管理部门进行存档、公开、备查的过程。

基本原则 ①保健食品的注册与备案及其监督管理应当遵循科学、公开、公正、便民、高效的原则。②真实性、完整性、可溯源性原则。保健食品注册申请人或者备案人应当对所提交材料的真实性、完整性、可溯源性负责，并对提交材料的真实性承担法律责任。③分工负责原则。国家食品药品监督管理总局负责保健食品注册管理，以及首次进口的属于补充维生素、矿物质等营养物质的保健食品备案管理，并指导监督省、自治区、直辖市食品药品监督管理部门承担的保健食品注册与备案相关工作。省、自治区、直辖市食品药品监督管理部门负责本行政区域内保健食品备案管理，并配合国家食品药品监督管理总局开展保健食品注册现场核查等工作。市、县级食品药品监督管理部门负责本行政区域内注册和备案保健食品的监督管理，承担上级食品药品监督管理部门委托的其他工作。④逐步实现电子化注册与备案原则。省级以上食品药品监督管理部门应当加强信息化建设，提高保健食品注册与备案管理信息化水平，逐步实现电子化注册与备案。

基本内容 主要包括以下几个方面。

注册 生产和进口下列产品应当申请保健食品注册：①使用保健食品原料目录以外原料（以下简称目录外原料）的保健食品。②首次进口的保健食品（属于补充维生素、矿物质等营养物质的保健食品除外）。首次进口的保健食品，是指非同一国家、同一企业、同一配方申请中国境内上市销售的保健食品。

国产保健食品注册申请人应当是在中国境内登记的法人或者其他组织；进口保健食品注册申请人应当是上市保健食品的境外生产厂商。申请进口保健食品注册的，应当由其常驻中国代表机构或者由其委托中国境内的代理机构办理。

受理机构应当在受理后3个工作日内将申请材料一并送交审评机构。审评机构应当组织审评专家对申请材料进行审查，并根据实际需要组织查验机构开展现场核查，组织检验机构开展复核检验，在60个工作日内完成审评工作，并向国家食品药品监管管理总局提交综合审评结论和建议。特殊情况下需要延长审评时间的，经审评机构负责人同意，可以延长20个工作日，延长决定应当及时书面告知申请人。

复核检验机构应当严格按照申请材料中的测定方法及相关说明进行操作，对测定方法的科学性、复现性、适用性进行验证，对产品质量可控性进行复核检验，并应当自接受委托之日起60个工作日内完成复核检验，将复核检验报告送交审评机构。复核检验结论认为测定方法不科学、无法复现、不适用或者产品质量不可控的，审评机构应当终止审评，提出不予注册的建议。

保健食品注册人转让技术的，受让方应当在转让方的指导下重新提出产品注册申请，产品技术要求等应当与原申请材料一致。审评机构按照相关规定简化审评程序。符合要求的，国家食品药品监督管理总局应当为受让方核发新的保健食品注册证书，并对转让方保健食品注册予以注销。受让方除提交本办法规定的注册申请材料外，还应当提交经公证的转让合同。

注册证书管理　保健食品注册证书应当载明产品名称、注册人名称和地址、注册号、颁发日期及有效期、保健功能、功效成分或者标志性成分及含量、产品规格、保质期、适宜人群、不适宜人群、注意事项。保健食品注册证书附件应当载明产品标签、说明书主要内容和产品技术要求等。产品技术要求应当包括产品名称、配方、生产工艺、感官要求、鉴别、理化指标、微生物指标、功效成分或者标志性成分含量及检测方法、装量或者重量差异指标（净含量及允许负偏差指标）、原辅料质量要求等内容。保健食品注册证书有效期为5年。变更注册的保健食品注册证书有效期与原保健食品注册证书有效期相同。

备案　生产和进口下列保健食品应当依法备案：①使用的原料已经列入保健食品原料目录的保健食品。②首次进口的属于补充维生素、矿物质等营养物质的保健食品。其营养物质应当是列入保健食品原料目录的物质。国产保健食品的备案人应当是保健食品生产企业，原注册人可以作为备案人；进口保健食品的备案人，应当是上市保健食品境外生产厂商。备案的产品配方、原辅料名称及用量、功效、生产工艺等应当符合法律、法规、规章、强制性标准，以及保健食品原料目录技术要求的规定。

标签、说明书　申请保健食品注册或者备案的，产品标签、说明书样稿应当包括产品名称、原料、辅料、功效成分或者标志性成分及含量、适宜人群、不适宜人群、保健功能、食用量及食用方法、规格、贮藏方法、保质期、注意事项等内容及相关制定依据和说明等。保健食品的标签、说明书主要内容不得涉及疾病预防、治疗功能，并声明“本品不能代替药物”。

保健食品名称不得含有人名、地名、汉语拼音、字母及数字等，但注册商标作为商标名、通用名中含有符合国家规定的含字母及数字的原料名除外。保健食品的名称由商标名、通用名和属性名组成。商标名，是指保健食品使用依法注册的商标名称或者符合《中华人民共和国商标法》规定的未注册的商标名称，用以表明其产品是独有的、区别于其他同类产品。通用名，是指表明产品主要原料等特性的名称。属性名，是指表明产品剂型或者食品分类属性等的名称。

通用名不得含有下列内容：①已经注册的药品通用名，但以原料名称命名或者保健食品注册批准在先的除外。②保健功能名称或者与表述产品保健功能相关的文字。③易产生误导的原料简写名称。④营养素补充剂产品配方中部分维生素或者矿物质。⑤法律法规规定禁止使用的其他词语。

保健食品名称不得含有下列内容：①虚假、夸大或者绝对化的词语。②明示或者暗示预防、治疗功能的词语。③庸俗或者带有封建迷信色彩的词语。④人体组织器官等词语。⑤除“”之外的符号。⑥其他误导消费者的词语。

监督管理　承担保健食品审评、核查、检验的机构和人员应当对出具的审评意见、核查报告、检验报告负责。参与保健食品注册与备案管理工作的单位和个人，应当保守在注册或者备案中获知的商业秘密。食品药品监督管理部门接到有关单位或者个人举报的保健食品注册受理、审评、核查、检验、审批等工作中的违法违规行为后，应当及时核实处理。

法律责任　规定了保健食品注册与备案违法行为所应承担的相应法定责任。

（邵永生）

Shípǐn Tiānjiājì Wèishēng Guǎnlǐ Bànfǎ

《食品添加剂卫生管理办法》（*Administrative Methods for the Hygiene of Food Additives*）　加强食品添加剂卫生管理、防止食品污染、保护消费者身体健康的部门规章。1993年3月15日卫生部发布了《食品添加剂卫生管理办法》；2001年12月11日卫生部部务会通过了修订的《食品添加剂卫生管理办法》，2002年3月28日发布，自2002年7月1日起施行。

适用范围　食品添加剂包括复合食品添加剂的生产经营和使用。食品添加剂是指为改善食品品质和色、香、味，以及为防腐和加工工艺的需要而加入食品中的化学合成或天然物质。复合食品添加剂是指由两种以上单一品种的食品添加剂经物理混匀而成的食品添加剂。

基本原则 ①食品添加剂必须符合国家卫生标准和卫生要求原则。②食品添加剂的包装标识和产品说明书，不得有扩大使用范围或夸大使用效果的宣传内容原则。

基本内容 主要包括以下几个方面。

对生产企业的基本要求 应当具备与产品类型、数量相适应的厂房、设备和设施，按照产品质量标准组织生产，并建立企业生产记录和产品留样制度；应当加强生产过程的卫生管理，防止食品添加剂受到污染和不同品种间的混杂；企业生产食品添加剂时，应当对产品进行质量检验。检验合格的，应当出具产品检验合格证明；无产品检验合格证明的不得销售。

对经营者的基本要求 必须有与经营品种、数量相适应的贮存和营业场所。销售和存放食品添加剂，必须做到专柜、专架，定位存放，不得与非食用产品或有毒有害物品混放；购入食品添加剂时，应当索取卫生许可证复印件和产品检验合格证明。禁止经营无卫生许可证、无产品检验合格证明的食品添加剂。

对使用者的基本要求 必须符合《食品添加剂使用卫生标准》或国务院卫生行政部门公告名单规定的品种及其使用范围、使用量；禁止以掩盖食品腐败变质或以掺杂、掺假、伪造为目的而使用食品添加剂。

标识和说明书 食品添加剂必须有包装标识和产品说明书，并对标识内容进行了具体规定；有适用禁忌与安全注意事项的，应当在标识上给予警示性标示；复合食品添加剂，还应当同时标示出各单一品种的名称，并按含量由大到小排列；各单一品种必须使用与《食品添加剂使用卫生标准》相一致的名称；包装标识和产品说明书，不得有扩大使用范围或夸大使用效果的宣传内容。

法律责任 生产经营或者使用不符合食品添加剂使用卫生标准、食品添加剂的包装标识或者产品说明书上不标明或者虚假标注生产日期等行为，应承担行政责任。

（邵永生）

Xīnshípǐn Yuánliào Ānquánxìng Shěnchá Guǎnlǐ Bànfǎ

《新食品原料安全性审查管理办法》（*Administrative Methods for the Security Review of New Food Ingredients*） 为规范新食品原料安全性评估材料审查工作而制定的法规，经2013年2月5日中华人民共和国卫生部部务会审议通过，2013年5月31日国家卫生和计划生育委员会令第1号公布，自2013年10月1日起施行。卫生部2007年12月1日公布的《新资源食品管理办法》同时废止。

适用范围 新食品原料安全性审查。新资源食品的名称是《中华人民共和国食品卫生法》中提出的，为与该法相衔接，将“新资源食品”修改为“新食品原料”。新食品原料是指在中国无传统食用习惯的以下物品：①动物、植物和微生物。②从动物、植物和微生物中分离的成分。③原有结构发生改变的食品成分。④其他新研制的食品原料。新食品原料不包括转基因食品、保健食品、食品添加剂新品种。

基本原则 ①具有食品原料的特性、符合应当有的营养要求和安全性原则。新食品原料应当具有食品原料的特性，符合应当有的营养要求，且无毒、无害，对人体健康不造成任何急性、亚急性、慢性或者其他潜在性危害。②真实性原则。申请人应当如实提交有关材料，反映真实情况，对申请材料内容的真实性负责，并承担法律责任。③向社会公开征求意见原则。国家卫生计生委受理新食品原料申请后，向社会公开征求意见。

基本内容 主要包括以下几个方面。

审查和许可主体 国家卫生和计划生育委员会（以下简称国家卫生计生委）负责新食品原料安全性评估材料的审查和许可工作。国家卫生计生委所属卫生监督中心承担新食品原料安全性评估材料的申报受理、组织开展安全性评估材料的审查等具体工作。

审查材料 拟从事新食品原料生产、使用或者进口的单位或者个人（以下简称申请人），应当提出申请并提交以下材料：①申请表。②新食品原料研制报告。③安全性评估报告。④生产工艺。⑤执行的相关标准（包括安全要求、质量规格、检验方法等）。⑥标签及说明书。⑦国内外研究利用情况和相关安全性评估资料。⑧有助于评审的其他资料。另附未启封的产品样品1件或者原料30g。

申请进口新食品原料的，除提交第六条规定的材料外，还应当提交以下材料：①出口国（地区）相关部门或者机构出具的允许该产品在本国（地区）生产或者销售的证明材料。②生产企业所在国（地区）有关机构或者组织出具的对生产企业审查或者认证的证明材料。申请人在提交上述材料时，应当注明其中不涉及商业秘密，可以向社会公开的内容。

审查要点 国家卫生计生委自受理新食品原料申请之日起60日内，应当组织专家对新食品原料安全性评估材料进行审查，作出审查结论。审查过程中需要补充资料的，应当及时书面告知申请人，申请人应当按照要求及时补充有关资料。根据审查工作需要，可以要求申请人现场解答有关技术问题，申请人应当予以配合。审查过程中需要对生产工艺进行现场核查的，可以组织专家对新食品原料研制及生产现场进行核查，并出具现场核查意见，专家对出具的现场核查意见承担责任。省级卫生监督机构应当予以配合。参加现场核查的专家不参与该产品安全性评估材料的审查表决。国家卫生计生委根据新食品原料的安全性审查结论，对符合食品安全要求的，准予许可并予以公告；对不符合食品安全要求的，不予许可并书面说明理由。根据新食品原料的不同特点，公告可以包括以下内容：名称、来源、生产工艺、主要成分、质量规格要求、标签标识要求、其他需要公告的内容。新食品原料生产单位应当按照新食品原料公告要求进行生产，保证新食品原料的食用安全。食品中含有新食品原料的，其产品标签标识应当符合国家法律、法规、食品安全标准和国家卫生计生委公告要求。

审查和许可程序 新食品原料安全性评估材料审查和许可的具体程序按照《行政许可法》《卫生行政许可管理办法》等有关法律法规规定执行。

终止审查 对与食品或者已公告的新食品原料具有实质等同性的，应当作出终止审查的决定，并书面告知申请人。实质等同，是指如某个新申报的食品原料与食品或者已公布的新食品原料在种属、来源、生物学特征、主要成分、食用部位、使用量、使用范围和应用人群等方面相同，所采用工艺和质量要求基本一致，可以视为它们是同等安全的，具有实质等同性。

重新审查和撤销许可 有下列情形之一的，国家卫生计生委应当及时组织对已公布的新食品原料进行重新审查：①随着科学技术的发展，对新食品原料的安全性产生质疑的。②有证据表明新食品原料的安全性可能存在问题的。③其他需要重新审查的情形。对重新审查不符合食品安全要求的新食品原料，国家卫生计生委可以撤销许可。以欺骗、贿赂等不正当手段通过新食品原料安全性评估材料审查并取得许可的，国家卫生计生委将予以撤销许可。

不予受理或者不予许可 申请人隐瞒有关情况或者提供虚假材料申请新食品原料许可的，国家卫生计生委不予受理或者不予许可，并给予警告，且申请人在1年内不得再次申请该新食品原料许可。

（邵永生）

Shípǐn Yíngyǎng Biāoqiān Guǎnlǐ Guīfàn

《食品营养标签管理规范》

(*Administrative Regulations on Food Nutrition Labeling*) 指导和规范食品营养标签的标示、引导消费者合理选择食品、促进膳食营养平衡、保护消费者知情权和身体健康的部门规章。卫生部于2007年12月18日公布，并于2008年5月1日起施行。

适用范围 销售的预包装食品标示营养标签的活动。

基本原则 ①国家鼓励食品企业对其生产的产品标示营养标签原则。②营养标签应当使用中文原则。如同时使用外文标示的，其内容应当与中文相对应，外文字号不得大于中文字号。③营养标签的标示应当真实、客观，不得虚假，不得夸大产品的营养作用原则。任何产品标签标示和宣传等不得对营养声称方式和用语进行删改和添加，也不得明示或暗示治疗疾病的作用。食品营养标签中标示的数值，可以通过食物成分计算或者产品检测获得。计算的记录或者检测报告应当完整和真实，以备核查和溯源。④首先标示和更为醒目原则。食品企业在标签上标示食品营养成分、营养声称、营养成分功能声称时，应首先标示能量和蛋白质、脂肪、碳水化合物、钠4种核心营养素及其含量。除上述成分外，食品营养标签上还可以标示饱和脂肪［酸］、胆固醇、糖、膳食纤维、维生素和矿物质。食品企业对能量和蛋白质、脂肪、碳水化合物、钠4种核心营养素的标示应当比其他营养成分的标示更为醒目。

基本内容 共21条，包括3个技术附件，即《食品营养成分标示准则》《中国食品标签营养素参考值》和《食品营养声称和营养成分功能声称准则》。

国务院卫生行政部门的职责 国务院卫生行政部门根据本规范的实施情况和消费者健康需要，确定强制进行营养标示的食品品种、营养成分及实施时间；根据

科学发展和实际情况需要，国务院卫生行政部门负责调整食品营养标签所涉及的营养成分标示、营养声称和营养成分功能声称内容，并及时向社会发布。

营养标签中营养成分标示要求　应当以每 100g（ml）和（或）每份食品中的含量数值标示，并同时标示所含营养成分占营养素参考值（nutrient reference values，NRV）的百分比。各营养成分的定义、测定方法、标示方法和顺序、数值的允许误差等应当符合《食品营养成分标示准则》的规定。NRV 的具体数值应符合《中国食品标签营养素参考值》。

食品营养标签格式应当符合的要求　营养成分标示内容应当以一个“方框表”形式表示，营养成分表的方框可为任何尺寸，方框可以设置为与包装的基线垂直。基本格式按照《食品营养成分标示准则》的规定；营养成分标示内容必须标示于包装的醒目位置；包装可用标签主面积小于 20 平方厘米或特大规格包装也可使用横排（水平）标示；营养标签的字体和颜色要求清晰，但营养声称的字体不得大于产品的一般名称和商标；营养成分应当按照《食品营养成分标示准则》的规定顺序标示，当标示的营养成分较多时，能量和核心营养素的标示应当醒目；如有外包装（或大包装），可以只在向消费者交货的外包装（或大包装）上标示营养标签，但内包装物（或容器）上必须标明每份净含量。

可以不标示营养标签预包装食品　食品每日食用量不足 10g 或 10ml；包装的生肉、生鱼、生蔬菜和水果；包装的总表面积小于 100 平方厘米的食品；现制现售的食品；酒精含量大于等于 0.5% 的产品；其他法律、行政法规、标准规定可以不标示标签的食品。

对食品企业的要求　应当生产经营符合营养要求的食品，加强食品生产、保存和运输过程等环节的质量控制；应当对营养标签的真实性负责，配备专业人员负责营养标签的制作和审核。食品出厂前应当对标签标示内容进行核查，合格后方可出厂。

法律责任　由于虚假或者错误的营养标签对消费者产生误导造成健康损害的，食品企业应当依法承担相应责任。

（邵永生）

Wǎngluò Shípǐn Ānquán Wéifǎ Xíngwéi Cháchǔ Bànfǎ

《网络食品安全违法行为查处办法》（*Measures for the Investigation and Punishment of Internet Food Safety Violations*）

为依法查处网络食品安全违法行为，加强网络食品安全监督管理，保证食品安全，根据《中华人民共和国食品安全法》等法律法规制定，由国家食品药品监督管理总局于 2016 年 7 月 13 日发布，自 2016 年 10 月 1 日起施行。

适用范围　在中华人民共和国境内网络食品交易第三方平台提供者，以及通过第三方平台或者自建的网站进行交易的食品生产经营者（以下简称入网食品生产经营者）违反食品安全法律、法规、规章或者食品安全标准行为的查处。

基本原则　①守法原则：网络食品交易第三方平台提供者和入网食品生产经营者应当履行法律、法规和规章规定的食品安全义务。②真实性原则：网络食品交易第三方平台提供者和入网食品生产经营者应当对网络食品安全信息的真实性负责。③保障网络食品交易数据和资料的可靠性与安全性原则：网络食品交易第三方平台提供者和通过自建网站交易的食品生产经营者应当具备数据备份、故障恢复等技术条件，保障网络食品交易数据和资料的可靠性与安全性。④制度公开原则：网络食品交易第三方平台提供者应当建立入网食品生产经营者审查登记、食品安全自查、食品安全违法行为制止及报告、严重违法行为平台服务停止、食品安全投诉举报处理等制度，并在网络平台上公开。

基本内容　主要包括以下几个方面。

网络食品安全义务　①备案号：网络食品交易第三方平台提供者应当在通信主管部门批准后 30 个工作日内，向所在地省级食品药品监督管理部门备案，取得备案号。通过自建网站交易的食品生产经营者应当在通信主管部门批准后 30 个工作日内，向所在地市、县级食品药品监督管理部门备案，取得备案号。②备案信息：省级和市、县级食品药品监督管理部门应当自完成备案后 7 个工作日内向社会公开相关备案信息。备案信息包括域名、IP 地址、电信业务经营许可证、企业名称、法定代表人或者负责人姓名、备案号等。③审查、登记、更新：网络食品交易第三方平台提供者应当对入网食品生产经营者食品生产经营许可证、入网食品添加剂生产企业生产许可证等材料进行审查，如实记录并及时更新。网络食品交易第三方平台提供者应当对入网食用农产品生产经营者营业执照、入网食品添加剂经营者营业执照，以及入网交易食用农产品的个人的身份证号码、住址、联系方式等信息进

行登记，如实记录并及时更新。④记录、保存、检查、制止、报告：网络食品交易第三方平台提供者应当建立入网食品生产经营者档案，记录入网食品生产经营者的基本情况、食品安全管理人员等信息。网络食品交易第三方平台提供者和通过自建网站交易食品的生产经营者应当记录、保存食品交易信息，保存时间不得少于产品保质期满后6个月；没有明确保质期的，保存时间不得少于2年。网络食品交易第三方平台提供者应当设置专门的网络食品安全管理机构或者指定专职食品安全管理人员，对平台上的食品经营行为及信息进行检查。网络食品交易第三方平台提供者发现存在食品安全违法行为的，应当及时制止，并向所在地县级食品药品监督管理部门报告。⑤停止提供网络交易平台服务：网络食品交易第三方平台提供者发现入网食品生产经营者有下列严重违法行为之一的，应当停止向其提供网络交易平台服务：a. 入网食品生产经营者因涉嫌食品安全犯罪被立案侦查或者提起公诉的；b. 入网食品生产经营者因食品安全相关犯罪被人民法院判处刑罚的；c. 入网食品生产经营者因食品安全违法行为被公安机关拘留或者给予其他治安管理处罚的；d. 入网食品生产经营者被食品药品监督管理部门依法作出吊销许可证、责令停产停业等处罚的。⑥入网许可：入网食品生产经营者应当依法取得许可，入网食品生产者应当按照许可的类别范围销售食品，入网食品经营者应当按照许可的经营项目范围从事食品经营。法律、法规规定不需要取得食品生产经营许可的除外。取得食品生产许可的食品生产者，通过网络销售其生产的食品，不需要取得食品经营许可。取得食品经营许可的食品经营者通过网络销售其制作加工的食品，不需要取得食品生产许可。⑦入网食品生产经营者不得从事下列行为：a. 网上刊载的食品名称、成分或者配料表、产地、保质期、贮存条件，生产者名称、地址等信息与食品标签或者标识不一致；b. 网上刊载的非保健食品信息明示或者暗示具有保健功能；网上刊载的保健食品的注册证书或者备案凭证等信息与注册或者备案信息不一致；c. 网上刊载的婴幼儿配方乳粉产品信息明示或者暗示具有益智、增加抵抗力、提高免疫力、保护肠道等功能或者保健作用；d. 对在贮存、运输、食用等方面有特殊要求的食品，未在网上刊载的食品信息中予以说明和提示；e. 法律、法规规定禁止从事的其他行为。⑧公示：通过第三方平台进行交易的食品生产经营者应当在其经营活动主页面显著位置公示其食品生产经营许可证。通过自建网站交易的食品生产经营者应当在其网站首页显著位置公示营业执照、食品生产经营许可证。餐饮服务提供者还应当同时公示其餐饮服务食品安全监督量化分级管理信息。相关信息应当画面清晰，容易辨识。入网销售保健食品、特殊医学用途配方食品、婴幼儿配方乳粉的食品生产经营者，还应当依法公示产品注册证书或者备案凭证，持有广告审查批准文号的还应当公示广告审查批准文号，并链接至食品药品监督管理部门网站对应的数据查询页面。保健食品还应当显著标明“本品不能代替药物”。⑨特殊医学用途配方食品中特定全营养配方食品不得进行网络交易。

网络食品安全违法行为查处管理　①查处主体：对网络食品交易第三方平台提供者食品安全违法行为的查处，由网络食品交易第三方平台提供者所在地县级以上地方食品药品监督管理部门管辖。对网络食品交易第三方平台提供者分支机构的食品安全违法行为的查处，由网络食品交易第三方平台提供者所在地或者分支机构所在地县级以上地方食品药品监督管理部门管辖。对入网食品生产经营者食品安全违法行为的查处，由入网食品生产经营者所在地或者生产经营场所所在地县级以上地方食品药品监督管理部门管辖；对应当取得食品生产经营许可而没有取得许可的违法行为的查处，由入网食品生产经营者所在地、实际生产经营地县级以上地方食品药品监督管理部门管辖。因网络食品交易引发食品安全事故或者其他严重危害后果的，也可以由网络食品安全违法行为发生地或者违法行为结果地的县级以上地方食品药品监督管理部门管辖。两个以上食品药品监督管理部门都有管辖权的网络食品安全违法案件，由最先立案查处的食品药品监督管理部门管辖。对管辖有争议的，由双方协商解决。协商不成的，报请共同的上一级食品药品监督管理部门指定管辖。消费者因网络食品安全违法问题进行投诉举报的，由网络食品交易第三方平台提供者所在地、入网食品生产经营者所在地或者生产经营场所所在地等县级以上地方食品药品监督管理部门处理。②县级以上地方食品药品监督管理部门，对网络食品安全违法行为进行调查处理时，可以行使下列职权：a. 进入当事人网络食品交易场所实施现场检查；b. 对网络交易的食品进行抽样检验；c. 询问有关当事人，调查其从事网络食品交易行为的相关情况；d. 查阅、复制当事人的交易数据、合同、票据、账簿及其他相关资料；e. 调取网络交易的技术监测、记录资料；f. 法律、法规规定可以采取的其他措施。③样品检验：县级以上食品药品监督管理部门通过网络购买样品进行检验的，应当按照相关规定填写抽样单，记录抽检样品的名称、类别及数量，购买样品的人员及付款账户、注册账号、收货地址、联系方式，并留存相关票据。买样人员应当对网络购买样品包装等进行查验，对样品和备份样品分别封样，并采取拍照或者录像等手段记录拆封过程。检验结果不符合食品安全标准的，食品药品监督管理部门应当按照有关规定及时将检验结果通知被抽样的入网食品生产经营者。入网食品生产经营者应当采取停止生产经营、封存不合格食品等措施，控制食品安全风险。通过网络食品交易第三方平台购买样品的，应当同时将检验结果通知网络食品交易第三方平台提供者。网络食品交易第三方平台提供者应当依法制止不合格食品的销售。④责任约谈：网络食品交易第三方平台提供者和入网食品生产经营者有下列情形之一的，县级以上食品药品监督管理部门可以对其法定代表人或者主要负责人进行责任约谈：a. 发生食品安全问题，可能引发食品安全风险蔓延的；b. 未及时妥善处理投诉举报的食品安全问题，可能存在食品安全隐患的；c. 未及时采取有效措施排查、消除食品安全隐患，落实食品安全责任的；d. 县级以上食品药品监督管理部门认为需要进行责任约谈的其他情形。责任约谈不影响食品药品监督管理部门依法对其进行行政处理，责任约谈情况及后续处理情况应当向社会公开。被约谈者无正当理由未按照要求落实整改的，县级以上地方食品药品监督管理部门应当增加监督检查频次。

法律责任　规定了对网络食品安全违法行为所应承担的相应法定责任。

（邵永生）

yàopǐn guǎnlǐ fǎlǜ zhìdù

药品管理法律制度（legal system for drug administration）　以保证药品质量，保障人体用药安全，维护人民身体健康和用药的合法权益为宗旨，药品监督管理活动中所产生的各种社会关系的法律规范的总和。

为了保证药品质量，增进药品疗效，保证公民用药安全，维护公民身体健康，1984年9月20日六届全国人大常委会第七次会议通过了《中华人民共和国药品管理法》（以下简称《药品管理法》），并于1985年7月1日起施行。这是中国建国以来第一部药品管理法律，把国家有关药品监督方针政策和原则用国家法律的形式确定下来，将药品质量和安全置于国家和广大人民群众的严格监督之下，为人民群众用药的合理有效提供了法律保证。《药品管理法》施行30多年来，先后经过一次修订、两次修正，分别于2001年修订，2013年、2015年进行两次修正。

为了保证《药品管理法》的贯彻实施，经国务院批准颁布了《中华人民共和国药品管理法实施条例》（2002年）。现行药品管理行政法规、部门规章包括《医疗用毒性药品管理办法》（1988年）、《药品行政保护条例》（1992年）、《处方药与非处方药分类管理办法（试行）》（2000年）、《药品进口管理办法》（2003年）、《药物临床试验质量管理规范》（2003年）、《药物非临床研究质量管理规范》（2003年）、《药品召回管理办法》（2007年）、《药品注册管理办法》（2007年）、《药品广告审查办法》（2007年）、《药品不良反应报告和监测管理办法》（2011年）、《放射性药品管理办法》（2011年修订）、《麻醉药品和精神药品管理条例》（2013年修改）、《食品药品行政处罚程序规定》（2014年）、《药品经营质量管理规范》（2015年）、《药品医疗器械飞行检查办法》（2015年）等。

此外，《中华人民共和国产品质量法》《中华人民共和国广告法》《中华人民共和国价格法》《中华人民共和国刑法》中涉及药品的法律条款都应当属于药品管理法律制度的范畴。

（樊立华　李　恒）

Zhōnghuá Rénmín Gònghéguó Yàopǐn Guǎnlǐfǎ

《中华人民共和国药品管理法》（*Drug Administration Law of the People's Republic of China*）　专门规范药品研制、生产、经营、使用和监督管理的法律。简称《药品管理法》。药品，是指用于预防、治疗、诊断人的疾病，有目的地调节人的生理机能并规定有适应证或者功能主治、用法和用量的物质，包括中药材、中药饮片、中成药、化学原料药及其制剂、抗生素、生化药品、放射性药品、血清、疫苗、血液制品和诊断药品等。

立法沿革　此法于1984年9月20日第六届全国人民代表大

会常务委员会第七次会议通过，2001年2月28日第九届全国人民代表大会常务委员会第二十次会议修订，修订后的《药品管理法》自2001年12月1日起施行，共分10章，106条。修订后的《药品管理法》在2013年和2015进行了两次修正。2013年12月28日第十二届全国人民代表大会常务委员会第六次会议《关于修改〈中华人民共和国海洋环境保护法〉等七部法律的决定》第一次修正；2015年4月24日第十二届全国人民代表大会常务委员会第十四次会议《关于修改〈中华人民共和国药品管理法〉的决定》第二次修正。最新修正的《药品管理法》共分10章，104条。

立法目的 加强药品监督管理，保证药品质量，保障人体用药安全，维护人民身体健康和用药的合法权益。

基本原则 国家发展现代药和传统药，充分发挥其在预防、医疗和保健中的作用；国家保护野生药材资源，鼓励培育中药材；国家鼓励研究和创制新药，保护公民、法人和其他组织研究、开发新药的合法权益。

药品生产企业 生产药品的专营企业或者兼营企业。药品生产企业应当按照法定的程序设立，并具备法律规定的开办条件。药品生产企业应当加强生产质量管理，执行药品标准，规范生产工艺。

开办程序 开办药品生产企业，须经企业所在地省、自治区、直辖市人民政府药品监督管理部门批准并发给药品生产许可证。无药品生产许可证的，不得生产药品。药品生产许可证应当标明有效期和生产范围，到期重新审查发证。

开办条件 开办药品生产企业，必须具备以下条件：①具有依法经过资格认定的药学技术人员、工程技术人员及相应的技术工人。②具有与其药品生产相适应的厂房、设施和卫生环境。③具有能对所生产药品进行质量管理和质量检验的机构、人员及必要的仪器设备。④具有保证药品质量的规章制度。

质量管理 药品生产企业必须按照国务院药品监督管理部门依据此法制定的《药品生产质量管理规范》组织生产。药品监督管理部门按照规定对药品生产企业是否符合《药品生产质量管理规范》的要求进行认证；对认证合格的，发给认证证书。

生产工艺 除中药饮片的炮制外，药品必须按照国家药品标准和国务院药品监督管理部门批准的生产工艺进行生产，生产记录必须完整准确。药品生产企业改变影响药品质量的生产工艺的，必须报原批准部门审核批准。中药饮片必须按照国家药品标准炮制；国家药品标准没有规定的，必须按照省、自治区、直辖市人民政府药品监督管理部门制定的炮制规范炮制。省、自治区、直辖市人民政府药品监督管理部门制定的炮制规范应当报国务院药品监督管理部门备案。药品生产企业必须对其生产的药品进行质量检验；不符合国家药品标准或者不按照省、自治区、直辖市人民政府药品监督管理部门制定的中药饮片炮制规范炮制的，不得出厂。

药品经营企业 经营药品的专营企业或者兼营企业。药品经营企业应当按照法定的程序设立，并具备法律规定的开办条件。药品经营企业应当加强经营质量管理，规范经营行为。

开办程序 开办药品批发企业，须经企业所在地省、自治区、直辖市人民政府药品监督管理部门批准并发给药品经营许可证；开办药品零售企业，须经企业所在地县级以上地方药品监督管理部门批准并发给药品经营许可证。药品监督管理部门批准开办药品经营企业，除依法审查开办企业的基本条件外，还应当遵循合理布局和方便群众购药的原则。

开办条件 开办药品经营企业必须具备以下条件：①具有依法经过资格认定的药学技术人员。②具有与所经营药品相适应的营业场所、设备、仓储设施、卫生环境。③具有与所经营药品相适应的质量管理机构或者人员。④具有保证所经营药品质量的规章制度。

质量管理 药品经营企业必须按照国务院药品监督管理部门依据此法制定的《药品经营质量管理规范》经营药品。药品监督管理部门按照规定对药品经营企业是否符合《药品经营质量管理规范》的要求进行认证；对认证合格的，发给认证证书。

药品购销 药品经营企业购进药品，必须建立并执行进货检查验收制度，验明药品合格证明和其他标识；不符合规定要求的，不得购进。药品经营企业购销药品，必须有真实完整的购销记录。购销记录必须注明药品的通用名称、剂型、规格、批号、有效期、生产厂商、购（销）货单位、购（销）货数量、购销价格、购（销）货日期及国务院药品监督管理部门规定的其他内容。药品经营企业销售药品必须准确无误，并正确说明用法、用量和注意事项；药品经营企业销售中药材，

必须标明产地。

药品保管　药品经营企业必须制定和执行药品保管制度，采取必要的冷藏、防冻、防潮、防虫、防鼠等措施，保证药品质量。药品入库和出库必须执行检查制度。

医疗机构药品管理　医疗机构必须配备依法经过资格认定的药学技术人员。非药学技术人员不得直接从事药剂技术工作。经所在地省、自治区、直辖市人民政府卫生行政部门审核同意，由省、自治区、直辖市人民政府药品监督管理部门批准，发给医疗机构制剂许可证后，医疗机构可以配制制剂。

制剂配制　医疗机构配制的制剂，应当是本单位临床需要而市场上没有供应的品种，并须经所在地省、自治区、直辖市人民政府药品监督管理部门批准后方可配制。配制的制剂必须按照规定进行质量检验；合格的，凭医师处方在本医疗机构使用。特殊情况下，经国务院或者省、自治区、直辖市人民政府的药品监督管理部门批准，医疗机构配制的制剂可以在指定的医疗机构之间调剂使用。医疗机构配制的制剂，不得在市场销售。

处方调配　医疗机构的药剂人员调配处方，必须经过核对，对处方所列药品不得擅自更改或者代用。对有配伍禁忌或者超剂量的处方，应当拒绝调配；必要时，经处方医师更正或者重新签字，方可调配。

药品批准文号管理　生产新药或者已有国家标准的药品的，须经国务院药品监督管理部门批准，并发给药品批准文号（生产没有实施批准文号管理的中药材和中药饮片除外）。药品生产企业在取得药品批准文号后，方可生产该药品。国务院药品监督管理部门对已经批准生产或者进口的药品，应当组织调查；对疗效不确、不良反应大或者其他原因危害人体健康的药品，应当撤销批准文号或者进口药品注册证书。

新药研发　国家鼓励研究和创制新药。研制新药，必须按照国务院药品监督管理部门的规定如实报送研制方法、质量指标、药理及毒理试验结果等有关资料和样品，经国务院药品监督管理部门批准后，方可进行临床试验。完成临床试验并通过审批的新药，由国务院药品监督管理部门批准，发给新药证书。国务院药品监督管理部门组织药学、医学和其他技术人员，对新药进行审评，对已经批准生产的药品进行再评价。

禁止制假售劣　禁止生产（包括配制）、销售假药、劣药。

假药　有下列情形之一的，为假药：①药品所含成分与国家药品标准规定的成分不符的。②以非药品冒充药品或者以他种药品冒充此种药品的。

有下列情形之一的药品，按假药论处：①国务院药品监督管理部门规定禁止使用的。②依照此法必须批准而未经批准生产、进口，或者依照此法必须检验而未经检验即销售的。③变质的。④被污染的。⑤使用依照此法必须取得批准文号而未取得批准文号的原料药生产的。⑥所标明的适应证或者功能主治超出规定范围的。

劣药　药品成分的含量不符合国家药品标准的，为劣药。有下列情形之一的药品，按劣药论处：①未标明有效期或者更改有效期的。②不注明或者更改生产批号的。③超过有效期的。④直接接触药品的包装材料和容器未经批准的。⑤擅自添加着色剂、防腐剂、香料、矫味剂及辅料的。⑥其他不符合药品标准规定的。

药品包装　药品包装必须适合药品质量的要求，方便储存、运输和医疗使用。直接接触药品的包装材料和容器，必须符合药用要求，符合保障人体健康、安全的标准，并由药品监督管理部门在审批药品时一并审批。

标签与说明书　药品包装必须按照规定印有或者贴有标签并附有说明书。标签或者说明书上必须注明药品的通用名称、成分、规格、生产企业、批准文号、产品批号、生产日期、有效期、适应证或者功能主治、用法、用量、禁忌、不良反应和注意事项。

特殊药品标示　麻醉药品、精神药品、医疗用毒性药品、放射性药品、外用药品和非处方药的标签，必须印有规定的标志。

价格管理　依法实行政府定价、政府指导价的药品，政府价格主管部门应当依照《中华人民共和国价格法》规定的定价原则，依据社会平均成本、市场供求状况和社会承受能力合理制定和调整价格，做到质价相符，消除虚高价格，保护用药者的正当利益。依法实行市场调节价的药品，药品的生产企业、经营企业和医疗机构应当按照公平、合理和诚实信用、质价相符的原则制定价格，为用药者提供价格合理的药品。

广告管理　药品广告须经企业所在地省、自治区、直辖市人民政府药品监督管理部门批准，并发给药品广告批准文号；未取得药品广告批准文号的，不得发布。处方药可以在国务院卫生行政部门和国务院药品监督管理部门共同指定的医学、药学专业刊物上介绍，但不得在大众传播媒介发布广告或者以其他方式进行以公众为对象的广告宣传。

药品监督分工 国务院药品监督管理部门主管全国药品监督管理工作。省、自治区、直辖市人民政府药品监督管理部门负责本行政区域内的药品监督管理工作。药品监督管理部门设置或者确定的药品检验机构，承担依法实施药品审批和药品质量监督检查所需的药品检验工作。药品监督管理部门按照法律、行政法规的规定对报经其审批的药品研制和药品的生产、经营，以及医疗机构使用药品的事项进行监督检查。国家实行药品不良反应报告制度。对已确认发生严重不良反应的药品，国务院或者省、自治区、直辖市人民政府的药品监督管理部门可以采取停止生产、销售、使用的紧急控制措施。

法律责任 药品生产企业、经营企业、医疗机构违反《药品管理法》固定的，应当根据情形承担相应的民事责任、行政责任或刑事责任。

民事责任 药品生产企业、经营企业、医疗机构违反法律规定，给药品使用者造成损害的，致害单位或者个人应当负损害赔偿责任。受害人可以请求县级以上药品监督管理部门处理；当事人不服的，可以向人民法院起诉。受害人也可以直接向人民法院起诉。

行政责任 生产、销售假药的，没收假药和违法所得，处以罚款，并可以责令该单位停产、停业整顿。情节严重的，吊销药品生产许可证、营业执照、GMP认证证书，或者药品经营许可证、营业执照、GSP认证证书（俗称“三证”）。生产、销售劣药的，没收劣药和违法所得，可以并处罚款；情节严重的，责令停产、停业整顿或者吊销“三证”。未取得“三证”生产药品、经营药品或者配制制剂的，责令该单位停产、停业或者停止配制制剂，没收全部药品和违法所得，可以并处罚款。违反药品管理法关于药品生产、经营管理的其他规定，处以警告或者罚款。

刑事责任 《中华人民共和国刑法》（以下简称《刑法》）第一百四十一条规定，生产、销售假药，足以严重危害人体健康的，处3年以下有期徒刑或者拘役，并处或者单处销售金额50%以上2倍以下罚金；对人体健康造成严重危害的，处3年以上10年以下有期徒刑，并处销售金额50%以上2倍以下罚金；致人死亡或者对人体健康造成特别严重危害的，处10年以上有期徒刑、无期徒刑或者死刑，并处销售金额50%以上2倍以下罚金或者没收财产。《刑法》第三百五十五条规定，依法从事生产、运输、管理、使用国家管制的麻醉药品、精神药品的人员，违反国家规定，向吸食、注射毒品的人提供国家规定管制的能够使人形成瘾癖的麻醉药品、精神药品的，处3年以下有期徒刑或者拘役，并处罚金；情节严重的，处3年以上7年以下有期徒刑，并处罚金。向走私、贩卖毒品的犯罪分子或者以牟利为目的，向吸食、注射毒品的人提供国家规定管制的能够使人形成瘾癖的麻醉药品、精神药品的，依照《刑法》第三百四十七条关于走私、贩卖、运输、制造毒品的规定予以刑事处罚。单位犯上述罪的，对单位判处罚金，并对其直接负责的主管人员和其他直接责任人员，依照上述规定处罚。

（顾加栋）

Zhōnghuá Rénmín Gònghéguó Yàopǐn Guǎnlǐfǎ Shíshī Tiáolì

《中华人民共和国药品管理法实施条例》（*Implementary Rules of Drug Administration Law of the People's Republic of China*） 根据《中华人民共和国药品管理法》（以下简称《药品管理法》）制定，规范药品研制、生产、经营、使用和监督管理的细则性行政法规。2002年8月4日经国务院第360号公布，自2002年9月15日起施行。

药品检验机构设置 国务院药品监督管理部门设置国家药品检验机构。省、自治区、直辖市人民政府药品监督管理部门可以在本行政区域内设置药品检验机构。地方药品检验机构的设置规划由省、自治区、直辖市人民政府药品监督管理部门提出，报省、自治区、直辖市人民政府批准。国务院和省、自治区、直辖市人民政府的药品监督管理部门可以根据需要，确定符合药品检验条件的检验机构承担药品检验工作。

药品生产许可证 开办药品生产的企业，应当按照规定办理药品生产许可证，在涉及许可的事项有变化时应当及时办理变更手续。

办理基本程序 ①申办人应当向拟办企业所在地省、自治区、直辖市人民政府药品监督管理部门提出申请。省、自治区、直辖市人民政府药品监督管理部门应当自收到申请之日起30个工作日内，按照国家发布的药品行业发展规划和产业政策进行审查，并作出是否同意筹建的决定。②申办人完成拟办企业筹建后，应当向原审批部门申请验收。原审批部门应当自收到申请之日起30个工作日内，依据《药品管理法》

第八条规定的开办条件组织验收；验收合格的，发给药品生产许可证。申办人凭药品生产许可证到工商行政管理部门依法办理登记注册。

变更　药品生产企业变更药品生产许可证许可事项的，应当在许可事项发生变更30日前，向原发证机关申请药品生产许可证变更登记；未经批准，不得变更许可事项。原发证机关应当自收到申请之日起15个工作日内作出决定。申请人凭变更后的药品生产许可证到工商行政管理部门依法办理变更登记手续。

有效期　药品生产许可证有效期为5年。有效期届满，需要继续生产药品的，持证企业应当在许可证有效期届满前6个月，按照国务院药品监督管理部门的规定申请换发药品生产许可证。药品生产企业终止生产药品或者关闭的，药品生产许可证由原发证部门缴销。

药品经营许可证　开办药品批发、零售的企业，应当申领药品经营许可证。在涉及许可的事项发生变化时应当及时办理变更手续。

许可证颁发　①开办药品批发企业，申办人应当向拟办企业所在地省、自治区、直辖市人民政府药品监督管理部门提出申请。省、自治区、直辖市人民政府药品监督管理部门应当自收到申请之日起30个工作日内，依据国务院药品监督管理部门规定的设置标准作出是否同意筹建的决定。申办人完成拟办企业筹建后，应当向原审批部门申请验收。原审批部门应当自收到申请之日起30个工作日内，依据《药品管理法》规定的开办条件组织验收；符合条件的，发给药品经营许可证。申办人凭药品经营许可证到工商行政管理部门依法办理登记注册。②开办药品零售企业，申办人应当向拟办企业所在地设区的市级药品监督管理机构或者省、自治区、直辖市人民政府药品监督管理部门直接设置的县级药品监督管理机构提出申请。受理申请的药品监督管理机构应当自收到申请之日起30个工作日内，依据国务院药品监督管理部门的规定，结合当地常住人口数量、地域、交通状况和实际需要进行审查，作出是否同意筹建的决定。申办人完成拟办企业筹建后，应当向原审批机构申请验收。原审批机构应当自收到申请之日起15个工作日内，依据《药品管理法》第十五条规定的开办条件组织验收；符合条件的，发给《药品经营许可证》。申办人凭《药品经营许可证》到工商行政管理部门依法办理登记注册。

变更　药品经营企业变更药品经营许可证许可事项的，应当在许可事项发生变更30日前，向原发证机关申请药品经营许可证变更登记；未经批准，不得变更许可事项。原发证机关应当自收到企业申请之日起15个工作日内作出决定。申请人凭变更后的药品经营许可证到工商行政管理部门依法办理变更登记手续。

有效期　药品经营许可证有效期为5年。有效期届满，需要继续经营药品的，持证企业应当在许可证有效期届满前6个月，按照国务院药品监督管理部门的规定申请换发药品经营许可证。药品经营企业终止经营药品或者关闭的，药品经营许可证由原发证机关缴销。

医疗机构制剂管理　医疗机构设立制剂室应当向所在地省、自治区、直辖市人民政府卫生行政部门提出申请，经审核同意后，报同级人民政府药品监督管理部门审批；省、自治区、直辖市人民政府药品监督管理部门验收合格的，予以批准，发给医疗机构制剂许可证。医疗机构制剂许可证有效期为5年。有效期届满，需要继续配制制剂的，医疗机构应当在许可证有效期届满前6个月，按照国务院药品监督管理部门的规定申请换发医疗机构制剂许可证。医疗机构终止配制制剂或者关闭的，医疗机构制剂许可证由原发证机关缴销。

药品质量管理认证　药品生产、经营企业应当接受药品监督管理部门组织的药品生产质量管理认证或药品经营质量管理认证。

生产质量管理认证　省级以上人民政府药品监督管理部门应当按照《药品生产质量管理规范》和国务院药品监督管理部门规定的实施办法和实施步骤，组织对药品生产企业的认证工作；符合《药品生产质量管理规范》的，发给认证证书。其中，生产注射剂、放射性药品和国务院药品监督管理部门规定的生物制品的药品生产企业的认证工作，由国务院药品监督管理部门负责。新开办药品生产企业、药品生产企业新建药品生产车间或者新增生产剂型的，应当自取得药品生产证明文件或者经批准正式生产之日起30日内，按照规定向药品监督管理部门申请《药品生产质量管理规范》认证。受理申请的药品监督管理部门应当自收到企业申请之日起6个月内，组织对申请企业是否符合《药品生产质量管理规范》进行认证；认证合格的，发给认证证书。

经营质量管理认证　①省、

自治区、直辖市人民政府药品监督管理部门负责组织药品经营企业的认证工作。药品经营企业应当按照国务院药品监督管理部门规定的实施办法和实施步骤，通过省、自治区、直辖市人民政府药品监督管理部门组织的《药品经营质量管理规范》的认证，取得认证证书。《药品经营质量管理规范》认证证书的格式由国务院药品监督管理部门统一规定。②新开办药品批发企业和药品零售企业，应当自取得药品经营许可证之日起30日内，向发给其药品经营许可证的药品监督管理部门或者药品监督管理机构申请《药品经营质量管理规范》认证。受理药品零售企业认证申请的药品监督管理机构应当自收到申请之日起7个工作日内，将申请移送负责组织药品经营企业认证工作的省、自治区、直辖市人民政府药品监督管理部门。省、自治区、直辖市人民政府药品监督管理部门应当自收到认证申请之日起3个月内，按照国务院药品监督管理部门的规定，组织对申请认证的药品批发企业或者药品零售企业是否符合《药品经营质量管理规范》进行认证；认证合格的，发给认证证书。

药品分类管理 国家实行处方药和非处方药分类管理制度。国家根据非处方药品的安全性，将非处方药分为甲类非处方药和乙类非处方药。处方药，是指凭执业医师和执业助理医师处方方可购买、调配和使用的药品。非处方药，是指由国务院药品监督管理部门公布的，不需要凭执业医师和执业助理医师处方，消费者可以自行判断、购买和使用的药品。

药品研制试验规范 ①药物非临床安全性评价研究机构必须执行《药物非临床研究质量管理规范》，药物临床试验机构必须执行《药物临床试验质量管理规范》。②研制新药，需要进行临床试验的，应当依照《药品管理法》的规定，经国务院药品监督管理部门批准。药物临床试验申请经国务院药品监督管理部门批准后，申报人应当在经依法认定的具有药物临床试验资格的机构中选择承担药物临床试验的机构，并将该临床试验机构报国务院药品监督管理部门和国务院卫生行政部门备案。药物临床试验机构进行药物临床试验，应当事先告知受试者或者其监护人真实情况，并取得其书面同意。

药品生产批准 ①生产已有国家标准的药品，应当按照国务院药品监督管理部门的规定，向省、自治区、直辖市人民政府药品监督管理部门或者国务院药品监督管理部门提出申请，报送有关技术资料并提供相关证明文件。省、自治区、直辖市人民政府药品监督管理部门应当自受理申请之日起30个工作日内进行审查，提出意见后报送国务院药品监督管理部门审核，并同时将审查意见通知申报方。国务院药品监督管理部门经审核符合规定的，发给药品批准文号。②生产有试行期标准的药品，应当按照国务院药品监督管理部门的规定，在试行期满前3个月，提出转正申请；国务院药品监督管理部门应当自试行期满之日起12个月内对该试行期标准进行审查，对符合国务院药品监督管理部门规定的转正要求的，转为正式标准；对试行标准期满未按照规定提出转正申请或者原试行标准不符合转正要求的，国务院药品监督管理部门应当撤销该试行标准和依据该试行标准生产药品的批准文号。

药品进口 ①申请进口的药品，应当是在生产国家或者地区获得上市许可的药品；未在生产国家或者地区获得上市许可的，经国务院药品监督管理部门确认该药品品种安全、有效而且临床需要的，可以依照《药品管理法》及此条例的规定批准进口。进口药品，应当按照国务院药品监督管理部门的规定申请注册。国外企业生产的药品取得进口药品注册证，中国香港、澳门和台湾地区企业生产的药品取得医药产品注册证后，方可进口。②医疗机构因临床急需进口少量药品的，应当持医疗机构执业许可证向国务院药品监督管理部门提出申请；经批准后，方可进口。进口的药品应当在指定医疗机构内用于特定医疗目的。③进口药品到岸后，进口单位应当持进口药品注册证或者医药产品注册证，以及产地证明原件、购货合同副本、装箱单、运单、货运发票、出厂检验报告书、说明书等材料，向口岸所在地药品监督管理部门备案。口岸所在地药品监督管理部门经审查，提交的材料符合要求的，发给进口药品通关单。进口单位凭进口药品通关单向海关办理报关验放手续。口岸所在地药品监督管理部门应当通知药品检验机构对进口药品逐批进行抽查检验；但是，有《药品管理法》第四十一条规定情形的除外。

中药材批准文号管理 国家鼓励培育中药材。对集中规模化栽培养殖、质量可以控制并符合国务院药品监督管理部门规定条件的中药材品种，实行批准文号管理。

包装管理 药品生产企业使

用的直接接触药品的包装材料和容器，必须符合药用要求和保障人体健康、安全的标准，并经国务院药品监督管理部门批准注册。直接接触药品的包装材料和容器的管理办法、产品目录和药用要求与标准，由国务院药品监督管理部门组织制定并公布。

价格管理 国家对药品价格实行政府定价、政府指导价或者市场调节价。列入国家基本医疗保险药品目录的药品及国家基本医疗保险药品目录以外具有垄断性生产、经营的药品，实行政府定价或者政府指导价；对其他药品，实行市场调节价。

广告管理 ①发布药品广告，应当向药品生产企业所在地省、自治区、直辖市人民政府药品监督管理部门报送有关材料。省、自治区、直辖市人民政府药品监督管理部门应当自收到有关材料之日起10个工作日内作出是否核发药品广告批准文号的决定；核发药品广告批准文号的，应当同时报国务院药品监督管理部门备案。具体办法由国务院药品监督管理部门制定。②发布进口药品广告，应当依照前款规定向进口药品代理机构所在地省、自治区、直辖市人民政府药品监督管理部门申请药品广告批准文号。③在药品生产企业所在地和进口药品代理机构所在地以外的省、自治区、直辖市发布药品广告的，发布广告的企业应当在发布前向发布地省、自治区、直辖市人民政府药品监督管理部门备案。接受备案的省、自治区、直辖市人民政府药品监督管理部门发现药品广告批准内容不符合药品广告管理规定的，应当交由原核发部门处理。

（顾加栋）

Yīliáoyòng Dúxìng Yàopǐn Guǎnlǐ Bànfǎ

《医疗用毒性药品管理办法》

（*Regulations of Medicinal Toxic Drug Using*） 国务院为加强医疗用毒性药品的管理颁布施行的行政规章。

立法沿革 1964年4月20日卫生部、商业部、化工部发布了《管理毒药、限制性剧药暂行规定》，1964年12月7日卫生部、商业部又发布了《管理毒性中药的暂行办法》。1979年6月30日卫生部、国家医药管理总局发布了《医疗用毒药、限制性剧药管理规定》。在总结既往立法经验的基础上，国务院1988年11月15日第二十五次常务会议通过了《医疗用毒性药品管理办法》，同年12月27日公布施行。此前的相关规范性文件一并同时废止。

毒性药品品种 毒性药品系医疗用毒性药品的简称，系指毒性剧烈、治疗剂量与中毒剂量相近，使用不当会致人中毒或死亡的药品。①毒性中药品种：砒石（红砒、白砒）、砒霜、水银、生马前子、生川乌、生草乌、生白附子、生附子、生半夏、生南星、生巴豆、斑蝥、青娘虫、红娘虫、生甘遂、生狼毒、生藤黄、生千金子、生天仙子、闹阳花、雪上一枝蒿、红升丹、白降丹、蟾酥、洋金花、红粉、轻粉、雄黄。②西药毒药品种：去乙酰毛花苷丙、阿托品、洋地黄毒苷、氢溴酸后马托品、三氧化二砷、毛果芸香碱、升汞、水杨酸毒扁豆碱、亚砷酸钾、氢溴酸东莨菪碱、士的宁。

计划管理 毒性药品年度生产、收购、供应和配制计划，由省、自治区、直辖市医药管理部门根据医疗需要制定，经省、自治区、直辖市卫生行政部门审核后，由医药管理部门下达给指定的毒性药品生产、收购、供应单位，并抄报国务院卫生行政部门、国家医药管理局和国家中医药管理局。生产单位不得擅自改变生产计划，自行销售。

生产安全管理 药厂必须由医药专业人员负责生产、配制和质量检验，并建立严格的管理制度，严防与其他药品混杂。每次配料，必须经两人以上复核无误，并详细记录每次生产所用原料和成品数，经手人要签字备查。所有工具、容器要处理干净，以防污染其他药品。标示量要准确无误，包装容器要有毒药标志。

生产毒性药品及其制剂，必须严格执行生产工艺操作规程，在本单位药品检验人员的监督下准确投料，并建立完整的生产记录，保存五年备查。在生产毒性药品过程中产生的废弃物，必须妥善处理，不得污染环境。

指定经营 毒性药品的收购、经营，由各级医药管理部门指定的药品经营单位负责；配方用药由国营药店、医疗单位负责。其他任何单位或者个人均不得从事毒性药品的收购、经营和配方业务。

经营与使用制度 收购、经营、加工、使用毒性药品的单位必须建立健全保管、验收、领发、核对等制度；严防收假、发错，严禁与其他药品混杂，做到划定仓间或仓位，专柜加锁并由专人保管。毒性药品的包装容器上必须印有毒药标志，在运输毒性药品的过程中，应当采取有效措施，防止发生事故。

毒性中药炮制 凡加工炮制毒性中药，必须按照《中华人民共和国药典》或者省、自治区、

直辖市卫生行政部门制定的“炮制规范”的规定进行。药材符合药用要求的，方可供应、配方和用于中成药生产。

医疗活动使用管理　①医疗单位供应和调配毒性药品，凭医生签名的正式处方。国营药店供应和调配毒性药品，凭盖有医生所在的医疗单位公章的正式处方。每次处方剂量不得超过二日极量。②调配处方时，必须认真负责，计量准确，按医嘱注明要求，并由配方人员及具有药师以上技术职称的复核人员签名盖章后方可发出。对处方未注明“生用”的毒性中药，应当付炮制品。如发现处方有疑问时，须经原处方医生重新审定后再行调配。处方1次有效，取药后处方保存2年备查。③群众自配民间单、秘、验方需用毒性中药，购买时要持有本单位或者城市街道办事处、乡（镇）人民政府的证明信，供应部门方可发售。每次购用量不得超过2日极量。

科研教学使用管理　科研和教学单位所需的毒性药品，必须持本单位的证明信，经单位所在地县以上卫生行政部门批准后，供应部门方能发售。

法律责任　对违反此办法的规定，擅自生产、收购、经营毒性药品的单位或者个人，由县以上卫生行政部门没收其全部毒性药品，并处以警告或按非法所得的5～10倍罚款。情节严重、致人伤残或死亡，构成犯罪的，由司法机关依法追究其刑事责任。

（顾加栋）

Fàngshèxìng Yàopǐn Guǎnlǐ Bànfǎ

《放射性药品管理办法》

(*Administration Rules for Radioactive Drugs*)　国务院1989年颁布施行的规范放射性药品研发、生产和使用活动的行政法规。放射性药品是指用于临床诊断或者治疗的放射性核素制剂或者其标记药物。

适用范围　凡在中华人民共和国领域内进行放射性药品的研究、生产、经营、运输、使用、检验、监督管理的单位和个人都必须遵守此办法。

监管分工　国务院卫生行政部门主管全国放射性药品监督管理工作。能源部主管放射性药品生产、经营管理工作。

新药研制　①放射性新药指中国首次生产的放射性药品。药品研制单位的放射性新药年度研制计划，应当报送能源部备案，并报所在地的省、自治区、直辖市卫生行政部门，经卫生行政部门汇总后，报国务院卫生行政部门备案。②放射性新药的研制内容，包括工艺路线、质量标准、临床前药理及临床研究。研制单位在制订新药工艺路线的同时，必须研究该药的理化性能纯度（包括核素纯度）及检验方法、药理、毒理、动物药代动力学、放射性比活度、剂量、剂型、稳定性等。③研制单位对放射免疫分析药盒必须进行可测限度、范围、特异性、准确度、精密度、稳定性等方法学的研究。

新药临床试验　研制单位研制的放射性新药，在进行临床试验或者验证前，应当向卫生部门提出申请，按新药审批办法的规定报送资料及样品，经国务院卫生行政部门审批同意后，在国务院卫生行政部门指定的医院进行临床研究。研制单位在放射性新药临床研究结束后，向国务院卫生行政部门提出申请，经国务院卫生行政部门审核批准，发给新药证书。国务院卫生行政部门在审核批准时，应当征求能源部的意见。

新药审批　放射性新药投入生产，需由生产单位或者取得放射性药品生产许可证的研制单位，凭新药证书（副本）向国务院卫生行政部门提出生产该药的申请，并提供样品，由国务院卫生行政部门审核发给批准文号。

计划管理　放射性药品生产、经营企业，必须向能源部报送年度生产、经营计划，并抄报国务院卫生行政部门。

定点生产　国家根据需要，对放射性药品实行合理布局，定点生产。申请开办放射性药品生产、经营的企业，应征得能源部的同意后，方可按有关规定办理筹建手续。

企业开办　开办放射性药品生产、经营企业，必须具备《中华人民共和国药品管理法》第五条规定的条件，符合国家的放射卫生防护基本标准，并履行环境影响报告的审批手续，经能源部审查同意，国务院卫生行政部门审核批准后，由所在省，自治区、直辖市卫生行政部门发给放射性药品生产企业许可证、放射性药品经营企业许可证。无许可证的生产、经营企业，一律不准生产、销售放射性药品。

生产审批　放射性药品生产企业生产已有国家标准的放射性药品，必须经国务院卫生行政部门征求能源部意见后审核批准，并发给批准文号。凡是改变国务院卫生行政部门已批准的生产工艺路线和药品标准的，生产单位必须按原报批程序经国务院卫生行政部门批准后方能生产。

企业质量管理　①放射性药品生产、经营企业，必须建立质量检验机构，严格实行生产全过程的质量控制和检验。产品出厂前，须经质量检验。符合国家药品标准的产品方可出厂，不符合标准的产品一律不准出厂。②经国务院卫生行政部门审核批准的含有短半衰期放射性核素的药品，可以边检验边出厂，但发现质量不符合国家药品标准时，该药品的生产企业应当立即停止生产、销售，并立即通知使用单位停止使用，同时报告国务院卫生行政部门和能源部。

业务管理 放射性药品的生产、供销业务由能源部统一管理。放射性药品的生产、经营单位和医疗单位凭省、自治区、直辖市卫生行政部门发给的放射性药品生产企业许可证、放射性药品经营企业许可证，医疗单位凭省、自治区、直辖市公安、环保和卫生行政部门联合发给的放射性药品使用许可证，申请办理订货。

药品进口 放射性药品的进口业务，由对外经济贸易部指定的单位，按照国家有关对外贸易的规定办理。进出口放射性药品，应当报国务院卫生行政部门审批同意后，方得办理进出口手续。进口的放射性药品品种，必须符合中国的药品标准或者其他药用要求。进口放射性药品，必须经中国药品生物制品检定所或者国务院卫生行政部门授权的药品检验所抽样检验；检验合格的，方准进口。对于经国务院卫生行政部门审核批准的短半衰期放射性核素的药品，在保证安全使用的情况下，可以采取边进口检验，边投入使用的办法。进口检验单位发现药品质量不符合要求时，应当立即通知使用单位停止使用，并报告国务院卫生行政部门和能源部。

药品包装 放射性药品的包装必须安全实用，符合放射性药品质量要求，具有与放射性剂量相适应的防护装置，包装必须分内包装和外包装两部分，外包装必须贴有商标、标签、说明书和放射性药品标志，内包装必须贴有标签。标签必须注明药品品名、放射性比活度、装量。说明书除注明前款内容外，还须注明生产单位、批准文号、批号、主要成分、出厂日期、放射性核素半衰期、适应证、用法、用量、禁忌证、有效期和注意事项等。

药品运输 放射性药品的运输，按国家运输、邮政等部门制订的有关规定执行。严禁任何单位和个人随身携带放射性药品乘坐公共交通运输工具。

临床使用 ①医疗单位设置核医学科、室（同位素室），必须配备与其医疗任务相适应的并经核医学技术培训的技术人员。非核医学专业技术人员未经培训，不得从事放射性药品使用工作。②医疗单位使用放射性药品，必须符合国家放射性同位素卫生防护管理的有关规定。所在地的省、自治区、直辖市的公安、环保和卫生行政部门，应当根据医疗单位核医疗技术人员的水平、设备条件，核发相应等级的放射性药品使用许可证，无许可证的医疗单位不得临床使用放射性药品。③放射性药品使用许可证有效期为5年，期满前6个月，医疗单位应当向原发证的行政部门重新提出申请，经审核批准后，换发新证。

制剂审批 持有放射性药品使用许可证的医疗单位，在研究配制放射性制剂并进行临床验证前，应当根据放射性药品的特点，提出该制剂的药理、毒性等资料，由省、自治区、直辖市卫生行政部门批准，并报国务院卫生行政部门备案。该制剂只限本单位内使用。

临床质量检验 持有放射性药品使用许可证的医疗单位，必须负责对使用的放射性药品进行临床质量检验，收集药品不良反应等项工作，并定期向所在地卫生行政部门报告。由省、自治区、直辖市卫生行政部门汇总后报国务院卫生行政部门。

（顾加栋）

Mázuì Yàopǐn Hé Jīngshén Yàopǐn Guǎnlǐ Tiáolì

《麻醉药品和精神药品管理条例》（*Administrative Regulations on Narcotic Drugs and Psychotropic Drugs*） 规范麻醉药品和精神药品生产、经营、使用的行政法规。麻醉药品和精神药品，是指列入麻醉药品目录、精神药品目录（以下简称“目录”）的药品和其他物质。精神药品分为第一类精神药品和第二类精神药品。

立法沿革 国务院曾分别于1987年11月28日、12月27日发布了《麻醉药品管理办法》和《精神药品管理办法》。《中华人民共和国药品管理法》修订后，在上述两个行政法规的基础之上，结合其他有关法律规定，国务院2005年8月制定并发布了《麻醉药品和精神药品管理条例》，自2005年11月1日起施行，原有的两部行政法规同时废止。

适用范围 麻醉药品药用原植物的种植，麻醉药品和精神药品的实验研究、生产、经营、使用、储存、运输等活动及监督管理；生产含麻醉药品的复方制剂，购进、储存、使用麻醉药品原料药的活动。

目录制定　目录由国务院药品监督管理部门会同国务院公安部门、国务院卫生主管部门制定、调整并公布。上市销售但尚未列入目录的药品和其他物质或者第二类精神药品发生滥用，已经造成或者可能造成严重社会危害的，国务院药品监督管理部门会同国务院公安部门、国务院卫生主管部门应当及时将该药品和该物质列入目录或者将该第二类精神药品调整为第一类精神药品。

全程管制　国家对麻醉药品药用原植物及麻醉药品和精神药品实行管制。除此条例另有规定的外，任何单位、个人不得进行麻醉药品药用原植物的种植，以及麻醉药品和精神药品的实验研究、生产、经营、使用、储存、运输等活动。

监管分工　①国务院药品监督管理部门负责全国麻醉药品和精神药品的监督管理工作，并会同国务院农业主管部门对麻醉药品药用原植物实施监督管理。国务院公安部门负责对造成麻醉药品药用原植物、麻醉药品和精神药品流入非法渠道的行为进行查处。国务院其他有关主管部门在各自的职责范围内负责与麻醉药品和精神药品有关的管理工作。②省、自治区、直辖市人民政府药品监督管理部门负责本行政区域内麻醉药品和精神药品的监督管理工作。县级以上地方公安机关负责对本行政区域内造成麻醉药品和精神药品流入非法渠道的行为进行查处。县级以上地方人民政府其他有关主管部门在各自的职责范围内负责与麻醉药品和精神药品有关的管理工作。

生产管理　国家根据麻醉药品和精神药品的医疗、国家储备和企业生产所需原料的需要确定需求总量，对麻醉药品药用原植物的种植、麻醉药品和精神药品的生产实行总量控制。国务院药品监督管理部门根据麻醉药品和精神药品的需求总量制定年度生产计划。国务院药品监督管理部门和国务院农业主管部门根据麻醉药品年度生产计划，制定麻醉药品药用原植物年度种植计划。麻醉药品药用原植物种植企业应当根据年度种植计划，种植麻醉药品药用原植物。麻醉药品药用原植物种植企业应当向国务院药品监督管理部门和国务院农业主管部门定期报告种植情况。

定点生产制度　国家对麻醉药品和精神药品实行定点生产制度。国务院药品监督管理部门应当根据麻醉药品和精神药品的需求总量，确定麻醉药品和精神药品定点生产企业的数量和布局，并根据年度需求总量对数量和布局进行调整、公布。

生产企业审批　从事麻醉药品、第一类精神药品生产及第二类精神药品原料药生产的企业，应当经所在地省、自治区、直辖市人民政府药品监督管理部门初步审查，由国务院药品监督管理部门批准；从事第二类精神药品制剂生产的企业，应当经所在地省、自治区、直辖市人民政府药品监督管理部门批准。

批准文号制度　定点生产企业生产麻醉药品和精神药品，应当依照药品管理法的规定取得药品批准文号。国务院药品监督管理部门应当组织医学、药学、社会学、伦理学和禁毒等方面的专家成立专家组，由专家组对申请首次上市的麻醉药品和精神药品的社会危害性和被滥用的可能性进行评价，并提出是否批准的建议。未取得药品批准文号的，不得生产麻醉药品和精神药品。

产出品销售　定点生产企业应当依照此条例的规定，将麻醉药品和精神药品销售给具有麻醉药品和精神药品经营资格的企业或者依照此条例规定批准的其他单位。

实验研究　开展麻醉药品和精神药品实验研究活动应当符合相关条件并遵守研究规范。

基本条件　开展麻醉药品和精神药品实验研究活动应当具备下列条件，并经国务院药品监督管理部门批准：①以医疗、科学研究或者教学为目的。②有保证实验所需麻醉药品和精神药品安全的措施和管理制度。③单位及其工作人员 2 年内没有违反有关禁毒的法律、行政法规规定的行为。

研究规则　麻醉药品和精神药品的实验研究单位申请相关药品批准证明文件，应当依照药品管理法的规定办理；需要转让研究成果的，应当经国务院药品监督管理部门批准。药品研究单位在普通药品的实验研究过程中，产生此条例规定的管制品种的，应当立即停止实验研究活动，并向国务院药品监督管理部门报告。国务院药品监督管理部门应当根据情况，及时作出是否同意其继续实验研究的决定。麻醉药品和第一类精神药品的临床试验，不得以健康人为受试对象。

经营管理　国家对麻醉药品和精神药品实行定点经营制度，并对批发和零售活动进行控制和管理。

定点经营制度　国务院药品监督管理部门应当根据麻醉药品和第一类精神药品的需求总量，确定麻醉药品和第一类精神药品的定点批发企业布局，并应当根

据年度需求总量对布局进行调整、公布。药品经营企业不得经营麻醉药品原料药和第一类精神药品原料药。但是，供医疗、科学研究、教学使用的小包装的上述药品可以由国务院药品监督管理部门规定的药品批发企业经营。

经营企业审批　跨省、自治区、直辖市从事麻醉药品和第一类精神药品批发业务的企业（全国性批发企业），应当经国务院药品监督管理部门批准；在本省、自治区、直辖市行政区域内从事麻醉药品和第一类精神药品批发业务的企业（区域性批发企业），应当经所在地省、自治区、直辖市人民政府药品监督管理部门批准。专门从事第二类精神药品批发业务的企业，应当经所在地省、自治区、直辖市人民政府药品监督管理部门批准。全国性批发企业和区域性批发企业可以从事第二类精神药品批发业务。

麻醉品及第一类精神药品批发　①全国性批发企业可以向区域性批发企业，或者经批准可以向取得麻醉药品和第一类精神药品使用资格的医疗机构，以及依照此条例规定批准的其他单位销售麻醉药品和第一类精神药品。全国性批发企业向取得麻醉药品和第一类精神药品使用资格的医疗机构销售麻醉药品和第一类精神药品，应当经医疗机构所在地省、自治区、直辖市人民政府药品监督管理部门批准。国务院药品监督管理部门在批准全国性批发企业时，应当明确其所承担供药责任的区域。②区域性批发企业可以向本省、自治区、直辖市行政区域内取得麻醉药品和第一类精神药品使用资格的医疗机构销售麻醉药品和第一类精神药品；由于特殊地理位置的原因，需要就近向其他省、自治区、直辖市行政区域内取得麻醉药品和第一类精神药品使用资格的医疗机构销售的，应当经国务院药品监督管理部门批准。省、自治区、直辖市人民政府药品监督管理部门在批准区域性批发企业时，应当明确其所承担供药责任的区域。区域性批发企业之间因医疗急需、运输困难等特殊情况需要调剂麻醉药品和第一类精神药品的，应当在调剂后2日内将调剂情况分别报所在地省、自治区、直辖市人民政府药品监督管理部门备案。③全国性批发企业和区域性批发企业向医疗机构销售麻醉药品和第一类精神药品，应当将药品送至医疗机构。医疗机构不得自行提货。

麻醉药品和第一类精神药品购进规则　全国性批发企业应当从定点生产企业购进麻醉药品和第一类精神药品。区域性批发企业可以从全国性批发企业购进麻醉药品和第一类精神药品；经所在地省、自治区、直辖市人民政府药品监督管理部门批准，也可以从定点生产企业购进麻醉药品和第一类精神药品。

第二类精神药品批发　第二类精神药品定点批发企业可以向医疗机构、定点批发企业和符合此条例第三十一条规定的药品零售企业及依照此条例规定批准的其他单位销售第二类精神药品。

零售管理　麻醉药品和第一类精神药品不得零售。经所在地设区的市级药品监督管理部门批准，实行统一进货、统一配送、统一管理的药品零售连锁企业可以从事第二类精神药品零售业务。第二类精神药品零售企业应当凭执业医师出具的处方，按规定剂量销售第二类精神药品，并将处方保存2年备查；禁止超剂量或者无处方销售第二类精神药品；不得向未成年人销售第二类精神药品。禁止使用现金进行麻醉药品和精神药品交易，但是个人合法购买麻醉药品和精神药品的除外。

使用管理　药品生产企业、科研教学等非药品生产单位及医疗机构在麻醉药品及精神药品使用过程中应当严格管理，遵守法律、法规和技术规范。

药品生产企业使用　需要以麻醉药品和第一类精神药品为原料生产普通药品的，应当向所在地省、自治区、直辖市人民政府药品监督管理部门报送年度需求计划，由省、自治区、直辖市人民政府药品监督管理部门汇总报国务院药品监督管理部门批准后，向定点生产企业购买。药品生产企业需要以第二类精神药品为原料生产普通药品的，应当将年度需求计划报所在地省、自治区、直辖市人民政府药品监督管理部门，并向定点批发企业或者定点生产企业购买。

其他非药品生产单位使用　食品、食品添加剂、化妆品、油漆等非药品生产企业需要使用咖啡因作为原料的，应当经所在地省、自治区、直辖市人民政府药品监督管理部门批准，向定点批发企业或者定点生产企业购买。科学研究、教学单位需要使用麻醉药品和精神药品开展实验、教学活动的，应当经所在地省、自治区、直辖市人民政府药品监督管理部门批准，向定点批发企业或者定点生产企业购买。需要使用麻醉药品和精神药品的标准品、对照品的，应当经所在地省、自治区、直辖市人民政府药品监督管理部门批准，向国务院药品监督管理部门批准的单位购买。

医疗机构药品获得 医疗机构需要使用麻醉药品和第一类精神药品的，应当经所在地设区的市级人民政府卫生主管部门批准，取得麻醉药品、第一类精神药品购用印鉴卡。医疗机构应当凭印鉴卡向本省、自治区、直辖市行政区域内的定点批发企业购买麻醉药品和第一类精神药品。对临床需要而市场无供应的麻醉药品和精神药品，持有医疗机构制剂许可证和印鉴卡的医疗机构需要配制制剂的，应当经所在地省、自治区、直辖市人民政府药品监督管理部门批准。医疗机构配制的麻醉药品和精神药品制剂只能在本医疗机构使用，不得对外销售。医疗机构抢救病人急需麻醉药品和第一类精神药品而本医疗机构无法提供时，可以从其他医疗机构或者定点批发企业紧急借用；抢救工作结束后，应当及时将借用情况报所在地设区的市级药品监督管理部门和卫生主管部门备案。

临床使用规范 医务人员应当根据国务院卫生主管部门制定的临床应用指导原则，使用麻醉药品和精神药品。具有麻醉药品和第一类精神药品处方资格的执业医师，根据临床应用指导原则，对确需使用麻醉药品或者第一类精神药品的患者，应当满足其合理用药需求。在医疗机构就诊的癌症疼痛患者和其他危重患者得不到麻醉药品或者第一类精神药品时，患者或者其亲属可以向执业医师提出申请。具有麻醉药品和第一类精神药品处方资格的执业医师认为要求合理的，应当及时为患者提供所需麻醉药品或者第一类精神药品。执业医师应当使用专用处方开具麻醉药品和精神药品，单张处方的最大用量应当符合国务院卫生主管部门的规定。对麻醉药品和第一类精神药品处方，处方的调配人、核对人应当仔细核对，签署姓名，并予以登记；对不符合此条例规定的，处方的调配人、核对人应当拒绝发药。麻醉药品和精神药品专用处方的格式由国务院卫生主管部门规定。医疗机构应当对麻醉药品和精神药品处方进行专册登记，加强管理。麻醉药品处方至少保存3年，精神药品处方至少保存2年。

个人携带与出入境管理 因治疗疾病需要，个人凭医疗机构出具的医疗诊断书、本人身份证明，可以携带单张处方最大用量以内的麻醉药品和第一类精神药品；携带麻醉药品和第一类精神药品出入境的，由海关根据自用、合理的原则放行。医务人员为了医疗需要携带少量麻醉药品和精神药品出入境的，应当持有省级以上人民政府药品监督管理部门发放的携带麻醉药品和精神药品证明。海关凭携带麻醉药品和精神药品证明放行。

储存制度 麻醉药品药用原植物种植企业、定点生产企业、全国性批发企业和区域性批发企业，以及国家设立的麻醉药品储存单位，应当设置储存麻醉药品和第一类精神药品的专库。麻醉药品和第一类精神药品的使用单位应当设立专库或者专柜储存麻醉药品和第一类精神药品。专库应当设有防盗设施并安装报警装置；专柜应当使用保险柜。专库和专柜应当实行双人双锁管理。麻醉药品药用原植物种植企业、定点生产企业、全国性批发企业和区域性批发企业、国家设立的麻醉药品储存单位，以及麻醉药品和第一类精神药品的使用单位，应当配备专人负责管理工作，并建立储存麻醉药品和第一类精神药品的专用账册。药品入库双人验收，出库双人复核，做到账物相符。专用账册的保存期限应当自药品有效期期满之日起不少于5年。第二类精神药品经营企业应当在药品库房中设立独立的专库或者专柜储存第二类精神药品，并建立专用账册，实行专人管理。专用账册的保存期限应当自药品有效期期满之日起不少于5年。

运输制度 托运、承运和自行运输麻醉药品和精神药品的，应当采取安全保障措施，防止麻醉药品和精神药品在运输过程中被盗、被抢、丢失。托运或者自行运输麻醉药品和第一类精神药品的单位，应当向所在地省、自治区、直辖市人民政府药品监督管理部门申请领取运输证明。运输证明有效期为1年。运输证明应当由专人保管，不得涂改、转让、转借。邮寄麻醉药品和精神药品，寄件人应当提交所在地省、自治区、直辖市人民政府药品监督管理部门出具的准予邮寄证明。邮政营业机构应当查验、收存准予邮寄证明；没有准予邮寄证明的，邮政营业机构不得收寄。

法律责任 ①药品监督管理部门、卫生主管部门违反此条例的规定，有规定情形之一的，由其上级行政机关或者监察机关责令改正；情节严重的，对直接负责的主管人员和其他直接责任人员依法给予行政处分；构成犯罪的，依法追究刑事责任。②麻醉药品药用原植物种植企业、定点生产企业、定点批发企业等相关单位和个人在种植麻醉药品药用原植物、生产、销售、使用、运输麻醉药品或者精神药品过程中违反此条例规定的，应当限期改正。有关部门并有权给予警告、罚款、取消相应资格等处罚。构成犯罪的依法追究刑事责任。③相关主体违反此条例的规定，致使麻醉药品和精神药品流入非法渠道造成危害，构成犯罪的，依法追究刑事责任；尚不构成犯罪的，由县级以上公安机关处以罚款；有违法所得的，没收违法所得，由原发证部门吊销其药品生产、经营和使用许可证明文件。

（顾加栋）

Yàopǐn Guǎnggào Shěnchá Bànfǎ

《药品广告审查办法》

（*Provisions for Drug Advertisement Examination*） 规范药品广告发布活动的部门规章。

立法沿革 药品广告的真实性与合法性及药品广告市场的秩序，一直是国家卫生行政部门等部门关注的问题之一。1995 年 3 月 22 日国家工商行政管理局、卫生部发布了《药品广告审查办法》（国家工商行政管理局令第 25 号）。为了满足药品广告市场形势变化，以及与《中华人民共和国药品管理法》（以下简称《药品管理法》）等法律法规相互衔接的客观需要，2007 年 3 月 13 日，国家食品药品监督管理局、中华人民共和国国家工商行政管理总局联合发布了新的《药品广告审查办法》（国家食品药品监督管理局令第 27 号），并确定自 2007 年 5 月 1 日起施行。

适用范围 凡利用各种媒介或者形式发布的广告含有药品名称、药品适应证（功能主治）或者与药品有关的其他内容的，为药品广告，应当按照此办法进行审查。

非处方药仅宣传药品名称（含药品通用名称和药品商品名称）的，或者处方药在指定的医学药学专业刊物上仅宣传药品名称（含药品通用名称和药品商品名称）的，无须审查。

关联法律适用 申请审查的药品广告，符合下列法律法规及有关规定的，方可予以通过审查：①《中华人民共和国广告法》（以下简称《广告法》）。②《药品管理法》。③《中华人民共和国药品管理法实施条例》。④《药品广告审查发布标准》。⑤国家有关广告管理的其他规定。

管理分工 省、自治区、直辖市药品监督管理部门是药品广告审查机关，负责本行政区域内药品广告的审查工作。县级以上工商行政管理部门是药品广告的监督管理机关。

国家食品药品监督管理局对药品广告审查机关的药品广告审查工作进行指导和监督，对药品广告审查机关违反此办法的行为，依法予以处理。

批准文号申请 药品广告批准文号的申请人必须是具有合法资格的药品生产企业或者药品经营企业。药品经营企业作为申请人的，必须征得药品生产企业的同意。

申请药品广告批准文号，应当向药品生产企业所在地的药品广告审查机关提出。申请进口药品广告批准文号，应当向进口药品代理机构所在地的药品广告审查机关提出。

申请人可以委托代办人代办药品广告批准文号的申办事宜。

经批准的药品广告，在发布时不得更改广告内容。药品广告内容需要改动的，应当重新申请药品广告批准文号。

批准文号结构 药品广告批准文号为“X 药广审（视）第 0000000000 号”、“X 药广审（声）第 0000000000 号”、“X 药广审（文）第 0000000000 号”。其中“X”为各省、自治区、直辖市的简称。“0”为由 10 位数字组成，前 6 位代表审查年月，后 4 位代表广告批准序号。“视”、“声”、“文”代表用于广告媒介形式的分类代号。

异地广告发布 在药品生产企业所在地和进口药品代理机构所在地以外的省、自治区、直辖市发布药品广告的（简称异地发布药品广告），在发布前应当到发布地药品广告审查机关办理备案。

异地发布药品广告未向发布地药品广告审查机关备案的，发布地药品广告审查机关发现后，应当责令限期办理备案手续，逾期不改正的，停止该药品品种在发布地的广告发布活动。

批准文号有效期 药品广告的批准文号有效期为 1 年，到期作废。

复审 已经批准的药品广告有下列情形之一的，原审批的药品广告审查机关应当向申请人发出药品广告复审通知书，进行复审：①国家食品药品监督管理局认为药品广告审查机关批准的药品广告内容不符合规定的。②省级以上广告监督管理机关提出复审建议的。③药品广告审查机关认为应当复审的其他情形。复审期间，该药品广告可以继续发布。经复审，认为与法定条件不符的，收回药品广告审查表，原药品广告批准文号作废。

有下列情形之一的，药品广告审查机关应当注销药品广告批准文号：①药品生产许可证、药品经营许可证被吊销的。②药品批准证明文件被撤销、注销的。③国家食品药品监督管理局或者省、自治区、直辖市药品监督管理部门责令停止生产、销售和使用的药品。

法律责任 篡改经批准的药品广告内容进行虚假宣传的，由药品监督管理部门责令立即停止该药品广告的发布，撤销该品种药品广告批准文号，1年内不受理该品种的广告审批申请。

对任意扩大产品适应证（功能主治）范围、绝对化夸大药品疗效、严重欺骗和误导消费者的违法广告，省以上药品监督管理部门一经发现，应当采取行政强制措施，暂停该药品在辖区内的销售，同时责令违法发布药品广告的企业在当地相应的媒体发布更正启事。违法发布药品广告的企业按要求发布更正启事后，省以上药品监督管理部门应当在15个工作日内作出解除行政强制措施的决定；需要进行药品检验的，药品监督管理部门应当自检验报告书发出之日起15日内，作出是否解除行政强制措施的决定。

对提供虚假材料申请药品广告审批，被药品广告审查机关在受理审查中发现的，1年内不受理该企业该品种的广告审批申请。

对提供虚假材料申请药品广告审批，取得药品广告批准文号的，药品广告审查机关在发现后应当撤销该药品广告批准文号，并3年内不受理该企业该品种的广告审批申请。

对发布违法药品广告，情节严重的，省、自治区、直辖市药品监督管理部门予以公告，并及时上报国家食品药品监督管理局，国家食品药品监督管理局定期汇总发布。对发布虚假违法药品广告情节严重的，必要时，由国家工商行政管理总局会同国家食品药品监督管理局联合予以公告。

对未经审查批准发布的药品广告，或者发布的药品广告与审查批准的内容不一致的，广告监督管理机关应当依据《广告法》第四十三条规定予以处罚；构成虚假广告或者引人误解的虚假宣传的，广告监督管理机关依据《广告法》第三十七条、《反不正当竞争法》第二十四条规定予以处罚。

（顾加栋）

Yàopǐn Shēngchǎn Jiāndū Guǎnlǐ Bànfǎ

《药品生产监督管理办法》

（*Provisions on Supervision and Administration of Pharmaceutical Manufacturing*） 国家食品药品监督管理局发布的规范药品生产监督工作的部门规章。药品生产监督管理是指（食品）药品监督管理部门依法对药品生产条件和生产过程进行审查、许可、监督检查等管理活动。

立法沿革 《药品生产监督管理办法》于2004年5月28日经国家食品药品监督管理局局务会审议通过，2004年8月5日国家食品药品监督管理局第14号令公布，自公布之日起施行。国家药品监督管理局于2002年12月11日发布的《药品生产监督管理办法》（试行）同时废止。

管理分工 国家食品药品监督管理局主管全国药品生产监督管理工作；省、自治区、直辖市（食品）药品监督管理部门负责本行政区域内的药品生产监督管理工作。

药品生产企业管理 开办药品生产企业，除应当符合国家制定的药品行业发展规划和产业政策外，还应当符合相关条件。

国家有关法律、法规对生产麻醉药品、精神药品、医疗用毒性药品、放射性药品、药品类易制毒化学品等另有规定的，依照其规定。

开办药品生产企业的申请人，应当向拟办企业所在地省、自治区、直辖市（食品）药品监督管理部门提出申请。

药品生产企业将部分生产车间分立，形成独立药品生产企业的，按照此办法第四条、第五条的规定办理药品生产许可证。

药品生产许可证 药品生产许可证分正本和副本，正本、副本具有同等法律效力，有效期为5年。药品生产许可证由国家食品药品监督管理局统一印制。

药品委托生产 药品委托生产的委托方应当是取得该药品批准文号的药品生产企业。药品委托生产的受托方应当是持有与生产该药品的生产条件相适应的《药品生产质量管理规范》认证证书的药品生产企业。

委托方职责 委托方负责委托生产药品的质量和销售。委托方应当对受托方的生产条件、生产技术水平和质量管理状况进行详细考查，应当向受托方提供委托生产药品的技术和质量文件，对生产全过程进行指导和监督。

受托方职责 受托方应当按照《药品生产质量管理规范》进行生产，并按照规定保存所有受托生产文件和记录。

委托合同签订 委托生产药品的双方应当签署合同，内容应当包括双方的权利与义务，并具体规定双方在药品委托生产技术、质量控制等方面的权利与义务，且应当符合国家有关药品管理的法律法规。

委托生产许可 注射剂、生物制品（不含疫苗制品、血液制品）和跨省、自治区、直辖市的药品委托生产申请，由国家食品药品监督管理局负责受理和审批。其他药品委托生产申请，由委托生产双方所在地省、自治区、直辖市（食品）药品监督管理部门负责受理和审批。疫苗制品、血液制品及国家食品药品监督管理局规定的其他药品不得委托生产。麻醉药品、精神药品、医疗用毒性药品、放射性药品、药品类易制毒化学品的委托生产按照有关法律法规规定办理。

药品委托生产批件　药品委托生产的，由委托方向国家食品药品监督管理局或者省、自治区、直辖市（食品）药品监督管理部门提出申请，并提交规定的申请材料。符合条件的，受理申请的（食品）药品监督管理部门向委托方发放药品委托生产批件。

委托生产药品标准　委托生产药品的质量标准应当执行国家药品质量标准，其处方、生产工艺、包装规格、标签、使用说明书、批准文号等应当与原批准的内容相同。在委托生产的药品包装、标签和说明书上，应当标明委托方企业名称和注册地址、受托方企业名称和生产地址。

监督检查　省、自治区、直辖市（食品）药品监督管理部门负责本行政区域内药品生产企业的监督检查工作，应当建立实施监督检查的运行机制和管理制度，明确设区的市级（食品）药品监督管理机构和县级（食品）药品监督管理机构的监督检查职责。

国家食品药品监督管理局可以直接对药品生产企业进行监督检查，并对省、自治区、直辖市（食品）药品监督管理部门的监督检查工作及其认证通过的生产企业《药品生产质量管理规范》的实施及认证情况进行监督和抽查。

法律责任　有《中华人民共和国行政许可法》第六十九条情形之一的，国家食品药品监督管理局或者省、自治区、直辖市（食品）药品监督管理部门根据利害关系人的请求或者依据职权，可以撤销药品生产许可证。

申请人隐瞒有关情况或者提供虚假材料申请药品生产许可证的，省、自治区、直辖市（食品）药品监督管理部门不予受理或者不予批准，并给予警告，且在1年内不受理其申请。申请人提供虚假材料或者采取其他欺骗手段取得药品生产许可证的，省、自治区、直辖市（食品）药品监督管理部门予以吊销药品生产许可证，且在5年内不受理其申请，并处1万元以上3万元以下的罚款。

未取得药品生产许可证生产药品的，依照《药品管理法》第七十三条的规定给予处罚。未经批准擅自委托或者接受委托生产药品的，对委托方和受托方均依照《药品管理法》第七十四条的规定给予处罚。

药品生产企业有下列情形之一的，（食品）药品监督管理部门依照《药品管理法》第七十九条的规定给予处罚：①药品生产企业未按照规定实施《药品生产质量管理规范》的。②开办药品生产企业、药品生产企业新建药品生产车间、新增生产剂型，在《药品管理法实施条例》第六条规定的时间内未通过《药品生产质量管理规范》认证，仍进行生产的。

经监督检查（包括跟踪检查、监督抽查），认定药品生产企业达不到《药品生产质量管理规范》评定标准的，原认证机关应当根据检查结果作出收回其《药品生产质量管理规范》认证证书的处理决定。

药品生产企业有下列情形之一的，由所在地省、自治区、直辖市（食品）药品监督管理部门给予警告，责令限期改正；逾期不改正的，可以处5000元以上1万元以下的罚款：①未按照规定办理药品生产许可证登记事项变更的。②接受境外制药厂商委托在中国境内加工药品，未按照规定进行备案的。③企业质量负责人、生产负责人发生变更，未按照规定报告的。④企业的关键生产设施等条件与现状发生变化，未按照规定进行备案的。⑤发生重大药品质量事故未按照规定报告的。⑥监督检查时，隐瞒有关情况、提供虚假材料或者拒不提供相关材料的。

（顾加栋）

Yàopǐn Shēngchǎn Zhìliàng Guǎnlǐ Guīfàn

《药品生产质量管理规范》

［*Good Manufacturing Practice (GMP) for Drugs*］　国家药品监督管理部门发布的规范药品生产和质量管理的基本准则。

立法沿革　20世纪80年代开始推行GMP，国家药品监督管理部门1988年颁布了中国的药品GMP，并于1992年作了第一次修订。1999年6月18日，国家药品监督管理局第二次对《药品生产质量管理规范》，于1999年8月1日起施行。最新修订的《药品生产质量管理规范（2010年修订)》于2010年10月19日经卫生部部务会议审议通过，自2011年3月1日起施行。

制定目的　此规范作为质量管理体系的一部分，是药品生产管理和质量控制的基本要求，旨在最大限度地降低药品生产过程中污染、交叉污染，以及混淆、差错等风险，确保持续稳定地生产出符合预定用途和注册要求的药品。

质量管理 企业应当建立符合药品质量管理要求的质量目标，将药品注册的有关安全、有效和质量可控的所有要求，系统地贯彻到药品生产、控制及产品放行、贮存、发运的全过程中，确保所生产的药品符合预定用途和注册要求。

质量保证 质量保证是质量管理体系的一部分。企业必须建立质量保证系统，同时建立完整的文件体系，以保证系统有效运行。

质量控制 质量控制包括相应的组织机构、文件系统及取样、检验等，确保物料或产品在放行前完成必要的检验，确认其质量符合要求。

质量风险管理 质量风险管理是在整个产品生命周期中采用前瞻或回顾的方式，对质量风险进行评估、控制、沟通、审核的系统过程。应当根据科学知识及经验对质量风险进行评估，以保证产品质量。质量风险管理过程所采用的方法、措施、形式及形成的文件应当与存在风险的级别相适应。

机构与人员 企业应当建立与药品生产相适应的管理机构，并有组织机构图。企业应当设立独立的质量管理部门，履行质量保证和质量控制的职责。质量管理部门可以分别设立质量保证部门和质量控制部门。企业应当配备足够数量并具有适当资质（含学历、培训和实践经验）的管理和操作人员，应当明确规定每个部门和每个岗位的职责。岗位职责不得遗漏，交叉的职责应当有明确规定。每个人所承担的职责不应当过多。

关键人员 关键人员应当为企业的全职人员，至少应当包括企业负责人、生产管理负责人、质量管理负责人和质量受权人。质量管理负责人和生产管理负责人不得互相兼任。质量管理负责人和质量受权人可以兼任。应当制定操作规程确保质量受权人独立履行职责，不受企业负责人和其他人员的干扰。企业负责人是药品质量的主要责任人，全面负责企业日常管理。为确保企业实现质量目标并按照此规范要求生产药品，企业负责人应当负责提供必要的资源，合理计划、组织和协调，保证质量管理部门独立履行其职责。

培训 企业应当指定部门或专人负责培训管理工作，应当有经生产管理负责人或质量管理负责人审核或批准的培训方案或计划，培训记录应当予以保存。

人员卫生 所有人员都应当接受卫生要求的培训，企业应当建立人员卫生操作规程，最大限度地降低人员对药品生产造成污染的风险。

厂房与设施 厂房的选址、设计、布局、建造、改造和维护必须符合药品生产要求，应当能够最大限度地避免污染、交叉污染、混淆和差错，便于清洁、操作和维护。厂房、设施的设计和安装应当能够有效防止昆虫或其他动物进入。应当采取必要的措施，避免所使用的灭鼠药、杀虫剂、烟熏剂等对设备、物料、产品造成污染。

生产区 为降低污染和交叉污染的风险，厂房、生产设施和设备应当根据所生产药品的特性、工艺流程及相应洁净度级别要求合理设计、布局和使用，并符合《药品生产质量管理规范》要求。生产区和贮存区应当有足够的空间，确保有序地存放设备、物料、中间产品、待包装产品和成品，避免不同产品或物料的混淆、交叉污染，避免生产或质量控制操作发生遗漏或差错。应当根据药品品种、生产操作要求及外部环境状况等配置空调净化系统，使生产区有效通风，并有温度、湿度控制和空气净化过滤，保证药品的生产环境符合要求。洁净区与非洁净区之间、不同级别洁净区之间的压差应当不低于10帕斯卡。必要时，相同洁净度级别的不同功能区域（操作间）之间也应当保持适当的压差梯度。洁净区的内表面（墙壁、地面、天棚）应当平整光滑、无裂缝、接口严密、无颗粒物脱落，避免积尘，便于有效清洁，必要时应当进行消毒。各种管道、照明设施、风口和其他公用设施的设计和安装应当避免出现不易清洁的部位，应当尽可能在生产区外部对其进行维护。排水设施应当大小适宜，并安装防止倒灌的装置。应当尽可能避免明沟排水；不可避免时，明沟宜浅，以方便清洁和消毒。

仓储区 仓储区应当有足够的空间，确保有序存放待验、合格、不合格、退货或召回的原辅料、包装材料、中间产品、待包装产品和成品等各类物料和产品。

质量控制区 质量控制实验室通常应当与生产区分开。生物检定、微生物和放射性同位素的实验室还应当彼此分开。

辅助区 休息室的设置不应当对生产区、仓储区和质量控制区造成不良影响。更衣室和盥洗室应当方便人员进出，并与使用人数相适应。盥洗室不得与生产区和仓储区直接相通。维修间应当尽可能远离生产区。存放在洁净区内的维修用备件和工具，应当放置在专门的房间或工具柜中。

设备 设备的设计、选型、安装、改造和维护必须符合预定用途，应当尽可能降低产生污染、交叉污染、混淆和差错的风险，便于操作、清洁、维护，以及必要时进行的消毒或灭菌。应当建立设备使用、清洁、维护和维修的操作规程，并保存相应的操作记录。应当建立并保存设备采购、安装、确认的文件和记录。

设计和安装 生产设备不得对药品质量产生任何不利影响。与药品直接接触的生产设备表面应当平整、光洁、易清洗或消毒、耐腐蚀，不得与药品发生化学反应、吸附药品或向药品中释放物质。应当配备有适当量程和精度的衡器、量具、仪器和仪表。设备所用的润滑剂、冷却剂等不得对药品或容器造成污染，应当尽可能使用食用级或级别相当的润滑剂。

维护和维修 设备的维护和维修不得影响产品质量。应当制定设备的预防性维护计划和操作规程，设备的维护和维修应当有相应的记录。经改造或重大维修的设备应当进行再确认，符合要求后方可用于生产。

使用和清洁 主要生产和检验设备都应当有明确的操作规程。生产设备应当在确认的参数范围内使用。应当按照详细规定的操作规程清洁生产设备。已清洁的生产设备应当在清洁、干燥的条件下存放。用于药品生产或检验的设备和仪器，应当有使用日志，记录内容包括使用、清洁、维护和维修情况，以及日期、时间、所生产及检验的药品名称、规格和批号等。

校准 应当按照操作规程和校准计划定期对生产和检验用衡器、量具、仪表、记录和控制设备，以及仪器进行校准和检查，并保存相关记录。校准的量程范围应当涵盖实际生产和检验的使用范围。

制药用水 制药用水应当适合其用途，并符合《中华人民共和国药典》的质量标准及相关要求。制药用水至少应当采用饮用水。水处理设备及其输送系统的设计、安装、运行和维护应当确保制药用水达到设定的质量标准。水处理设备的运行不得超出其设计能力。应当对制药用水及原水的水质进行定期监测，并有相应的记录。

物料与产品 药品生产所用的原辅料、与药品直接接触的包装材料应当符合相应的质量标准。药品上直接印字所用油墨应当符合食用标准要求。原辅料、与药品直接接触的包装材料和印刷包装材料的接收应当有操作规程，所有到货物料均应当检查，以确保与订单一致，并确认供应商已经质量管理部门批准。

原辅料 应当制定相应的操作规程，采取核对或检验等适当措施，确认每一包装内的原辅料正确无误。只有经质量管理部门批准放行并在有效期或复验期内的原辅料方可使用。应当由指定人员按照操作规程进行配料，核对物料后，精确称量或计量，并作好标识。原辅料应当按照有效期或复验期贮存。贮存期内，如发现对质量有不良影响的特殊情况，应当进行复验。

中间产品和待包装产品 中间产品和待包装产品应当在适当的条件下贮存。中间产品和待包装产品应当有明确的标识。

包装材料 与药品直接接触的包装材料和印刷包装材料的管理和控制要求与原辅料相同。包装材料应当由专人按照操作规程发放，并采取措施避免混淆和差错，确保用于药品生产的包装材料正确无误。印刷包装材料应当由专人保管，并按照操作规程和需求量发放。过期或废弃的印刷包装材料应当予以销毁并记录。

成品 成品放行前应当待验贮存。成品的贮存条件应当符合药品注册批准的要求。

特殊管理的物料和产品 麻醉药品、精神药品、医疗用毒性药品（包括药材）、放射性药品、药品类易制毒化学品及易燃、易爆和其他危险品的验收、贮存、管理应当执行国家有关的规定。

确认与验证 企业应当确定需要进行的确认或验证工作，以证明有关操作的关键要素能够得到有效控制。确认或验证的范围和程度应当经过风险评估来确定。

文件管理 企业必须有内容正确的书面质量标准、生产处方和工艺规程、操作规程及记录等文件。企业应当建立文件管理的操作规程，系统地设计、制定、审核、批准和发放文件。与此规范有关的文件应当经质量管理部门的审核。

质量标准 物料和成品应当有经批准的现行质量标准；必要时，中间产品或待包装产品也应当有质量标准。物料的质量标准一般应当包括物料的基本信息、取样、检验方法或相关操作规程编号、定性和定量的限度要求、贮存条件和注意事项、有效期或复验期。成品的质量标准应当包括：①产品名称及产品代码。②对应的产品处方编号（如有）。

③产品规格和包装形式。④取样、检验方法或相关操作规程编号。⑤定性和定量的限度要求。⑥贮存条件和注意事项。⑦有效期。

工艺规程　每种药品的每个生产批量均应当有经企业批准的工艺规程，不同药品规格的每种包装形式均应当有各自的包装操作要求。工艺规程的制定应当以注册批准的工艺为依据。

批生产记录　每批产品均应当有相应的批生产记录，可追溯该批产品的生产历史及与质量有关的情况。

批包装记录　每批产品或每批中部分产品的包装，都应当有批包装记录，以便追溯该批产品包装操作及与质量有关的情况。

操作规程和记录　操作规程的内容应当包括：题目、编号、版本号、颁发部门、生效日期、分发部门，以及制定人、审核人、批准人的签名并注明日期，标题、正文及变更历史。

生产管理　所有药品的生产和包装均应当按照批准的工艺规程和操作规程进行操作并有相关记录，以确保药品达到规定的质量标准，并符合药品生产许可和注册批准的要求。

污染的防止　生产过程中应当尽可能采取措施，防止污染和交叉污染。应当定期检查防止污染和交叉污染的措施并评估其适用性和有效性。

生产操作　生产开始前应当进行检查，确保设备和工作场所没有上批遗留的产品、文件或与本批产品生产无关的物料，设备处于已清洁及待用状态。检查结果应当有记录。生产操作前，还应当核对物料或中间产品的名称、代码、批号和标识，确保生产所用物料或中间产品正确且符合要求。应当进行中间控制和必要的环境监测，并予以记录。

包装操作　包装操作规程应当规定降低污染和交叉污染、混淆或差错风险的措施。

质量控制与质量保证　企业应当建立系统的质量控制与质量保证制度，并配备符合条件的人员、设施和设备。

质量控制实验室管理　质量控制实验室的人员、设施、设备应当与产品性质和生产规模相适应。质量控制负责人应当具有足够的管理实验室的资质和经验，可以管理同一企业的一个或多个实验室。质量控制实验室的检验人员至少应当具有相关专业中专或高中以上学历，并经过与所从事的检验操作相关的实践培训且通过考核。质量控制实验室应当配备药典、标准图谱等必要的工具书，以及标准品或对照品等相关的标准物质。

物料和产品放行　应当分别建立物料和产品批准放行的操作规程，明确批准放行的标准、职责，并有相应的记录。

持续稳定性考察　持续稳定性考察主要针对市售包装药品，但也需兼顾待包装产品。持续稳定性考察应当有考察方案，结果应当有报告。持续稳定性考察的时间应当涵盖药品有效期。

变更控制　企业应当建立变更控制系统，对所有影响产品质量的变更进行评估和管理。需要经药品监督管理部门批准的变更应当在得到批准后方可实施。

偏差处理　各部门负责人应当确保所有人员正确执行生产工艺、质量标准、检验方法和操作规程，防止偏差的产生。

纠正措施和预防措施　企业应当建立纠正措施和预防措施系统，对投诉、召回、偏差、自检或外部检查结果、工艺性能和质量监测趋势等进行调查并采取纠正和预防措施。调查的深度和形式应当与风险的级别相适应。纠正措施和预防措施系统应当能够增进对产品和工艺的理解，改进产品和工艺。

供应商的评估和批准　质量管理部门应当对所有生产用物料的供应商进行质量评估，会同有关部门对主要物料供应商（尤其是生产商）的质量体系进行现场质量审计，并对质量评估不符合要求的供应商行使否决权。

产品质量回顾分析　应当按照操作规程，每年对所有生产的药品按品种进行产品质量回顾分析，以确认工艺稳定可靠，以及原辅料、成品现行质量标准的适用性，及时发现不良趋势，确定产品及工艺改进的方向。应当考虑以往回顾分析的历史数据，还应当对产品质量回顾分析的有效性进行自检。

投诉与不良反应报告　应当建立药品不良反应报告和监测管理制度，设立专门机构并配备专职人员负责管理。应当建立操作规程，规定投诉登记、评价、调查和处理的程序，并规定因可能的产品缺陷发生投诉时所采取的措施，包括考虑是否有必要从市场召回药品。

委托生产与委托检验　委托生产或委托检验的所有活动，包括在技术或其他方面拟采取的任何变更，均应当符合药品生产许可和注册的有关要求。为确保委托生产产品的质量和委托检验的准确性和可靠性，委托方和受托方必须签订书面合同，明确规定各方责任、委托生产或委托检验的内容及相关的技术事项。

产品发运与召回 企业应当建立产品召回系统，必要时可迅速、有效地从市场召回任何一批存在安全隐患的产品。因质量原因退货和召回的产品，均应当按照规定监督销毁，有证据证明退货产品质量未受影响的除外。每批产品均应当有发运记录。根据发运记录，应当能够追查每批产品的销售情况，必要时应当能够及时全部追回，发运记录内容应当包括：产品名称、规格、批号、数量、收货单位和地址、联系方式、发货日期、运输方式等。

自检 质量管理部门应当定期组织对企业进行自检，监控此规范的实施情况，评估企业是否符合此规范要求，并提出必要的纠正和预防措施

（顾加栋）

Yàopǐn Jīngyíng Zhìliàng Guǎnlǐ Guīfàn

《药品经营质量管理规范》

［*Good Service Practice*（*GSP*）*for Drugs*］ 国家药品监督管理部门颁布的关于药品经营质量管理的基本准则。此规范于2000年3月17日经国家药品监督管理局局务会审议通过，4月30日国家药品监督管理局第20号令发布，自同年7月1日起施行。

药品批发的质量管理 应当建立质量管理的人员组织体系，配备设备和设施，建立完善的质量管理规章制度。

管理职责 企业应建立以企业主要负责人为首的质量领导组织。企业应设置专门的质量管理机构，行使质量管理职能，在企业内部对药品质量具有裁决权。企业应设置与经营规模相适应的药品检验部门和验收、养护等组织。企业应依据有关法律、法规及此规范，结合企业实际制定质量管理制度，并定期检查和考核制度执行情况。

人员与培训 企业主要负责人应具有专业技术职称，熟悉国家有关药品管理的法律、法规、规章和所经营药品的知识。企业负责人中应有具有药学专业技术职称的人员，负责质量管理工作。企业从事质量管理和检验工作的人员，应具有药学或相关专业的学历，或者具有药学专业技术职称，经专业培训并考核合格后持证上岗。从事验收、养护、计量、保管等工作的人员，应具有相应的学历或一定的文化程度，经有关培训并考核合格后持证上岗。

设施与设备 企业应有与经营规模相适应的营业场所及辅助、办公用房。营业场所应明亮、整洁。有与经营规模相适应的仓库。库区地面平整，无积水和杂草，无污染源，并有符合药品储存、作业、保管、消防等要求的结构、分布、标志、设备、设施。有与经营规模、范围相适应的药品检验部门，配置相应的检验仪器和设备。经营中药材及中药饮片的应设置中药标本室（柜）。有与企业规模相适应、符合卫生要求的验收养护室，配备必要的验收和养护用工具及仪器设备。对所用设施和设备应定期进行检查、维修、保养并建立档案。分装中药饮片应有符合规定的专门场所，其面积和设备应当与分装要求相适应。

进货 企业应把质量放在选择药品和供货单位条件的首位，制定能够确保购进的药品符合质量要求的进货程序。购进的药品应符合此规范要求的基本条件。

验收与检验 严格按照法定标准和合同规定的质量条款对购进药品、销后退回药品的质量进行逐批验收。企业的药品检验部门承担本企业药品质量的检验任务，提供准确、可靠的检验数据。

储存与养护 药品应按规定的储存要求专库、分类存放。

出库与运输 药品出库应遵循“先产先出”、“近期先出”和按批号发货的原则。

药品零售的质量管理 应当建立质量管理的人员组织体系，配备设备和设施，建立完善的质量管理规章制度。

管理职责 药品零售和零售连锁企业应遵照依法批准的经营方式和经营范围从事经营活动，应在营业店堂的显著位置悬挂药品经营企业许可证、营业执照，以及与执业人员要求相符的执业证明。

人员与培训 企业的质量负责人应具有药学专业的技术职称。药品零售中处方审核人员应是执业药师或有药师以上（含药师和中药师）的专业技术职称。企业的质量管理和药品检验人员应具有药学或相关专业的学历，或者具有药学专业的技术职称。企业从事质量管理、检验、验收、保管、养护、营业等工作的人员应经过专业培训，考核合格后持证上岗。

设施和设备 药品零售企业应有与经营规模相适应的营业场所和药品仓库，并且环境整洁、无污染物。企业的营业场所、仓库、办公生活等区域应分开。药品零售企业营业场所和药品仓库应配置相应的设备。药品零售连锁企业应设立与经营规模相适应的配送中心，其仓储、验收、检验、养护等设施要求与同规模的批发企业相同。零售连锁门店的药品陈列、保管等设备要求应与零售企业相同。

进货与验收 企业购进药品应以质量为前提，从合法的企业进货。对首营企业应确认其合法资格，并做好记录。购进药品应有合法票据，并按规定建立购进记录，做到票、账、货相符。购进票据和记录应保存至超过药品有效期一年，但不得少于两年。购进首营品种，应进行药品质量审核，审核合格后方可经营。验收人员对购进的药品，应根据原始凭证，严格按照有关规定逐批验收并记录。必要时应抽样送检验机构检验。验收药品质量时，应按规定同时检查包装、标签、说明书等项内容。

陈列与储存 在零售店堂内陈列药品的质量和包装应符合规定。药品应按剂型或用途及储存要求分类陈列和储存。应当做好陈列和储存药品的养护工作。库存药品应实行色标管理。

销售与服务 销售药品要严格遵守有关法律、法规和制度，正确介绍药品的性能、用途、禁忌及注意事项。销售药品时，处方要经执业药师或具有药师以上（含药师和中药师）职称的人员审核后方可调配和销售。企业应在零售场所内提供咨询服务，指导顾客安全、合理用药。企业还应设置意见簿和公布监督电话，对顾客的批评或投诉要及时加以解决。

（顾加栋）

Yàopǐn Zhùcè Guǎnlǐ Bànfǎ

《药品注册管理办法》

（*Provisions for Drug Registration*） 国家食品药品监督管理局颁布的规范药品注册活动的部门规章。药品注册，是指国家食品药品监督管理局根据药品注册申请人的申请，依照法定程序，对拟上市销售药品的安全性、有效性、质量可控性等进行审查，并决定是否同意其申请的审批过程。

立法沿革 药品注册管理部门行政立法经历了四个阶段。国家药品监督管理局于 1999 年 4 月 22 日发布了《新药审批办法》《新生物制品审批办法》《新药保护和技术转让的规定》《仿制药品审批办法》和《进口药品管理办法》等一系列药品注册的相关文件。2002 年 10 月 30 日国家药品监督管理局第 35 号令颁布的《药品注册管理办法（试行）》是在上述系列文件基础上的一次立法完善，该试行办法自 2002 年12 月 1 日起施行。此后，2005 年局第 17 号令又颁布了《药品注册管理办法》，以取代试行办法。2 年之后，新的《药品注册管理办法》于 2007 年 6 月 18 日经国家食品药品监督管理局局务会审议通过，并颁布施行。《药品注册管理办法》（国家食品药品监督管理局令第 17 号）同时废止。

注册工作主管 国家食品药品监督管理局主管全国药品注册工作，负责对药物临床试验、药品生产和进口进行审批。

注册工作基本原则 药品注册工作应当遵循公开、公平、公正的原则。国家食品药品监督管理局对药品注册实行主审集体负责制、相关人员公示制和回避制、责任追究制，受理、检验、审评、审批、送达等环节接受社会监督。

基本要求 关于注册申请人条件、注册类型、注册资料等问题的基本规定。

注册申请人 境内申请人应当是在中国境内合法登记并能独立承担民事责任的机构，境外申请人应当是境外合法制药厂商。境外申请人办理进口药品注册，应当由其驻中国境内的办事机构或者由其委托的中国境内代理机构办理。

注册申请类型 包括新药申请、仿制药申请、进口药品申请及其补充申请和再注册申请。

申请资料提供 申请人应当提供充分可靠的研究数据，证明药品的安全性、有效性和质量可控性，并对全部资料的真实性负责。申请人应当对其申请注册的药物或者使用的处方、工艺、用途等，提供申请人或者他人在中国的专利及其权属状态的说明。

临床前研究 为申请药品注册而进行的药物临床前研究，包括药物的合成工艺、提取方法、理化性质及纯度、剂型选择、处方筛选、制备工艺、检验方法、质量指标、稳定性、药理、毒理、动物药代动力学研究等。中药制剂还包括原药材的来源、加工及炮制等的研究；生物制品还包括菌毒种、细胞株、生物组织等起始原材料的来源、质量标准、保存条件、生物学特征、遗传稳定性及免疫学的研究等。药物临床前研究应当执行有关管理规定，其中安全性评价研究必须执行《药物非临床研究质量管理规范》。

生产工艺遵守 申请人获得药品批准文号后，应当按照国家食品药品监督管理局批准的生产工艺生产。药品监督管理部门根据批准的生产工艺和质量标准对申请人的生产情况进行监督检查。

药物临床试验 关于药物临床试验批准、类型及程序等问题《药物注册管理办法》均有详细规定。

临床试验批准 药物的临床试验（包括生物等效性试验），必须经过国家食品药品监督管理局批准，且必须执行《药物临床试验质量管理规范》。

临床试验类型　申请新药注册，应当进行临床试验。仿制药申请和补充申请，根据此办法附件规定进行临床试验。临床试验分为Ⅰ、Ⅱ、Ⅲ、Ⅳ期。

受试例数要求　药物临床试验的受试例数应当符合临床试验的目的和相关统计学的要求，并且不得少于此办法附件规定的最低临床试验病例数。罕见病、特殊病种等情况，要求减少临床试验病例数或者免做临床试验的，应当在申请临床试验时提出，并经国家食品药品监督管理局审查批准。

临床试验方案备案　申请人在药物临床试验实施前，应当将已确定的临床试验方案和临床试验负责单位的主要研究者姓名、参加研究单位及其研究者名单、伦理委员会审核同意书、知情同意书样本等报送国家食品药品监督管理局备案，并抄送临床试验单位所在地和受理该申请的省、自治区、直辖市药品监督管理部门。

临床试验不良反应报告　临床试验过程中发生严重不良事件的，研究者应当在24小时内报告有关省、自治区、直辖市药品监督管理部门和国家食品药品监督管理局，通知申请人，并及时向伦理委员会报告。

临床试验不良反应处置　临床试验中出现大范围、非预期的不良反应或者严重不良事件，或者有证据证明临床试验用药物存在严重质量问题时，国家食品药品监督管理局或者省、自治区、直辖市药品监督管理部门可以采取紧急控制措施，责令暂停或者终止临床试验，申请人和临床试验单位必须立即停止临床试验。

新药的申报与审批　国家食品药品监督管理局对符合规定的药品申请可以实行特殊审批。符合前款规定的药品，申请人在药品注册过程中可以提出特殊审批的申请，由国家食品药品监督管理局药品审评中心组织专家会议讨论确定是否实行特殊审批。对已上市药品改变剂型但不改变给药途径的注册申请，应当采用新技术以提高药品的质量和安全性，且与原剂型比较有明显的临床应用优势。改变剂型但不改变给药途径，以及增加新适应证的注册申请，应当由具备生产条件的企业提出；靶向制剂、缓释、控释制剂等特殊剂型除外。药品注册申报资料应当一次性提交，药品注册申请受理后不得自行补充新的技术资料；进入特殊审批程序的注册申请或者涉及药品安全性的新发现，以及按要求补充资料的除外。

新药临床试验　申请人完成临床前研究后，应当填写药品注册申请表，向所在地省、自治区、直辖市药品监督管理部门如实报送有关资料。

省、自治区、直辖市药品监督管理部门应当对申报资料进行形式审查，符合要求的，出具药品注册申请受理通知书。省、自治区、直辖市药品监督管理部门应当在规定的时限内将审查意见、核查报告，以及申报资料送交国家食品药品监督管理局药品审评中心，并通知申请人。接到注册检验通知的药品检验所应当按申请人申报的药品标准对样品进行检验，对申报的药品标准进行复核，并在规定的时间内将药品注册检验报告送交国家食品药品监督管理局药品审评中心，并抄送申请人。国家食品药品监督管理局药品审评中心收到申报资料并完成技术审评后，提出技术审评意见，连同有关资料报送国家食品药品监督管理局。国家食品药品监督管理局依据技术审评意见作出审批决定。符合规定的，发给药物临床试验批件。

新药生产　申请人完成药物临床试验后，应当填写药品注册申请表，向所在地省、自治区、直辖市药品监督管理部门报送申请生产的申报资料，并同时向中国药品生物制品检定所报送制备标准品的原材料及有关标准物质的研究资料。省、自治区、直辖市药品监督管理部门应当在规定的时限内将审查意见、核查报告及申报资料送交国家食品药品监督管理局药品审评中心，并通知申请人。国家食品药品监督管理局药品审评中心依据技术审评意见、样品生产现场检查报告和样品检验结果，形成综合意见，连同有关资料报送国家食品药品监督管理局。国家食品药品监督管理局依据综合意见，作出审批决定。符合规定的，发给新药证书，申请人已持有药品生产许可证并具备生产条件的，同时发给药品批准文号。

新药监测期　国家食品药品监督管理局根据保护公众健康的要求，可以对批准生产的新药品种设立监测期。监测期自新药批准生产之日起计算，最长不得超过5年。监测期内的新药，国家食品药品监督管理局不批准其他企业生产、改变剂型和进口。

仿制药的申报与审批　仿制药申请人应当是药品生产企业，其申请的药品应当与药品生产许可证载明的生产范围一致。仿制药应当与被仿制药具有同样的活性成分、给药途径、剂型、规格和相同的治疗作用。已有多家企业生产的品种，应当参照有关技术指导原则选择被仿制药进行对照研究。

进口药品的申报与审批 进口药品的注册包括一般药品进口的注册和药品分包装进口的注册。

进口药品的注册 申请进口的药品，应当获得境外制药厂商所在生产国家或者地区的上市许可；未在生产国家或者地区获得上市许可，但经国家食品药品监督管理局确认该药品安全、有效而且临床需要的，可以批准进口。申请进口的药品，其生产应当符合所在国家或者地区药品生产质量管理规范及中国《药品生产质量管理规范》的要求。

进口药品分包装的注册 进口药品分包装，是指药品已在境外完成最终制剂生产过程，在境内由大包装规格改为小包装规格，或者对已完成内包装的药品进行外包装、放置说明书、粘贴标签等。进口分包装的药品应当执行进口药品注册标准。

境外制药厂商应当与境内药品生产企业签订进口药品分包装合同，并填写药品补充申请表。国家食品药品监督管理局对符合规定的，发给药品补充申请批件和药品批准文号。提供药品的境外制药厂商应当对分包装后药品的质量负责。

非处方药的申报 申请仿制的药品属于按非处方药管理的，申请人应当在药品注册申请表的“附加申请事项”中标注非处方药项。申请仿制的药品属于同时按处方药和非处方药管理的，申请人可以选择按照处方药或者非处方药的要求提出申请。非处方药的注册申请，其药品说明书和包装标签应当符合非处方药的有关规定。进口的药品属于非处方药的，适用进口药品的申报和审批程序，其技术要求与境内生产的非处方药相同。

补充申请的申报与审批 变更研制新药、生产药品和进口药品已获批准证明文件及其附件中载明事项的，应当提出补充申请。申请人应当参照相关技术指导原则，评估其变更对药品安全性、有效性和质量可控性的影响，并进行相应的技术研究工作。

药品再注册 国家食品药品监督管理局核发的药品批准文号、进口药品注册证或者医药产品注册证的有效期为5年。有效期届满，需要继续生产或者进口的，申请人应当在有效期届满前6个月申请再注册。

药品注册检验 药品注册检验，包括样品检验和药品标准复核。药品注册检验由中国药品生物制品检定所或者省、自治区、直辖市药品检验所承担。进口药品的注册检验由中国药品生物制品检定所组织实施。

药品注册标准 国家食品药品监督管理局批准给申请人特定药品的标准，生产该药品的药品生产企业必须执行该注册标准。药品注册标准不得低于中国药典的规定。药品注册标准的项目及其检验方法的设定，应当符合中国药典的基本要求、国家食品药品监督管理局发布的技术指导原则及国家药品标准编写原则。

药品名称与标示 申请注册药品的名称、说明书和标签应当符合国家食品药品监督管理局的规定。申请人应当对药品说明书和标签的科学性、规范性与准确性负责。申请人应当跟踪药品上市后的安全性和有效性情况，及时提出修改药品说明书的补充申请。申请人应当按照国家食品药品监督管理局规定的格式和要求、根据核准的内容印制说明书和标签。

时限 药品监督管理部门应当遵守《中华人民共和国药品管理法》《中华人民共和国行政许可法》《中华人民共和国药品管理法实施条例》规定的药品注册时限要求。药品注册检验、审评工作时间应当按照此办法的规定执行。有特殊原因需要延长时间的，应当说明理由，报国家食品药品监督管理局批准并告知申请人。

复审 有下列情形之一的，国家食品药品监督管理局不予批准：①不同申请人提交的研究资料、数据相同或者雷同，且无正当理由的。②在注册过程中发现申报资料不真实，申请人不能证明其申报资料真实的。③研究项目设计和实施不能支持对其申请药品的安全性、有效性、质量可控性进行评价的。④申报资料显示其申请药品安全性、有效性、质量可控性等存在较大缺陷的。⑤未能在规定的时限内补充资料的。⑥原料药来源不符合规定的。⑦生产现场检查或者样品检验结果不符合规定的。⑧法律法规规定的不应当批准的其他情形。

（顾加栋）

Yàopǐn Shuōmíngshū Hé Biāoqiān Guǎnlǐ Guīdìng

《药品说明书和标签管理规定》（*Provisions on the Administration of Drug Instructions and Labels*）

国家食品药品监督管理局颁布的规范药品说明书及标签管理的部门规章。此规定于2006年3月10日经国家食品药品监督管理局局务会审议通过，2006年3月15日国家食品药品监督管理局第24号令公布，自2006年6月1日起施行。国家药品监督管理局2000年10月15日发布的《药品包装、标签和说明书管理规定（暂行）》同时废止。

基本要求　药品说明书和标签由国家食品药品监督管理局予以核准。药品的标签应当以说明书为依据，其内容不得超出说明书的范围，不得印有暗示疗效、误导使用和不适当宣传产品的文字和标识。药品包装必须按照规定印有或者贴有标签，不得夹带其他任何介绍或者宣传产品、企业的文字、音像及其他资料。药品生产企业生产供上市销售的最小包装必须附有说明书。药品说明书和标签的文字表述应当科学、规范、准确。非处方药说明书还应当使用容易理解的文字表述，以便患者自行判断、选择和使用。

警示语使用　出于保护公众健康和指导正确合理用药的目的，药品生产企业可以主动提出在药品说明书或者标签上加注警示语，国家食品药品监督管理局也可以要求药品生产企业在说明书或者标签上加注警示语。

说明书内容　药品说明书应当包含药品安全性、有效性的重要科学数据、结论和信息，用以指导安全、合理使用药品。药品说明书应当列出全部活性成分或者组方中的全部中药药味。注射剂和非处方药还应当列出所用的全部辅料名称。药品处方中含有可能引起严重不良反应的成分或者辅料的，应当予以说明。药品说明书应当充分包含药品不良反应信息，详细注明药品不良反应。

说明书修改　药品生产企业应当主动跟踪药品上市后的安全性、有效性情况，需要对药品说明书进行修改的，应当及时提出申请。根据药品不良反应监测、药品再评价结果等信息，国家食品药品监督管理局也可以要求药品生产企业修改药品说明书。

内标签　药品内标签指直接接触药品的包装的标签。药品的内标签应当包含药品通用名称、适应证或者功能主治、规格、用法用量、生产日期、产品批号、有效期、生产企业等内容。包装尺寸过小无法全部标明上述内容的，至少应当标注药品通用名称、规格、产品批号、有效期等内容。

外标签　药品外标签指内标签以外的其他包装的标签。药品外标签应当注明药品通用名称、成分、性状、适应证或者功能主治、规格、用法用量、不良反应、禁忌、注意事项、贮藏、生产日期、产品批号、有效期、批准文号、生产企业等内容。适应证或者功能主治、用法用量、不良反应、禁忌、注意事项不能全部注明的，应当标出主要内容并注明“详见说明书”字样。用于运输、储藏的包装的标签，至少应当注明药品通用名称、规格、贮藏、生产日期、产品批号、有效期、批准文号、生产企业，也可以根据需要注明包装数量、运输注意事项或者其他标记等必要内容。

原料药标签　原料药的标签应当注明药品名称、贮藏、生产日期、产品批号、有效期、执行标准、批准文号、生产企业，同时还需注明包装数量及运输注意事项等必要内容。

标签颜色　同一药品生产企业生产的同一药品，药品规格和包装规格均相同的，其标签的内容、格式及颜色必须一致；药品规格或者包装规格不同的，其标签应当明显区别或者规格项明显标注。同一药品生产企业生产的同一药品，分别按处方药与非处方药管理的，两者的包装颜色应当明显区别。

有效期标注　药品标签中的有效期应当按照年、月、日的顺序标注，年份用四位数字表示，月、日用两位数表示。其具体标注格式为“有效期至XXXX年XX月”或者“有效期至XXXX年XX月XX日”；也可以用数字和其他符号表示为“有效期至XXXX. XX.”或者“有效期至XXXX/XX/XX”等。

药品名称使用　药品说明书和标签中标注的药品名称必须符合国家食品药品监督管理局公布的药品通用名称和商品名称的命名原则，并与药品批准证明文件的相应内容一致。

注册商标使用　药品说明书和标签中禁止使用未经注册的商标及其他未经国家食品药品监督管理局批准的药品名称。

法律责任　药品说明书和标签不符合本规定的，按照《中华人民共和国药品管理法》的相关规定进行处罚。

（顾加栋）

Yàopǐn Jīngyíng Xǔkězhèng Guǎnlǐ Bànfǎ

《药品经营许可证管理办法》

（*Measures for the Administration of Pharmaceutical Trade License*）　国家食品药品监督管理局关于药品经营许可证管理的部门规章。此办法于2004年1月2日经国家食品药品监督管理局局务会审议通过，2004年2月4日国家食品药品监督管理局第6号令发布，自2004年4月1日起施行。

载明事项　药品经营许可证应当载明企业名称、法定代表人或企业负责人姓名、经营方式、经营范围、注册地址、仓库地址、药品经营许可证证号、流水号、发证机关、发证日期、有效期限等项目。

行政管理分工 国家食品药品监督管理局主管全国药品经营许可的监督管理工作。省、自治区、直辖市（食品）药品监督管理部门负责本辖区内药品批发企业药品经营许可证发证、换证、变更和日常监督管理工作，并指导和监督下级（食品）药品监督管理机构开展药品经营许可证的监督管理工作。设区的市级（食品）药品监督管理机构或省、自治区、直辖市（食品）药品监督管理部门直接设置的县级（食品）药品监督管理机构负责本辖区内药品零售企业药品经营许可证发证、换证、变更和日常监督管理等工作。

申领条件 开办药品批发及零售企业应当符合相应的人员、设施及设备条件。

批发企业 按照《中华人民共和国药品管理法》第十四条规定，开办药品批发企业，应符合省、自治区、直辖市药品批发企业合理布局的要求，并符合以下设置标准：①具有保证所经营药品质量的规章制度。②企业、企业法定代表人或企业负责人、质量管理负责人无《药品管理法》第七十六条、第八十三条规定的情形。③具有与经营规模相适应的一定数量的执业药师。质量管理负责人具有大学以上学历，且必须是执业药师。④具有能够保证药品储存质量要求的、与其经营品种和规模相适应的常温库、阴凉库、冷库。仓库中具有适合药品储存的专用货架和实现药品入库、传送、分检、上架、出库现代物流系统的装置和设备。⑤具有独立的计算机管理信息系统，能覆盖企业内药品的购进、储存、销售，以及经营和质量控制的全过程；能全面记录企业经营管理及实施《药品经营质量管理规范》方面的信息；符合《药品经营质量管理规范》对药品经营各环节的要求，并具有可以实现接受当地（食品）药品监管部门（机构）监管的条件。⑥具有符合《药品经营质量管理规范》对药品营业场所及辅助、办公用房，以及仓库管理、仓库内药品质量安全保障和进出库、在库储存与养护方面的条件。国家对经营麻醉药品、精神药品、医疗用毒性药品、预防性生物制品另有规定的，从其规定。

零售企业 开办药品零售企业，应符合当地常住人口数量、地域、交通状况和实际需要的要求，符合方便群众购药的原则，并符合以下设置规定：①具有保证所经营药品质量的规章制度。②具有依法经过资格认定的药学技术人员；经营处方药、甲类非处方药的药品零售企业，必须配有执业药师或者其他依法经过资格认定的药学技术人员。质量负责人应有1年以上（含1年）药品经营质量管理工作经验。经营乙类非处方药的药品零售企业，以及农村乡镇以下地区设立药品零售企业的，应当按照《药品管理法实施条例》第十五条的规定配备业务人员，有条件的应当配备执业药师。企业营业时间，以上人员应当在岗。③企业、企业法定代表人、企业负责人、质量负责人无《药品管理法》第七十六条、第八十三条规定情形的。④具有与所经营药品相适应的营业场所、设备、仓储设施及卫生环境。在超市等其他商业企业内设立零售药店的，必须具有独立的区域。⑤具有能够配备满足当地消费者所需药品的能力，并能保证24小时供应。药品零售企业应备有的国家基本药物品种数量由各省、自治区、直辖市（食品）药品监督管理部门结合当地具体情况确定。国家对经营麻醉药品、精神药品、医疗用毒性药品、预防性生物制品另有规定的，从其规定。

药品经营企业经营范围 包括麻醉药品、精神药品、医疗用毒性药品，生物制品，中药材、中药饮片、中成药、化学原料药及其制剂、抗生素原料药及其制剂、生化药品。从事药品零售的，应先核定经营类别，确定申办人经营处方药或非处方药、乙类非处方药的资格，并在经营范围中予以明确，再核定具体经营范围。

申领程序 主要包括申办人向相关（食品）药品监督管理部门提出筹建申请，并提交相关材料，（食品）药品监督管理部门依法定对申报材料进行审查，作出是否同意筹建的决定，申办人筹建后提出验收申请，（食品）药品监督管理部门验收发证等步骤。

（食品）药品监督管理部门（机构）对申办人的申请进行审查时，发现行政许可事项直接关系到他人重大利益的，应当告知该利害关系人。受理部门应当听取申办人、利害关系人的陈述和申辩。依法应当听证的，按照法律规定举行听证。

变更 药品经营许可证变更分为许可事项变更和登记事项变更。

药品经营企业变更药品经营许可证许可事项的，应当在原许可事项发生变更30日前，向原发证机关申请药品经营许可证变更登记。申请许可事项变更的，由原发证部门按照此办法规定的条件验收合格后，方可办理变更手续。药品经营企业依法变更药品经营许可证的许可事项后，应依法向工商行政管理部门办理企业注册登记的有关变更手续。

换发 药品经营许可证有效期为5年。有效期届满，需要继续经营药品的，持证企业应在有效期届满前6个月内，向原发证机关申请换发药品经营许可证。

监督检查 （食品）药品监督管理部门（机构）应加强对药品经营许可证持证企业的监督检查，持证企业应当按此办法规定接受监督检查。有下列情形之一的，药品经营许可证由原发证机关注销：①药品经营许可证有效期届满未换证的。②药品经营企业终止经营药品或者关闭的。③药品经营许可证被依法撤销、撤回、吊销、收回、缴销或者宣布无效的。④不可抗力导致药品经营许可证的许可事项无法实施的。⑤法律、法规规定的应当注销行政许可的其他情形。

（顾加栋）

Yàopǐn Zhàohuí Guǎnlǐ Bànfǎ

《药品召回管理办法》

（*Measures for the Administration of Drug Recall*） 国家食品药品监督管理局颁布的关于药品召回及其管理的部门规章。此办法于2007年12月6日经国家食品药品监督管理局局务会审议通过，2007年12月10日公布并施行。

药品召回 药品生产企业（包括进口药品的境外制药厂商，下同）按照规定的程序收回已上市销售的存在安全隐患的药品。所谓安全隐患，是指由于研发、生产等原因可能使药品具有的危及人体健康和生命安全的不合理危险。

根据药品安全隐患的严重程度，药品召回分为三级。①一级召回：使用该药品可能引起严重健康危害的。②二级召回：使用该药品可能引起暂时的或者可逆的健康危害的。③三级召回：使用该药品一般不会引起健康危害，但由于其他原因需要收回的。

召回义务承担主体 药品生产企业应当按照此办法的规定建立和完善药品召回制度，收集药品安全的相关信息，对可能具有安全隐患的药品进行调查、评估，召回存在安全隐患的药品。

药品经营企业、使用单位应当协助药品生产企业履行召回义务，按照召回计划的要求及时传达、反馈药品召回信息，控制和收回存在安全隐患的药品。

其他主体协助义务 药品经营企业、使用单位发现其经营、使用的药品存在安全隐患的，应当立即停止销售或者使用该药品，通知药品生产企业或者供货商，并向药品监督管理部门报告。

行政管理分工 召回药品的生产企业所在地省、自治区、直辖市药品监督管理部门负责药品召回的监督管理工作，其他省、自治区、直辖市药品监督管理部门应当配合、协助做好药品召回的有关工作。国家食品药品监督管理局监督全国药品召回的管理工作。

国家食品药品监督管理局和省、自治区、直辖市药品监督管理部门应当建立药品召回信息公开制度，采用有效途径向社会公布存在安全隐患的药品信息和药品召回的情况。

主动召回 药品生产企业应当对收集的信息进行分析，对可能存在安全隐患的药品按照此办法的要求进行调查评估，发现药品存在安全隐患的，应当决定召回。进口药品的境外制药厂商在境外实施药品召回的，应当及时报告国家食品药品监督管理局；在境内进行召回的，由进口单位按照此办法的规定负责具体实施。

药品生产企业对召回药品的处理应当有详细的记录，并向药品生产企业所在地省、自治区、直辖市药品监督管理部门报告。必须销毁的药品，应当在药品监督管理部门监督下销毁。

责令召回 药品监督管理部门经过调查评估，认为存在此办法第四条所称的安全隐患，药品生产企业应当召回药品而未主动召回的，应当责令药品生产企业召回药品。必要时，药品监督管理部门可以要求药品生产企业、经营企业和使用单位立即停止销售和使用该药品。

药品监督管理部门作出责令召回决定，应当将责令召回通知书送达药品生产企业。药品生产企业在收到责令召回通知书后，应当按照此办法规定通知药品经营企业和使用单位，制定、提交召回计划，并组织实施。药品生产企业应当按照此办法的规定向药品监督管理部门报告药品召回的相关情况，进行召回药品的后续处理。

法律责任 药品监督管理部门确认药品生产企业因违反法律、法规、规章规定造成上市药品存在安全隐患，依法应当给予行政处罚，但该企业已经采取召回措施主动消除或者减轻危害后果的，依照《行政处罚法》的规定从轻或者减轻处罚；违法行为轻微并及时纠正，没有造成危害后果的，不予处罚。

药品生产企业违反此办法规定，发现药品存在安全隐患而不主动召回药品的，责令召回药品，并处应召回药品货值金额3倍的罚款；造成严重后果的，由原发证部门撤销药品批准证明文件，直至吊销药品生产许可证。

药品生产企业违反此办法规定，拒绝召回药品的，处应召回药品货值金额3倍的罚款；造成严重后果的，由原发证部门撤销药品批准证明文件，直至吊销药品生产许可证。

药品经营企业、使用单位违反此办法第六条规定的，责令停止销售和使用，并处1000元以上5万元以下罚款；造成严重后果的，由原发证部门吊销药品经营许可证或者其他许可证。

（顾加栋）

Chǔfāngyào Yǔ Fēichǔfāngyào Fēnlèi Guǎnlǐ Bànfǎ（shìxíng）

《处方药与非处方药分类管理办法》（试行）

[*Provisions on the Category Administration of Prescription Drugs and Non-prescription Drugs*（*trial*）] 规范处方药与非处方药分类管理的部门规章。为保障人民用药安全有效、使用方便，1999年6月18日国家药品监督管理局发布了《处方药与非处方药分类管理办法》（试行）（局令第10号），并决定自2000年1月1日起施行。

分类管理原则 根据药品品种、规格、适应证、剂量及给药途径不同，对药品分别按处方药与非处方药进行管理。处方药必须凭执业医师或执业助理医师处方才可调配、购买和使用；非处方药不需要凭执业医师或执业助理医师处方即可自行判断、购买和使用。

管理分工 国务院药品监督管理部门负责处方药与非处方药分类管理办法的制定。各级药品监督管理部门负责辖区内处方药与非处方药分类管理的组织实施和监督管理。

国务院药品监督管理部门负责非处方药目录的遴选、审批、发布和调整工作。

经营资质 处方药、非处方药生产企业必须具有药品生产企业许可证，其生产品种必须取得药品批准文号。

非处方药标签和说明书 非处方药标签和说明书除符合规定外，用语应当科学、易懂，便于消费者自行判断、选择和使用。非处方药的标签和说明书必须经国务院药品监督管理部门批准。

非处方药包装 非处方药的包装必须印有国家指定的非处方药专有标识，必须符合质量要求，方便储存、运输和使用。每个销售基本单元包装必须附有标签和说明书。

非处方药分类及经营 根据药品的安全性，非处方药分为甲、乙两类。

经营处方药、非处方药的批发企业和经营处方药、甲类非处方药的零售企业，必须具有药品经营企业许可证。经省级药品监督管理部门或其授权的药品监督管理部门批准的其他商业企业，可以零售乙类非处方药。零售乙类非处方药的商业企业必须配备专职的具有高中以上文化程度，经专业培训后，由省级药品监督管理部门或其授权的药品监督管理部门考核合格并且取得上岗证的人员。

非处方药使用 医疗机构根据医疗需要可以决定或推荐使用非处方药。消费者有权自主选购非处方药，并须按非处方药标签和说明书所示内容使用。

广告管理 处方药只准在专业性医药报刊进行广告宣传，非处方药经审批可以在大众传播媒介进行广告宣传。

（顾加栋）

Yàopǐn Liútōng Jiāndū Guǎnlǐ Bànfǎ

《药品流通监督管理办法》

（*Provisions for Supervision of Drug Distribution*） 规范药品流通及其监督管理活动的部门规章。

立法沿革 为加强药品监督管理，规范药品流通秩序，保证药品质量，早在1999年国家药品监督管理局就制定并施行了《药品流通监督管理办法（暂行）》（第7号局令）。在总结暂行办法执行中的相关经验的基础之上，立足药物流通实践的新情况，2007年1月31日，国家食品药品监督管理局第26号令颁布了新的《药品流通监督管理办法》。该办法自2007年5月1日起施行，原暂行办法同时废止。

药品企业购销药品的监督管理 药品生产经营企业对其药品购销行为负责，对其销售人员或设立的办事机构以本企业名义从事药品购销行为承担法律责任。

销售限制 药品生产、经营企业不得在经药品监督管理部门核准的地址以外的场所储存或者现货销售药品。药品生产企业只能销售本企业生产的药品，不得销售本企业受委托生产的或者他人生产的药品。

资料提供 药品生产企业、药品批发企业销售药品时，应当提供下列资料：①加盖本企业原印章的药品生产许可证或药品经营许可证和营业执照的复印件。②加盖本企业原印章的所销售药品的批准证明文件复印件。③销售进口药品的，按照国家有关规定提供相关证明文件。药品生产企业、药品批发企业派出销售人员销售药品的，除上述规定的资料外，还应当提供加盖本企业原印章的授权书复印件。授权书原件应当载明授权销售的品种、地域、期限，注明销售人员的身份证号码，并加盖本企业原印章和企业法定代表人印章（或者签名）。销售人员应当出示授权书原件及本人身份证原件，供药品采购方核实。

资料索取　药品生产、经营企业采购药品时，应按此办法规定索取、查验、留存供货企业有关证件、资料，按此办法第十一条规定索取、留存销售凭证。药品生产、经营企业按照本条前款规定留存的资料和销售凭证，应当保存至超过药品有效期1年，但不得少于3年。

药品零售　药品零售企业应当按照国家食品药品监督管理局药品分类管理规定的要求，凭处方销售处方药。经营处方药和甲类非处方药的药品零售企业，执业药师或者其他依法经资格认定的药学技术人员不在岗时，应当挂牌告知，并停止销售处方药和甲类非处方药。

医疗机构药品管理　医疗机构应当按规定购进、储存和使用药品。医疗机构设置的药房，应当具有与所使用药品相适应的场所、设备、仓储设施和卫生环境，配备相应的药学技术人员，并设立药品质量管理机构或者配备质量管理人员，建立药品保管制度。

药品购进　医疗机构购进药品，必须建立并执行进货检查验收制度，并建有真实完整的药品购进记录。药品购进记录必须注明药品的通用名称、生产厂商（中药材标明产地）、剂型、规格、批号、生产日期、有效期、批准文号、供货单位、数量、价格、购进日期。药品购进记录必须保存至超过药品有效期1年，但不得少于3年。

药品提供　医疗机构和计划生育技术服务机构不得未经诊疗直接向患者提供药品。医疗机构不得采用邮售、互联网交易等方式直接向公众销售处方药。

法律责任　有下列情形之一的，责令限期改正，给予警告；逾期不改正的，处以5000元以上2万元以下的罚款：①药品生产、经营企业违反此办法第六条规定的。②药品生产、批发企业违反此办法第十一条第一款规定的。③药品生产、经营企业违反此办法第十二条，未按照规定留存有关资料、销售凭证的。除上述情形以外，药品生产、经营企业及医疗机构有违反此办法规定的，也应当承担相应的行政责任。构成犯罪的，依法追究刑事责任。

（顾加栋）

Yīliáo Jīgòu Zhìjì Pèizhì Jiāndū Guǎnlǐ Bànfǎ（shìxíng）

《医疗机构制剂配制监督管理办法》（试行）［*Provisions on the Monitoring and Administration of Drug Preparation in Medical Institutions*（*trial*）］　规范医疗机构制剂配制及其监督管理的部门规章。

立法沿革　《医疗机构制剂配制监督管理办法》（试行）于2005年3月22日经国家食品药品监督管理局局务会审议通过，2005年4月14日国家食品药品监督管理局第18号令予以公布，自2005年6月1日起施行。立法目的在于加强医疗机构制剂配制的监督管理，保证《中华人民共和国药品管理法》的贯彻实施。

监督管理分工　医疗机构制剂配制监督管理是指（食品）药品监督管理部门依法对医疗机构制剂配制条件和配制过程等进行审查、许可、检查的监督管理活动。国家食品药品监督管理局负责全国医疗机构制剂配制的监督管理工作。省、自治区、直辖市（食品）药品监督管理部门负责本辖区医疗机构制剂配制的监督管理工作。

基本条件　医疗机构配制制剂，必须具有能够保证制剂质量的人员、设施、检验仪器、卫生条件和管理制度。

审批程序　医疗机构设立制剂室的，应当向所在地省、自治区、直辖市（食品）药品监督管理部门提交相关材料。省、自治区、直辖市（食品）药品监督管理部门应当自收到申请之日起30个工作日内，按照国家食品药品监督管理局制定的《医疗机构制剂许可证验收标准》组织验收。验收合格的，予以批准，并自批准决定作出之日起10个工作日内向申请人核发医疗机构制剂许可证；验收不合格的，作出不予批准的决定，书面通知申请人并说明理由。省、自治区、直辖市（食品）药品监督管理部门验收合格后，应当自颁发医疗机构制剂许可证之日起20个工作日内，将有关情况报国家食品药品监督管理局备案。

医疗机构制剂许可证　医疗机构制剂许可证分正本和副本。正、副本具有同等法律效力，有效期为5年。医疗机构制剂许可证有效期届满需要继续配制制剂的，医疗机构应当在有效期届满前6个月，向原发证机关申请换发医疗机构制剂许可证。

中药制剂委托配制　经省、自治区、直辖市（食品）药品监督管理部门批准，具有医疗机构制剂许可证且取得制剂批准文号，并属于“医院”类别的医疗机构的中药制剂，可以委托本省、自治区、直辖市内取得医疗机构制剂许可证的医疗机构或者取得《药品生产质量管理规范》认证证书的药品生产企业配制制剂。委托配制的制剂剂型应当与受托方持有的医疗机构制剂许可证或者《药品生产质量管理规范》认证证书所载明的范围一致。

监督检查 省、自治区、直辖市（食品）药品监督管理部门负责本辖区内医疗机构制剂配制的监督检查工作，应当建立实施监督检查的运行机制和管理制度，确定设区的市级（食品）药品监督管理机构和县级（食品）药品监督管理机构的监督检查职责。国家食品药品监督管理局可以根据需要组织对医疗机构制剂配制进行监督检查，同时对省、自治区、直辖市（食品）药品监督管理部门的监督检查工作情况进行监督和抽查。

法律责任 申请人隐瞒有关情况或者提供虚假材料申请医疗机构制剂许可证的，省、自治区、直辖市（食品）药品监督管理部门不予受理或者不予批准，并给予警告，申请人在1年内不得再申请；申请人提供虚假材料取得医疗机构制剂许可证的，省、自治区、直辖市（食品）药品监督管理部门应当吊销其医疗机构制剂许可证，并处1万元以上3万元以下的罚款，申请人在5年内不得再申请。

（顾加栋）

Yīliáo Jīgòu Yàoshì Guǎnlǐ Guīdìng

《医疗机构药事管理规定》

（*Regulations on Drug Services in Medical Institutions*） 卫生部、国家中医药管理局、总后勤部2011年1月13日联合发布，规范医疗机构药事活动的部门规章。此办法所称医疗机构药事管理是指医疗机构内以医院药学为基础，以临床药学为核心，促进临床科学、合理用药的药学技术服务和相关的药品管理工作。

管理分工 国务院卫生行政部门、国家中医药管理局负责全国医疗机构药事管理工作的监督管理。县级以上地方卫生行政部门、中医药行政部门负责本行政区域内医疗机构药事管理工作的监督管理。军队卫生行政部门负责军队医疗机构药事管理工作的监督管理。

组织设置 主要包括药事管理与药物治疗学委员会（组）及药学部门。

药事管理与药物治疗学委员会（组） 二级以上医院应当设立药事管理与药物治疗学委员会；其他医疗机构应当成立药事管理与药物治疗学组。二级以上医院药事管理与药物治疗学委员会委员由具有高级技术职务任职资格的药学、临床医学、护理和医院感染管理、医疗行政管理等人员组成。成立医疗机构药事管理与药物治疗学组的医疗机构由药学、医务、护理、医院感染、临床科室等部门负责人和具有药师、医师以上专业技术职务任职资格人员组成。医疗机构负责人任药事管理与药物治疗学委员会（组）主任委员，药学和医务部门负责人任药事管理与药物治疗学委员会（组）副主任委员。

药学部门 医疗机构应当根据本机构功能、任务、规模设置相应的药学部门，配备和提供与药学部门工作任务相适应的专业技术人员、设备和设施。三级医院设置药学部，并可根据实际情况设置二级科室；二级医院设置药剂科；其他医疗机构设置药房。

药物临床应用管理 药物临床应用管理是对医疗机构临床诊断、预防和治疗疾病用药全过程实施监督管理。医疗机构应当遵循安全、有效、经济的合理用药原则，尊重患者对药品使用的知情权和隐私权。医疗机构应当建立药品不良反应、用药错误和药品损害事件监测报告制度。医疗机构临床科室发现药品不良反应、用药错误和药品损害事件后，应当积极救治患者，立即向药学部门报告，并做好观察与记录。医疗机构应当按照国家有关规定向相关部门报告药品不良反应，用药错误和药品损害事件应当立即向所在地县级卫生行政部门报告。

药剂管理 医疗机构应当根据《国家基本药物目录》《处方管理办法》《中国国家处方集》《药品采购供应质量管理规范》等制订本机构《药品处方集》和《基本用药供应目录》，编制药品采购计划，按规定购入药品。

医疗机构临床使用的药品应当由药学部门统一采购供应。经药事管理与药物治疗学委员会（组）审核同意，核医学科可以购用、调剂本专业所需的放射性药品。其他科室或者部门不得从事药品的采购、调剂活动，不得在临床使用非药学部门采购供应的药品。

药学专业技术人员应当严格按照《中华人民共和国药品管理法》《处方管理办法》、药品调剂质量管理规范等法律、法规、规章制度和技术操作规程，认真审核处方或者用药医嘱，经适宜性审核后调剂配发药品。发出药品时应当告知患者用法用量和注意事项，指导患者合理用药。为保障患者用药安全，除药品质量原因外，药品一经发出，不得退换。

医疗机构应当制订和执行药品保管制度，定期对库存药品进行养护与质量检查。药品库的仓储条件和管理应当符合药品采购供应质量管理规范的有关规定。

药学专业技术人员配置与管理　医疗机构药学专业技术人员按照有关规定取得相应的药学专业技术职务任职资格。医疗机构直接接触药品的药学人员，应当每年进行健康检查。患有传染病或者其他可能污染药品的疾病的，不得从事直接接触药品的工作。

临床药师　医疗机构应当根据本机构性质、任务、规模配备适当数量临床药师，三级医院临床药师不少于5名，二级医院临床药师不少于3名。临床药师应当具有高等学校临床药学专业或者药学专业本科毕业以上学历，并应当经过规范化培训。

培训与管理　医疗机构应当加强对药学专业技术人员的培养、考核和管理，制订培训计划，组织药学专业技术人员参加毕业后规范化培训和继续医学教育，将完成培训及取得继续医学教育学分情况，作为药学专业技术人员考核、晋升专业技术职务任职资格和专业岗位聘任的条件之一。

监督管理　县级以上地方卫生、中医药行政部门应当加强对医疗机构药事管理工作的监督与管理。县级以上地方卫生、中医药行政部门应当定期对医疗机构药事管理工作进行监督检查。

（顾加栋）

Yàopǐn Bùliángfǎnyìng Bàogào Hé Jiāncè Guǎnlǐ Bànfǎ

《药品不良反应报告和监测管理办法》（*Regulations on Drug Adverse Event Reporting and Monitoring*）　规范药物不良反应报告和监测活动的部门规章。

立法沿革　为了加强上市药品的安全监管，规范药品不良反应报告和监测的管理，保障公众用药安全，国家药品监督管理局和卫生部于1999年11月26日联合发布的《药品不良反应监测管理办法（试行）》。2004年3月4日，卫生部、国家食品药品监督管理局在对相关规定进一步完善的基础上联合发布了《药品不良反应报告和监测管理办法》。2011年5月4日，卫生部针对既往药品不良反应报告和检测中暴露的缺陷和不足，对此办法进行了修订。修订后于2011年7月1日实施。

报告主体　国家实行药品不良反应报告制度。药品生产企业（包括进口药品的境外制药厂商）、药品经营企业、医疗机构应当按照规定报告所发现的药品不良反应。

管理分工　国家食品药品监督管理局主管全国的药品不良反应报告和监测工作，地方各级药品监督管理部门主管本行政区域内的药品不良反应报告和监测工作。各级卫生行政部门负责本行政区域内的医疗机构与实施药品不良反应报告制度有关的管理工作。地方各级药品监督管理部门应当建立健全药品不良反应的监测机构，负责本行政区域内的药品不良反应报告和监测的技术工作。

报告与处置　药品生产、经营企业和医疗机构获知或者发现可能与用药有关的不良反应，应当通过国家药品不良反应监测信息网络报告；不具备在线报告条件的，应当通过纸质报表报所在地药品不良反应监测机构，由所在地药品不良反应监测机构代为在线报告。各级药品不良反应监测机构应当对本行政区域内的药品不良反应报告和监测资料进行评价和管理。

个例药品不良反应　药品生产、经营企业和医疗机构应当主动收集药品不良反应，获知或者发现药品不良反应后应当详细记录、分析和处理，填写药品不良反应/事件报告表并报告。药品生产、经营企业和医疗机构发现或者获知新的、严重的药品不良反应应当在15日内报告，其中死亡病例须立即报告；其他药品不良反应应当在30日内报告。有随访信息的，应当及时报告。

药品群体不良事件　药品生产、经营企业和医疗机构获知或者发现药品群体不良事件后，应当立即通过电话或者传真等方式报所在地的县级药品监督管理部门、卫生行政部门和药品不良反应监测机构，必要时可以越级报告；同时填写药品群体不良事件基本信息表，对每一病例还应当及时填写药品不良反应/事件报告表，通过国家药品不良反应监测信息网络报告。

药品生产企业获知药品群体不良事件后应当立即开展调查，详细了解药品群体不良事件的发生、药品使用、患者诊治，以及药品生产、储存、流通、既往类似不良事件等情况，在7日内完成调查报告，报所在地省级药品监督管理部门和药品不良反应监测机构；同时迅速开展自查，分析事件发生的原因，必要时应当暂停生产、销售、使用和召回相关药品，并报所在地省级药品监督管理部门。

药品经营企业发现药品群体不良事件应当立即告知药品生产企业，同时迅速开展自查，必要时应当暂停药品的销售，并协助药品生产企业采取相关控制措施。

医疗机构发现药品群体不良事件后应当积极救治患者，迅速开展临床调查，分析事件发生的原因，必要时可采取暂停药品的使用等紧急措施。

境外发生的严重药品不良反应 进口药品和国产药品在境外发生的严重药品不良反应（包括自发报告系统收集的、上市后临床研究发现的、文献报道的），药品生产企业应当填写境外发生的药品不良反应/事件报告表，自获知之日起30日内报送国家药品不良反应监测中心。国家药品不良反应监测中心要求提供原始报表及相关信息的，药品生产企业应当在5日内提交。

定期安全性更新报告 药品生产企业应当对本企业生产药品的不良反应报告和监测资料进行定期汇总分析，汇总国内外安全性信息，进行风险和效益评估，撰写定期安全性更新报告。

药品重点监测 药品生产企业应当经常考察本企业生产药品的安全性，对新药监测期内的药品和首次进口5年内的药品，应当开展重点监测，并按要求对监测数据进行汇总、分析、评价和报告；对本企业生产的其他药品，应当根据安全性情况主动开展重点监测。省级以上药品监督管理部门根据药品临床使用和不良反应监测情况，可以要求药品生产企业对特定药品进行重点监测；必要时，也可以直接组织药品不良反应监测机构、医疗机构和科研单位开展药品重点监测。

评价与控制 药品生产企业应当对收集到的药品不良反应报告和监测资料进行分析、评价，并主动开展药品安全性研究。药品生产企业对已确认发生严重不良反应的药品，应当通过各种有效途径将药品不良反应、合理用药信息及时告知医务人员、患者和公众；采取修改标签和说明书，暂停生产、销售、使用和召回等措施，减少和防止药品不良反应的重复发生。对不良反应大的药品，应当主动申请注销其批准证明文件。

信息管理 各级药品不良反应监测机构应当对收到的药品不良反应报告和监测资料进行统计和分析，并以适当形式反馈。国家药品不良反应监测中心应当根据对药品不良反应报告和监测资料的综合分析和评价结果，及时发布药品不良反应警示信息。省级以上药品监督管理部门应当定期发布药品不良反应报告和监测情况。

法律责任 药品生产企业有此办法规定情形之一的，由所在地药品监督管理部门给予警告，责令限期改正，可以并处5000元以上3万元以下的罚款。药品经营企业有此办法规定情形之一的，由所在地药品监督管理部门给予警告，责令限期改正；逾期不改的，处3万元以下的罚款。医疗机构有此办法规定情形之一的，由所在地卫生行政部门给予警告，责令限期改正；逾期不改的，处3万元以下的罚款。情节严重并造成严重后果的，由所在地卫生行政部门对相关责任人给予行政处分；各级药品监督管理部门、卫生行政部门和药品不良反应监测机构及其有关工作人员在药品不良反应报告和监测管理工作中违反此办法，造成严重后果的，依照有关规定给予行政处分。

（顾加栋）

Xuèyè Jí Xuèyè Zhìpǐn Guǎnlǐ Fǎlǜ Zhìdù

血液及血液制品管理法律制度（legal system for the administration of blood and blood products） 规范公民献血及血站采供血活动，保证医疗临床用血和血液制品安全，保护公民的身体健康活动中产生各种社会关系的法律规范的总和。

为加强血液及血液制品管理，中国制定了一系列的法律规范。1978年，国务院批转了卫生部《关于加强输血工作的请示报告》；1996年，国务院发布了《血液制品管理条例》。1997年，全国人大常委会通过了《中华人民共和国献血法》（以下简称《献血法》），明确规定中国实行无偿献血制度，保证医疗临床用血需要和安全，保障献血者和用血者身体健康，发扬人道主义精神，促进社会主义物质文明和精神文明建设。随后卫生部根据《献血法》先后制定发布了《脐带血造血干细胞库管理办法（试行）》（1999年）、《临床输血技术规范》（2000年）、《采供血机构设置规划指导原则》（2005年）、《血站管理办法》（2006年）、《单采血浆站管理办法》（2008年）、《医疗机构临床用血管理办法》（2012年）等配套规章。卫生部还制定了《血站基本标准》（2000年修订）、《单采血浆站基本标准》（2000年修订）、《献血者健康检查标准》（GB 18467-2011）等血液管理相关的卫生标准。血液和血液制品管理有法可依，临床输血流程和质量管理标准有具体明晰的评估依据和管理规范，以上法律规范共同构成血液及血液制品管理法律制度。

（樊立华　李　恒）

Zhōnghuá Rénmín Gònghéguó Xiànxuèfǎ

《中华人民共和国献血法》（*Blood Donation Law of the People's Republic of China*） 调整保证临床用血需要和安全，保证献血者和用血者身体健康活动中产生的社会关系的法律。简称《献血法》。

立法沿革 为了加强血液管理，保障血液质量，1964 年卫生部颁布了《关于加强输血管理的通知》，要求发展血源，扩大志愿者献血队伍。1978 年，国务院批转了卫生部《关于加强输血工作的请示报告》，1979 年 12 月，卫生部又发布了《全国血站工作条例》（试行 44 条），1984 年开始倡导无偿献血。1984 年 10 月卫生部发布了《献血体格检查参考标准》的通知，1987 年 6 月卫生部和中国红十字会总会联合发布的《无偿志愿献血奖励办法（试行稿）》，1990 年以后卫生部相继发布了《关于加强输血工作管理的若干规定》《采供血机构和血液管理办法》和《关于加强输血管理的紧急通知》。由于诸多历史原因，无偿献血发展缓慢，同时由于现有法规调控功能的监督机制不完善，卖血和非法采供血的问题仍然突出，使得血液的质量难以保证，经血液传播的疾病威胁着献血者和受血者的安全和健康。为了保证医疗临床用血的需要和安全，保障献血者和用血者身体健康，发扬人道主义精神，促进现代化建设事业，1997 年 12 月 29 日第八届全国人民代表大会常务委员会第二十九次会议通过了《中华人民共和国献血法》，自 1998 年 10 月 1 日起施行。《献血法》及其配套法规的颁布实施，是中国医疗用血事业的重大变革，标志着中国血液管理工作进入了法制管理的新阶段。

立法目的 根据《献血法》第一条的规定，此法立法的目的主要有以下三个方面：①保证医疗临床用血需要和安全。②保障献血者和用血者的身体健康。③促进社会主义物质文明和精神文明建设。

基本原则 无偿献血制度是《献血法》的一项基本原则。无偿献血是指公民向血站自愿、无报酬地提供自身血液的行为。无偿献血是国际红十字会和世界卫生组织从 20 世纪 30 年代建议和提倡的。经过几十年的不懈努力，世界上很多国家都从过去的有偿献血，逐步向无偿献血过渡，最终实现了公民无偿献血。

管理体制 地方各级人民政府领导本行政区域内的献血工作，统一规划并负责组织、协调有关部门共同做好献血工作，并采取措施广泛宣传献血的意义，普及献血的科学知识，开展预防和控制经血液途径传播的疾病的教育。县级以上各级人民政府卫生行政部门监督管理献血工作。各级红十字会依法参与、推动献血工作。同时还要求国家机关、军队、社会团体、企业事业组织、居民委员会、村民委员会，应当动员和组织本单位或者本居住区的适龄公民参加献血。

无偿献血者 即无偿献血的主体，是指按照法律的规定可以向血站提供血液的公民。

条件 实行无偿献血的主体条件，世界各国规定不一致。中国《献血法》提倡 18~55 周岁的健康公民作为中国无偿献血的主体，这是根据中国公民的身体素质和满足用血的需要等因素来确立的。18 周岁是中国法定的完全行为能力人的年龄界限，无偿献血是公民自愿的行为，需要完全行为能力人来决定，《献血法》规定 18 周岁为无偿献血的最低年龄，与其他法律规定一致。关于无偿献血的终止年龄，考虑到公民的体质状况和各地的做法，法律对男女公民献血年龄作了统一规定，规定 55 周岁为无偿献血的终止年龄。但法律规定的终止献血年龄，只是法律的一般规定，并不是超过终止年龄的不允许献血。在适龄的健康公民中，国家鼓励国家工作人员、现役军人和高等学校在校学生率先献血，为树立社会新风尚作表率，主要是因为该部分公民普遍具有较高的思想觉悟和文化素质，身体条件较好，是国家精神文明建设的重要力量，也是实行无偿献血的基本队伍。

权利 献血者献血时享有免费体检和化验的权利；献血者享有人格尊严和个人隐私受法律保护的权利；献血后，无偿献血者本人及其直系亲属临床需要用血时，可以免费使用无偿献血等量或几倍血液的权利；对于无偿献血者，还有受表彰奖励的权利，无偿献血后，本单位或血站可以给予献血者适当补贴，发给国务院卫生行政部门制作的无偿献血证书，各级人民政府和红十字会对积极参加献血和在献血工作中作出显著成绩的单位和个人给予表彰和奖励。

血液的采集 为了保障献血者和用血者的健康，《献血法》对血液的采集规定了条件。

采集的主体 无偿血液的采集必须是由血站进行，血站是采集、提供临床用血的机构，是不以营利为目的的公益性组织，设立血站向公民采集血液，必须经国务院卫生行政部门或者省、自治区、直辖市人民政府卫生行政部门批准，其设立必须符合《血站管理办法》的规定。

采集量和时间间隔 血站采集血液的量应当符合法律的规定，严格禁止血站对献血者超量、频繁采集血液。血站对献血者每次采集血液量一般为200ml，最多不得超过400ml，两次采集间隔期不少于6个月。

采集血液的基本要求 血站采集血液前，必须按照《献血者健康检查标准》对献血者免费进行必要的健康检查；身体状况不符合献血条件的，血站应当向其说明情况，不得采集血液。采集血液时必须严格遵守有关操作规程和制度，由具有采血资格的医务人员进行，一次性采血器材用后必须销毁，确保献血者的身体健康；采集血液后必须进行检测，未经检测或者检测不合格的血液，不得向医疗机构提供。

临床用血 《献血法》规定，无偿献血的血液必须用于临床，不得买卖。血站、医疗机构不得将无偿献血的血液出售给单采血浆站或者血液制品生产单位。临床用血的包装、储存、运输，必须符合国家规定的卫生标准和要求，医疗机构临床用血应当制定用血计划，遵循合理、科学的原则，不得浪费和滥用血液。医疗机构对临床用血必须进行核查，不得将不符合国家规定标准的血液用于临床。为保证应急用血，医疗机构可以临时采集血液，但应当依照本法规定，确保采血用血安全。公民临床用血时只需交付用于血液的采集、储存、分离、检验等费用，但无偿献血者临床需要用血时，免交该费用，无偿献血者的直系亲属临床需要用血时，可以按照省、自治区、直辖市人民政府的规定免交或者减交前述规定的费用。为保障公民临床急救用血的需要，国家提倡并指导择期手术的患者自身储血，动员家庭、亲友、所在单位及社会互助献血。

法律责任 血站和医疗机构违反《献血法》的规定所应承担民事责任、刑事责任和行政责任。

民事责任 血站违反有关操作规程和制度采血，对献血者健康造成损害的应当依法赔偿；医疗机构的医务人员违反规定，将不符合国家规定标准的血液用于患者，给患者健康造成损害的，应当依法赔偿。

刑事责任 血站非法组织他人卖血、非法采集血液、出售无偿献血的血液，或者向医疗机构提供不符合国家规定标准的血液，造成经血液途径传播的疾病传播或者有传播严重危险，构成犯罪的，应当依法承担刑事责任。医疗机构出售无偿献血的血液，医疗机构的医务人员违法将不符合国家规定标准的血液用于患者的构成犯罪的，应当依法承担刑事责任。卫生行政部门及其工作人员在献血、用血的监督管理工作中，玩忽职守，造成严重后果，构成犯罪的，依法追究刑事责任。

行政责任 血站非法采集血液、出售无偿献血的血液、非法组织他人出卖血液的行为由县级以上地方人民政府卫生行政部门予以取缔，没收违法所得，可以并处10万元以下的罚款；血站违反有关操作规程和制度采集血液或者向医疗机构提供不符合国家规定标准的血液的，由县级以上人民政府卫生行政部门责令改正，情节严重，责令限期整顿，对直接负责的主管人员和其他直接责任人员，依法给予行政处分。医疗机构的医务人员违法将不符合国家规定标准的血液用于患者的，由县级以上地方人民政府卫生行政部门责令改正，并对直接负责的主管人员和其他直接责任人员，依法给予行政处分。

（高玉玲）

Xuèyè Zhìpǐn Guǎnlǐ Tiáolì

《血液制品管理条例》

（*Regulations on Administration of Blood Products*） 规范原料血浆采集及血液制品生产、经营和使用的行政法规。此条例经1996年12月6日国务院第52次常务会议通过，1996年12月30日国务院第208号令发布，自发布之日起施行。

管理分工 国务院卫生行政部门对全国的原料血浆的采集、供应和血液制品的生产、经营活动实施监督管理。县级以上地方各级人民政府卫生行政部门对本行政区域内的原料血浆的采集、供应和血液制品的生产、经营活动，在其职权范围内实施监督管理。

单采血浆站设置 国家实行单采血浆站统一规划、设置的制度。

国务院卫生行政部门根据核准的全国生产用原料血浆的需求，对单采血浆站的布局、数量和规模制定总体规划。省、自治区、直辖市人民政府卫生行政部门根据总体规划制定本行政区域内单采血浆站设置规划和采集血浆的区域规划，并报国务院卫生行政部门备案。

血浆采集 在一个采血浆区域内，只能设置一个单采血浆站。单采血浆站只能对省、自治区、直辖市人民政府卫生行政部门划定区域内的供血浆者进行筛查和采集血浆。严禁单采血浆站采集血液或者将所采集的原料血浆用于临床。严禁单采血浆站采集非划定区域内的供血浆者和其他人员的血浆。

单采血浆站必须对供血浆者进行健康检查；检查合格的，由县级人民政府卫生行政部门核发供血浆证。单采血浆站必须使用单采血浆机械采集血浆，严禁手工操作采集血浆。采集的血浆必须按单人份冰冻保存，不得混浆。

血浆供应 单采血浆站只能向一个与其签订质量责任书的血液制品生产单位供应原料血浆，严禁向其他任何单位供应原料血浆。国家禁止出口原料血浆。

血液制品生产单位 新建、改建或者扩建血液制品生产单位，经国务院卫生行政部门根据总体规划进行立项审查同意后，由省、自治区、直辖市人民政府卫生行政部门依照药品管理法的规定审核批准。

血液制品生产 血液制品生产单位应当积极开发新品种，提高血浆综合利用率。

血液制品生产单位生产国内已经生产的品种，必须依法向国务院卫生行政部门申请产品批准文号；国内尚未生产的品种，必须按照国家有关新药审批的程序和要求申报。原料血浆经复检不合格的，不得投料生产，并必须在省级药品监督员监督下按照规定程序和方法予以销毁，并作记录。血液制品出厂前，必须经过质量检验；经检验不符合国家标准的，严禁出厂。

血液制品经营 血液制品生产经营单位生产、包装、储存、运输、经营血液制品，应当符合国家规定的卫生标准和要求。血液制品经营单位应当具备与所经营的产品相适应的冷藏条件和熟悉所经营品种的业务人员。

监督管理 县级以上地方各级人民政府卫生行政部门依照本条例的规定负责本行政区域内的单采血浆站、供血浆者、原料血浆的采集及血液制品经营单位的监督管理。省、自治区、直辖市人民政府卫生行政部门依照本条例的规定负责本行政区域内的血液制品生产单位的监督管理。国家药品生物制品检定机构及国务院卫生行政部门指定的省级药品检验机构，应当依照本条例和国家规定的标准和要求，对血液制品生产单位生产的产品定期进行检定。

法律责任 违反此条例规定，未取得省、自治区、直辖市人民政府卫生行政部门核发的单采血浆许可证，非法从事组织、采集、供应、倒卖原料血浆活动的，由县级以上地方人民政府卫生行政部门予以取缔，没收违法所得和从事违法活动的器材、设备，并处违法所得5倍以上10倍以下的罚款，没有违法所得的，并处5万元以上10万元以下的罚款；造成经血液途径传播的疾病传播、人身伤害等危害，构成犯罪的，依法追究刑事责任。

单采血浆站有此条例第三十五条规定行为之一的，由县级以上地方人民政府卫生行政部门责令限期改正，处5万元以上10万元以下的罚款；有第八项所列行为的，或者有下列其他行为并且情节严重的，由省、自治区、直辖市人民政府卫生行政部门吊销单采血浆许可证；构成犯罪的，对负有直接责任的主管人员和其他直接责任人员依法追究刑事责任。

其他参与血浆采集、供应及血液制品生产、经营的主体违反此条例情形的，也应当承担相应民事、行政、刑事责任。

（顾加栋）

Dāncǎi Xuèjiāngzhàn Guǎnlǐ Bànfǎ

《单采血浆站管理办法》（*Measures for the Administration of Blood Plasma Collection Stations*） 规范单采血浆站设置、血浆采集等活动的部门规章。卫生部2007年10月31日制定。

立法目的 加强单采血浆站的监督管理，预防和控制经血液途径传播的疾病，保障供血浆者健康，保证原料血浆质量，保证《血液制品管理条例》的贯彻实施。

适用范围 此办法所称单采血浆站是指根据地区血源资源，按照有关标准和要求并经严格审批设立，采集供应血液制品生产用原料血浆的单位。此办法所称供血浆者是指提供血液制品生产用原料血浆的人员。划定采浆区域内具有当地户籍的18～55岁健康公民可以申请登记为供血浆者。

设置规划 国务院卫生行政部门根据全国生产用原料血浆的需求、经济发展状况、疾病流行情况等，制定全国采供血机构设置规划指导原则。省、自治区、直辖市人民政府卫生行政部门根据《采供血机构设置规划指导原则》，结合本行政区域疾病流行、供血浆能力等实际情况和当地区域卫生发展规划，制定本地区的单采血浆站设置规划，并组织实施。单采血浆站设置规划应当报国务院卫生行政部门备案。

管理分工 国务院卫生行政部门负责全国单采血浆站的监督管理工作。县级以上地方人民政府卫生行政部门负责本行政区域内单采血浆站的监督管理工作。

设置原则 血液制品生产单位设置单采血浆站应当符合当地单采血浆站设置规划，并经省、自治区、直辖市人民政府卫生行政部门批准。

单采血浆站应当设置在县（旗）及县级市，不得与一般血站设置在同一县级行政区域内。有地方病或者经血传播的传染病流行、高发的地区不得规划设置单采血浆站。上一年度和本年度自愿无偿献血未能满足临床用血的市级行政区域内不得新建单采血浆站。

省、自治区、直辖市人民政府卫生行政部门根据实际情况，划定单采血浆站的采浆区域。采浆区域的选择应当保证供血浆者的数量，能满足原料血浆年采集量不少于30吨。新建单采血浆站在3年内达到年采集量不少于30吨。

必备条件 设置单采血浆站必须具备下列条件：①符合采供血机构设置规划、单采血浆站设置规划，以及《单采血浆站基本标准》要求的条件。②具有与所采集原料血浆相适应的卫生专业技术人员。③具有与所采集原料血浆相适应的场所及卫生环境。④具有识别供血浆者的身份识别系统。⑤具有与所采集原料血浆相适应的单采血浆机械及其他设施。⑥具有对所采集原料血浆进行质量检验的技术人员及必要的仪器设备。⑦符合国家生物安全管理相关规定。

设置禁止性规定 有下列情形之一的，不得申请设置新的单采血浆站：①拟设置的单采血浆站不符合采供血机构设置规划或者当地单采血浆站设置规划要求的。②省级卫生行政部门未同意划定采浆区域的。③血液制品生产单位被吊销药品生产质量管理规范证书未满5年的。④血液制品生产单位发生过非法采集血浆或者擅自调用血浆行为的。⑤血液制品生产单位注册的血液制品少于6个品种的，承担国家计划免疫任务的血液制品生产单位少于5个品种的。

任职禁止性规定 下列人员不得作为新建单采血浆站的法定代表人或者主要负责人：①正在服刑或者不具有完全民事行为能力的人。②发生血液安全事故未满5年的责任人。③被吊销单采血浆许可证或者血站执业许可证未满10年的单采血浆站或者血站的法定代表人、主要负责人及责任人。④被吊销药品生产质量管理规范证书未满5年的血液制品生产单位法定代表人或者主要负责人。⑤被卫生行政部门责令限期改正3个月以上或者给予罚款5万~10万元处罚未满3年的单采血浆站的法定代表人、主要负责人及责任人。

设置程序 申请设置单采血浆站的血液制品生产单位，应当向单采血浆站设置地的县级人民政府卫生行政部门提交设置单采血浆站申请书，并提交此办法规定的材料。

县级人民政府卫生行政部门在收到全部申请材料后进行初审，经设区的市、自治州人民政府卫生行政部门审查同意后，报省级人民政府卫生行政部门审批。

省级人民政府卫生行政部门在收到单采血浆站申请材料后，可以组织有关专家或者委托技术机构，根据《单采血浆站质量管理规范》进行技术审查。经审查符合条件的，由省级人民政府卫生行政部门核发单采血浆许可证，并在设置审批后10日内报国务院卫生行政部门备案；经审查不符合条件的，应当将不予批准的理由书面通知申请人。

执业基本规范 单采血浆站执业，应当遵守有关法律、法规、规章和技术规范。

单采血浆站应当在规定的采浆区域内组织、动员供血浆者，并对供血浆者进行相应的健康教育，为供血浆者提供安全、卫生、便利的条件和良好的服务。单采血浆站应当按照《中华人民共和国药典》血液制品原料血浆规程对申请供血浆者进行健康状况征询、健康检查和血样化验，并按照国务院卫生行政部门发布的供血浆者须知对供血浆者履行告知义务。

供血浆证发放 有下列情况之一的，不予发给供血浆证：①健康检查、化验不合格的。②曾伪造身份证明，持有2个以上供血浆证的。③已在其他单采血浆站登记为供血浆者的。④当地户籍部门未能核实其身份信息的。

单采血浆站应当建立供血浆者管理档案，记录供血浆者供血浆情况、健康检查情况。建立供血浆者永久淘汰、暂时拒绝及不予发放供血浆证者档案名册。同时采用计算机管理档案并建立供血浆者身份识别系统。

血浆采集规范 单采血浆站采集原料血浆应当遵循自愿和知情同意的原则。对需要进行特殊免疫的供血浆者，应当告知特殊免疫的意义、作用、方法、步骤和不良反应，征得供血浆者本人书面同意后，方可按照国家规定的免疫程序进行免疫。免疫情况和不良反应处理应当详细记录。单采血浆站必须使用单采血浆机械采集血浆，严禁手工采集血浆。每次采集供血浆者的血浆量不得超过580ml。严禁超量采集血浆。两次供血浆时间间隔不得少于14天。严禁频繁采集血浆。

工作记录　单采血浆站各业务岗位工作记录应当内容真实、项目完整、格式规范、字迹清楚、记录及时，有操作者和复核者签名。记录内容需要更改时，应当保持原记录内容清晰可辨，注明更改内容和日期，并在更改处签名。

血浆采集、检测和供浆的原始记录应当至少保存10年，法律、法规和国务院卫生行政部门另有规定的，依照有关规定执行。

单采血浆站必须使用计算机系统管理供血浆者信息、采供血浆和相关工作过程。建立血浆标识的管理程序，确保所有血浆可以追溯到相应的供血浆者和供血浆过程，确保所使用的物料批号及所有制备、检验、运输记录完整。血浆标识应当采用条形码技术。同一血浆条形码至少50年不重复。单采血浆站所采集的每袋血浆必须留存血浆标本，保存期应不少于血液制品生产投料后2年。

血浆采集与保管　原料血浆的采集、包装、储存、运输应当符合《单采血浆站质量管理规范》的要求。原料血浆包装袋标签上必须标明：①单采血浆站的名称；②供血浆者姓名、编号或者条形码；③血浆重量、血浆类型、采集日期、血浆编号、有效期；④储存条件。原料血浆储存、运输装箱时，每箱内均应有装箱单，并附有化验合格单及血浆复检标本。

监督管理　县级以上地方人民政府卫生行政部门负责本行政区域内单采血浆站监督管理工作，制定年度监督检查计划，负责本行政区域内单采血浆站的日常监督管理工作。设区的市级人民政府卫生行政部门至少每半年对本行政区域内单采血浆站进行一次检查和不定期抽查。省级人民政府卫生行政部门至少每年组织一次对本行政区域内单采血浆站的监督检查和不定期抽查。

罚则　单采血浆站有违法行为的，由县级以上地方人民政府卫生行政部门依据《血液制品管理条例》等法律规定进行处罚。承担单采血浆站技术评价、检测的技术机构出具虚假证明文件的，由卫生行政部门责令改正，给予警告，并可处2万元以下的罚款；对直接负责的主管人员和其他直接责任人员，依法给予处分；情节严重，构成犯罪的，依法追究刑事责任。

（顾加栋）

Qídàixuè Zàoxuègànxìbāokù Guǎnlǐ Bànfǎ（shìxíng）

《脐带血造血干细胞库管理办法》（试行） ［*Method of Management of Cord Blood Stem Cell Bank*（*trial*）］　卫生部颁布的规范脐带血造血干细胞库管理的部门规章。1999年5月26日颁布，1999年10月1日施行。脐带血是指与孕妇和新生儿血容量和血循环无关的，由新生儿脐带扎断后的远端所采集的胎盘血。脐带血造血干细胞库是指以人体造血干细胞移植为目的，具有采集、处理、保存和提供造血干细胞的能力，并具有相当研究实力的特殊血站。

立法目的　合理利用中国脐带血造血干细胞资源，促进脐带血造血干细胞移植高新技术的发展，确保脐带血造血干细胞应用的安全性和有效性。

基本原则　中国对脐带血造血干细胞库的管理实行“五个统一”的原则，即实行全国统一规划、统一布局、统一标准、统一规范和统一管理的制度。①统一规划、统一布局的原则：国务院卫生行政部门根据中国人口分布、卫生资源、临床造血干细胞移植需要等实际情况，制订中国脐带血造血干细胞库设置的总体布局和发展规划。②统一标准的原则：脐带血造血干细胞库的设置必须经国务院卫生行政部门批准，脐带血造血干细胞库建设、操作、运行等技术标准由有关方面专家组成的脐带血造血干细胞库专家委员会负责制定。③统一规范和统一管理的原则：脐带血造血干细胞库的设置除具备设置一般血站基本条件之外，还需具备一些具体的条件。脐带血造血干细胞库所在地的省级人民政府卫生行政部门按照《血站管理办法》（暂行）和此办法的规定，负责对辖区内脐带血造血干细胞库进行监督管理。

资格准入管理　脐带血造血干细胞库必须按照法律规定的条件和程序进行设置。

申请　设置脐带血造血干细胞库必须由符合条件的申请者向所在地省级卫生行政部门提出申请，申请者除符合国家规划和布局要求，具备设置一般血站基本条件之外，还需具备下列条件：①具有基本的血液学研究基础和造血干细胞研究能力。②具有符合储存不低于1万份脐带血的高清洁度的空间和冷冻设备的设计规划。③具有血细胞生物学、HLA配型、相关病原体检测、遗传学和冷冻生物学、专供脐带血处理等符合《药品生产质量管理规范》（GMP）、《药物非临床研究质量管理规范》（GLP）的实验室、资料保存室。④具有流式细胞仪、程控冷冻仪、PCR 仪和细胞冷冻及相关检测及计算机网络管理等仪器设备。⑤具有独立开展实验血液学、免疫学、造血细胞培养、检测、HLA 配型、病原体检测、冷冻生物学、管理、质量控制和监测、仪器操作、资料保管和共享等方面的技术、管理和服务人员。⑥具有安全可靠的脐带血来源保证。⑦具备多渠道筹集建设资金和运转经费的能力。

审批　国务院卫生行政部门在接到设置申请后，根据总体布局和发展规划，组织专家委员会在 30 个工作日内进行论证和审查。国务院卫生行政部门根据专家委员会意见进行审核，审核合格的发给设置批准书。审核不合格的，将审核结果以书面形式通知省级人民政府卫生行政部门。

执业许可管理　脐带血造血干细胞库开展业务必须经执业验收及注册登记，并且领取脐带血造血干细胞库执业许可证后方可进行。

注册登记　申请注册登记的应向国务院卫生行政部门提出申请，国务院卫生行政部门在受理注册登记申请后，于 20 个工作日内进行审核，审核合格的，予以注册登记，发给脐带血造血干细胞库执业许可证；审核不合格的，将审核结果和不予批准的理由以书面形式通知申请者。脐带血造血干细胞库执业许可证不得伪造、涂改、出卖、转让、出借，执业许可证遗失的，应当向注册机关报告，并办理有关手续。

再次注册登记　脐带血造血干细胞库执业许可证失效前再次申请注册登记的制度。此脐带血造血干细胞库执业许可证注册登记的有效期为 3 年，脐带血造血干细胞库在注册登记期满前 3 个月应当申请办理再次注册登记。再次注册登记时还应提交专家委员会定期及不定期的考评结果、脐带血造血干细胞库规章制度执行情况、脐带血质量、服务质量及数据资料共享情况的报告。

变更注册登记　脐带血造血干细胞库应在注册登记的范围内执业，执业中如果脐带血造血干细胞库的名称、地址、法定代表人、脐带血采供项目及范围等事项发生变化的，应当依法办理变更登记手续。变更登记应向所在地省级人民政府卫生行政部门提出申请，由当地省级人民政府卫生部门报国务院卫生行政部门办理变更手续。变更注册登记应当在 30 个工作日内完成。

注销注册登记　经注册登记的脐带血造血干细胞库在执业过程中如果违法违规，国务院卫生行政部门可以根据违法情节予以注销注册登记的处罚。

脐带血的采集　脐带血的采集直接关系到母婴安全和脐带血的采集质量，因而必须依法采集。

基本要求　脐带血造血干细胞库必须依法执业，严格遵守中国《血站管理办法》（暂行）中有关采供血管理的各项规定；必须严格遵守各项技术操作规程和制度；参与脐带血采集、处理和管理的人员应符合《脐带血造血干细胞库技术规范》中的要求，未取得脐带血造血干细胞库执业许可证的单位和个人，一律不得开展采供脐带血造血干细胞业务。

遵循知情同意的原则　脐带血的采集需遵循自愿和知情同意的原则，采集时应告诉供给者采集脐带血的相关情况，并签署知情同意书。

脐带血的供给　脐带血造血干细胞库依法将脐带血提供给医疗机构的行为。

质量要求　脐带血造血干细胞库应当保证提供的脐带血的质量，提供给医疗机构前应对造血干细胞的数量和活性、HLA 配型的要求、病原体等进行检测，经检测没有差错且合格的脐带血才能向医疗机构提供，未经检验或检验不合格的不得向医疗机构提供。

对象要求　脐带血造血干细胞库只能向有造血干细胞移植经验和基础，并装备有造血干细胞移植所需的无菌病房和其他必需设施，经省级卫生行政部门批准的临床单位提供移植造血干细胞用的脐带血。临床应用单位只能接受具有执业许可证的脐带血造血干细胞库提供的脐带血。出于人道主义目的，满足救死扶伤需要，而必须向境外医疗单位提供移植造血干细胞用脐带血时，应严格按中国遗传资源保护管理办法中的有关规定办理手续。

法律责任　脐带血造血干细胞库和相关单位和个人违反此办法所应承担的责任。

技术过错的法律责任　在提供造血干细胞过程中发生的由于质量、病原污染等差错所引起的医疗事故，由脐带血造血干细胞库承担应负的法律责任；对违反此办法有关规定，或者专家委员会考评和脐带血检定机构监测结果不合格的脐带血造血干细胞库，由国务院卫生行政部门视情节予以警告，责令限期整顿。

非法执业的法律责任　违反执业许可的规定，所应受到的法律制裁。未经批准擅自设置和开办脐带血造血干细胞库，非法采集、提供脐带血的，由省级人民政府卫生行政部门予以取缔，没收擅自开办脐带血造血干细胞库的违法所得和设备、器材及采集的脐带血，并处以3万元以下的罚款；构成犯罪的，依法追究刑事责任。

（高玉玲）

Yīliáo Jīgòu Línchuáng Yòngxuè Guǎnlǐ Bànfǎ

《医疗机构临床用血管理办法》（*Administrative Rules of Clinical Use of Blood in Medical Institutions*）　卫生部颁布的保障临床用血安全、规范临床用血管理的部门规章。2012年6月7日颁布，2012年8月1日起施行。临床用血包括使用全血和成分血。医疗机构不得使用原料血浆，除批准的科研项目外，不得直接使用脐带血。

立法目的　加强医疗机构临床用血管理，推进临床科学合理用血，保护血液资源，保障临床用血安全和医疗质量。

适用范围　适用于各级各类医疗机构的临床用血管理工作。

临床用血管理组织　为提高临床合理用血水平，保证输血治疗质量，法律规定了不同层次的临床输血组织。

临床用血专家委员会　卫生部成立临床用血专家委员会。主要协助制订国家临床用血相关制度、技术规范和标准；协助指导全国临床用血管理和质量评价工作，促进提高临床合理用血水平；协助临床用血重大安全事件的调查分析，提出处理意见；并承担卫生部交办的有关临床用血管理的其他任务。

临床用血质量控制中心　各省、自治区、直辖市人民政府卫生行政部门成立省级临床用血质量控制中心，负责辖区内医疗机构临床用血管理的指导、评价和培训等工作。

临床用血管理委员会（工作组）　二级以上医院和妇幼保健院应当设立临床用血管理委员会，负责本机构临床合理用血管理工作。其他医疗机构应当设立临床用血管理工作组，并指定专（兼）职人员负责日常管理工作。临床用血管理委员会（工作组）制订本机构临床用血管理的规章制度并监督实施；评估确定临床用血的重点科室、关键环节和流程；定期监测、分析和评估临床用血情况，开展临床用血质量评价工作，提高临床合理用血水平；分析临床用血不良事件，提出处理和改进措施；指导并推动开展自体输血等血液保护及输血新技术；承担医疗机构交办的有关临床用血的其他任务。

临床用血保障措施　医疗机构应采取系列措施保证用血安全。

制订临床用血计划　医疗机构应当科学制订临床用血计划，建立临床合理用血的评价制度，提高临床合理用血水平。

输血科或者血库　医疗机构应当根据有关规定和临床用血需求设置输血科或者血库，并根据自身功能、任务、规模，配备与输血工作相适应的专业技术人员、设施、设备。不具备条件设置输血科或者血库的医疗机构，应当安排专（兼）职人员负责临床用血工作。输血科及血库应承担建立临床用血质量管理体系、负责制订临床用血储备计划、负责血液预订、入库、储存、发放工作、负责输血相关免疫血液学检测等职责。

储血设施　医疗机构的储血设施应当保证运行有效，全血、红细胞的储藏温度应当控制在2～6℃，血小板的储藏温度应当控制在20～24℃。储血保管人员应当做好血液储藏温度的24小时监测记录。储血环境应当符合卫生标准和要求。

人员培训制度　医疗机构应当建立培训制度，加强对医务人员临床用血和无偿献血知识的培训，将临床用血相关知识培训纳入继续教育内容。新上岗医务人员应当接受岗前临床用血相关知识培训及考核。同时应当建立科室和医师临床用血评价及公示制度。将临床用血情况纳入科室和医务人员工作考核指标体系。禁止将用血量和经济收入作为输血科或者血库工作的考核指标。

临床用血管理制度　医疗机构应当对血液预订、接收、入库、储存、出库及库存预警等进行管理，保证血液储存、运送符合国家有关标准和要求。

接受与核对制度　医疗机构应当使用卫生行政部门指定血站提供的血液。医疗机构接收血站发送的血液后，应当对血袋标签进行核对。符合国家有关标准和要求的血液入库，做好登记；并按不同品种、血型和采血日期（或有效期），分别有序存放于专用储藏设施内。血袋标签核对的主要内容包括血站的名称；献血编号或者条形码、血型；血液品种；采血日期及时间或者制备日期及时间；有效期及时间；储存条件。禁止将血袋标签不合格的血液入库。其次，医疗机构应当在血液发放和输血时也应进行核对，并指定医务人员负责血液的收领、发放工作。

临床用血申请管理制度　医疗机构应当建立临床用血申请管理制度。同一患者一天申请备血量少于800ml的，由具有中级以上专业技术职务任职资格的医师提出申请，上级医师核准签发后，方可备血；同一患者一天申请备血量在800~1600ml的，由具有中级以上专业技术职务任职资格的医师提出申请，经上级医师审核，科室主任核准签发后，方可备血；同一患者一天申请备血量达到或超过1600ml的，由具有中级以上专业技术职务任职资格的医师提出申请，科室主任核准签发后，报医务部门批准，方可备血；但急救用血不受该限制。

临床用血不良事件监测报告制度 医疗机构应当根据国家有关法律法规和规范建立临床用血不良事件监测报告制度。临床发现输血不良反应后，应当积极救治患者，及时向有关部门报告，并做好观察和记录。

临床输血技术规范 医务人员应当认真执行临床输血技术规范，严格掌握临床输血适应证，根据患者病情和实验室检测指标，对输血指证进行综合评估，制订输血治疗方案。在输血治疗前，医师应当向患者或者其近亲属说明输血目的、方式和风险，并签署临床输血治疗知情同意书。因抢救生命垂危的患者需要紧急输血，且不能取得患者或者其近亲属意见的，经医疗机构负责人或者授权的负责人批准后，可以立即实施输血治疗。

临床用血医学文书管理制度 医疗机构应建立临床用血医学文书管理制度，确保临床用血信息客观真实、完整、可追溯。医师应将患者输血适应证评估、输血过程和输血后疗效评价情况记入病历；临床输血治疗知情同意书、输血记录单等随病历保存。

临时采集血液 为保证应急用血，医疗机构可以临时采集血液，但必须同时符合以下条件：①危及患者生命，急需输血。②所在地血站无法及时提供血液，且无法及时从其他医疗机构调剂血液，而其他医疗措施不能替代输血治疗。③具备开展交叉配血及乙型肝炎病毒表面抗原、丙型肝炎病毒抗体、艾滋病病毒抗体和梅毒螺旋体抗体的检测能力。④遵守采供血相关操作规程和技术标准。医疗机构应当在临时采集血液后10日内将情况报告县级以上人民政府卫生行政部门。

法律责任 医疗机构和卫生行政部门违反临床用血管理规定应承担一定的法律责任。

医疗机构法律责任 医疗机构违反临床用血管理制度、由县级以上人民政府卫生行政部门责令限期改正；逾期不改的，进行通报批评，并予以警告；情节严重或者造成严重后果的，可处3万元以下的罚款，对负有责任的主管人员和其他直接责任人员依法给予处分。医疗机构使用未经卫生行政部门指定的血站供应的血液或违反关于应急用血采血规定的，由县级以上地方人民政府卫生行政部门给予警告，并处3万元以下罚款；情节严重或者造成严重后果的，对负有责任的主管人员和其他直接责任人员依法给予处分。医疗机构及其医务人员违反规定，将不符合国家规定标准的血液用于患者的，由县级以上地方人民政府卫生行政部门责令改正；给患者健康造成损害的，应当依据国家有关法律法规进行处理，并对负有责任的主管人员和其他直接责任人员依法给予处分。构成犯罪的，依法追究刑事责任。

卫生行政部门责任 县级以上地方卫生行政部门未按照履行监管职责，造成严重后果的，对直接负责的主管人员和其他直接责任人员依法给予记大过、降级、撤职、开除等行政处分。

（高玉玲）

Línchuáng Shūxuè Jìshù Guīfàn

《临床输血技术规范》

(*Technical Specification for Clinical Blood Transfusion*) 卫生部根据《中华人民共和国献血法》和《医疗机构临床用血管理办法》（试行）制定的规范临床输血技术的部门规章。2000年6月1日发布，2000年10月1日起实施。

立法目的 规范和指导医疗机构科学、合理用血，保证临床用血的质量和安全。

适用范围 适用医疗机构临床输血技术，临床医师和输血医技人员应严格掌握输血适应证，正确应用成熟的临床输血技术和血液保护技术。

临床输血基本原则 医疗机构在临床输血中应遵循合理应用血液资源的原则。由于血液资源的有限性，医疗机构应制定用血计划，保护有限的血液资源，科学合理地应用血液资源，避免浪费，杜绝不必要的输血。其次，医务人员要遵循正确应用临床输血技术的原则。临床医师和输血医技人员应正确应用成熟的临床输血技术和血液保护技术，严格掌握输血适应证。输血适应证是指患者出现血红蛋白低于100g/L和血细胞比容低于30%的情形。

输血申请 一般情况下，申请输血应由经治医师逐项填写临床输血申请单，由主治医师核准签字，连同受血者血样于预定输血日期前送交输血科（血库）备血。但对于新生儿溶血病如需要换血疗法的，除经经治医师申请、主治医师核准外，还需经患儿家属或监护人签字同意，由血站和医院输血科（血库）提供适合的血液，换血由经治医师和输血科（血库）人员共同实施。

受血者血样采集　确定输血后，医护人员持输血申请单和贴好标签的试管，当面核对患者姓名、性别、年龄、病案号、病室/门诊、床号、血型和诊断，采集血样。

交叉配血　输血前还需要做交叉配血以确定能否输血。受血者配血试验的血标本必须是输血前3天之内的。交叉配血时，输血科（血库）要逐项核对输血申请单、受血者和供血者血样，复查受血者和供血者ABO血型（正、反定型），除急诊抢救患者紧急输血外，要对患者Rh（D）血型做常规检查，一切正确无误时才可以进行交叉配血。对于有输血史、妊娠史或短期内需要接收多次输血者及交叉配血不合时的患者要按《全国临床检验操作规程》的有关规定作抗体筛选试验。

血液的贮存　为确保血液的安全，对血液应进行分类储存，按A、B、O、AB血型将全血、血液成分分别贮存于血库专用冰箱不同层内或不同专用冰箱内，并有明显的标识。储存时对不同血液品种要严格按照法律规定的保存温度和保存期限进行保存。储存地点和储存工具的卫生条件要符合法律规定，贮血冰箱内严禁存放其他物品，并每周消毒一次、空气培养每月一次，无霉菌生长或培养皿（90mm）细菌生长菌落<8CFU/10分钟或<200CFU/m^3为合格。

发血　发血前，取血与发血的双方必须共同查对患者姓名、性别、病案号、门急诊/病室、床号、血型有效期及配血试验结果，以及保存血的外观等，准确无误时，双方共同签字后方可发出。但在查对过程中如发现血袋有破损、漏血、血液中有明显凝块、血浆呈乳糜状或暗灰色、血浆中有明显气泡、絮状物或粗大颗粒、红细胞层呈紫红色等情形时，不得发血。血液发出后不得退回，且受血者和供血者的血样保存于2～6℃冰箱至少7天，以便对输血不良反应追查原因。

输血　输血前和输血时，相关医务人员要履行核对制度。输血前由两名医护人员核对交叉配血报告单及血袋标签各项内容，检查血袋有无破损渗漏，血液颜色是否正常，准确无误方可输血。输血时，还需要再次核对，确认与配血报告相符，并再次核对血液后，用符合标准的输血器进行输血。

输血过程中，医务人员要遵守相关的技术规范：输用前将血袋内的成分轻轻混匀，避免剧烈震荡；输血前后用静脉注射生理盐水冲洗输血管道；输血过程应先慢后快，再根据病情和年龄调整输注速度，并严密观察受血者有无输血不良反应，如出现异常情况应及时处理；疑为溶血性或细菌污染性输血反应，应立即停止输血，用静脉注射生理盐水维护静脉通路，及时报告上级医师，在积极治疗抢救的同时，要依法做好核对检查工作。输血完毕后，医护人员将输血记录单（交叉配血报告单）贴在病历中，并将血袋送回输血科（血库）至少保存一天，对有输血反应的应逐项填写患者输血反应回报单，并返还输血科（血库）保存。

（高玉玲）

huàzhuāngpǐn guǎnlǐ fǎlǜ zhìdù

化妆品管理法律制度（legal system for the administration of cosmetics）　保证化妆品的卫生质量和使用安全，保障消费者健康，化妆品的卫生监督活动过程中产生各种社会关系的法律规范的总和。1989年11月13日，经国务院批准，卫生部发布《化妆品卫生监督条例》，于1990年1月1日起施行。为保证条例的贯彻实施，卫生部发布施行了《化妆品卫生监督条例实施细则》，2005年对该细则作出了修改。卫生部、国家食品药品监督管理局发布的现行化妆品管理的规章还包括《化妆品广告管理办法》（2005年修改）、《化妆品卫生规范（2007版）》、《化妆品生产企业卫生规范（2007版）》、《化妆品标识管理规定》（2007年）、《化妆品行政许可申报受理规定》（2009年）等。以上法律规范构成中国化妆品管理法律制度。

（樊立华　李　恒）

Huàzhuāngpǐn Wèishēng Jiāndū Tiáolì

《化妆品卫生监督条例》（*Regulations Concerning the Hygiene Supervision over Cosmetics*）　旨在加强化妆品的卫生监督、保证化妆品的卫生质量和使用安全、保障消费者健康的行政法规。1989年9月26日国务院批准，1989年11月13日卫生部令第3号发布，自1990年1月1日起施行。

立法目的　加强化妆品的卫生监督、保证化妆品的卫生质量和使用安全、保障消费者健康。

适用范围　从事化妆品生产、经营的单位和个人的生产、经营活动。化妆品是指以涂擦、喷洒或者其他类似的方法，散布于人体表面任何部位（皮肤、毛发、指甲、口唇等），以达到清洁、消除不良气味、护肤、美容和修饰目的的日用化学工业产品。特殊用途化妆品是指用于育发、染发、烫发、脱毛、美乳、健美、除臭、祛斑、防晒的化妆品。

基本内容 主要包括以下几个方面。

监督主体 国务院卫生行政部门主管全国化妆品的卫生监督工作，县以上地方各级人民政府的卫生行政部门主管本辖区内化妆品的卫生监督工作。

化妆品生产的卫生监督 对化妆品生产企业实行卫生许可证制度；生产企业必须符合规定的卫生要求；健康检查制度。直接从事化妆品生产的人员，必须每年进行健康检查，取得健康证后方可从事化妆品的生产活动；生产特殊用途的化妆品，必须经国务院卫生行政部门批准，取得批准文号后方可生产；检验合格出厂制度。生产企业在化妆品投放市场前，必须按照国家《化妆品卫生标准》对产品进行卫生质量检验，对质量合格的产品应当附有合格标记。未经检验或者不符合卫生标准的产品不得出厂。

化妆品经营的卫生监督 化妆品经营单位和个人不得销售的化妆品包括未取得化妆品生产企业卫生许可证的企业所生产的化妆品，无质量合格标记的化妆品，标签、小包装或者说明书不符合该条例第十二条规定的化妆品，未取得批准文号的特殊用途化妆品，超过使用期限的化妆品；化妆品广告宣传的禁止性规定包括名称、制法、效用或者性能有虚假夸大的化妆品，使用他人名义保证或以暗示方法使人误解其效用的化妆品，宣传医疗作用的化妆品；首次进口的化妆品，进口单位必须提供该化妆品的说明书、质量标准、检验方法等有关资料和样品，以及出口国（地区）批准生产的证明文件，经国务院卫生行政部门批准，方可签订进口合同；进口的化妆品，必须经国家商检部门检验，检验合格的，方准进口；个人自用进口的少量化妆品，按照海关规定办理进口手续。

法律责任 规定了未取得化妆品生产企业卫生许可证的企业擅自生产化妆品、生产未取得批准文号的特殊用途的化妆品或者使用化妆品禁用原料和未经批准的化妆品新原料、进口或者销售未经批准或者检验的进口化妆品、生产或者销售不符合国家《化妆品卫生标准》的化妆品等行为所应承担的行政责任；对违反该条例造成人体损伤或者发生中毒事故的，有直接责任的生产企业和经营单位或者个人应负损害赔偿责任。对造成严重后果，构成犯罪的，由司法机关依法追究刑事责任；化妆品卫生监督员滥用职权，营私舞弊及泄露企业提供的技术资料的，由卫生行政部门给予行政处分，造成严重后果，构成犯罪的，由司法机关依法追究刑事责任。

（邵永生）

Huàzhuāngpǐn Wèishēng Jiāndū Tiáolì Shíshī Xìzé

《化妆品卫生监督条例实施细则》

（*Detailed Rules for the Implementation of the Regulations on the Hygiene Supervision over Cosmetics*） 为进一步细化、落实《化妆品卫生监督条例》中的授权而由国务院卫生行政部门制定的，旨在加强化妆品的卫生监督、保证化妆品的卫生质量和使用安全、保障消费者健康中产生的部门规章。根据《化妆品卫生监督条例》第三十四条的规定，卫生部于1991年3月27日以第13号部令发布并同日实施。2005年5月20日卫监督发〔2005〕190号对《化妆品卫生监督条例实施细则》第四十九条、第五十条进行了修改，自2005年6月1日起施行。

适用范围 从事化妆品生产、经营的单位和个人。

审查批准 化妆品生产企业卫生许可证采用统一编号，有效期4年。省、自治区、直辖市卫生行政部门应依据原申报材料每2年对企业复核一次；许可证不得涂改、转让、严禁伪造、倒卖；预防性卫生监督。新建、改建、扩建化妆品生产场地的选址、建筑设计应符合化妆品卫生标准和要求。省、自治区、直辖市卫生行政部门应对其选址、建筑设计进行审查，并参加竣工验收。

化妆品卫生质量的使用安全监督 特殊用途化妆品投放市场前必须进行产品卫生安全性评价。产品卫生安全性评价单位由国务院卫生行政部门实施认证；特殊用途化妆品批准文号为该产品的生产凭证，每四年重新审查一次，批准文号不得涂改、转让，严禁伪造、倒卖。特殊用途化妆品证书为研制凭证，可用于该产品的技术转让。

审查批准进口化妆品 国务院卫生行政部门在收到全部申报资料后，组织化妆品安全性评审组对申报产品进行审查。审查通过的产品，经国务院卫生行政部门批准后，发给“进口化妆品卫生许可批件”和批准文号。

经常性卫生监督 对化妆品生产企业的定期和不定期检查主要内容是监督检查生产过程中的卫生状况；监督检查是否使用了禁用物质和超量使用了限用物质生产化妆品；每批产品出厂前的卫生质量检验记录；产品卫生质量；产品标签、小包装、说明书是否符合规定；生产环境的卫生情况；直接从事化妆品生产的人员中患有规定的疾病者调离情况。

法律责任 规定了违反《化妆品卫生监督条例》和此实施细则相关的义务性规定所应承担的行政责任；对违反《化妆品卫生监督条例》造成人体损伤或者发生中毒事故的，受害者可以依据《中华人民共和国民事诉讼法》向人民法院提起损害赔偿诉讼；化妆品卫生监督员有以权谋私、滥用职权、弄虚作假、出具伪证、索贿受贿、泄露企业提供的技术资料等违纪行为的，经查证属实，没收受贿所得财物，由卫生行政部门视情节轻重给予行政处分，并可以撤销其化妆品卫生监督员资格。造成严重后果，构成犯罪的，由司法机关依法追究刑事责任。

（邵永生）

Huàzhuāngpǐn Guǎnggào Guǎnlǐ Bànfǎ

《化妆品广告管理办法》

（*Management Measures for Cosmetics Advertising*） 为加强对化妆品广告的管理、保障消费者的合法权益的部门规章。1993年10月1日由工商行政管理局令〔1993〕第12号发布，自1993年10月1日起施行。

基本原则 主要为真实、健康、科学、准确原则。化妆品广告内容必须真实、健康、科学、准确，不得以任何形式欺骗和误导消费者。

适用范围 利用各种媒介或者形式在中华人民共和国境内发布的化妆品广告。

管理机关 主要是国家工商行政管理局和地方各级工商行政管理机关。

申请证明材料 广告客户申请发布化妆品广告必须持有的证明材料包括：①营业执照。②化妆品生产企业卫生许可证。③化妆品生产许可证。④美容类化妆品，必须持有省级以上化妆品检测站（中心）或者卫生防疫站出具的检验合格的证明。⑤特殊用途化妆品，必须持有国务院卫生行政部门核发的批准文号。⑥化妆品如宣称为科技成果的，必须持有省级以上轻工行业主管部门颁发的科技成果鉴定书。⑦广告管理法规、规章所要求的其他证明。

禁止出现的内容 化妆品名称、制法、成分、效用或者性能有虚假夸大的；使用他人名义保证或者以暗示方法使人误解其效用的；宣传医疗作用或者使用医疗术语的；有贬低同类产品内容的；使用最新创造、最新发明、纯天然制品、无副作用等绝对化语言的；有涉及化妆品性能或者功能、销量等方面的数据的；违反其他法律、法规规定的。

法律责任 规定了以下三种情况之一的，工商行政管理机关可以责令广告客户或者广告经营者停止发布广告：①化妆品引起严重的皮肤过敏反应或者给消费者造成严重人身伤害等事故的。②化妆品质量下降而未达到规定标准的。③营业执照、化妆品生产企业卫生许可证或者化妆品生产许可证被吊销的。另外，还规定了违反该办法相关的义务性规定的，依据《广告管理条例施行细则》应承担相应的行政责任。

（邵永生）

yīliáo qìxiè guǎnlǐ fǎlǜ zhìdù

医疗器械管理法律制度

（legal system for the administration of medical apparatus and instruments） 保证医疗器械的安全、有效，保障人体健康和生命安全，医疗器械的监督管理活动中产生的各种社会关系的法律规范的总和。

国家药品监督管理总局、国家工商行政管理局、卫生部等部门相继颁布系列规定，加强对医疗器械管理。1999年12月28日，国务院通过了《医疗器械监督管理条例》，是中国第一部系统性的医疗器械监督管理的行政法规，也是医疗器械监督管理主要依据。国务院分别于2014年、2017年对《医疗器械监督管理条例》进行修订。现行医疗器械的监督管理的部门规章，还包括《医疗器械广告审查办法》（2010年）、《医疗器械经营监督管理办法》（2014年）、《医疗器械生产监督管理办法》（2014年）、《医疗器械说明书和标签管理规定》（2014年）、《体外诊断试剂注册管理办法》（2014年）、《医疗器械注册管理办法》（2014年）、《医疗器械分类规则》（2015年）、《医疗器械临床试验质量管理规范》（2016年）、《医疗器械召回管理办法》（2017年）、《医疗器械标准管理办法》（2017年）等。这些行政法规和规章构成了中国的医疗器械管理法律制度体系。

（樊立华　李　恒）

Yīliáo Qìxiè Jiāndū Guǎnlǐ Tiáolì

《医疗器械监督管理条例》

（*Regulation on the Supervision and Administration of Medical Devices*） 国务院颁布施行的关于医疗器械监督管理的行政法规。

立法沿革 为了加强对医疗器械的监督管理，保证医疗器械的安全、有效，保障人体健康和生命安全，1999年12月28日国务院第24次常务会议通过《医疗器械监督管理条例》。该条例于

2000年1月4日公布，自2000年4月1日起施行。2014年2月12日国务院第39次常务会议修订通过，2014年3月7日中华人民共和国国务院令第650号公布。该条例分总则、医疗器械产品注册与备案、医疗器械生产、医疗器械经营与使用、不良事件的处理与医疗器械的召回、监督检查、法律责任、附则8章80条，自2014年6月1日起施行。

医疗器械界定　医疗器械是指直接或者间接用于人体的仪器、设备、器具、体外诊断试剂及校准物、材料，以及其他类似或者相关的物品，包括所需要的计算机软件；其效用主要通过物理等方式获得，不是通过药理学、免疫学或者代谢的方式获得，或者虽然有这些方式参与但是只起辅助作用。医疗器械目的：①疾病的诊断、预防、监护、治疗或者缓解。②损伤的诊断、监护、治疗、缓解或者功能补偿。③生理结构或者生理过程的检验、替代、调节或者支持。④生命的支持或者维持。⑤妊娠控制。⑥通过对来自人体的样本进行检查，为医疗或者诊断目的提供信息。

管理分工　国务院食品药品监督管理部门负责全国医疗器械监督管理工作。国务院有关部门在各自的职责范围内负责与医疗器械有关的监督管理工作。县级以上地方人民政府食品药品监督管理部门负责本行政区域的医疗器械监督管理工作。县级以上地方人民政府有关部门在各自的职责范围内负责与医疗器械有关的监督管理工作。国务院食品药品监督管理部门应当配合国务院有关部门，贯彻实施国家医疗器械产业规划和政策。

分类管理　国家对医疗器械按照风险程度实行分类管理。第一类是风险程度低，实行常规管理可以保证其安全、有效的医疗器械。第二类是具有中度风险，需要严格控制管理以保证其安全、有效的医疗器械。第三类是具有较高风险，需要采取特别措施严格控制管理以保证其安全、有效的医疗器械。评价医疗器械风险程度，应当考虑医疗器械的预期目的、结构特征、使用方法等因素。国务院食品药品监督管理部门负责制定医疗器械的分类规则和分类目录，并根据医疗器械生产、经营、使用情况，及时对医疗器械的风险变化进行分析、评价，对分类目录进行调整。制定、调整分类目录，应当充分听取医疗器械生产经营企业及使用单位、行业组织的意见，并参考国际医疗器械分类实践。医疗器械分类目录应当向社会公布。

新产品管理　医疗器械的研制应当遵循安全、有效和节约的原则。国家鼓励医疗器械的研究与创新，发挥市场机制的作用，促进医疗器械新技术的推广和应用，推动医疗器械产业的发展。

生产注册与备案　国家对医疗器械实行产品生产注册与备案制度。

第一类医疗器械实行产品备案管理，第二类、第三类医疗器械实行产品注册管理。第一类医疗器械产品备案和申请第二类、第三类医疗器械产品注册，应当提交下列资料：①产品风险分析资料。②产品技术要求。③产品检验报告。④临床评价资料。⑤产品说明书及标签样稿。⑥与产品研制、生产有关的质量管理体系文件。⑦证明产品安全、有效所需的其他资料。医疗器械注册申请人、备案人应当对所提交资料的真实性负责。第一类医疗器械产品备案，由备案人向所在地设区的市级人民政府食品药品监督管理部门提交备案资料。其中，产品检验报告可以是备案人的自检报告；临床评价资料不包括临床试验报告，可以是通过文献、同类产品临床使用获得的数据证明该医疗器械安全、有效的资料。

临床试验　第一类医疗器械产品备案，不需要进行临床试验。申请第二类、第三类医疗器械产品注册，应当进行临床试验；但是，有下列情形之一的，可以免于进行临床试验：①工作机理明确、设计定型，生产工艺成熟，已上市的同品种医疗器械临床应用多年且无严重不良事件记录，不改变常规用途的。②通过非临床评价能够证明该医疗器械安全、有效的。③通过对同品种医疗器械临床试验或者临床使用获得的数据进行分析评价，能够证明该医疗器械安全、有效的。免于进行临床试验的医疗器械目录由国务院食品药品监督管理部门制定、调整并公布。

开展医疗器械临床试验，应当按照医疗器械临床试验质量管理规范的要求，在有资质的临床试验机构进行，并向临床试验提出者所在地省、自治区、直辖市人民政府食品药品监督管理部门备案。接受临床试验备案的食品药品监督管理部门应当将备案情况通报临床试验机构所在地的同级食品药品监督管理部门和卫生计生主管部门。医疗器械临床试验机构资质认定条件和临床试验质量管理规范，由国务院食品药品监督管理部门会同国务院卫生计生主管部门制定并公布；医疗器械临床试验机构由国务院食品药品监督管理部门会同国务院卫生计生主管部门认定并公布。

第三类医疗器械进行临床试验对人体具有较高风险的，应当经国务院食品药品监督管理部门批准。临床试验对人体具有较高风险的第三类医疗器械目录由国务院食品药品监督管理部门制定、调整并公布。国务院食品药品监督管理部门审批临床试验，应当对拟承担医疗器械临床试验的机构的设备、专业人员等条件，该医疗器械的风险程度，临床试验实施方案，临床受益与风险对比分析报告等进行综合分析。准予开展临床试验的，应当通报临床试验提出者及临床试验机构所在地省、自治区、直辖市人民政府食品药品监督管理部门和卫生计生主管部门。

进口管理　进口的医疗器械应当是依照规定已注册或者已备案的医疗器械。进口的医疗器械应当有中文说明书、中文标签。说明书、标签应当符合此条例规定及相关强制性标准的要求，并在说明书中载明医疗器械的原产地及代理人的名称、地址、联系方式。没有中文说明书、中文标签或者说明书、标签不符合本条规定的，不得进口。出入境检验检疫机构依法对进口的医疗器械实施检验；检验不合格的，不得进口。国务院食品药品监督管理部门应当及时向国家出入境检验检疫部门通报进口医疗器械的注册和备案情况。进口口岸所在地出入境检验检疫机构应当及时向所在地设区的市级人民政府食品药品监督管理部门通报进口医疗器械的通关情况。

注册证书有效期　医疗器械注册证有效期为5年。有效期届满需要延续注册的，应当在有效期届满6个月前向原注册部门提出延续注册的申请。除有法定情形外，接到延续注册申请的食品药品监督管理部门应当在医疗器械注册证有效期届满前作出准予延续的决定。逾期未作决定的，视为准予延续。有下列情形之一的，不予延续注册：①注册人未在规定期限内提出延续注册申请的。②医疗器械强制性标准已经修订，申请延续注册的医疗器械不能达到新要求的。③对用于治疗罕见疾病及应对突发公共卫生事件急需的医疗器械，未在规定期限内完成医疗器械注册证载明事项的。

医疗器械生产　从事医疗器械生产活动，应当具备下列条件：①有与生产的医疗器械相适应的生产场地、环境条件、生产设备及专业技术人员。②有对生产的医疗器械进行质量检验的机构或者专职检验人员及检验设备。③有保证医疗器械质量的管理制度。④有与生产的医疗器械相适应的售后服务能力。⑤产品研制、生产工艺文件规定的要求。

从事第一类医疗器械生产的，由生产企业向所在地设区的市级人民政府食品药品监督管理部门备案并提交其符合上述从事医疗器械生产活动条件的证明资料。从事第二类、第三类医疗器械生产的，生产企业应当向所在地省、自治区、直辖市人民政府食品药品监督管理部门申请生产许可并提交其符合上述从事医疗器械生产活动条件的证明资料及所生产医疗器械的注册证。医疗器械生产许可证有效期为5年。有效期届满需要延续的，依照有关行政许可的法律规定办理延续手续。

医疗器械经营　从事医疗器械经营活动的，经营企业应当有与经营规模和经营范围相适应的经营场所和贮存条件，应当有与经营的医疗器械相适应的质量管理制度和质量管理机构或者人员。从事第二类医疗器械经营的，由经营企业向所在地设区的市级人民政府食品药品监督管理部门备案并提交其符合上述规定条件的证明资料。从事第三类医疗器械经营的，经营企业应当向所在地设区的市级人民政府食品药品监督管理部门申请经营许可并提交其符合上述规定条件的证明资料。受理经营许可申请的食品药品监督管理部门应当自受理之日起30个工作日内进行审查，必要时组织核查。对符合规定条件的，准予许可并发给医疗器械经营许可证；对不符合规定条件的，不予许可并书面说明理由。医疗器械经营许可证有效期为5年。有效期届满需要延续的，依照有关行政许可的法律规定办理延续手续。

进货管理　医疗器械经营企业、使用单位购进医疗器械，应当查验供货者的资质和医疗器械的合格证明文件，建立进货查验记录制度。从事第二类、第三类医疗器械批发业务及第三类医疗器械零售业务的经营企业，还应当建立销售记录制度。记录事项包括：①医疗器械的名称、型号、规格、数量。②医疗器械的生产批号、有效期、销售日期。③生产企业的名称。④供货者或者购货者的名称、地址及联系方式。⑤相关许可证明文件编号等进货查验记录和销售记录应当真实，并按照国务院食品药品监督管理部门规定的期限予以保存。国家鼓励采用先进技术手段进行记录。

医疗器械使用　食品药品监督管理部门和卫生计生主管部门

依据各自职责，分别对使用环节的医疗器械质量和医疗器械使用行为进行监督管理。医疗器械经营企业、使用单位不得经营、使用未依法注册、无合格证明文件，以及过期、失效、淘汰的医疗器械。医疗器械使用单位，是指使用医疗器械为他人提供医疗等技术服务的机构，包括取得医疗机构执业许可证的医疗机构，取得计划生育技术服务机构执业许可证的计划生育技术服务机构，以及依法不需要取得医疗机构执业许可证的血站、单采血浆站、康复辅助器具适配机构等。

医疗器械广告 医疗器械广告应当真实合法，不得含有虚假、夸大、误导性的内容。医疗器械广告应当经医疗器械生产企业或者进口医疗器械代理人所在地省、自治区、直辖市人民政府食品药品监督管理部门审查批准，并取得医疗器械广告批准文件。广告发布者发布医疗器械广告，应当事先核查广告的批准文件及其真实性；不得发布未取得批准文件、批准文件的真实性未经核实或者广告内容与批准文件不一致的医疗器械广告。省、自治区、直辖市人民政府食品药品监督管理部门应当公布并及时更新已经批准的医疗器械广告目录及批准的广告内容。省级以上人民政府食品药品监督管理部门责令暂停生产、销售、进口和使用的医疗器械，在暂停期间不得发布涉及该医疗器械的广告。医疗器械广告的审查办法由国务院食品药品监督管理部门会同国务院工商行政管理部门制定。

不良事件的处理 国家建立医疗器械不良事件监测制度，对医疗器械不良事件及时进行收集、分析、评价、控制。医疗器械生产经营企业、使用单位应当对所生产经营或者使用的医疗器械开展不良事件监测；发现医疗器械不良事件或者可疑不良事件，应当按照国务院食品药品监督管理部门的规定，向医疗器械不良事件监测技术机构报告。任何单位和个人发现医疗器械不良事件或者可疑不良事件，有权向食品药品监督管理部门或者医疗器械不良事件监测技术机构报告。国务院食品药品监督管理部门应当加强医疗器械不良事件监测信息网络建设。医疗器械不良事件监测技术机构应当加强医疗器械不良事件信息监测，主动收集不良事件信息；发现不良事件或者接到不良事件报告的，应当及时进行核实、调查、分析，对不良事件进行评估，并向食品药品监督管理部门和卫生计生主管部门提出处理建议。医疗器械不良事件监测技术机构应当公布联系方式，方便医疗器械生产经营企业、使用单位等报告医疗器械不良事件。食品药品监督管理部门应当根据医疗器械不良事件评估结果及时采取发布警示信息，以及责令暂停生产、销售、进口和使用等控制措施。省级以上人民政府食品药品监督管理部门应当会同同级卫生计生主管部门和相关部门组织对引起突发、群发的严重伤害或者死亡的医疗器械不良事件及时进行调查和处理，并组织对同类医疗器械加强监测。

医疗器械召回 医疗器械生产企业发现其生产的医疗器械不符合强制性标准、经注册或者备案的产品技术要求或者存在其他缺陷的，应当立即停止生产，通知相关生产经营企业、使用单位和消费者停止经营和使用，召回已经上市销售的医疗器械，采取补救、销毁等措施，记录相关情况，发布相关信息，并将医疗器械召回和处理情况向食品药品监督管理部门和卫生计生主管部门报告。医疗器械经营企业发现其经营的医疗器械存在前款规定情形的，应当立即停止经营，通知相关生产经营企业、使用单位、消费者，并记录停止经营和通知情况。医疗器械生产企业认为属于依照规定需要召回的医疗器械，应当立即召回。医疗器械生产经营企业未依照规定实施召回或者停止经营的，食品药品监督管理部门可以责令其召回或者停止经营。

监督检查 食品药品监督管理部门应当对医疗器械的注册、备案、生产、经营、使用活动加强监督检查，并对下列事项进行重点监督检查：①医疗器械生产企业是否按照经注册或者备案的产品技术要求组织生产。②医疗器械生产企业的质量管理体系是否保持有效运行。③医疗器械生产经营企业的生产经营条件是否持续符合法定要求。

食品药品监督管理部门在监督检查中有下列职权：①进入现场实施检查、抽取样品。②查阅、复制、查封、扣押有关合同、票据、账簿，以及其他有关资料。③查封、扣押不符合法定要求的医疗器械，违法使用的零配件、原材料，以及用于违法生产医疗器械的工具、设备。④查封违反规定从事医疗器械生产经营活动的场所。食品药品监督管理部门进行监督检查，应当出示执法证件，保守被检查单位的商业秘密。有关单位和个人应当对食品药品监督管理部门的监督检查予以配合，不得隐瞒有关情况。

法律责任 有下列情形之一

的，由县级以上人民政府食品药品监督管理部门没收违法所得、违法生产经营的医疗器械和用于违法生产经营的工具、设备、原材料等物品；违法生产经营的医疗器械货值金额不足1万元的，并处5万元以上10万元以下罚款；货值金额1万元以上的，并处货值金额10倍以上20倍以下罚款；情节严重的，5年内不受理相关责任人及企业提出的医疗器械许可申请：①生产、经营未取得医疗器械注册证的第二类、第三类医疗器械的。②未经许可从事第二类、第三类医疗器械生产活动的。③未经许可从事第三类医疗器械经营活动的。有第①项情形、情节严重的，由原发证部门吊销医疗器械生产许可证或者医疗器械经营许可证。

提供虚假资料或者采取其他欺骗手段取得医疗器械注册证、医疗器械生产许可证、医疗器械经营许可证、广告批准文件等许可证件的，由原发证部门撤销已经取得的许可证件，并处5万元以上10万元以下罚款，5年内不受理相关责任人及企业提出的医疗器械许可申请。

伪造、变造、买卖、出租、出借相关医疗器械许可证件的，由原发证部门予以收缴或者吊销，没收违法所得；违法所得不足1万元的，处1万元以上3万元以下罚款；违法所得1万元以上的，处违法所得3倍以上5倍以下罚款；构成违反治安管理行为的，由公安机关依法予以治安管理处罚。

未依照规定备案的，由县级以上人民政府食品药品监督管理部门责令限期改正；逾期不改正的，向社会公告未备案单位和产品名称，可以处1万元以下罚款。备案时提供虚假资料的，由县级以上人民政府食品药品监督管理部门向社会公告备案单位和产品名称；情节严重的，直接责任人员5年内不得从事医疗器械生产经营活动。

有下列情形之一的，由县级以上人民政府食品药品监督管理部门责令改正，没收违法生产、经营或者使用的医疗器械；违法生产、经营或者使用的医疗器械货值金额不足1万元的，并处2万元以上5万元以下罚款；货值金额1万元以上的，并处货值金额5倍以上10倍以下罚款；情节严重的，责令停产停业，直至由原发证部门吊销医疗器械注册证、医疗器械生产许可证、医疗器械经营许可证：①生产、经营、使用不符合强制性标准或者不符合经注册或者备案的产品技术要求的医疗器械的。②医疗器械生产企业未按照经注册或者备案的产品技术要求组织生产，或者未依照此条例规定建立质量管理体系并保持有效运行的。③经营、使用无合格证明文件、过期、失效、淘汰的医疗器械，或者使用未依法注册的医疗器械的。④食品药品监督管理部门责令其依照此条例规定实施召回或者停止经营后，仍拒不召回或者停止经营医疗器械的。⑤委托不具备法定条件的企业生产医疗器械，或者未对受托方的生产行为进行管理的。

有下列情形之一的，由县级以上人民政府食品药品监督管理部门责令改正，处1万元以上3万元以下罚款；情节严重的，责令停产停业，直至由原发证部门吊销医疗器械生产许可证、医疗器械经营许可证：①医疗器械生产企业的生产条件发生变化、不再符合医疗器械质量管理体系要求，未依照此条例规定整改、停止生产、报告的。②生产、经营说明书、标签不符合法定条件的医疗器械的。③未按照医疗器械说明书和标签标示要求运输、贮存医疗器械的。④转让过期、失效、淘汰或者检验不合格的在用医疗器械的。

有下列情形之一的，由县级以上人民政府食品药品监督管理部门和卫生计生主管部门依据各自职责责令改正，给予警告；拒不改正的，处5000元以上2万元以下罚款；情节严重的，责令停产停业，直至由原发证部门吊销医疗器械生产许可证、医疗器械经营许可证：①医疗器械生产企业未按照要求提交质量管理体系自查报告的。②医疗器械经营企业、使用单位未依照此条例规定建立并执行医疗器械进货查验记录制度的。③从事第二类、第三类医疗器械批发业务及第三类医疗器械零售业务的经营企业未依照此条例规定建立并执行销售记录制度的。④对重复使用的医疗器械，医疗器械使用单位未按照消毒和管理的规定进行处理的。⑤医疗器械使用单位重复使用一次性使用的医疗器械，或者未按照规定销毁使用过的一次性使用的医疗器械的。⑥对需要定期检查、检验、校准、保养、维护的医疗器械，医疗器械使用单位未按照产品说明书要求检查、检验、校准、保养、维护并予以记录，及时进行分析、评估，确保医疗器械处于良好状态的。⑦医疗器械使用单位未妥善保存购入第三类医疗器械的原始资料，或者未按照规定将大型医疗器械及植入和介入类医疗器械的信息记载到病历等相关记录中的。⑧医疗器械使用单位发现使用的医疗器械存在安全隐患未立即停止使用、通知检修，或者继续使用经检修仍不能达到使用安全标准的医疗器械的。⑨医疗器械生产经营企业、使用单位未依照此条例规定开展医疗器械不良事件监测，未按照要求报告不良事件，或者对医疗器械不良事件监测技术机构、食品药品监督管理部门开展的不良事件调查不予配合的。

违反规定开展医疗器械临床试验的，由县级以上人民政府食品药品监督管理部门责令改正或者立即停止临床试验，可以处5万元以下罚款；造成严重后果的，依法对直接负责的主管人员和其他直接责任人员给予降级、撤职或者开除的处分；有医疗器械临床试验机构资质的，由授予其资质的主管部门撤销医疗器械临床试验机构资质，5年内不受理其资质认定申请。

医疗器械临床试验机构出具虚假报告的，由授予其资质的主管部门撤销医疗器械临床试验机构资质，10年内不受理其资质认定申请；由县级以上人民政府食品药品监督管理部门处5万元以上10万元以下罚款；有违法所得的，没收违法所得；对直接负责的主管人员和其他直接责任人员，依法给予撤职或者开除的处分。医疗器械检验机构出具虚假检验报告的，由授予其资质的主管部门撤销检验资质，10年内不受理其资质认定申请；处5万元以上10万元以下罚款；有违法所得的，没收违法所得；对直接负责的主管人员和其他直接责任人员，依法给予撤职或者开除的处分；受到开除处分的，自处分决定作出之日起10年内不得从事医疗器械检验工作。

违反规定，发布未取得批准文件的医疗器械广告，未事先核实批准文件的真实性即发布医疗器械广告，或者发布广告内容与批准文件不一致的医疗器械广告的，由工商行政管理部门依照有关广告管理的法律、行政法规的规定给予处罚。篡改经批准的医疗器械广告内容的，由原发证部门撤销该医疗器械的广告批准文件，2年内不受理其广告审批申请。发布虚假医疗器械广告的，由省级以上人民政府食品药品监督管理部门决定暂停销售该医疗器械，并向社会公布；仍然销售该医疗器械的，由县级以上人民政府食品药品监督管理部门没收违法销售的医疗器械，并处2万元以上5万元以下罚款。

医疗器械技术审评机构、医疗器械不良事件监测技术机构未依照规定履行职责，致使审评、监测工作出现重大失误的，由县级以上人民政府食品药品监督管理部门责令改正，通报批评，给予警告；造成严重后果的，对直接负责的主管人员和其他直接责任人员，依法给予降级、撤职或者开除的处分。食品药品监督管理部门及其工作人员应当严格依照此条例规定的处罚种类和幅度，根据违法行为的性质和具体情节行使行政处罚权，具体办法由国务院食品药品监督管理部门制定。违反规定，县级以上人民政府食品药品监督管理部门或者其他有关部门不履行医疗器械监督管理职责或者滥用职权、玩忽职守、徇私舞弊的，由监察机关或者任免机关对直接负责的主管人员和其他直接责任人员依法给予警告、记过或者记大过的处分；造成严重后果的，给予降级、撤职或者开除的处分。

违反法律规定，构成犯罪的，依法追究刑事责任；造成人身、财产或者其他损害的，依法承担赔偿责任。

（顾加栋　李　恒）

Yīliáo Qìxiè Zhùcè Guǎnlǐ Bànfǎ

《医疗器械注册管理办法》

（*Measures for the Administration of Registration of Medical Device*）规范医疗器械注册活动的部门规章。

立法沿革　2000年4月5日，国家药品监督管理局首次发布了《医疗器械注册管理办法》，为规范医疗器械注册管理、保证医疗器械安全有效起到了积极作用。2004年8月9日，国家食品药品监督管理局在原办法的基础上完善了相关制度。2014年6月27日，国家食品药品监督管理总局局务会议审议通过，公布现行《医疗器械注册管理办法》，自2014年10月1日起施行。

分类注册　国家对医疗器械实行注册与备案管理。第一类医疗器械实行备案管理。第二类、第三类医疗器械实行注册管理。境内第一类医疗器械备案，备案人向设区的市级食品药品监督管理部门提交备案资料。境内第二类医疗器械由省、自治区、直辖市食品药品监督管理部门审查，批准后发给医疗器械注册证。境内第三类医疗器械由国家食品药品监督管理总局审查，批准后发给医疗器械注册证。进口第一类医疗器械备案，备案人向国家食品药品监督管理总局提交备案资料。进口第二类、第三类医疗器械由国家食品药品监督管理总局审查，批准后发给医疗器械注册证。香港、澳门、台湾地区医疗器械的注册、备案，参照进口医疗器械办理。

注册证书　医疗器械注册证

书由国家食品药品监督管理局统一印制，相应内容由审批注册的（食品）药品监督管理部门填写。医疗器械注册证书附有医疗器械注册登记表，与医疗器械注册证书同时使用。医疗器械注册证书有效期4年。

注册产品标准　申请注册的医疗器械，应当有适用的产品标准，可以采用国家标准、行业标准或者制定注册产品标准，但是注册产品标准不得低于国家标准或者行业标准。注册产品标准应当依据国家食品药品监督管理局规定的医疗器械标准管理要求编制。

注册检测　第二类、第三类医疗器械由国家食品药品监督管理局会同国家质量监督检验检疫总局认可的医疗器械检测机构进行注册检测，经检测符合适用的产品标准后，方可用于临床试验或者申请注册。

免予注册检测　申请第二类、第三类医疗器械注册，同时满足以下条件的，可以免予注册检测：①所申请注册的医疗器械与本企业已经获准注册的医疗器械的基本原理，主要功能、结构，所用材料、材质，预期用途属于同一类。②生产企业已经通过医疗器械生产质量管理规范检查或者已经获得医疗器械质量体系认证，并且生产企业能够提供经原企业生产条件审查机构认可的检测报告。③所申请注册的医疗器械与本企业已经获准注册并且已经通过注册检测的同类产品比较，未发生涉及安全性、有效性改变，或者虽然涉及安全性、有效性改变，但是改变部分和由其引起产品其他相关安全性、有效性变化的部分都已经通过了医疗器械检测机构检测。④已经获准注册的本企业同类产品按照规定进行医疗器械不良事件监测，并且未发现严重不良事件。⑤已经获准注册的本企业同类产品1年内无（食品）药品监督管理部门产品质量监督抽查不合格记录。⑥境外医疗器械已经通过境外政府医疗器械主管部门的上市批准。

重新注册免予检测　申请第二类、第三类医疗器械产品重新注册，同时满足以下条件的，可以免予注册检测：①申请重新注册的医疗器械与本企业已经获准注册的医疗器械的基本原理，主要功能、结构，所用材料、材质，预期用途属于同一类。②生产企业已经通过医疗器械生产质量管理规范检查或者已经获得医疗器械质量体系认证，并且生产企业能够提供经原企业生产条件审查机构认可的检测报告。③申请重新注册的医疗器械与已经通过注册检测的原注册产品相比较，未发生涉及安全性、有效性改变，或者虽然涉及安全性、有效性改变，但是改变部分和由其引起产品其他相关安全性、有效性变化的部分都已经通过了医疗器械检测机构检测。④申请重新注册的医疗器械在原医疗器械注册证书有效期内按照规定进行医疗器械不良事件监测，并且未发现不良事件。⑤原注册医疗器械1年内无（食品）药品监督管理部门产品质量监督抽查不合格记录。

暂缓检测　已经通过境外政府医疗器械主管部门的上市批准、对安装场地有特殊要求、检测困难的大型医疗器械，可以申请暂缓检测，于取得医疗器械注册证书后再对产品进行补充检测。根据上述规定申请暂缓检测而获准注册的产品，生产企业必须在首台医疗器械入境后、投入使用前完成注册检测。经检测合格后方可投入使用。

临床试验　申请第二类、第三类医疗器械注册，应当提交临床试验资料。在中国境内进行医疗器械临床试验的，应当严格执行医疗器械临床试验管理的有关规定。在中国境内进行临床试验的医疗器械，其临床试验资料中应当包括临床试验合同、临床试验方案、临床试验报告。（食品）药品监督管理部门认为必要时，可以要求生产企业提交临床试验须知、知情同意书，以及临床试验原始记录。

注册申请与审批　申请医疗器械注册，申请人应当根据医疗器械的分类，向此办法第四条规定的相应（食品）药品监督管理部门提出申请，并应当填写医疗器械注册申请表及此办法规定的其他申请材料。

（食品）药品监督管理部门受理医疗器械注册申请后，应当在规定的期限内对申请进行实质性审查并作出是否给予注册的书面决定。

医疗器械注册申请直接涉及申请人与他人之间重大利益关系的，（食品）药品监督管理部门应当告知申请人、利害关系人可以依照法律、法规，以及国家食品药品监督管理局的其他规定享有申请听证的权利；在对医疗器械注册申请进行审查时，（食品）药品监督管理部门认为涉及公共利益的重大许可事项，应当向社会公告，并举行听证。

重新注册　医疗器械注册证书有效期届满，需要继续销售或者使用医疗器械的，生产企业应当在医疗器械注册证书有效期届满前6个月内，申请到期重新注册。逾期办理的，重新注册时应当对产品进行注册检测。

监督管理 负责医疗器械注册审批的（食品）药品监督管理部门应当按照规定程序进行审批，并作出是否给予注册的决定。对违反规定审批注册的，应当依法追究其行政责任。

设区的市级以上地方（食品）药品监督管理部门违反此办法规定实施的医疗器械注册，由其上级（食品）药品监督管理部门责令限期改正；逾期不改正的，上级（食品）药品监督管理部门可以直接公告撤销该医疗器械注册证书。已经被撤销医疗器械注册证书的医疗器械不得继续销售和使用，已经销售、使用的，由县级以上地方（食品）药品监督管理部门负责监督企业进行处理。

省级以上（食品）药品监督管理部门对上市后的医疗器械进行技术再评价，并根据技术评价的结果对不能达到预期使用目的、不能保证安全有效的医疗器械，作出撤销医疗器械注册证书的决定，并向社会公告。已经被撤销医疗器械注册证书的医疗器械不得继续销售和使用，已经销售、使用的，由县级以上地方（食品）药品监督管理部门负责监督企业进行处理。

法律责任 违反此办法规定，申请医疗器械注册时，采取提供虚假证明、文件、样品等虚假材料，或者以欺骗、贿赂等不正当手段骗取医疗器械注册证书的，注册审批部门不予受理或者不予注册，并给予警告，1 年内不受理其医疗器械注册申请；对于其已经骗取得到的医疗器械注册证书，予以撤销，2 年内不受理其医疗器械注册申请，并依照《医疗器械监督管理条例》第四十条的规定予以处罚。

涂改、倒卖、出租、出借医疗器械注册证书，或者以其他形式非法转让医疗器械注册证书的，由县级以上（食品）药品监督管理部门责令改正，可以并处 3 万元以下罚款。

违反此办法的规定，未依法办理医疗器械重新注册而销售的医疗器械，或者销售的医疗器械与注册证书限定内容不同的，或者产品说明书、标签、包装标识等内容与医疗器械注册证书限定内容不同的，由县级以上（食品）药品监督管理部门依照《医疗器械监督管理条例》关于无医疗器械注册证书的处罚规定予以处罚。

违反此办法规定，未依法办理医疗器械注册证书变更的，由县级以上（食品）药品监督管理部门责令限期改正或者给予警告；逾期不改正的，可以处以 5000 元以上 1 万元以下罚款。

根据此办法规定申请注册后再对产品进行注册检测的医疗器械，未按照规定完成注册检测即将产品投入使用的，由国家食品药品监督管理局撤销医疗器械注册证书，予以公告，并记入企业诚信档案。产品经注册检测不合格的，由国家食品药品监督管理局撤销医疗器械注册证书。

（顾加栋）

Yīcìxìng Shǐyòng Wújūn Yīliáo Qìxiè Jiāndū Guǎnlǐ Bànfǎ（zànxíng）

《一次性使用无菌医疗器械监督管理办法》（暂行）

[*Measures for the Supervision and Administration of Disposable Aseptic Medical Appliances*（*provisional*）] 关于一次性使用无菌医疗器械管理的部门规章。2000 年 10 月 13 日国家药品监督管理局颁布并施行。

无菌医疗器械界定 此办法所称一次性使用无菌医疗器械（以下简称无菌器械）是指无菌、无热原、经检验合格，在有效期内一次性直接使用的医疗器械。无菌器械按《一次性使用无菌医疗器械目录》（以下简称《目录》）实施重点监督管理。《目录》由国务院药品监督管理部门公布并调整。

生产监督管理 生产无菌器械应执行国务院药品监督管理部门颁布的《无菌医疗器具生产管理规范》及无菌器械的《生产实施细则》。无菌器械必须严格按标准进行检验，未经检验或检验不合格的不得出厂。

生产无菌器械应按《生产实施细则》的要求采购材料、部件。企业应保存完整的采购、销售票据和记录，票据和记录应保存至产品有效期满二年。购销记录应包括：销售或购进的单位名称，供应或采购数量、产品名称、型号规格、生产批号、灭菌批号、产品有效期等。

生产企业应从符合《生产实施细则》规定条件的单位购进接触无菌器械的包装材料或小包装，并应对产品包装的购入、储存、发放、使用等建立管理制度。不合格的无菌器械及废弃、过期的无菌器械产品包装或零部件，必须在厂内就地毁形或销毁，不得流出厂外。

生产企业无菌器械销售 生产企业只能销售本企业生产的无菌器械。生产企业的销售人员应在销售所在地药品监督管理部门登记。

质量缺陷处置义务 留样观察或已售出的无菌器械产品出现质量问题，生产企业必须立即封存该批号产品，并通知有关单位停止销售和使用。造成人身伤亡事故的，要在24小时内，报告所在地省级药品监督管理部门。

禁止性义务 生产企业不得有下列行为：①伪造或冒用他人厂名、厂址或生产企业证件。②出租或出借本生产企业有效证件。③违反规定采购零部件或产品包装。④伪造或变造生产购销票据、生产原始记录、产品批号。⑤对不合格品、废弃零部件、过期或废弃产品包装不按规定处理。⑥擅自增加产品型号、规格。⑦企业销售人员代销非本企业生产的产品。⑧向城乡集贸市场提供无菌器械或直接参与城乡集贸市场无菌器械交易。

无菌器械经营 经营企业应具有与其经营无菌器械相适应的营业场地和仓库。产品储存区域应避光、通风、无污染，具有防尘、防污染、防蚊蝇、防虫鼠和防异物混入等设施，符合产品标准的储存规定。

销售 经营企业应建立无菌器械质量跟踪制度，做到从采购到销售能追查到每批产品的质量情况。经营企业应保存完整的无菌器械购销记录和有效证件，无菌器械购销记录及有效证件必须保存到产品有效期满后二年。经营企业销售人员销售无菌器械，应出具下列证明：①加盖本企业印章的医疗器械经营企业许可证、医疗器械产品注册证的复印件及产品合格证。②加盖本企业印章和企业法定代表人印章或签字的企业法定代表人的委托授权书原件，委托授权书应明确其授权范围。③销售人员的身份证。

不合格无菌器械事件处置 经营企业发现不合格无菌器械，应立即停止销售，及时报告所在地药品监督管理部门。经验证为不合格的，经营企业必须及时通知该批无菌器械的经营企业和使用单位停止销售或使用。对不合格产品，应在所在地药品监督管理部门监督下予以处理。对已销售给个人使用的不合格无菌器械，经营企业应向社会公告，主动收回不合格产品。经营企业经营不合格无菌器械，经营者不能指明不合格品生产者的，视为经营无产品注册证的产品；不能指明不合格品供货者的，视为从无医疗器械经营企业许可证的企业购进产品。

禁止性义务 经营无菌器械不得有下列行为：①经营无有效证件、证照不齐、无产品合格证的无菌器械。②伪造或冒用医疗器械经营企业许可证。③出租或出借医疗器械经营企业许可证。④经营不合格、过期或已淘汰无菌器械。⑤无购销记录或伪造、变造购销记录。⑥从非法渠道采购无菌器械。⑦向城乡集贸市场提供无菌器械或直接参与城乡集贸市场无菌器械交易。

医疗机构无菌器械使用 医疗机构应从具有医疗器械生产企业许可证或医疗器械经营企业许可证的企业购进无菌器械。医疗机构应建立无菌器械采购、验收制度，严格执行并做好记录。

销毁制度 医疗机构应建立无菌器械使用后销毁制度。使用过的无菌器械必须按规定销毁，使其零部件不再具有使用功能，经消毒无害化处理，并做好记录。医疗机构不得重复使用无菌器械。

事件处置 医疗机构发现不合格无菌器械，应立即停止使用、封存，并及时报告所在地药品监督管理部门，不得擅自处理。经验证为不合格的无菌器械，在所在地药品监督管理部门的监督下予以处理。

医疗机构使用不合格无菌器械，不能指明不合格品生产者的，视为使用无产品注册证的产品；不能指明不合格品供货者的，视为从无医疗器械经营企业许可证的企业购进产品。

医疗机构使用无菌器械发生严重不良事件时，应在事件发生后24小时内，报告所在地省级药品监督管理部门和卫生行政部门。

禁止性义务 医疗机构不得有下列行为：①从非法渠道购进无菌器械。②使用小包装已破损、标识不清的无菌器械。③使用过期、已淘汰无菌器械。④使用无医疗器械产品注册证、无医疗器械产品合格证的无菌器械。

监督检查 国务院药品监督管理部门负责编制全国无菌器械的抽查计划，并组织实施。省级药品监督管理局负责编制本辖区无菌器械的抽查计划，报国务院药品监督管理部门备案后组织实施。国务院药品监督管理部门和各省、自治区、直辖市药品监督管理局公布无菌器械抽查结果。

法律责任 无菌器械生产、经营企业存在违法行为，符合《医疗器械监督管理条例》规定的，按照相关条款追究法律责任。无菌器械的生产、经营企业和医疗机构违反此办法规定的，由县级以上药品监督管理部门责令改正，给予警告，并处罚款。

（顾加栋）

Yīliáo Qìxiè Biāozhǔn Guǎnlǐ Bànfǎ (shìxíng)

《医疗器械标准管理办法》（试行）［*Regulations on Medical Appliance Standards* (*trial*)］

规范医疗器械标准制定、执行及监管的部门规章。国家药品监督管理局2002年1月4日发布并施行。

标准分类 医疗器械标准分为国家标准、行业标准和注册产品标准。国家标准或行业标准是指需要在全国范围内统一技术要求的标准；注册产品标准是指由制造商制定，应能保证产品安全有效，并在产品申请注册时，经设区的市级以上药品监督管理部门依据国家标准和行业标准相关要求复核的产品标准。

监管职责 国务院药品监督管理部门履行下列职责：①组织贯彻医疗器械标准工作的法律、法规，制定医疗器械标准工作的方针、政策和管理办法。②组织制定和实施医疗器械标准工作规划和计划。指导、监督全国医疗器械标准工作。③组织起草医疗器械国家标准。组织制定、发布医疗器械行业标准。依据国家标准和行业标准的相关要求复核进口医疗器械的注册产品标准及境内生产的第三类医疗器械注册产品标准。④监督实施医疗器械标准。⑤管理各医疗器械专业标准化技术委员会。⑥组织转化国际标准，开展对外标准工作交流。⑦负责医疗器械标准工作的表彰和奖励。管理标准工作经费。

省、自治区、直辖市药品监督管理部门在本行政区域内履行下列职责：①贯彻医疗器械标准工作的法律、法规、方针和政策。②在本行政区域内监督实施医疗器械标准。③负责辖区内生产的医疗器械注册产品标准的复核和第三类医疗器械注册产品标准的初审。④指导、协调委托承担的国家标准、行业标准的起草工作。

设区的市级药品监督管理部门负责本行政区域内第一类医疗器械注册产品标准的复核。设区的市、县（市）药品监督管理部门负责本行政区域内医疗器械标准实施的监督检查工作。

标准化技术委员会 国务院药品监督管理部门设立医疗器械标准化技术委员会，负责全国医疗器械标准化工作的技术指导和协调，履行下列职责：①开展医疗器械标准体系的研究，提出医疗器械标准工作政策及标准项目规划的建议。②受国务院药品监督管理部门的委托，审核医疗器械国家标准、行业标准，复核进口医疗器械的注册产品标准及境内生产的第三类医疗器械注册产品标准。③指导、协调各医疗器械专业标准化技术委员会的工作。④开展标准工作的培训、宣传、技术指导和国内外标准化学术交流活动。⑤通报医疗器械标准工作信息。

国家设立的各医疗器械专业标准化技术委员会的主要任务：①宣传贯彻标准化工作的法律、法规、方针和政策。②提出医疗器械各专业国家标准或行业标准制定、修订及研究项目的规划和计划建议，开展医疗器械标准研究工作。③承担国家标准和行业标准的制定、修订任务，负责报批标准的整理、校核、编辑工作。④承担医疗器械标准工作的技术指导，协助各级药品监督管理部门处理标准执行中的技术问题。⑤负责收集、整理医疗器械标准资料，建立本专业内的医疗器械标准技术档案。⑥开展医疗器械国家标准、行业标准的宣传贯彻和学术交流活动，协助培训标准工作人员。

标准制定和发布 标准起草单位应对标准的要求、试验方法、检验规则，开展科学验证、进行技术分析、做好验证汇总，按规定起草标准草案稿，编写标准编制说明和有关附件。

医疗器械国家标准和行业标准，由国家设立的各医疗器械专业标准化技术委员会或者国务院药品监督管理部门设立的医疗器械标准化技术委员会组织制定和审核。

审定后的标准由起草单位按要求修改，经相应的标准化技术委员会秘书处复核后，报送国务院药品监督管理部门。行业标准由国务院药品监督管理部门审批、编号、发布。

注册产品标准制定 注册产品标准应执行国家标准、行业标准和有关法律、法规的要求，并按国务院药品监督管理部门公布的《医疗器械注册产品标准编写规范》的要求起草。

进口器械标准审核 进口医疗器械的注册产品标准由国务院药品监督管理部门复核。境内生产第三类医疗器械的注册产品标准由省、自治区、直辖市药品监督管理部门初审，报国务院药品监督管理部门复核。境内生产第二类医疗器械的注册产品标准由省、自治区、直辖市药品监督管理部门复核。境内生产第一类医疗器械的注册产品标准由设区的市级药品监督管理部门复核。

标准实施监督 医疗器械的研制、生产、经营和使用应符合相应的国家标准、行业标准或注册产品标准。无相应标准的医疗器械，不得生产、经营和使用。生产不符合医疗器械注册产品标准的医疗器械的，视为不符合医疗器械行业标准。

县级以上药品监督管理部门的医疗器械监督检查人员应按规定对医疗器械生产、经营、使用单位实施标准的情况进行监督检查。有关单位和个人不得拒绝和隐瞒情况。医疗器械监督检查人员对所取得的资料和样品负有保密义务。

（顾加栋）

Yīliáo Qìxiè Línchuáng Shìyàn Zhìliàng Guǎnlǐ Guīfàn

《医疗器械临床试验质量管理规范》（*Standard for Quality Management of Medical device Clinical Trials*）　规范医疗器械临床试验质量管理活动的部门规章。2016年3月1日，国家食品药品监督管理总局局务会议、国家卫生和计划生育委员会委主任会议审议通过，自2016年6月1日起施行。

临床试验界定　此规定所称医疗器械临床试验是指在经资质认定的医疗器械临床试验机构中，对拟申请注册的医疗器械在正常使用条件下的安全性和有效性进行确认或者验证的过程。

临床试验前准备　临床试验前，申办者应当完成试验用医疗器械的临床前研究，申办者应当准备充足的试验用医疗器械。医疗器械临床试验应当在两个或者两个以上医疗器械临床试验机构中进行。临床试验应当获得医疗器械临床试验机构伦理委员会的同意。列入需进行临床试验审批的第三类医疗器械目录的，还应当获得国家食品药品监督管理总局的批准。临床试验前，申办者应当向所在地省、自治区、直辖市食品药品监督管理部门备案。

受试者权益保障　医疗器械临床试验应当遵循《世界医学大会赫尔辛基宣言》确定的伦理准则。参与临床试验的各方应当按照试验中各自的职责承担相应的伦理责任。

知情同意　伦理委员会应当秉承伦理和科学的原则，审查和监督临床试验的实施。在受试者参与临床试验前，研究者应当充分向受试者或者无民事行为能力人、限制民事行为能力人的监护人说明临床试验的详细情况，包括已知的、可以预见的风险和可能发生的不良事件等。经充分和详细解释后由受试者或者其监护人在知情同意书上签署姓名和日期，研究者也需在知情同意书上签署姓名和日期。

特殊受试者　应当尽量避免选取未成年人、孕妇、老年人、智力障碍人员、处于生命危急情况的患者等作为受试者；确需选取时，应当遵守伦理委员会提出的有关附加要求，在临床试验中针对其健康状况进行专门设计，并应当有益于其健康。

试验退出　受试者有权在临床试验的任何阶段退出并不承担任何经济责任。

试验中的报告　在临床试验过程中发生严重不良事件等情况时，研究者应当及时向临床试验机构的医疗器械临床试验管理部门报告，并经其及时通报申办者、报告伦理委员会。

临床试验方案　开展医疗器械临床试验，申办者应按试验用医疗器械的类别、风险、预期用途等组织制定科学、合理的临床试验方案。多中心临床试验由多位研究者按同一试验方案在不同临床试验机构中同期进行。

伦理委员会职责　医疗器械临床试验机构伦理委员会应当至少由5名委员组成，包括医学专业人员、非医学专业人员，其中应当有不同性别的委员。所有委员应当熟悉医疗器械临床试验的伦理准则和相关规定，并遵守伦理委员会的章程。

伦理委员会工作开展　医疗器械伦理委员会应当遵守《世界医学大会赫尔辛基宣言》伦理准则和食品药品监督管理部门的规定，建立相应的工作程序并形成文件，按照工作程序履行职责。伦理委员会应当从保障受试者权益的角度严格审议试验方案及相关文件。

多中心伦理审查　多中心临床试验的伦理审查应当由牵头单位伦理委员会负责建立协作审查工作程序，保证审查工作的一致性和及时性。

意见出具　伦理委员会接到医疗器械临床试验的申请后应当召开会议，审阅讨论，签发书面意见、盖章，并附出席会议的人员名单、专业及本人签名。伦理委员会的意见可以是：①同意。②作必要的修改后同意。③不同意。④暂停或者终止已批准的试验。

试验跟踪　伦理委员会应当对本临床试验机构的临床试验进行跟踪监督，发现受试者权益不能得到保障等情形，可以在任何时间书面要求暂停或者终止该项临床试验。被暂停的临床试验，未经伦理委员会同意，不得恢复。

申办者职责　申办者负责发起、申请、组织、监查临床试验，并对临床试验的真实性、可靠性负责。申办者负责组织制定和修改研究者手册、临床试验方案、知情同意书、病例报告表、有关标准操作规程，以及其他相关文件，并负责组织开展临床试验所必需的培训。申办者对试验用医疗器械在临床试验中的安全性负责。申办者应当保证实施临床试验的所有研究者严格遵循临床试验方案。申办者应当为发生与临床试验相关的伤害或者死亡的受试者承担治疗的费用及相应的经济补偿，但在诊疗活动中由医疗机构及其医务人员过错造成的损害除外。申办者应当对临床试验承担监查责任，并选择符合要求的监查员履行监查职责。

临床试验机构和研究者职责 临床试验前，临床试验机构的医疗器械临床试验管理部门应当配合申办者向伦理委员会提出申请，并按照规定递交相关文件。研究者应当保证将试验用医疗器械只用于该临床试验的受试者，并不得收取任何费用。研究者应当严格遵循临床试验方案。但在受试者面临直接危险等需要立即消除的紧急情况下，也可以事后以书面形式报告。

严重不良事件处理 在临床试验中出现严重不良事件的，研究者应当立即对受试者采取适当的治疗措施，同时书面报告所属的临床试验机构医疗器械临床试验管理部门，并经其书面通知申办者。研究者应当记录临床试验过程中发生的所有不良事件和发现的器械缺陷，并与申办者共同分析事件原因，形成书面分析报告，提出继续、暂停或者终止试验的意见，经临床试验机构医疗器械临床试验管理部门报伦理委员会审查。

临床试验记录 临床试验机构应当按照与申办者的约定妥善保存临床试验记录和基本文件。临床试验机构和研究者应当确保临床试验所形成数据、文件和记录的真实、准确、清晰、安全。

临床试验的监查与监督 临床试验机构和研究者应当接受申办者的监查、核查，以及伦理委员会的监督，并提供所需的与试验有关的全部记录。食品药品监督管理部门、卫生计生主管部门派检查员开展检查的，临床试验机构和研究者应当予以配合。

临床试验暂停或者终止 临床试验机构和研究者发现风险超过可能的受益，或者已经得出足以判断试验用医疗器械安全性和有效性的结果等，需要暂停或者终止临床试验时，应当通知受试者，并保证受试者得到适当治疗和随访，同时按照规定报告，提供详细书面解释。必要时，报告所在地省、自治区、直辖市食品药品监督管理部门。研究者接到申办者或者伦理委员会需要暂停或者终止临床试验的通知时，应当及时通知受试者，并保证受试者得到适当治疗和随访。

临床试验完成后的工作 临床试验结束时，研究者应当确保完成各项记录、报告。同时，研究者还应当确保收到的试验用医疗器械与所使用的、废弃的或者返还的数量相符合，确保剩余的试验用医疗器械妥善处理并记录存档。

基本文件管理 临床试验机构应当保存临床试验资料至临床试验结束后10年。申办者应当保存临床试验资料至无该医疗器械使用时。食品药品监督管理部门可以对临床试验基本文件进行检查。

（顾加栋）

Yīliáo Qìxiè Shuōmíngshū Hé Biāoqiān Guǎnlǐ Guīdìng

《医疗器械说明书和标签管理规定》

《医疗器械说明书和标签管理规定》（*Regulations of Medical Appliance Instructions and Packages*） 规范医疗器械说明书、标签和包装标识的部门规章。国家食品药品监督管理局于2014年6月27日经国家食品药品监督管理总局局务会议审议通过，自2014年10月1日起施行。

适用范围 凡在中华人民共和国境内销售、使用的医疗器械，应当按照此规定要求附有说明书和标签。医疗器械说明书是指由医疗器械注册人或者备案人制作，随产品提供给用户，涵盖该产品安全有效的基本信息，用以指导正确安装、调试、操作、使用、维护、保养的技术文件。医疗器械标签是指在医疗器械或者其包装上附有的用于识别产品特征和标明安全警示等信息的文字说明及图形、符号。

基本要求 医疗器械说明书和标签的内容应当与经注册或者备案的相关内容一致。医疗器械标签的内容应当与说明书有关内容相符合。医疗器械说明书和标签文字内容应当使用中文，中文的使用应当符合国家通用的语言文字规范。医疗器械说明书和标签可以附加其他文种，但应当以中文表述为准。医疗器械最小销售单元应当附有说明书。

说明书的内容 医疗器械说明书一般应包括以下内容：①产品名称、型号、规格。②注册人或者备案人的名称、住所、联系方式及售后服务单位，进口医疗器械还应当载明代理人的名称、住所及联系方式。③生产企业的名称、住所、生产地址、联系方式及生产许可证编号或者生产备案凭证编号，委托生产的还应当标注受托企业的名称、住所、生产地址、生产许可证编号或者生产备案凭证编号。④医疗器械注册证编号或者备案凭证编号。⑤产品技术要求的编号。⑥产品性能、主要结构组成或者成分、适用范围。⑦禁忌证、注意事项、警示及提示的内容。⑧安装和使用说明或者图示，由消费者个人自行使用的医疗器械还应当具有安全使用的特别说明。⑨产品维护和保养方法，特殊储存、运输条件、方法。⑩生产日期，使用期限或者失效日期。⑪配件清单，包括配件、附属品、损耗品更换周期及更换方法的说明等。⑫医疗器械标签所用的图形、符号、缩写等内容的解释。⑬说明书的编制或者修订日期。⑭其他应当标注的内容。

说明书中的警示与提示　医疗器械说明书中有关注意事项、警示及提示性内容主要包括：①产品使用的对象。②潜在的安全危害及使用限制。③产品在正确使用过程中出现意外时，对操作者、使用者的保护措施，以及应当采取的应急和纠正措施。④必要的监测、评估、控制手段。⑤一次性使用产品应当注明"一次性使用"字样或者符号，已灭菌产品应当注明灭菌方式及灭菌包装损坏后的处理方法，使用前需要消毒或者灭菌的应当说明消毒或者灭菌的方法。⑥产品需要同其他医疗器械一起安装或者联合使用时，应当注明联合使用器械的要求、使用方法、注意事项；在使用过程中，与其他产品可能产生的相互干扰及其可能出现的危害。⑦产品使用中可能带来的不良事件或者产品成分中含有的可能引起副作用的成分或者辅料。⑧医疗器械废弃处理时应当注意的事项，产品使用后需要处理的，应当注明相应的处理方法。⑨根据产品特性，应当提示操作者、使用者注意的其他事项。

标签的内容　医疗器械标签一般应当包括以下内容：①产品名称、型号、规格。②注册人或者备案人的名称、住所、联系方式，进口医疗器械还应当载明代理人的名称、住所及联系方式。③医疗器械注册证编号或者备案凭证编号。④生产企业的名称、住所、生产地址、联系方式及生产许可证编号或者生产备案凭证编号，委托生产的还应当标注受托企业的名称、住所、生产地址、生产许可证编号或者生产备案凭证编号。⑤生产日期，使用期限或者失效日期。⑥电源连接条件、输入功率。⑦根据产品特性应当标注的图形、符号及其他相关内容。⑧必要的警示、注意事项。⑨特殊储存、操作条件或者说明。⑩使用中对环境有破坏或者负面影响的医疗器械，其标签应当包含警示标志或者中文警示说明。⑪带放射或者辐射的医疗器械，其标签应当包含警示标志或者中文警示说明。医疗器械标签因位置或者大小受限而无法全部标明上述内容的，至少应当标注产品名称、型号、规格、生产日期和使用期限或者失效日期，并在标签中明确"其他内容详见说明书"。

说明书审查与备案　医疗器械说明书应当由注册申请人或者备案人在医疗器械注册或者备案时，提交食品药品监督管理部门审查或者备案，提交的说明书内容应当与其他注册或者备案资料相符合。经食品药品监督管理部门注册审查的医疗器械说明书的内容不得擅自更改。已备案的医疗器械，备案信息表中登载内容、备案产品技术要求及说明书其他内容发生变化的，备案人自行修改说明书和标签的相关内容。

（顾加栋）

Yīliáo Qìxiè Shēngchǎn Jiāndū Guǎnlǐ Bànfǎ

《医疗器械生产监督管理办法》（*Measures for the Supervision and Administration of Medical Device Production*）　规范医疗器械生产监督活动的部门规章。此规章于2014年6月27日经国家食品药品监督管理总局局务会议审议通过，国家食品药品监督管理总局第7号令公布施行。

许可与备案　开办第二类、第三类医疗器械生产企业的，应当向所在地省、自治区、直辖市食品药品监督管理部门申请生产许可。开办第一类医疗器械生产企业的，应当向所在地设区的市级食品药品监督管理部门办理第一类医疗器械生产备案。

生产条件　有与生产的医疗器械相适应的生产场地、环境条件、生产设备，以及专业技术人员；有对生产的医疗器械进行质量检验的机构或者专职检验人员及检验设备；有保证医疗器械质量的管理制度；有与生产的医疗器械相适应的售后服务能力；符合产品研制、生产工艺文件规定的要求。

生产许可证制度　医疗器械生产许可证有效期为5年，载明许可证编号、企业名称、法定代表人、企业负责人、住所、生产地址、生产范围、发证部门、发证日期和有效期限等事项。医疗器械生产许可证附医疗器械生产产品登记表，载明生产产品名称、注册号等信息。医疗器械生产许可证的使用应当遵守相关的变更、延续、注销等制度。

委托生产管理　医疗器械委托生产的委托方应当是委托生产医疗器械的境内注册人或者备案人。其中，委托生产不属于按照创新医疗器械特别审批程序审批的境内医疗器械的，委托方应当取得委托生产医疗器械的生产许可或者办理第一类医疗器械生产备案。医疗器械委托生产的受托方应当是取得受托生产医疗器械相应生产范围的生产许可或者办理第一类医疗器械生产备案的境内生产企业。受托方对受托生产医疗器械的质量负相应责任。委托生产终止时，委托方和受托方应当向所在地省、自治区、直辖市或者设区的市级食品药品监督管理部门及时报告。

委托生产备案　第三类医疗器械的，委托方应当向所在地省、自治区、直辖市食品药品监督管理部门办理委托生产备案；委托生产第一类医疗器械的，委托方应当向所在地设区的市级食品药品监督管理部门办理委托生产备案。符合规定条件的，食品药品监督管理部门应当发给医疗器械委托生产备案凭证。

受托生产登记　委托生产第二类、第三类医疗器械的，受托方应当依照此法第十四条的规定办理相关手续，在医疗器械生产产品登记表中登载受托生产产品信息。受托生产第一类医疗器械的，受托方应当依照此法第二十一条的规定，向原备案部门办理第一类医疗器械生产备案变更。

受托方医疗器械生产许可证生产产品登记表和第一类医疗器械生产备案凭证中的受托生产产品应当注明“受托生产”字样和受托生产期限。

生产质量管理　医疗器械生产企业应当按照医疗器械生产质量管理规范的要求，建立质量管理体系并保持有效运行。医疗器械生产企业应当开展医疗器械法律、法规、规章、标准等知识培训，并建立培训档案。生产岗位操作人员应当具有相应的理论知识和实际操作技能。医疗器械生产企业应当按照经注册或者备案的产品技术要求组织生产，保证出厂的医疗器械符合强制性标准及经注册或者备案的产品技术要求。出厂的医疗器械应当经检验合格并附有合格证明文件。医疗器械生产企业应当定期按照医疗器械生产质量管理规范的要求对质量管理体系运行情况进行全面自查，并于每年年底前向所在地省、自治区、直辖市或者设区的市级食品药品监督管理部门提交年度自查报告。

医疗器械生产企业应当在经许可或者备案的生产场地进行生产，对生产设备、工艺装备和检验仪器等设施设备进行维护，保证其正常运行。医疗器械生产企业应当加强采购管理，建立供应商审核制度，对供应商进行评价，确保采购产品符合法定要求。医疗器械生产企业应当对原材料采购、生产、检验等过程进行记录。记录应当真实、准确、完整，并符合可追溯的要求。

监督管理　食品药品监督管理部门依照风险管理原则，对医疗器械生产实施分类分级管理。食品药品监督管理部门组织监督检查，应当制定检查方案，明确检查标准，如实记录现场检查情况，将检查结果书面告知被检查企业。需要整改的，应当明确整改内容及整改期限，并实施跟踪检查。食品药品监督管理部门应当加强对医疗器械的抽查检验。省级以上食品药品监督管理部门应当根据抽查检验结论及时发布医疗器械质量公告。对投诉举报或者其他信息显示及日常监督检查发现可能存在产品安全隐患的医疗器械生产企业，或者有不良行为记录的医疗器械生产企业，食品药品监督管理部门可以实施飞行检查。

个人和组织发现医疗器械生产企业进行违法生产的活动，有权向食品药品监督管理部门举报，食品药品监督管理部门应当及时核实、处理。经查证属实的，应当按照有关规定给予奖励。

法律责任　医疗器械生产委托方、受托方存在违法行为的，可按照《医疗器械监督管理条例》的有关规定处罚。此办法还规定，伪造、变造、买卖、出租、出借医疗器械生产备案凭证的，由县级以上食品药品监督管理部门责令改正，处1万元以下罚款。此办法又规定，有下列情形之一的，由县级以上食品药品监督管理部门给予警告，责令限期改正，可以并处3万元以下罚款：①出厂医疗器械未按照规定进行检验的。②出厂医疗器械未按照规定附有合格证明文件的。③未按照此办法第十六条规定办理医疗器械生产许可证变更登记的。④未按照规定办理委托生产备案手续的。⑤医疗器械产品连续停产一年以上且无同类产品在产，未经所在地省、自治区、直辖市或者设区的市级食品药品监督管理部门核查符合要求即恢复生产的。⑥向监督检查的食品药品监督管理部门隐瞒有关情况、提供虚假资料或者拒绝提供反映其活动的真实资料的。

（顾加栋）

Yīliáo Qìxiè Jīngyíng Jiāndū Guǎnlǐ Bànfǎ

《医疗器械经营监督管理办法》

（*Measures for the Supervision and Administration of Medical Device Operation*）　规范医疗器械经营监督管理活动的部门规章。2014年6月27日经国家食品药品监督管理总局局务会议审议通过，自2014年10月1日起施行。

经营分类管理　按照医疗器

械风险程度，医疗器械经营实施分类管理。经营第一类医疗器械不需许可和备案，经营第二类医疗器械实行备案管理，经营第三类医疗器械实行许可管理。

经营许可与备案 从事第三类医疗器械经营的，经营企业应当向所在地设区的市级食品药品监督管理部门提出申请。符合规定条件的，依法作出准予许可的书面决定，并于10个工作日内发给医疗器械经营许可证；不符合规定条件的，作出不予许可的书面决定，并说明理由。从事第二类医疗器械经营的，经营企业应当向所在地设区的市级食品药品监督管理部门备案。食品药品监督管理部门应当当场对企业提交资料的完整性进行核对，符合规定的予以备案，发给第二类医疗器械经营备案凭证。

医疗器械经营条件 从事医疗器械经营，应当具备以下条件：①具有与经营范围和经营规模相适应的质量管理机构或者质量管理人员，质量管理人员应当具有国家认可的相关专业学历或者职称。②具有与经营范围和经营规模相适应的经营、贮存场所。③具有与经营范围和经营规模相适应的贮存条件，全部委托其他医疗器械经营企业贮存的可以不设立库房。④具有与经营的医疗器械相适应的质量管理制度。⑤具备与经营的医疗器械相适应的专业指导、技术培训和售后服务的能力，或者约定由相关机构提供技术支持。从事第三类医疗器械经营的企业还应当具有符合医疗器械经营质量管理要求的计算机信息管理系统，保证经营的产品可追溯。鼓励从事第一类、第二类医疗器械经营的企业建立符合医疗器械经营质量管理要求的计算机信息管理系统。

经营许可证管理 医疗器械经营许可证有效期为5年，载明许可证编号、企业名称、法定代表人、企业负责人、住所、经营场所、经营方式、经营范围、库房地址、发证部门、发证日期和有效期限等事项。医疗器械经营许可证事项可依法进行变更。

医疗器械经营许可证有效期届满需要延续的，医疗器械经营企业应当在有效期届满6个月前，向原发证部门提出医疗器械经营许可证延续申请。

经营备案凭证管理 医疗器械经营备案凭证应当载明编号、企业名称、法定代表人、企业负责人、住所、经营场所、经营方式、经营范围、库房地址、备案部门、备案日期等事项。

经营质量管理 医疗器械经营企业应当按照医疗器械经营质量管理规范要求，建立覆盖质量管理全过程的经营管理制度，并做好相关记录，保证经营条件和经营行为持续符合要求。

医疗器械经营企业经营的医疗器械发生重大质量事故的，应当在24小时内报告所在地省、自治区、直辖市食品药品监督管理部门，省、自治区、直辖市食品药品监督管理部门应当立即报告国家食品药品监督管理总局。

监督管理 食品药品监督管理部门应当定期或者不定期对医疗器械经营企业符合经营质量管理规范要求的情况进行监督检查，督促企业规范经营活动。对第三类医疗器械经营企业按照医疗器械经营质量管理规范要求进行全项目自查的年度自查报告，应当进行审查，必要时开展现场核查。食品药品监督管理部门组织监督检查，应当制定检查方案，明确检查标准，如实记录现场检查情况，将检查结果书面告知被检查企业。需要整改的，应当明确整改内容及整改期限，并实施跟踪检查。食品药品监督管理部门应当加强对医疗器械的抽查检验。省级以上食品药品监督管理部门应当根据抽查检验结论及时发布医疗器械质量公告。

对投诉举报或者其他信息显示及日常监督检查发现可能存在产品安全隐患的医疗器械经营企业，或者有不良行为记录的医疗器械经营企业，食品药品监督管理部门可以实施飞行检查。

法律责任 医疗器械经营企业违反此办法规定的，应当根据此办法第五十三条、第五十四条、第五十七条等条款及《医疗器械监督管理条例》的有关规定予以处罚。

（顾加栋）

Yīliáo Qìxiè Guǎnggào Shěnchá Bànfǎ

《医疗器械广告审查办法》

(*Measures for the Examination of Medical Apparatus Advertisements*) 规范医疗器械广告发布审查活动的部门规章。

立法沿革 为了加强医疗器械广告管理，保证医疗器械广告的真实性和合法性，1995年3月8日，国家工商行政管理局、国家医药管理局以第24号令首次发布了《医疗器械广告审查办法》。鉴于医疗器械市场形势的变化及上位法的修订，2009年4月7日中华人民共和国卫生部、国家工商行政管理总局、国家食品药品监督管理局共同以第65号令发布了新的《医疗器械广告审查办法》，自2009年5月20日起施行，旧的《医疗器械广告审查办法》同时废止。

适用范围 通过一定媒介和

形式发布的广告含有医疗器械名称、产品适用范围、性能结构及组成、作用机理等内容的，应当按照本办法进行审查。仅宣传医疗器械产品名称的广告无须审查，但在宣传时应当标注医疗器械注册证号。

广告审查条件 申请审查的医疗器械广告，符合下列法律法规及有关规定的，方可予以通过审查：①《中华人民共和国广告法》（以下简称《广告法》）。②《医疗器械监督管理条例》。③《医疗器械广告审查发布标准》。④国家有关广告管理的其他规定。

管理分工 省、自治区、直辖市药品监督管理部门是医疗器械广告审查机关，负责本行政区域内医疗器械广告审查工作。县级以上工商行政管理部门是医疗器械广告监督管理机关。国家食品药品监督管理局对医疗器械广告审查机关的医疗器械广告审查工作进行指导和监督，对医疗器械广告审查机关违反本办法的行为，依法予以处理。

批准文号申请 医疗器械广告批准文号的申请人必须是具有合法资格的医疗器械生产企业或者医疗器械经营企业。医疗器械经营企业作为申请人的，必须征得医疗器械生产企业的同意。申请人可以委托代办人代办医疗器械广告批准文号的申办事宜。代办人应当熟悉国家有关广告管理的相关法律、法规及规定。

申请医疗器械广告批准文号，应当向医疗器械生产企业所在地的医疗器械广告审查机关提出。申请进口医疗器械广告批准文号，应当向医疗器械注册登记表中列明的代理人所在地的医疗器械广告审查机关提出；如果该产品的境外医疗器械生产企业在境内设有组织机构的，则向该组织机构所在地的医疗器械广告审查机关提出。

申请文件 申请医疗器械广告批准文号，应当填写医疗器械广告审查表，并附与发布内容相一致的样稿（样片、样带）和医疗器械广告电子文件，同时提交本办法规定的真实、合法、有效的证明文件。提供的相关证明文件的复印件，需证件持有人签章确认。

医疗器械广告审查机关收到医疗器械广告批准文号申请后，对申请材料齐全并符合法定要求的，发给医疗器械广告受理通知书；申请材料不齐全或者不符合法定要求的，应当当场或者在5个工作日内一次告知申请人需要补正的全部内容；逾期不告知的，自收到申请材料之日起即为受理。

申请审查 医疗器械广告审查机关应当自受理之日起20个工作日内，依法对广告内容进行审查。对审查合格的医疗器械广告，发给医疗器械广告批准文号；对审查不合格的医疗器械广告，应当作出不予核发医疗器械广告批准文号的决定，书面通知申请人并说明理由，同时告知申请人享有依法申请行政复议或者提起行政诉讼的权利。

备案与公布 对批准的医疗器械广告，医疗器械广告审查机关应当报国家食品药品监督管理局备案。国家食品药品监督管理局对备案中存在问题的医疗器械广告，应当责成医疗器械广告审查机关予以纠正。

对批准的医疗器械广告，药品监督管理部门应当通过政府网站向社会予以公布。

批准文号有效期 医疗器械广告批准文号有效期为1年。

广告内容更改 经批准的医疗器械广告，在发布时不得更改广告内容。医疗器械广告内容需要改动的，应当重新申请医疗器械广告批准文号。

广告审查表备查 医疗器械广告申请人自行发布医疗器械广告的，应当将医疗器械广告审查表原件保存2年备查。广告发布者、广告经营者受广告申请人委托代理、发布医疗器械广告的，应当查验医疗器械广告审查表原件，按照审查批准的内容发布，并将该医疗器械广告审查表复印件保存2年备查。

广告复审 已经批准的医疗器械广告，符合本办法规定的复审情形时，原审批的医疗器械广告审查机关进行复审。复审期间，该医疗器械广告可以继续发布。

经复审，认为医疗器械广告不符合法定条件的，医疗器械广告审查机关应当予以纠正，收回医疗器械广告审查表，该医疗器械广告批准文号作废。

批准文号注销 有下列情形之一的，医疗器械广告审查机关应当注销医疗器械广告批准文号：①医疗器械广告申请人的医疗器械生产企业许可证、医疗器械经营企业许可证被吊销的。②医疗器械产品注册证书被撤销、吊销、注销的。③药品监督管理部门责令终止生产、销售和使用的医疗器械。④其他法律、法规规定的应当注销行政许可的情况。

监测检查 药品监督管理部门应当对审查批准的医疗器械广告发布情况进行监测检查。对违法发布的医疗器械广告，药品监督管理部门填写违法医疗器械广告移送通知书，连同违法医疗器械广告等样件，移送同级广告监督管理机关查处。属于异地发布篡改经批准的医疗器械广告内容的，发布地医疗器械广告审查机关还应当向原审批的医疗器械广告审查机关提出依法撤销医疗器械广告批准文号的建议。

违法广告公告　对违法发布医疗器械广告情节严重的，省、自治区、直辖市药品监督管理部门应定期予以公告，并及时上报国家食品药品监督管理局，由国家食品药品监督管理局汇总发布。

处罚　篡改经批准的医疗器械广告内容进行虚假宣传的，由药品监督管理部门责令立即停止该医疗器械广告的发布，撤销该企业该品种的医疗器械广告批准文号，1 年内不受理该企业该品种的广告审批申请。

对提供虚假材料申请医疗器械广告审批，被医疗器械广告审查机关发现的，1 年内不受理该企业该品种的广告审批申请。对提供虚假材料申请医疗器械广告审批，取得医疗器械广告批准文号的，医疗器械广告审查机关在发现后应当撤销该医疗器械广告批准文号，并在 3 年内不受理该企业该品种的广告审批申请。

未经审查批准发布的医疗器械广告以及发布的医疗器械广告与审查批准的内容不一致的，广告监督管理机关应当依据《广告法》予以处罚；构成虚假广告或者引人误解的虚假宣传的，广告监督管理机关应当依照《广告法》或者《中华人民共和国反不正当竞争法》有关规定予以处罚。

（顾加栋）

chuántǒng yīxué bǎohù fǎlǜ zhìdù

传统医学保护法律制度

（legal system for traditional medicine protection）　以继承和发展中医药学，促进中医药事业，保障人体健康为宗旨，保护传统医学活动中产生各种社会关系的法律规范的总和。又称中医药管理法律制度。

中国传统医学，是指中华民族在中国古代哲学的影响和指导下，长期的以自然药物为主的医疗实践，在不断积累、反复总结中逐步形成的独特的医药理论体系。国家高度重视传统医学事业。1982 年第五届全国人民代表大会第五次会议通过《中华人民共和国宪法》规定，国家发展现代医药和中国传统医药。为了继承和发展中医药学，保障和促进中医药事业的发展，保护人体健康，2003 年 4 月 2 日国务院第 3 次常务会议通过《中华人民共和国中医药条例》，是中国首部规范中医药管理及其相关工作的行政法规。此外，国务院、卫生部、国家中医药管理局、国家食品药品监督管理局颁布了有关中医医疗机构管理、中药生产经营、传统医药队伍建设等方面的法规、规章。现行的行政法规、规章包括《全国中医医院工作条例（试行）》（1982 年）、《中医医疗机构管理办法（试行）》（1989 年）、《中药品种保护条例》（1992 年）、《医疗气功管理暂行规定》（2000 年）、《中医坐堂医诊所管理办法（试行）》（2010 年）、《中医坐堂医诊所基本标准（试行）》（2010 年）等。以上法律规范共同构成传统医学保护法律制度。

（樊立华　李　恒）

Zhōnghuá Rénmín Gònghéguó Zhōngyīyàofǎ

《中华人民共和国中医药法》

（*Law of the People's Republic of China on Traditional Chinese Medicine*）　规范中医药服务、中药保护与发展、中医药人才培养、中医药科学研究、中医药传承和文化传播及保障措施等活动的法律。2016 年12 月25 日第十二届全国人民代表大会常务委员会第二十五次会议通过，自 2017 年 7 月 1 日起施行。

立法目的　为了继承和弘扬中医药，保障和促进中医药事业发展，保护人民健康，制定此法。

适用范围　在中华人民共和国境内从事中医药服务、中药发展、中医药人才培养、中医药科研、中医药传承与文化传播，以及中医药事业管理活动的单位或者个人。

中医药的管理，此法未作规定的，适用《中华人民共和国执业医师法》《中华人民共和国药品管理法》等相关法律、行政法规的规定。

民族自治地方可以根据《中华人民共和国民族区域自治法》和此法的有关规定，结合实际，制定促进和规范本地方少数民族医药事业发展的办法。

军队的中医药管理，由军队卫生主管部门依照此法和军队有关规定组织实施。

中医药界定　中医药是包括汉族和少数民族医药在内的中国各民族医药的统称，是反映中华民族对生命、健康和疾病的认识，具有悠久历史传统和独特理论及技术方法的医药学体系。

国家方针　中医药事业是中国医药卫生事业的重要组成部分。国家大力发展中医药事业，实行中西医并重的方针，建立符合中医药特点的管理制度，充分发挥中医药在中国医药卫生事业中的作用。

发展中医药事业应当遵循中医药发展规律，坚持继承和创新相结合，保持和发挥中医药特色和优势，运用现代科学技术，促进中医药理论和实践的发展。

国家鼓励中医西医相互学习，相互补充，协调发展，发挥各自优势，促进中西医结合。

政府责任 ①县级以上人民政府应当将中医药事业纳入国民经济和社会发展规划，建立健全中医药管理体系，统筹推进中医药事业发展。②国家加强中医药服务体系建设，合理规划和配置中医药服务资源，为公民获得中医药服务提供保障。③国家支持社会力量投资中医药事业，支持组织和个人捐赠、资助中医药事业。④国家发展中医药教育，建立适应中医药事业发展需要、规模适宜、结构合理、形式多样的中医药教育体系，培养中医药人才。⑤国家支持中医药科学研究和技术开发，鼓励中医药科学技术创新，推广应用中医药科学技术成果，保护中医药知识产权，提高中医药科学技术水平。⑥国家支持中医药对外交流与合作，促进中医药的国际传播和应用。⑦对在中医药事业中做出突出贡献的组织和个人，按照国家有关规定给予表彰、奖励。

管理部门 国务院中医药主管部门负责全国的中医药管理工作。国务院其他有关部门在各自职责范围内负责与中医药管理有关的工作。县级以上地方人民政府中医药主管部门负责本行政区域的中医药管理工作。县级以上地方人民政府其他有关部门在各自职责范围内负责与中医药管理有关的工作。

中医药服务 此法第二章规定了中医药服务的内容。

中医药服务资源 县级以上人民政府应当将中医医疗机构建设纳入医疗机构设置规划，举办规模适宜的中医医疗机构，扶持有中医药特色和优势的医疗机构发展。合并、撤销政府举办的中医医疗机构或者改变其中医医疗性质，应当征求上一级人民政府中医药主管部门的意见。

中医药服务体系 政府举办的综合医院、妇幼保健机构和有条件的专科医院、社区卫生服务中心、乡镇卫生院，应当设置中医药科室。县级以上人民政府应当采取措施，增强社区卫生服务站和村卫生室提供中医药服务的能力。

国家支持社会力量举办中医医疗机构。社会力量举办的中医医疗机构在准入、执业、基本医疗保险、科研教学、医务人员职称评定等方面享有与政府举办的中医医疗机构同等的权利。

中医药服务的要求 开展中医药服务，应当以中医药理论为指导，运用中医药技术方法，并符合国务院中医药主管部门制定的中医药服务基本要求。

中医药服务中的政府责任 县级以上人民政府应当发展中医药预防、保健服务，并按照国家有关规定将其纳入基本公共卫生服务项目统筹实施。县级以上人民政府应当发挥中医药在突发公共卫生事件应急工作中的作用，加强中医药应急物资、设备、设施、技术与人才资源储备。

中医医疗机构管理 中医医疗机构，是指依法取得医疗机构执业许可证的中医、中西医结合的医院、门诊部和诊所。医疗卫生机构应当在疾病预防与控制中积极运用中医药理论和技术方法。

中医医疗机构资质 举办中医医疗机构应当按照国家有关医疗机构管理的规定办理审批手续，并遵守医疗机构管理的有关规定。取得医疗机构执业许可证后，方可从事中医医疗活动。

中医诊所 举办中医诊所的，将诊所的名称、地址、诊疗范围、人员配备情况等报所在地县级人民政府中医药主管部门备案后即可开展执业活动。中医诊所应当将本诊所的诊疗范围、中医医师的姓名及其执业范围在诊所的明显位置公示，不得超出备案范围开展医疗活动。具体办法由国务院中医药主管部门拟订，报国务院卫生行政部门审核、发布。

中医医疗机构医务人员的要求 中医医疗机构配备医务人员应当以中医药专业技术人员为主，主要提供中医药服务；经考试取得医师资格的中医医师按照国家有关规定，经培训、考核合格后，可以在执业活动中采用与其专业相关的现代科学技术方法。在医疗活动中采用现代科学技术方法的，应当有利于保持和发挥中医药特色和优势。

社区卫生服务中心、乡镇卫生院、社区卫生服务站，以及有条件的村卫生室应当合理配备中医药专业技术人员，并运用和推广适宜的中医药技术方法。

中医医疗广告批准 医疗机构发布中医医疗广告，应当经所在地省、自治区、直辖市人民政府中医药主管部门审查批准；未经审查批准，不得发布。发布的中医医疗广告内容应当与经审查批准的内容相符合，并且符合《中华人民共和国广告法》的有关规定。

中医从业人员管理 中医从业人员的资质、医疗技术和学历条件应当符合国家要求。

中医从业人员资质 从事中医医疗活动的人员应当依照《中华人民共和国执业医师法》的规定，通过中医医师资格考试取得

中医医师资格，并进行执业注册。

中医医师资格考试　中医医师资格考试的内容应当体现中医药特点。

师承人员及确有专长人员医师资格获得　以师承方式学习中医或者经多年实践医术确有专长的人员，由至少两名中医医师推荐，经省、自治区、直辖市人民政府中医药主管部门组织实践技能和效果考核合格后，即可取得中医医师资格；按照考核内容进行执业注册后，即可在注册的执业范围内，以个人开业的方式或者在医疗机构内从事中医医疗活动。国务院中医药主管部门应当根据中医药技术方法的安全风险拟订本款规定人员的分类考核办法，报国务院卫生行政部门审核、发布。

盲人医疗按摩人员资格　盲人按照国家有关规定取得盲人医疗按摩人员资格的，可以以个人开业的方式或者在医疗机构内提供医疗按摩服务。

中医养生保健服务　国家发展中医养生保健服务，支持社会力量举办规范的中医养生保健机构。中医养生保健服务规范、标准由国务院中医药主管部门制定。

中医药服务的监督检查　县级以上人民政府中医药主管部门应当加强对中医药服务的监督检查，并将下列事项作为监督检查的重点：①中医医疗机构、中医医师是否超出规定的范围开展医疗活动；②开展中医药服务是否符合国务院中医药主管部门制定的中医药服务基本要求；③中医医疗广告发布行为是否符合此法的规定。

中医药主管部门依法开展监督检查，有关单位和个人应当予以配合，不得拒绝或者阻挠。

中药保护与发展　主要包括以下内容。

中药材管理　国家制定中药材种植养殖、采集、贮存和初加工的技术规范、标准，加强对中药材生产流通全过程的质量监督管理，保障中药材质量安全。

中药材种植养殖　国家鼓励发展中药材规范化种植养殖，严格管理农药、肥料等农业投入品的使用，禁止在中药材种植过程中使用剧毒、高毒农药，支持中药材良种繁育，提高中药材质量。

道地中药材保护　道地中药材是指经过中医临床长期应用优选出来的，产在特定地域，与其他地区所产同种中药材相比，品质和疗效更好，且质量稳定，具有较高知名度的中药材。

国家建立道地中药材评价体系，支持道地中药材品种选育，扶持道地中药材生产基地建设，加强道地中药材生产基地生态环境保护，鼓励采取地理标志产品保护等措施保护道地中药材。

中药材质量的监测　国务院药品监督管理部门应当组织并加强对中药材质量的监测，定期向社会公布监测结果。国务院有关部门应当协助做好中药材质量监测有关工作。采集、贮存中药材及对中药材进行初加工，应当符合国家有关技术规范、标准和管理规定。

中药材流通　国家鼓励发展中药材现代流通体系，提高中药材包装、仓储等技术水平，建立中药材流通追溯体系。药品生产企业购进中药材应当建立进货查验记录制度。中药材经营者应当建立进货查验和购销记录制度，并标明中药材产地。

药用野生动植物资源保护　国家保护药用野生动植物资源，对药用野生动植物资源实行动态监测和定期普查，建立药用野生动植物资源种质基因库，鼓励发展人工种植养殖，支持依法开展珍贵、濒危药用野生动植物的保护、繁育及其相关研究。

中药材的自种自采　在村医疗机构执业的中医医师、具备中药材知识和识别能力的乡村医生，按照国家有关规定可以自种、自采地产中药材并在其执业活动中使用。

中药饮片　国家保护中药饮片传统炮制技术和工艺，支持应用传统工艺炮制中药饮片，鼓励运用现代科学技术开展中药饮片炮制技术研究。

医疗机构的中药饮片炮制与使用　对市场上没有供应的中药饮片，医疗机构可以根据本医疗机构医师处方的需要，在本医疗机构内炮制、使用。医疗机构应当遵守中药饮片炮制的有关规定，对其炮制的中药饮片的质量负责，保证药品安全。医疗机构炮制中药饮片，应当向所在地设区的市级人民政府药品监督管理部门备案。根据临床用药需要，医疗机构可以凭本医疗机构医师的处方对中药饮片进行再加工。

中药制剂　国家鼓励和支持中药新药的研制和生产。国家保护传统中药加工技术和工艺，支持传统剂型中成药的生产，鼓励运用现代科学技术研究开发传统中成药。

古代经典名方生产　古代经典名方，是指至今仍广泛应用、疗效确切、具有明显特色与优势的古代中医典籍所记载的方剂。具体目录由国务院中医药主管部门会同药品监督管理部门制定。生产符合国家规定条件的来源于古代经典名方的中药复方制剂，在申请药品批准文号时，可以仅提供非临床安全性研究资料。具体管理办法由国务院药品监督管理部门会同中医药主管部门制定。

医疗机构配制中药制剂　国家鼓励医疗机构根据本医疗机构临床用药需要配制和使用中药制剂，支持应用传统工艺配制中药制剂，支持以中药制剂为基础研制中药新药。医疗机构配制中药制剂，应当依照《中华人民共和国药品管理法》的规定取得医疗机构制剂许可证，或者委托取得药品生产许可证的药品生产企业、取得医疗机构制剂许可证的其他医疗机构配制中药制剂。委托配制中药制剂，应当向委托方所在地省、自治区、直辖市人民政府药品监督管理部门备案。

医疗机构中药制剂管理　医疗机构配制的中药制剂品种，应当依法取得制剂批准文号。但是，仅应用传统工艺配制的中药制剂品种，向医疗机构所在地省、自治区、直辖市人民政府药品监督管理部门备案后即可配制，不需要取得制剂批准文号。医疗机构应当加强对备案的中药制剂品种的不良反应监测，并按照国家有关规定进行报告。药品监督管理部门应当加强对备案的中药制剂品种配制、使用的监督检查。医疗机构对其配制的中药制剂的质量负责；委托配制中药制剂的，委托方和受托方对所配制的中药制剂的质量分别承担相应责任。

中医药人才培养　中医药教育应当遵循中医药人才成长规律，以中医药内容为主，体现中医药文化特色，注重中医药经典理论和中医药临床实践、现代教育方式和传统教育方式相结合。

中医药教育体系　国家完善中医药学校教育体系，支持专门实施中医药教育的高等学校、中等职业学校和其他教育机构的发展。中医药学校教育的培养目标、修业年限、教学形式、教学内容、教学评价及学术水平评价标准等，应当体现中医药学科特色，符合中医药学科发展规律。

中医药师承教育　国家发展中医药师承教育，支持有丰富临床经验和技术专长的中医医师、中药专业技术人员在执业、业务活动中带徒授业，传授中医药理论和技术方法，培养中医药专业技术人员。

中医医师和城乡基层中医药专业技术人员培训　国家加强对中医医师和城乡基层中医药专业技术人员的培养和培训。国家发展中西医结合教育，培养高层次的中西医结合人才。

中医药继续教育　县级以上地方人民政府中医药主管部门应当组织开展中医药继续教育，加强对医务人员，特别是城乡基层医务人员中医药基本知识和技能的培训。中医药专业技术人员应当按照规定参加继续教育，所在机构应当为其接受继续教育创造条件。

中医药科学研究　国家鼓励科研机构、高等学校、医疗机构和药品生产企业等，运用现代科学技术和传统中医药研究方法，开展中医药科学研究，加强中西医结合研究，促进中医药理论和技术方法的继承和创新。

中医药学术思想及诊疗经验研究　国家采取措施支持对中医药古籍文献、著名中医药专家的学术思想和诊疗经验，以及民间中医药技术方法的整理、研究和利用。国家鼓励组织和个人捐献有科学研究和临床应用价值的中医药文献、秘方、验方、诊疗方法和技术。

中医药科技创新　国家建立和完善符合中医药特点的科学技术创新体系、评价体系和管理体制，推动中医药科学技术进步与创新。

中医药科学研究内容　国家采取措施，加强对中医药基础理论和辨证论治方法，常见病、多发病、慢性病和重大疑难疾病、重大传染病的中医药防治，以及其他对中医药理论和实践发展有重大促进作用的项目的科学研究。

中医药传承与文化传播　此法第六章规定了中医药传承与文化传播的内容。

中医药学术传承　对具有重要学术价值的中医药理论和技术方法，省级以上人民政府中医药主管部门应当组织遴选本行政区域内的中医药学术传承项目和传承人，并为传承活动提供必要的条件。传承人应当开展传承活动，培养后继人才，收集整理并妥善保存相关的学术资料。属于非物质文化遗产代表性项目的，依照《中华人民共和国非物质文化遗产法》的有关规定开展传承活动。

中医药传统知识保护　国家建立中医药传统知识保护数据库、保护名录和保护制度。中医药传统知识持有人对其持有的中医药传统知识享有传承使用的权利，对他人获取、利用其持有的中医药传统知识享有知情同意和利益分享等权利。国家对经依法认定属于国家秘密的传统中药处方组成和生产工艺实行特殊保护。

中医药文化宣传　县级以上人民政府应当加强中医药文化宣传，普及中医药知识，鼓励组织和个人创作中医药文化和科普作品。开展中医药文化宣传和知识普及活动，应当遵守国家有关规定。任何组织或者个人不得对中医药作虚假、夸大宣传，不得冒用中医药名义牟取不正当利益。广播、电视、报刊、互联网等媒体开展中医药知识宣传，应当聘请中医药专业技术人员进行。

保障措施　国家对于中医药发展给予政策、经费、制度等方面的支持。

中医药发展的经费和条件保障　县级以上人民政府应当为中医药事业发展提供政策支持和条件保障，将中医药事业发展经费纳入本级财政预算。

中医药医保政策保障　县级以上人民政府及其有关部门制定基本医疗保险支付政策、药物政策等医药卫生政策，应当有中医药主管部门参加，注重发挥中医药的优势，支持提供和利用中医药服务。县级以上地方人民政府有关部门应当按照国家规定，将符合条件的中医医疗机构纳入基本医疗保险定点医疗机构范围，将符合条件的中医诊疗项目、中药饮片、中成药和医疗机构中药制剂纳入基本医疗保险基金支付范围。

中医药服务价格保障　县级以上人民政府及其有关部门应当按照法定价格管理权限，合理确定中医医疗服务的收费项目和标准，体现中医医疗服务成本和专业技术价值。

中医药标准保障　国家加强中医药标准体系建设，根据中医药特点对需要统一的技术要求制定标准并及时修订。中医药国家标准、行业标准由国务院有关部门依据职责制定或者修订，并在其网站上公布，供公众免费查阅。国家推动建立中医药国际标准体系。

中医药评审保障　开展法律、行政法规规定的与中医药有关的评审、评估、鉴定活动，应当成立中医药评审、评估、鉴定的专门组织，或者有中医药专家参加。

民族医药发展保障　国家采取措施，加大对少数民族医药传承创新、应用发展和人才培养的扶持力度，加强少数民族医疗机构和医师队伍建设，促进和规范少数民族医药事业发展。

法律责任　中医药管理人员及医疗机构等违反此法规定，应承担相应法律责任。

行政责任　①县级以上人民政府中医药主管部门及其他有关部门未履行此法规定的职责的，由本级人民政府或者上级人民政府有关部门责令改正；情节严重的，对直接负责的主管人员和其他直接责任人员，依法给予处分。②违反此法规定，中医诊所超出备案范围开展医疗活动的，由所在地县级人民政府中医药主管部门责令改正，没收违法所得，并处1万元以上3万元以下罚款；情节严重的，责令停止执业活动。③中医诊所被责令停止执业活动的，其直接负责的主管人员自处罚决定作出之日起5年内不得在医疗机构内从事管理工作。医疗机构聘用上述不得从事管理工作的人员从事管理工作的，由原发证部门吊销执业许可证或者由原备案部门责令停止执业活动。④违反此法规定，经考核取得医师资格的中医医师超出注册的执业范围从事医疗活动的，由县级以上人民政府中医药主管部门责令暂停6个月以上1年以下执业活动，并处1万元以上3万元以下罚款；情节严重的，吊销执业证书。⑤违反此法规定，举办中医诊所、炮制中药饮片、委托配制中药制剂应当备案而未备案，或者备案时提供虚假材料的，由中医药主管部门和药品监督管理部门按照各自职责分工责令改正，没收违法所得，并处3万元以下罚款，向社会公告相关信息；拒不改正的，责令停止执业活动或者责令停止炮制中药饮片、委托配制中药制剂活动，其直接责任人员5年内不得从事中医药相关活动。⑥医疗机构应用传统工艺配制中药制剂未依照此法规定备案，或者未按照备案材料载明的要求配制中药制剂的，按生产假药给予处罚。⑦违反此法规定，发布的中医医疗广告内容与经审查批准的内容不相符的，由原审查部门撤销该广告的审查批准文件，1年内不受理该医疗机构的广告审查申请。⑧违反此法规定，发布中医医疗广告有前款规定以外违法行为的，依照《中华人民共和国广告法》的规定给予处罚。⑨违反此法规定，在中药材种植过程中使用剧毒、高毒农药的，依照有关法律、法规规定给予处罚；情节严重的，可以由公安机关对其直接负责的主管人员和其他直接责任人员处5日以上15日以下拘留。

民事责任　违反此法规定，造成人身、财产损害的，依法承担民事责任。

刑事责任　违反此法规定，造成人身、财产损害的，构成犯罪的，依法追究刑事责任。

（赵　敏）

Zhōngyào Pǐnzhǒng Bǎohù Tiáolì

《中药品种保护条例》

（*Regulations on the Protection of Types of Traditional Chinese Medicine*）　调整中药品种保护的申请、审批与生产等活动中产生的社会关系的行政法规。国务院于1992年10月14日发布，1993年

1月1日起施行。

立法目的 为了提高中药品种的质量，保护中药生产企业的合法权益，促进中药事业的发展，制定此条例。

适用范围 中国境内生产制造的中药品种，包括中成药、天然药物的提取物及其制剂和中药人工制成品；申请专利的中药品种，依照专利法的规定办理。

监督管理部门 国务院卫生行政部门负责全国中药品种保护的监督管理工作；国家中药生产经营主管部门协同管理全国中药品种的保护工作。

国家中药品种保护审评委员会是审批中药保护品种的专业技术审查和咨询机构，下设办公室，在国家药品监督管理局领导下负责日常管理和协调工作。国务院卫生行政部门负责组织国家中药品种保护审评委员会，委员会成员由国务院卫生行政部门与国家中药生产经营主管部门协商后，聘请中医药方面的医疗、科研、检验及经营、管理专家担任。

中药保护品种等级制度 此条例划定了中药保护品种的范围，并划分为不同的保护等级。

保护品种 ①列入国家药品标准的品种。②经国务院卫生行政部门认定，列为省、自治区、直辖市药品标准的品种，也可以申请保护。③国务院卫生行政部门批准的新药，按照国务院卫生行政部门规定的保护期给予保护；其中，符合此条例中药一级、二级保护品种规定的，在国务院卫生行政部门批准的保护期限届满前6个月，可以重新依照此条例的规定申请保护。受保护的中药品种分为一、二级；中药一级保护品种的保护期限分别为30年、20年、10年，中药二级保护品种的保护期限为7年。

一级保护品种条件 ①对特定疾病有特殊疗效的。②相当于国家一级保护野生药材物种的人工制成品。③用于预防和治疗特殊疾病的。

二级保护品种条件 ①符合中药一级保护品种规定的品种或者已经解除一级保护的品种。②对特定疾病有显著疗效的。③从天然药物中提取的有效物质及特殊制剂。

中药品种保护审批程序 ①提出申请：中药生产企业对其生产的符合中药保护品种范围的中药品种，可以向所在地省级中药生产经营主管部门提出申请，经其签署意见后转送同级卫生行政部门，由省级卫生行政部门初审签署意见后，报国务院卫生行政部门。特殊情况下，中药生产企业也可以直接向国家中药生产经营主管部门提出申请，由其签署意见后转送国务院卫生行政部门，或者直接向国务院卫生行政部门提出申请。②审评：国务院卫生行政部门委托国家中药品种保护审评委员会负责对申请保护的中药品种进行审评，该审评委员会自接到申请报告书之日起6个月内作出审评结论。③审批：根据国家中药品种保护审评委员会的审评结论，由国务院卫生行政部门征求国家中药生产经营主管部门的意见后决定是否给予保护。批准保护的中药品种，由国务院卫生行政部门发给中药保护品种证书。

中药品种保护申请材料 申请中药品种保护的企业，应当提交完整的资料：①中药品种保护申请表。②证明性文件如药品批准证明文件（复印件），初次保护申请企业还应提供其为原研企业的相关证明资料；药品生产许可证及药品GMP证书（复印件）；现行国家药品标准、说明书和标签实样；专利权属状态说明书及有关证明文件。③申请保护依据与理由综述。④批准上市前的研究资料，包括临床、药理毒理和药学资料，药学资料包括工艺、质量标准资料。⑤批准上市后的研究资料，包括不良反应监测情况及质量标准执行情况等相关资料。初次保护申请和同品种保护申请还提供按国家食品药品监督管理局批准上市及颁布标准时提出的有关要求所进行的研究工作总结及相关资料。⑥拟改进提高计划与实施方案，延长保护期申请还应提供品种保护后改进提高工作总结及相关资料；如涉及修改标准、工艺改进及修订说明书等注册事项的，还应提供相关批准证明文件。

中药品种保护公告 对批准保护的中药品种及保护期满的中药品种，由国务院卫生行政部门在指定的专业报刊上予以公告。

中药保护品种保护制度 此条例规定对不同的中药保护品种采取不同的针对性保护措施。

中药一级保护品种的保护措施 ①处方组成，工艺制法：在保护期内由获得中药保护品种证书的生产企业和有关的药品监督管理部门，单位和个人负责保密，不得公开；负保密责任的有关部门，企业和单位应按国家有关规定，建立必要的保密制度。②向国外转让中药一级保护品种处方组成，工艺制法，应当按照国家有关保密的规定办理。③特殊情况需延长保护期，由生产企业在该品种保护期满前6个月，依照中药品种保护的申请，办理程序申报。由国家药品监督管理部门

确定延长的保护期限，不得超过第一次批准的保护期限。

中药二级保护品种的保护措施　中药二级保护品种在保护期满后可延长保护期限，时间为7年，由生产企业在保护期满前6个月，依据条例规定的程序进行申报。

中药保护品种归属　被保护品种在保护期内仅限于已获中药保护品种证书的企业生产。临床用药紧张的中药保护品种，根据国家中药生产经营主管部门提出的仿制建议，经国务院卫生行政部门批准，由仿制企业所在地的省级卫生行政部门对生产同一中药保护品种的企业发放批准文号。该企业应当付给持有中药保护品种证书并转让该中药品种的处方组成、工艺制法的企业合理的使用费，其数额由双方商定；双方不能达成协议的，由国务院卫生行政部门裁决。

已批准保护的中药品种，批准前是由多家企业生产的，其中未申请中药保护品种证书的企业，应自公告发布之日起6个月内向国家药品监督管理部门申报，按规定提交完整的资料，经指定的药品检验机构对申报品种进行质量检验，达到国家药品标准的，经国家药品监督管理部门审批后，补发批准文件和中药保护品种证书；未达国家药品标准的，国家药品监督管理部门依照药品管理的法律，行政法规的规定，撤销该中药品种的批准文号。

中药保护品种生产　生产中药保护品种的企业及有关主管部门应当重视生产条件的改进，提高品种的质量。

中药保护品种国外注册　中药保护品种在保护期内向国外申请注册时，须经过国家药品监督管理部门批准同意，否则不得办理。

法律责任　违反此条例的保密规定的，造成泄密的责任人员，由其所在单位或者上级机关给予行政处分；构成犯罪的，依法追究刑事责任。违反此条例，擅自仿制中药保护品种的，由县级以上卫生行政部门以生产假药依法论处。伪造中药保护品种证书及有关证明文件进行生产、销售的，由县级以上卫生行政部门没收其全部有关药品及违法所得，并可以处以有关药品正品价格3倍以下罚款。上述行为构成犯罪的，由司法机关依法追究刑事责任。

（赵　敏）

Quánguó Zhōngyī Yīyuàn Gōngzuò Tiáolì (Shìxíng)

《全国中医医院工作条例（试行）》[*Regulations on the Work of National Traditional Chinese Medicine Hospitals* (*trial*)]

规范中医医院的组织体制、医疗工作及教学科研等活动的部门规章。卫生部于1982年5月19日发布，同日起施行。中医医院是运用中医中药防治疾病，保障人民健康的社会主义医疗卫生事业单位。中医医院是继承发扬中医药学，培养中医药人才的基地；其技术队伍中中医中药人员应占医药人员的多数。

适用范围　县及县以上综合中医医院和专科中医医院。

中医医院组织体制　实行党委领导下的院长负责制。院长负责全院的业务、行政工作，副院长协助院长分管相应的工作；实行院和科室两级领导；科室实行科主任负责制。

中医医院领导　院级领导应主要由德才兼备，热爱中医事业，坚决执行中医政策，有组织管理能力，年富力强的中医药人员担任。业务科室（除放射、检验等医技科室外）领导一般应由德才兼备、致力中医事业的中医药人员担任。

中医医院科室设置　中医医院是中医综合性医院，其业务科室设置和病床分配比例，可根据中医专科的特色和各自的规模、任务、特长及技术发展情况确定。科室设置力求齐全。科室设置与撤销，应报请卫生行政主管部门批准。各地应重视中医专科建设，有条件的，要根据技术专长，开办中医专科医院。

中医医院的编制　按病床与工作人员1∶（1.4～1.8）计算。病床数与门诊量按1∶3计算，每增减100门诊人次，可增减6～8人，或比同级西医综合医院的编制高15%～18%，以保证中医、中药、临床、科研工作的需要。行政工勤、卫生技术人员的比例，可参照西医综合医院组织编制的比例；医生和药剂人员，要高于西医综合医院的比例，护理人员可低于西医综合医院的比例。在医生和药剂人员中，中医、中药人员要占绝对多数。

中医医院医疗工作　以四诊八纲，理、法、方、药，辨证论治为指导，并积极采用现代科学技术；建立体现中医辨证论治特色的病历，把病历书写作为中医技术考核的一项重要内容。

中医门诊急诊　加强门诊工作，组织有经验的中医参加门诊，可开设专科（病）门诊。地（市）以上中医医院，要开设急诊室，继承挖掘中医治疗急重症的经验，积极研制抢救急重症的中药制剂，逐步制定中医治疗急重症的常规。

中医医院住院医疗工作　病房实行住院医师、主治医师、主任医师（科主任）三级负责制或住院医师、主治医师两级负责制。住院病人应有固定的医师（士）负责管理，定期组织有经验的老中医查房、会诊，指导疑难、危急病症的诊治。

中医医院护理工作　努力发掘中医药学护理知识的同时，吸收西医护理的长处，要进行辨证论护，护士交班日志逐步用中医病名和术语；制定具有中医特点的常见病和急重症的护理常规。护理工作实行护士、护士长、科护士长三级负责制，或护士、护士长两级负责制。护理人员要严格执行医嘱和各项规章制度。要重视中医的食养疗法，改善病人膳食，配合临床治疗。

中医医院药剂工作　要建立和办好中药房，严格执行中药炮制规范、煎熬操作规程、配方复核和药库保管等制度，防止虫蛀鼠咬、霉烂变质，严禁采购、使用伪劣中药。毒、麻药品必须专人管理，确保安全。贵重药品要建立健全保管、领发制度。对危急病人的抢救用药，要设法保证，及时供给。制订煎药操作规程、规范，配备适合中药煎剂所需的设备和器具。积极恢复传统急救的中药制剂品种，研制安全有效的药品。

中医医院预防医疗工作　宣传普及中医预防疾病的知识，发掘整理中医药学在卫生、消毒、预防上的宝贵经验；发现传染病人，要做好消毒隔离，妥善处理，及时报告疫情；努力发掘运用中医中药节制生育的有效方法。

中医医院教学和人才培养　承担中医学院学生的见习、实习和卫生行政部门安排的中医药人员进修的任务。中医学院附属医院要按照教学大纲要求，完成教学任务。

中医医院要制订培养中医、药、护和各类技术人员的规划。对基础理论较差，临床经验不足的中医药师（士），要分别情况，对他们进行医古文、经典著作、各家学说、著名医案的学习；对基础理论较好，临床经验丰富的主治中医（主管中药）师及中医药师，要提倡他们在全面掌握中医药理论的基础上，选定一部经典著作、一家中医学说或一个病种定向发展，并为之创造条件；对主任、副主任中医药师（包括名老中医），要支持他们进行理论研究，总结学术经验，著书立说，带好接班人。

中医医院科研　开展以提高医疗护理水平为主的科研工作，要加强中医文献的整理研究，收集有效单方、验方，经过临床验证，推广应用。要重视少数民族地区的民族医药整理研究工作。有条件的中医医院要设实验室，进行中医药基础理论的研究。要逐步总结制订临床诊断、疗效观察的客观指标。

中医医院人才补充　医药院校毕业生和出师合格的中医学徒；对业务技术人员要建立技术档案，定期进行考核。

中医医院管理　建立健全医疗统计制度，按中医标准经常研究诊断符合率、治愈率、病床使用率、病床周转次数、平均住院日、门诊人次等指标变化，分析原因，改进工作，不断探讨适用于中医医院特点的统计指标。

中医医院病案管理　加强病案图书管理和科技情报工作，做到集中存放，专人负责，制定统一的中医疾病分类管理办法，达到综合利用。

中医医院仪器设备管理　加强仪器设备管理，对大型、贵重、精密仪器要确定专人负责，建立管理档案，严格执行使用保养和定期检查维修的制度。

中医医院考核　根据中医医院的特点，对医疗、教学、科研，以及药品、物资、财务等各项工作，制订反映工作质量和效率的指标。加强财务管理和监督。

（赵　敏）

Zhōngyī Yīliáo Jīgòu Guǎnlǐ Bànfǎ (Shìxíng)

《中医医疗机构管理办法（试行）》

[*Regulations on the Administration of Medical Institutions of Traditional Chinese Medicine* (*trial*)]　调整中医医疗机构的审批、登记、管理、监督等活动中产生的社会关系的规章。国家中医药管理局于1989年1月4日发布，同日起施行。

立法目的　为了加强中医医疗机构的管理，维护其合法权益，促进中医药事业的发展，保障人民健康，制定此办法。

适用范围　国家、集体、个体开办的中医医疗机构，包括中医医院、中医院校及中医研究机构的附属医院、中医专科医院、中医康复医院、中医门诊部、中医诊所、中医诊室及一切以各种名称面向社会而主要从事中医医疗业务的单位；民族医疗机构、厂矿企业、部队面向社会从事中医医疗业务的单位，参照此办法执行。中医医疗机构不包括盲人按摩机构，盲人按摩机构管理办法由民政部门另行制定。

中医医疗机构条件　①中医医院（含中医院校及中医研究机构的附属医院）、中医专科医院、中医康复医院：至少设病床30张；医师5人，其中主治中医师以上1人、中医师不少于2人；护师、士不少于5人；有相应的药剂、放射、检验等医技人员和诊断、治疗等仪器设备。不足30张病床及相应条件者，不得称医院。②中医门诊部：至少有医师3人，其中中医师至少2人；护师、士2人；并有相应的医技人员和房屋设备。③中医诊所：有2名以上中医师及相应的房屋和设备。④中医诊室：有1名以上中医师及相应的房屋和设备。

中医医疗机构开业审批 ①中医诊所、中医诊室，由当地县（区）级卫生行政部门审批。②中医医院（含中医院校及中医研究机构的附属医院）中医专科医院、中医康复医院、中医门诊部、其他以各种名称面向社会而主要从事中医医疗业务的单位，由地（市）级或其以上中医药、卫生行政部门审批。③其他任何组织和个人都无权批准中医医疗机构开业，也不准擅自借用其他机构名称从事中医医疗活动。

中医医疗机构开业申请材料 ①机构名称、设置科目、床位编制。②卫技人员情况，中医诊所、中医诊室须提交医务人员名单及其有关资格证件。③业务用房产权证书或租赁合约。④诊疗设备及药品情况。⑤与申报规模相称的资金情况。⑥有关规章制度。⑦法人代表有关情况及其资格证件。

中医医疗机构变更登记 中医医疗机构改变机构名称、增减病床、变更科目、停业、迁移都必须报原批准开业的中医药、卫生行政部门审批登记。

中医医疗机构执业规则 ①不准聘用未取得中医师、士资格或卫生技术职务资格的人员从事医疗技术工作。②张贴、刊登、播放广告，必须经当地中医药、卫生行政部门审批，其内容只限于单位名称、诊疗时间、诊疗科别、专科特色、医师专长、药物、仪器介绍及地址和电话。不得做虚夸宣传。③各项收费，必须按当地卫生物价部门批准的医疗收费标准执行，不得擅自提价。

中医医疗机构职责 ①以社会效益为最高准则，建立健全各项规章制度、技术操作规程和各类人员工作职责，使各项工作制度化、规范化。②保持和发扬中医特色，坚持运用中医药防治疾病，积极引进现代科学技术，不断提高医疗技术水平。③经常对职工进行职业道德教育，并要不断改善服务条件，提高服务质量。④有承担预防和初级卫生保健工作的义务，并要积极开展中医药和卫生保健科普知识的宣传工作。在发现法定传染病或疑似法定传染病时，采取有效防治措施，并按规定时间向当地卫生防疫部门报告。⑤发生重大灾害、事故时，中医医疗机构必须服从中医药、卫生行政部门调遣，积极参加防病治病、抢救伤病员工作。

法律责任 中医医疗机构违反此办法规定，中医药、卫生行政部门可根据其情节轻重分别给予警告、罚款、停业整顿、吊销开业执照等处罚。未获中医药、卫生行政部门批准即擅自开业的，予以取缔，并可视情节轻重处以罚款。

（赵　敏）

Zhōngyī Zuòtángyī Zhěnsuǒ Guǎnlǐ Bànfǎ（Shìxíng）

《中医坐堂医诊所管理办法（试行）》［*Administrative Rules for Doctors of Traditional Chinese Medicine Practicing in Pharmacies*（*trial*）］ 规范中医坐堂诊所的设置、审批、执业等活动的部门规章。国家卫生部和国家中医药管理局2010年10月19日发布，自发布之日起施行。中医坐堂医诊所是指药品零售企业申请设置的由中医坐堂药店进行诊疗活动的诊所。

立法目的 为了加强对中医坐堂医诊所的管理，保障公民享有安全、有效、便捷的中医药服务，根据《中华人民共和国执业医师法》和《医疗机构管理条例》等有关法律法规，制定此办法。

适用范围 药品零售药店申请设置的中医坐堂医诊所。

管理部门 国家中医药管理局负责全国中医坐堂医诊所的监督管理；县级以上地方卫生、中医药管理部门负责本行政区域内中医坐堂医诊所的监督管理。

中医坐堂医诊所的设置制度 设置中医坐堂医诊所，必须按照医疗机构设置规划，由县级地方人民政府卫生行政部门、中医药管理部门根据《医疗机构管理条例》《医疗机构管理条例实施细则》《中医坐堂医诊所基本标准》，以及此办法的有关规定进行设置审批和执业登记。中医坐堂医诊所的法定代表人由药品零售药店法定代表人担任。

中医坐堂诊所的申办条件 ①具有药品经营质量管理规范认证证书、药品经营许可证和营业执照。②有独立的中药饮片营业区，饮片区面积不得少于50平方米。③中药饮片符合国家规定要求，品种齐全，数量不少于400种。

中医坐堂医诊所的登记注册 登记注册的诊疗科目为《医疗机构诊疗科目名录》“中医科”科目下设的二级科目，所设科目不超过2个，并且与中医坐堂医诊所提供的医疗服务范围相对应。

中医坐堂医诊所的名称 命名由识别名称和通用名称依次组成。识别名称为药品零售药店名称和地名，通用名称为中医坐堂医诊所。

中医坐堂医诊所的执业范围 只能提供中药饮片处方服务，不得超出执业范围。

中医坐堂医诊所的医师 应当是取得医师资格后经注册连续在医疗机构从事5年以上临床工作的中医类别中医执业医师。中医坐堂医诊所可以作为中医类别中医执业医师的第二执业地点进行注册，但至少有1名中医类别中医执业医师的第一执业地点为该诊所。同一时间坐诊的中医类别中医执业医师不得超过2人。中医类别中医执业医师可以在中医坐堂医诊所执业，其他类别的执业医师不得在中医坐堂医诊所执业。

中医坐堂医诊所执业规则 ①中医坐堂医诊所执业，须严格遵守国家有关法律、法规、规章和技术规范，加强对中医从业人员的教育，预防医疗事故，确保医疗安全和服务质量。②中医坐堂医诊所要严格执行国家关于中医病历书写、处方管理的有关规定。③要严格按照国家规定规范使用有关部门统一印制的收费票据。④中医坐堂医诊所应当在显著位置公示诊疗科目、诊疗手段、诊疗时间及收费标准等。⑤中医坐堂医诊所发生医疗事故，按国家有关规定处理。

中医坐堂医诊所管理制度 中医坐堂医诊所须建立健全以下规章制度：①人员职业道德规范与行为准则。②人员岗位责任制度。③人员聘用、培训、管理、考核与奖惩制度。④技术规范与工作制度。⑤医疗事故防范与报告制度。⑥医疗质量管理制度。⑦医疗废物管理制度。⑧就诊患者登记制度。⑨财务、收费、档案、信息管理制度。⑩其他有关制度。

中医坐堂医诊所监督与管理 县级地方人民政府卫生行政部门、中医药管理部门负责对中医坐堂医诊所实施日常监督与管理，建立健全监督考核制度，实行信息公示和奖惩制度。县级地方人民政府卫生行政部门、中医药管理部门应当建立社会民主监督制度，定期收集接受服务公民的意见和建议，将接受服务公民的满意度作为考核中医坐堂医诊所和中医从业人员的重要标准。

法律责任 违反《中华人民共和国执业医师法》《医疗机构管理条例》及其实施细则等法律、法规、规章的，按照有关规定予以处罚。

（赵　敏）

Yīliáo Qìgōng Guǎnlǐ Zànxíng Guīdìng

《医疗气功管理暂行规定》

(*Temporary Provisions on the Administration of Qigong Therapy*) 规范运用气功方法治疗疾病的医疗行为的部门规章。卫生部于2000年6月15日发布，同日起施行。

适用范围 运用气功方法治疗疾病构成医疗行为的各类机构和人员。“医疗气功”列入医疗机构诊疗科目的“中医科其他”类中。

管理部门 国家中医药管理局负责全国医疗气功的监督管理；县级以上中医药行政管理机构负责本辖区内医疗气功的监督管理。

开展医疗气功的机构与人员 开展医疗气功活动必须在医疗机构内进行。

开展医疗气功的医疗机构资格 2000年6月15日前，已经经县级以上卫生行政部门或中医药行政管理机构批准开展医疗气功活动的医疗机构，可以按此规定重新申请审批开展医疗气功活动以外，以后新开展医疗气功活动的暂限于县级以上中医医院、中西医结合医院、民族医医院、康复医院、疗养院和综合医院的中医科。

医疗气功活动的审批 医疗机构申请开展医疗气功活动，应当向其登记执业的卫生行政部门或者中医药行政管理机构提出申请。经初审同意后，报设区的市级以上中医药行政管理机构审批。对审核合格的，签发同意意见；审核不合格的，书面通知申请单位。

医疗气功活动的申请材料 医疗机构申请开展医疗气功活动应当提交下列材料：①开展医疗气功活动申请书。②医疗机构执业许可证原件及复印件。③开展医疗气功活动的场所、设备等基本情况。④从事医疗气功活动的人员情况。⑤省级以上人民政府中医药行政管理机构规定的其他材料。

医疗气功诊疗科目登记 医疗机构凭设区的市级以上中医药行政管理机构签发的同意意见，向其登记执业的卫生行政部门或者中医药行政管理机构申请办理诊疗科目登记或者变更登记手续。

从事医疗气功活动的人员资格 ①具有中医执业医师或中医执业助理医师资格。②取得医师执业证书。③经医疗气功知识与技能考试取得医疗气功技能合格证书。医疗气功知识与技能考试由国家中医药管理局统一组织，省级人民政府中医药行政管理机构负责具体实施。具体考试办法由国家中医药管理局另行制定。

医疗气功技能合格证书 取得中医执业医师资格或中医执业助理医师资格，具有医疗气功专业知识与技能者，均可申请参加医疗气功知识与技能考试；经考试成绩合格，取得国家中医药管理局统一印制的医疗气功技能合格证书。

监督管理 中医药行政管理机构应加强对医疗气功活动的日常监督检查。

医疗机构和医疗人员开展医疗气功活动，必须严格遵守《中华人民共和国执业医师法》《医疗机构管理条例》和此规定的各项规定。

县级以上卫生行政部门或者中医药行政管理机构进行医疗机构校验时，应当将医疗气功执业情况列入校验内容，并应当及时将校验结果报其上一级人民政府中医药行政管理机构备案。对医疗气功人员执业情况的考核，由医师执业注册主管部门在开展医师执业考核时一并进行。经批准开展医疗气功活动的医疗机构不得使用非医疗气功人员开展医疗气功活动。

（赵 敏）

Hóngshízìhuì fǎlǜ zhìdù

红十字会法律制度（legal system of the Red Cross Society of China）

为了保护人的生命和健康，维护人的尊严，发扬人道主义精神，促进和平进步事业，保障和规范红十字会依法履行职责而制定的法律规范的总和。第八届全国人大常委会第四次会议于1993年10月31日正式通过《中华人民共和国红十字会法》，自公布之日起施行。这是中国首次以法律形式确认红十字会宗旨、性质、职责、经费与财产、红十字标志等内容。全国人大常委会分别于2009年对其进行修正，2017年进行修订，修订后的《红十字会法》于2017年5月8日起施行。中华人民共和国国务院、中华人民共和国中央军事委员会于1996年1月29日发布《中华人民共和国红十字标志使用办法》，分总则、红十字标志的保护性使用、标明性使用、禁止使用等内容，自发布之日起施行。为加强医疗机构管理，充分发挥红十字（会）医疗机构的功能和作用，推动红十字事业的发展，卫生部2007年1月4日公布《关于医疗机构冠名红十字（会）的规定》。为了规范中国红十字会总会彩票公益金的使用管理，提高项目资金使用效益，财政部、中国红十字会总会2007年联合发布《中国红十字会总会彩票公益金管理办法》。以上法律法规共同构成中国红十字会法律制度。

（樊立华 李 恒）

Zhōnghuá Rénmín Gònghéguó Hóngshízìhuì Fǎ

《中华人民共和国红十字会法》（*Law of the People's Republic of China on the Red Cross Society*）

全国人民代表大会常务委员会制定的，旨在保护人的生命和健康，发扬人道主义精神，促进和平进步事业，保障红十字会依法履行职责活动的法律。中国红十字会是中华人民共和国统一的红十字组织，是从事人道主义工作的社会救助团体。

立法沿革 中国红十字会诞生于1904年，但长期缺乏法律的保障，这与中国红十字会在红十字运动中的地位极不相符。为履行《日内瓦公约》的要求，适应国际红十字运动发展的趋势，使国内红十字事业的发展更好地为社会主义现代化建设服务，中国红十字会从1990年末开始把立法列为一项中心工作，1993年6月11日，国务院第五次常务会议审议并原则通过《中华人民共和国红十字会法（草案）》。其后经过进一步考察，对部分条款进行修改，于1993年8月提请八届全国人大常委会第三次会议审议，同年10月31日，经八届全国人大常委会第四次会议正式通过，同日，中华人民共和国主席以第十四号令颁布施行。《中华人民共和国红十字会法》的颁布施行具有划时代的意义，从此结束了中国红十字事业长期没有法律保障的状态，标志着中国红十字事业进入了新的历史发展阶段。

立法目的 保护人的生命和健康，发扬人道主义精神，促进和平进步事业，保障红十字会依法履行职责。

基本原则 中国红十字会在开展工作中应遵循以下原则：①入会自愿原则。中华人民共和国公民，不分民族、种族、性别、职业、宗教信仰、教育程度，承认中国红十字会章程并缴纳会费的，可以自愿参加红十字会，成为红十字会成员。②独立自主原则。中国红十字会遵守宪法和法律，遵循国际红十字和红新月运动确立的基本原则，依照中国参加的日内瓦公约及其附加议定书和中国红十字会章程，独立自主地开展工作。③政府支持、资助、监督的原则。人民政府对红十字会给予支持和资助，保障红十字会依法履行职责，并对其活动进行监督；红十字会协助人民政府开展与其职责有关的活动。④国际友好合作的原则。中国红十字会根据独立、平等、互相尊重的原则，发展同各国红十字会和红新月会的友好合作关系。

红十字会性质 中国红十字会是中华人民共和国统一的红十字组织，是从事人道主义工作的社会救助团体。其既不是政府机构，也不是事业组织，而是专门从事人道主义救助工作的社会团体。

红十字会组织 全国建立中国红十字会总会，县级以上按行政区域建立地方各级红十字会，全国性行业根据需要可以建立行业红十字会，地方各级红十字会、行业红十字会依法取得社会团体法人资格。上级红十字会指导下级红十字会工作。各红十字会内部设有会员代表大会、理事会、会长和副会长等机构和职务。各级红十字会理事会由会员代表大会民主选举产生，理事会向会员代表大会负责并报告工作，接受其监督。理事会民主选举产生会长和副会长。

红十字会权利 红十字作为人道主义的社会救助团体，其享有一些特殊的权利。①物质处分权：红十字会有权处分其接受的救助物资；在处分捐赠款物时，应当尊重捐赠者的意愿。②优先通行权：在自然灾害和突发事件中，执行救助任务并标有红十字标志的人员、物资和交通工具有优先通行的权利。③履行职责时受保护的权利：任何组织和个人不得拒绝、阻碍红十字会工作人员依法履行职责。在自然灾害和突发事件中，以暴力、威胁方法阻碍红十字会工作人员依法履行职责的，比照《中华人民共和国刑法》第一百五十七条的规定追究刑事责任；阻碍红十字会工作人员依法履行职责未使用暴力、威胁方法的，比照《治安管理处罚条例》第十九条的规定处罚。

红十字会职责 作为国际性的人道主义组织，中国红十字履行的职责主要有：开展救灾的准备工作，在自然灾害和突发事件中，对伤病人员和其他受害者进行救助；普及卫生救护和防病知识，进行初级卫生救护培训，组织群众参加现场救护；参与输血献血工作，推动无偿献血；开展红十字青少年活动；参加国际人道主义救援工作；宣传国际红十字和红新月运动的基本原则和日内瓦公约及其附加议定书；依照国际红十字和红新月运动的基本原则，完成人民政府委托事宜；依照日内瓦公约及其附加议定书的有关规定开展工作。

红十字标志 中国红十字会使用白底红十字标志。红十字标志具有保护作用和标明作用。红十字标志的保护使用，是标示在武装冲突中必须受到尊重和保护的人员和设备。其使用办法，依照日内瓦公约及其附加议定书的有关规定执行。红十字标志的标明使用，是标示与红十字活动有关的人或者物。其使用办法，由国务院规定。军队使用红十字标志，依照日内瓦公约及其附加议定书的有关规定执行。

红十字会经费和财产 红十字会经费的主要来源于红十字会会员缴纳的会费、接受国内外组织和个人捐赠的款物、动产和不动产的收入、人民政府的拨款。红十字会的经费使用应当与其宗旨相一致。红十字会的经费使用情况依照国家有关法律、法规的规定，接受人民政府的检查监督。任何组织和个人不得侵占和挪用红十字会的经费和财产

（高玉玲）

Zhōnghuá Rénmín Gònghéguó Hóngshízì Biāozhì Shǐyòng Bànfǎ

《中华人民共和国红十字标志使用办法》（*Regulations on the Use of the Red Cross Symbol in the People's Republic of China*） 国务院、中央军事委员会依照《红十字会法》的有关规定制定了规范红十字标志使用的规范性文件。1996 年 1 月 29 日发布施行。红十字标志是国际人道主义保护标志，是武装力量医疗机构的特定标志，是红十字会的专用标志；红十字标志是白底红十字，它具有保护作用和标明作用。

立法目的 维护红十字标志的严肃性，正确使用红十字标志。

保护性使用 在武装冲突中，冲突各方对依照此办法的规定佩戴红十字标志的人员和标有红十字标志的处所及其物品、医务运输工具，必须予以保护和尊重。

使用红十字应注意的事项 红十字作为保护性标志使用时，不得在标志上添加任何内容。红十字作为保护性标志使用时，用在旗帜上的，红十字不得触及旗帜的边缘；用在臂章上的，红十字应当置于臂章的中间部位；用在建筑物上的，红十字应当置于建筑物顶部的明显部位。红十字作为保护性标志使用时，应当在尽可能远的地方或者不同的方向得以辨认。

有权使用红十字的人员 为了正确使用红十字标志，防止其被滥用，红十字标志使用办法中对有权使用红十字标志的人员作了严格的限定。在武装冲突中，可以使用保护性红十字标志的人员：①武装力量医疗机构的医务人员和工作人员。②红十字会的工作人员和医务人员。③经国务

院或者中央军事委员会批准的国际红十字组织和外国红十字组织的工作人员和医务人员。④军用的和民用的医务运输工具上的医务人员和工作人员。⑤经国务院或者中央军事委员会批准的国内外的志愿救助团体人员和民用医疗机构的医务人员。使用保护红十字标志的人员，必须随身携带由国务院或者中央军事委员会授权的部门签发的身份证明。

有权使用红十字的组织和机构　在武装冲突中，下列机构或者组织及其处所、物品、医务运输工具可以使用保护性红十字标志：①武装力量的医疗机构。②参加救助活动的红十字会。③经国务院或者中央军事委员会批准的国内外的志愿救助团体和医疗机构。④经国务院或者中央军事委员会批准的国际组织。

标明性使用　对与红十字活动有关的人或者物的标示。红十字作为标明性标志使用时，在红十字下方必须以红十字会的名称或者名称缩写，并不得将红十字置于建筑物顶部。红十字会的工作人员、会员和其他有关人员履行职责时，应当佩戴标有红十字的小尺寸臂章；不履行职责时，可以佩戴标有红十字的小尺寸胸针或者胸章。

红十字标志的标明性使用人员、使用场所和使用物品有一定的限定。有权使用标明性红十字标志的人员主要是红十字会工作人员、红十字会会员和红十字青少年会员。有权使用标明性红十字标志的场所主要是红十字会使用的建筑物、红十字会所属的医疗机构和红十字会开展符合其宗旨的活动场所。有权使用标明性红十字标志的物品、运输工具主要有红十字会的徽章、奖章、证章，红十字会的印刷品、宣传品，红十字会的救灾、救护物资及运输工具。除此之外需要使用标明性红十字标志的，由红十字总会批准。

禁止性使用　为了合法的使用红十字标志，维护红十字标志的尊严，有效地防止滥用，禁止将红十字标志用于下列情形：商标或商业性广告；非红十字会或者非武装力量的医疗机构；药店、兽医站；商品的包装；公司的标志；工程设计、产品设计；红十字标志使用办法规定可以使用红十字标志以外的其他情形。

法律责任　违反红十字标志的保护性和标明性使用规定的，红十字会有权予以劝阻，并要求其停止使用；拒绝停止使用的，红十字会可以提请人民政府责令停止使用；对于违反红十字标志使用办法关于红十字标志的禁止性规定，擅自使用红十字标志的，由县级以上人民政府责令停止使用，没收非法所得，并处1万元以下的罚款；武装力量中的组织和人员有违反红十字标志使用办法规定行为的，由军队有关部门处理。

（高玉玲）

Guójì Shípǐn Fǎdiǎn Wěiyuánhuì

国际食品法典委员会（Codex Alimentarius Commission，CAC）

1962年由联合国粮农组织（FAO）和世界卫生组织（WHO）共同建立，以保障消费者的健康和确保食品贸易公平为宗旨的制定国际食品标准的政府间组织。CAC标准是以科学为基础，并在获得所有成员国的一致同意的基础上制定出来的。CAC成员国参照和遵循这些标准，既可以避免重复性工作又可以节省大量人力和财力，而且有效地减少国际食品贸易摩擦，促进贸易的公平和公正。食品法典委员会作为单一的国际参考组织，一贯致力于在全球范围内推广食品安全的观念和知识，关注并促进消费者保护。自成立之日起，CAC在食品安全领域做了大量工作。1985年，联合国大会通过消费者保护指导纲要；1991年，召开了FAO/WHO食品安全、食物中化学物和食品贸易大会（与关税与贸易总协定合作）；1992年，举办FAO/WHO国际营养大会；1995年，参与签署《实施卫生与植物卫生措施协定》（SPS协定）和《技术性贸易壁垒协定》（TBT协定）；1996年，举办FAO世界食物大会。

机构设置　CAC下设秘书处、执行委员会、地区协调委员会、专业委员会（包括综合主题委员会、商品委员会）和特设政府间工作组。所有国际食品法典标准都主要在其各下属委员会中讨论和制定，然后经CAC大会审议后通过。CAC由是FAO及WHO总干事直接领导下设在罗马的CAC秘书处总体协调，每2年在罗马（FAO总部）或日内瓦（WHO总部）举行一次会议。自2001年起，大会开始采用阿拉伯语、汉语、英语、法语和西班牙语五种语言作为工作语言；CAC的具体工作是由成员国组成的委员会开展的，共有三类委员会。①综合主题委员会：主要有如食品卫生法典委员会、食品添加剂法典委员会、食品污染物法典委员会、食品进出口检验和认证系统法典委员会、食品标签法典委员会、通用原则法典委员会、营养和特殊膳食用食品法典委员会、农药残留法典委员会、食品中兽药残留法典委员会，以及分析和采样方法法典委员会。②商品委员会：

主要有如谷物和豆类法典委员会、新鲜水果和蔬菜法典委员会、乳和乳制品法典委员会、油脂法典委员会、加工水果和蔬菜法典委员会、糖类法典委员会，以及香料、厨用香草法典委员会等。③地区协调委员会：如欧洲协调委员会、亚洲协调委员会、非洲协调委员会、拉丁美洲和加勒比协调委员会、近东协调委员会，以及北美洲和西南太平洋协调委员会。每一个委员会由一个成员国政府作为主席和东道主，并支付会议费用。委员会会议通常在主席国召开，如美国担任4个委员会的主席，即食品卫生、加工水果和蔬菜、食品中兽药残留及谷类和豆类法典委员会主席。

职能 CAC是世界贸易组织/SPS协定中指定的SPS领域的协调组织之一，负责协调各成员在食品安全领域中的技术法规、标准的制定工作。主要职能或作用：①保护消费者健康和确保公正的食品贸易。②促进国际组织、政府和非政府机构在制定食品标准方面的协调一致。③通过或与适宜的组织一起决定、发起和指导食品标准的制定工作。④解决将那些由其他组织制定的国际标准纳入CAC标准体系。⑤修订已出版的标准。

自1963年制定国际食品法典以来，CAC在食品质量和安全方面的工作得到了世界的重视。CAC关注所有与保护消费者健康和维护公平食品贸易有关的工作。FAO和WHO支持与食品有关的科学和技术研究与讨论，因此，国际社会对食品安全和相关事宜的认知提升到了一定的高度。在相关食品标准制定方面，食品法典也因此成为唯一的、最重要的国际参考标准。CAC通过制定法典标准和对所有有关问题进行探讨，大大地促使食品问题作为一项实质内容列入各国政府的议事日程。CAC的最基本的准则已得到了社会的广泛支持，那就是人们有权力要求他们所吃的食品是安全优质的。CAC主办一些国际会议和专业会议在其中发挥了重要的作用，包括联合国大会，FAO和WHO关于食品标准、食品中化学物质残留和食品贸易会议（同关税和贸易总协定合办）、FAO/WHO关于营养的国际大会、FAO世界食品高峰会议和WHO世界卫生大会。

中国加入CAC的历程 1984年中国正式成为CAC成员国，并由农业部和卫生部联合成立中国食品法典协调小组，秘书处设在卫生部，负责中国食品法典国内协调；联络点设在农业部，负责与CAC相关的联络工作。1999年6月新的CAC协调小组由农业部、卫生部、国家质量技术监督检验检疫总局等10家成员单位组成。自中国加入CAC后，参与会议及其他相关的活动主要经历了三个阶段。第一阶段（1984~1988年）：为加入CAC初期，主要以了解CAC组织情况，参加会议并研究CAC提出的有关问题，提交中国关于法典草案的审议意见。第二个阶段（1989~1998年）：为一般性的参与阶段，了解并参与标准的制定，召开了危害分析与关键控制点（HACCP）、危险性等级分析和转基因产品（GMO）等各类研讨会，并通过国内协调小组开展与CAC联系、协调工作；筹办了亚洲协调委员会（CCASIA）第九届会议（1994年）和国际食品添加剂和污染物法典委员会（CCFAC）第三十二届会议（2000年），多次组团代表中国政府参加了CAC大会和各类法典会议30多次，加强了与FAO、WHO及其他成员国的联系。第三个阶段（1999年至今）：为积极参与阶段，中国参与CAC工作的广度和深度加大。2006年7月，中国在瑞士日内瓦举行的第29届CAC大会上申请作为农药残留法典委员会和食品添加剂法典委员会主席国，并获得批准。根据程序手册的规定，中国设立了农药残留法典委员会秘书处和食品添加剂法典委员会秘书处，农药残留法典委员会秘书处设在农业部农药检定所，食品添加剂法典委员会设在中国疾病预防控制中心营养与食品安全所。

（姜柏生）

Értóng Shēngcún Bǎohù Hé Fāzhǎn Shìjiè Xuānyán

《儿童生存、保护和发展世界宣言》（*World Declaration on the Survival, Protection and Development of Children*）

1990年9月30日，联合国世界儿童问题首脑会议在纽约联合国总部举行，并且通过了《关于儿童生存、保护和发展世界宣言》，以及《执行九十年代〈儿童生存、保护和发展世界宣言〉行动计划》。70多个国家的国家元首或政府首脑，以及数十个国家的外长出席会议。1991年3月，中国政府签署了此文件。

目的 作出共同的承诺并向全世界紧急呼吁：让每个儿童有更好的未来；提供新的机会，真正使全世界尊重儿童的权利和福利。通过国际合作和团结一致，各国可以在许多领域取得具体的成果——振兴经济增长和发展，保护环境、预防致命和致残疾病的传播及实现更多的社会和经济正义；腾出大量的资源用于提高儿童福利。

目标 改善儿童健康状况和营养，给予残疾儿童和处境非常困难的儿童更多的关心、照顾和支持；普遍加强妇女的作用，确保她们的平等权利，将有利于全世界的儿童，必须在一开始就给予女孩同等待遇和机会；为所有儿童提供基本的教育；必须用一切可能的办法来促进母亲的安全；保证或恢复所有国家的持久和持续的经济增长和发展，并继续迫切注意及早、广泛和持久地解决发展中负债国所面临的外债问题。这些任务需要所有国家通过国家行动和国际合作，进行持久协调的努力。儿童幸福需要最高一级的政治行动。

内容 宣言提出了保护儿童权利和改善生活的10点方案并作出承诺。①推动尽早批准和执行《儿童权利公约》。应该在全世界推行各种方案，以鼓励传播关于儿童权利的资料，同时顾及不同国家不同的文化和社会价值。②推动扎实的全国性和国际性行动，以增进儿童健康、提高产前保健，并降低所有国家、所有民族的婴儿和儿童死亡率。我们将促进所有社区为其全体儿童提供干净用水，并使所有人享有卫生条件。③通过消除饥饿、营养不良和饥荒的措施，使儿童获得最大程度的成长和发展，从而使千百万儿童在一个能够使其所有公民吃饱的世界上免受悲惨的苦难。④加强妇女的作用和地位。我们将促进负责任的生育数量、生育间隔、母乳喂养和母亲安全计划。⑤做好工作，从而尊重家庭在抚养儿童方面的作用，并支持父母、其他保育人员和社区对儿童从早期童年至青春期的养育和照料，并认识到与家庭分离的儿童的特殊需要。⑥制订方案，减少文盲，并为所有儿童，无论其背景和性别，提供教育机会；通过职业培训，使儿童为就业做好准备和并有终身学习的机会；让儿童在一个支持性的、培育性的文化和社会环境中长大成人。⑦改善千百万生活在特殊困难环境中的儿童的命运。此类儿童有种族隔离和外国占领的受害者；孤儿和街头流浪儿童及移徙工人的孩子；流离失所的儿童，以及自然灾害和人为灾害的受害者：残疾儿童和受虐儿童，社会处境不利的儿童和受剥削的儿童。必须帮助难民儿童寻找新的生活环境。我们将努力对工作儿童给予特殊保护，并废除非法使用童工，竭尽全力确保不使儿童成为毒品的受害者。⑧作出慎重努力，保护儿童免遭战争之灾祸，并采取措施以防止更多的武装冲突，以便给予儿童一个和平与安全的未来。我们将在儿童教育中宣传和平、谅解和对话的价值，即使是在战争中、在充满暴力的地区，也必须保证儿童和家庭的基本需要。我们建议，为了儿童的利益，在仍然发生战争和暴力的地方规定平静期间和设立特别救济走廊。⑨采取共同措施，在所有层面保护环境，从而使儿童享有一个更为安全健康的未来。⑩向贫穷发起全球性进攻，提高儿童的福利。发展中国家，特别是最不发达国家的儿童易受伤害，应给予优先地位。但是，需要所有国家通过国家行动和国际合作，来促进经济增长和社会发展。这就需要向发展中国家转移适当的额外资源，以及改善贸易条件，进一步促进贸易自由化和减免债务。这还意味着可以促进世界经济增长的结构调整，特别是在发展中国家，同时保证人口中最脆弱的部分，特别是儿童的福利。

（姜柏生）

Értóng Quánlì Gōngyuē

《儿童权利公约》（*Convention on the Rights of the Child*）

1989年11月20日第四十四届联合国大会第25号决议通过，1990年9月2日生效。该公约旨在保护儿童权益，为世界各国儿童创建良好的成长环境，是一项全球性的国际公约，是国际社会保护儿童权利方面的共同法律。该公约本着“儿童优先”的原则，规定的儿童权利广泛、全面，要求各国政府和国际社会保证儿童的生存权、受保护权、发展权，同时尊重儿童的参与权。该公约具有法律约束力，使各缔约国儿童权利保护情况受到国际社会的监督，从而进一步推动和促进了各国在保护儿童方面的立法，有力地推动了该公约的执行。

历史沿革 1923年，《儿童权利宪章》被救助儿童国际联盟所认可。1924年，《日内瓦儿童权利宣言》诞生。1948年，联合国大会通过《世界人权宣言》。1959年，联合国大会通过《儿童权利宣言》，明确了各国儿童应当享有的各项基本权利。1979年，开始起草《儿童权利公约》工作，联合国将这一年定为国际儿童年。1989年，《儿童权利公约》的起草工作终于完成；同年11月20日在第四十四届联合国大会上一致通过《儿童权利公约》。1990年1月26日，《儿童权利公约》向所有国家开放供签署。《儿童权利公约》在获得20个国家批准加入之后，于1990年9月2日正式生效；同年9月，在《儿童权利公约》刚刚生效之后，世界儿童问题首脑会议在纽约联合国总部召开，这是历史上第一次专门讨论儿童问题的首脑会议。会议通过了《儿童生存、保护和发展世界宣言》（以下简称《宣言》）和《执行九十年代〈儿童生存、保护和发展世界宣言〉行动计划》（以下简称《行动计划》）。《宣言》和《行动计划》是国际社会对保护儿童权利所做的政治承诺和具体方案。1990年8月29日，中国常驻联合国大使代表中国政府签署了《儿童权利公约》，中国成为第105个签约国。1991年12月29日第七届全国人民代表大会常务委员会第二十三次会议决定批准中国加入《儿童权利公约》，同时声明：中华人民共和国将在符合其宪法第二十五条关于计划生育的规定的前提下，并根据《中华人民共和国未成年人保护法》第二条的规定，履行《儿童权利公约》第六条所规定的义务。1992年3月2日，中国常驻联合国大使向联合国递交了中国的批准书，从而使中国成为该公约的第110个批准国。该公约于1992年4月2日对中国生效。

适用范围 凡18周岁以下者均为儿童，除非对其适用之法律规定成年年龄低于18岁。

基本原则 ①非歧视原则：缔约国应遵守该公约所载列的权利，并确保其管辖范围内的每一儿童均享受此种权利，不因儿童或其父母或法定监护人的种族、肤色、性别、语言、宗教、政治或其他见解、民族、族裔或社会出身、财产、伤残、出生或其他身份而有任何差别。②最大利益原则：关于儿童的一切行为，不论是由公私社会福利机构、法院、行政当局或立法机构执行，均应以儿童的最大利益为首要考虑。③确保儿童的生命权、生存权和发展权完整原则：缔约国确认每个儿童均有固有的生命权；缔约国应最大限度地确保儿童的存活与发展。④尊重儿童意见原则：缔约国应确保有主见能力的儿童有权对影响到其本人的一切事项自由发表自己的意见，对儿童的意见应按照其年龄和成熟程度给以适当看待。

主要权利 ①儿童出生后应立即登记，并有自出生起获得姓名的权利，有获得国籍的权利，以及尽可能知道谁是其父母并受其父母照料的权利。②缔约国应确保不违背儿童父母的意愿使儿童和父母分离，除非主管当局按照适用的法律和程序，经法院的审查，判定这样的分离符合儿童的最大利益而确有必要。③对于儿童或其父母要求进入或离开一缔约国以便与家人团聚的申请，缔约国应以积极的人道主义态度迅速予以办理。④儿童应有自由发表言论的权利。⑤缔约国确认儿童享有结社自由及和平集会自由的权利。⑥儿童的隐私、家庭、住宅或通信不受任意或非法干涉，其荣誉和名誉不受非法攻击。儿童有权享受法律保护，以免受这类干涉或攻击。⑦缔约国确认大众传播媒介的重要作用，并应确保儿童能够从不同的国家和国际渠道获得信息和资料，尤其是旨在促进其社会、精神和道德福利和身心健康的信息和资料。⑧缔约国应尽其最大努力，确保父母双方对儿童的养育和发展负有共同责任的原则得到认可。父母或视具体情况而定的法定监护人对儿童的养育和发展负有首要责任。⑨缔约国应采取一切适当的立法、行政、社会和教育措施，保护儿童在受父母、法定监护人或其他任何负责照管儿童的人的照料时，不致受到任何形式的身心摧残、伤害或凌辱，忽视或照料不周，虐待或剥削，包括性侵犯。⑩暂时或永久脱离家庭环境的儿童，或为其最大利益不得在这种环境中继续生活的儿童，应有权得到国家的特别保护和协助。⑪凡承认和（或）许可收养制度的国家应确保以儿童的最大利益为首要考虑并应采取措施保障儿童权利。⑫缔约国应采取适当措施，确保申请难民身份的儿童或按照适用的国际法或国家法及程序可视为难民的儿童，不论有无父母或其他任何人的陪同，均可得到适当的保护和人道主义援助，以享有该公约和该有关国家为其缔约国的其他国际人权和或人道主义文书所规定的可适用权利。⑬缔约国确认身心有残疾的儿童应能在确保其尊严、促进其自立、有利于其积极参与社会生活的条件下享有充实而适当的生活。⑭缔约国确认儿童有权享有可达到的最高标准的健康，并享有医疗和康复设施；缔约国应努力确保没有任何儿童被剥夺获得这种保健服务的权利。⑮缔约国应认识每个儿童有权受益于社会保障、包括社会保险，并应根据其国内法律采取必要措施充分实现这一权利。⑯缔约国确认儿童有受教育的权利，为在机会均等的基础上逐步实现此项权利。⑰缔约国确认儿童有权享有休息和闲暇，从事与儿童年龄相宜的游戏和娱乐活动，以及自由参加文化生活和艺术活动。⑱缔约国确认儿童有权受到保护，以免受经济剥削和从事任何可能妨碍或影响儿童教育或有害儿童健康或身体、心理、精神、道德或社会发展的工作。⑲缔约国确认被指称、指控或认为触犯刑法的儿童有权得到相应的待遇，促进其尊严和价值感并增强其对他人的人权和基本自由的尊重。

政府义务　缔约国承担以适当的积极手段，使成年人和儿童都能普遍知晓该公约的原则和规定。为审查缔约国在履行根据该公约所承担的义务方面取得的进展，应设立儿童权利委员会，执行该公约规定的职能。委员会成员应由缔约国从其国民中选出，并应以个人身份任职，但须考虑到公平地域分配原则及主要法系。

（姜柏生）

Guójì Rénkǒu Yǔ Fāzhǎn Dàhuì Xíngdòng Gānglǐng

《国际人口与发展大会行动纲领》（*International Conference on Population and Development: Programme of Action*）

1994年9月5日~13日在埃及开罗举行的国际人口与发展大会，通过了《国际人口与发展大会行动纲领》（以下简称《行动纲领》），成为全球人口发展领域国际合作的指导性文件。其是根据1974年在布加勒斯特举行的世界人口会议和1984年在墨西哥城举行的国际人口会议以来形成的广泛共识制订出来的，即审议人口，持续经济增长，可持续发展，提高妇女教育、经济地位和妇女权力等问题，以及它们之间相互关系。

原则　①人人生而自由，在尊严和权利上一律平等。人人有资格享受《世界人权宣言》所载一切权利和自由，不分种族、肤色、性别、语言、宗教、政治或其他见解、国籍或社会出身、财产、出生或其他身份等任何区别，人人有权享有生命、自由和人身安全。②可持续发展问题的中心是人。人有权顺应自然，过健康和生产性的生活。人人有权为自己和家庭获得适当的生活水准，包括足够的食物、衣着、住房、饮用水和卫生设备。③发展权利是一项普遍的、不可分割的权利，也是基本人权的一个组成部分，而人是发展的中心主体。发展权利必须实现，以便能公平地满足今世后代在人口、发展与环境等方面的需要。④促进男女平等、公平和妇女权力，以及消除一切形式针对妇女的暴力并确保妇女有能力控制自己的生育率，是有关人口和发展方案的基石。⑤与人口有关的目标和政策是文化、经济和社会发展的有机组成部分，其主要目的在于改善所有人的生活素质。⑥可持续的发展作为确保当今与后世所有人公平享受福祉的手段，要求充分认识到和妥善处理人口、资源、环境和发展之间的相互关系，并使它们协调一致求得互动平衡。⑦为了缩小世界上大多数人生活水平上的差距，更好地满足他们的需要，所有国家和所有人民都应在根除贫困这项基本任务上进行合作，这是实现可持续发展的绝对必要的条件。⑧人人有权享有能达到的最高身心健康的标准。各国应采取一切适当措施，保证在男女平等的基础上普遍取得保健服务，包括有关生殖保健的服务，其中包括计划生育和性健康。⑨家庭是社会的基本单元，因此应当予以加强，它有权得到全面保护和支持。在不同的文化、政治和社会制度中，存在各种形式的家庭，缔婚必须经中意配偶双方自由同意，丈夫和妻子应是平等的伙伴。⑩人人有受教育的权利。教育应鼓励人力资源和人的尊严和潜力的充分发展，尤其应重视妇女和女孩。⑪所有国家和家庭都应给予儿童以最优先的重视。儿童有权享有有利其成长发育的生活水准，有权享有可获得的最高的健康标准和受教育权利。儿童有权受父母，家庭和社会的照料、指导和保护，并受适当立法、行政、社会和教育措施保护，以免受到任何形式的身心摧残、伤害或凌辱、忽视或照料不周、虐待或剥削，包括拐卖、贩卖、性侵犯和贩卖他们的器官。⑫受有证件的移徙者的国家应遵照有关公约和国际文书及文件的规定向这些人和家属提供适当的待遇和充分的社会福利服务，并应保证他们的人身安全和生命安全，同时考虑到国家，尤其是发展中国家的特殊条件和需要，并力争对无证件移徙者实现这些目标或满足其需要。⑬人人有权在其他国家寻求和享受庇护以避免迫害。国家对日内瓦《关于难民地位的公约》及其1967年“议定书”所指难民负有责任。⑭国家在考虑土著人民的人口和发展需要时应承认并支持他们的特征、文化和利益，并使他们能充分参与该国的经济、政治和社会生活、特别是在影响到他们的健康、教育和福利之时。⑮可持续发展条件下的持续经济增长和社会进步，要求发展具有基础广泛的增长，向人人提供平等的机会。各国应认识到它们肩负共同而又有区别的责任。发达国家承认对国际谋求可持续发展负有责任，并应继续改善其努力，以有利于所有国家，特别是发展中国家的方式促进持续增长和缩小不平衡。

相关内容　《行动纲领》内容还包括人口、持续经济增长和可持续发展之间的相互关系，男女平等、公平和妇女权利，家庭及其作用、权利、组成和结构，人口的增长及其结构，生殖权利和生殖健康，保健、发病率和死亡率，人口分布、城市化和国内迁移，国际迁移，人口、发展和教育，技术、研究与开发，国家行动，国际合作，与非政府组织的伙伴关系等。针对相关内容介绍如下。

人口与社会发展　《行动纲领》指出其目标是通过恰当的人口与发展政策和方案提高所有人的生活素质，其目的在于根除贫困，在可持续发展和可持续的消费和生产方式条件下实现持续的经济增长、人力资源发展和保障所有人权，其中包括作为一项普遍和不可剥夺的权利和基本人权一部分的发展权利。要特别注意改善发达国家和发展中国家贫困妇女的社会经济情况，因为妇女一般是穷人中的最穷者，同时也是发展进程的关键行动者。因此，消除社会、文化、政策和经济上对妇女的歧视必然是根除贫困、促进可持续发展条件下的持续经济增长、确保高质量的计划生育和生殖保健服务、实现人口和现有资源之间的平衡、实现可持续发展的消费和生产格局的先决条件。

人口和环境　①目标：确保人口、环境和消除贫困因素结合可持续发展的政策、计划和方案；减少不可持续的消费和生产格局，减少人口因素对环境的不利影响，以便满足当代人的需要，又不损害后代人满足其本身需要的能力。②行动：适当级别的政府在国际社会和区域与分区域组织的支持下，应制订和执行人口政策与方案支助联合国《21世纪议程》及其他会议文件和其他国际环境协定所议定的目标和行动，同时要考虑到这些协定所规定共同的而又有区别的责任。按照《21世纪议程》规定的框架和优先事项，建议采取下列行动以帮助实现人口与环境的结合：a. 将人口因素结合环境影响评估及旨在实现可持续发展的其他规划和决策程序。b. 采取措施根除贫困，特别注意为贫苦农民和生活在脆弱生态环境之中和边缘的人创造收入，拟订就业战略。c. 利用人口数据促进可持续的资源管理，特别是脆弱生态系统的管理。d. 酌情采取经济、立法和行政措施改变不可持续的消费和生产方式，设法鼓励可持续的资源利用，防止环境退化。e. 执行政策，以应付今后不可避免的人口数量增长，特别是在生态易受损害地区和大型都市地区人口集中和分布的变化对生态造成的影响。

消除歧视　①赋予妇女权力和妇女地位：实现男女立足于和谐伙伴关系的平等和公平，使妇女能够发挥充分潜力；让妇女在各个阶段充分参与政策拟订和决策，作为积极的决策者、参与者和受益者参加生产、就业、创收活动、教育、保健、科技、体育、文化，以及与人口有关的活动和其他各个方面，确保加强妇女对可持续发展的贡献；确保向所有妇女及男子提供满足人类基本需要，行使其人权所必需的教育。②尊重女孩：消除一切歧视女孩、偏好儿子的根源，因为这会造成有关杀害女婴和产前选择性别，且做法不道德；促使公众认识到女孩的价值，同时加强女孩的自我形象，自尊和地位；改善女孩的福祉，尤其是在保健、营养和教育方面。③男性的责任和参与：包括家庭和社区生活方面促进两性平等，鼓励并使男性能够承担他们的性和生殖行为的责任，发挥他们的社会和家庭作用。

家庭权利保护　《行动纲领》指出虽然在不同的社会、文化、法律和政治制度中存在着各种不同的家庭形式，但家庭仍然是社会生活的基本单元，应当受到全面的保护和支持。①目标：制订政策和法律，以便更好地支助家庭，促进家庭的稳定，并考虑到家庭形式的多样性，特别是单亲家庭为数日增；制订社会安全措施，以应付抚养子女费用不断增加的社会、文化和经济因素；促进家庭成员的机会平等，特别是家庭中妇女和儿童的权利。②行动：各国政府应当协同雇主采取和促进便利兼顾加入劳动力和父母责任的措施，特别是有年轻子女的单亲家庭；在制订社会经济发展政策时，应特别考虑到增加经济贫困家庭中所有成年成员，包括老年人和从事家务的妇女的创收能力，以使儿童可以接受教育而不必被迫工作；各国政府应当采取有效行动，消除在政策和实践中一切形式的强迫和歧视；各国政府应当保持和进一步发展可以用来记载变化的机制，研究家庭组成和结构，记载特别是单身户、单亲和数代同堂家庭的普遍程度。

（姜柏生）

1961 Nián Mázuìpǐn Dānyī Gōngyuē

《1961年麻醉品单一公约》

（*Single Convention on Narcotic Drugs*，1961）　1961年6月30日联合国大会通过的有关药物管制最主要的公约。它是将1961年以前签订的有关麻醉品管制的国际条约综合在一起成为的一个单一公约。公约将麻醉品分别给予不同级别的管制。

目的　关怀人类的健康与福利，加强国际合作，保证麻醉品医疗用途及科学用途，避免滥用麻醉品。

适用领土　该公约对于由任何缔约国负责代管对外关系的一切非本部领土均适用，但依该缔约国或关系领土上的宪法或习惯须事先征得该领土的同意者不在此限。

管制机关　缔约国承认联合国在国际麻醉品管制方面的职权，同意委托经济及社会理事会麻醉品委员会及国际麻醉品管制局执行该公约分别授予的职务。各缔约国应设有特别管理机关，负责施行公约的规定。缔约国的一般义务包括各缔约国应采取必要的立法及行政措施，在其领土内实施及执行该公约的规定；与其他国家合作实行该公约的规定；除该公约另有规定外，麻醉品的生产、制造、输出、输入、分配、贸易、使用及持有，以专供医药及科学上的用途为限。

具体措施　公约针对以下问题给出了具体的措施。

适用于种植的特别规定　若缔约国认为在其本国或所属领土当前一般情况下，禁止种植鸦片罂粟、古柯树或大麻植物为保护公共卫生与福利及防止麻醉品流于非法产销的最适当办法时，关系缔约国应禁止种植。禁止种植鸦片罂粟或大麻植物的缔约国应采取适当措施缉获非法种植的任何植物并予销毁，但该缔约国为科学或研究用途所需的微小数量不在此限。

管制措施　①鸦片：凡准许为生产鸦片而种植鸦片罂粟的缔约国如尚未设立政府机关，应设立并维持一个或数个政府机关执行规定的职务。任何缔约国如拟开始从事鸦片的生产或增加现有的产量，应依照管制局所公布的鸦片估计，顾及当时全世界的鸦片需要量，使该缔约国的鸦片生产不致造成全世界鸦片产量过多的结果。②罂粟草：缔约国准许为生产鸦片以外的目的种植鸦片罂粟者应采取一切必要措施，以确保不从此种植鸦片罂粟及从罂粟草制造麻醉品；各缔约国应有对罂粟草适用规定的输入证及输出准许证制度；各缔约国应就罂粟草的输入与输出提送关于麻醉品规定所须提送的统计情报。③古柯树与古柯叶：缔约国如准许种植古柯树，应有对古柯树与古柯叶适用的关于管制鸦片罂粟的管制制度；各缔约国应尽可能执行根除所有野生的古柯树；非法种植的古柯树应予摧毁。④大麻：缔约国如准种大麻植物以生产大麻或大麻脂，则应有对此项种植适用的关于管制鸦片罂粟的管制制度。该公约对于专供工业用途（纤维质及种子）或园艺用途的大麻植物的种植不适用。缔约国应采取必要措施以防止大麻叶的滥用及非法产销。

防止滥用麻醉品的措施　各缔约国应特别注意如何防止麻醉品滥用，对关系人早作鉴别、治疗、教育、善后护理、复建及使之重新与社会融为一体并采取一切可能措施以求其实现。各缔约国应协力达此目的。在使麻醉品滥用者获得治疗、善后护理、复建及重新与社会融为一体方面，各缔约国应尽可能促进有关工作人员的训练。

监察及检查措施　凡领得依该公约所发给的特许证者，或在依该公约规定设立的国有企业机关担任经理或监察职位者，皆应具有足以有效并忠实执行依该公约所制定一切法律规章的资格；各政府机关、制造人、商人、科学人员、科学机关及医院应备有记录，载明所制每种麻醉品的数量及每次领取及处置麻醉品的数量，此项记录至少应分别保存2年。

贸易及分配　各缔约国应规定麻醉品的贸易及分配须经特许，但由国有企业机关经办者不在此限。各缔约国在规定允许范围内推销麻醉品的缮写或印刷品，关于麻醉品的各种广告或商用说明书、麻醉品包件的内部包纸，以及销售麻醉品的标签，应注明世界卫生组织通告的国际非专用名称。缔约国应规定销售麻醉品所用的标签上，载明麻醉品确实成分的重量或百分比，但此规定对于凭处方配给个人的麻醉品可不适用。

除合乎下列情况外，各缔约国不得故意准许向任何国家或领土输出麻醉品：此项输出符合该国家或领土的法律规章者；输出数量不超出该国家或领土估计总数另加供给再输出用的数量的总和者。各缔约国应以核发特许证办法管制麻醉品的输入或输出，但由国有企业机关经办者不在此限；应对所有从事或经营此项输入或输出业务的人及企业进行管制。

罚则　以不违背缔约国本国宪法上的限制为限，缔约国应采取措施，务使各项犯罪行为出于故意者应受惩罚，其情节重大者，科以适当的刑罚，尤应科以徒刑或其他褫夺自由的刑罚。

争端处理　两缔约国或两个以上的缔约国间如对该公约的解释或适用发生争端时，应彼此会商，俾以谈判、调查、调停、和解、公断、区域机关的利用、司法程序，或各缔约国自行选择的其他和平方法求得解决。任何此种争端如不能依照规定的方式解决，应交由国际法院裁决。

（姜柏生）

1971 Nián Jīngshén Yàowù Gōngyuē

《1971年精神药物公约》

（*Convention on Psychotropic Substances*, 1971） 1971年2月21日，在奥地利维也纳召开的由71国家、地区、世界卫生组织、国际刑警及许多制药公司代理人共同参与的会议上，签订的有关药品管制的国际公约。该公约于1976年8月16日正式实施，包括序文和33个条文。

目的 关怀人类之健康与福利；察及因滥用某类精神药物而引起的公共社会问题；预防并制止该类物质之滥用及引起的非法产销；采取强力措施，将该类物质之使用限于合法用途；确认精神药物在医学与科学用途上不可或缺，且其仅供此种用途的应不受不当限制；有效防止杜绝滥用精神药物措施，须有协调及普遍行动；承认联合国在精神药物管制方面的职权，并欲将各关系国际机关置于该组织体系之内。

适用领土 该公约应适用于任何缔约国所负责代管对外关系的一切非本部领土，唯依该缔约国或关系领土之宪法或习惯须事先征得该领土的同意者除外。该关系缔约国于此除外情形，应尽可能在最短期间，设法征取该领土的同意，并于征得同意后通知联合国秘书长；其通知期限内扩展的领土，应即自秘书长接获通知之日起适用该公约。另外，对不须事先征得同意的非本部领土，则关系缔约国应在签署、批准或加入之时，即声明该当领土适用该公约。

管制范围 由世界卫生组织判断并认定。①有关物质具有引起成瘾性及中枢神经系统兴奋或抑郁的功能，以致造成幻觉，或对动作功能或对思想或对行为或对感觉或对情绪的损害或其他滥用恶果等。②业已有充分证据，证明有关物质正被滥用或可能被滥用，从而构成公共卫生与社会问题，须将该项物质置于国际管制之下时，则世界卫生组织应将对该项物质所作的判断，包括其滥用的范围与可能、危害公共卫生与社会问题的严重程度，以及该项物质在医药治疗上所具效用之大小、连同依据其判断认为宜就有关管制措施提出具体的任何适当建议，一并通知麻醉品委员会。制剂管制适用特别规定。

用途限定 ①各缔约国应禁止精神物质一切使用，但受缔约国政府直接管制或由其特别核准的医学与科学机构内依法奉准人员为科学及有限医学目的所作的使用，不在此限。②应规定其制造、贸易、分配及持有须凭特别执照或事先领有许可证。③规定对相关物质所开活动与行为的严密监察办法。④规定向依法奉准人员的供应限于其所奉准目的的需要数量。⑤规定凡使用此类物质执行医学或科学业务者应备存记录、列载此类物质的取得及其使用详情，此类记录自其所载最后一次使用日期起须至少保存2年。⑥禁止其输出与输入，但对于输出人与输入人双方分别系输出与输入国家或区域的主管或其他机关或其国家或区域的主管当局为此目的特许之人或企业时，不在此限。⑦应采用适当的措施，对各种物质之制造、输出、输入、分配、贮存、贸易、使用及持有，限定其专供医学与科学用途。⑧对各项物质的持有，除依法许可者外，不予准许。

处方与记录 各缔约国应规定精神物质唯凭处方才能得到供应或配给个人使用，但个人依法奉准执行医疗或科学职务所允许合法取得、使用、配给或施用各该物质者，不在此限。各缔约国应遵守以下规定：①应采取措施，以确保各项物质的处方系依正当医疗业务并遵守保障公共卫生与福利的规章，尤其有关处方可作重配次数与处方有效期的规章而签发。②如认为当地情况有此需要，且在其所定包括备存记录完备的条件下，仍得授权领有执照的药剂师，或由当局所指定的负责其全国或国内部分地区公共卫生事务的其他领有执照的零售分配人，酌量不凭处方，将缔约国所定限量范围内的少量物质，供应个人，以用于特殊情形下的医疗目的。③参照世界卫生组织的有关规章或建议，规定制备其认为使用人安全所必需的精神药物使用方法说明。④在适当顾及其宪法规定的情形下，禁止利用广告向公众推销精神药物。⑤规定制造人及所有奉准进行此类物质的贸易及分配业务者，须遵守每一缔约国所作规定并备存记录。⑥规定零售分配人、医疗与护理机构及科学院所，须遵守每一缔约国所作规定并备存记录。⑦以适当方法并结合本国专业与贸易习惯，确保有关零售分配人、医疗与护理机构及科学院所取得物质的情报可随时备查。⑧规定制造人、输出人及输入人须遵守每一缔约国所作规定并备存记录。⑨规定豁免管制制剂的制造人应备存记录。各缔约国应确保记录与情报，应至少保存2年。

贸易管制 凡准许输出或输入精神物质的每一缔约国应规定每次输出或输入，不论其包括一种或多种物质，均须分别领取由委员会规定的输出或输入准许证。输出准许证应载明有关输入准许证的号码、日期及发证机关。缔约国在核发输出准许证前，应规定缴验输入国家或输入区域主管当局所核发的输入证。输入国家或输入区域的政府于有关输入手续办妥后，应在输出准许证上加签，证明实际输入的数量，并送还输出国家或输出区域之政府。一缔约国对于通过其国境运往另一国家的任何物质，不论在过境时已从装运工具移出与否，应缴验所运货品之输出准许证副本，否则一律不准放行。准许精神药物货品过境的任何国家或区域，其主管当局应采取一切适当措施，防止此项货品运往其随附的输出准许证副本所列目的地以外地点。过境国家或过境区域的政府对于任何转运请求，应视同本国或区域向新目的地国家或区域的输出而进行处理。

管制措施　国际麻醉品管制局，审查各国政府依该公约规定向该局提出的情报资料，或联合国各机关所送达关于此等规定范围内所发生问题的情报资料后，如有理由认为某一国家或区域未曾施行该公约的规定，有权提请该国家或区域政府提出解释。管制局在采取行动后，如认为确有必要时，应促请关系政府采取在实际情况下为执行该公约规定所认为必要的救济办法。如果管制局断定关系政府虽经解释而未曾提出使其满意的解释，或虽有救济办法而未曾照办时，则会将此情事提请缔约国、理事会及委员会注意，并建议缔约国停止自关系国家或区域输入某种精神药物或停止向该国或区域输出该种物质，或两者均予停止。停止期限或予明定，或至管制局对该国或该区域内的情况认为满意时，解除停止。管制局应有权就其依规定所处理的任何情事发表报告书，送致理事会，由理事会转致所有各缔约国。管制局在此报告书中公布其依规定所作的决议或有关该项决议的任何情报，如遇关系政府请求时，则应在报告书中将该政府的意见公布。管制局所公布的决议尚未经一致同意，则少数方面之意见应予述明。任何国家对管制局会议依所议的问题直接关心者，应被邀派代表列席该会议。管制局所作决议应在2/3的委员同意后方可执行。

法律责任　以不违背缔约国本国宪法的限制为限，每一缔约国对于违反为履行该公约义务所制订的法律或规章的任何行为，系出于故意者，均应作为可科处刑罚之犯罪行为处分，并应确保其罪行情节重大者受充分刑罚。精神药物之滥用者犯有上述罪行时，缔约国仍得自订规定，使其依规定获得治疗、教育、善后护理、复健并重新与社会融为一体的福利，此可作为判罪或科处刑罚的替代措施，亦可作为科处刑罚的附加措施。以不违背缔约国宪法限制、法律制度及本国相关法律为限。

争端处理　两缔约国或两个以上的缔约国间，如对该公约的解释或适用发生争端时，应彼此会商，俾以谈判、调查、调停、和解、公断、区域机关的利用、司法程序或该缔约国自行选择的其他和平方法，求得解决。依照此种争端如不能依照规定的方式解决争端，两方中任何一国作此请求时，应提交国际法院裁决。

（姜柏生）

Shìjiè Rénlèi Jīyīnzǔ Yǔ Rénquán Xuānyán

《世界人类基因组与人权宣言》（*Universal Declaration on the Human Genome and Human Rights*）　1997年11月11日，联合国教育、科学和文化组织大会第二十九届会议通过，联合国大会1998年12月9日第53/152号决议批准。大会回顾并确认了1948年12月10日的《世界人权宣告》和1966年12月16日的联合国两个国际盟约《经济、社会与文化权利国际盟约》与《公民权利和政治权利国际盟约》及《联合国生物多样公约》，并强调指出，根据《世界人权宣言》的序言，承认人类的遗传多样性，但决不能导致任何一种社会或政治性质的解释对“人类家庭所有成员生来具有的尊严及平等的、不可剥夺的权利”表示异议。

人类基因与尊严　①人类基因组是人类家庭所有成员根本统一的基础，也是承认他们生来具有的尊严与多样性的基础。象征地说，它是人类的遗产。②每个人不管他们的遗传特征如何，都有权利尊重他们的尊严，尊重他们的权利；那种尊严使之绝对必要不能把个人简单地归结为他们的遗传特征，绝对必要尊重他们的独特性和多样性。③人类基因组就其性质是进化的，且易于发生突变。它具有潜能，是按照每个人的自然和社会环境包括个人的健康状况、生活条件、营养和教育不同而表达出来的。④自然状态的人类基因组不应产生财务收益。

有关人员的权利　①影响一个人基因组的研究、治疗或诊断只应在对此后的潜在风险和好处进行严格的事先评估之后并依据国家法律的任何其他要求来进行；

所有病例均应得到有关人员事先、自由的知情同意；每个人有权决定是否被告知遗传检查的结果及由此带来的后果，应予以尊重；在进行研究的情况下，研究方案应另外提交按有关的国家和国际研究标准或准则进行事先评审；如按法律一个人不具备表示同意的能力，影响他或她基因组织的研究只能在对他或她有直接健康好处的情况下进行，并受法律规定的授权与保护性条件的管辖。②任何人都不应受到基于遗传特征的歧视，因为此类歧视是侵犯人权、基本自由和人类尊严的，或是有侵犯人权、基本自由的人类尊严的影响的。③与可识别的个人相关联的并为研究目的或任何其他目的而保存或处理的遗传数据，必须在法律规定的预知条件不予以保密。④每个人有权根据国际和国家法律对影响他或她基因组的直接或决定性的结果所遭受的任何损害，要求公正的赔偿。⑤为保护人权和基本自由，鉴于国际公法和国际人权法范围内非信不可的理由，对同意与保密原则的限制只能由法律规定。

人类基因组研究 ①涉及人类基因的研究或其应用，尤其在生物学、遗传学与医学领域，不应该超越对个人或在适用时对有关群体的人权、基本自由与人的尊严的尊重。②违背人的尊严的做法，如人类的生殖性克隆，是不能允许的。要求各国与有法定资格的国际组织合作鉴定这些做法，并在国家或国际水平采取为保证该宣言提出的原则得到尊重所必需的措施。③恰当尊重每个人的尊严与人权，涉及人类基因组的来自生物学、遗传学与医学进展的利益应为人人所享有；涉及人类基因组研究的应用，包括在生物学、遗传学和医学中的应用，应寻求解除病痛并改善个人及全人类的健康状况。

从事科学活动的条件 ①鉴于人类基因组研究的伦理和社会影响，研究人员活动的固有责任，包括在进行研究及介绍和利用研究成果时的细致、谨慎、理性诚实与正直，应为人类基因组研究框架中予以特别关注的题目。②各国应在该宣言规定的原则的基础上，采取适当措施以培育有利有自由从事人类基因组研究活动的知识与物质条件，并考虑研究的伦理、法律、社会与经济的影响。③各国应采取适当的步骤，在恰当尊重该宣言规定的原则上为人类基因组研究的自由操作提供框架，以捍卫尊重人权、基本自由和人的尊严并维护公众的健康。各国应努力确保使研究结果不被用于非和平目的。④各国应承认在适当的不同水平上促使建立独立的、多学科的和多元化的伦理委员会，以评估由人类基因组研究及其应用所引起的伦理、法律与社会问题的价值。

团结互助与国际合作 ①各国应尊重和促进对那些特别易患或已患有一种遗传性疾病或残疾的个人、家庭和群体履行团结互助。各国应特别培育对有遗传基础的及受遗传影响的疾病的鉴定、预防和治疗的研究，尤其是罕见病及侵袭大量世界人口的地方病。②各国应尽一切努力，在恰当地尊重宣言规定的原则下，继续促进关于人类基因组、人类多样性与遗传学研究的科学知识的国际传播，并促进科学的与文化的合作，尤其是工业化国家与发展中国家之间的合作。③在与发展中国家进行国际合作的框架内，各国应鼓励采取措施使以下成为可能：评估开展人类基因组研究的风险与利益，并预防滥用；发展中国家开展人类生物学与遗传学研究的能力，并考虑要发展和要加强的特殊问题；发展中国家要从科技研究成果得到好处，研究应用有利于经济和社会的进步而使所有人受益；促进生物学、遗传学与医学领域科学知识和信息的自由交流。④有关的国际组织应支持和促进各国为上述目的所采取的主动措施。

实施 ①各国应尽一切努力发扬宣言规定的原则，并应通过一切适当的措施促进这些原则的实施。②各国应通过教育、培训和信息传播，促使人们尊重原则并促进各国承认和有效应用各项原则；还应鼓励独立的伦理委员会之间建立彼此的交流与联网，以促进全面合作。③联合国教科文组织的国际生命伦理学委员会努力传播宣言提出的原则，并进一步研究由这些原则的应用和有关技术的演进所提出的问题。④宣言中没有一条规定可被解释为替任何国家、团体或个人去从事违背人权和基本自由，包括违背宣言所规定的原则的任何活动，或是执行任何法令。

（姜柏生）

Guānyú Àizībìngdú/Àizībìng Wèntí De Chéngnuò Xuānyán

《关于艾滋病毒/艾滋病问题的承诺宣言》（*Declaration of Commitment on HIV/AIDS*）

2001年6月25日~27日，各国国家元首和政府首脑及各国国家和政府代表在美国纽约出席了联合国按照第55/13号决议召开的第二十六届特别会议，作为紧急事项，审查并处理艾滋病毒/艾滋病问题的各个方面，并确保全球承诺加强协调，并加紧作出国家、区域和国际努力，以全面方式防治艾滋病毒/艾滋病，提出了十一点宣言。

领导 各国政府防治艾滋病毒/艾滋病工作的领导至关重要，应以民间社会、商业界和私营部门的充分积极参与作为补充，领导意味着作出个人承诺并采取具体行动。分为国家一级、区域和分区域一级、全球一级。

预防 预防必须成为对策的支柱。应当确定有时限的国家指标，进行健康教育，改变传统观念，鼓励男子和男孩积极参与预防，减少感染风险和机会。应当积极发展艾滋病毒/艾滋病预防科学技术，发展艾滋病预防的各项社会事业。

病患的治疗权 确保同国际社会，包括各国政府和有关政府间组织及民间社会和企业界密切合作，制订与区域和国际战略相配合的国家战略，加强保健系统。此外，应紧急尽一切努力渐次可持续地提供可行的艾滋病毒/艾滋病最高标准治疗。

病患人权保护 人人享有人权和基本自由的实现，对减少受艾滋病毒/艾滋病感染的易受伤害性至关重要，尊重艾滋病毒/艾滋病感染者的权利，可推动采取有效对策。酌情制定、加强或执行立法、规章和其他措施，以保护艾滋病毒/艾滋病感染者和脆弱群体的一切人权和基本自由，消除一切形式歧视，特别是确保他们享有教育、继承、就业、保健、社会和医疗服务、预防、支助、治疗、信息和法律保护，同时尊重其隐私权；并制订战略消除社会上对此流行病的烙印和社会排斥性；铭记着艾滋病的背景和特性，并铭记着全球妇女和女孩受艾滋病毒/艾滋病影响的人数特别多的情况，拟订和加速执行相关国家战略。

降低易受伤害性 所采对策必须优先关注易受伤害者的问题，赋予妇女权力对于减少易受伤害性至关重要。各国都要设立方案，以查明和开始处理使个人或群体特别易受艾滋病毒感染的因素，包括贫穷、缺乏教育、移徙、社会排斥、文盲、歧视、缺少自我保护所需的信息或商品；拟订国家战略、政策和方案，通过参与性办法，促进和保护最脆弱和最易感染艾滋病毒的人的健康；拟订确认家庭的重要性并考虑到文化、宗教和道德因素的战略和方案，以减少儿童和青年人的脆弱性，促进女孩和男孩接受初等和中等教育，扩大便于青年使用的信息和保健服务，加强生殖健康和性健康教育方案。

艾滋病病患孤儿和易感染儿童的特殊帮助 艾滋病毒/艾滋病造成的孤儿和受艾滋病毒/艾滋病影响的儿童需要得到特殊的帮助。建立和加强政府、家庭和社区的能力，保护孤儿和易受感染的儿童，使其不遭受任何形式的虐待、暴力、剥削、歧视、贩卖和丧失继承权，消除艾滋病毒/艾滋病造成的孤儿和易染上艾滋病毒/艾滋病的儿童的屈辱烙印，从而确保不歧视，确保充分和平等地享受一切人权。

减少社会和经济的影响 防治艾滋病毒/艾滋病是促进生产率和经济增长的投资。审查艾滋病毒/艾滋病对所有生产和服务部门的影响，并制订战略以处理在个人、家庭、社区和国家各级的影响；并按照既定的国际工作场所艾滋病毒/艾滋病准则，制订国家法律和政策框架，以保护受艾滋病毒/艾滋病影响的劳动者的权利和尊严。

技术研究和开发 增加投资并加快研制预防艾滋病毒的疫苗，同时建立各国、特别是发展中国家的研究能力，尤其是研究高发区的病毒菌株。此外，支助和鼓励各国和国际社会增加对艾滋病毒/艾滋病有关研究和开发的投资，加速获得艾滋病毒/艾滋病（及其相关机会性感染、恶性肿瘤和性传染疾病）的预防、护理及治疗护理技术，包括女性控制办法和杀微生物剂，获得诊断、化验和防止经母体感染艾滋病的方法；并加深我们对影响艾滋病的因素和对付的行动的理解。

冲突和灾害区域的防治 拟订并开始执行国家战略，把艾滋病毒/艾滋病的认识、预防、护理、治疗纳入应付紧急情况的方案或行动，认识到由于武装冲突、人道主义紧急情况和自然灾害而离乱的人口增加了艾滋病毒感染的危险；并酌情将艾滋病毒/艾滋病毒组成成分纳入国际援助方案；呼吁所有联合国机构、区域和国际组织，以及参与向那些受冲突、人道主义危机或自然灾害影响的国家和地区提供和运送国际援助的非政府组织作为紧急事项，把艾滋病毒/艾滋病的预防、护理和认识内容纳入计划和方案之中，并向工作人员提供艾滋病毒/艾滋病知识和培训；制定国家战略来对付艾滋病毒在国家军警人员必要时包括武装部队和民防军中蔓延的问题，并考虑利用受过艾滋病毒/艾滋病知识和预防教育和训练的军警人员协助进行艾滋病毒/艾滋病的认识和预防活动。

资源提供 确保为应付艾滋病毒/艾滋病的全球对策所提供的资源充分、持续。向艾滋病方案共同赞助机构和艾滋病方案秘书处提供所需资源，以资助该方案协同各国促进本宣言的各项目标。通过一系列渐进的步骤，使低收入和中收入国家及那些正在经历或可能迅速蔓延的国家每年用于预防、护理、治疗、支助及减轻艾滋病毒/艾滋病影响的费用达到既定指标；把艾滋病毒/艾滋病问题纳入所有发展援助方案和扶贫战略，并鼓励以最有效用和透明的方式利用所分配的各种资源；动员公私两大方面向该基金捐款。

后续行动 保持势头和监测进展必不可少。①在国家一级，对实现承诺的进展情况进行国家定期审查并确保这些审查结果广为分发。②在区域一级，把艾滋病毒/艾滋病问题列入部长级及国家元首和政府首脑级的区域会议议程；支持各区域委员会和区域组织收集数据和便利其定期审查区域战略的执行和处理区域优先事项的进展情况，并确保审查结果广为分发；鼓励各国交流执行宣言所载措施和承诺的资料和经验，并促进加强合作。③在全球一级，大会年度会议拨出一套以审查和讨论秘书长关于实现宣言所载承诺进展情况的报告；确保把艾滋病毒/艾滋病问题列入所有适当的联合国专题会议和会议的议程；支持关于召开会议、研讨会、讲习班和培训班的倡议，对宣言提出的问题采取后续行动；并在这方面鼓励参加和广为散播下列会议的成果。

（姜柏生）

Guójì Wèishēng Tiáolì

《国际卫生条例》（*International Health Regulations*） 2005年5月23日第五十八届世界卫生大会上通过，并于2007年6月15日生效，旨在以针对公共卫生风险，同时又避免对国际交通和贸易造成不必要干扰的适当方式，预防、抵御和控制疾病的国际传播，并提供公共卫生应对措施的国际条约。

历史沿革 1830～1847年，肆虐欧洲的霍乱流行促进了频繁的传染病外交和公共卫生方面的多边合作。1851年在巴黎召开了第一届国际卫生会议。1948年世界卫生组织（WHO）的《组织法》生效，其会员国于1951年通过了《国际公共卫生条例》，1969年更名为《国际卫生条例》，并分别于1973和1981年做了细微修改。《国际卫生条例（1969年）》的初衷是监测和控制6种严重的传染病，即霍乱、鼠疫、黄热病、天花、回归热和伤寒。根据《国际卫生条例（1969年）》，霍乱、鼠疫和黄热病仍然属法定报告疾病，当在其领土内发生以上疾病时，各国必须通报WHO。20世纪90年代初，人们所共知的流行性疾病（如南美洲部分地区的霍乱、印度的鼠疫等）的死灰复燃和新发传染性疾病（如埃博拉出血热）的出现，1995年召开的第四十八届世界卫生大会（WHA）通过一项决议，要求修订《国际卫生条例（1969年）》。2001年5月，WHA通过了题为“全球健康保障：对流行病的预警和反应”的WHA 54.14号决议，决议要求WHO支持会员国加强发现和快速应对传染病威胁和突发事件的能力。2003年5月，关于修订《国际卫生条例》的WHA 56.28号决议建立了向所有会员国开放的政府间工作小组（IGWG），其任务为审查和建议提请WHA审议的《国际卫生条例》修正草案。IGWG于2004年11月和2005年2月/5月先后召开2次会议，赞同将最终修正文本提请第五十八届WHA审议。WHA于2005年5月23日以WHA 58.3号决议通过了《国际卫生条例（2005年）》。

基本原则 ①应充分尊重人的尊严、人权和基本自由。②应以《联合国宪章》和WHO的《组织法》为指导。③应以其广泛适用以保护世界上所有人民不受疾病国际传播之害的目标为指导。④根据《联合国宪章》和国际法的原则，国家具有根据其卫生政策立法和实施法规的主权权利。

职能当局 各缔约国应该指定或建立一个《国际卫生条例》国家归口单位，以及在各自管辖范围内负责实施条例规定卫生措施的当局。归口单位应随时能够同WHO《国际卫生条例》联络点保持联系。《国际卫生条例》国家归口单位的职责，应该包括代表有关缔约国同WHO《国际卫生条例》联络点就有关条例实施的紧急情况进行沟通；向有关缔约国的相关行政管理部门传播信息，并汇总反馈意见。

信息披露制度 ①监测：各缔约国应该根据具体规定，在不迟于条例在该缔约国生效后5年内，尽快发展、加强和保持其发现、评估、通报和报告事件的能力。②通报：各缔约国应该评估本国领土内发生的事件。各缔约国应在评估公共卫生信息后24小时内，通过《国际卫生条例》国家归口单位向WHO通报在本国领土内发生、并根据决策文件有可能构成国际关注的突发公共卫生事件的所有事件，以及为应对这些事件所采取的任何卫生措施。③在意外或不寻常公共卫生事件期间的信息共享：缔约国如果有证据表明在其领土内存在可能构成国际关注的突发公共卫生事件的意外或不寻常的公共卫生事件，不论其起源或来源如何，应向WHO提供所有相关的公共卫生信息。④磋商：若发生在本国领土的事件无须通报，特别是现有的信息不足以填写决策文件，缔约国仍可通过《国际卫生条例》国家归口单位让WHO对此事件知情，并同WHO就适宜的卫生措施进行磋商。⑤其他报告：WHO可考虑来自除通报或磋商外其他来源的报告，应根据既定的流行病学原则评估这些报告，然后将事件信息通报据称在其领土内发生事件的缔约国。⑥核实：WHO应该要求缔约国对来自除通报和磋商以外的其他来源的、声称该国正发生可能构成国际关注的突发公共卫生事件的报告进行核实。⑦WHO提供信息：WHO应该通过最有效的途径尽快秘密向所有缔约国并酌情向相关政府间组织发送该缔约国能够应付公共卫生风险所必需的公共卫生信息。⑧国际关注的突发公共卫生事件的确定：根据收到的信息，特别是从本国领土上正发生事件的缔约国收到的信息，总干事应该根据本条例规定的标准和程序确定该事件是否构成国际关注的突发公共卫生事件。

公共卫生应对制度　①各缔约国应该尽速、但不迟于条例对该缔约国生效之日起5年，发展、加强和保持快速和有效应对公共卫生风险和国际关注的突发公共卫生事件的能力。WHO应该与会员国协商，发布指南以支持缔约国发展公共卫生应对能力。②在评估之后，缔约国可根据正当需要和实施计划向WHO报告，从而获得2年的延长期以履行相应义务。③在缔约国的要求下，WHO应该通过提供技术指导和援助以及通过评估所采取的控制措施的有效性，包括在必要时调动国际专家组开展现场援助，进行合作，以应对公共卫生风险和其他事件。④经与有关缔约国磋商后，如果WHO确定国际关注的突发公共卫生事件正在发生，它还可向缔约国提供进一步的援助，其中包括评估国际危害的严重性和控制措施是否适当。⑤在WHO的要求下，缔约国应该尽最大可能对WHO协调的应对活动提供支持。⑥当有要求时，WHO应该应要求向受到国际关注的突发公共卫生事件影响或威胁的其他缔约国提供适宜的指导和援助。

开展合作　WHO在实施条例时应该酌情与其他有关政府间组织或国际机构合作并协调其活动，其中包括通过缔结协定和其他类似的安排。如果通报、核实或应对某个事件主要属于其他政府间组织或国际机构的职责范围，则WHO应该与该组织或机构协调活动，以确保为保护公众健康采取适当的措施。条例不应阻止或限制WHO出于公共卫生目的而提供建议、支持或给予技术或其他援助。

建议制度　①临时建议：如果国际关注的突发公共卫生事件正在发生，总干事应该根据规定的程序发布临时建议。此类临时建议可酌情修改或延续，包括在确定国际关注的突发公共卫生事件已经结束后，根据需要发布旨在预防或迅速发现其再次发生的其他临时建议。临时建议可根据规定的程序随时撤销，并应在公布3个月后自动失效；可修改或延续3个月；至多可持续到确定与其有关的国际关注的突发公共卫生事件之后的第二届WHA。②长期建议：WHO可提出关于常规或定期采取适宜卫生措施的长期建议。缔约国可针对正发生的特定公共卫生危害对人员、行李、货物、集装箱、交通工具、物品和（或）邮包采取以上措施，以防止或减少疾病的国际传播和避免对国际交通的不必要干扰。WHO可酌情修改或撤销长期建议。③建议的标准：总干事在发布、修改或撤销临时或长期建议时，应该考虑有直接关系的缔约国的意见；视情况，突发事件委员会或审查委员会的建议；科学原则及现有的科学证据和信息；根据适合情况的风险评估所采取的卫生措施，对国际交通和贸易的限制和对人员的侵扰不超过可适度保护健康的其他合理措施；相关的国际标准和文书；其他相关政府间组织和国际机构开展的活动；其他与事件有关的适宜和具体信息。对于临时建议，总干事的考虑可因情况紧急而受到限制。④针对人员、行李、货物、集装箱、交通工具、物品和邮包的建议。

各方职责　①基本职责：各缔约国应该确保指定入境口岸的能力在规定的期限内得到加强；确定负责本国领土上各指定入境口岸的主管当局；并当为应对特定的潜在公共卫生风险提出要求时，尽量切实可行地向WHO提供有关入境口岸有可能导致疾病的国际传播的感染源或污染源，包括媒介和宿主的相关资料。②主管当局的职责：主管当局负责监测、采取控制措施等具体内容。

报告与审查　缔约国和总干事应该根据WHA的决定向WHA报告条例的执行情况。WHA应该定期审查条例的实施情况。为此目的，WHA可通过总干事要求审查委员会提出意见。第一次审查应不迟于条例生效后5年进行。WHO应定期开展研究以审查和评价附件 2 的实施情况，第一次审查应不迟于条例生效后 1 年开始，审查的结果应该酌情提交 WHA 审议。

争端的解决 如 2 个或 2 个以上缔约国之间就条例的解释或执行发生争端，有关缔约国应首先通过谈判或其自行选择的任何其他和平方式寻求解决此争端，包括斡旋、调停或和解。未能达成一致的，并不免除争端各当事方继续寻求解决该争端的责任。如果通过以上所述方式未能解决争端，有关缔约国可商定将争端提交总干事，总干事应该尽全力予以解决。WHO 与一个或多个缔约国就条例的解释或执行发生的争端，应提交 WHA。

（姜柏生）

Ālāmùtú Xuānyán

《阿拉木图宣言》（*Declaration of Alma-Ata*） 1978 年 9 月 6~12 日，来自 134 个国家的代表，同世界卫生组织、联合国儿童基金会建立正式联系的专门机构及非政府组织的 67 名代表在哈萨克斯坦共和国首都阿拉木图，参加国际初级卫生保健会议。在与会代表的共同努力下，联合起草了题为《初级卫生保健》的文件，是《阿拉木图宣言》的雏形。在此基础上，编写成 1000 多字，按照条约形式分为 10 项条款的《阿拉木图宣言》。阿拉木图会议明确了初级卫生保健的概念，交流了发展经验，并在此宣言中明确指出：初级卫生保健是实现“2000 年人人享有卫生保健”目标的关键和基本途径。“2000 年人人享有初级卫生保健”此全球战略目标提出后，得到了国际组织和各国政府的支持。1979 年 11 月联合国大会通过了“关于卫生是社会发展的一个组成部分的决议”，赞同《阿拉木图宣言》，赞许世界卫生组织和联合国儿童基金会为实现“2000 年人人享有初级卫生保健”所做的努力，并号召联合国有关机构，在各自的职权范围内支持世界卫生组织的工作。初级卫生保健的活动得到了联合国的承认，成为 20 世纪末全球社会经济发展新策略的组成部分。“2000 年人人享有初级卫生保健”全球卫生战略目标提出后，在世界卫生组织 185 个会员国中，几乎所有国家的元首或政府首脑对该目标的实现作出了政治承诺。中国分别于 1988 年和 1991 年作出了承诺。

目的 ①促进所有国家对初级卫生保健的理解。②交流各国发展初级卫生保健的经验并交换情报资料。③评价全世界卫生和卫生保健工作现状及其与初级卫生保健的关系，探讨通过初级卫生保健改善卫生状况的途径。④确定初级卫生保健的原则及解决问题的运筹学方法。⑤确定各国政府、国家组织与国际性组织在卫生技术合作和支持初级卫生保健工作中的作用。⑥提出有关开展初级卫生保健的建议。

内容 ①坚定重申健康是身心健康、社会幸福的总体状态，是基本人权，达到尽可能高的健康水平是世界范围的一项最重要的社会性目标；要求卫生部门及其他多种社会及经济部门，为实现目标共同行动。②人民健康状态，特别是在发达国家与发展中国家之间，以及国家内部的严重不平等，是所有国家关心所在。③以国际新经济秩序为基础的经济及社会发展，对充分实现人人享有保健并缩短发展中及发达国家之间卫生状态的差距是首要的。增进并保障人民健康对持续的经济社会发展是首要的，并有助于更为美好的生活质量及世界和平。④人民有个别集体地参与其卫生保健的权利与义务。⑤政府为其人民的健康负有责任，只有具备充分的卫生及社会性措施方能实现。在社会公正精神下，初级卫生保健是作为实现唯一发展目标的主要渠道。⑥初级卫生保健是基于切实可行、学术上可靠而又为社会所接受的方式，与技术之上的主要卫生保健，通过个人及家庭的参与而发展的，遍及所有人等。它既是国家卫生体制的组成部分、功能中心和活动焦点，也是社会及经济总体发展的组成部分。它是个人、家庭、群体与国家保健系统接触的第一环，还是卫生保健持续进程的起始一级。⑦初级卫生保健反映并产生于国家及其经济条件、社会经济和政治特点之上，并基于社会、生物医学及卫生服务研究有关结果的实施及公共卫生经验之上；提出群体中的主要卫生问题，并相应地提供促进、预防、治疗及康复服务。⑧所有政府应拟订出国家的政策、战略及行动计划，发起并持续开展初级卫生保健。⑨各国都应本着协同共事精神进行合作。⑩通过更充分、更完善的使用世界资源予以实现初级卫生保健目标。

（姜柏生）

Yāncǎo Kòngzhì Kuàngjià Gōngyuē

《烟草控制框架公约》（*Framework Convention on Tobacco Control*） 2003 年 5 月，在瑞士日内瓦召开的第五十六届世界卫生大会上，世界卫生组织 192 个成员一致通过了该公约，2005 年 2 月 27 日正式生效。该公约是第一个具有法律效力的国际公共卫生条约，也是针对烟草的第一个世界范围多边协议。

历史沿革　为了减少烟草危害，世界卫生大会1996年5月提议进行《烟草控制框架公约》的谈判。1999年5月，第五十二届世界卫生大会决定启动公约的谈判，并确定在2003年5月完成。2000年10月，公约的政府间谈判正式开始，并于2003年3月通过公约最后文本。该文本共分11部分，由38条条款组成，对烟草及其制品的成分、包装、广告、促销、赞助、价格和税收等问题均作出明确规定。2003年5月，第五十六届世界卫生大会上通过，公约及其议定书对烟草及其制品的成分、包装、广告、促销、赞助、价格和税收等问题均作出了明确规定。2003年11月，中国成为该公约的第77个缔约方。2005年2月27日，《烟草控制框架公约》正式生效。2005年8月，中国全国人大常委会表决批准了该公约，10月正式向联合国交存了批准书。缔约方大会是《烟草控制框架公约》的执行指导机构，这一机构将负责解决公约执行过程中出现的技术和财政问题。在2005年11月之前递交批准公约证明文件的国家在缔约国大会上拥有投票权。2006年2月6日至17日，《烟草控制框架公约》缔约方首次会议在日内瓦举行。会议决定在世界卫生组织总部日内瓦设立一个实施该公约的常设秘书处，指导各缔约国进行烟草控制，协调各国在实施该公约过程中出现的各种问题。截至2016年10月，已有180个缔约方。

目标、指导原则和一般义务　目标是提供一个由各缔约方在国家、区域和全球各级实施烟草控制措施的框架，以便使烟草使用和接触烟草烟雾持续大幅度下降，从而保护当代和后代免受烟草消费和接触烟草烟雾对健康、社会、环境和经济造成的破坏性影响。

指导原则　①宜使人人了解烟草消费和接触烟草烟雾造成的健康后果、成瘾性和致命威胁，并宜在适当的政府级别考虑有效的立法、实施、行政或其他措施，以保护所有人免于接触烟草烟雾。②在国家、区域和国际层面需要强有力的政治承诺以制定和支持多部门的综合措施和协调一致的应对行动，需考虑采取措施，防止所有人接触烟草烟雾；防止初吸，促进和支持戒烟及减少任何形式的烟草制品消费；促进土著居民和社区参与制定、实施和评价在社会和文化方面与其需求和观念相适应的烟草控制规划；在制定烟草控制战略时考虑不同性别的风险。③结合当地文化、社会、经济、政治和法律因素开展国际合作，尤其是技术转让、知识和经济援助及提供相关专长，以制定和实施有效烟草控制规划。④在国家、区域和全球各级采取多部门综合措施和对策，以减少所有烟草制品的消费，以便根据公共卫生原则防止由烟草消费和接触烟草烟雾引起的疾病、过早丧失功能和死亡的发生。⑤各缔约方在其管辖范围内明确与责任相关的事项。⑥宜在国家制定的可持续发展战略框架下认识和强调技术和财政援助的重要性，以便帮助发展中国家缔约方和经济转轨国家缔约方因烟草控制规划而使其生计受到严重影响的烟草种植者和工人进行经济过渡。⑦积极吸引民间社会的参与。

一般义务　①每一缔约方应根据公约及其作为缔约方的议定书，制定、实施、定期更新和审查国家多部门综合烟草控制战略、计划和规划。②为此目的，每一缔约方应根据其能力：设立或加强并资助国家烟草控制协调机构或联络点；采取和实行有效的立法、实施、行政和（或）其他措施并酌情与其他缔约方合作，以制定适当的政策，防止和减少烟草消费、尼古丁成瘾和接触烟草烟雾。③在制定和实施烟草控制方面的公共卫生政策时，各缔约方应根据国家法律采取行动，防止这些政策受烟草业的商业和其他既得利益的影响。④各缔约方应开展合作，为实施公约及其作为缔约方的议定书制定提议的措施、程序和准则。⑤各缔约方应酌情同有关国际和区域政府间组织及其他机构合作，以实现公约及其作为缔约方的议定书的目标。⑥各缔约方应在其拥有的手段和资源范围内开展合作，通过双边和多边资助机制为公约的有效实施筹集财政资源。

减少烟草需求的措施　除减少烟草需求的价格、税收、非价格措施外，还有以下几方面的措施。

防止接触烟草烟雾　各缔约方承认科学已明确证实接触烟草烟雾会造成死亡、疾病和功能丧失；每一缔约方应在国家法律规定的现有国家管辖范围内采取和实行，并在其他司法管辖权限内积极促进采取和实行有效的立法、实施、行政和（或）其他措施，以防止在室内工作场所、公共交通工具、室内公共场所及其他公共场所接触烟草烟雾。

烟草制品成分管制　缔约方会议应与有关国际机构协商提出检测和测量烟草制品成分和燃烧释放物的指南，以及对这些成分和释放物的管制指南。经有关国家当局批准，每一缔约方应对此类检测和测量及此类管制采取和

实行有效的立法、实施和行政或其他措施。

烟草制品披露　每一缔约方应根据其国家法律采取和实行有效的立法、实施、行政或其他措施，要求烟草制品生产商和进口商向政府当局披露烟草制品成分和释放物的信息。每一缔约方应进一步采取和实行有效措施以公开披露烟草制品有毒成分和它们可能产生的释放物的信息。

烟草制品的标识　①每一缔约方应在公约对该缔约方生效后3年内，根据其国家法律采取和实行有效措施，以确保烟草制品包装和标签不得以任何虚假、误导、欺骗或可能对其特性、健康影响、危害或释放物产生错误印象的手段推销烟草制品，包括直接或间接产生某一烟草制品比其他烟草制品危害小的虚假印象的任何词语、描述、商标、图形或任何其他标志。②在烟草制品的每盒和单位包装及这类制品的任何外部包装和标签上，还应包含国家当局所规定的有关烟草制品成分和释放物的信息。③应以其一种或多种主要语言出现在烟草制品每盒和单位包装及这类制品的任何外部包装和标签上。④与烟草制品有关的“外部包装和标签”一词，适用于烟草制品零售中使用的任何包装和标签。

烟草广告、促销和赞助　各缔约方认识到广泛禁止广告、促销和赞助将减少烟草制品的消费；每一缔约方应根据其宪法或宪法原则，广泛禁止所有的烟草广告、促销和赞助。该缔约方现有的法律环境和技术手段应包括广泛禁止源自本国领土的跨国广告、促销和赞助。

减少烟草供应的措施　主要针对烟草制品的非法贸易、向未成年人销售和由未成年人销售采取的措施。

非法贸易　①各缔约方认识到烟草控制的基本组成部分，即消除一切形式的烟草制品非法贸易包括走私、非法生产和假冒，以及制定和实施除次区域、区域和全球协定之外的有关国家法律。②每一缔约方应采取和执行有效的立法、实施、行政或其他措施。③每一缔约方应要求以清晰的形式和（或）以本国一种或多种主要语言提供规定的包装信息或标志。④为消除烟草制品非法贸易，每一缔约方应监测和收集关于烟草制品跨国界贸易、制定或加强立法、采取适当措施，打击及销毁或根据国家法律处理没收的所有生产设备、假冒和走私卷烟及其他烟草制品；并酌情采取措施，没收烟草制品非法贸易所得。⑤各缔约方应酌情并根据国家法律，促进国家机构及有关区域和国际政府间组织之间在调查、起诉和诉讼程序方面的合作，以便消除烟草制品非法贸易。应特别重视区域和次区域级在打击烟草制品非法贸易方面的合作。⑥每一缔约方应努力采取和实施进一步措施，包括颁发许可证，以控制或管制烟草制品的生产和销售，从而防止非法贸易。

未成年人与烟草销售　①每一缔约方应在适当的政府级别采取和实行有效的立法、实施、行政或其他措施禁止向低于国内法律、国家法律规定的年龄或18岁以下者出售烟草制品。②每一缔约方应禁止或促使禁止向公众尤其是未成年人免费分发烟草制品。③每一缔约方应努力禁止分支或小包装销售卷烟。④各缔约方防止向未成年人销售烟草制品的措施，宜酌情与公约中所包含的其他规定一并实施。⑤当签署、批准、接受、核准或加入公约时，或在其后的任何时候，缔约方可通过有约束力的书面声明，承诺在其管辖范围内禁止使用自动售烟机，或在适宜时完全禁止自动售烟机。此声明应由保存人周知公约所有缔约方。⑥每一缔约方应采取和实行有效的立法、实施、行政或其他措施，包括对销售商和批发商实行处罚，以确保遵守规定的义务。⑦每一缔约方宜酌情采取和实行有效的立法、实施、行政或其他措施，禁止由低于国内法律、国家法律规定的年龄或18岁以下者销售烟草制品。

保护环境　保护环境和人员健康。各缔约方同意在履行本公约之下的义务时，在本国领土内的烟草种植和生产方面对保护环境和与环境有关的人员健康给予应有的注意。

与责任有关的问题　①为烟草控制的目的，必要时，各缔约方应考虑采取立法行动或促进其现有法律，以处理刑事和民事责任，适当时包括赔偿。②各缔约方应相互合作，通过缔约方会议交换信息，包括有关烟草制品消费和接触烟草烟雾对健康影响的信息；已生效的立法、法规及相关判例的信息。③各缔约方在适当时并经相互同意，在其国家立法、政策、法律惯例和可适用的现有条约安排的限度内，就公约涉及的民事和刑事责任的诉讼相互提供协助。④公约应不以任何方式影响或限制缔约方已有的、相互利用对方法院的任何权力。⑤如可能，缔约方会议可在初期阶段，结合有关国际论坛正在开展的工作，审议与责任有关的事项，包括适宜的关于这些事项的国际方式和适宜的手段，以便应缔约方的要求支持其根据条款进行立法和其他活动。

科学和技术合作与信息通报 ①研究、监测和信息交换：各缔约方承诺开展和促进烟草控制领域的国家级的研究，并在区域和国际层面内协调研究规划；各缔约方应酌情制定烟草消费和接触烟草烟雾的流行规模、模式、影响因素和后果的国家、区域和全球的监测规划；各缔约方认识到国际和区域政府间组织及其他机构提供的财政和技术援助的重要性；各缔约方应根据国家法律促进和便利可公开获得的与公约有关的科学、技术、社会经济、商业和法律资料，以及有关烟草业业务和烟草种植的信息交换，同时应考虑并注意到发展中国家及经济转轨国家缔约方的特殊需求；各缔约方宜在其为成员的区域和国际政府间组织，以及金融和开发机构中进行合作，促进和鼓励向公约秘书处提供技术和财务资源，以协助发展中国家缔约方及经济转轨国家缔约方履行其关于研究、监测和信息交换的承诺。②报告和信息交换：各缔约方应定期通过秘书处向缔约方会议提交实施公约的情况报告；各缔约方提供此类报告的频率和格式应由缔约方会议确定，应在公约对其生效后2年内提供第一次报告；依照公约进行的报告和信息交换应遵循本国有关保密和隐私权的法律。经共同商定，各缔约方应对交换的机密信息提供保护。③科学、技术和法律方面的合作及有关专业技术的提供：考虑到发展中国家缔约方和经济转轨国家缔约方的需求，各缔约方应直接或通过有关国际机构进行合作，以增强履行由公约产生的各项义务的能力。经相互同意，此类合作应促进技术、科学和法律专长及工艺技术的转让，以制定和加强国家烟草控制战略、计划和规划。缔约方会议应利用获得的财政支持，促进和推动技术、科学和法律专长及工艺的转让。

争端解决 如2个或2个以上缔约方之间就公约的解释或适用发生争端时，有关缔约方应通过外交途径谈判或寻求其自行选择的任何其他和平方式解决此争端，包括斡旋、调停或和解。未能通过斡旋、调停或和解达成一致的，并不免除争端各当事方继续寻求解决该争端的责任。当批准、接受、核准、正式确认或加入公约时，或在其后的任何时候，国家或区域经济一体化组织可书面向保存人声明，对未能根据条款解决的争端，其接受根据缔约方会议以协商一致方式通过的程序进行的特别仲裁作为强制性手段。除非有关议定书另有规定，规定应适用于各缔约方之间的任何议定书。

（姜柏生）

Shíshī Wèishēng Yǔ Zhíwù Wèishēng Cuòshī Xiédìng

《实施卫生与植物卫生措施协定》（*Agreement on the Application of Sanitary and Phytosanitary Measures*） 1994年4月15日，世界贸易组织（WTO）签署的、对关税和贸易总协定第20条第2款具体化的一项多边贸易协议。简称SPS协定。1995年1月1日生效。它既是单独的协议，又是《农业协议》的第八部分。协定由前言和正文14条及3个附件组成。宗旨为规范各成员实施卫生与植物卫生措施的行为，支持各成员实施保护人类、动物、植物的生命或健康所采取的必要措施，规范卫生与植物卫生检疫的国际运行规则，实现把对贸易的不利影响减少到最小程度。协定涉及动植物、动植物产品和食品的进出口规则。适用范围包括食品安全、动物卫生和植物卫生三个领域有关实施卫生与植物卫生检疫措施。

基本要求 协定规定各成员政府有权采用卫生与植物卫生措施，但只能在一个必要范围内实施以保护人类及动植物的生命及健康，而不能在两个成员之间完全一致或相似的情况下，采取不公正的差别待遇。协定鼓励各成员根据国标标准、指导原则和规范来建立自己的卫生与植物卫生措施。

基本权利和义务 各成员有权采取为保护人类、动物或植物的生命或健康所必需的卫生与植物卫生措施，只要此类措施与本协定的规定不相抵触。各成员应保证任何卫生与植物卫生措施仅在为保护人类、动物或植物的生命或健康所必需的限度内实施，并根据科学原理，如无充分的科学证据则不再维持。各成员应保证其卫生与植物卫生措施不在情形相同或相似的成员之间，包括在成员自己领土和其他成员的领土之间构成任意或不合理的歧视。卫生与植物卫生措施的实施方式不得构成对国际贸易的交相限制。

内容与特性 ①协调性：强调国际标准、指南或建议的卫生与植物卫生措施应被视为为保护人类、动物或植物的声明或健康所必需的措施。同时也指出，如存在科学理由或依照危险性评估有关规定确定动植物卫生的保护水平是适当的，则各成员可采用或维持比照，根据国际标准、指南或建议制定的措施保护水平更高的卫生与植物卫生措施。②等效性：是 WTO 各成员国在履行 SPS 协定时必须遵守的原则。该内容规定，出口国客观地向进口国证明其卫生与植物卫生措施达到进口国适当的保护水平，进口国应将该措施视为等效措施予以接受，不得有任何不合理的歧视。③危险性评估：各成员国应保证其实施的 SPS 协定的措施是以对保护人类、动物或植物的生命或健康所进行的、适合有关情况的危险性评估为基础。危险性评估原则是 SPS 协定的核心内容，各国实行的 SPS 协定的措施必须以完整科学的危险性评估数据为依据。④区域化：SPS 协定的措施的实行应适应产品的产地和目的地的特点。应明确病虫害非疫区和低度流行区的概念。当出口国提供合理依据证明出口产品来自非疫区或低度流行区，进口国应予以合理机会。⑤透明度：在 SPS 协定中，详尽地规定了各成员应该遵守透明度原则，及时通报其卫生与植物卫生措施的变更，并提供有关的信息。⑥特殊和差别待遇：SPS 协定还规定了发达国家需考虑发展中国家特别是不发达国家成员的特殊需要，在发达国家，实施新的 SPS 措施时，给予发展中国家成员更长适应期以维持出口机会。协议规定，发达国家应给予发展中国家和最不发达国家的技术支持和援助，以帮助其执行 SPS 协定的措施。

（姜柏生　陈炳卿）

TRIPS Xiédìng Yǔ Gōnggòng Jiànkāng Duōhā Xuānyán

《TRIPS 协定与公共健康多哈宣言》（*Doha Declaration on the TRIPS Agreement and Public Health*）　2001 年 11 月在卡塔尔首都多哈召开的世界贸易组织（WTO）第四届部长级会议上发表。此宣言旨在解决发展中国家日益严重的公共健康危机。

历史进程　根据宣言，WTO 就公共健康问题开始谈判，计划于 2002 年 12 月 31 日前就实施专利药品强制实施许可制度、解决发展中国家成员方公共健康危机达成一致意见。2003 年 8 月 30 日，成员方政府一致通过了关于实施专利药品强制实施许可制度的最后文件，使一些在药物领域生产能力不足或没有生产能力的较贫穷国家能更容易进口到较便宜的、在强制实施许可制度下生产的未注册类药品（国际上把未经专利授权的生产称为“非注册生产”，其产品售价大大低于专利保护下生产的同类药品的售价）。此宣言确认了 WTO 成员使用强制实施许可和平行进口等措施的权利，并从政治上和法律上增强了发展中国家获得药物的能力。

内容　①强调《与贸易有关的知识产权协定》（*Agreement on Trade-Related Aspects of Intellectual Property Rights*）（以下简称《TRIPS 协定》）与公共健康的关系，承认在许多发展中国家和最不发达国家中肆虐的流行病，尤其是艾滋病、肺结核病、疟疾等流行病所导致的公共健康问题的严重性。治疗这些疾病的药品价格昂贵，致使发展中国家和最不发达国家的公共健康问题日益严重。②认为实施《TRIPS 协定》与解决上述公共健康问题并不矛盾，强调《TRIPS 协定》是解决这些问题的、广泛的国内与国际行动的组成部分。③重申知识产权保护有利解决发展中国家与最不发达国家的公共健康问题，承认知识产权保护对新药开发的重要性，以及对药品价格的影响。④《TRIPS 协定》不应阻碍各成员采取措施保护公共健康。在强调对《TRIPS 协定》的义务承诺的同时，全体成员也确认该协定可以而且应该以支持 WTO 成员享有保护公共健康，特别是促进所有人可获得药品的权利的方式来加以解释和实施。⑤根据上述目的，全体成员承认《TRIPS 协定》实施的灵活性，包括在适用国际公法的习惯解释规则时，《TRIPS 协定》诸条款应该根据该协定所明确规定的目标与目的，特别是各项目标与原则，加以解读；每个成员都有权授予强制性许可，并且自行决定授予这类许可的根据；每个成员都有权决定什么是构成公共健康危机的国家紧急状态或其他非常危急的情况；《TRIPS 协定》与知识产权用尽有关的条款效果，由各成员自行决定建立其制度来予以处理而不受任何质疑，只要符合该协定的最惠国待遇和国民待遇原则。⑥由于发展中国家和最不发达国家的制药产业很薄弱，宣言指示 TRIPS 理事会在 2002 年底之前向总理事会报告解决该问题的便捷途径。⑦重申发达成员承当义务。促进和鼓励其企业或机构向最不发达成员转让技术，并且同意在 2016 年 1 月 1 日之前，最不发达成员在药品生产方面没有义务实施或适用《TRIPS 协定》的有关规定，而不影响其寻求延长过渡期的权利。

（姜柏生）

1981 Nián Zhíyè Ānquán Hé Wèishēng Gōngyuē

《1981年职业安全和卫生公约》（*Occupational Safety and Health Convention*，1981）　1981 年 6 月 3 日，经国际劳工局理事会召集，在日内瓦举行了第六十七届会议，并决定采纳会议议程第六项关于安全和卫生及工作环境的提议，作为国际公约。1981年6月22日，正式通过此公约。

适用对象 公约适用于经济活动的各个部门。凡批准此公约的会员国，经与有关的、有代表性的雇主组织和工人组织在尽可能最早阶段进行协商后，对于其经济活动的某些特殊部门诸如海运或捕鱼，在应用中会出现实质性特殊问题，需部分或全部免除其应用此公约。

国家政策的原则 各会员国应根据国家条件和惯例，经与最有代表性的雇主组织和工人组织协商后，制定、实施和定期审查有关职业安全、职业卫生及工作环境的一项连贯的国家政策。这项政策的目的应是在合理可行的范围内，把工作环境中内在的危险因素减少到最低限度，以预防来源于工作、与工作有关或在工作过程中发生的事故和对健康的危害；应考虑到对职业安全和卫生及工作环境有影响的主要行动领域。

国家一级行动 各会员国应通过法律或条例，或通过任何其他符合国家条件和惯例的方法，并经与有关的、有代表性的雇主和工人组织协商；实施有关职业安全和卫生及工作环境的法律和条例，应由恰当和适宜的监察制度予以保证；实施制度应规定对违反法律和条例的行为予以适当惩处；应采取措施向雇主和工人提供指导，以帮助他们遵守法定义务。主管当局职能：①有需要时，需确定企业设计、建设和布局的条件，企业的交付使用，影响企业的主要变动或对其主要目的的修改，工作中所用技术设备的安全，以及对主管当局所定程序的实施。②确定哪些工作程序及物质和制剂应予禁止或限制，向其暴露或应置于主管当局或各主管当局批准或监督之下；应考虑同时暴露于几种物质或制剂对健康的危害。③建立和实施，雇主在适当情况下由保险机构或任何其他直接有关者通报工伤事故和职业病的程序，并对工伤事故和职业病建立年度统计。④对发生于工作过程中或与工作有关的工伤事故、职业病或其他一切对健康损害的情况，应进行调查。⑤每年公布按此公约提及的政策而采取措施的情况，以及在工作过程中发生或与工作有关的工伤事故、职业病和对健康的其他损害的情况。⑥在考虑国家的条件和可能的情况下，引进或扩大各种制度，以审查化学、物理和生物制剂对工人健康的危险。

企业一级行动 雇主在合理可行的范围内保证其控制下的工作场所、机器、设备和工作程序安全并对健康没有危险；雇主在合理可行的范围内保证其控制下的化学、物理和生物物质与制剂，在采取适当保护措施后，不会对健康发生危险；雇主在必要时提供适当的保护服装和保护用品，以便在合理可行的范围内，预防事故危险或对健康的不利影响。两个或两个以上企业如在同一工作场所同时进行活动，应相互配合实施公约的规定。雇主在必要时采取应付紧急情况和事故的措施，包括适当的急救安排。

（姜柏生）

1985 Nián Zhíyè Wèishēng Shèshī Jiànyìshū

《1985年职业卫生设施建议书》（*Recommendation concerning Occupational Health Services*，1985） 1985年6月7日，经国际劳工局理事会召集，在日内瓦举行了第七十一届会议，为保护工人以免因工作而患病和受伤，参考有关的国际劳工公约和建议书，特别是《1953年在工作场所保护工人健康建议书》《1959年职业卫生设施建议书》、1971年《工人代表公约》、《1981年职业安全和卫生公约》和建议书，确立了国家政策与全国一级活动的原则，以及国际劳工局理事会通过的关于多国企业和社会政策原则的三方宣言，经决定采纳会议议程第四项关于职业卫生设施的某些提议，补充《1985年职业卫生设施公约》，以建议书的形式发布。1985年6月26日正式通过此建议书。

国家政策的原则 各会员国应根据本国情况和实践，并与最有代表性的雇主组织和工人组织协商，以制订、实施和定期审查一项具有连贯性的有关职业卫生设施的国家政策。此项政策应包括关于职业卫生设施的职能、组织和运行的总原则。各会员国应为所有工人，包括公共部门的工人和生产合作社的社员，在所有经济活动部门和所有企业中逐步发展职业卫生设施，所做的规定应足以针对企业卫生方面的特殊危险；还应规定采取那些可能必要和合理可行的措施，使自雇人员能享受与《1985年职业卫生设施公约》和此建议书中的规定相似的保护。

职能 职业卫生设施的作用主要是预防性的，应制订与它所服务的一个或几个企业相适应的活动计划，要特别考虑工作环境中的职业危害和有关经济活动部门的特殊问题。

工作环境监督 查明和评价工作环境中可能影响工人健康的因素；对职业卫生条件和工作组织中可能危及工人健康的因素进

行评估；对集体和个人防护设备进行评估；如属适宜，通过有效的、普遍接受的监视办法对工人暴露于危险物质的情况进行评估；对用以消除或减少暴露的控制系统进行评估。

工人健康监督　按主管当局规定的情况和条件，应包括保护工人健康所需的全部鉴定，如工人被分配到有可能对他们或他人健康有害的特定工作前的健康鉴定；工人从事使其暴露于某种特定的健康危害的工作时的定期健康鉴定；长期病休后恢复工作时的健康鉴定，以便确定可能的职业原因，建议为保护工人应采取的适当行动，并便于确定工人是否适合这项工作及是否需调动工作和重新适应工作；在可能或将来有可能损害健康的工作任务结束之时和结束之后的健康鉴定。

信息、教育、培训、咨询　职业卫生设施应参与制订和实施与本企业人员工作有关的健康和卫生方面的信息、教育和培训计划；应参与急救人员的培训和定期再培训、并参与企业内所有对职业安全卫生有贡献的工人的逐步和继续培训。为促使工作适应工人的状况，改善工作条件和环境，职业卫生设施应在职业保健和卫生及人机工程学方面为雇主、工人及其企业内代表及安全卫生委员会充当顾问，并与已在这方面充当顾问的机构进行协作；应以充分和适当方式将每个工人工作中涉及的健康危害、体格检查结果及其健康鉴定通知本人。每个工人均应有权使任何错误的或者可能导致错误的资料得到改正。此外，职业卫生设施应就与本人工作有关的健康问题向工人提供个人咨询。

急救、治疗和保健计划　企业的职业卫生设施在考虑国家法律和实践的情况下，应在工人于工作场所发生事故或身体不适时，提供并配合组织急救和紧急治疗。考虑到国家一级预防性医疗的组织情况，在可能和适当时，职业卫生设施应在公共卫生计划范围内与卫生当局协作，针对工作环境中的生物危害进行免疫工作，参加保护健康的运动。

组织　职业卫生设施应尽可能设置于工作场所内或工作场所附近，或以能保证其职能在工作场所得以履行的方式加以组织。雇主、工人及其代表应在公平基础上合作并参与实施有关职业卫生设施的组织措施和其他措施。

运行条件　根据国家法律和实践，职业卫生设施应由多学科性工作组组成，其成员应按所需完成任务的性质予以确定。职业卫生设施应拥有足够数量的在职业医学、职业卫生、人机工程学、职业健康护理和其他有关领域受过专门培训的有经验的技术人员。此外，职业卫生设施应配备其运行所需的行政管理人员。工作人员的专业独立性应得到保障。

在对其雇员的健康和安全负责的范围内，雇主应采取一切必要措施便利职业卫生设施行使其职责。工人及其组织在职业卫生设施行使职责时应予以支持。职业卫生设施提供的与职业健康有关的设备不应使工人承担任何费用。在已建立职业卫生设施且国家法律或条例已规定其职能的情况下，为这些设施筹措经费的方式也同样予以确定。

（姜柏生）

wèishēng jiāndūxué

卫生监督学（science of health inspection）　研究卫生监督制度和卫生监督实践，揭示卫生监督工作的一般规律的综合性边缘学科。卫生监督学的理论基础是预防医学、卫生法学、监督学、社会学等学科。

简史　1982年颁发《中华人民共和国食品卫生法（试行）》，1986年颁布了《中华人民共和国国境卫生检疫法》，1987年国务院颁发《公共场所卫生管理条例》《尘肺病防治条例》，1989年颁发《中华人民共和国传染病防治法》，2001年颁发《中华人民共和国职业病防治法》，标志着中国公共卫生管理从传统的卫生行政管理转向法制管理。随着国家卫生法律制度的不断完善，中国建立起一支专职的卫生监督队伍，基本形成了劳动卫生监督、食品卫生监督、环境卫生监督、学校卫生监督、放射卫生监督、药事监督及传染病的监督监测网络。将卫生监督作为一个学科来研究开始于20世纪90年代，由于培养卫生监督专业人才的需要1995年由哈尔滨医科大学樊立华教授编著了《卫生监督学概论》是卫生监督学的雏形。1997年由卫生部卫生监督司朱宝铎司长、李天琨主编了《卫生监督学》，1998年由樊立华、郭红卫、姚耿东主编了高等医学院校协编教材《公共卫生监督学》，1999年卫生部组织编写了《卫生监督培训系列教材》，2003年由达庆东、戴金增主编了《卫生监督》，使监督学的内容逐渐丰富。2003年由樊立华主编了卫生部“十五”规划教材《卫生法规与监督学》（第一版），2005年由樊立华主编了卫生部规划教材《卫生监督学》（第一版），作为全国统编的教科书。截止到2017年《卫生法规与监督》进行了4次修订并更名为《卫生法律制度与监督学》，《卫生监督学》经过2次修订，进而使卫生监督学的理论体系初步形成。

研究范围　卫生监督制度和卫生监督实践内容纷繁复杂，几乎涉及社会经济和社会生活的各个方面，因而卫生监督学科的研究范围和领域也就相当广泛。主要研究范围：①总论部分包括卫生监督的性质、分类及其效力，卫生监督的历史沿革及国外卫生监督的简介，卫生监督法律关系，卫生监督主体、卫生监督手段、卫生监督依据、卫生监督程序，卫生监督责任，卫生行政执法文书的制作与书写等。②分论部分包括传染病防治监督、职业病防治监督、放射卫生监督、公共场所卫生监督、学校卫生监督、健康相关产品卫生监督、食品安全卫生监督、药品卫生监督、化妆品卫生监督、生活饮用水卫生监督、医疗机构准入卫生监督、卫生技术人员执业卫生监督、医疗专项技术卫生监督、医疗废物处置卫生监督等。

研究方法　①法律方法：卫生法是卫生监督研究的重点与核心，是卫生监督活动借以成立的根据，监督主体依据法定职权，将卫生法律规范适用到社会生活中涉及卫生的活动中去，以引起某种法律关系变化或消灭。在卫生监督实践和研究进程中，法律方法主要采用卫生法律推理、卫生法律发现、卫生法律解释、卫生法律论证等方法。②行政处理方法：行政处理是卫生监督重要手段也是的终末环节。卫生监督主体在监督过程中根据具体情况分别做出不同的行政处理，一是提出行政意见，对被监督单位或个人根据具体情况提出有关卫生要求、改进意见、技术指导等意见；二是行政处罚，依法对管理相对人违反医疗卫生法律、法规尚未构成犯罪的行为给予制裁；三是实施行政强制，依法采取强制手段使拒不履行法定义务的相对人履行义务或达到与履行义务相同的状态；四是行政案件移送，发现已受理的某一特定的案件不属于本机构管辖范围或者应当移送其他机关管辖时，移送到有管辖权的或有权机关处理。③专业技术方法：第一现场调查，是卫生监督主体对行政管理相对人遵守卫生法律、法规情况和具体行为所进行的了解、调查，并依法处理的活动过程。现场调查一般采取现场查验、查阅材料、听取汇报、调查取证、采样等方式进行，如果发现行政管理相对人不遵守卫生法律规范或不依法履行义务，卫生监督主体将依法做出相应的制裁性的行政决定或采取某种强制执行措施。现场调查是监督行为整体过程的重要环节和形式，也是实现监督职能的重要手段之一。第二检验检测，一方面是现场快速检测，卫生监督机构对管理相对人进行现场监督时使用快速检测设备进行现场检测，目的是确定相关监督指标是否符合卫生标准。另一方面委托检测，卫生监督机构根据工作的需要，依据卫生标准或相应的规范，委托指定的卫生检验单位采用规定的仪器和方法对提供样品的理化指标或微生物指标进行测定、识别和评价的过程。检验是卫生监督的重要手段，而检测结果是确定有害因素是否符合卫生标准，进行卫生评价的主要依据，也是卫生监督的证据之一。第三文书制作，卫生监督文书是卫生执法活动中形成和使用的具有法律效力或法律意义的公用文书。卫生监督主体在实施卫生监督职能和进行行政复议、参加行政诉讼的过程中，按照法定的职责、程序和特定的规范要求，针对特定主体和事项需要制作的具有法律效力或法律意义的文书。该文书既是卫生监督过程的文字记载，也是卫生监督行为的文字表现形式，不仅反映了卫生监督主体的工作过程，也反映了卫生监督中权利义务和卫生监督行为的法律性、程序性。

同邻近学科的关系　卫生监督学是一门容量很大，且理论性和实践性极强的综合性应用学科，与其他相关学科存在着大量的交叉融合关系，构成了一门新兴的边缘学科体系。

与监督学的关系　监督学研究的对象是整个社会运行过程，是一门综合运用社会科学、自然科学、技术科学的原理和方法，联系生产力和生产关系、经济基础与上层建筑，研究对社会运行过程、机制进行总体监督和具体制衡。监督学从国家机构、国家制度的整体出发，把国家监督机关、监督制度作为国家政治体制的一部分来综合考察其在国家体系中的地位、职能和作用。卫生监督学则是监督学体系中的一个分支，其任务是把卫生执法机关、卫生监督制度作为一个整体进行全面而系统的研究。这样，卫生执法机关和卫生监督制度同时成为监督学研究的内容。这是监督学与卫生监督学相互联系、相互贯通之处，也是卫生监督学作为监督学的一门分支学科的重要依据。但由于卫生监督学研究的内容具有极强的专门性、专业性的特点，又使卫生监督学拥有自身的规律和特点，而不能被监督学所代替，并最终使其从监督学中独立出来。

与预防医学的关系　预防医学是一门综合性科学，它以人群为主要研究对象，用预防为主的思想，针对人群中疾病的消长规律，采用基础医学、临床医学、环境卫生科学和社会医学等理论和方法来探索自然和社会环境因素对人群健康和疾病作用的规律；提出改善不良的环境因素的卫生要求和保健措施，以达到预防控制疾病、增进健康、延长寿命和提高生命质量。而卫生监督学则是研究如何综合运用法律手段使卫生要求和卫生措施得以实现，达到保护人群健康为目的的一门应用性边缘学科。卫生监督学和预防医学都是以研究如何保护人群健康为最终目的，只不过二者在运用的方式、方法上有所不同。卫生监督学运用的是法律手段，预防医学采用的是技术和行政手段。卫生监督是以预防医学为基点，并且在卫生监督实践上依赖于运用预防医学的科学技术来达到监督目的。卫生监督学的专门性和专业性的特征便是由预防医学的基本概念、知识和技能所决定。预防医学和卫生监督学二者是相互联系、相互作用的。

与卫生法学的关系　主要体现在两个方面：一是从研究内容来分析，卫生监督学研究的范围包括了卫生法，而卫生法又是卫生监督学研究的核心内容，所以二者是相互渗透交叉、紧密联系的。所不同的是，卫生监督学研究的范围不仅限于卫生法，还包括卫生监督主体、手段、程序、责任等内容，而卫生法学则仅从卫生法的概念、渊源、产生和发展及其调整的对象、方法、卫生法律关系等方面来研究卫生法律问题。另一方面，卫生法具有法律的一般属性，所调整的对象是围绕人体健康而产生的各种社会关系，它不仅要受经济、政治、文化的影响和制约，而且要受自然规律和科学技术发展水平的影响和制约。而卫生监督就是把卫生法适用到社会经济和社会生活中的卫生活动中去，以引起某种法律关系变化或消灭的卫生行政执法行为。在实践中，只有实施卫生行政执法行为，卫生法的立法意图才能最终得以实现。反过来说，卫生监督活动又必须依据卫生法的具体规定，才具有法律效力。所以，二者是互为条件、互为因果的。

与社会学的关系　社会学是一门研究社会行为、社会关系、社会结构、社会组织和社会生活方式及其发展规律的一门学科。社会存在决定社会意识，中国特定的社会结构、社会关系和社会生活方式，在一定条件下，对于社会上不讲物质文明和精神文明的行为及各种腐败现象和不正之风的滋生与发展，都有着直接和间接的影响，也就是说，许多不文明、不道德的行为，乃至各种违纪违法活动的存在，是有着社会基础和条件的。因此，在研究卫生监督学时，借助于社会学知识来分析各种卫生违法行为的社会成因及其社会规律，是十分必要的。

其他　除上述四门学科与卫生监督学密切相关外，卫生行政学、卫生政策学、管理学、心理学、行政法学、证据学、系统工程学及其他有关的自然科学，对于卫生监督学的研究也都具有重要的价值和意义。

应用和有待解决的重要课题　中国的公共卫生事业正面临新的挑战，如环境污染、城市化加快，建设工地遍布，农药化肥大量使用，中小矿山无序开采，大量食品摊点无证经营及保健品市场的混乱，已控制的传染病死灰复燃，新的传染病不断出现等。特别是中国加入世界贸易组织（WTO）后，跨国贸易、投资和人员流动的规模更加庞大，国际交往更加频繁，有地区局限性的未知病毒、细菌或其他有害生物可能迅速传播；食品等相关行业的贸易更加活跃，境外污染密集型、有毒有害产业向发展中国家转移等，都将构成对中国现行卫生监督执法体系新的挑战。同时，根据WTO卫生和植物卫生措施应用协定（SPS），中国现行的卫生动植物检验的行政程序、透明度和相关政策，都必须作出相应调整和改革，才能符合国际规则，践行中国承诺。因此，要深化卫生监督执法体系的改革，建立符合市场经济规律、符合国际惯例，更有效地维护和服务于保护国民健康和国家贸易利益。任务是：①需要完善现有的法律、法规，使之既符合WTO规则，又具备保护中国人民健康利益的功效。②加快卫生监督体系改革，明确职能，培养人才，建立高效、廉洁的卫生监督执法队伍。③适应中国扩大开放要求和国际承诺，统一标准、简化程序、强调公开、公平、公正，严格技术规范，提高服务质量。④按照政府依法行政的要求，积极参与国际规则制定，并建立、实施符合国际惯例的卫生监督执法程序。这些内容的逐步实施都将推动卫生监督学科发展和成熟，为做好卫生监督工作提供理论基础，也为政府管理社会公共卫生事务做出贡献。

（樊立华）

wèishēng jiāndū

卫生监督（health supervision）

卫生监督主体依据卫生法律法规的授权，对公民、法人和其他组织贯彻执行卫生法律法规的情况进行督促检查，对违反卫生法律法规、危害人体健康的行为追究法律责任的卫生行政执法行为。其目的是行使国家公共卫生职能，实现国家对社会的公共卫生事物行政管理，保护人民的健康，维护国家卫生法制的统一和尊严。其性质属于国家监督，是国家行政监督的一部分，同时也是国家卫生行政管理的重要环节。

性质 一是行政性，卫生监督的主体必须是由法律授权的相关行政部门和卫生监督机构，它的对象是卫生监督相对人——公民、法人和其他组织。这就表明卫生监督是政府行为，是行政职能。所以，卫生监督的行政性是其根本属性。二是技术性，卫生监督的许多实际工作，如判定是否合法，是以检测检验数据作为判定标准的，没有这些数据，会很难甚至不能依法监督。

功能 卫生监督所具有或应发挥出的效能。

制约功能 卫生监督机构的卫生监督行为对相对人有关权力的限制和在具体行为上的牵制。例如，生产经营活动的各环节各阶段从卫生的角度进行检查、牵制或限制，以随时随地纠正每项具体活动的偏差，从而实现社会生活的各方面协调地运作。

规范功能 即有规范人们行为的作用，它通过对守法者的认可和对违法者的惩罚，指出什么样的行为是合法的，或者是法定必须执行的；什么样的行为是违法的，必须禁止的。基于卫生法律规范有授权性规范与义务性规范之分，所以，卫生监督的规范作用可分为确定性规范和选择性规范。确定性规范是卫生监督机构通过强制相对人的具体行为而体现出来的命令性和禁止性要求。选择性规范是通过卫生监督保障法律授予人们的选择权。通过对具体卫生违法案件的处理，来影响周围人们行为的选择。

预防功能 预防为主卫生工作方针的具体化，是强制和规范社会卫生事务或行为的一种制度，起到防患于未然的作用。如对公共场所新建工程项目进行卫生审查，从规划、选址、设计、施工及竣工验收几个环节依次审查把关，发现不符合卫生标准和要求时，及时提出改进意见，采取积极有效的措施，使其符合卫生标准和要求，把有害健康因素消除在工程项目建成投入使用之前。

促进功能 卫生监督的目的不仅是发现问题，查处卫生违法行为，而且还要通过对问题或违法行为的分析，找出和发现工作中的薄弱环节和产生问题的根源，总结经验教训，提出有针对性的弥补措施和解决办法，不断改善和调整涉及卫生活动各方面、各环节、各要素之间不和谐的矛盾现象，以促使社会整个运行过程协调一致，和谐同步的发展。

特征 卫生监督的性质、内容、任务及形式，都是由社会生产力的发展水平和现存的生产关系所决定的。基于这样的认识，可以得出卫生监督有如下的特征。

健康权与合法权益保护性 保障国家、团体和公民个人在特定的社会经济活动中，有关卫生方面的合法权益不受侵害；防止各种有毒有害的因素对人体健康的影响和危害，以保证人们在良好的生理和心理状态下进行生活、学习、工作和劳动，是中国公共卫生立法的根本目的。而卫生监督就是使这一目的得以实现的执行过程。

法定性与授权性 卫生监督，从它的法律意义讲，实际上是卫生监督机构为了管理社会公共卫生事务，保障人民的身体健康，正确行使卫生管理方面的职权。这种行为是依照国家法律和法规规定行使的，如《中华人民共和国传染病防治法》第五条规定“各级政府卫生行政部门对传染病防治工作实施统一监督管理”。监督主体资格的取得是一个复杂的法定过程，从法律概念上必须符合以下特定条件：①其成立由法定机关批准。②已由组织法或者组织规则确定了职责权限。③有法定编制并按编制配备了人员。④有独立的行政经费。⑤有办公地点和必要的办公条件。⑥通过一定的方式宣告成立。

行政性与技术性 卫生监督是对预防医学理论和技术等自然科学知识与卫生政策法规等社会人文科学知识的综合运用。其在专业知识上，表现为自然科学技术与社会科学知识的综合；在手段上，表现为预防医学技术与行政法制手段的综合；在方式上，表现为业务管理、专业指导、行政执法等措施的综合；在依据上，表现为有关卫生法律、法规，卫生标准和卫生技术规范的综合。这些均体现了卫生监督的行政性与技术性。

广泛性与综合性 由于影响人体健康的因素是多方面的，因此，调整人体健康问题的法律规范纷繁复杂，且互相渗透，有社会的、有自然的，它几乎涉及社会生活的一切领域。这就决定了卫生监督行为的广泛性和综合性。

它涉及生态环境的维护和改善、资源的开发和利用；公民健康权和其他权力的关系、因卫生问题而产生的复杂的经济与人际关系等。此外，由于现代预防医学、临床医学、生物医学、生态学、工程学、建筑学、水文地质学、环境学、经济学、教育学和社会学等科学技术发展的高度综合，也决定了卫生监督的综合性。

强制性与教育性 监督具有强制性是法律的属性之一。例如，《中华人民共和国食品安全法》第三十四条规定了13类禁止生产经营的食品、食品添加剂、食品相关产品，在食品卫生监督检查中，一旦发现即可采取相应的控制和处罚措施，起到“罚一人而百人惧的作用”。但这不是目的，只是一种方式或手段，单纯靠处罚并不能保障法律、法规、规章贯彻实施，关键是人们对法的理解与支持，只有知法，才能守法。行政处罚作为法律制裁的一种形式，也具有教育的功能。如《中华人民共和国行政处罚法》第五条规定“实施行政处罚，纠正违法行为应当坚持处罚与教育相结合，教育公民、法人或者其他组织自觉守法”。

作用 ①为保障和提高公众的健康水平发挥重要作用。卫生监督是使公共卫生法律、法规的立法目标得以实现的基本保证。在公众的居住、旅行、工作、学习、劳动、生活、娱乐及饮食、医药等各方面发挥保护者的作用。只有卫生监督工作与其他卫生工作相结合，与国家其他管理工作相结合，使公众生活在安定、安全和卫生的社会中，才能使人们健康水平得以提高，实现公共卫生立法意图。②实施国家职能，打击违反卫生法律、法规活动的重要手段。卫生监督作为法律手段之一，已成为政府法制工作中不可分割的组成部分。③保护国家、团体、公民个人有关卫生方面合法权益的重要措施。随着经济建设的飞速发展，职业卫生问题已日益突出，工业三废、粉尘、噪声、毒物等有毒物质不断增加，使生产环境恶化，直接威胁着从业人员的身体健康。通过卫生监督可以控制和改善生产环境的卫生状况，防止各种有害因素对从业人员的危害，从而达到保护劳动力，促进社会生产的发展和间接地为社会创造物质财富之目的。④卫生监督的大力开展，能够促进卫生监督制度的自我完善。首先，卫生监督能把法律固定下来的卫生监督机构的各种管理关系加以确认落实，从而促进整个卫生管理系统合理有序、有规律的良好运行，真正做到从“人治”走向“法治”。其次，卫生监督有促进和完善卫生立法的作用。通过卫生监督实践，可以发现已制定的卫生法律、法规某些不够完善的地方或难以操作之处。所以，实施卫生监督的同时，还能为卫生立法反馈有价值的信息，以利于卫生法律、法规的修改和完善，促进卫生立法质量的提高。再次，对促进卫生监督队伍的建设有着重要的作用和意义，通过卫生监督实践可以真实地反馈出人员素质方面存在的某些不足，并找出人员配备上的差距，从而在队伍建设上有针对性的补充、加强和提高，进而真正形成精简、效能、统一和高效的卫生监督体系。⑤增强人的法制意识。卫生监督活动的开展，能够在促进精神文明建设与发展，提高各级公务人员和人民群众的法制观念、增加依法办事的自觉性，促进公民更好地知法、守法，认真地履行卫生法律、法规所规定的义务，自觉地与违法行为做斗争。通过卫生监督，可以使公民直观地懂得卫生法律、法规提倡、禁止什么，鼓励、反对什么，从卫生法律规范中明确判断是非的标准，以指导自己的行为，进而增强卫生法制观念和提高卫生知识水平，使讲究卫生、保护健康成为公民的自觉行动。

简史 新中国成立后，卫生监督不仅从法律制度上进一步完善，在组织、管理体制上也逐步从无到有，从有到全，向具有中国特色的卫生监督体系逐步过渡。卫生监督的历史沿革大致可以分为四个阶段。

初创阶段 中华人民共和国成立之初的1949年10月27日，根据周恩来总理指示组建了中央防疫委员会。1949年11月成立中央人民政府卫生部，颁布了《中央人民政府卫生部工作方针与任务草案》，把防治各种传染病流行，杜绝地方病、社会病、职业病的蔓延作为当前首要任务。1953年政务院第167次政务会议决定在全国成立各级卫生防疫站，把卫生监督作为主要任务之一。1954年8月，政务院批准了《第一届全国工业卫生会议决议》对加强工业卫生逐步开展卫生监督提出了具体要求。第三届全国卫生行政会议明确提出“应逐步建立国家卫生监督制度”，把卫生监督从部门监督提到国家监督的高度。在此期间，国家卫生部成立了卫生监督室，各省、自治区、直辖市卫生厅相继建立了卫生监督机构。卫生部颁发了《卫生防疫站暂行办法》，明确规定了卫生防疫站的任务是预防性、经常性卫生监督和传染病管理。1955年

7月，国务院批准，发布了《传染病管理办法》，对传染病暂定为二类18种，并对疫情报告及防治处理措施作了具体规定，成为新中国成立后卫生防疫工作的第一个法定性文件。1956年当时的国家建委、卫生部联合颁布了《工业企业设计暂行卫生标准》、《饮用水水质标准》，为各级政府开展卫生监督提供了国家标准依据。

建设阶段 1957年12月第一届全国人大常委会第88次会议通过，国家主席公布《中华人民共和国国境卫生检疫条例》，是新中国历史上正式通过立法机关制定和认可的第一部卫生法律，也是以立法形式对中国卫生监督制度予以确认，进一步明确了国家卫生监督制度。这一阶段国务院发布或批准发布了31件卫生法规，卫生部制定发布了上百件规章和规范性文件，如《职业病范围和职业病患者处理办法的规定》《放射性工作卫生防护暂行规定》《食品卫生管理试行条例》。到1964年，全国22个省、自治区、直辖市及所属地、市、县（旗）各级卫生行政部门建立起2499个卫生防疫站，铁路系统、较大的厂矿企业也相继建立了卫生防疫站，公共卫生监督执法体系基本形成，各项卫生监督工作全面展开。

停滞阶段 1966～1976年，中国的卫生立法基本上处于停滞状态，已有的卫生法规也不能发挥应有的作用。

改革发展阶段 1978年党的十一届三中全会以后，社会主义民主和法制建设得以恢复和加强，卫生立法和监督工作适应国家改革开放需要有了突破性进展。在卫生立法方面，1982年11月19日第五届全国人民代表大会常委会第25次会议通过《中华人民共和国食品卫生法（试行）》，标志着中国公共卫生管理从传统的卫生行政管理开始转向法制管理。1986年颁布了《中华人民共和国国境卫生检疫法》，1987年国务院颁发《公共场所卫生管理条例》《尘肺病防治条例》，1989年2月21日第七届全国人大常委会第六次会议通过《中华人民共和国传染病防治法》，1995年10月30日第八届全国人大常委会第十六次会议通过了修订的《中华人民共和国食品卫生法》。2001年10月27日第九届全国人民代表大会常务委员会第二十四次会议通过并公布了《中华人民共和国职业病防治法》。随着国家卫生法律制度的不断完善，中国建立起一支专职的卫生监督队伍，基本形成了劳动卫生、食品卫生、环境卫生、学校卫生、放射卫生，药品及传染病的监督监测网络。政府对社会的卫生监督主要通过两种方式予以实施：一是把住预防性卫生监督关，对新建、改建、扩建的工矿企业、食品生产经营企业、公共场所、放射性工作场所等工程的选址和设计进行卫生审查和竣工验收，对生产经营部门和企业核发卫生许可证；二是通过定期监测，不定期抽查、巡回检查等多种方式开展经常性卫生监督工作，通过对新产品、新材料的审查，中毒污染事故调查等多种形式的监督活动。有力地保护了人民群众正常的工作、学习和生活，取得了较好的社会效益。特别是1995年颁发的《中华人民共和国食品卫生法》是中国公共卫生执法发展史上的一个重要转折，执法主体由事业单位（各级卫生防疫站）转移给政府卫生行政部门执法。1997年中共中央、国务院做出《关于卫生改革与发展的决定》，提出了建立适应社会主义市场经济体制和法制建设要求的卫生监督体制，卫生监督体制改革提上了日程。

2000年经国务院同意，卫生部主持起草并协商中编办、财政部、国务院法制办同意，发布了〔2000〕卫办发第16号《关于卫生监督体制改革的意见》，强调“按照依法行政、政事分开和综合管理的原则，调整卫生资源配置，理顺和完善现行卫生监督体制，建立结构合理、运转协调、行为规范、程序明晰、执法有力、办事高效的卫生监督新体制”。2001年起各级卫生防疫站逐步分成疾病控制中心和卫生监督所两个部分，成立各级卫生监督所，作为政府卫生行政部门专职承担卫生监督任务的执行机构。2003年，在总结“非典”防治经验基础上，党中央对加强公共卫生体系建设提出了总体要求。指出“公共卫生建设的目标是，争取用三年左右的时间，建立健全突发公共卫生事件应急机制、疾病预防控制体系和卫生执法监督体系。”2004年卫生部成立卫生执法监督司，专门负责公共卫生和医疗服务监督工作。为贯彻落实党中央要求，加强卫生监督体系建设，2005年1月，时任国务院副总理兼卫生部部长吴仪以部长令的形式发布了《关于卫生监督体系建设的若干规定》（卫生部39号令），明确了卫生监督工作的地位和作用，遵循属地化原则，明确划分了各级卫生监督机构的职责和任务，强调综合执法，加强行业监管，规范卫生监督机构设置和监督队伍管理，强调落实卫生监督工作保障措施等。这对新时期继续深化卫生监督体制改革，加强卫生监督体系建设，全面推进依法行政，加强卫生行政部门的执政能力，均具有重要的指导意义。卫生部相继出台了一系列文件，以指导卫生监督体制改革和体系建设，如《卫生监督机构建设指导意见》《卫生监督信息系统建设指导意见》《2005～2010年全国卫生监督员教育培训规划》《卫生行政执法责任制若干规定》，以及《卫生监督稽查工作规范》等。经国务院同意、中央编办批复，2006年年初，卫生部在原卫生执法监督司的基础上组建成立卫生部卫生监督局，增加了人员编制，从组织机构上进一步加强其卫生监管职能，特别是加强了医疗服务的监督工作。为进一步贯彻落实卫生部39号令，指导全国的卫生监督体系建设，2006年6月卫生部印发《关于卫生监督体系建设的实施意见》（卫监督发〔2006〕223号），在明确指导思想和工作思路的前提下，要求逐步规范卫生监督机构设置和人员编制，加强人员管理，落实卫生监督经费，同时加强技术支持能力建设，以及农村卫生监督网络建设，落实保障措施，确保卫生监督体系建设良性发展。2013年3月国务院进行了机构改革，将卫生部与计划生育委员会合并组建了国家卫生和计划生育委员会，下设国家卫生和计划生育综合监督局，承担公共卫生、医疗卫生、计划生育综合监督，按照职责分工承担职业卫生、放射卫生、环境卫生、学校卫生和计划生育的监督管理，组织开展公共场所、饮用水安全、传染病防治监督检查，整顿和规范医疗服务市场，组织查处违法行为，督办重大医疗卫生违法案件，指导规范综合监督执法行为。

伴随着国家依法治国方略的确立和中国特色社会主义市场经济发展需要，政府卫生监督执法范围不断扩展监管任务不断加重，更多的政府部门参与到卫生监督执法工作中来。原来主要由各级卫生部门承担的卫生监督职能，随着卫生法律法规的修订和一轮又一轮机构调整，逐步转移或部分转移给了其他政府部门。2003年3月10日国家食品药品监督管理局成立，2013年进一步组建国家食品药品监督管理总局，是国务院综合监督食品、保健品、化妆品安全管理和主管药品监管的直属机构。根据新修订的《食品安全法》规定，卫生部门主要承担食品安全标准制定、风险监测与评估，以及食源性疾病的管理等职能。2011年12月31日，第十一届全国人民代表大会常务委员会第二十四次会议通过了《职业病防治法》修正案，将卫生行政部门对企业监督的主要职权转移给了安全生产监督管理部门。职业卫生监督管理分工由安监、卫生和劳动三个行政机关按照各自的职责范围行使。卫生行政部门的主要职责是组织制定职业病的分类目录、职业卫生及职业病诊断标准，开展重点职业病检测专项调查和健康风险评估，职业健康检查机构及职业病诊断机构的认定，职业病危害事故的医疗救治和职业病诊断鉴定，对医疗机构放射性职业病危害控制进行监督管理等。1998年卫生检疫总局从卫生部划出，几经改革后卫生部门承担的国境口岸传染病检疫、疾病监测和卫生处理等卫生监督职责已交由国家质量监督检验检疫总局负责。

（樊立华）

wèishēng jiāndū tǐxì

卫生监督体系（health inspection system） 公共卫生体系的重要组成部分，也是国家法制体系的重要组成部分，是执行国家卫生法律、法规，维护公共卫生秩序和医疗服务秩序，保护人民群众健康，促进经济社会协调发展的重要保证。

构成：①法律授权的政府相关行政部门，是代表国家行使卫生行政执法权，管理社会公共卫生事务。②各级卫生监督机构是同级行政部门承担卫生监督任务的执行机构，在同级行政部门的领导下分级履行卫生监督职责。③技术支持机构主要由疾病控制机构、科研院所、检验机构等组成，承担着卫生监督抽样检测、仲裁检验及突发公共卫生事件检测出证等任务。

《关于卫生监督体系建设的若干规定》明确把卫生监督体系建设纳入到公共卫生体系建设中。①指导思想：坚持以人为本，落实科学发展观，完善监督机制，健全监督职能，实行综合执法，全面推进依法行政，加强卫生监督队伍建设，依法监督公共卫生秩序和医疗服务活动，维护人民群众健康权益，促进和谐社会建设。②工作思路：加强卫生法律、法规和标准建设，建立与社会发展相适应的卫生法制和标准体系。加强卫生监督监测信息网络建设，重视群众关注热点和投诉举报，明确监督工作重点。总结经验，开拓创新，建立卫生执法监管长效机制。加强卫生监督队伍管理，改善卫生执法工作条件，提高监督能力和水平。③目标：建立职责明确、行为规范、执法有力、保障到位的卫生监督体系。

（樊立华）

wèishēng jiāndū jīchá

卫生监督稽查（health inspection and supervision audit）　卫生监督机构对其内部及下级卫生监督机构及其卫生监督员在卫生行政执法活动中依法履行职责、行使职权和遵守纪律情况进行的监督和检查活动。

原则　为了加强卫生监督队伍建设，强化内部制约机制，规范卫生行政执法行为，2005 年卫生部制定了《卫生监督稽查工作规范》。卫生监督稽查工作应当坚持实事求是、公平公正，重证据、重调查研究的原则。

设置　卫生监督稽查分为两个层面进行：①上级卫生监督机构可以对下级卫生监督机构执法行为进行稽查，每年至少稽查一次。②各级卫生监督机构对本机构执法行为开展稽查。县级以上卫生监督机构应当设置专门部门负责辖区内卫生监督稽查工作，卫生监督机构负责人主管卫生监督稽查工作。卫生监督机构应当选任政治素质、业务素质好的人员担任卫生监督稽查人员，专职负责卫生监督稽查工作。

职责　《卫生监督稽查工作规范》对卫生监督稽查职责作出了规定：①制订稽查工作制度、计划。②检查卫生监督机构和监督员执行卫生行政执法责任制的情况。③检查卫生监督员执法行为、文书制作、着装、证件证章使用等是否规范。④对卫生监督机构内部管理工作作出评价，提出建议。⑤调查处理有关卫生监督机构和人员执法活动的投诉和举报。⑥承担卫生计生行政部门和卫生监督机构交办的其他工作。

（樊立华）

wèishēng jiāndū biāozhì

卫生监督标志（the symbol of health inspection）　中国卫生监督标志呈圆形，标志图案中央是卫生监督汉语拼音 w 和 j 的字母混合体，字母的外面是橄榄枝，象征良好的生活环境。标志上方边缘刻有中国卫生监督的英文 CHINA NATIONAL HEALTH INSPECTION，标志下方边缘刻有中国卫生监督中文，以蓝色为基本色。该标志表示国家通过卫生监督执法创制良好的生活环境以维护和促进公众健康（图 1）。

中国卫生监督执法臂章图案是由卫生监督标志和橄榄叶组成，中间是“中国卫生监督”的汉字，肩章的上方是五星，象征国家赋予卫生监督员的执法权利，底色为深蓝色（图 2）。

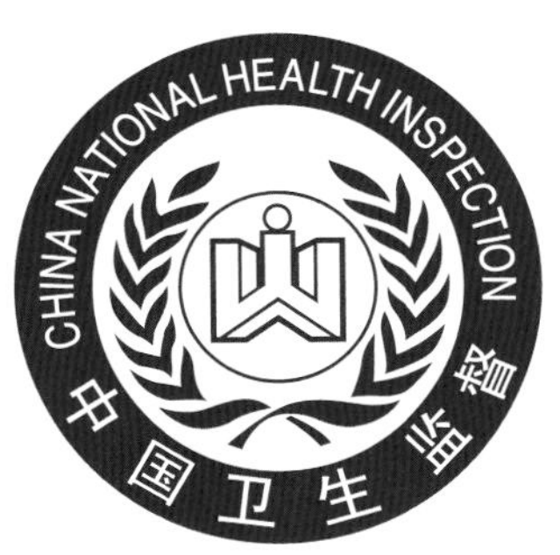

图 1　中国卫生监督标志

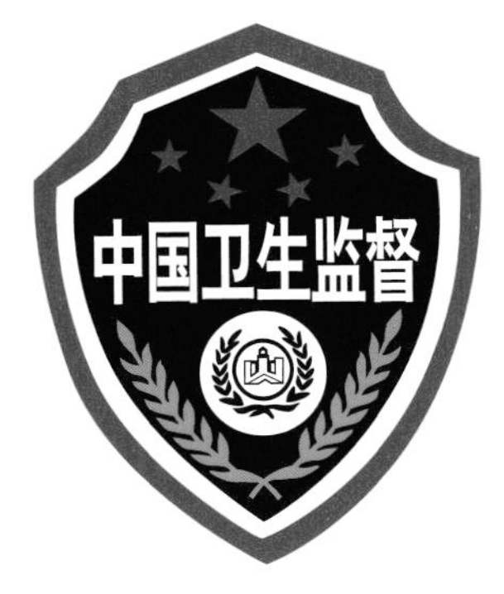

图 2　中国卫生监督执法臂章

（樊立华）

yùfángxìng wèishēng jiāndū

预防性卫生监督（preventive health inspection）　依据卫生法律、法规对新建、改建、扩建的建设项目所开展的卫生审查和竣工验收。开展预防性卫生监督旨在使工业企业和食品、化妆品、公共场所、学校、医院及放射性工作场所达到卫生要求，从“源头”上消除可能对公共卫生秩序、从业人员和人民群众健康损害或伤害的潜在隐患或风险。它是卫生监督主体实施卫生行政许可的前提条件，即对预防性卫生监督不符合要求的申请者不能颁发卫生许可证。一般分为四个步骤。

可行性研究阶段的卫生审查　重点是对建设项目选址的审查。对不同的建设项目，其选址的卫生要求是不同的。有的建设项目可以根据国家法律规定进行审查，同意其选址；有的则需要根据建设项目性质、规模、可能产生的危害和拟采取消除危害的措施，以及拟选址的地况条件等进行综合评价后，方可同意其选址。进行建设项目选址的卫生审查，建设项目单位应提供有关项目工程性质、可能产生的危害，存在的卫生问题和拟采取的防护措施，以及选址的位置及其地形、水文等有关资料。卫生监督机构在 30 日内，作出审核决定并书面通知建设单位。未提交预评价报告或者预评价报告未经卫生监督机构审核同意的，有关部门不得批准该建设项目。

设计阶段的卫生审查　在此阶段，建设项目单位应向卫生监督机构提供以下资料：①《建设项目卫生审查申请书》。②建设项目设计全套图纸。③建设项目卫生篇章。

建设项目卫生篇章应载明：

①建设项目概况。②建筑物布置。③工艺流程及设备布置。④有害因素或卫生问题的分析。⑤拟采取的卫生防护措施及预期效果。⑥卫生防护专用投资概算。⑦存在问题及建议。

建设项目设计卫生审查的重点：①建筑物的布置及其建筑材料是否符合卫生要求。②工艺流程及设备布局是否合理，是否产生卫生问题。③卫生防护措施的配置是否符合规定要求，是否产生有效的卫生防护效果。完成建设项目设计的卫生审查后，卫生监督机构对不符合卫生要求的，应提出具体意见，要求建设单位或设计单位按卫生审查意见修改设计；对符合卫生要求的，同意其设计。据此，建设单位方可进行施工设计，并将施工设计图纸报卫生监督机构审查，经批准后，方可办理施工手续。

施工阶段的卫生审查 对建设项目施工过程进行检查，监督建设项目单位和施工单位按照卫生监督机构审批的施工图纸进行施工。施工期间，任何人不得擅自修改施工设计，若需变更施工设计的，必须征得原审批卫生监督机构的同意。

建设项目的竣工验收 建设项目竣工后，建设单位应向原审批的卫生监督机构提出卫生验收申请。卫生监督机构按照所审批的施工图纸进行验收，对验收合格的，准予工程验收；对验收不合格的，要求限期整改。而工程验收不合格的，不能办理卫生许可证。

（樊立华）

jīngchángxìng wèishēng jiāndū

经常性卫生监督（regular health inspection） 卫生监督机构定期或不定期地对管辖范围内的企事业单位、个人或有关社会组织遵守公共卫生法规的情况进行的日常性监督活动。此监督属事中监督，可以是定期的，也可以是不定期的。重点是了解和掌握健康证、卫生许可证的持有情况，环境卫生、产品质量、污染状况及有无发生危害生产经营人员及消费者健康的隐患等，以便及时发现问题、查明情况、找出原因，进而采取措施并及时予以纠正。对于查出的严重违法行为，卫生监督机构则代表行政部门进行必要的行政处罚，对其中触犯刑律的，则提请司法部门依法追究刑事责任。一般包括四个步骤：①监督前的准备。监督员应根据现场监督检查的对象，内容和目的，做好各项监督准备工作。例如，整饬着装仪表，佩戴监督员胸章，携带监督证件；准备必要的法律文书及表格；携带检查工具，采样取证器材设备。②现场监督。其主要环节有表明身份，说明来意；查阅或索取资料；进行现场实际检查。现场检查应按事先确定的项目进行，既可以是全面的监督检查，也可以仅对某一项目或环节进行。③监督后处理。监督员根据监督检查结果填写“监督记录”，采样则需要填写“采样登记表”。监督记录须请被监督单位负责人或被监督人过目并与监督员共同签字。若被监督者对记录内容有异议，则允许其将意见写在监督记录内，对拒绝签字的则应注明，并说明理由。同时监督员应根据情况，对被监督者予以指导，且报请卫生执法机关作出监督建议或行政处罚。④监督总结。监督员要定期对监督工作情况汇总，写出小结，立案归档，特别是对违反有关卫生法规的案件，要逐个编号归档，以总结经验，找出问题，提出下步监督工作意见。经常性卫生监督流程见图。

（樊立华）

wèishēng jiāndū xíngwéi

卫生监督行为（action of health inspection） 卫生监督主体依据卫生监督的相关法律、法规、规章，针对具体的、特定的相对人或卫生行为所实施的具体行政行为。目的是通过执行相关法律、法规、规章，完成国家实行卫生监督管理的职能。其结果直接影响相对人的权利、义务和公民的健康。

分类 可以从不同角度进行分类。

以公共卫生法律、法规和规章拘束的程度为标准 分为羁束卫生监督行为和自由裁量卫生监督行为。①羁束卫生监督行为：卫生法律、法规和规章对卫生监督行为的内容、形式、程序、范围、手段等作了较详细、具体和明确规定，卫生监督主体严格依法而实施的卫生监督行为。羁束卫生监督行为对卫生监督机构是一种严格的约束，卫生监督机构实施羁束性卫生监督行为时，必须严格依法办事，不能或很少能以自己的评价、权衡、裁量参与其间，不能带有随意性，否则就是违法行为。②自由裁量卫生监督行为：卫生法律、法规和规章对卫生监督行为的内容、形式、程序、范围和手段等方面留有一定的选择余地或幅度，或者只作原则规定，给卫生监督机构留了一定的自由选择权和决定权，可以由卫生监督机构根据对法律规范的理解和对相对人的行为状况的了解给予综合考虑，在职权范围内实施的卫生监督行为。即这类行为是卫生监督机构可以斟酌、

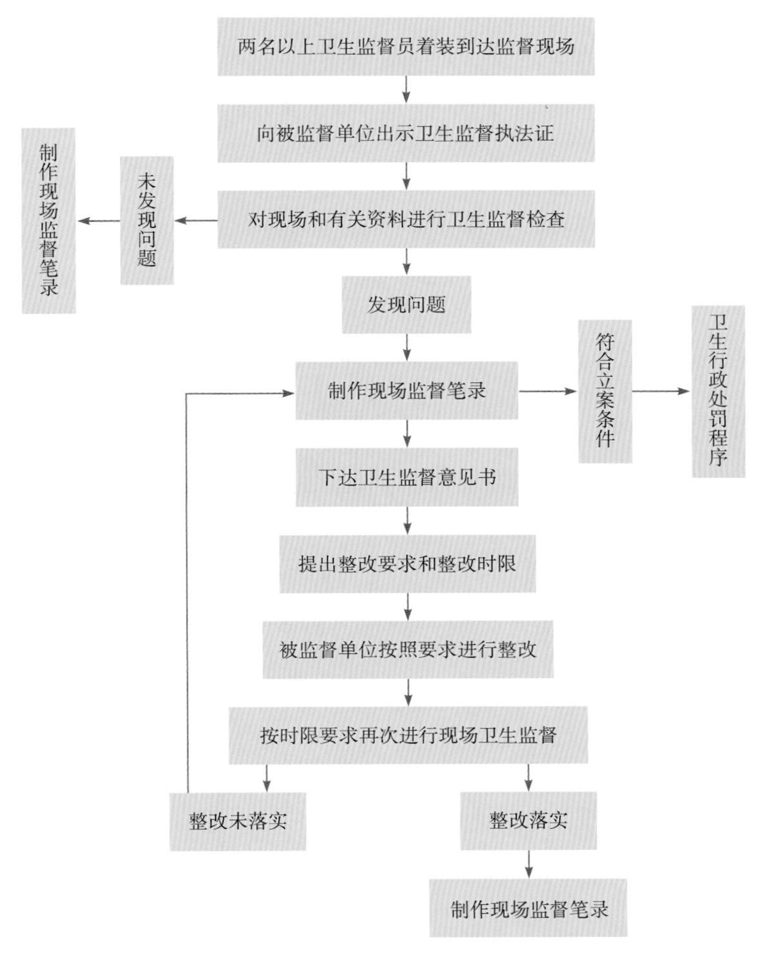

图　经常性卫生监督的流程

选择、掺杂自己的意志于其间的行为。

对于羁束与自由裁量的卫生监督行为的划分并不是绝对的。羁束是相对于“自由”而言的，羁束行为一般也存在一定的自由裁量的成分，公共卫生法规不可能对卫生监督在所有情况下所作出的行为都作详细、具体、明确的规定。在卫生监督活动中卫生监督机构和卫生监督人员一定要注意，不能滥用自由裁量权，自由裁量也必须合法、适当。因此，卫生监督机构在实施自由裁量行为时，不准违反授权法的目的，更不能超越卫生法律、法规和规章规定的自由裁量范围。划分羁束行为和自由裁量行为便于对不同的卫生监督行为提出不同的要求；便于在卫生行政诉讼中，对不同的卫生监督行为，进行不同程度的司法审查和不同的判决。羁束卫生监督行为一般只确定是否违法的问题，法院在卫生行政诉讼中可予以全面审查，若确定其违法，即可以撤销。自由裁量卫生监督行为一般只确定行为是否适当的问题，法院在卫生行政诉讼中只审查其是否违反授权法的目的，是否滥用裁量权和是否越权等，而对其行为的方式、实施程序或限度的确定等，除非显失公正，否则法院一般不予审查和变更。

以启动的方式为标准　分为依职权卫生监督行为与依申请卫生监督行为。①依职权卫生监督行为：卫生监督机构依据卫生法律、法规赋予的职权，无须相对人申请而主动作出的行为。因其是不待请求而主动为之的行为，故又称为主动卫生监督行为。例如，卫生检疫机关对中国口岸实施的卫生检疫行为、卫生监督检查、对违法行为的行政处罚等。采取依职权卫生监督行为应注意，卫生法规定无须相对人的申请的行为，卫生监督机构须主动作出，否则即为失职；必须依职权作出，即卫生监督机构必须有作出监督行为的职权，并且这种职权必须在其权限范围内正确实施，超越职权及其权限实施卫生监督行为，都是法律所禁止的，同样要依法追究责任。②依申请卫生监督行为：卫生监督机构只有在相对人申请的条件下，才能依法采取的卫生监督行为。例如，审批、发放卫生许可证的行为；对生产特殊化妆品进行审核，并发给批准文号的行为。申请是相对人根据卫生法律、法规的规定，为获得某种权利的单方意志体现，它是卫生监督机构被动的监督行为的先决条件。针对该类行为卫生监督机构负有作为的义务。对相对人的申请，卫生监督机构必须给予一定的答复，无论是拒绝或者是批准，不得无故拖延或拒不答复。

二者之间最大的区别在于后者必须依相对人的申请而作出，具有被动性，如卫生行政许可行为；而前者则不论相对人是否提出申请，卫生监督机构都应主动积极地作出相应的行为，具有主动性。如果卫生监督机构懈怠履行法定职责，或是对相对人的申请置之不理，则其行为构成不作为，相对人（或者法律利害关系人）可以向行政复议机关申请卫生行政复议。例如，卫生行政处罚是依职权卫生监督行为，卫生行政许可是依申请卫生监督行为。

以是否必须具备一定的法定形式为标准 分为要式卫生监督行为和非要式卫生监督行为。①要式卫生监督行为：卫生监督机构必须依据法定方式实施，同时必须具备一定的法定形式才能产生法律效力和后果的卫生监督行为。例如，卫生行政许可行为、卫生行政处罚行为，必须以法定的方式表现出来，否则就不具有效力。②非要式卫生监督行为：卫生监督机构行使职权时，卫生法律、法规未规定具体方式或形式，允许卫生监督机构依据情况自行选择适当方式或形式进行的卫生监督行为。此类行为无论是采用口头形式，书面形式，还是电话、电报等各种其认为适当的形式，都可以生效。例如，食品行业从业人员健康检查通知，既可以为口头、电话形式，也可以为书函形式，它们皆能达到告知被检者的目的。

划分要式行为和非要式行为，便于卫生法规对于不同的卫生监督行为作出不同的要求，从而达到既保障卫生监督行为的严肃性，又能保证卫生监督行为效率的目的。对于大多数卫生监督行为，由于它们直接涉及相对人的权益，卫生法律、法规就必须规定明确的形式，以防止事后发生争议，一旦事后发生争议，也便于查明责任归属和解决争议。而少数卫生监督行为，不直接涉及相对人权益或特别需要赋予卫生监督机构自由裁量权，卫生法律、法规将行为方式或形式的选择权留给卫生监督机构，以有利于提高卫生监督行为的效率。一般非要式行为仅限于特定的场合和条件。此外，法院在卫生行政诉讼中，对于要式行为要审查其形式的合法性，对非要式行为只审查其形式是否有越权和滥用自由裁量权的现象。

撤销 卫生监督行为在适用过程中，发现不符合生效要件的情况，由有权机关依法予以撤销，使该行为向前向后均失去效力。撤销的卫生监督行为其法律后果是使该行为在整个被适用过程中自始至终无效，相对人因该行为获得的利益应当上缴或返还，承担的义务应当被解除且应得到补偿；监督机构因违法而侵害了相对人切身利益的，不仅该行为向后失去效力，而且行为主体应对已造成的损害承担责任。卫生监督行为的撤销以有溯及力为原则。

废止 卫生监督行为在成立时是合法的，后来由于情况发生变化，使其不宜继续存在，使它消失了效力。被废止的卫生监督行为自废止之日起不再有效，而废止前的行为后果则依然有效。它只是效力的终止。导致卫生监督行为废止的原因，既有因客观形势发生变化的一面，也有源于法规及政策发生变化而引起卫生监督行为废止的情况，一般是否废止卫生监督行为应由作出行为的原卫生监督机构或其上级机构来决定。

变更 对已经发生效力的卫生监督行为，发现其不当或因情况变迁，使原行为变得部分不适用，从而对部分行为加以改变或使部分行为失去效力，并作出新的规定。情况变迁是指卫生监督主体作出的监督行为一般都允许相对人有一定的履行期限，在此期限内，具体适用情况和条件有可能发生很多变化。例如，政策形势变化、相对人的条件变化、相应的法规的废止等，都可能导致一部分卫生监督行为不再适用。

消灭 卫生监督行为的效力完全停止、不复存在。导致卫生监督行为消灭的情况：①撤销或废止卫生监督行为。②卫生监督行为的对象已不复存在，如责令停业改进的食品加工企业的破产或倒闭。③期限届满。④科以相对人的义务已充分履行完毕。

（樊立华）

wèishēng jiāndū xiàolì

卫生监督效力（effect of health inspection） 卫生监督行为应发挥的效能。卫生监督行为效力是由行为性质所决定的，卫生监督行为是卫生监督机构代表政府依法实施的具体行政行为，所以，该行为是具有法律效力的行为。一般可以发生三种效力，即确定力、拘束力和执行力，是卫生监督行为效力的三种表现形式，三者相互联系、互为条件。

确定力 卫生监督行为依法有效成立后，即产生不可变更力，非依法定事实和程序不得随意变更或撤销。其含义是：①卫生监督主体没有法定理由和依据法定程序，不得随意改变行为的内容，也不得就同一事项重新作出行为。②行政管理相对人既不得自行否认也不得随意改变卫生监督行为的内容，同时没有法定理由或依据法定程序也不能请求改变卫生监督行为。③其他国家机关、社会组织不能否认或拒绝卫生监督行为所确定的事实和法律关系。卫生监督行为的确定力是卫生法制稳定的基本因素之一，它对于保障相对人对卫生监督行为的信任非常重要，假如已实施的卫生监督行为可以被任何一个国家机关或行为机关本身所任意变更和撤销，那么，相对人的权利和义务就会随时处于一种不稳定的状态之中，致使相对人无所适从，失去安全感，从而给相对人乃至社会的利益造成不必要的损失。确定力是维护卫生监督机构的权威性和法律的严肃性的重要保障。

拘束力　卫生监督行为依法有效成立，行为的内容对有关组织和人员具有约束和限制的效力，必须遵守、服从。有效的卫生监督行为，对卫生监督机构及相对人具有相同的约束力。其含义是：①卫生监督行为对卫生监督主体有约束力，无论是作出卫生监督行为的卫生监督机构，还是其上级机构或下级机构，以及其他有关机构，在该行为未被合法撤销或变更之前都要受其拘束。②卫生监督行为对行政管理相对人有约束力，卫生监督行为是针对管理相对人作出的，首先要约束相对人。对依法生效的卫生监督行为，相对人必须遵守、服从和执行，按照卫生监督行为内容履行卫生监督行为设定的义务，不得作出与该行为相抵触的行为，否则将承担法律后果。

执行力　卫生监督行为依法生效后，卫生监督机构有权依法采取必要手段和措施，使卫生监督行为的内容得以完全实现。卫生监督的目的是维护公共卫生秩序、保护公民健康和公众利益，卫生监督行为涉及的双方都必须严格遵守和执行。如不遵守和执行，卫生监督机构可依法采取一定手段强制执行。通常，执行力只能在有关机构依法确定为无效后，才停止执行。在申诉或诉讼期间，原则上卫生监督行为不停止执行，除非法律、法规另有规定。

（樊立华）

wèishēng jiāndū wénshū

卫生监督文书（documents of health inspection）　卫生监督机构在卫生监督过程中，针对特定的管理相对人和事依法制作的具有法律效力或法律意义的公用文书。又称卫生行政执法文书。

作用　①卫生监督的必备手段，使用于卫生监督活动的全过程。通过使用卫生监督文书，卫生监督机构就能依法监督管理相对人履行卫生法律、法规规定的义务，处理各种违反卫生法律、法规行为，从而保证卫生法律、法规的具体实施。②卫生行政执法的忠实记录。卫生监督活动的每一环节都需要制作相应的卫生监督文书，每份文书的作用都不是孤立的，一系列的文书才能构成一个完整的案卷。同时，卫生监督文书也是人民法院审理卫生行政诉讼案件的重要书证。③卫生法制宣传的重要途径。卫生监督文书的法制宣传作用不是通过全面的法律条文解释来实现的，而是作为卫生监督的手段，强化管理相对人对某一法律、法规或者某一具体条款内容的理解和执行。尤其是在处理违法行为时，有关处罚性文书是对相对人最具体最生动的教育。④考核卫生监督人员的重要内容。卫生监督文书的整体质量直接反映了卫生监督队伍的整体素质和执法水平。每份文书的质量则是制作人的法律水平、业务能力的集中表现。⑤卫生监督人员培训的实用教材，卫生行政执法文书是研究和分析卫生执法案例，总结经验教训的第一手资料。尽管卫生行政执法文书到一定时间可失去效力，但是它重要的历史价值和教育作用仍然存在。一些高质量的文书可直接为卫生监督人员提供示范实例。而较差的文书也会使卫生监督人员从中发现存在的问题，引以为戒，不再出现类似的失误。全面系统地分析卫生监督文书可提高实际应用法律的能力，正确处理卫生监督工作中出现的各种复杂问题。另通过了解卫生监督文书的制作情况得知卫生监督人员掌握和应用法律及业务知识的现状，有针对性地确定培训内容，有的放矢地实行强化培训。

特性　①法定的强制性。卫生法律、法规的实施必须依靠国家的强制监督来保证，具体是通过卫生监督来实现。卫生监督机构依法制定的文书代表国家意志，因此它的制作和效力的发挥都具有较强的法律约束性和权威性。具有执行意义的法律文书生效后，其接受者除依法提请卫生计生行政部门复议和向人民法院提起诉讼外，须无条件执行，不存在协商和讨价还价的余地。②对象的针对性。卫生监督文书是没有普遍约束力的非规范性法律文书。某一卫生监督文书是针对特定的人和事制作的。它所体现的是具体行政行为。例如，对某申请者发放的卫生许可证只对该申请人有效，其他人不能借用。对某违法者制作的卫生行政处罚决定书只能对某违法者产生法律效力，而对其他人无效。因此文书中所记的事实不能是抽象的，应是具体的，有针对意义的。所引用的法律不能笼统，应该有针对的条款（项）。③效力的时限性。一方面体现在制作上的及时，这是由于行政执法高效性决定的。如果一旦发现违反卫生法律、法规的事实，就应及时采取行政措施，制作相应的卫生监督文书。另一方面卫生监督文书的效力比规范性法律文件短得多，不能永远有效。在文书的法律效力实现后，其执行作用也随之消失。④制作的严肃性。卫生监督文书是卫生法律、法规实施的具体手段，具有与所依据的法律、法规同样的严肃性，它不仅是卫生监督机构法定职责的履行，同样它要对文书的接受者负法律责任，不能侵害当事人的合法权益。因此要做到有法必依、执法必严和违法必究就必须严格遵循“以事实为依据以法律为准绳”的法治原则。⑤固有的专业技术性。卫生监督具有较强的专业性和技术性，尤其是卫生监督的范围很广，涉及多个专业的卫生领域。卫生监督文书的制作往往需要必要的卫生监测和检验来提供科学依据，文书中常常会出现卫生专业术语和概念。⑥执行的可操作性。卫生监督文书的目的在于执行具有法律效力。根据一定的事实，用相关的卫生法律、法规的尺度加以衡量，采取必要的行政措施选用特定的卫生监督文书。这就使文书有明确的目的，必须具有可操作性。

种类 依据中华人民共和国卫生部《卫生行政执法文书规范》（卫生部令第87号）规定，按照卫生行政执法文书的特点、作用和途径将卫生行政执法文书分为以下几类：①建设项目审批及卫生许可类，包括建设项目卫生审查申请书、建设项目设计卫生审查认可书、建设项目竣工卫生验收认可书、卫生许可申请书、卫生许可证、健康体检合格证、卫生知识培训合格证。②产品样品采集、鉴定类，包括产品样品采样记录、非产品样品采样记录、产品样品确认通知书、产品样品确认书、技术鉴定委托书、检验结果告知书。③卫生监督检查处理类，包括卫生监督意见书、职业禁忌人员调离通知书、卫生行政控制决定书、解除卫生行政控制决定书、封条。④卫生行政处罚类，案件受理记录、立案报告、案件移送书、现场检查笔录、询问笔录、证据先行登记保存决定书、证据先行登记保存处理决定书、案件调查终结报告、合议记录、行政处罚事先告知书、陈述和申辩笔录、行政处罚听证告知书、行政处罚听证通知书、听证笔录、听证意见书、行政处罚决定书、当场行政处罚决定书、送达回执、强制执行申请书、结案报告。

（樊立华）

wèishēng xǔkězhèng

卫生许可证（hygienic license, sanitary license） 卫生监督主体在企业开业前依据其申请进行预防性卫生监督审查之后，认为经营的项目和卫生设施等都符合相应企业的卫生标准和要求而制发的卫生许可证明书。卫生许可证是国家进行卫生监督的一种形式，是公民、法人或其他组织获得特定行为或从业资格的身份证明。一是表明该申请单位符合相应的标准和要求，它的开业已经得到卫生行政部门的许可；二是申请单位开业的凭据之一。

制作要求：单位名称要填写申请单位的全称。地址按经营场所的详细地址填写，城市要写明区、街、段、里、号，农村要写县、乡、村。卫生许可项目要填写“卫生许可证申请书”中卫生行政部门批准的项目，不能任意添加和减少。有效期限要填写具体的起止日期。

（樊立华）

wèishēng jiāndū yìjiànshū

卫生监督意见书（report of health supervision） 卫生监督机构制作的对被监督单位或个人具有指导性或指令性作用的文件。卫生监督意见书的用途较为广泛。卫生行政机关凡是需要对被监督对象提出卫生要求、改进意见、技术指导、卫生学评价、产品卫生质量评价等均可使用。此外，对虽有违法事实，但情节轻微，不需要给予行政处罚的当事人提出责令改正意见时，也应使用本文书。

卫生监督意见书的具体作用主要体现在两方面：一是警示作用，即管理相对人有轻微违法行为时，卫生行政机关可以不作出行政处罚，以监督意见的形式责令其改正违法行为；二是技术指导作用，即通过监督意见指导和帮助管理相对人达到卫生法律规范设定的卫生标准和要求。

制作要求：监督意见栏应针对发现的问题提出切实可行的改进办法，使其达到卫生标准或卫生要求，一般用于设施、设备、工艺、具体操作等。对存在违法事实，依法需要责令改正的，应当写明法律依据、改正期限及责令改正意见等内容。

（樊立华）

xíngzhèng chǔfá juédìngshū

行政处罚决定书（written decision of administrative penalty） 对事实清楚、证据确凿的卫生违法案件，根据情节轻重依法作出行政处罚决定的文书。行政处罚决定书是卫生行政机关对案件作出的结论和总结，是国家意志的体现，送达后即发生法律效力，对被处罚主体来说是必须履行的强制性义务。

制作要求：被处罚人是单位的，填写单位全称，以及法定代表人（负责人）、卫生许可证件或者营业执照号码等内容；个人的，填写姓名，并注明身份证号。同时，还应当写明被处罚人的地（住）址。决定书应当写明查实的违法事实、相关证据、违反的法律条款、行政处罚依据、理由，以及行政处罚决定的内容。决定书还应当将有关告知事项交代清楚，如罚款缴往单位和缴纳期限，复议和诉讼的途径、方法和期限等。

（樊立华）

wèishēng xíngzhèng kòngzhì juédìngshū

卫生行政控制决定书（written decision of health administrative control） 卫生行政机关发现当事人生产经营的产品或场所已经或可能对人体健康产生危害，需要对物品或场所采取强制措施时发生的文书。

制作要求：决定书应写明当事人全称、控制的原因、控制的法律依据和作出处理决定的期限，对控制的物品或场所应写明物品或场所的名称、控制地点、控制方式等内容。

（樊立华）

wèishēng jiāndū fǎlǜ guānxì

卫生监督法律关系（legal relationship of health inspection） 由卫生法律规范所调整的，卫生监督主体在卫生监督过程中与卫生监督管理相对人之间形成的权利与义务关系。卫生法律规范和卫生法律事实的存在可引起卫生监督法律关系的产生、变更和消灭。卫生法律事实是由卫生法律规范规定的、能够引起卫生监督法律关系产生、变更和消灭的现象。卫生法律事实按其发生是否与卫生监督法律关系主体的意志有关，可分为卫生法律事件和卫生法律行为。卫生法律事件是依照中国卫生法的规定，能够引起卫生监督法律关系产生、变更和消灭，不以卫生法律关系主体的意志为转移的客观现象，分为自然事件和社会事件。自然事件即来自自然的灾害、现象。社会事件即来自当事人主观意志之外社会因素。卫生法律行为是卫生监督法律关系的主体能够引起卫生法律关系产生、变更和消灭的有意识、有目的的活动。卫生法律行为按其与法律的要求是否一致可分为合法行为和违法行为。合法行为是卫生监督法律关系的主体实施的符合卫生法律规范，并能产生行为人预期后果的行为，它为法律所确认和保护。违法行为是卫生监督法律关系的主体实施卫生法律规范所禁止的侵犯他人合法权益的行为。违法行为不能产生行为人预期的法律后果，是无效的行为并为法律所禁止，同时违法行为人还必须承担法律责任，引起相应的卫生监督法律关系的产生、变更或消灭。

构成要素 卫生监督法律关系由卫生监督法律关系主体、卫生监督法律关系内容和卫生监督法律关系客体三个要素构成。

特征 ①主体具有特殊性。在卫生监督法律关系中，必有一方主体是行使卫生监督职能的国家行政机关或法律、法规授权的组织，另一方是卫生监督管理相对人，即企事业单位、社会组织和公民个人。②主体双方在卫生监督活动过程中地位不平等。卫生监督主体在行使卫生监督管理职能过程中与卫生监督管理相对人之间形成的法律关系是一种纵向的管理与被管理、指挥与服从的关系。③卫生监督法律关系主体的权利义务法定。卫生监督主体一方的职权是法定的，卫生监督主体一方必须严格依法行使职权，依法监督管理，即使是自由裁量的监督管理行为，也必须在法定范围内依法定程序作出，不得乱用自由裁量权。相对人的权利义务由卫生法律预先设定，或由卫生监督主体依法设定。④卫生监督法律关系是卫生监督主体在行使卫生监督管理职能过程中产生的。只有在行使国家卫生监督管理职能过程中与企事业单位、社会组织和公民个人之间形成的权利义务关系才是卫生监督法律关系。⑤卫生监督法律关系以相应的卫生法律规范的存在为前提，是卫生法律规范在实际生活中的具体体现。

产生 由于一定的法律事实的发生，使卫生监督法律关系的主体之间产生一定的权利和义务关系，形成新的卫生监督法律关系。卫生监督法律关系产生的原因：①卫生监督法律关系主体的产生，包括产生新的卫生监督主体或卫生监督管理相对人。②卫生监督法律关系内容的产生，卫生法律、法规的制定，产生新的权利义务关系。③卫生监督法律关系客体的产生，卫生监督法律关系主体的权利、义务所指向的对象的产生。

变更 由于一定的法律事实的发生，使当事人之间已经存在的某种卫生监督法律关系发生一定变化。卫生监督法律关系变更的原因：①卫生监督法律关系主体的变更，包括卫生监督法律关系中权利的享有者或义务的承担者发生了改变。②卫生监督法律关系内容的变更，卫生法律、法规的修改，原先设定的权利义务随之改变。③卫生监督法律关系客体的变更，卫生监督法律关系主体的权利、义务所指向对象的改变。

消灭 由于一定法律事实的

发生，使得卫生监督法律关系主体之间现存的权利和义务关系终止。卫生监督法律关系消灭的原因：①卫生监督法律关系主体消亡，包括卫生监督主体或卫生监督管理相对人消灭。②卫生法律、法规修改或废止，原先设定的权利义务关系随之消亡。③卫生监督法律关系主体的权利、义务所指向的对象消灭。④因卫生监督法律规范确定的期限到来。⑤卫生法律规范规定的权利义务被充分履行，该项具体的卫生监督法律关系随之消灭。

（樊立华）

wèishēng jiāndū fǎlǜ guānxì zhǔtǐ

卫生监督法律关系主体

（subject of health inspection legal relationship） 卫生监督法律关系的参加者，即参加到卫生监督法律关系中去，在卫生监督法律关系中享有权利和承担义务的人或组织。卫生监督法律关系的主体包括法律法规授权行政部门、卫生监督机构、企事业单位、社会组织和公民个人、外国人、无国籍人等，分为卫生监督主体和卫生监督管理相对人双方。

卫生监督管理相对人是指在卫生监督管理法律关系中与卫生监督主体相对应的另一方当事人，即卫生监督主体的监督管理行为影响其权益的个人、组织，可以是国家机关、企事业单位或社会团体等组织，也可以是公民个人和外国人、无国籍人。卫生监督管理相对人的特征：①处在卫生监督法律关系中的个人、组织。卫生监督管理法律关系包括整体卫生监督管理法律关系和单个具体的卫生监督管理法律关系。在整体卫生监督管理法律关系中，所有处于国家卫生监督管理之下的个人、组织均为卫生监督管理相对人；而在单个的具体卫生监督管理法律关系中，只有其权益受到卫生监督主体相应行政行为影响的个人、组织，才在该卫生监督管理法律关系中具有卫生监督管理相对人的地位。②卫生监督法律关系中作为与监督主体相对应的另一方当事人的个人、组织。卫生监督法律关系中双方当事人的法律地位是不平等的，一方享有国家卫生监督权，能依法对对方当事人实施卫生监督管理，作出影响对方当事人权益的行政行为；而另一方当事人则有义务服从管理，依法履行相应行政行为确定的义务。③卫生监督管理相对人是在卫生监督法律关系中，其权益受到卫生监督主体行政行为影响的个人、组织。

卫生监督管理相对人与卫生监督主体之间，存在着两方面的法律关系。①行政管理法律关系：即卫生监督主体拥有行政管理权利，处于主导地位，如在行政管理法律关系中，卫生监督主体是管理者，依法享有强制、命令、指挥、制裁等权利；卫生监督管理相对人处于被管理地位，由于行政公务优先、推定有效及不停止执行等公务原则，使得行政相对人具有服从和接受管理的义务。②监督法律关系：卫生监督管理相对人享有法律规定的监督权、请求权、诉讼权等。

（曲乃强）

wèishēng jiāndū zhǔtǐ

卫生监督主体

（subject of health inspection） 享有国家卫生监督权，能以自己的名义从事卫生监督管理活动，并独立承担由此产生的法律责任的组织。卫生监督主体只能是组织，而非个人，即能够作为卫生监督主体的只能是享有国家卫生监督权、从事卫生监督管理活动的国家卫生行政机关、法律法规授权的事业单位等组织，具有独立的法律人格，能以自己的名义作出行政行为，并对自己的行为所产生的后果承担法律责任。卫生监督人员是卫生监督主体的组成部分，不是卫生监督的主体，他们只能执行卫生监督主体的意志，不能决定主体的性质，不能承担卫生监督活动产生的法律后果。

组成 根据卫生法律、法规的规定，中国卫生监督主体由卫生计生监督机关和法律法规授权组织组成。卫生计生监督机关包括各级人民政府的卫生计生行政部门、国家质量监督检验检疫机关、国境卫生检疫机关、食品与药品监督管理机关。

基本条件 按照中国法律、法规的规定，具有卫生监督主体资格必须具备以下基本条件：①依据组织法或组织规则设立，并且具有外部卫生管理职能，能代表国家与公民、法人和其他组织发生行政监督上的法律关系。②必须得到卫生法律、法规的明确授权，代替国家行使某一类别卫生监督执法职权。③法律、法规的授权必须与其外部管理职能、管理权限、管理范围一致。④具备履行某一项卫生管理职能应有的人才和技术能力。

法律地位 卫生监督主体的法律地位是通过其卫生监督权力的来源，卫生监督权力行使的单一性、独立性，卫生监督主体与相对人的关系及卫生监督行为的效力等方面表现出来的。

卫生监督权的法定性 卫生监督主体卫生监督权的来源，是由卫生法律、法规统一加以规范的，卫生监督主体一经确立便有不可代替的法律地位，其确立、变更程序都是通过法律法规设定的，非经法定的修改或废除程序，既定的卫生监督主体的地位不可改变。同时，卫生监督权的法定性也决定了卫生监督主体权力的有限性，卫生监督主体只能在法定范围内依照法定的职权与程序行使卫生监督管理权，超越法定界线的行为即为无效。

卫生监督权的单一性与垄断性　任何一部法规对同一监督事项的监督主体的确定均是单一的，即只授予一种机关或单位以监督权，绝不授予两种或两种以上的机关或单位以监督主体的资格。卫生监督权授予的单一性，决定了卫生监督权行使的垄断性。卫生监督权的行使只属于法定的卫生监督主体，其他的任何单位和个人无权行使。卫生监督权行使的垄断性并不排除一定形式的委托代理。卫生监督主体可依法委托其他组织行使特定的卫生监督权，并对委托的监督权的行使予以监督。一旦发现受委托组织超越委托权限行使卫生监督权，或违法行使监督权，卫生监督主体即可撤回委托。

卫生监督主体进行卫生监督活动的独立性　卫生监督主体依法独立行使卫生监督权，任何单位和个人无权干涉。任何其他国家机关、社会团体、组织和个人，非经法定程序无权干预、改变和撤销卫生监督行为。

卫生监督主体行使卫生监督职权的主动性与单方性　在卫生监督法律关系中，卫生监督主体与卫生监督管理相对人之间是“管与被管”的关系，法律地位是不平等的。卫生监督主体依法主动行使卫生监督管理权，作出行政行为，不需征得相对人的同意。卫生监督管理相对人必须承担法律设定的义务，并接受卫生监督主体的监督检查。

卫生监督主体监督行为的有效性　卫生监督主体的监督行为一经作出，即具有法律上的效力，除了重大、明显的违法监督行为以外，任何社会组织和个人对卫生监督行为必须予以尊重，主体双方更要受其约束和限制，并应保证其内容的实现。卫生监督管理相对人对卫生监督主体的行为不服，只能依法提起行政复议或诉讼。

职责　根据卫生部关于《卫生监督体系建设的若干规定》，卫生监督主体的主要职责包括：依法监督管理食品、化妆品、消毒产品、生活饮用水及涉及饮用水卫生安全产品；依法监督管理公共场所、职业、放射、学校卫生等工作；依法监督传染病防治工作；依法监督医疗机构和采供血机构及其执业人员的执业活动，整顿和规范医疗服务市场，打击非法行医和非法采供血行为；承担法律法规规定的其他职责。

监督主体之间的权属争议及处理　卫生监督主体之间因履行卫生监督管理的职能而发生的各种行政争议。其争议的实质在于卫生监督管理权限的归属，包括积极的权限争议和消极的权限争议。积极的权限争议是都认为自己对某种事务有管辖权；消极的权限争议是都认为自己对某种事务没有管辖权。卫生监督主体之间的权属争议属于内部行政争议，由行政机关自己解决，不由司法机关裁决。处理内部行政争议的方式有两种：①纵向关系中的争议。争议双方都应该向各自所属的政府报告，由双方政府处理。双方政府意见分歧时，被领导机关有权越级向上级行政机关报告，但在上级作出处理之前，必须服从领导机关的决定。②横向关系中的争议。争议双方各自向自己的领导机关报告，最终由共同上级领导机关裁决。

（李　莉）

wèishēng jiāndū jīguān

卫生监督机关

（health inspection institutions）　依法行使国家卫生监督管理职能的组织机构。包括各级人民政府的卫生计生行政部门、国家质量监督检验检疫机关、国境卫生检疫机关、食品与药品监督管理机关。

卫生计生行政机关　代表国家行使卫生行政权，管理社会公共卫生事务的机关。卫生行政机关包括国务院卫生行政主管部门，即国家卫生和计划生育委员会；省、自治区、直辖市设立地方各级卫生行政机关。卫生行政机关的监督职责：①起草卫生和计划生育、中医药事业发展的法律法规草案，拟订政策规划，制定部门规章、标准和技术规范。②负责职责范围内的职业卫生、放射卫生、环境卫生、学校卫生、公共场所卫生、饮用水卫生的管理规范、标准和政策措施的制定，开展相关监测、调查、评估和监督。③负责传染病防治监督。④开展食品安全风险监测、评估，依法制定并公布食品安全标准，负责食品、食品添加剂及相关产品新原料、新品种的安全性审查。⑤制定医疗机构和医疗服务全行业管理办法并监督实施。⑥组织制定药物政策和基本药物制度，拟定基本药物采购、配送、使用的管理制度，参与制定药品法典。⑦制定计划生育技术服务管理制度并监督实施。

国家质量监督检验检疫机关　2001年4月经国务院决定，国家质量技术监督局与国家出入境检验检疫局合并，组建中华人民共和国国家质量监督检验检疫总局（简称国家质检总局），是国务院主管全国质量、计量、出入境商品检验、出入境卫生检疫、出入境动植物检疫和认证认可、标准化等工作，并行使行政执法职能的直属机构。按照国务院授权，将认证认可和标准化行政管理职能，分别交给国家质检总局管理的中国国家认证认可监督管理委员会（中华人民共和国国家认证认可监督管理局）和中国国家标准化管理委员会（中华人民共和国国家标准化管理局）承担。与卫生监督相关的职责是起草、制定、发布有关质量监督检验检疫方面的法律、法规；指导、监督质量监督检验检疫的行政执法工作；宏观管理、指导和监督全国质量工作；出入境卫生检验检疫管理；进出口商品检验管理、进出口食品安全管理、产品质量监督管理、执法稽查管理、认证认可监督管理。

国境卫生检疫机关 负责中国口岸对入出境人员、交通工具、集装箱、货物、行李、邮包、尸体骸骨、特殊物品等实施卫生检疫查验、传染病监测、卫生监督和卫生处理的机关。国境卫生检疫机关包括国家质量监督检验检疫总局和省、自治区、直辖市出入境检验检疫局。2001 年 4 月起，国家出入境检验检疫局与国家质量技术监督局合并，组建国家质量监督检验检疫总局，承担全国出入境检验检疫管理工作，省、自治区、直辖市出入境检验检疫局负责省、自治区直辖市范围的出入境检验检疫工作。国家质量监督检验检疫总局对出入境检验检疫机构实行垂直管理。

食品药品监督管理机关 包括国家食品药品监督管理总局和地方食品药品监督管理局。2013 年 3 月 14 日，十二届全国人大一次会议通过《国务院机构改革和职能转变方案》提出，组建国家食品药品监督管理总局，之后各省相继组建地方食品药品监督管理局。其主要监督管理职责包括：①起草食品（含食品添加剂、保健食品）安全、药品（含中药、民族药）、医疗器械、化妆品监督管理的法律法规草案，拟订政策规划，制定部门规章，建立稽查制度、问题产品召回和处置制度。②负责制定食品行政许可的实施办法并监督实施。③建立食品安全隐患排查治理机制，制定食品安全检查年度计划、重大整顿治理方案并组织落实。负责建立食品安全信息统一公布制度，食品药品重大信息直报制度并组织实施和监督检查。④参与制定食品安全风险监测计划、食品安全标准，根据食品安全风险监测计划开展食品安全风险监测工作。⑤组织制定、公布国家药典等药品和医疗器械标准、分类管理制度并监督实施。负责制定药品和医疗器械研制、生产、经营、使用质量管理规范并监督实施。⑥负责食品安全监督管理综合协调，推动健全协调联动机制。⑦负责食品药品安全事故应急体系建设，组织和指导食品药品安全事故应急处置和调查处理工作，监督事故查处落实情况。

（李　莉）

wèishēng jiāndūjú（suǒ）

卫生监督局（所）（health inspection station）

卫生行政部门下设的，负责辖区内卫生监督工作的执行机构。卫生监督局（所）是以同级卫生行政部门的名义开展卫生监督，其行为引起的法律后果由同级卫生行政部门承担。2005 年卫生部发布了《关于卫生监督体系建设的若干规定》，提出："卫生监督工作实行分级管理。中央、省、设区的市、县级人民政府卫生行政部门内设卫生监督机构并下设卫生监督执行机构，负责辖区内卫生监督工作。"2006 年 6 月 28 日卫生部制定印发了《关于卫生监督体系建设的实施意见》，各级卫生监督机构的名称统一为省（自治区、直辖市）、市（地、州、盟）卫生厅（局）卫生监督局、县（区、旗）卫生局卫生监督所。县级卫生监督机构原则上应按照划片设置、垂直管理的原则，在乡（镇、街道）设置卫生监督派出机构（条件不具备的地方可在乡镇聘任卫生监督人员）。

主要职责 ①负责卫生许可和执业许可的申请受理、初审、上报、批准后证书发放的具体工作。②负责公共卫生、健康相关产品、医疗卫生机构，个体诊所和采供血机构的卫生监督工作。③组织卫生监督执法检查，协调卫生行政部门定期向社会通报监督结果。④对卫生污染、中毒事故等重大、突发事件进行调查取证，采取必要的控制措施，提出处理意见。⑤对违反卫生法律法规的案件，开展调查取证，提出行政处罚建议和处理意见。⑥负责全省卫生信息的收集、整理、分析和报告，承担现场监督监测、采样工作。⑦对新建、扩建、改建工程的选址、设计进行卫生审查和竣工验收。⑧负责对卫生监督执法的投诉、举报的受理和查处工作。⑨开展卫生法律法规知识的宣传教育和咨询服务。⑩参与对卫生监督技术支撑机构的资质认证，承担卫生行政部门交付的其他卫生监督任务。

卫生监督体系整合　依据《国务院办公厅关于印发国家卫生和计划生育委员会主要职责、内设机构和人员编制规定的通知》（国办发〔2013〕50号）精神，国家卫生计生委发布了《国家卫生计生委关于切实加强综合监督执法工作的指导意见》国卫监督发〔2013〕40号，文件要求各地在机构改革中要进一步加强卫生计生综合监督执法能力，有效整合卫生计生综合监督执法资源，优化结构，健全网络，强化对公共卫生、医疗卫生和计划生育的综合监督，为深化医药卫生体制改革、落实计划生育基本国策和维护人民群众健康权益提供有力保障。

综合监督执法的主要任务是负责公共卫生、医疗卫生、计划生育综合监督，监督检查卫生计生法律法规的落实情况，查处违法行为。县级以上卫生计生行政部门的综合监督科（处）应当做好公共卫生、医疗卫生和计划生育监督政策制定、规划计划制定、考核评估、队伍管理、组织协调等工作。地方各级卫生计生行政部门应当整合下设的监督执法机构和人员，组建卫生计生委综合监督执法局（以下统称综合监督执法局），作为卫生计生行政部门集中行使公共卫生、医疗卫生和计划生育等综合监督执法职权的执行机构。

省级综合监督执法局　①实施行政区域内卫生计生监督工作规划和年度计划，制订相应的工作制度和规范。②对下级的卫生计生监督工作进行指导和监督检查。③开展卫生计生专项整治。④查处行政区域内大案要案，参与重大活动的卫生保障。⑤执行国家卫生计生监督抽检任务，组织实施行政区域内的卫生计生监督抽检。⑥开展执法稽查，对下级综合监督执法局和人员的执法行为进行督查。⑦实施行政区域内卫生计生监督人员的资格考试和审定工作。⑧实施行政区域内卫生计生监督人员培训。⑨实施行政区域内卫生计生监督信息的汇总、核实、分析、上报。⑩实施卫生计生法律法规宣传教育和执法检查。⑪完成卫生计生行政部门、中医药管理部门交办的食品安全、中医药监督等相关工作及职责范围内的工作。

设区的市级、县级综合监督执法局　①实施卫生计生专项整治和日常监督检查。②对公共场所卫生、生活饮用水卫生、学校卫生及消毒产品和涉及饮用水卫生安全产品进行监督检查。③对医疗机构、采供血机构及其从业人员的执业活动进行监督检查，查处违法行为；打击非法行医和非法采供血；整顿和规范医疗服务秩序。④对医疗卫生机构的放射诊疗、职业健康检查和职业病诊断工作进行监督检查，查处违法行为。⑤对医疗机构、采供血机构、疾病预防控制机构的传染病疫情报告、疫情控制措施、消毒隔离制度执行情况、医疗废物处置情况和菌（毒）种管理情况等进行监督检查，查处违法行为。⑥对母婴保健机构、计划生育技术服务机构服务内容和从业人员的行为规范进行监督，依法打击“两非”行为，做好计划生育违法违纪案件的督查督办。⑦对派出机构进行管理，对监督协管员进行培训、业务指导。⑧行政区域内卫生计生监督信息的收集、核实和上报。⑨受理对违法行为的投诉、举报。⑩开展卫生计生法律法规宣传教育和执法检查。⑪完成卫生计生行政部门、中医药管理部门交办的食品安全、中医药监督等相关工作及职责范围内的工作。

乡镇（街道）计划生育办公室　做好行政区域内的计生管理、服务、监督执法和卫生监督等工作。乡镇卫生院、社区卫生服务机构承担卫生计生监督协管工作，接受县级综合监督执法局和乡镇（街道）计划生育办公室业务指导。由村（居）计生专干兼任村（居）卫生计生监督信息员，做好信息收集和报告工作。

（李　莉）

wèishēng jiāndūyuán

卫生监督员（health inspectors）　通过资格考试，经依法聘任，在法定职责范围内履行卫生监督职能的卫生行政执法人员。

聘任　由县级以上人民政府卫生行政部门从通过卫生监督员资格考试的人员中择优聘任。县级以上人民政府卫生行政部门聘任卫生监督员后，报上一级人民政府卫生行政部门备案。国务院卫生行政部门为完成特定卫生监督任务可从全国聘任国家特派的卫生监督员。卫生行政部门应当对新聘任的卫生监督员进行上岗前培训，聘任机关应当组织新聘任的卫生监督员宣誓。聘任的卫生监督员必须具备以下条件：①年满18周岁，身体健康的中华人民共和国公民。②具有医学、药物学、卫生学等相关的专业知识，会运用公共卫生、流行病学和卫生工程学等专业基本理论、技术和方法，掌握和运用中国的卫生法律、法规。③具备较高的政治素质。④具备较高职业道德素质。

有下列情况之一者不得被聘任为卫生监督员：①非在职人员。

②专职实验室的检验人员。③因健康原因不能胜任卫生监督任务的人员。④省级以上的政府卫生行政部门认为不宜担任卫生监督工作的人员。

解聘 卫生监督员有下列情形之一的，应予解聘：①离退休或调离卫生监督岗位的。②因健康等原因不能坚持正常工作的。③年度考核不称职的。④受记大过以上行政处分的。⑤受治安管理行政处罚的。⑥受刑事处分的。⑦省级以上人民政府卫生行政部门认为不宜继续担任卫生监督员的其他情形。卫生监督员解聘由聘任机关办理解聘手续，收回其卫生监督员证件、证章及其他卫生监督标志，并报上一级卫生行政部门备案。

职责 卫生监督员必须熟练掌握和运用与本职工作有关的各项法律、法规、规章、标准、技术规范和工作程序，根据卫生行政部门或相应卫生监督机构交付的任务，履行下列卫生监督职责：①依法进行预防性和经常性卫生监督。②进行现场调查和监督记录，依法取证和索取有关资料。③进行现场采样，提出检测项目。④对违反卫生法律、法规、规章的单位和个人依法进行处理。⑤宣传卫生法律、法规、规章和业务知识。⑥完成卫生行政部门交付的其他任务。

工作规范 ①遵纪守法，廉洁奉公，作风正派，实事求是。②忠于职守，有法必依，执法必严，违法必究。③风纪严谨，证件齐全，着装整齐，文明执法，恪守职业道德。④遵守监督执法程序、标准、规范和制度。⑤取证及时、完善，方法科学、手段合法。⑥执法文书书写规范，手续完备。⑦履行相关法律、法规规定的保密义务。⑧不与被监督者建立经济关系，不担任被监督者的顾问或在被监督单位兼职。⑨遇有与被监督者有直接利害关系或其他有碍公正执法情况时，应当回避。

卫生监督服装、证件和标志 卫生监督机构对被聘任卫生监督员的人员应当按照规定发放卫生监督服装、证件、标志，并做好登记；卫生监督员执行公务时应当按照国家规定统一着装、配戴卫生监督标志（特殊任务除外），携带卫生监督证件；严禁将卫生监督服装、卫生监督标志、卫生监督证件借给他人使用；被解聘的卫生监督员，卫生监督机构应当及时收回其持有的卫生监督员服装、证件、标志，并报同级卫生行政部门备案。

奖惩 卫生监督员有下列之一表现的，予以表彰和奖励：①忠于职守，积极工作，成绩显著的。②在卫生监督工作中秉公执法，作风正派，办事公道，起模范作用的。③对卫生监督工作提出改革建议被采纳，效果显著的。④处理案件有功，使国家和人民群众利益免受或者减少损失的。⑤在抢险、救灾、重大事件处理中作出重大贡献的。⑥有其他功绩的。卫生监督员有贪污受贿、徇私枉法、隐瞒证据或伪造证据、滥用职权、玩忽职守、利用职权为自己和他人谋取私利等违法行为，应当追究行政责任，给予行政处分；构成犯罪的，依法追究刑事责任。

（樊立华　李　莉）

wèishēng jiāndū fǎlǜ guānxì nèiróng

卫生监督法律关系内容

（content of health inspection legal relationship） 卫生监督法律关系的主体依法所享有的权利和承担的义务。

权利 卫生监督管理的法律、法规赋予卫生监督法律关系主体的实现某种利益的可能性，享有权利的主体，有权根据自己的意志作出或不作出一定的行为。它可以表现为权利人有权作出或不作出符合卫生监督法律规定的某种行为，以实现己方的意志；也可以表现为权利人有权要求对方依法作出某种行为，以满足己方的意志。权利主体有权在自己的卫生监督权利遭受侵害或义务主体不履行义务时，请求国家给予法律上的支持和保障。

卫生监督主体的权利 对作为相对方的公民、企事业单位和其他社会组织施以行政的、业务的管理或指导权，即公务权；对卫生监督管理相对人的命令权、决定权，对违反卫生法律、法规的行为依法作出处罚的制裁权等。卫生监督主体及其工作人员在卫生监督法律关系中的权利表现为法定的职权，具有权利与义务的复合性，既是权利也是义务，不能放弃。

卫生监督管理相对人的权利 一是在进入某项卫生监督法律关系前，依照宪法、民法等其他法律、法规，取得的基于公民（自然人）、法人或其他组织的身份而享有的法律权益和依照行政法而产生的权利。当相对人与卫生监督主体产生行政法律关系进入行政法领域后，除法律、法规另有规定外，卫生监督主体不得任意侵犯或克减之前已经取得的基本权利，必须加以认可和保护。二是行政法上的权利，是指在行政法律规范中，处于行政法律关系中的相对人被规定的权利，主要包括以下几个方面：①参与行政管理权，即行政相对人通过法

定形式、法定途径参与参加行政管理的权利。②受益权，即指相对人有要求行政主体实施一定行为以满足自己某种利益的权利。③要求颁发证照权和登记权，即指相对人有要求卫生监督主体实施一定行为以确认某种资格或法律事实，准其从事某方面行为，如颁发许可证等。④先行要求履行某种职责和权利，即要求主管机关制止、纠正某种违法行为或对该违法行为实施制裁，或者对某些危险状态进行排除等。⑤申辩权，即对有关事实、情节的辩解、反驳权利。⑥知情权，即有权了解有关事实、情节及有关的法律、法规依据及事由。⑦听证权，即对有关案件事实、证据以听证会形式，要求行政主体予以说明并允许相对人申辩、质证的权利。⑧控告、检举、揭发权，即相对人对卫生监督主体和卫生监督人员执行职务过程中的违法行为和现象，享有向有关机关和部门进行检举、揭发、控告的权利，并且享有不被打击报复和被其他法律规范所规定而受到保护的权利。⑨申请复议，提起诉讼和请求赔偿权，即相对人对卫生监督主体和卫生监督人员行使职权和实施职务行为，认为违法侵犯其合法权益，请求保护和救济的权利。⑩要求回避权，即要求因某种因素可能影响处理决定公正性的行政公务员回避的权利。⑪对于卫生监督主体明显、重大的违法失职行为的抵制权。

义务　卫生监督法律关系主体依法承担的必须履行的责任，表现为要求负有义务的主体必须作出一定的行为或抑制自己的某种行为。

卫生监督主体的义务　依法行使法定职权、接受被管理者监督、为公民提供咨询服务等。

卫生监督管理相对人的义务　遵守一切有关卫生法规，接受卫生监督机构管理、指导、监督和委托，对自身的卫生违法行为承担法律责任等。

（曲乃强）

wèishēng jiāndū fǎlǜ guānxì kètǐ

卫生监督法律关系客体

（object of health inspection legal relationship）　卫生监督法律关系主体权利、义务所指向的对象或标的。卫生监督法律关系的客体包括哪些种类，是基于一国的法律的规定。根据中国卫生法律、法规的规定，卫生监督法律关系的客体主要包括公民的生命健康权、卫生行为及与公民生命健康相关的物。

生命健康权　生命健康是公民一切权利的载体，是公民作为权利主体存在的物质基础。对公民生命和健康的保护，体现在法律上便成了一种权利，即生命健康权。宪法规定国家保护公民健康。中国的卫生法律、法规规定公民的生命健康权是卫生监督法律关系的重要保护客体。卫生监督的根本目的就是运用法律的强制力，最大限度地保护公民的生命健康权。

卫生行为　卫生监督法律关系的主体为达到一定的目的所进行的活动，有作为与不作为两种形式。①作为：是主体积极的行为，如卫生监督管理行为、卫生服务行为。②不作为：是卫生监督法律关系的主体对一定行为的抑制，如主体遵守卫生法律规定的行为。卫生行为有合法与违法之分，作为卫生监督法律关系客体的卫生行为必须是合法行为，违法行为不能作为卫生监督法律关系的客体。

物品　与生命健康有关的一切物质，亦称标的物。作为卫生监督法律关系客体的物质，既可以是一般物品，也可以是金钱；既可以是生产资料，也可以是生活资料；既可以是动产，也可以是不动产。例如，医院、出入境的交通工具、生物制品、化妆品、食品、罚没款、监督用车和调查取证设备等。这些物质一旦被人们所使，能够影响到公民的生命健康，便成为卫生监督法律关系客体。作为卫生监督法律关系客体之一的物质，不同的卫生法律规范有各自的规定。

（曲乃强）

wèishēng jiāndū yījù

卫生监督依据

（basis of health inspection）　卫生监督活动借以成立的根据。包括政策依据、法律依据和技术依据。

卫生监督法律依据　卫生监督主体在卫生监督活动中遵照执行的法律、法规和规章的总和。卫生监督的法律依据由不同的国家机关制定，表现形式不同，具有不同法律效力。

卫生法律　由全国人民代表大会及其常务委员会依法制定的调整中国卫生法律关系的专门法律。由全国人民代表大会常务委员会制定的现行有效的卫生法律有11部，分别为《中华人民共和国药品管理法》（1984年9月20日，2001年2月28日修订），《中华人民共和国国境卫生检验法》（1986年12月2日，2007年12月29日修正，2009年8月27日修正），《中华人民共和国传染病防治法》（1989年2月21日，2004年8月28日修订），《中华人民共和国红十字会法》（1993年10月31日，2009年8月27日修正），《中华人民共和国母婴保健法》（1994年10月27日，2009年8月27日修正），《中华人民共和国献血法》（1997年12月29日），《中华人民共和国执业医师法》（1998年6月26日，2009年8月27日修正），《中华人民共和国职业病防治法》（2001年10月27日，2011年12月31日修订），《中华人民共和国人口与计划生育法》（2001年12月29日），《中华人民共和国食品安全法》（2009年2月28日），《中华人民共和国精神卫生法》（2012年10月26日）。

卫生行政法规　由国务院制定颁布的有关卫生管理方面的规范性法律文件。截至2016年12月31日，由国务院发布或批准发布的卫生行政法规有39部，分别为《中华人民共和国国境口岸卫生监督办法》（1982年2月4日，2011年1月8日修订），《公共场所卫生管理条例》（1987年4月1日），《中华人民共和国尘肺病防治条例》（1987年12月3日），《艾滋病监测管理的若干规定》（1988年1月14日），《女职工劳动保护规定》（1988年7月21日），《医疗用毒性药品管理办法》（1988年12月27日），《放射性药品管理办法》（1989年1月13日，2011年1月8日修订），《中华人民共和国国境卫生检疫法实施细则》（1989年3月6日，2010年4月24日修订），《化妆品卫生监督条例》（1989年11月13日），《学校卫生工作条例》（1990年6月4日），《中华人民共和国转染病防治法实施办法》（1991年12月6日），《中药品种保护条例》（1992年10月14日），《医疗机构管理条例》（1994年2月26日），《食盐加碘消除碘缺乏危害管理条例》（1994年8月23日），《中华人民共和国红十字标志使用办法》（1996年1月29日），《血液制品管理条例》（1996年12月30日），《国内交通卫生检疫条例》（1998年11月28日），《医疗器械监督管理条例》（2000年1月4日），《计划生育技术服务管理条例》（2001年6月13日，2004年12月10日修订），《中华人民共和国母婴保健法实施办法》（2001年6月20日），《医疗事故处理条例》（2002年4月4日），《使用有毒物品作业场所劳动保护条例》（2002年5月12日），《中华人民共和国药品法实施条例》（2002年8月4日），《中华人民共和国中医药条例》（2003年4月7日），《突发公共卫生事件应急条例》（2003年5月9日，2011年1月8日修订），《医疗废物管理条例》（2003年6月16日，2011年1月8日修订），《乡村医生从业管理条例》（2003年8月5日），《病原微生物实验室生物安全管理条例》（2004年11月12日），《疫苗流通和预防接种管理条例》（2005年3月24日），《麻醉药品和精神药品管理条例》（2005年8月3日），《放射性同位素与射线装置安全和防护条例》（2005年9月14日），《艾滋病防治条例》（2006年1月29日），《血吸虫病防治条例》（2006年4月1日），《人体器官移植条例》（2007年3月31日），《国务院关于加强食品等产品安全监督管理的特别规定》（2007年7月20日），《护士条例》（2008年1月31日），《乳制品质量安全监督管理条例》（2008年10月9日），《流动人口计划生育条例》（2009年5月11日），《中华人民共和国食品安全法实施条例》（2009年7月20日）。

地方性卫生法规　省、自治区、直辖市及省会所在地的市或经国务院批准的较大的市人民代表大会及其常务委员会依法制定、批准的规范性卫生法律文件。地方性卫生法规可在本行政区域内发生法律效力。

卫生行政规章　国务院卫生行政部门及国务院有关部委依法制定的有关卫生行政管理的规范性文件。国务院卫生行政部门制定的卫生行政规章就有400多部。

地方卫生行政规章　省、自治区、直辖市人民政府制定发布及省、自治区、直辖市人民政府所在地的市和经国务院批准的较大的市的人民政府制定发布的有关卫生行政管理的规范性文件。

卫生监督技术依据　卫生监督主体在实施卫生监督，作出卫生监督行为时遵照执行的技术法规。技术法规是规定技术要素的法规，它或者直接规定技术要素，或者通过引用标准、技术规范或规程来规定技术要素，或者将标准、技术规范或规程的内容纳入法规中。技术法规可附带技术指导，列出为了符合法规要求可采取的某些途径，即权宜性条款。标准，根据中国《标准化工作指南》（GB/T 20000.1-2014），是指："为了在一定范围内获得最佳秩序，经协商一致制定并由公认机构批准，共同使用的和重复使用的一种规范性文件"。标准宜以科学、技术和经验的综合成果为基础，以促进最佳的共同效益为目的。技术规范是规定产品、过程或服务应满足的技术要求的文件。适宜时，技术规范宜指明可以判定其要求是否得到满足的程序；技术规范可以是标准、标准的一个部分或与标准无关的文件。规程是为设备、构件或产品的设计、制造、安装、维修或使用而推荐惯例和程序的文件。规程可以是标准、标准的一个部分或与标准无关的文件。

（李　莉）

wèishēng biāozhǔn

卫生标准（hygienic standard）

为实施国家卫生法律、法规和有关卫生政策，保护人体健康，在预防医学和临床医学研究与实践的基础上，对涉及人体健康和医疗卫生服务事项制定的各类技术规定。卫生标准以保障人体健康为目的，以医药卫生科学成果和实践经验为依据，针对人的生存、生活、劳动和学习等有关的各种自然、人为环境因素和条件所做的一系列量值规定，以及为保证实现这些规定所必需的技术行为规定和管理要求，经有关部门协商一致，由主管部门批准，并以特定程序和形式颁布的统一规定。

分类　卫生标准可以按照不同的标准、从不同的角度进行分类。

强制性标准、推荐性标准　按卫生标准实施性质进行的划分。《中华人民共和国标准化法》规定，国家标准、行业标准分为强制性标准和推荐性标准。保障人体健康，人身财产安全的标准和法律及行政法规规定强制执行的标准是强制性标准，其他标准是推荐性标准。《中华人民共和国标准化法实施条例》规定，下列标准属于强制性标准：①药品标准，食品卫生标准。②产品及产品生产、储运和使用中的安全、卫生标准，劳动安全、卫生标准。③工程建设的质量、安全、卫生标准等。强制性国家标准的代号为“GB”，推荐性国家标准的代号为“GB/T”。

国家标准、行业标准、地方标准　按照卫生标准适用范围所做的划分。

《中华人民共和国标准化法实施条例》规定，需要在全国范围内统一的保障人体健康和人身、财产安全的技术要求，应当制定国家标准（含标准样品的制作）；药品、食品卫生的国家标准，由国务院卫生主管部门组织草拟、审批；其编号、发布办法由国务院标准化行政主管部门会同国务院卫生行政主管部门制定。法律对国家标准的制定另有规定的，依照法律的规定执行。国家标准的编号由国家标准代号、国家标准发布顺序号和国家标准发布年号构成。示例：GB ×××××-××××、GB/T ×××××-××××。

《中华人民共和国标准化法实施条例》规定，对没有国家标准而又需要在全国某个行业范围内统一的技术要求，可以制定行业标准（含标准样品的制作）。卫生行业标准在国务院标准化行政主管部门指导下，由国务院卫生行政部门负责。国务院卫生行政部门批准发布的卫生行业标准，由主管部领导签发通告发布；国务院卫生行政部门与国务院其他部门共同批准发布的标准，由主管部门领导与其他部门领导共同签发；国家标准化管理委员会批准发布的标准，以国务院卫生行政部门办公厅发文形式函报该委员会。卫生行业标准发布后，应以国务院卫生行政部门办公厅发文形式函报国家标准化管理委员会备案。行业标准在相应的国家标准实施后，自行废止。行业标准的编号由行业标准代号、行业标准发布顺序号及行业标准发布年号构成。行业标准代号由汉语拼音字母组成，并经国务院标准化行政主管部门审查确定并正式公布，如卫生行业为 WS。示例：WS/×××××-××××、WS/T ×××××-××××。

《中华人民共和国标准化法实施条例》规定，对没有国家标准和行业标准而又需要在省、自治区、直辖市范围内统一的工业产品的安全、卫生要求，可以制定地方标准。制定地方标准的项目，由省、自治区、直辖市人民政府标准化行政主管部门确定。地方标准在相应的国家标准或行业标准实施后，自行废止。地方标准的编号由地方标准代号、地方标准发布顺序号及地方标准发布年号构成。汉语拼音字母“DB”加上省、自治区、直辖市行政区划代码前两位数，组成地方标准代号。示例：DB××/×××-××××。

《中华人民共和国标准化法》规定，企业生产的产品没有国家标准、行业标准和地方标准的，应当制定相应的企业标准，作为组织生产的依据。企业标准由企业组织制定，并按省、自治区、直辖市人民政府的规定备案。对已有国家标准、行业标准或者地方标准的，国家鼓励企业制定严于国家标准、行业标准或者地方标准要求的企业标准，在企业内部适用。企业标准的编号由企业标准代号、企业标准发布顺序号及企业标准发布年号构成。汉字拼音字母“Q”加斜线再加企业代号组成企业标准代号，企业代号可用大写拼音字母或阿拉伯数字或者两者兼用所组成。示例：Q/××× ××××-××××。

技术标准、管理标准和工作标准　按卫生标准的范围所做的划分。

技术标准按照对象特性分为四类。①基础标准：在一定范围内作为其他标准的基础并普遍使用，带有共性、规律性的具有广泛指导意义的标准。各个专业领域根据专业特性均有它不同的专业基础标准。比如常用量和单位、基本标志符号等。②方法标准：包括制定标准的基本方法，如流行病学方法、临床医学方法及其他方法的标准；又如生物监测、检验方法、分析方法等；再如生产方法、操作方法、工艺规程、试验方法等。③专业标准：按医药卫生领域特点，分为食品卫生、环境卫生、职业卫生、放射卫生防护、学校卫生、化妆品、消毒卫生、职业病诊断、放射性疾病诊断、传染病、临床检验、血液、医疗服务、医疗机构管理、医院感染控制、卫生信息、病媒生物控制、寄生虫病、地方病、食品添加剂等标准。④综合卫生标准：包括多学科、多专业卫生标准在内的综合性卫生标准。

管理标准包括技术行为要求及技术规范。具体有组织机构、各类人员、财务、仪器设备及技术评价、控制和管理的标准。

工作标准是指工作程序标准。按照岗位承担的职责和任务，规定任务数量、质量、工作程序和方法及评估方法，使管理量化，便于监督、考核和信息反馈。

作用 卫生标准是国家一项重要的法规，是进行预防性和经常性卫生监督的重要依据。

卫生监督监测检验的规范性依据 在卫生监督过程中，监测检验是常用的手段之一。要使监测结果具有法律有效性，必须使监测检验方法规范化，这就需要制定统一的监测规范，即检验方法标准。

卫生监督评价的技术依据 卫生监督是对被监督单位执行卫生法律、法规，执行或符合卫生标准的状况作出判断和卫生评价。而对监测检验结果进行卫生评价的主要依据是卫生标准。

实施行政处罚的技术性法律依据 在卫生监督中，对违反卫生法律、法规的卫生监督管理相对人，将视其情节轻重作出相应的行政处罚。判定其行为危害程度的重要尺度是卫生标准。从这一点上说，卫生标准是实施卫生行政处罚的法律依据。

行政诉讼的举证依据 《中华人民共和国行政诉讼法》第三十二条规定：“被告对作出的具体行政行为负有举证责任，应当提供作出该具体行政行为的证据和所依据的规范性文件。”根据这一规定，卫生监督行为一旦被诉，作为被告的卫生监督机关在行政诉讼中负有举证责任，有义务提供作出该具体行政行为的事实根据和所依据的法律、法规。所依据的事实证据就包括监督检验、检测的结果，所依据的规范性文件就包括相应的卫生标准。如果缺乏监督检验、检测的结果和所依据的卫生标准，出现举证不能，会导致败诉，使卫生监督行为被撤销。

（李　莉）

wèishēng jiāndū zhèngjù

卫生监督证据（evidence of health inspection）

卫生行政机关在卫生监督过程中依法收集用以证明案件事实情况的一切材料和事实。

特点 ①卫生行政机关在卫生监督过程中取得或者形成。②卫生行政部门经查证属实后所认定的事实。③其功能在于为卫生行政机关作出行政许可决定、实施行政处罚等具体行政行为提供依据。

作用 ①正确认定违法事实，是依法实施卫生行政许可和卫生行政处罚的基础。②实现依法行政、公正执法，成为有效制约卫生行政监管权的前提。③切实维护和保障卫生行政管理相对人的合法权益。

分类 在学理上从不同角度按照不同标准将证据划分为不同的类型。①按照证据的来源分为原始证据和传来证据。原始证据是直接来源于案件事实或者在案件事实直接作用下形成的证据，如书证的原本。原始证据的证明力强，可信度高。因原始证据的不可再生，要特别注意对原始证据的保全。传来证据是从原始证据中衍生出来或者在信息传递中间环节中形成的证据，如书证的副本或复印件。传来证据内容不能直接产生证明作用，可以利用其发现和核实原始证据，或者与其他证据结合起来证明案件事实。②按照证据与证明对象的关系分为直接证据和间接证据。直接证据是以证据本身具有的性质、特征和内容就可以证明案件事实的证据。直接证据能够单独证明案件事实，证明方式简便、证明效力强，证明可靠性大。间接证据需要借助于其他证据支持才能对案件事实产生证明作用的证据。间接证据不能单独证明案件事实，需要其他证明的辅助和配合。③按照证据存在和表现形式分为言证和物证。言证是以人的陈述为存在和表现形式的证据，如当事人陈述、证人证言、鉴定结论等。物证是以物的形状、大小、颜色、性能等特征反映案件真实情况的证据。物证客观性、稳定性强，不容易失真，但容易灭失、关联性不明显，只能从静态上证明案件事实。

种类 根据《中华人民共和

国行政诉讼法》第三十三条规定，证据包括书证、物证、视听材料、电子数据、证人证言、当事人陈述、鉴定结论、勘验笔录、现场检查笔录。证据经法庭审查属实，才能作为认定案件事实的根据。

（高建伟）

shūzhèng

书证（documentary evidence）

以文字、符号、图案等形式所记载的内容或表示的思想，用来证明案件事实的书面文件或其他物质材料。

特征 ①以纸质文书或布帛、皮革、金石、竹木等其他物质材料为信息载体。②由当事人或者书证提供者在案件发生前或发生过程中制作形成，是真实意思的反映。③记载的内容或表达的思想，同案件事实有关联，能够证明案件事实。

分类 书证的类型和表现形式有多种。①因制作主体的不同，分为公文书证和非公文书证。公文书证是国家公权力机关及其职能部门在法定权限范围内依照职权所制作的文书，如公权力机关作出的命令、决议、决定、通告、指示、公函，行政管理机关制作的行政许可决定书、行政处罚决定书等；非公文书证是公文书证以外的其他书证，包括具有民事行为能力和责任能力的法人、自然人所制作形成的私人文书，还包括具有法定职权的机关、单位及其工作人员在实施与其法定职权无关的民事行为时所制作的文书。②因制作方法与来源的不同，分为原本、正本、副本、节录本、影印本、翻译本。原本也称为原件或底本，是文书制作人通过手写、打印、雕刻等方法将有关内容加以记载制作形成的原始文本。正本是依照原本采用全文抄录、印制等方法制作形成，其内容与原本完全相同的文书，主要发送给主受件人，正本对外具有与原本同等的法律效力。副本是依照原本全文抄录或印制而形成，通常发送给主受件人以外的其他需要了解原本内容的相关单位或个人，副本与正本的内容相同，但两者的受件主体不同，与书证的证明效力并无直接关系。节录本是从原本或正本文书中摘抄其部分内容而形成的文书，由于节录本只能反映原本的部分内容，在证明效力方面具有较大的局限性。影印本是采用摄影、复印、扫描等影印技术将原本或正本复制形成的文书。翻译本是采用原本或正本语言文字以外的其他语言文字翻译形成的文书。③因内容性质的不同，分为处分性书证和报道性书证。处分性书证是指记载的内容以设定、变更、消灭一定法律关系为目的并可以导致一定法律后果的文书，如合同书、判决书等。报道性书证是指记载的内容不是以产生一定的法律关系为目的，而是制作者对已经发生的具有法律意义的事实进行记录或报道而形成的文书，如会议记录、会计账簿、病历、日记等。④因格式要件的不同，分为特定书证和普通书证。特定书证是依照法律规定必须具备法定条件、法定形式，必须履行特定程序而形成的文书，如行政处罚决定书、结婚证书等。普通书证是法律不要求必须具备特定的格式要件和制作程序，只要当事人具有明确的意思表示，并经签名、填写日期而形成的文书，如公民之间出具的借据、收条等。⑤根据书证的表达方式不同，还可以分为文字书证、符号书证和图形书证。

收集 当事人向人民法院提供书证的，应当符合下列要求：①提供书证的原件，原本、正本和副本均属于书证的原件。提供原件确有困难的，可以提供与原件核对无误的复印件、照片、节录本。②提供由有关部门保管的书证原件的复印件、影印件或者抄录本的，应当注明出处，经该部门核对无误后加盖其印章。③提供报表、图纸、会计账册、专业技术资料、科学文献等书证的，应当附有说明材料。④被告提供的被诉具体行政行为所依据的询问、陈述、谈话类笔录，应当有行政执法人员、被询问人、陈述人、谈话人签名或者盖章。

法律、法规、司法解释和规章对书证的制作形式另有规定的，从其规定。

（高建伟）

wùzhèng

物证（material evidence） 以其客观存在的形状、性质、规格等物质状况用来证明案件事实的物品或痕迹。

特征 ①以其外部特征、内在属性、空间方位、存在状况等来证明案件的真实情况。②独立于人们意志以外的客观物质，不易受人的主观因素影响，有较强的客观性和可靠性。③被称为“哑巴证据”，对案件事实具有相对稳定性和间接证明性。④可能被伪造或者同类似物品相混淆，物证的收集与识别需要借助一定的科学技术手段。

分类 根据物证的不同特点进行分类，物证的种类有多种。①因表现方式的不同，分为物体物证、痕迹物证。物体物证是能够证明案件事实的特定物体。痕迹物证是不同物体之间在物理碰撞、化学反应及其他外力作用下在物体表面所留存的印迹。②因大小形态的不同，分为常量物证、微形物证、无形物证。常量物证是指人的感官能够直接感知和辨认的物证，如遗留在现场的毛发或血液等。微量物证是指需要借助实验仪器或特定的物理、化学方法才能提取和鉴别的细微物体，如经检测从毛发中提取的DNA等微观生物结构。无形物证是指虽没有一定的形状，但以其特殊属性能够证明案件事实的证物，如声音、光线、气味、电流等。③因物理形态的不同，分为固体物证、液体物证、气体物证。固体物证是以固体形态来证明案件事实的物证。司法实践中最常见的物证形态。液体物证是以液体形态来证明案件事实的物证。气体物证是以气体形态来证明案件事实的物证。④根据物证的证明形式不同，还可以分为特征物证、属性物证、状况物证等。

收集 物证的收集包括发现和提取两个方面，往往需要借助一些科学手段和科学技术，否则将会导致物证的毁损或难以被提取。不同种类的物证材料应按照不同的技术目的采取不同的技术手段提取。当事人向人民法院提供物证的，应当符合下列要求：①提供原物。提供原物确有困难的，可以提供与原物核对无误的复制件或者证明该物证的照片、录像等其他证据。②原物为数量较多的种类物的，提供其中的一部分。

（高建伟）

shìtīng cáiliào

视听材料（audiovisuals）

利用录音、录像等现代科学技术手段生成、存储，用来证明案件事实的证据。在中国民事、行政、刑事诉讼法中也称为视听资料。

特征 ①生成、展示与存储都必须依赖于科学技术手段及其设备。②存储与还原具有高度的准确性和完整性。③能够动态的、持续的记录与重复演示客观情况。④存储介质容量大、重量轻、便于保存与携带，可以反复使用。⑤不是书证，也不是物证，但有着书证和物证的一些特征。

分类 因其生成过程和输出演示方式的不同，分类如下：①录音。通过录音设备将声音信号记录在特定媒体介质上的信息资料，通常的记录介质有唱片录音、磁带录音、光学刻录、数字录音等。②录像。运用磁带、光学刻录、数字等录像机将客观真实情况进行记录并经播放能够重新展示原始形象的信息资料。③需要运用特殊技术设备还原演示的其他信息资料。

审查 当事人向人民法院提供计算机数据或者录音、录像等视听材料的，应当符合下列要求：①提供有关资料的原始载体。提供原始载体确有困难的，可以提供复制件。②注明制作方法、制作时间、制作人和证明对象等。③声音资料应当附有该声音内容的文字记录。

审查视听材料时，要注意把握：①审查视听材料的来源方式。②审查视听材料的收集程序的合法性。③审查视听材料内容的真实性。④审查视听材料是否能与其他证据材料相印证。

（高建伟）

diànzǐ shùjù

电子数据（electronic data）

案件发生过程中形成的，以数字化形式存储、处理、传输的，能够证明案件事实的数据。

分类 电子数据包括但不限于下列信息、电子文件：①网页、博客、微博客、朋友圈、贴吧、网盘等网络平台发布的信息。②手机短信、电子邮件、即时通信、通讯群组等网络应用服务的通信信息。③用户注册信息、身份认证信息、电子交易记录、通信记录、登录日志等信息。④文档、图片、音视频、数字证书、计算机程序等电子文件。

保护 对作为证据使用的电子数据，应当保护电子数据的完整性。采取方法：①扣押、封存电子数据原始存储介质。②计算电子数据完整性校验值。③制作、封存电子数据备份；④冻结电子数据。⑤对收集、提取电子数据的相关活动进行录像。⑥其他保护电子数据完整性的方法。

（高建伟）

zhèngrén zhèngyán

证人证言（witness' testimony）

了解案件情况的非本案利害关系人以其口头或书面形式所作的证明事实的陈述。证人证言的内容包括案件事实及有助于查清案件真相的其他事实。证人的陈述，可以是亲自看到或听到，也可以转告其他人看到或听到的内容，但证人转告他人看到或听到的信息情况时，必须如实说明该信息的来源。

特征 ①不可替代性，证人对案件事实的分析、推测等，不能成为证言。②证言内容的明确性，证人同案件处理没有利害关系。③不稳定性，由于证人是案外之人，对案件情况并非亲身经历，证人在不同场合、向不同询问者所提供证言时，由于受到内心主观臆测、外部客观环境及询问者提问方式等因素的影响，会导致陈述内容的失真和误差。

分类 证人证言因同案件情况关联度的不同，分为直接描述案件事实的证人证言、间接描述案件事实的证人证言、转述案件事实的证人证言，此类证人也称为目击证人、传闻证人。证人证言因其年龄及生理状况的不同，分为成年人证人证言、未成年人证人证言，以及健康人证人证言、聋哑人证人证言、盲人证人证言等。此外，证人证言因该证人是否存在罪错，还可以分为清白证人、污点证人。

收集　应当由符合法律规定的询问人依照法定程序通过询问、记录的方式取得。询问的内容主要是证人直接或间接感知到的同案件有关的事实和情节，询问中要注意考察证人对事实情节的初始理解与记忆及提供证言时是否具有正确表达意志的能力。当事人向人民法院提供证人证言的，应当符合下列条件：①写明证人的姓名、年龄、性别、职业、住址等基本情况。②有证人的签名，不能签名的，应当以盖章等方式证明。③注明出具日期。④附有居民身份证复印件等证明证人身份的文件。

（高建伟）

dāngshìrén chénshù

当事人陈述（litigant's statement）　行政执法中的行政管理相对人就案件事实情况向行政机关所作的陈述和辩解。

特征　陈述主体的不可替代性；陈述指向的直接性；陈述内容的特定性；证明效力的双重性；前后陈述的不稳定性。

分类　根据当事人陈述的不同特点分类如下：①因表达形式的不同，分为口头陈述、书面陈述。口头陈述是当事人采用言词表达的方式对案件事实情况所作的口头陈述，如法庭审理中，通常采用的是由当事人以口头表达方式进行当庭陈述。书面陈述是当事人采用文字表达的方式对案件事实情况所作的书面陈述，如原告的诉状及对诉讼请求的书面说明、被告答辩状中有关案件事实的表述和辩解等。②因陈述主体的不同，分为原告人陈述、被告人陈述、第三人陈述、诉讼代表人陈述等，民事和行政诉讼当事人是诉讼的主体，对于诉讼活动的发生、变更、消灭，有着直接的影响，由于当事人的诉讼角色和利益关系不同，参与诉讼的目的也不同，对判断不同当事人陈述的真实性有重要作用。③因证明内容的不同，分为对案件客观事实的陈述、对案件性质和处理意见的陈述，对案件客观事实的陈述是指当事人对参与案件全过程及知晓案件有关情况的叙述；对案件性质和处理意见的陈述是指当事人对案件事实性质及处理结果提出主张希望得到采纳的陈述。④因对事实认同程度的不同，分为确认性陈述、否认性陈述、承认性陈述。确认性陈述是当事人主动提供事实证据材料，以此证明确实存在某一实体法律关系的陈述，确认性陈述目的在于证明自己的主张，往往对本方是有利的。否认性陈述是当事人被动的提供事实证据材料，以此否认对方当事人提出诉讼请求时所依据的某一事实，否认性陈述并非由当事人主动提出，而是针对确认性陈述中的部分内容进行反驳。承认性陈述是一方当事人对另一方当事人提出的于己不利的事实，放弃辩驳，表示认可，承认其为客观存在的一种陈述，承认性陈述目的在于放弃争辩，一般情况下具有被动性、利他性的特点。

（高建伟）

jiàndìng jiélùn

鉴定结论（expert conclusion）　鉴定人运用自己的专业知识、技能、工艺方法及各种科学仪器、设备等，根据所提供的案件事实材料，对需要鉴定的专业技术问题进行分析、鉴别后，所作出的科学判断和结论性意见。又称鉴定人意见或专家意见。

特征　①由具有专门知识的人在其专业领域范围内经过科学分析检测后作出。②根据委托方所提供的案件事实材料，对与案件事实有关的某一专门性问题进行鉴别并作出的结论，是一种有科学依据的意见。③所要解决的是案件的事实问题，而不是案件事实所涉及的法律问题。④建立在现阶段科学技术基础上由鉴定人以自身认知能力所作出的判断和意见，必然有其自身发展与认识的局限性，并非不可质疑，如果需要，委托方还可以就案件事实存在的同一问题聘请其他鉴定人进行重新鉴定。⑤如果超越鉴定范围，或者鉴定人超越鉴定权限，或者在鉴定结论中发表对案件事实的法律意见，均属于无效的鉴定结论。

分类　①根据专业学科，分为物证技术学鉴定结论、司法精神病学鉴定结论、法医学鉴定结论、遗传学鉴定结论、会计学鉴定结论、工程学鉴定结论、考古学鉴定结论等。②根据鉴定对象，分为对人的鉴定结论、对物的鉴定结论、对情况的鉴定结论等。③根据物质特征，分为痕迹物证鉴定结论、文书物证鉴定结论、化学物证鉴定结论、生物物证鉴定结论、音像物证鉴定结论等。④根据确定性程度，分为确定性鉴定结论、非确定性鉴定结论，如指纹鉴定结论一般都属于确定性鉴定结论。⑤根据因需要解决问题性质，分为同一认定型鉴定结论、种属认定型鉴定结论、性质状态型鉴定结论等。

此外，2005年2月28日第十届全国人大常委会第十四次会议审议通过了《关于司法鉴定管理问题的决定》，国家对鉴定人和鉴定机构依法实行登记管理制度。鉴定结论因该鉴定项目是否纳入登记管理范围，可以分为实行登记管理的鉴定结论、不实行登记管理的鉴定结论。

审查 ①鉴定人和鉴定机构从业资格的合法性。②鉴定方法作为当代科学技术成果是否具备稳定性和实用性。③鉴定材料及其样本是否具备充分性和可靠性。④鉴定时使用的仪器、设备及其操作规程是否符合规范要求。

根据中国法律和有关司法解释的规定，鉴定部门出具的鉴定书内容应当包括：①鉴定的内容。②鉴定时提交的相关材料。③鉴定的依据和使用的科学技术手段。④鉴定的过程。⑤明确的鉴定结论。⑥鉴定部门和鉴定人鉴定资格的说明。⑦鉴定人及鉴定部门签名盖章。

（高建伟）

kānyàn bǐlù

勘验笔录（records of inspection） 卫生行政机关卫生监督机构和卫生监督人员在对与案件有关的场所、物品进行查验、拍照、测量等勘验活动时，为固定案件现实状态、记录勘验过程和结果，由勘验人员所作的客观记载并有勘验人员和在场见证人签名的书面材料。

特征：①属于对现场和相关物品实际状况的客观记录，不能包括勘验检查人员等对案件的分析判断。②内容是对案件现场环境情况和相关物品实际状况的综合记载，反映了现场各种证据材料之间客观存在和已经形成的互相关系。③以事后查验记载的方式制作形成，只能间接证明案件事实的发生、存在和结果。④由案件调查人员依照法定程序制作而成，在使用纸张、文本格式、专业用语、署名位置等方面都有严格的要求和规范，是勘验笔录具备证明效力的基本保证。

根据勘验笔录的不同特点进行如下分类：①因制作形式的不同，分为文字勘验笔录、绘图勘验笔录、照相或摄像勘验笔录、录音勘验笔录等。②因勘验对象和勘验方法的不同，分为现场勘验笔录、物证勘验笔录、人身检查笔录、尸体检验笔录等。

（高建伟）

xiànchǎng jiǎnchá bǐlù

现场检查笔录（records of on-the-spot inspection） 卫生监督机构执法人员在对案件现场、与案件有关的物品和人员进行检查时，为固定现场情况、记录检查过程和处理结果，由检查人员客观记载的书面材料。现场检查笔录是卫生行政执法和卫生行政诉讼特有的证据形式。

特征：①卫生行政机关在办案中依法对违法活动进行处理时所作的书面记录，是固定证据、保全证据的一种方法。②由卫生行政执法工作人员依法制作，在文书格式和用语等方面都要依照规定的要求和规范。③由卫生行政机关调查人员制作、必须在检查现场当场进行制作、要有现场检查人员和当事人的签名。④现场笔录，应当载明时间、地点和事件等内容，并由执法人员和当事人签名。当事人拒绝签名或者不能签名的，应当注明原因。有其他人在现场的，可由其他人签名。

（高建伟）

wèishēng jiāndū shǒuduàn

卫生监督手段（means of health inspection） 卫生监督主体为贯彻卫生法律规范，依法实施卫生监督职权过程中所采取的措施和方法。对卫生监督实践而言，卫生监督主体运用什么样的卫生监督手段，是否为有效的卫生监督手段，对卫生监督主体和卫生监督相对人都具有十分重要的意义。卫生监督手段主要包括卫生法制宣传教育、卫生行政许可、卫生监督检查、卫生行政奖励、卫生行政处罚、卫生行政强制等。

（李　莉）

wèishēng fǎzhì xuānchuán jiàoyù

卫生法制宣传教育（education of health legal system） 卫生监督主体及其卫生监督人员将卫生法律、法规的基本内容向社会进行广泛的宣传，使公民、法人和其他组织能够得到充分的知晓、理解并受到教育，从而自觉地遵守卫生法律规范的活动。卫生法制宣传教育依据宣传对象的不同分为一般性宣传教育和具体宣传教育。一般性宣传教育通过电视、报纸、标语、图画等多种形式的宣传工具，向全社会进行广泛的卫生法制宣传，普及卫生法律知识，使人们受到教育。具体宣传教育是卫生行政部门在具体的卫生监督活动中，通过纠正和处理相对人的违法行为，进行卫生法制宣传教育，做到惩罚与教育相合。

（李　莉）

wèishēng xíngzhèng xǔkě

卫生行政许可（health administrative permit） 卫生行政部门根据公民、法人或者其他组织的申请，按照卫生法律、法规、规章和卫生标准、规范进行审查，赋予或确认卫生监督相对人从事某种活动的法律资格或法律权利的具体行政行为。

特征　①一种依申请的行政行为：卫生行政许可只能依监督相对人的申请而发生，卫生监督主体不能主动作出。②依法进行审查的行为：实质在于审查申请人是否具有从事某种活动的法定条件。③行政主体赋予行政相对人某种法律资格或者法律权利的行政行为。④要式行政行为：卫生行政机关作出准予行政许可的决定，需要颁发行政许可证件的，应当向申请人颁发加盖印章的卫生许可证。

种类　根据不同标准对行政许可的划分。

一般许可和特殊许可　根据许可性质不同进行的划分。一般许可是卫生行政部门对申请人没有特殊的数量限制和特别的要求，只要申请符合法定条件，卫生行政部门就给予许可或批准其申请。特殊许可是卫生行政部门对申请人除规定了一般的法定条件外，还对申请人有特别限制的条件。

行为许可和资格许可　根据许可内容的不同进行的划分。行为许可是卫生行政部门根据相对人的申请，允许符合条件的相对人从事某种活动，采取某种行为的许可方式。资格许可是卫生行政部门根据相对人的申请，经过一定的考核程序核发一定的证明文书，允许其享有某种资格或具备某种能力的许可。

权利性许可和附义务许可　根据许可是否附加义务进行的划分。权利性许可是被许可人可以自由放弃行使该项许可所赋予的权利，不需要为此而承担某些法律责任和后果。附义务许可是许可证的持有人在获得该许可证的同时便承担了在一定期限内从事该项活动的义务，如果许可证的持有人在此期间内没有从事该项活动，便会因此承担一定的法律责任。

独立许可和附文件许可　根据许可书面形式的不同进行的划分。独立许可是许可证本身已经包含了所需明确的持证人活动的范围、方式、时间和条件等内容，无须其他文件加以补充说明。附文件许可是许可需要附加其他文件加以说明，其本身不足以说明持证人获得许可的全部内容。这种许可在申请、审批或使用时，均应将附加文件附在许可证后作补充性说明。

共同许可、条件许可和委托许可　根据主管行政许可机关的不同进行的划分。共同许可是两个以上行政机关就某一申请事项发放许可证的行为。条件许可是行政机关颁发许可证必须先经其他行政机关同意或者批准。委托许可是行政机关在特定情况下把许可审批权委托给其他组织行使。

其他分类　按行政许可的时间长短，可以分为永久许可和限期许可；按照卫生行政许可的对象，可以分为人员许可、物品许可和机构或场所许可；按行政许可享有的程度，可以分为排他性许可和非排他性许可；按行政许可的目的不同，可以分为维护公共安全的许可、保护国家资源的许可和保护公民健康的许可等。

原则　①合法性原则：又称为行政许可法定原则，卫生行政许可的设定、实施机关的权限和义务、获得许可的条件和程序等，都必须由法律规定。②公开、公平、公正原则：公开的要求是，行政机关要把行政权力运行的依据、过程和结果向行政相对人和公众公开，使众所周知；公平、公正的原则要求行政许可机关应当平等地对待所有个人和组织。③便民原则：行政机关实施卫生行政许可，应当由一个机构统一受理申请，统一送达行政许可决定，并为公民、法人或者其他组织申请行政许可尽量提供方便。④救济原则：公民、法人或者其他组织对行政机关实施卫生行政许可，享有陈述权、申辩权；有权依法申请行政复议或者提起行政诉讼；其合法权益因行政机关违法实施行政许可受到损害的，有权依法要求赔偿。⑤信赖保护原则：卫生行政许可行为具有确定力，一经作出，未有法定事由和未经法定程序不得随意撤销、废止或改变。对相对人的行政许可行为作出后，事后即使发现违法的，只要不是因为相对人过错所造成的，也不得废止或改变。如事后发现有较严重违法情形或可能给国家、社会公共利益造成重大损失，必须撤销或者或变更许可的，行政机关应负责补偿无过错相对人的损失。⑥监督责任原则：在行政许可中谁许可，谁监督，谁负责。卫生行政机关应当依法加强对行政机关实施行政许可和从事行政许可事项活动的监督。

设定　国家有关机关依照法定权限和法定程序创设行政许可规范的活动。设定行政许可，属于立法行为，是实施行政许可的基础。根据《中华人民共和国行政许可法》（以下简称《行政许可法》）第十二条的规定，卫生行政许可的设定包括：①从事特定卫生活动需经许可的事项，指直接涉及公共安全及直接关系人身健康等特定卫生活动，需要按照法定条件予以批准的事项。②资格资质方面的事项。③通过检测、检验和检疫等方式对相关物品的审批事项。

《行政许可法》对行政许可设定权作出如下规定：①法律可以设定行政许可，尚未制定法律的，行政法规可以设定行政许可。②尚未制定法律、行政法规的，地方性法规、地方政府规章可以设定行政许可。③法规、规章对实施行政许可作出的具体规定，除上位法有明确具体的授权外，不得增设行政许可，对颁发行政许可条件所作出的具体规定，不得增设违反上位法的其他条件。④除法律、法规和省、自治区、直辖市人民政府规章外，其他规范性文件一律不得设定行政许可。

《卫生行政许可管理办法》第四条规定，各级卫生行政部门实施卫生行政许可应当有下列法定依据：①法律、行政法规。②国务院决定。③地方性法规。④省、自治区、直辖市人民政府规章。各级卫生行政部门不得自行设定卫生行政许可项目，不得实施没有法定依据的卫生行政许可。

形式 依据《行政许可法》第三十九条的规定，卫生行政许可的形式有以下几种：①许可证（见卫生许可证）。有关许可机关根据相对人的申请而依法核发的批准书，它以“许可证”的名称出现。②资格证、资质证或其他合格证。经过考试、考核等申请程序合格后，颁发给申请人的证明其能力、资格的许可证件，证件持有人可以从事某种职业或进行某种活动，如执业医师证书、执业护士证书等。③卫生行政机关的批准文件或证明文件，指卫生行政机关批准有关主体从事一定活动的书面意见，如卫生和生物制品批准文号、食品广告批准文号等。④法律、法规规定的其他卫生行政许可证件。对于卫生行政机关实施行政许可，采取对设备、设施、产品、物品进行检验、检测检疫的，行政机关经检验、检测、检疫合格的，可以直接在设备、产品、物品上加贴表示其合格的标签或者加盖印章。

程序 见卫生行政许可程序。

监督 通过法律手段对行政许可进行监督和控制。包括对被许可人的监督和对卫生行政机关的监督。《卫生行政许可管理办法》第四十七条规定，卫生行政部门应当建立健全行政许可管理制度，对卫生行政许可行为和被许可人从事卫生行政许可事项的活动实施全面监督。

对被许可人的监督　主要包括书面检查，抽样检查、检验、检测与实地检查，被许可人的自检，对取得特许权的被许可人的监督检查。卫生行政部门实施监督检查，不得妨碍被许可人正常生产经营和服务活动，不得索取或者收受被许可人的财物，不得谋取其他利益。卫生行政部门对被许可人提供的有关技术资料和商业秘密负有保密责任。对违法从事卫生行政许可事项活动的，卫生行政部门应当及时予以查处。对涉及本辖区外的违法行为，应当通报有关卫生行政部门进行协查；接到通报的卫生行政部门应当及时组织协查；必要时，可以报告上级卫生行政部门组织协查；对于重大案件，由国务院卫生行政部门组织协查。卫生行政部门应当将查处的违法案件的违法事实、处理结果告知作出卫生行政许可决定的卫生行政部门。

对卫生行政部门的监督　上级卫生行政部门基于行政隶属关系对下级行政机关实行的监督。发现下级卫生行政部门实施卫生行政许可违反规定的，应当责令下级卫生行政部门纠正或者直接予以纠正。卫生行政部门发现本机关工作人员违反规定实施卫生行政许可的，应当立即予以纠正。发现其他地方卫生行政部门违反规定实施卫生行政许可的，应当立即报告共同上级卫生行政部门。接到报告的卫生行政部门应当及时进行核实，对情况属实的，应当责令有关卫生行政部门立即纠正；必要时，上级卫生行政部门可以直接予以纠正。

变更 根据被许可人的请求，卫生行政机关对许可事项的具体内容在许可被批准后加以变更的行为。卫生行政许可的被许可人，在从事行政许可的有关活动中，如果对行政许可中所列的事项需要变更或者其活动需要超出许可范围的，应当向作出准予行政许可决定的机关提出对原许可事项予以变更的申请。符合法定条件和要求的，卫生行政机关应当依法予以变更，并换发行政许可证件或者在原许可证件上予以注明；不符合法定条件和要求的，卫生行政机关应当作出不予变更行政许可的书面决定，并说明理由。

延续 在卫生行政许可的有效期届满后，延长卫生行政许可的有效期间。被许可人依法需要延续卫生行政许可有效期的，应当在该卫生行政许可有效期届满30日前向作出卫生行政许可决定的卫生监督机构提出申请，并按照要求提供有关材料，法律、法规、规章另有规定的，依照其规定。卫生行政机关接到延续申请后，应当按照有关规定作出受理或者不予受理的决定。受理延续申请的，应当在该卫生行政许可有效期届满前作出是否准予延续的决定；逾期未作决定的，视为准予延续。卫生监督机构作出不受理延续申请或者不准予延续决定的，应当书面告知理由。

撤销　作出卫生行政许可决定的行政机关或者其上级行政机关，根据利害关系人的请求或者依据其职权，对行政机关及其工作人员违法作出的准予卫生行政许可的决定，依法撤销其法律效力的行为。卫生行政许可的撤销是由于许可行为的无效引起的，该许可自始至终没有法律效力。卫生行政许可的撤销，分为可以撤销、应当撤销和不予撤销三种情形。

可以撤销的情形　①行政机关工作人员滥用职权、玩忽职守作出准予行政许可决定的。②超越法定职权作出准予行政许可决定的。③违反法定程序作出准予行政许可决定的。④对不具备申请资格或者不符合法定条件的申请人准予行政许可的。⑤依法可以撤销行政许可的其他情形。对于可以撤销的情形，被许可人的合法权益受到损害的，行政机关应当依法给予赔偿。

应当撤销的情形　被许可人以欺骗、贿赂等不正当手段取得行政许可的，应当予以撤销。对于应当撤销的情形，被许可人基于行政许可取得的利益不受保护。被许可人以欺骗、贿赂等不正当手段取得行政许可的，行政机关应当依法给予行政处罚；取得的行政许可属于直接关系公共安全、人身健康、生命财产安全事项的，申请人在 3 年内不得再次申请该行政许可；构成犯罪的，依法追究刑事责任。

不予撤销的情形　对于可以撤销或者应当撤销的情形，如果撤销行政许可，可能对公共利益造成重大损害的，不予撤销。公民、法人或其他组织对行政机关作出的撤销决定不服的，可以申请行政复议。

注销　基于特定事实的出现，由行政机关依据法定程序收回卫生行政许可证件或者公告卫生行政许可失去效力。已经作出的行政许可决定自注销决定生效之日起失去效力，公民、法人或者其他组织继续从事该项活动的行为属于违法行为。出现依法应当注销行政许可的情形的，行政机关应当依法办理有关行政许可的注销手续。行政机关注销行政许可，应当作出书面决定，告知申请人注销的理由、依据。

《行政许可法》规定的应当注销行政许可的情形：①卫生行政许可有效期届满未延续的。行政许可有效期届满后，被许可人未申请延续行政许可的，或者其延续行政许可的申请未被行政机关批准或者未依法被视为准予延续的，其已经取得的行政许可自有效期届满之日起失去效力，行政机关应当依法注销行政许可。②赋予公民特定资格的卫生行政许可，该公民死亡或者丧失行为能力的。③法人或者其他组织依法终止的。④卫生行政许可依法被撤销、撤回，或者行政许可证件依法被吊销的。⑤因不可抗力导致行政许可事项无法实施。⑥法律、法规规定的应当注销行政许可的其他情形。

吊销　卫生行政部门取消违法行为人从事某种活动的权利或享有某种资格，是对相对人特定行为的法律资格的剥夺，是较为严厉的行政处罚行为，适用于被许可人取得行政许可后有严重违法行为的情形，适用前提是被许可人取得行政许可后有严重违法行为。卫生行政部门在作出吊销卫生行政许可处罚决定前，应当告知当事人有要求举行听证的权利。当事人要求听证的，卫生行政机关应当组织听证。听证由卫生行政机关内部法制机构或主管法制工作的综合机构负责。公民、法人和其他组织对吊销许可的行政处罚决定不服的，可以申请行政复议或提起行政诉讼。

法律责任　包括行政许可机关及其工作人员的法律责任和行政许可申请人及被许可人的法律责任。

行政许可机关及其工作人员的法律责任　卫生行政部门及其工作人员违反相关法律规定，尚未构成犯罪的，由上级卫生行政部门责令改正，对直接负责任的主管人员和其他直接责任人员依法给予行政处分；涉嫌构成犯罪的，移交司法机关追究刑事责任。违法行为包括：①对符合法定条件的卫生行政许可申请不予受理的。②不在卫生行政许可受理场所公示依法应当公示的材料的。③在受理、审查、决定卫生行政许可过程中，未向申请人、利害关系人履行法定告知义务的。④申请人提交的申请材料不齐全、不符合法定形式，能够一次告知而未一次告知申请人必须补正的全部内容的。⑤未向申请人说明不予受理或者不予卫生行政许可的理由的。⑥依法应当举行听证而不举行听证的。⑦对不符合法定条件的申请人准予卫生行政许可或者超越法定职权作出准予卫生行政许可决定的。⑧对符合法定条件的申请人不予卫生行政许可或者不在法定期限内作出准予卫生行政许可决定的。⑨索取或者收受财物或者谋取其他利益的。⑩法律、行政法规规定的其他违法情形。

行政许可申请人及被许可人的法律责任 公民、法人或其他组织未经卫生行政许可，擅自从事依法应当取得卫生行政许可的活动的，由卫生行政部门依法采取措施予以制止，并依法给予行政处罚；涉嫌构成犯罪的，移交司法机关追究刑事责任。申请人提供虚假材料或者隐瞒真实情况的，卫生行政部门不予受理或者不予许可，并给予警告，申请人在1年内不得再次申请该许可事项。被许可人以欺骗、贿赂等不正当手段取得卫生行政许可的，卫生行政部门应当依法给予行政处罚，申请人在3年内不得再次申请该卫生行政许可；涉嫌构成犯罪的，移交司法机关追究刑事责任。被许可人有下列行为之一的，卫生行政部门应当依法给予行政处罚，涉嫌构成犯罪的，移交司法机关追究刑事责任：①涂改、倒卖、出租、出借或者以其他方式非法转让卫生行政许可证件的。②超越卫生行政许可范围进行活动的。③在卫生监督检查中提供虚假材料、隐瞒活动真实情况或者拒绝提供真实材料的。④应依法申请变更的事项未经批准擅自变更的。⑤法律、法规、规章规定的其他违法行为。

（李 莉）

wèishēng xíngzhèng xǔkě chéngxù

卫生行政许可程序（procedure of health administrative permit）

有关卫生行政许可的申请、审查、颁发或拒绝、修改、更换、复查、中止、废止、撤销、转让等一系列的步骤和过程。2004年11月17日，卫生部根据《中华人民共和国行政许可法》发布了《卫生行政许可管理办法》。

申请与受理 公民、法人或者其他组织申请卫生行政许可，应当按照法律、法规、规章规定的程序和要求向卫生行政机关提出申请，如实向卫生行政机关提交有关材料，并对其申请材料的真实性负责，承担相应的法律责任。申请书格式文本由卫生监督机构提供。申请人可以委托代理人提出卫生行政许可申请，代理人办理卫生行政许可申请时应当提供委托代理证明。卫生行政机关接收卫生行政许可申请时，应当对申请事项是否需要许可、申请材料是否齐全等进行核对，根据不同情况分别作出受理、补证申请材料或不受理的处理，并出具加盖卫生行政机关专用印章和注明日期的文书。卫生行政许可申请人向卫生监督机关提出许可申请，必须具备以下三个条件：①必须是卫生法规规定经许可方能进行的活动或事项。②申请人必须具有申请许可事项的行为能力。③必须有明确的申请许可的意思表示。

审查与决定 卫生行政机关应当对申请人提交的申请材料进行审查。申请人提交的申请材料齐全、符合法定形式，行政机关能够当场作出决定的，应当当场作出书面的行政许可决定；不能当场作出行政许可决定的，应当在法定期限内按照规定程序作出行政许可决定。根据法定条件和程序，需要对申请材料的实质内容进行核实的，行政机关应当指派两名以上工作人员进行核查，并根据现场审查结论在规定期限内作出卫生行政许可决定。行政机关对行政许可申请进行审查时，发现行政许可事项直接关系他人重大利益的，应当告知该利害关系人。申请人、利害关系人有权进行陈述和申辩。行政机关应当听取申请人、利害关系人的意见。

对申请人的行政许可申请进行审查后，行政机关应当依法作出准予行政许可或不予行政许可的书面决定。准予行政许可，需要颁发行政许可证件的，应当向申请人颁发相应的加盖本行政机关印章的行政许可证件。不予行政许可的，应当说明理由，并告知申请人享有依法申请行政复议或者提起行政诉讼的权利。准予行政许可的决定应当公开，公众有权查阅。

期限 卫生行政机关自收到申请材料起，5日内，作出是否受理的决定。除当场作出行政许可决定的外，行政机关应当自受理行政许可申请之日起20日内作出行政许可决定。20日内不能作出决定的，经本行政机关负责人批准，可以延长10日，并将延长期限的理由告知申请人。法律、法规另有规定的，依照其规定。行政许可采取统一办理或者联合办理、集中办理的，办理的时间不得超过45日；45日内不能办结的，经本级人民政府负责人批准，可以延长15日，并将延长期限的理由告知申请人。依法需要听证、招标、拍卖、检验、检测、检疫、鉴定和专家评审的，所需时间不计算在规定的期限内，但行政机关应将所需时间书面告知申请人。行政机关作出准予行政许可的决定，应当自作出决定之日起10日内向申请人颁发、送达行政许可证件，或者加贴标签、加盖检验、检测、检疫印章。

听证 法律、法规、规章规定实施卫生行政许可应当听证的事项，或者卫生行政机关认为需要听证的涉及重大公共利益的卫生行政许可事项，卫生行政机关应当在作出卫生行政许可决定前向社会公告，并举行听证；卫生行政许可直接涉及申请人与他人之间重大利益关系，卫生监督机构应当在作出卫生行政许可决定前发出卫生行政许可听证告知书。根据规定需要听证的，由卫生行政机关具体实施行政许可的机构负责组织。听证所需时间不计算在卫生行政许可期限内。

特别规定　①卫生监督机构依法需要对申请行政许可事项进行检验、检测、检疫的，应当自受理申请之日起5日内指派两名以上工作人员按照技术标准、技术规范进行检验、检测、检疫，并书面告知检验、检测、检疫所需期限。需要延长期限的，应当另行书面告知申请人。检验、检测、检疫所需时间不计算在卫生行政许可期限内。②卫生监督机构依法需要根据鉴定、专家评审结论作出卫生行政许可决定的，应当书面告知申请人组织专家评审的所需期限。③卫生监督机构依法需要根据考试、考核结果作出卫生行政许可决定的，申请人在考试、考核合格成绩确定后，根据其考试、考核结果向卫生监督机构提出申请，卫生监督机构应当在规定期限内作出卫生行政许可决定。卫生监督机构根据考试成绩和其他法定条件作出卫生行政许可决定的，应当事先公布资格考试的报名条件、报考办法、考试科目及考试大纲。④卫生监督机构依法需要根据检验、检测、检疫结果作出卫生行政许可决定的，检验、检测、检疫工作由依法认定的具有法定资格的技术服务机构承担。申请人依法可自主选择具备法定资格的检验、检测、检疫机构，卫生监督机构不得为申请人指定检验、检测、检疫机构。⑤依法应当逐级审批的卫生行政许可，下级卫生监督机构应当在法定期限内按规定程序和要求出具初审意见，并将初步审查意见和全部申报材料报送上级卫生监督机构审批。法律、法规另有规定的，依照其规定。符合法定要求的，上级卫生监督机构不得要求申请人重复提供申请材料。⑥对不予许可的救济。对于申请人的申请，卫生监督机关若不予许可，相对人可以要求卫生监督机关复议或向法院提起行政诉讼。

（李　莉）

wèishēng xíngzhèng xǔkězhèng

卫生行政许可证

（health administrative license）　作为卫生行政许可，包括许可证、注册证、许可登记证、准许证、批件、批准文件、批准书和认可书等的多种表现形式。中华人民共和国现行的卫生许可证分为以下5个方面：①生产或经营许可证。②卫生许可证。③进出口许可证。④执业和工作许可（登记）证。⑤批准文件和批准书。

效力　卫生许可证作为卫生行政许可的重要表现形式一经颁发，即获得法律效力，具体体现在以下方面。①证明力：证明持有者的权利能力和行为能力。②确定力：许可证一经颁发，即具有任何人都不得随意变更的效力。③拘束力：被许可人取得卫生行政许可后，应当严格按照许可的条件和要求从事相应的活动。

无效　由于申请人不当或违法获取许可证后被宣布该许可自始至终不发生法律效力。是由于卫生行政部门的过失或申请人采用不当方式取得。《卫生行政许可管理办法》第五十七条规定，作出无效卫生行政许可决定的卫生行政部门或者上级卫生行政部门，应该撤销该卫生行政许可。

失效　许可证有效期届满或许可活动业已完成，许可证不再具有法律效力。卫生行政部门应当依据《卫生行政许可管理办法》办理有关卫生行政许可的注销手续。

中止　许可证持有人违反许可证规定的内容，从事违法行为，行政部门命令许可证持有人暂时停止从事被许可的活动，使许可证暂时失去法律效力。中止期过后，许可证恢复其效力，被许可人可以重新从事许可活动。如果中止期过后，被许可人违法行为依然存在或更为严重，行政部门可吊销、注销许可证。公民、法人和其他组织对行政机关作出的有关许可证中止的决定不服的，可以申请行政复议。

吊销　许可证持有人违反许可证规定的内容，从事违法行为，行政部门撤销其许可证，使许可不再存在。许可证的吊销是对违法者的一种处罚形式。公民、法人和其他组织对吊销许可证的行政处罚决定不服的，可以申请行政复议或提起行政诉讼。

（李　莉）

wèishēng jiāndū jiǎnchá

卫生监督检查

（health supervision and inspection）　卫生监督主体基于卫生监督职权，依法对卫生监督相对人是否遵守卫生法律、法规，执行卫生行政命令、决定的情况进行了解和监督检查的卫生行政执法行为。卫生监督检查不直接影响相对人的实体权利义务，只是监督检查相对人是否正确行使或履行卫生法规规定的权利义务。如果发现相对人不正当行使权利或不依法履行义务，卫生监督主体将另行作出相应的制裁性的行政决定或采取某种强制执行措施。

主体 享有卫生监督检查权的一方当事人。各级各类卫生监督主体均是卫生监督检查主体。

权利 包括一般卫生监督检查权和强制卫生监督检查权。一般卫生监督检查权是卫生监督主体享有的对相对人遵守法律规范和执行卫生行政处理或处罚决定情况的检查、了解权。强制卫生监督检查权是在相对人拒绝接受检查或拒绝提供有关资料时，卫生行政部门享有的强制了解或检查的权拒绝接受检力。中华人民共和国卫生法律规范只规定了相对人不得拒绝卫生监督检查的要求，没有授权卫生行政部门在相对人查时可以采取强制检查措施。卫生行政部门的强制卫生监督检查权要通过公安机关予以实现，即申请公安机关依据《中华人民共和国治安管理处罚法》的规定，对阻碍国家机关工作人员依法执行职务的行为进行处罚。

义务 ①符合法定权限。②遵守法定程序。③必须正当合理。④为相对人保密。

卫生监督检查相对人 接受卫生监督检查的一方当事人。

权利 ①要求卫生监督检查主体依法检查。②要求卫生监督检查主体正当地进行卫生监督检查。③请求卫生监督检查主体进行卫生监督检查。④参与卫生监督检查。⑤主动提供有关证据。⑥对卫生监督检查主体及其卫生监督员批评、建议。⑦请求法律救济。

义务 ①接受并服从卫生监督检查，即使认为卫生监督检查不合法或不合理，在经过法定程序变更或撤销之前，卫生监督检查相对人也不得拒绝。②支持和配合卫生监督检查主体实施卫生监督检查，且不得拒绝。

分类 根据不同标准划分卫生监督检查形式。

一般卫生监督检查和特定卫生监督检查 根据被检查者是否是特定相对人进行的分类。一般卫生监督检查是卫生监督主体对不确定的相对人的守法情况进行的检查，具有普查、巡查的性质。其特点在于所有符合接受卫生监督检查条件或者属于卫生监督检查范围的相对人都要接受卫生监督主体的检查。它可以使卫生行政部门从宏观上把握相对人的守法情况，如卫生行政机关对所有个体行医进行的检查。特定卫生监督检查是卫生监督主体对具体、特定的卫生监督相对人的守法情况进行检查。它可以使卫生行政部门从微观上把握相对人的守法情况，如卫生行政机关要求某一食品生产企业提供相关的资料，了解其守法的情况。

事前监督检查、事中监督检查和事后监督检查 根据卫生监督检查实施的时间进行的分类。事前监督检查是卫生监督检查的实施在相对人某一行为开始之前，其作用在于防患于未然，防止违法行为的产生，也可以为卫生行政决策提供情报和资料依据。事中监督检查是卫生监督检查实施在管理相对人行为开始之后尚未完成之前，其作用在于及时发现问题，纠正违法行为，保证卫生行政管理目标的实现。事后监督检查是卫生监督相对人的行为已经完成，卫生监督主体对这一行为或这一行为的后果进行的监督检查，其作用在于对已经发生的问题及时进行补救，制止违法行为对社会利益的继续侵害。

定期卫生监督检查和不定期卫生监督检查 根据监督检查在时间上的不同特点进行的分类。定期卫生监督检查是卫生行政部门按照卫生监督检查工作计划和要求，相隔一段时间就要进行的有规律性的监督检查。这种监督检查有比较规律的时间间隔，有比较固定的检查内容及模式化的检查方式，对相对人会产生稳定的警戒作用，促使其事先做好准备，尽可能把自己的行为纳入合法的轨道。不定期卫生监督检查是卫生行政部门没有固定时间间隔的卫生监督检查。因为不定期卫生监督检查没有规律性，使相对人无法有准备地应付检查，因此所获得的情况更具客观性和真实性。

全面卫生监督检查和重点卫生监督检查 根据监督检查涉及范围不同进行的分类。全面卫生监督检查是对全部管理相对人进行卫生法规要求的全部内容的监督检查，一方面是所有相对人都无例外地接受检查，另一方面是卫生法规，包括所有相关的技术规范、标准的要求的全部内容进行检查。重点卫生监督检查是卫生行政部门针对局部范围内的相对人遵守卫生法律规范的情况实施的监督检查。

其他分类 卫生监督检查还可以从不同的角度进行分类。如根据卫生监督检查内容的不同，可分为食品卫生监督检查、劳动卫生监督检查、放射卫生监督检查、公共场所卫生监督检查、传染病防治监督检查、学校卫生监督检查、化妆品卫生监督检查等；根据卫生监督检查权的来源不同，可分为职权监督检查、授权监督检查与委托监督检查；根据卫生监督检查的方式，可分为现场监督检查和书面监督检查等。

方式 卫生监督主体为了达到卫生监督检查目的而采取的手

段和措施，主要包括实地检查、查阅资料、调查、查验、鉴定、检验和统计。

实地检查 卫生监督主体对检查对象进行的现场实地了解。

查阅资料 卫生监督主体在行使卫生监督与管理过程中，为了了解相对人的有关情况，或根据有关信息，如食品消费者对食品质量的投诉，为查明和证实有关情况，对相对人的相关资料、证件如卫生许可证、报表、生产记录、账册等进行审查，从中发现问题，以辨明真伪。在查阅资料的过程中，可以对相关资料进行复制。

调查 卫生监督主体通过各种信息渠道发现管理相对人存在某些问题后，为证实和查明相关问题，而以各种方式从相对人或其他地方收集有关该问题的证据和信息，了解相关情况的背景材料、问题的发生过程，以得出该问题的存在与否和问题大小、轻重等结论。

查验 卫生监督主体对卫生监督相对人某种证件或物品进行检查、核对，以确保相应证件、物品的真伪和从中发现相关的问题，以实现卫生监督的目的。

鉴定 卫生监督主体委托其他技术性机构对管理相对人的某种物品或材料、证件等进行鉴别、评定，以确保真伪、优劣，或确定其性质成分等。

检验 卫生监督主体委托其他技术性机构对管理相对人的某种物品进行检查、化验，以确定相应物品的成分、构成要素是否符合标准等。

统计 卫生监督主体通过统计数据了解相对人情况的一种监督检查方法。

注意事项 ①卫生监督机构及其卫生监督人员在实施卫生监督检查时，对接触涉及相对人的某些技术秘密、业务秘密，甚至个人隐私，必须承担保守秘密的义务。卫生监督机构及其卫生监督人员由于失密造成相对人权益损失的，要承担赔偿责任。②卫生监督机构及其卫生监督人员在实施监督检查时，有可能出现某些特殊或紧急情况，需要及时采取强制措施或临时控制措施，否则有可能造成难以弥补的损失。③卫生行政相对人在卫生监督检查中依法享有救济性权利。如不服卫生监督检查的，有权依法申请行政复议或者提起行政诉讼；对卫生监督检查造成其合法权益受到损害的，有权要求卫生监督机构予以赔偿。

（李 莉）

wèishēng jiāndū jiǎnchá chéngxù

卫生监督检查程序

（procedure of health supervision and inspection） 卫生监督检查的步骤和方式。

现场检查准备 卫生监督机构及其卫生监督人员进入现场监督检查前，应当做好以下准备工作：①熟悉被检查人的有关情况和现场检查的有关内容。②备好现场监督检查所需的检验、测试、采样及取证工具。③备好现场监督检查所需的文件。

进入现场 卫生监督机构及其卫生监督人员进入现场监督检查时，应不少于2人。现场监督检查的职权：①听取被检查人根据监督检查内容所作的介绍。②查阅被检查人的有关制度、检验记录、技术资料、产品配方和必需的财务账目及其他书面文件。③采用卫生专业技术手段进行实地检查、勘验、采样和检测。④根据需要对有关人员进行了解情况。卫生监督机构及其卫生监督人员进入现场监督检查，必须由法律上的明确授权才能实施，否则不得随意进入现场进行检查。

表明身份 卫生监督人员在进入现场实施卫生监督检查时，必须向相对人出示监督执法证件，否则，相对人有权拒绝接受检查。表明卫生监督执法的证件一般需有特殊形式，卫生监督机构的工作证或者公务制服，不能实际表明具有卫生行政执法权的功能，不能替代卫生行政执法的特殊证件。

说明理由 卫生监督机构及其卫生监督人员应当向相对人说明实施卫生监督检查的原因、依据，以及进行检查的方法，并允许相对人陈述。在监督检查过程中，相对人有权要求卫生监督机构说明理由。如果卫生监督机构及其卫生监督人员未说明理由或者说明的理由不充分，相对人可以拒绝检查。

提取证据 ①现场采样或检测：卫生监督人员进行现场采样或检测的，应当制作采样记录和检测记录或在现场笔录上记录检测结果，并由当事人书面确认。②调阅相关书面材料：卫生监督机构及其卫生监督人员有权要求被检查人提供相关的书面材料，如生产记录、财务账册等。③调取物证：现场检查所取证物应尽可能是原件、原物，调查取证原件、原物确有困难的，可由提交证据的单位或个人在复制品、照片等物件上签章，并注明“与原件（物）相同”字样或文字说明。在证据可能灭失或以后难以取得时，经卫生监督机构负责人批准后，可先行登记保存，并出具由卫生监督机构负责人签发的“证据保存通知书”。卫生监督机构应当在7日内对所保存的证据作出处理决定。④制作“现场检查笔录”和“询问笔录”：现场监督检查应当场制作“现场检查笔录”，由相对人核对无误后，卫生监督人员和相对人应当在笔录上共同签字，修改之处由相对人签名或者印章覆盖。监督检查时，卫生监督人员可以对相对人或有关证人进行询问，并当场制作“询问笔录”，由被询问人核对无误后，卫生监督人员和被询问人应当在笔录上签名。相对人或被询问人对笔录内容有异议的，可在笔录上说明理由并签名，卫生监督人员应在其后签名。相对人或被询问人拒绝签名的，由2名以上卫生监督人员在笔录上签名并注明相对人拒绝签名情况，并可请在场的其他人员签名作证。

通报结果 卫生监督人员完成卫生监督检查后，应向相对人通报卫生监督检查的结果。相对人对检查有异议的，允许其申辩，并做好记录。

（李 莉）

wèishēng xíngzhèng jiǎnglì

卫生行政奖励（health administrative encouragement and reward） 卫生监督主体依法定的条件和程序，对模范遵守卫生法或对国家和社会作出重大贡献的公民、法人或其他组织，给予精神和物质鼓励的具体卫生行政行为。目的在于表彰和鼓励先进，通过树立正面楷模，鼓励公民主动地积极地守法，具有激励和示范作用。卫生行政奖励是特殊的单方行为，是卫生监督主体依职权授予或颁发，无须经过卫生监督相对人申请，没有强制力，受奖人可以享受也可以放弃。国家在进行卫生立法时，往往通过单行的卫生法律、法规等，对公民、法人和其他组织的某些行为预先规定奖励的内容。

种类 分为物质奖励、精神奖励和职级奖励。物质奖励是卫生监督主体对卫生监督相对人作出的给予物质方面的奖励的决定，如一定数额的奖金或奖品、晋升工资等。精神奖励是卫生监督主体对卫生监督相对人作出的某种精神方面的鼓励的决定，如授予某种荣誉称号，给予表扬、表彰、颁发证书和奖章等。职级奖励是卫生监督主体给予卫生监督相对人晋升工资级别、晋升行政级别的奖励。

构成要件 ①符合法定的奖励条件和标准。不同层次的卫生法律规范对不同的奖励对象规定了不同的奖励条件和标准，卫生行政机关在实施行政奖励时，一定要适用相关卫生法律规范，不能擅自拟定条件，也不能随意确立标准。②符合法定的奖励形式。卫生行政奖励总是以一定的形式出现，如发给一定数额的奖金、晋升职务、记功等。③符合法定的奖励权限。卫生行政机关必须根据卫生法律规范的规定进行奖励，不能超越其权限范围，任意决定授予受奖者某种形式的奖励。④符合法定的奖励程序。

（李 莉）

wèishēng xíngzhèng jíshí kòngzhì

卫生行政即时控制（health administrative real-time control） 卫生监督机关为预防或制止危害公共健康的行为或事件的发生或扩大，维持公共卫生的正常秩序，依法采取的强制限制相对人的人身或财产流通的各种措施。

特征 ①强制性：以国家强制力为依托，对相对人的人身权利或财产权利强行加以限制的手段，具有明显的强制性，相对人必须服从。②预防性或制止性：不是行政制裁行为，而是具有预防性或制止性的行政措施。③暂时性：通过对正在实施或可能实施违反卫生行政法律规范的相对人，或可能带来健康危害的相对人的人身权利或财产权予以限制，将其暂时控制在一定状态，以便根据具体情况和法律规定，进一步作出卫生行政处理决定，不是对相对人权利义务的最终处分。

分类 《中华人民共和国传染病防治法》《突发公共卫生事件应急条例》《中华人民共和国职业病防治法》等，对卫生行政即时控制进行了规定，在相关的卫生法律、法规中将卫生行政即时控制分为应急性即时控制和临时性即时控制两类。

应急性即时控制是卫生行政机关为了防止紧急危险情况的发生与发展而采取的应急性控制措施。实施应急性即时控制的前置条件是发生或可能发生紧急危险情况，主要措施：①限制或者停止集市集会、影剧院演出或者其他人群聚集的活动。②停工、停业、停课。③临时征用房屋、交通工具。④封闭被传染病病原体污染的公共饮用水源。⑤划定保护区，疫区或危险区实行封锁和检疫。⑥强制围堵污染物，强制管制污染源等。

临时性即时控制是卫生行政机关对已经产生或可能产生危害的单位或个人所采取的临时性控制措施，主要包括：①封存造成或可能造成危害发生的原材料、设备等，防止危害进一步扩大。②封存被污染的相关工具，并清洗消毒。③责令暂停导致危害事故的作业，防止其继续产生危害。④组织控制危害事故现场，避免造成更多损失。在各种危害事故或者危害状态得到有效控制后，卫生监督主体应当及时解除临时控制措施，卫生监督主体不得违法拖延解除临时控制措施。

原则　①合法原则：卫生行政即时控制措施必须有法律依据，且必须依照法定的程序实施。②及时原则：有卫生法律、法规规定时限的，不得逾期，未作出时限规定的，应在不使其拒不履行义务的行为发展成为违法行为的时间以前，采取强制控制。③准确原则：卫生行政即时控制的人、财物、行为，必须准确，证据确凿。如果作出的卫生行政即时控制行为不准确，可导致控制行为的失效和给相对人合法权益造成损失或损害。

（李　莉）

wèishēng xíngzhèng chǔfá

卫生行政处罚（health administrative punishment）　卫生监督主体为维护公民健康，保护公民、法人或其他组织的合法权益，依照法定的权限和程序，对违反卫生法律、法规而尚未构成犯罪的卫生监督相对人给予卫生行政制裁的行政执法行为。

特征　①卫生行政处罚的主体是拥有行政处罚权的卫生行政机关及法律、法规授权组织。②卫生行政处罚的对象是违反卫生法律、法规的卫生监督相对人。③前提是卫生监督相对人实施了违反卫生法律、法规而尚未构成犯罪的行为。④以惩戒卫生违法为目的的具有制裁性的具体行政行为。行政处罚的制裁性体现在对违法相对人权益的限制、剥夺，或对其科以新的义务。

原则　根据《中华人民共和国行政处罚法》（以下简称《行政处罚法》）的规定，卫生行政处罚应遵循如下基本原则。

处罚法定原则　《行政处罚法》规定，公民、法人或者其他组织违反行政管理秩序的行为，应当给予行政处罚的，依照此法由法律、法规或者规章规定，并由行政机关依照此法规定的程序实施。包括：①处罚依据法定。②实施处罚的主体资格法定。③实施处罚的主体的职权法定。④处罚程序法定。《行政处罚法》规定，没有法定依据或者不遵守法定程序的，行政处罚无效。实施卫生行政处罚，既要遵守《行政处罚法》的一般程序规定，又要遵守国务院及其卫生行政主管部门依照《行政处罚法》制定的卫生行政处罚的具体程序规定。

处罚公正、公开原则　处罚公正原则要求行政主体在行政处罚中必须依法裁判，公平地处罚违法行为人。既不能同等情况给予不同处罚，也不能不同情况给予相同处罚。另外，还不能违反公正的程序。处罚公开原则是指行政处罚的依据及处罚中的有关内容、程序必须公开。

处罚与教育相结合原则　卫生行政处罚不仅是制裁卫生行政违法行为的手段，也起着教育的作用，是教育卫生监督相对人遵守卫生法的一种形式。卫生行政处罚的目的不仅是惩罚已经发生的卫生违法行为，也是对相关人员的一种警示。通过卫生处罚和教育，使公民、法人和其他组织认识到卫生违法行为的危害，从而培养守法的自觉性。

一事不再罚原则　相对人基于其实施的一个违法行为受到行政处罚后，任何机关不得以同一事实和理由再次对其进行行政处罚。《行政诉讼法》第二十四条规定："对当事人的同一个违法行为，不得给予两次以上罚款的行政处罚"，是一事不再罚原则的具体体现。

救济原则　相对人对行政处罚不服的，有权依法申请行政复议或者提起行政诉讼，对因卫生行政机关违法给予行政处罚受到损害的，有权依法提出赔偿要求，以维护自己的合法权益。

不免除民事责任、不取代刑事责任原则　行政相对方因违法受到行政处罚，其违法行为对他人造成损害的，应当依法承担民事责任。违法行为严重构成犯罪的，应当依法追究刑事责任。不得已给予行政处罚而免于追究其民事责任或刑事责任。

种类　卫生行政处罚主体实施的直接影响相对人实际权益的具体行为方式，是卫生行政处罚的外在的具体表现形式。《行政处罚法》规定了7种行政处罚的种类：①警告。②罚款。③没收违法所得、没收非法财物。④责令停产停业。⑤暂扣或者吊销许可证、暂扣或者吊销执照。⑥行政拘留。⑦法律、行政法规规定的其他行政处罚。按照行政处罚指向相对人权利的内容和性质，一般将上述几种行政处罚分为申诫罚、财产罚、能力罚和人身罚四大类。

申诫罚　以一定的方式对违反卫生法律规范的相对人在声誉上或名誉上进行惩戒，又称声誉罚。警告属于声誉罚，是卫生行政部门对相对人违反卫生法律规范行为的谴责和训诫，目的是通过对相对人给予精神上的惩戒，以申明其有违法行为，并促使其以后不再违法，否则，就要受到更加严厉的制裁。警告是要式行政行为，必须由卫生行政部门以书面形式作出，并向本人宣布和送达本人，不同于一般的口头批评教育。

财产罚　强制违反卫生法律规范的相对人履行金钱给付义务或者剥夺其财产的处罚。包括罚款、没收违法所得、没收非法财物。罚款是卫生行政处罚主体强迫违法相对人缴纳一定数额的货币，依法使相对人的某些财产权遭到一定损失或被剥夺的处罚形式。没收违法所得是指卫生行政处罚主体依法将相对人通过违法行为获得的财产收归国有的处罚形式。没收非法财物是卫生行政处罚主体依法将违禁物品或者违法相对人用以实施违法行为的工具予以收缴的处罚形式。违禁物品是指法律、法规禁止生产、销售、储存、运输的物品，以及用于实施违法行为的工具。

能力罚　限制或剥夺相对人卫生行政权利能力和行为能力的处罚，又称行为罚。包括责令停产停业，暂扣或者吊销许可证、执照。责令停产停业是卫生行政处罚主体责令违法相对人停止相关生产经营活动，从而剥夺或者限制违法相对人从事某种生产经营活动权利的处罚形式。《行政处罚法》规定了对责令停产停业的听证程序，以利于保护相对人的合法权益。暂扣或者吊销许可证、执照是卫生行政部门依法暂时扣押或者撤销相对人已经获得的从事某种活动的资格证书，以限制或者剥夺相对人从事某种活动的特许权利和资格的处罚形式。暂扣许可证、执照是卫生行政部门对相对人采取的暂时中止其从事某种活动的权利和资格的处罚形式。被处以暂扣许可证、执照的相对人，在其改正违法行为后或者经过一定时期，再发还证件，恢复其行为资格，允许其重新享有该权利和资格。

人身罚　对公民的人身自由进行限制或者剥夺。根据《行政处罚法》规定，限制人身自由的行政处罚只能由公安行政机关作出。

管辖　卫生行政部门在受理、处罚相对人违反法律规范行为时的分工和权限。它具体解决某一违反卫生法律规范的行为应由哪一级或者哪一个卫生行政部门实施处罚的法律制度。

地域管辖　同级卫生行政机关在实施行政处罚上的权限分工，又称行政区域管辖。根据《行政处罚法》的规定，行政处罚由违法行为发生地的行政机关管辖，即对卫生违法案件，由违法行为发生地的卫生行政机关实施行政处罚。

级别管辖　上下级卫生行政机关在实施卫生行政处罚上的权限分工。级别管辖是以行政处罚案件的性质、情节的轻重、影响的范围等因素来划分上下级主体的管辖权限的。卫生部颁布的《卫生行政处罚程序》对级别管辖的规定：县级以上卫生行政机关负责查处所辖区域内的违反卫生法律、法规、规章的案件；省级卫生行政机关可依据卫生法律、法规、规章和本地区的实际，规定所辖区内管辖的具体分工；国务院卫生行政部门负责查处重大、复杂的案件。

职能管辖　不同职能但属同级的行政处罚实施主体之间的权限划分。按照行政机关专业管理的范围来划分行政处罚的管辖权是职能管辖的特点。

指定管辖　上级卫生行政机关以决定的形式，指定下级卫生行政机关对某一案件行使管辖权。通常是由于两个以上卫生行政机关对处罚管辖发生争议或因特殊原因无法行使管辖时，才由上级卫生行政机关指定管辖机关。

移送管辖　受理案件的卫生行政机关，发现受理的案件不属自己管辖，依法以一定形式移送给有管辖权的卫生行政机关。受移送机关不得再自行移送。

适用　对卫生法律、法规规定的行政处罚的具体运用，即卫生监督主体在认定相对人行为违法的基础上，依法决定对相对人是否给予行政处罚和如何科以处罚的活动，它是将卫生法律法规规定的行政处罚的原则、形式、具体方法运用到各种卫生违法案件中的活动。行政处罚的适用必须具备以下条件：①前提是卫生监督相对人的卫生违法行为客观存在。②主体是享有法定的行政处罚权的卫生行政机关或法律法规授权的组织。③对象是具有责任能力的卫生监督相对人。④对相对人实施卫生行政处罚，需违法行为未超过追究时效。《行政处罚法》第二十九条规定，违法行为在 2 年内未被发现的，不再给予行政处罚，行政处罚的追诉时效另有法律规定的除外。违法行为处于连续或持续状态的，从违法行为终了之日起计算。卫生行政处罚适用的方法包括以下几种。

不予处罚与免予处罚　不予处罚是卫生监督主体对某些形式上虽然违法但实质上不应承担违法责任的人不适用行政处罚。具有下列情形的，对行为人不予处罚：①不具有责任能力的人违法。②行为属于正当防卫的。③行为属于紧急避险的。④因意外事故而致违法的。⑤因卫生监督主体责任而造成违法行为的。⑥违法行为轻微并及时纠正，没有造成危害结果的。免予处罚是卫生监督主体依照卫生法律、法规的规定，考虑有法定的特殊情况存在，对本应处罚的违法行为人免除处罚。免予处罚必须以卫生法律、法规规定的免除情节为依据。

从轻处罚与减轻处罚　从轻处罚是卫生监督主体在法定的处罚方式和处罚幅度内，对卫生违法行为人选择适用较轻的方式和幅度较低的处罚。减轻处罚是指卫生监督主体对违法相对人在法定的处罚幅度最低限以下适用的卫生行政处罚。根据《行政处罚法》的规定，卫生监督主体对违法者应当从轻、减轻处罚的情形为：①主动消除或减轻违法行为后果的。②受他人胁迫、诱骗、教唆实施违法行为的。③配合卫生监督主体查处违法行为，有立功表现的。④已满 14 周岁未满 18 周岁的人有违法行为的。⑤相关法律、法规规定应从轻、减轻处罚的其他情形。

从重处罚　卫生监督主体在法定的处罚方式和幅度内，对违法相对人在数种处罚方式中适用较严厉的处罚方式，或者在某一处罚方式允许的幅度内适用接近于上限或上限的处罚。

单处与并处　单处是卫生监督主体对违法相对人仅适用的处罚方式。并处是指卫生监督主体对相对人的某一违法行为依法同时适用两种或两种以上的行政处罚方式。它是相对于单处而言的，往往针对情节严重的情形，是对违法者的从重处罚。并处必须在具备法定的条件下才能采用。不仅要有法律、法规明确规定“可以并处”，而且还必须具备法定情节。

行政处罚与刑事处罚的竞合适用　相对人实施的违法行为既违反行政管理秩序，又触犯刑律构成犯罪时，由于违法行为的竞合而产生的处罚竞合。在具体适用处罚时，一般采用以下三种形式。①择一处罚：对行为人已经依法追究刑事责任，足以达到惩处和预防违法目的的，就不再另行给予行政处罚；对已经构成犯罪的相对人，应当依法追究刑事责任的，行政机关必须将案件移送司法机关，不得以行政处罚代替刑事处罚。只有在犯罪行为情节轻微，依法免予刑事处罚的情况下，行政机关才可以根据案件的具体情节给予行政处罚。②对违法行为人既要追究刑事责任，又要给予行政处罚。例如，《中华人民共和国药品管理法》规定，未取得药品生产许可证、药品经营许可证或者医疗机构制剂许可证生产药品、经营药品的，依法予以取缔，没收违法生产、销售的药品和违法所得，并处违法生产、销售的药品（包括已售出的和未售出的药品）货值金额 2 倍以上 5 倍以下的罚款；构成犯罪的，依法追究刑事责任。③折抵处罚：适用于行政处罚与刑事处罚在同一案件既涉及限制人身自由又涉及剥夺金钱等内容的处罚。《行政处罚法》第二十八条规定，违法行为构成犯罪，人民法院判处拘役或者有期徒刑时，行政机关已经给予当事人行政拘留的，应当依法折抵相应刑期；违法行为构成犯罪，人民法院判处罚金时，行政机关已经给予当事人罚款的，应当折抵相应罚金。

程序　卫生监督机构对相对人实施卫生行政处罚的方式、步骤和期限。根据适用情形的不同，《行政处罚法》规定的行政处罚程序分为卫生行政处罚简易程序和卫生行政处罚一般程序。适用一般程序时，对拟给予较大数额罚款、责令停产停业、吊销许可证照处罚的案件，卫生监督机构及卫生监督人员作出行政处罚决定之前，应依法告知当事人有要求举行听证的权利，如果当事人要求举行听证的，则应用卫生行政处罚听证程序。

（李　莉）

wèishēng xíngzhèng chǔfá jiǎnyì chéngxù

卫生行政处罚简易程序

（simple procedure of health administrative punishment）　卫生行政处罚主体对于事实清楚、情节简单、后果轻微的行政违法行为，当场作出行政处罚决定的程序。又称卫生行政当场处罚程序。卫生行政处罚适用简易程序，不仅要注意行政效率，也应以不失公正、不影响被处罚人行使其合法权利为原则。不失公正是不因适用了简易程序，而使卫生行政处罚的合法性、有效性失去保障。不影响被处罚人行使其合法权利是实施卫生行政处罚不因适用了简易程序，而使被处罚人的正当权利受到影响。

适用条件　①要有法定依据：法律、行政法规、地方性法规和规章明确规定对当事人的违法行为应当给予行政处罚的。②案情简单、违法事实清楚、证据确凿，无须进一步调查取证。③只能处以一定的罚款和警告的行政处罚：《行政处罚法》规定，违法事实确凿并有法定依据，对公民处以 50 元以下、对法人或者其他组织处以 1000 元以下罚款或者警告的行政处罚的，可以当场作出行政处罚决定。

步骤　作出当场卫生行政处罚决定，必须符合《中华人民共和国行政处罚法》（以下简称《行政处罚法》）和《卫生行政处罚程序》规定的要求：①卫生监督人员当场作出行政处罚决定的，应当向当事人出示卫生监督身份证件。②卫生监督人员指出当事人的违法行为，说明给予行政处罚的理由及行政处罚依据，必要时进行现场取证。③当场行政处罚决定书制作之前应告知当事人依法享有的权利，主要包括陈述和申辩权、依法申请行政复议和提起诉讼的权利，听取相对人的陈述和申辩。④填写预定格式、编有号码并加盖卫生行政机关印章的当场行政处罚决定书。行政处罚决定书应当载明当事人的违法行为，行政处罚依据（适用的法律、法规、规章名称及条、款、项、目）、具体处罚决定、时间、地点及卫生监督机构名称，并由卫生监督人员签名或盖章。行政处罚决定书中应书面责令当事人改正或限期改正违法行为。⑤行政处罚决定书应当当场交付当事人，并告知履行时限、方式、拒不履行时应承担的法律后果，以及申请复议或者提起行政诉讼的权利。卫生监督人员应将当场行政处罚决定书在7日内报所属的行政机关备案。当场收缴罚款必须符合《行政处罚法》规定的当场收缴罚款的要求。

执行 根据《行政处罚法》规定，有下列情形之一的，执法人员可以当场收罚款：①罚款数额在20元以下的。②不当场收缴事后难以执行的。③在边远、水上、交通不便地区，当事人向指定银行缴纳罚款确有困难并请求当场缴纳的。当场收缴罚款，必须向当事人出具由省、自治区、直辖市财政部门统一制发的收据。执法人员当场收缴的罚款，应当自收缴罚款之日起2日内交至其所在的行政机关；在水上当场收缴的罚款，应当自抵岸之日起2日内交至其所在的行政机关；行政机关应当在2日内将罚款缴付指定的银行。

（李　莉）

wèishēng xíngzhèng chǔfá yībān chéngxù

卫生行政处罚一般程序

（general procedure of health administrative punishment） 卫生行政机关实施行政处罚的基本程序。又称卫生行政处罚普通程序。一般程序包括立案、调查取证、处罚决定、制作行政处罚决定书、送达、执行、结案。

立案 行政机关对于公民、法人或者其他组织的检举、控告或者本机关在执法检查过程中发现的违法行为或有重大嫌疑问题，认为需要进一步调查而决定专项查处的活动。立案是一般程序的起始阶段，先立案后查处，是行政处罚程序的最初要求，即使在执法检查过程中遇到紧急情况需要采取措施的，也应当在事后补办立案手续。立案是要式行为。行政执法人员发现公民、法人或者其他组织有违反行政管理法律、行政法规和规章的违法行为依法应当给予行政处罚的，应当填写《行政处罚立案审批表》，报本行政机关负责人批准，符合下列条件的，应当在7日内予以立案：①有明确的违法行为人或者危害后果。②违法行为应当给予行政处罚。③属于一般程序适用范围。④属于本行政机关管辖或主管。立案后行政机关应交两名以上人员承办，承办人与案件或当事人有利害关系的应当回避。

调查取证 行政机关对于立案处理的案件，为查明案情、收集证据和查获违法行为人而依法定程序进行的专门活动和依法采取的有关强制措施。行政机关在进行调查或者进行检查时，执法人员不得少于2人，并应当向当事人或者有关人员出示证件。调查时应当制作询问笔录或现场检查笔录。执法人员与当事人有直接利害关系的，应当回避。对涉及国家机密、商业秘密和个人隐私的，应当保守秘密。行政机关在收集证据时，可以采取抽样取证的方法；在证据可能灭失或者以后难以取得的情况下，经行政机关负责人批准，可以先行登记保存，并应当在7日内及时作出处理决定，在此期间，当事人或者有关人员不得销毁或者转移证据。调查终结后，承办人应当写出调查报告。其内容应当包括案由、案情、违法事实、违反法律、法规或规章的具体款项等。

处罚决定 调查终结后，卫生监督机构应当对违法行为的事实、性质、情节及社会危害程度进行合议并做好记录，合议人员由承办案件的执法人员与其他执法人员3人或3人以上的单数组成，对违法行为的事实、性质、情节及社会危害程度进行集体讨论，根据认定的违法事实，依照有关卫生法律、法规和规章的规定，分别提出不同的处理意见：①确有应当受行政处罚的违法行为的，依法提出卫生行政处罚的意见。②违法行为轻微的，依法提出不予卫生行政处罚的意见。③违法事实不能成立的，依法提出不予卫生行政处罚的意见。④违法行为不属于本机关管辖的，应当移送有管辖权的机关处理。⑤违法行为构成犯罪需要追究刑事责任的，应当移送司法机关。同时应当予以行政处罚的，还应当依法提出卫生行政处罚的意见。

卫生监督机构及卫生监督人

员作出行政处罚决定之前，应当及时告知当事人作出行政处罚决定的事实、理由、依据，以及当事人依法享有的权利。卫生监督机构必须充分听取当事人的陈述和申辩，并进行复核，当事人提出的事实、理由或者证据成立的，应当采纳。卫生行政机关不得因当事人申辩而加重处罚。对拟给予较大数额罚款、责令停产停业、吊销许可证处罚的案件，应依法告知当事人有要求举行听证的权利。告知的方式有口头和书面两种。一般在处罚决定书中明确告知相对人应该享有的申请行政复议、提起行政诉讼的权利及时效。如果处罚决定书中没有诉讼权的内容，口头告知就是必不可少的程序。

制作行政处罚决定书　合议组进行合议后，对当事人违法事实已查清，依据卫生法律、法规、规章的规定应给予行政处罚的，承办人提出应采取的行政处罚意见及适用条款，起草行政处罚决定书文稿，报卫生监督机构负责人审批。符合听证范围的要组织听证后再予审批。行政处罚决定作出后，卫生监督机构应当制作行政处罚决定书，写明违法事实、处罚依据、处罚内容，以及不服处罚的救济途径和期限。卫生行政处罚应在立案之日起3个月内作出决定，因特殊原因需延长的，应当报请上一级卫生监督机构批准。行政处罚决定书应当载明下列事项：①当事人的姓名或者名称、地址。②违反法律、法规或者规章的事实和证据。③行政处罚的种类和依据。④行政处罚的履行方式和期限。⑤不服行政处罚决定，申请行政复议或者提起行政诉讼的途径和期限。⑥作出行政处罚决定的行政机关的名称和作出决定的日期。行政处罚决定书必须盖有作出行政处罚决定的行政机关的印章。

送达　卫生行政处罚决定书应当在宣告后当场交付当事人。当事人不在场，应在规定期限内及时向被处罚人送达处罚决定，有些处罚决定书，除了向被处罚人送达外，还要送交有关单位或个人。

执行　卫生行政处罚决定由原作出卫生行政处罚的卫生监督机关或被处罚人所在地卫生监督机关执行。执行应从决定书送达之日起开始，在执行中不得超越或变更卫生行政处罚决定。执行的途径包括：①督促当事人自觉地在限期内履行处罚决定。②卫生监督机关可发出“协助执行书”，要求负有监督管理职权的行政机关协助执行。③对罚款等处罚决定不履行、逾期又不起诉的，原处罚机关可填写“行政处罚强制执行申请书”，向法院申请强制执行。

结案　卫生行政处罚决定履行或者执行后，承办人应当制作结案报告，并将有关案件材料进行整理装订，加盖案件承办人印章，归档保存。

（李　莉）

wèishēng xíngzhèng chǔfá tīngzhèng chéngxù

卫生行政处罚听证程序

（hearing procedure of health administrative punishment）　行政机关在作出影响行政相对人合法权益的决定之前，由行政机关指派专人主持听取案件调查人员和当事人就案件事实、处罚理由及适用依据进行的陈述、质证和辩论的法定程序。听证程序在行政处罚程序中不是一个单独的程序，它只是一般程序中的一个环节，发生在行政机关事先告知违法事实、处罚理由、依据和相关权利之后，在正式作出处罚决定之前这一阶段。

适用范围　适用于拟给予较严厉行政处罚的特定案件。依法适用听证程序的案件不是必须举行听证，只有当事人提出听证要求的，行政机关才必须举行。根据《中华人民共和国行政处罚法》，听证程序只适用于责令停产停业、吊销许可证或者执照，以及较大数额罚款三种类型的行政处罚。《卫生行政处罚程序》第三十条的规定，卫生监督机构在作出责令停产停业、吊销许可证或者较大数额罚款等行政处罚决定前，应当告知当事人有要求举行听证的权利。当事人要求听证的，卫生监督机构应当组织听证；拒绝当事人听证或者申辩，不得决定处罚。对较大数额罚款的听证范围依照省、自治区、直辖市人大常委会或人民政府的具体规定执行。

基本内容　卫生行政机关对于适用听证程序的卫生行政处罚案件，应当在作出行政处罚决定前，向当事人送达听证告知书。听证程序的适用以当事人的申请为前提，当事人要求听证的，卫生监督机构才组织，卫生监督机构不主动启动听证程序。当事人对符合法定条件的行政处罚案件要求听证的，应当在卫生监督机构告知后3日内提出。卫生监督机构决定予以听证的，听证主持人应当在当事人提出听证要求之日起2日内确定举行听证的时间、地点和方式，并在举行听证的7日前，将听证通知书送达当事人。除涉及国家秘密、商业秘密或者个人隐私外，听证一般以听证会的形式公开举行。听证由卫生监督机构内部法制机构或主管法制工作的综合机构负责。听证人员（听证主持人、听证员和书记员）由卫生行政机关内部的非本案调查人员担任，并实行回避制度，依法保障当事人的陈述权和申辩权。当事人可以亲自参加听证，也可以委托1~2名代理人参加。听证应当制作笔录，由听证主持人在听证后将听证笔录当场交当事人和案件调查人员审核，并签名或盖章。当事人拒绝签名的，由听证主持人在听证笔录上说明情况。听证由作出行政处罚的卫生行政机关组织，当事人不承担听证的费用。听证结束后，听证主持人应当依据听证情况，向有权作出行政处罚决定的卫生行政机关提出书面意见。

（李　莉）

wèishēng xíngzhèng qiángzhì zhíxíng

卫生行政强制执行（forcible execution of health administration）

相对人在法定期限内既不履行卫生行政部门对其作出的具体行政行为，又不申请行政复议或不向人民法院提起行政诉讼时，由卫生行政部门申请人民法院采取强制执行措施，迫使其履行义务的行政行为。具有行政性、强制性和执行性。特征：①以相对人不履行行政法上的义务为前提。②由人民法院实施，卫生监督机构没有强制执行权。③对具体行政行为的执行。④不允许进行执行和解。执行和解，是指在执行过程中，执行人和被执行人自愿协商，达成协议，解决争议，从而结束执行程序。

具体方式：①滞纳金。有缴纳金钱义务的相对人不按时缴纳应缴款项时，依法反复地科以新的金钱给付义务，以迫使相对人尽快履行金钱给付义务。②强行扣缴。相对人不肯履行缴纳金钱的义务时，人民法院可以从相对人的另一笔款项中扣除并代为缴纳。③强行划拨。在银行设立账户的相对人，逾期不履行给付的财产和金钱义务时，法院通知银行从义务人的存款中强行划拨相当数额存款的一种对财产强制执行的方式。④强制履行。相对人拒不履行具体行政行为所确定的义务时，依法对相对人直接实施人身或行为上的强制，以实现卫生行政义务的强制执行方式。

（李　莉）

wèishēng xíngzhèng qiángzhì zhíxíng chéngxù

卫生行政强制执行程序（forcible execution procedure of health administration）

卫生监督机构申请人民法院，对法定期限内既不履行卫生监督机构对其作出的具体行政行为，又不申请行政复议或不向人民法院提起行政诉讼的相对人采取强制执行措施，迫使其履行义务的方式、步骤和顺序。卫生行政处罚决定是卫生行政强制执行的根据和进入强制执行程序的前提条件。

适用条件　①相对人不申请复议或者不提起诉讼，又不履行处罚决定。②故意不履行。③卫生监督机构在申请强制执行前，采用告诫方式督促，相对人仍不履行。

步骤　按照最高人民法院《关于贯彻执行〈中华人民共和国行政诉讼法〉若干问题的解释》的规定，卫生监督机构申请法院强制执行程序包括申请、受理、审查、通知履行、强制执行等步骤。

申请　当事人在法定期限内既不执行卫生监督机构的具体行政行为，又不申请复议或不提起行政诉讼时，卫生监督机构在法定期限内向人民法院提出申请，请求人民法院予以强制执行。没有卫生监督机构的申请，人民法院不能主动地启动行政强制执行。《关于贯彻执行〈中华人民共和国行政诉讼法〉若干问题的解释》第九十一条规定，行政机关申请人民法院强制执行其具体行政行为，应当提交申请执行书、据以执行的行政法律文书、证明该具体行政行为合法的材料和被执行人财产状况，以及其他必须提交的材料。申请书应当写明：执行根据的名称、字号、申请执行的事项和理由。

受理　人民法院对卫生监督机构的申请进行审查后，对符合申请条件的案件予以立案的行为。根据《关于贯彻执行〈中华人民共和国行政诉讼法〉若干问题的解释》第八十六条的规定，卫生监督机构申请人民法院执行其具体行政行为，应当符合以下条件：①具体行政行为依法可以由人民法院执行。②具体行政行为已经生效并具有可执行内容。③申请人是作出该具体行政行为的行政机关或者法律、法规、规章授权的组织。④被申请人是该具体行政行为所确定的义务人，包括公民、法人和其他组织。⑤被申请人在具体行政行为所确定的期限内或者行政机关另行指定的期限内未履行义务。⑥申请人在法定期限内提出申请。根据《关于贯彻执行〈中华人民共和国行政诉讼法〉若干问题的解释》的规定，卫生监督机构申请人民法院强制执行其具体行政行为，应当自被执行人的法定起诉期限届满之日起180日内提出。逾期申请的，除有正当理由外，人民法院不予受理。⑦被申请执行的行政案件属于受理执行的人民法院管辖。根据《关于贯彻执行〈中华人民共和国行政诉讼法〉若干问题的解释》的规定，对申请人民法院强制执行案件的管辖权仅属于各级人民法院，专门人民法院、人民法庭没有管辖权；申请人民法院强制执行，由申请人所在地的基层人民法院受理，执行对象为不动产的，由不动产所在地的基层人民法院受理，基层法院认为执行确有困难的，可以报请上级人民法院执行。上述这7项条件必须全部满足，人民法院才能立案，予以受理；不符合其中之一项的，人民法院就不能受理。

审查　人民法院受理卫生监督机构申请执行其具体行政行为的案件后，在法定期限内由行政审判庭对具体行政行为的合法性进行审查，并裁定是否准予强制执行的过程。《关于贯彻执行〈中华人民共和国行政诉讼法〉若干问题的解释》第九十三条规定，人民法院受理行政机关申请执行其具体行政行为的案件后，应当在30日内由行政审判庭组成合议庭对具体行政行为的合法性进行审查，并就是否准予强制执行作出裁定；需要采取强制执行措施的，由本院负责强制执行非诉行政行为的机构执行。第九十五条规定，被申请执行的具体行政行为有下列情形之一的，人民法院应当裁定不准予执行：①明显缺乏事实根据的。②明显缺乏法律依据的。③其他明显违法并损害被执行人合法权益的。

通知履行　对于立案执行的卫生行政处罚决定，法院应当及时向被执行人发出执行通知书，要求其在指定的期限内履行义务。经教育，相对人自动履行的，即可结案。

强制执行　行政相对人在指定的期限内仍拒绝履行义务的，人民法院就应当开始采取强制手段执行。根据规定，当需要采取强制执行措施时，人民法院行政审判庭应当及时将案件移交给执行庭办理，不能由行政审判庭直接办理。执行完毕，法院要将执行结果书面通知申请执行的卫生监督机构。执行费用应当由被执行人承担。

（李　莉）

wèishēng jiāndū zérèn

卫生监督责任（liabilities of health inspection）　卫生行政部门及其卫生监督人员因违法行政和行政不当，违反其法定职责和义务，侵犯了公民、法人和其他社会组织的合法权益，而应依法承担的法律后果。卫生监督责任是根据权力与责任相统一的法制原则而提出的权力约束机制。

特征　①卫生监督主体的责任。卫生监督责任的主体是在卫生监督活动中具有行政职权和行政职责的卫生行政部门及其卫生监督人员。②卫生监督主体卫生行政违法或卫生行政不当引起的法律后果。基于卫生监督法律关系而发生，由卫生行政法律法规所设定，并发生在卫生监督法律关系之中。由于卫生监督主体的行为未超出卫生行政法律规范规定的违法限度，是尚未构成犯罪的行为，因而适用于行政法规定追究的法律责任。③独立责任。违法卫生监督的后果是承担行政责任。行政责任作为法律责任，具有法律上的强制性，应当依法由特定的行政机关按照法定的程序予以追究。行政责任也是对行政违法和行政不当的法律救济。行政责任作为独立的责任，不能代替民事责任和刑事责任，也不能被民事责任和刑事责任所取代。同时，卫生监督责任作为法律责任，也不能与纪律责任互相替代。

构成要件　承担卫生监督责任的各种作为必要条件的因素。

卫生监督责任主体　卫生行政部门及其卫生监督人员享有行政职权和履行行政职责，对其违法或不当行政的行为应承担卫生监督责任。

卫生行政行为违法　卫生行政部门及卫生监督人员在行使卫生监督权力，执行卫生监督公务活动中，违反国家卫生法律、法规及规章，不履行法定职责和义务或行政不当。

违法行政　卫生行政部门及卫生监督人员所实施的，违反卫生行政法律规范，侵害受卫生法律保护的卫生行政关系，尚未构成犯罪的有过错的行政行为。特征：①违反卫生法律规范，侵害受卫生法律保护的卫生行政关系的行为。②尚未构成犯罪的行为。③要承担行政法律责任的行为。根据违法行政的表现方式，违法行政行为主要有行政失职、行政越权、行政滥用职权、事实依据错误、适用法律法规错误、程序违法和行政侵权等。

行政不当　卫生行政部门及卫生监督人员不当行为，是专门针对行政自由裁量权的不合理行使而言的。卫生行政部门及卫生监督人员的行为，不仅必须符合卫生行政法律规范的规定，而且还必须符合合理性。不合法的行为属于违法行政，不合理的行为构成行政不当。与违法行政相比，行政不当的特征：①行政不当构成违法行政，以合法为前提，是合法幅度内的失当，表现为畸轻畸重，显失公正等。②行政不当只基于裁量行为，而违法行政则是针对羁束行为和裁量行为的。③违法行政必然引起行政责任，包括惩罚性行政责任和补救性行政责任，而行政不当一般只限于补救性行政责任。④违法行政一旦被确认，一般溯及其发生时即无效，而行政不当既可部分影响其效力，也可全部影响其效力。

行为人主观上有过错　过错是行政行为人实施行为的某种主观意志状态，反映行为人对自己的行为后果的评价能力。过错分为故意和过失两种形式。故意，是指行为人预见其行为的损害后果，而希望或者放任这种损害后果的发生。过失，是指行为人欠缺必要的注意，没有尽到足够的谨慎和勤勉，即对行为的损害后果应当预见而没有预见，或者虽已预见但轻信行为造成的损害后果不会发生。过错作为一种主观因素是要通过客观的行为表现出来的，所以，确定行为人的过错，要结合行为人行为的具体情况作具体分析。如果无法预见、无法避免的，则应归结为意外事件或不可抗力，而行为人就没有过错。卫生行政部门及卫生监督人员所作出的行为，既不是出自故意也不是出自过失，就不构成卫生行政违法，也就不应追究行政责任。

行政违法情节和后果　对于具有轻微违法失职行为的人，一般采用批评教育的方法，帮助其认识错误，改正错误。但当违法失职行为已经超过了批评教育的限度，行政违法的情节和后果严重时，就必须对行为人追究行政责任。因为行政违法的情节和后果不仅关系到行政责任的轻重，而且直接决定其形式，如行政赔偿责任直接取决于给相对人造成的实际经济损失这一后果。

卫生行政法律规范所确认　卫生监督责任主体的违法行为是否应当追究其行政责任，需要由卫生法律规范作出明确规定。卫生法律规范没有规定某一行为需要承担行政责任，即使该行为违法，也不能构成卫生监督责任。

追究卫生监督责任的原则　追究卫生监督责任的基本准则，包括责任法定原则、公正原则和补救、惩罚与教育相结合原则。

责任法定原则　①是否追究卫生监督责任由法律规定。②追究卫生监督责任的主体由法律规定。③是否可以追究先行行为的卫生监督责任由法律规定，若无规定，不得以事后法律规定追究先行行为的卫生监督责任。

公正原则　①必须与违法行为造成的损害后果及违法行为的情节相一致。②应当综合考虑责任人承担责任的各种合法因素。③坚持在法律面前人人平等。④公正地适用法律程序追究卫生监督责任。

补救、惩罚与教育相结合原则　追究卫生监督责任，一般表现为对违法行政者的惩罚，但惩罚不是目的，关键是使受到损害的权益得到补救，同时让违法行政者从中受到教育，吸取教训，以有效地防止行政违法事件的再次发生。

卫生监督责任承担方式　卫生行政部门及其卫生监督人员在违反卫生法律规范规定义务的情况下，依法承担的法律后果的具体形式。

卫生行政部门的承担方式　卫生行政部门违反卫生法律规范规定义务依法承担法律后果的具体形式。

通报批评　卫生行政部门承担的惩罚性的卫生监督责任，是上级卫生行政部门或行政监察机关，通过文件、报刊、会议等形式，对下级卫生行政部门实施的卫生行政违法行为的事实、造成的影响和处理结果予以公布周知的惩戒方式。

承认错误，赔礼道歉　卫生行政部门承担的最轻微的补救性卫生监督责任。一般是由卫生行政部门的领导或直接责任人出面，向相对人赔礼道歉，承认错误，可以采用书面方式，也可以采用口头方式。

恢复名誉，消除影响　卫生行政部门承担的精神性的补救性责任。当卫生行政部门的卫生监督行为违法或不当损害相对人的名誉，造成不良影响时，通过在大会上公布正确的决定、在报刊上更正处理决定、向有关单位寄送更正处理决定等方式，为相对人恢复名誉，赔礼道歉。至于选择何种方式，则取决于相对人名誉损害的程度和不良影响的范围。

履行职务　卫生行政部门不履行或者拖延履行职务而承担的卫生监督责任。对于卫生行政部门的失职行为，可以由相对人提出申请，也可以由人民法院或上级机关决定其履行职务。

撤销违法决定　卫生行政部门发现在作出卫生监督具体行政行为时具有违法事由而承担的责任。违法事由包括主要证据不足，适用法律、法规错误，违反法定程序，超越职权，滥用职权等。

纠正不当　卫生行政部门作出违法行政行为后，经有权机关审查直接变更原有卫生监督行为内容，而卫生行政部门必须接受和承担的卫生监督责任。

停止违法行为　卫生行政部门作出的卫生行政违法行为具有持续性时，在有权机关判决其违法后，承担的立即停止执行原行政行为的卫生监督责任。

返还权益　卫生行政部门在卫生行政违法行为产生了剥夺相对人对财产的占有权及其他利益后，承担的财产上的补救性卫生监督责任。此方式包括返还原物，即将非法收缴罚没的财产、金钱归还给财产的所有人或经营者；恢复利害关系人的其他权益。

恢复原状　卫生行政部门因卫生行政违法行为损坏相对人的财产，所承担的将损坏的财产恢复到原来状态的卫生监督责任。最常见的是将损坏的物品修复。恢复原状要有可能性和必要性。所谓可能性是指被损坏的财产可以修复；所谓必要性是指将物品修复从经济上看有更大的效益。如果被损坏的财产没有可能恢复原状或没有必要恢复原状则不适用该责任方式。

行政赔偿　卫生行政部门的卫生行政违法行为损害了相对人的合法权益，用其他卫生监督责任方式无法弥补时而承担的卫生监督责任。

卫生监督人员的承担方式　卫生监督人员违反卫生法律规范规定义务，依法承担法律后果的具体形式。

通报批评　由有权机关对卫生行政违法行为情节轻微的卫生监督人员给予的精神上的惩戒性处罚方式，如文件通报、会议批评等。

承认错误，赔礼道歉　由卫生行政部门责令作出卫生行政违法行为的卫生监督人员，向合法利益受到损害的相对人承认错误，表示歉意的卫生监督责任方式。

赔偿损失　卫生监督人员因故意或重大过失的卫生行政违法行为侵犯相对人的合法权益并造成损害，所属卫生行政部门已对相对人履行了赔偿责任之后，而应承担的部分或全部赔偿责任。

行政处分　卫生行政部门对卫生监督人员违法监督行为给予的惩戒，主要包括警告、记过、记大过、降级、撤职、开除等6种形式。

（达庆东）

wèishēng xíngzhèng zhífǎ jiāndū

卫生行政执法监督（inspection of law enforcement in health administration）　具有法定监督权的主体依照法律规定，对卫生行政部门及其卫生监督人员的行政执法活动实施具有法律效力的监察、督促行为。此行为是对卫生行政执法的监督、制约和纠正的活动。在依法治国、建设社会主义法治国家的进程中，卫生行政执法监督具有重要意义：①有利于保障卫生行政部门依法行政，防止和纠正卫生行政行为的违法和不当。②有利于推行政务公开，使卫生行政主体的活动置于社会的监督之下，保证卫生行政部门及其卫生监督人员廉洁奉公、遵纪守法。③有利于保障公民的合法权利和维护国家根本利益。④有利于保证卫生行政部门及卫生监督人员自觉地、高效地履行行政管理职能，提高卫生执法队伍的整体素质和水平。

特征　包括监督主体特定、监督对象特定、监督内容特定和监督行为法定。

监督主体特定　法律特别赋予监督权的国家机关。首先监督主体必须是国家机关，非国家机关的组织或者个人也可以对卫生行政机关和卫生监督人员进行监督，这不属于卫生行政执法监督的范畴；其次并非所有国家机关都是卫生行政执法监督的主体，必须有法律上的特别授权。

监督对象特定　卫生行政部门及其卫生监督人员。对于依法拥有卫生行政执法权力的非行政机关组织及其工作人员，则视同卫生行政部门及其卫生监督人员对待，也属于卫生行政执法监督的对象。

监督内容特定　卫生行政部门及其卫生监督人员所做的尚未构成犯罪的卫生监督行为。①卫生行政执法监督的内容限于卫生行政执法行为。非卫生行政执法行为即使是卫生行政部门和卫生监督人员所做的，如民事行为、个人的非职务行为，都不属于卫生行政执法监督的范围。②卫生行政执法行为已触犯刑法，构成犯罪的，则不应纳入卫生行政执法监督的内容。

监督行为法定　进行卫生行政执法监督的行为，要依照法律提供的权利义务标准进行判断；要严格依照法定程序进行监督，并且能产生一定法律后果。

体系　不同的监督主体在监督方面任务和权限的划分及相应的机构设置和法律制度。

权力机关监督　各级人民代表大会及其常务委员会依照宪法和地方组织法的规定，对卫生行政部门及其卫生监督人员在卫生行政执法活动中是否做到有法可依、有法必依、执法必严、违法必究进行的监督。特征：①民主性。卫生行政部门及其卫生监督人员接受权力机关的监督，实质上是接受人民的监督，是人民当家做主的具体体现。②权威性。权力机关对卫生行政部门及其卫生监督人员的监督是最高层次的监督，特别体现在它有权撤销政府制定的卫生行政执法方面的决定、命令，也有权罢免卫生行政机关的负责人。③全局性。权力机关拥有全面审查政府行为的权力，无论是政府的抽象行为，还是具体行为都在监督范围之内。

权力机关对卫生行政部门的卫生行政执法行为的监督主要有：①对特别问题的调查，如对经选举或任命的卫生行政部门领导人的违法行为进行调查，并按照法定程序予以罢免。②听取卫生行政部门卫生监督情况的报告。③组织人大代表视察卫生法律法规实施的情况。④通过人大代表对本地区、本部门的卫生监督活动进行监督。⑤根据人民群众的申诉、控告和检举，督促卫生行政部门对卫生监督人员存在的问题采取措施，予以纠正和解决。

司法机关监督　国家司法机构依照法定职权与法定程序对卫生行政部门及其卫生监督人员的尚未构成犯罪的行政执法行为实施的监督。特征：①主体是审判机关和检察机关。司法机关对卫生行政机关和卫生监督人员实施监督，是国家对权力的配置，防止行政机关专权和腐败的权力制约措施。②监督对象是享有行政管理权的卫生行政机关及其卫生监督人员，而且是与职务相关的卫生行政执法行为。③监督使用诉讼程序。这与权力机关监督、行政机关上级对下级监督所适用的程序是不一样的。司法监督包括检察监督和审判监督。

检察监督　人民检察院对卫生监督人员遵守法律和行政纪律的监督，一般不包括对卫生行政合法性和合理性的监督，主要通过追究卫生监督人员违法犯罪行为的责任来实现。对于卫生监督人员的一般违法违纪行为，通常则将案件转交有关卫生行政部门处理。

审判监督　人民法院通过卫生行政诉讼活动对卫生行政部门和卫生监督人员实施的监督。人民法院在审理卫生行政案件时，要查清具体卫生行政行为所认定的案件的事实真相和卫生行政部门对该案件适用的法律法规是否正确，辨明是非曲直，作出正确裁判。人民法院对具体卫生行政行为进行审查后，判决维持原具体行政行为、判决撤销或部分撤销具体行政行为、责令卫生行政部门履行其违法不履行或故意拖延履行的职责、变更显失公平的行政处罚，是对卫生行政部门实施的最具体、最实际的监督。

行政机关监督　卫生行政部门内部，上级卫生行政部门根据行政层级的隶属关系对下级卫生行政部门，或者专职行政监督机关对有权管辖的卫生行政部门实施的监督。卫生行政机关的监督是卫生行政执法监督的组成部分。卫生行政机关监督的目的既有检查纠正违法不当行为的一面，又有提高行政效力，保证行政执法富有实效的作用。特征：①广泛性。凡是与行政执法相关的领域，都属政府内部监督的范围。②及时性。政府的内部监督是伴随行政执法活动进行的，能够及时发现行政违法和不当行为，以便迅速作出调整和纠正。③隶属性。除了专门监督外，行政机关内部监督的主体与监督对象之间存在着领导与被领导的关系，因此，监督主体一旦发现问题，就可以直接采取各种必要的措施予以处理。④局限性。行政机关监督的性质仍属于行政性的，在监督程序上不可能像司法程序那样严格和规范，只是一种自我监督形式，因此，在行政执法监督中只能起到部分的积极作用。行政监督主要包括一般监督和专门监督。

一般监督　上级卫生行政机关的监督。其监督对象一般是其的下级卫生行政部门，监督依据是行政隶属关系，监督形式可以是检查、审查、调查、下级的报告等，也可以是行政复议。为了加强卫生监督机构对其内部及下级卫生监督机构及其卫生监督员在卫生行政执法活动中依法履行职责、行使职权和遵守纪律的情况进行监督和检查，卫生部于2005年印发了《卫生监督稽查工作规范》。

专门监督　包括审计监督和监察监督。审计监督是国家审计机构依法审核和稽查被审计单位的财政收支活动、经济效益和财政法纪遵守情况，并评价其合法性和有效性的监督。监察监督是国家监察机构依照法定程序和方式，对行政机关及其工作人员行政管理活动及行政行为进行监督检查的活动。

党的监督　中国共产党对卫生行政部门执法监督的主要途径：①通过在卫生行政部门担任工作的党员模范地遵纪守法，严格依法行政来实现全面系统的监督。②通过专职的监督机构，即党的纪律检查委员会对在卫生行政部门工作的党员进行监督，并负责向有关机关提出建议。

社会监督　各种社会组织、社会舆论和人民群众的监督。

各种社会组织的监督　主要是指政协和各民主党派，以及工会、共青团、妇联和各种社会团体、企业事业单位对国家卫生行政部门的监督。主要通过提出意见、批评、建议、申诉、控告和检举等形式对卫生监督活动进行监督。

社会舆论监督　通过报刊、

广播、电视等新闻媒介对卫生监督活动中的违法违纪行为进行批评和揭露，通过向有关部门反映卫生监督中存在的问题等来实现监督的目的。

人民群众的监督　卫生监督行为是否合法，直接影响公民的自身利益，因此，人民群众是卫生监督最直接的监督者。人民群众对卫生监督活动的监督主要表现为：①认为卫生行政部门和卫生监督人员的卫生监督行为侵犯其合法权益，有权依法向人民法院提起诉讼。②对于卫生行政部门和卫生监督人员的违法失职行为，有权向有关国家机关提出申诉、控告或检举。③对卫生行政部门和卫生监督人员的工作，有权提出批评和建议。

（达庆东）

wèishēng xíngzhèng zhífǎ zérènzhì

卫生行政执法责任制（accountability system of the law enforcement in health administration）　卫生行政部门根据依法行政的要求，以落实行政执法责任为核心，以卫生行政执法行为合法、规范、高效为基本要求，以卫生行政执法监督和过错责任追究为保障的行政执法工作制度。卫生行政执法包括卫生行政许可、卫生监督检查、卫生行政强制措施及卫生行政处罚等依据相关法律、法规、规章作出的行政行为。

内容　根据2005年6月10日卫生部发布的《卫生行政执法责任制若干规定》，卫生行政执法责任制的内容包括：①明确执法范围和工作任务。②划分执法责任，明确法定职责和权限范围、应当履行的法定义务、执法的目标和要求、应当承担的法律责任。③根据卫生行政执法范围和工作任务建立卫生行政执法岗位责任制，分别落实到各级负责人、各处室（执法机构）及执法人员。

要求　卫生行政部门为了保证卫生行政执法责任制的落实，应当建立健全以下工作制度：①重大行政处罚负责人集体讨论制度。②卫生行政执法文书及档案管理制度。③罚没收缴物品处理管理制度。④卫生监督稽查制度。⑤过错责任追究制度。⑥卫生法律、法规、规章的培训制度。⑦卫生监督信息统计报告制度。⑧卫生行政执法考核评议和奖惩制度。

卫生行政部门实施行政许可、行政处罚、监督检查、行政强制措施等具体行政行为，必须严格依照相关法律、法规、规章规定的要求，不得失职、渎职、越权和滥用职权；应当建立投诉举报受理制度，及时处理公民、法人或其他组织的投诉和举报，不得拒绝和推诿；查处行政违法案件时，发现涉嫌刑事犯罪的，应当依法及时移送司法机关处理。卫生行政执法人员必须严格执法，公正执法，文明执法，严格依法行政。作出的具体行政行为应符合下列要求：①符合管辖和职权范围。②事实清楚，证据充分。③适用法律法规正确，符合有关标准。④执法程序合法。⑤行政处罚合法、适当。

监督　卫生行政部门的法制机构负责卫生行政执法责任制实施的监督工作，其职责是：①实施过错责任追究。②参与重大执法和听证活动。③对重大案件的调查处理实施监督。④组织对卫生行政执法工作进行评议考核。

考核　卫生行政部门应当对本机关及所属执法机构和执法人员卫生行政执法责任制的实施情况进行考核。上级卫生行政部门应对下一级卫生行政部门执法责任制实施情况进行评议考核。卫生行政执法评议考核应当严格遵守公开、公平、公正的原则。在评议考核中，要公正对待、客观评价卫生行政执法人员的行政执法行为。卫生行政执法评议考核的标准、过程和结果都要以适当方式在一定范围内公开。考核结果不合格的执法机构和执法人员应当针对其不合格内容限期整改，对于整改不力的，应当取消其评比先进资格。

卫生行政执法过错责任追究　对各级卫生监督人员正在执法活动中，因故意或重大过失违反法律规定，不履行法定职责或者执法不当的行为，应当追究相应责任。各级卫生行政部门的法制机构应当负责对卫生监督机构执法过错案件的检查和认定并提出纠正意见。卫生监督机构对本机构发生的执法过错案件，应当主动进行整改和纠正。

（达庆东）

wèishēng jiāndū zhífǎ guòcuò zérèn zhuījiū

卫生监督执法过错责任追究（misconduct liabilities in the law enforcement of health inspection）　对卫生行政部门及其执法人员在执法活动中，由于主观故意或过失违反法律规定，不履行法定职责或者执法不当的行为追究责任的制度。实施卫生监督执法过错责任追究，有利于促进依法行政，保障卫生法律、法规、规章全面正确实施，维护公民、法人或者其他组织的合法权益。

范围　根据2006年12月20日卫生部发布的《卫生监督执法过错责任追究办法（试行）》，过错责任追究范围是卫生行政部门及其执法人员在实施卫生监督检查、卫生行政处罚、行政强制措施等执法活动中发生的执法过错。

原则 坚持实事求是、有错必纠、责罚相当、教育和惩戒相结合的原则。

过错责任认定 卫生行政部门及其执法人员在卫生行政执法活动中，故意违反法律法规规定或存在重大过失，有下列情形之一的，应当追究卫生监督执法过错责任：①超越法定权限执法的。②认定事实不清、主要证据不足，导致行政行为有过错的。③适用法律、法规、规章错误的。④违反法定程序的。⑤处理结果显失公正的。⑥依法应当作为而不作为的。⑦滥用职权侵害公民、法人和其他组织的合法权益的。⑧卫生行政执法责任制不落实，责任不清造成重大过失的。⑨其他违法行为。有下列情形的，应当认定具体行政行为有过错，并予以追究责任：①行政复议机关行政复议决定认定具体行政行为有过错的。②人民法院生效判决认定具体行政行为有过错的。③其他方面反映并经核实，认定具体行政行为有过错的。

有下列情形之一的，不属于监督执法过错责任追究范围：①法律规定及标准、规范不明确或者有关解释不一致的。②因不可抗力导致行政行为错误的。

过错责任追究 上级卫生行政部门追究下级卫生行政部门发生的行政行为过错责任，发生行政行为过错的单位负责追究相关人员责任。

承办人员责任 有下列情形之一的，追究承办人员责任：①未正确履行法定职责的；②在执法活动中直接作出的行政行为出现过错的。③未能提供准确、真实信息，致使卫生行政部门作出错误决定的。

负责人责任 有下列情形之一的，追究负责人的责任：①未正确履行职责，发现问题后未能及时纠正的。②改变或者不采纳正确意见造成行政行为过错的。

共同责任 在卫生监督执法过程中，因执法人员共同行为导致行政行为过错，执法人员应共同承担过错责任，对所作出的错误决定明确表示不同意的人员并有相应证明的，不承担责任。

从轻或免予追究责任 有下列情形之一的，可以从轻或免予追究过错责任：①主动发现并及时纠正未造成不良后果的。②过错行为情节轻微。

过错责任追究方式 对于发生监督执法过错的责任单位，卫生行政部门应当作出责令改正、通报批评的处理。对于发生行政行为过错的责任人员，其所在单位应当依照有关规定，作出通报批评、离岗培训、调离岗位等处理；情节严重，造成严重后果的，依法给予行政处分；涉嫌犯罪的，移送司法机关处理。

过错责任人权益保护 在对责任人作出处理前，应当听取当事人的意见，保障其陈述和申辩的权利。被追究行政行为过错责任的人员不服追究过错责任决定的，可以依照有关规定提出申诉。接受申诉的卫生行政部门应当在30日内作出答复，并不得因被追究人的申诉加重处理。

（达庆东）

wèishēng xíngzhèng zhífǎ kǎohé píngyì

卫生行政执法考核评议

（assessment and review in the law enforcement of health administration） 卫生行政部门对本级执法机构和下级卫生行政部门卫生监督执法情况进行的考核评议。有利于促进依法行政，保障卫生法律、法规和规章的正确实施，加强卫生监督执法，落实执法责任制，提高执法质量和效率。

原则 根据2006年12月20日卫生部发布的《卫生监督执法考核评议办法》，卫生监督执法考核评议严格遵守公开、公平、公正、客观的原则。

组织领导 各级卫生行政部门应当加强对卫生监督执法考核评议工作的领导，成立以卫生行政部门主要负责人任组长的考核评议领导小组，指定有关部门负责具体组织实施。

内容 ①卫生监督执法制度。②卫生行政许可。③日常卫生监督检查。④卫生行政处罚。⑤举报投诉案件处理。⑥卫生监督稽查工作。

基本要求 卫生监督执法考核评议内容应当达到的基本指标。

卫生监督执法制度要求 ①按照《卫生行政执法责任制若干规定》建立行政执法责任制，健全相关制度。②内容合法有效，无与相关法律法规相抵触的情形。

卫生行政许可要求 ①程序合法。②依法公示相关许可事项，公开相关信息。③依法受理申请，无超越法定权限受理的或者对符合法定条件不予受理等情形。④依法履行告知的义务，保障相对人的陈述、申辩权和要求听证的权利，无未向申请人、利害关系人履行法定告知义务的情形。⑤依法作出行政许可决定，无对符合法定条件的不予行政许可、逾期作出行政许可、不符合法定条件或者超越法定职权作出准予行政许可决定等情形。⑥卫生行政许可档案所需相关资料齐全规范。

日常监督检查要求 ①开展卫生监督检查应当依法履行法定职权，遵循法定程序，符合规范要求，及时作出处理意见。②建立健全日常卫生监督检查档案。③按时完成上级交办的执法工作，及时上报处理情况，及时完成督办案件。④对违反卫生法律法规规章的行为及时进行查处。

实施卫生行政处罚要求 ①处罚主体合法，被处罚主体认定准确。②事实清楚，证据确凿，能够证明违法行为的性质、情节、程度和后果。③程序合法，应按照立案、调查取证、审查决定、送达执行的步骤实施行政处罚。④适用法律正确，行政处罚种类和幅度符合法律、法规和规章的规定。⑤无应当处罚而未处罚的情形。⑥各种法律文书的制作应符合要求。⑦已执行的行政处罚案件及时结案并按照相应要求进行装订、归档。⑧涉嫌犯罪的案件，及时移送司法机关。

投诉举报要求 ①建立健全投诉举报受理查办制度。②有专门机构或者人员负责受理举报投诉工作。③设立并公布举报电话。④对举报投诉案件依法处理，无拒绝、推诿等情形。⑤对投诉举报案件查办情况及时反馈。

卫生监督稽查标准 ①按照《卫生监督稽查工作规范》要求组织开展稽查工作。②对已发现的违反卫生监督行为规范的及时纠正，无故意隐瞒、不处理的情形。③及时对卫生监督执法过错行为提出处理建议。

组织实施 各级卫生行政部门应当对本级执法机构和下级卫生行政部门的卫生监督执法情况按本办法规定的内容和要求每年进行考核评议。卫生监督执法考核评议应当采取日常考核与年度考核相结合的方法，日常考核结果应当按一定比例计入年度考评成绩。考核评议结果分为优秀、达标、不达标三档。有下列情形之一的，卫生监督执法年度考核评议确定为不达标：①出现重大执法过错造成严重影响，经查证属实的。②采集、统计、上报法定卫生监督统计报表过程中弄虚作假的。③其他严重违规情形的。卫生行政部门应当建立卫生监督执法考核评议档案，如实记载平时专项执法检查、大要案调查处理等日常考核情况，作为年度考核评议的重要参考依据。

奖惩 卫生行政部门应当建立健全卫生监督执法考核评议激励机制。对考核评议结果优秀的单位，应当通报表彰、奖励。对不达标单位应当予以通报批评，责令限期改正。

（达庆东）

wèishēng jiāndū diàochá qǔzhèng

卫生监督调查取证（investigation and evidence collection during health inspection） 有管辖权的卫生行政机关对决定立案处理的卫生行政违法案件，为查明案件违法事实而依法进行的专门调查、获取证据和采取强制措施的活动。此行为只能由依法具有国家卫生行政执法职权的行政机关、法律法规授权的组织，以及卫生行政机关委托的组织行使；目的在于查清案件事实，查获卫生行政违法行为的当事人，获取同案件事实有关的各种证据，经查证属实的，即依法作出不予卫生行政许可的决定或者给予卫生行政处罚。这是卫生行政许可和卫生行政处罚的必经程序，除常规进行的调查取证外，还包括围绕案件事实，需要进行的专门调查工作和采取的必要措施，专门调查工作有现场勘验、鉴定等，采取的必要措施有封存、查封、扣押和强制销毁等。活动必须严格依照法律、行政法规和规章规定的程序进行，包括收集证据和审查判断证据这两个方面，其中审查判断证据尤为重要。收集证据由调查和取证两部分组成。调查主要是指卫生监督人员依照法定程序询问当事人、证人及利害关系人；取证主要是指卫生监督人员依照法定程序提取物证、书证，进行现场勘验、检查和对专门性问题进行鉴定的活动。审查判断证据主要是指卫生行政机关通过调查取证，并不断运用分析、判断的方法，对证据进行去粗取精、去伪存真、由此及彼、由表及里的加工整理，逐一甄别，使证据与证据之间、证据与案件事实之间形成具有内在必然联系的证据链，揭示并掌握足够的证据，对案件事实作出准确的结论。

原则 ①迅速及时原则。卫生监督调查人员发现案件后，应当尽快到达案发现场，立即着手提取和收集各种证据材料，对于容易灭失的证据材料必须迅速采取保全措施。②客观全面原则。卫生监督调查人员调查取证时，必须从实际出发，客观全面地收集与案件事实相关联的物品，尽可能的走访与案件有关的人员。③合法原则。卫生监督调查人员的调查取证必须严格依照法定程序进行。④回避原则。参与调查取证的卫生监督调查人员与当事人有直接利害关系的，应当主动提出回避，当事人也可以提出相关要求调查人员回避的申请。

方法 包括调查询问、抽样、委托鉴定、现场勘验、证据先行登记保存、证据复制。

调查询问 卫生监督调查人

员通过询问当事人、证人和其他有关人员，查明事实真相，取得证据的手段。《中华人民共和国行政处罚法》第三十七条和《卫生行政处罚程序》第十八条对调查询问做了具体规定。应注意：①必须有两名以上卫生监督员同时在场，并应当向当事人、证人和有关人员出示相关证件。②调查询问当事人、证人和有关人员时应当分别进行，并当场制作询问笔录。③询问笔录经核对无误后，卫生监督执法人员和被询问人应当在笔录上签名。被询问人拒绝签名的，由两名卫生监督执法人员在笔录上签名并注明情况。④询问笔录中语言文字要统一、规范。⑤要围绕违法行为的要件和违法事实的基本要素，注意突出重点。⑥当事人、证人和有关人员的基本情况应在笔录的内容部分有所反映。

抽样　卫生监督调查人员从总体中抽取部分个体进行分析判断，从而对总体的某些未知因素作出统计推断，了解总体情况，取得执法证据的活动。《中华人民共和国行政处罚法》第三十七条和《卫生行政处罚程序》第二十三条都规定，行政机关在收集证据时，可以采取抽样的方法。应注意：①必须如实填写《产品样品采样记录》。②抽样时应有两名以上卫生监督调查人员（抽样人）参加。③抽取样品后应予加封，并如实记录加封情况。④样品抽检完毕后应在规定时间内送检验机构。⑤抽样取证，应有当事人在场，并制作抽样取证凭证，由抽样人和当事人签名或盖章。⑥抽取的样品，要能反映整体物品的物质，以保证鉴定结论的真实性与合法性。⑦抽取的样品要一式三份，其中当事人、抽检单位各留存一份，送检验机构一份。

委托鉴定　卫生监督机构为查明卫生违法案件中某些专业性问题，委托或者聘请专业部门或专业人员，由其运用专业知识、技能和经验，对有关事实材料及某些专门性问题进行鉴别和判断。目的在于查明案件中的某些事实状况和判明某些证据的真伪。应注意：①鉴定部门或鉴定人员必须具备适应该项鉴定工作的专门知识，必要时应经有关部门确认。②能够公正客观地承担鉴定工作，实事求是地作出鉴别和判断。

现场勘验　卫生监督调查人员依照法定权限对与案件事实有关的场所、物品进行现场查验、拍照、测量等观测活动，以发现、提取、收集相关证据的过程。勘验时必须出示证件，通知当事人到场，当事人拒不到场的，可以请在场的其他人见证，但应在勘验笔录中说明；应当当场制作勘验笔录，记载勘验的时间、地点、勘验人、在场人、经过和结果，并由勘验人、当事人、在场人在勘验笔录上签名。

证据先行登记保存　卫生行政机关在案件调查取证过程中，发现相关证据可能灭失或者以后难以取得的情况的，在案件作出处理结果前及时采取的证据保全措施。《中华人民共和国行政处罚法》第三十七条和《卫生行政处罚程序》第二十条都规定，卫生行政机关在收集证据时，在证据可能灭失或者以后难以取得的情况下，经行政机关负责人批准，可以先行登记保存。证据先行登记保存，应当制作先行登记保存通知书，并附有先行登记保存物品清单；要制作证据先行登记保存现场笔录，由行政执法人员、当事人及在场见证人在笔录上签名或盖章。特点：①强制性。在证据可能灭失或者以后难以取得的情况下，经行政机关负责人批准，就可以先行登记保存，不需要征得当事人或者第三方同意。②执行性。先行登记保存的决定一经作出立即予以执行，由行政执法人员对需要采取保全措施的证据当场造册，封存固定，责令当事人保管或者存放在指定地点进行保管，当事人或者有关人员不得动用、转移、隐匿或者损毁。当事人对证据先行登记保存存有异议的，不得申请行政复议，也不能向人民法院提起诉讼。③期限性。证据先行登记保存的期限为7日，自该证据被行政机关登记保存之日起算。行政机关必须在7日内对先行登记保存的物品作出处理决定。7日内不作出处理决定的，应先行登记保存自动失效，当事人可以动用被保存的物品。

应注意：①采取该措施的先决条件是证据可能灭失或者以后难以取得，且确实需要进行证据保全的。②在采取该证据保全措施前，必须经过行政机关负责人的批准。③对需要先行保存的物品必须当场登记造册，封存固定，存放在原地或者指定地点进行保管。④应当向当事人制发书面的证据先行登记保存通知书及先行登记保存物品清单。⑤必须在规定期限内根据案件调查取证情况，对先行登记保存的物品作出不同的处理，如解除登记保存发还当事人、将先行登记保存物品移送鉴定、认定为同案件处理相关予以存档、属有害物品在作证据固定后予以销毁等。

证据复制　卫生监督调查人员提取书证和视听材料的常用的调查取证方法。采用复制方法取得的证据，同样具有法律效力。《卫生行政处罚程序》第二十条规定，调查取证的证据应当是原件、原物，调查取证原件、原物确有困难的，可由提交证据的单位或个人在复制品、照片等物件上签章，并注明“与原件（物）相同”字样或文字说明。复制的方法主要包括摘录、转录、复印、拍照、录像等。应注意：①复制的资料必须是与案件有关的，与案件无关的资料当事人有权拒绝提供。②经复制取得的资料都要求其持有人签字或盖章，复印件还应标注“与原件相符”字样，并注明原件保存人和保存地点。③对涉及国家秘密、商业秘密或者个人隐私的证据材料，卫生监督人员应当承担保密的责任。

（高建伟）

chuánrǎnbìng wèishēng jiāndū

传染病卫生监督（health inspection for infectious diseases）

县级以上地方人民政府卫生行政部门及其卫生监督机构依据《中华人民共和国传染病防治法》及相关法规、规章，对贯彻执行卫生法律、法规的情况进行督促检查，对违反卫生法律、法规的行为追究法律责任的行政管理活动。

监督依据 《中华人民共和国国境卫生检疫法》《中华人民共和国献血法》《中华人民共和国传染病防治法》《血液制品管理条例》《国内交通卫生检疫条例》《医疗废物管理条例》《突发公共卫生事件应急条例》《病原微生物实验室生物安全管理条例》《疫苗流通和预防接种管理条例》《艾滋病防治条例》《血吸虫病防治条例》《预防性健康检查管理办法》《消毒管理办法》《突发公共卫生事件与传染病疫情监测信息报告管理办法》《传染性非典型肺炎防治管理办法》《医疗废物管理行政处罚办法》《医疗机构传染病预检分诊管理办法》《医院感染管理办法》《人间传染的高致病性病原微生物实验室和实验活动生物安全审批管理办法》《人间传染的病原微生物菌（毒）种保藏机构管理办法》《突发公共卫生事件交通应急规定》。

监督机构 依法执行传染病卫生监督职责的机构，见传染病卫生监督机构。

监督对象 地方各级人民政府、县级以上人民政府卫生行政部门及有关部门、医疗卫生机构、国境卫生检疫机关、铁路、交通、民用航空经营单位、饮用水供水单位、健康相关产品生产经营单位、生物制品生产单位，以及在传染病预防控制中涉及的中华人民共和国领域内一切单位和个人。

监督内容 传染病卫生监督包括传染病预防监督、传染病控制监督、传染病疫情信息报告监督、消毒管理监督、医疗废物监督、传染病菌（毒）种管理监督。

（李 莉）

chuánrǎnbìng wèishēng jiāndū jīgòu

传染病卫生监督机构（institution of health inspection for infectious diseases） 依法执行传染病卫生监督职责的机构。《中华人民共和国传染病防治法》规定，各级卫生行政部门主管传染病防治及其监督管理工作，中国人民解放军卫生主管部门主管军队的传染病防治及其监督管理工作；《中华人民共和国国境卫生检疫法》规定，在中华人民共和国国际通航的港口、机场及陆地边境和国界江河的口岸，设立国境卫生检疫机关，主管传染病检疫、监测和卫生监督工作。

省级卫生监督机构职责 省级卫生行政部门及其卫生监督机构开展传染病防治日常卫生监督时，依法履行以下职责：①制订全省、区、市传染病防治卫生监督工作计划，以及相应的工作制度。②组织实施全省、区、市传染病防治卫生监督工作及相关培训，对下级传染病防治卫生监督工作进行指导、检查和督查。③对管辖范围内的医疗卫生机构传染病防治情况实施日常卫生监督。④组织协调、督办传染病防治重大违法案件的查处。⑤承担上级部门指定或交办的传染病防治卫生监督任务。

市、县级卫生监督机构职责 设区的市级卫生行政部门负责对下级卫生行政部门开展的传染病防治日常卫生监督情况进行指导和检查。设区的市、县级卫生行政部门及其卫生监督机构开展传染病防治日常卫生监督时，依法履行以下职责：①制订本行政区域内传染病防治卫生监督工作计划，明确卫生监督的项目、重点内容及环节，并组织落实。②组织开展本行政区域内传染病疫情报告的卫生监督。③组织开展本行政区域内传染病疫情控制措施的卫生监督。④组织开展本行政区域内消毒隔离制度执行情况的卫生监督。⑤组织开展本行政区域内医疗废物处置情况的卫生监督。⑥组织开展本行政区域内疾病预防控制机构菌（毒）种管理情况的卫生监督。⑦组织开展本行政区域内传染病防治违法案件的查处。⑧承担上级部门指定或交办的传染病防治卫生监督任务。

国境卫生检疫机关职责 国境卫生检疫机关根据国家规定的卫生标准，对国境口岸的卫生状况和停留在国境口岸的入境、出境的交通工具的卫生状况实施以下卫生监督：①监督和指导有关人员对啮齿动物、病媒昆虫的防除。②检查和检验食品、饮用水及其储存、供应、运输设施。③监督从事食品、饮用水供应的从业人员的健康状况，检查其健康证明书。④监督和检查垃圾、废物、污水、粪便、压舱水的处理。国境卫生检疫机关设立国境口岸卫生监督员，执行国境卫生检疫机关交给的任务。国境口岸卫生监督员在执行任务时，有权对国境口岸和入境、出境的交通工具进行卫生监督和技术指导，对卫生状况不良和可能引起传染病传播的因素提出改进意见，协同有关部门采取必要的措施，进行卫生处理。

（李　莉）

chuánrǎnbìng shǔdìhuà guǎnlǐ

传染病属地化管理（territorial management for infectious diseases）　按行政区划划分的各级传染病卫生监督管理机构，依照有关法律、法规或规范性文件，对所管辖区内的传染病防治工作进行全面负责、全面管理。按照属地化管理原则，当地疾病预防控制机构负责对辖区内的突发公共卫生事件和传染病疫情进行监测、信息报告与管理；负责收集、核实辖区内突发公共卫生事件、疫情信息和其他信息资料；设置专门的举报、咨询热线电话，接受突发公共卫生事件和疫情的报告、咨询和监督；设置专门工作人员搜集各种来源的突发公共卫生事件和疫情信息。任何单位和个人发现传染病病人后，按照行政管理区域，及时报告所在地县级疾病预防控制机构，再由县级疾病预防控制机构逐级上报或者进行直报。军队所属医疗卫生机构发现地方就诊的传染病病人、病原携带者、疑似传染病病人时，向所在地疾病预防控制机构报告。

（李　莉）

chuánrǎnbìng yùfáng jiāndū

传染病预防监督（inspection of the prevention of infectious diseases）　县级以上地方人民政府卫生行政部门为了防止和消除传染病的发生和流行，依照传染病相关法律、法规所采取的各种卫生行政执法行为。

监督内容　地县级卫生监督机构要按要求完成省级卫生行政部门下达的监督覆盖频次，包括以下内容。①对预防接种工作的监督：承担预防接种的单位必须按照国务院卫生行政部门确定的预防接种用生物制品和免疫程序；承担预防接种工作的医疗保健机构，必须按照国家有关规定和技术管理规程要求，承担责任区域内的预防接种工作并保证安全注射，不得使用超过有效期或者失效的预防用生物制品；查验预防接种的执行情况；检查承担预防接种工作的医疗保健机构的预防用生物制品的进货渠道、验收、领发和保管制度的执行情况。②对采供血单位的监督：检查血站的合理布局和各项消毒隔离措施的执行情况；检查各级医疗机构血库的合理布局和各项消毒隔离措施的执行情况。③对从业人员的监督：从事食品生产、加工、销售的人员、公共场所直接为顾客服务的人员，必须持有健康合格证方能上岗工作。④对传染病菌种、毒种的监督：检查传染病菌种、毒种的保藏、携带和运输的单位执行国家有关规定的情况。⑤对传染病监测、预警制度的监督：国务院卫生行政部门制定国家传染病监测计划和方案。省、自治区、直辖市人民政府卫生行政部门根据国家传染病监测规划和方案，制定本行政区域的传染病监测计划和方案。国务院卫生行政部门和省、自治区、直辖市人民政府，根据传染病发生、流行趋势的预测，及时发出传染病预警，根据情况予以公布。⑥对防止传染病医源性传播措施实施监督：医疗机构应确定专门的部门或人员，承担医疗活动中与医院感染有关的危险因素监测、安全防护、消毒、隔离和医疗废物处置工作；医疗保健机构、卫生防疫机构和从事致病性微生物实验的单位的管理制度、操作规程、消毒隔离制度的执行情况，医源性感染、医院内感染、实验室感染的现状和控制措施实施情况。⑦对饮用水的监督：集中式供水单位、自备水源、二次集中供水设施供应的生活饮用水必须符合中国《生活饮用水卫生标准》。

法律责任　①县级以上人民政府卫生行政部门、药品监督管理部门失职、渎职的；疾病预防控制机构未按照规定购进、分发、供应疫苗的；预防接种单位未按照规定履行接种职责的，根据情节轻重，对直接负责的主管人员和其他直接责任人员依据《中华人民共和国传染病防治法》《疫苗流通和预防接种管理条例》给予行政处分、行政处罚。②血站违法采血、供血的；血液制品生产单位违法采集、供应血浆的；临床用血的包装不符合要求的；医疗机构及其医务人员违法使用血液及血液制品的，对直接负责的主管人员和其他直接责任人员，依据《中华人民共和国传染病防治法》《中华人民共和国献血法》《血液制品管理条例》给予行政处分、行政处罚。③从事食品生产、加工、销售的人员、公共场所直接为顾客服务的人员，未取得健康证上岗的，依据《中华人民共和国食品安全法》《公共场所卫生管理条例》给予行政处罚。④违反有关规定，采集、保藏、携带、运输和使用传染病菌种、毒种和传染病检测样本的；经依法批准从事高致病性病原微生物相关实验活动的实验室的设立单位未建立健全安全保卫制度或者未采取安全保卫措施的；依据《中华人民共和国传染病防治法》《病原微生物实验室生物安全管理条例》《人间传染的病原微生物菌（毒）种保藏机构管理办法》，责令改正，造成严重后果的，对负有责任的主管人员和其他责任人员，依法给予相应的行政处分、行政处罚。⑤疾病预防控制机构未依法履行传染病监测职责的；依据《中华人民共和国传染病防治法》，责令改正、通报批评，造成严重后果的，对负有责任的主管人员和其他责任人员，依法给予相应的行政处分、行政处罚。⑥医疗卫生机构未按照规定，承担医疗活动中与医院感染有关的危险因素监测、安全防护、消毒、隔离和医疗废物处置工作的，依据《中华人民共和国传染病防治法》《消毒管理办法》《医疗废物管理条例》《医院感染管理办法》，责令改正，给予警告，造成严重后果的，对负有责任的主管人员和其他责任人员，依法给予行政处分、行政处罚。⑦集中式供水单位、自备水源、二次集中供水设施供应的生活饮用水不符合中国《生活饮用水卫生标准》的，依据《生活饮用水卫生监督管理办法》，根据情节及后果，给予相应的行政处罚。

（李　莉）

chuánrǎnbìng yùjǐng

传染病预警（early warning for infectious disease outbreak）　收集、整理、分析传染病疫情相关信息资料，评估其发展趋势与危害程度，在传染病暴发、流行之前或早期发出警报的行为。以便相关责任部门及疫情影响的目标人群及时作出反应，预防或减少事件的危害。《中华人民共和国传染病防治法》规定，国家建立传染病预警制度。国务院卫生行政部门和省、自治区、直辖市人民政府根据传染病发生、流行趋势的预测，及时发出传染病预警，根据情况予以公布。县级以上地方人民政府应当制定传染病预防、控制预案，报上一级人民政府备案。地方人民政府和疾病预防控制机构接到国务院卫生行政部门或者省、自治区、直辖市人民政府发出的传染病预警后，应当按照传染病预防、控制预案，采取相应的预防、控制措施。

预警种类　①病媒生物及宿主动物预警：传播疾病的生物媒介与病原宿主的变化可直接影响特定传染病的发生与流行。宿主动物与病媒生物密度明显增加、宿主动物大量异常死亡、宿主动物病原携带率增高、宿主动物检出罕见病原微生物等。②病原体演变预警：病原体发生演变，出现毒力增强、对人类适应力提高或因抗原性变异而致人群原有免疫屏障无效等。③人群易感性预警：监测人群易感性水平，当发现某种疾病易感性增强或抗体水平低，发出此种疾病暴发疫情的预警。④传染病早期预警：对于易引起大范围或长时间的流行的传染病的预警，除对流行因素进行监测外，要及时发现病例数在空间、时间上的异常变化，以便早期启动控制措施。某些特殊的传染病，包括已宣布消灭的疾病（如天花、脊髓灰质炎）、本土未发现过的烈性传染病（如埃博拉出血热等）、依照《中华人民共和国传染病防治法》按甲类管理的传染病（如鼠疫、传染性非典型肺炎、人感染高致病性禽流感）等，只要发现病例，就应当发出预警。

传染病预防、控制预案　根据预测，针对可能发生的传染病疫情及其影响程度，事先制定的应急处置方案。传染病预防、控制预案应当包括以下主要内容：①传染病预防控制指挥部的组成和相关部门的职责。②传染病的监测、信息收集、分析、报告、通报制度。③疾病预防控制机构、医疗机构在发生传染病疫情时的任务与职责。④传染病暴发、流行情况的分级及相应的应急工作方案。⑤传染病预防、疫点疫区现场控制，应急设施、设备、救治药品和医疗器械，以及其他物资和技术的储备与调用。

（李　莉）

chuánrǎnbìng kòngzhì jiāndū

传染病控制监督（inspection of the control of infectious diseases）　县级以上卫生行政部门及其卫生监督机构，依据相关法律、法规的规定，对控制传染源、切断传播途径、保护易感人群各个环节进行的卫生行政执法行为。

监督内容　包括对传染源控制措施的监督、对传播途径控制的监督、对易感人群保护措施的监督、对传染病控制紧急措施的监督。

传染源控制措施监督　对传染源的控制措施的监督包括下列三方面。①对隔离治疗、医学观察的监督：传染病疫情发生时，监督检查对甲类传染病病人和病原携带者，乙类传染病中的艾滋病病人、肺炭疽病人的隔离治疗及对疑似甲类传染病病人实施医学观察情况，对拒绝者除追究其法律责任外，要采取强制性隔离治疗措施。②对治疗措施的监督：检查和监督是否对除艾滋病病人、炭疽中的肺炭疽病人以外的乙类、丙类传染病病人，采取了必要的治疗和控制传播措施。③对控制传播的监督：监督和检查是否对传染病病人、病原携带者、疑似传染病病人污染的场所、物品，实施了终末消毒和随时消毒等卫生处理；是否对因患传染病而死亡的病人的尸体按照有关法律规定，火化和深埋，及时、妥善处理。

传播途径控制监督 ①对卫生处理的监督：检查对病原体污染的场所或可能污染的场所、物品等的随时消毒和终末消毒，检查饮用水是否安全、卫生，粪便、污水、垃圾是否已进行无害化处理，是否有再次污染的隐患，是否已落实防止再次污染的有效措施。②对消除媒介昆虫和可能染疫动物的监督：检查染疫动物和媒介昆虫的杀灭和消除情况。

易感人群保护措施监督 监督检查是否对传染源的密切接触者和受到传染病威胁的人群实施应急性预防接种和药物预防措施。

传染病控制紧急措施监督 ①对宣传教育的监督：一旦有传染病的暴发、流行，根据传染病流行范围、蔓延的速度、社会危害等情况，在合适的时机、一定的范围进行防病知识的宣传教育，公布疫情和动态，让群众掌握预防疾病发生的知识，了解疫情的真实情况。②对紧急控制措施落实情况的监督：根据传染病暴发、流行情况，对传染病控制的紧急措施的实施条件、时限和解除等情况进行监督。③对特别控制措施实施情况的监督：如是否需要宣布封锁疫区，对出入疫区的人员、物质、交通工具等是否实施了卫生检疫。④对特别调配权和征用权落实情况的监督：根据疫情控制的需要，是否能顺利调配防治药品、生物制品、医疗器械；调集各级各类医疗保健和卫生防疫人员；铁路、交通、民航等部门是否能优先运送疫情控制所需的物资；控制疫情急需的房屋、交通工具征用的落实情况等。

传染病控制分级管理 对传染病控制实行分级管理，当出现甲类传染病、乙类传染病中的艾滋病和肺炭疽、当地从未发现的传染病或者国家已消除的传染病的暴发及流行时，由省、自治区、直辖市或地（市）级卫生主管机构及各级各类卫生防疫机构负责，会同当地卫生防疫机构和各级各类医疗保健机构共同处理疫情，传染病监督机构和监督人员要按照《中华人民共和国传染病防治法》的规定，结合疫情特点，对传染源管理和控制疫情传播的措施和效果进行监督和检查。在发生艾滋病和肺炭疽以外的乙、丙类传染病暴发、流行时，可以在省、自治区、直辖市或地（市）级卫生主管机构及各级各类卫生防疫机构指导下，由辖区卫生防疫机构和医疗保健机构处理疫情，传染病监督机构和监督人员要指导、检查、考核疫情处理的全过程。

法律责任 地方各级人民政府、县级以上人民政府卫生行政部门、疾病预防控制机构、采供血机构发生传染病传播时未及时采取预防、控制措施的，依据《中华人民共和国传染病防治法》，责令改正，通报批评；造成传染病传播、流行或者其他严重后果的，对负有责任的主管人员和其他直接责任人员，依法给予行政处分。

（李　莉）

yīyuàn gǎnrǎn jiāndū

医院感染监督

医院感染监督（inspection of hospital infections） 县级以上卫生行政部门及其卫生监督机构，依据相关法律、法规的规定，对住院病人在医院内获得的感染进行监督的行为。医院感染，又称医院获得性感染，包括在住院期间发生的感染和在医院内获得而出院后发生的感染；但不包括入院前已开始或入院时已存在的感染。医院工作人员在医院内获得的感染也属医院感染。

医院感染分类 按病原体的来源分为内源性医院感染和外源性医院感染；按感染传播途径分为交叉感染、自身感染、母婴感染；按感染的部位分为呼吸道感染、泌尿道感染、胃肠道感染、切口感染；按感染的微生物种类分为革兰阳性球菌感染、革兰阴性球菌感染、病毒感染、立克次体感染、真菌感染。

管理组织 住院床位总数在100张以上的医院应当设立医院感染管理委员会和独立的医院感染管理部门。住院床位总数在100张以下的医院应当指定分管医院感染管理工作的部门。其他医疗机构应当有医院感染管理专（兼）职人员。

医院感染管理委员会 医院感染管理委员会由医院感染管理部门、医务部门、护理部门、临床科室、消毒供应室、手术室、临床检验部门、药事管理部门、设备管理部门、后勤管理部门及其他有关部门的主要负责人组成，

主任委员由医院院长或者主管医疗工作的副院长担任。医院感染管理委员会的职责：①认真贯彻医院感染管理方面的法律法规及技术规范、标准，制定本医院预防和控制医院感染的规章制度、医院感染诊断标准并监督实施。②根据预防医院感染和卫生学要求，对本医院的建筑设计、重点科室建设的基本标准、基本设施和工作流程进行审查并提出意见。③研究并确定本医院的医院感染管理工作计划，并对计划的实施进行考核和评价。④研究并确定本医院的医院感染重点部门、重点环节、重点流程、危险因素，以及采取的干预措施，明确各有关部门、人员在预防和控制医院感染工作中的责任。⑤研究并制定本医院发生医院感染暴发及出现不明原因传染性疾病或者特殊病原体感染病例等事件时的控制预案。⑥建立会议制度，定期研究、协调和解决有关医院感染管理方面的问题。⑦根据本医院病原体特点和耐药现状，配合药事管理委员会提出合理使用抗菌药物的指导意见。⑧其他有关医院感染管理的重要事宜。

医院感染预防与控制专家组　国务院卫生行政部门成立医院感染预防与控制专家组，成员由医院感染管理、疾病控制、传染病学、临床检验、流行病学、消毒学、临床药学、护理学等专业的专家组成。主要职责：①研究起草有关医院感染预防与控制、医院感染诊断的技术性标准和规范。②对全国医院感染预防与控制工作进行业务指导。③对全国医院感染发生状况及危险因素进行调查、分析。④对全国重大医院感染事件进行调查和业务指导。⑤完成国务院卫生行政部门交办的其他工作。省级人民政府卫生行政部门成立医院感染预防与控制专家组，负责指导本地区医院感染预防与控制的技术性工作。

报告　医疗机构经调查证实发生以下情形时，应当于12小时内向所在地的县级地方人民政府卫生行政部门报告，并同时向所在地疾病预防控制机构报告；所在地的县级地方人民政府卫生行政部门确认后，应当于24小时内逐级上报至省级人民政府卫生行政部门；省级人民政府卫生行政部门审核后，应当在24小时内上报至国务院卫生行政部门：①5例以上医院感染暴发。②由于医院感染暴发直接导致患者死亡。③由于医院感染暴发导致3人以上人身损害后果。

医疗机构发生以下情形时，应当按照《国家突发公共卫生事件相关信息报告管理工作规范（试行）》的要求进行报告：①10例以上的医院感染暴发事件。②发生特殊病原体或者新发病原体的医院感染。③可能造成重大公共影响或者严重后果的医院感染。医疗机构发生的医院感染属于法定传染病的，应当按照《中华人民共和国传染病防治法》和《国家突发公共卫生事件应急预案》的规定进行报告和处理。

预防控制　医疗机构应当采取以下措施，预防控制医院内感染：①使用的消毒药械、一次性医疗器械和器具应当符合国家有关规定。一次性使用的医疗器械、器具不得重复使用。②制定具体措施，保证医务人员的手卫生、诊疗环境条件、无菌操作技术和职业卫生防护工作符合规定要求，对医院感染的危险因素进行控制。③制定医务人员职业卫生防护工作的具体措施，提供必要的防护物品，保障医务人员的职业健康。④严格执行隔离技术规范，根据病原体传播途径，采取相应的隔离措施。⑤严格按照《抗菌药物临床应用指导原则》，加强抗菌药物临床使用和耐药菌监测管理。⑥按照医院感染诊断标准及时诊断医院感染病例，建立有效的医院感染监测制度，分析医院感染的危险因素，并针对导致医院感染的危险因素，实施预防与控制措施。⑦及时发现医院感染病例和医院感染的暴发，分析感染源、感染途径，采取有效的处理和控制措施，积极救治患者。

（李　莉）

shíyànshì gǎnrǎn jiāndū

实验室感染监督（inspection of laboratory infections）　县级以上卫生行政部门及其卫生监督机构，依据相关法律、法规的规定，对由实验室病原微生物引起的实验室和非实验室人员感染进行监督的行为。根据病原微生物的传染性、感染后对个体或者群体的危害程度，将病原微生物分为四类：第一类病原微生物是指能够引起人类或者动物非常严重疾病的微生物，以及中国尚未发现或者已经宣布消灭的微生物。第二类病原微生物是指能够引起人类或者动物严重疾病，比较容易直接或者间接在人与人、动物与人、动物与动物间传播的微生物。第三类病原微生物是指能够引起人类或者动物疾病，但一般情况下对人、动物或者环境不构成严重危害，传播风险有限，实验室感染后很少引起严重疾病，并且具备有效治疗和预防措施的微生物。第四类病原微生物是指在通常情况下不会引起人类或者动物疾病的微生物。第一类、第二类病原微生物统称为高致病性病原微生物。

实验室感染事件类型 ①事故性感染，是因为试验人员操作过程中的疏忽，使本来接触不到的微生物污染环境，直接或间接感染实验人员。②实验室动物引起的感染，是由于实验人员接触了被微生物感染的实验动物导致的感染。③气溶胶导致的感染，是由于实验室中的病原微生物以气溶胶的形式飘散在空气中，人呼吸了这种空气造成的感染。④人为破坏，如生物武器。

疫情报告 实验室工作人员出现与本实验室从事的高致病性病原微生物相关实验活动的感染临床症状或体征时，实验室负责人应在2小时内向所在地负责实验室感染控制工作的机构或人员报告；同时派专人陪同及时就诊；实验室工作人员应将近期所接触的病原微生物的种类和危险程度如实告知诊治医疗机构。实验室发生高致病性病原微泄漏时，实验室工作人员应立即采取控制措施，防止高致病性病原微生物扩散，并在2小时内向负责实验室感染控制工作的机构或人员报告。医疗机构或者兽医医疗机构及其执行职务的医务人员发现实验室感染而引起的与高致病性病原微生物相关的传染病病人、疑似传染病病人或者患有疫病、疑似患有疫病的动物，诊治的医疗机构或者兽医医疗机构应当在2小时内报告所在地的县级人民政府卫生主管部门或者兽医主管部门；接到报告的卫生主管部门或者兽医主管部门应在2小时内通报实验室所在地的县级人民政府卫生主管部门或者兽医主管部门。

控制 卫生主管部门或兽医主管部门接到关于实验室发生工作人员感染事故或病原微生物泄漏事件的报告，或发现实验室从事病原微生物相关实验活动造成实验室感染事故的，应立即组织疾病预防控制机构、动物防疫监督机构和医疗机构及其他有关机构依法采取预防、控制措施：封闭被病原微生物污染的实验室或者可能造成病原微生物扩散的场所；开展流行病学调查；对病人进行隔离治疗，对相关人员进行医学检查；对密切接触者进行医学观察；现场消毒；对染疫或者疑似染疫的动物采取隔离、扑杀等措施。

（李　莉）

yīxué guānchá

医学观察

（medical observation） 对传染病疑似患者及传染患者或者疑似患者的密切接触者按传染病的最长潜伏期采取隔离措施，观察其健康状况及是否有染病的可能。通过医学观察，可以对这些人在疾病的潜伏期和进展期内获得及早诊断治疗与救护，或者进行预防性投药，同时可减少和避免将病原体传播给健康人群。医学观察是一项对疑似患者、密切接触者和周围人群的医学保护措施，包括在家医学观察、集中医学观察和入院医学观察。《中华人民共和国传染病防治法》规定，医疗机构发现甲类传染病时，对医疗机构内的病人、病原携带者、疑似病人的密切接触者，在指定场所进行医学观察和采取其他必要的预防措施。医学观察期满未发现病情的应当解除医学观察。

（李　莉）

chuánrǎnbìng yìqíng xìnxī bàogào jiāndū

传染病疫情信息报告监督

（inspection of infectious disease reporting） 县级以上人民政府卫生行政部门依据相关法律、法规，对传染病疫情信息报告情况进行的卫生行政执法行为。监督内容：①医疗卫生机构建立传染病疫情报告的管理组织、制度及依法履行传染病疫情报告与管理职责的情况。②疾病预防控制机构及时对辖区网络直报的传染病疫情信息审核确认，并开展疫情分析、调查与核实的情况。③疾病预防控制机构依法履行与相关部门传染病疫情信息通报职责的情况。④采供血机构依法报告传染病疫情的情况。

法律责任：卫生行政部门、医疗卫生机构、疾病预防控制机构、采供血机构未按照规定报告传染病疫情，或者隐瞒、谎报、缓报传染病疫情的，依据《中华人民共和国传染病防治法》，根据情节及后果，给予相应的行政处罚。

（李　莉）

chuánrǎnbìng yìqíng bàogào

传染病疫情报告

（infectious disease reporting） 按照《中华人民共和国传染病防治法》及国务院卫生行政部门规定的内容、程序方式和时限等报告传染病。其是为各级政府提供传染病发生、发展信息的重要渠道。

报告依据 《中华人民共和国传染病防治法》《突发公共卫生事件应急条例》《突发公共卫生事件与传染病疫情监测信息报告管理办法》《传染病信息报告工作管理规范》《传染病监测信息网络直报工作技术指南》。

报告内容 法定传染病的常规疫情报告，暴发疫情、重大疫情、灾区疫情、新发现的传染病、突发不明原因的传染病等特殊疫情报告和传染病菌种、毒种丢失的报告。传染病报告病例分为实验室确诊病例、临床诊断病例和疑似病例。对鼠疫、霍乱、肺炭疽、脊髓灰质炎、艾滋病及国务院卫生行政部门规定的其他传染病，按照规定报告病原携带者。

报告单位及报告人　疫情责任报告单位包括各级各类医疗机构、疾病预防控制机构和采供血机构，港口、机场、铁路、厂（场）矿疾病预防控制机构及国境卫生检疫机关，军队医疗机构。疫情报告人分为责任疫情报告人和义务疫情报告人两类。责任疫情报告人包括疾病预防控制机构、医疗机构、采供血机构和卫生检疫机构中执行职务的医护人员、医学检验人员、卫生检疫人员、疾病预防控制人员、乡村医生、个体开业医生等。义务疫情报告人为任何单位和个人。

报告程序与方式　传染病报告实行属地化管理，首诊医生或其他执行职务的人员负责填写传染病报告卡，由医疗机构相关负责人报告至辖区疾病预防控制中心；疾病预防控制中心现场调查时发现的传染病病例，由属地疾病预防控制机构的现场调查人员填写报告卡；采供血机构发现HIV两次初筛阳性检测结果也应填写报告卡。报告的具体规定：①传染病疫情信息实行网络直报（见传染病网络直报），没有条件实行网络直报的医疗机构，在规定的时限内将传染病报告卡报告属地县级疾病预防控制机构。②乡镇卫生院、城市社区卫生服务中心负责收集和报告责任范围内的传染病信息。③军队医疗卫生机构向社会公众提供医疗服务时，发现传染病疫情，应当按照本规定向属地的县级疾病预防控制机构报告。④新疆生产建设兵团传染病疫情报告工作管理按国务院卫生行政部门有关规定执行。

报告时限　责任报告单位和责任疫情报告人发现甲类传染病和乙类传染病中的肺炭疽、严重急性呼吸综合征（传染性非典型肺炎）、脊髓灰质炎、人感染高致病性禽流感的病人或疑似病人时，或发现其他传染病和不明原因疾病暴发时，应于2小时内将传染病报告卡通过网络报告；未实行网络直报的责任报告单位应于2小时内以最快的通讯方式（电话、传真）向当地县级疾病预防控制机构报告，并于2小时内寄送出传染病报告卡。对其他乙、丙类传染病病人、疑似病人和规定报告的传染病病原携带者在诊断后，实行网络直报的责任报告单位应于24小时内进行网络报告；未实行网络直报的责任报告单位应于24小时内寄送出传染病报告卡。县级疾病预防控制机构收到无网络直报条件责任报告单位报送的传染病报告卡后，应于2小时内通过网络直报。

传染病暴发、流行时，责任疫情报告人应当以最快的通讯方式向当地疾病预防控制机构报告疫情，义务疫情报告人也有发现传染病暴发、流行时疫情报告的义务。接到报告疫情报告的疾病预防控制机构应当以最快的通讯方式报告上级疾病预防控制机构和当地卫生行政部门。卫生行政部门接到疫情报告后，应立即报告当地政府。省级卫生行政部门接到甲类传染病和发生传染病暴发、流行的疫情报告后，应当于1小时内报告国家国务院卫生行政部门。

（李　莉）

chuánrǎnbìng bàogàokǎ

传染病报告卡（infectious disease reporting card）　依据《中华人民共和国传染病防治法》《突发公共卫生事件与传染病疫情监测信息报告管理办法》《突发公共卫生事件应急条例》《传染病信息报告工作管理规范》《传染病监测信息网络直报工作技术指南》的规定，责任疫情报告人发现法定传染病时，按照规定时限报告时填写的卡片。省级人民政府决定按照乙类、丙类管理的其他地方性传染病和其他暴发、流行或原因不明的传染病也应填写传染病报告卡。纸质的传染病报告卡片上共有11项必填指标，包括姓名、性别、出生日期、病人属于、现住址、职业、病例分类、发病日期、诊断日期、疾病名称和填卡日期。印刷传染病报告卡时，统一用A4纸，正面为传染病报告卡，反面为填卡说明。各级各类医疗卫生机构的“传染病报告卡”及传染病报告记录保存3年。不具备网络直报条件的医疗机构，其传染病报告卡由收卡单位保存，原报告单位必须进行登记备案。各级疾病预防控制机构应将传染病信息资料按照国家有关规定纳入档案管理。传染病报告实行属地化管理，首诊医生或其他执行职务的人员负责填写传染病报告卡，由医疗机构相关负责人报告至辖区疾病预防控制中心；疾病预防控制中心现场调查时发现的传染病病例，由属地疾病预防控制机构的现场调查人员填写报告卡；采供血机构发现HIV两次初筛阳性检测结果也应填写报告卡。

（李　莉）

chuánrǎnbìng wǎngluò zhíbào

传染病网络直报（infectious disease reporting network）　依据《中华人民共和国传染病防治法》《突发公共卫生事件与传染病疫情监测信息报告管理办法》《突发公共卫生事件应急条例》《传染

病信息报告工作管理规范》《传染病监测信息网络直报工作技术指南》的规定，责任疫情报告人发现法定报告的传染病时，通过疾病监测信息报告管理系统进行的报告。疾病监测信息报告管理系统是由各级医疗卫生机构、健康危害因素监测部门在基于计算机网络系统平台上，对监测个案信息逻辑上分级管理，物理上实时地进行信息收集、审核、储存、加工、维护和使用的信息系统。2004年1月1日起，全国实行了传染病疫情和突发公共卫生事件监测信息网络直报工作，对甲、乙、丙3类传染病全面实行网络直报。所有县级及县以上医疗机构和具备网络直报条件的乡镇卫生院，通过疾病监测信息报告管理系统报告传染病疫情。有网络直报条件的责任报告单位，通过网络将传染病报告卡的信息实时录入到疾病监测信息报告管理系统；无网络直报条件的责任报告单位，将传染病报告卡及时报到属地县级疾病预防控制机构，由其代为录入。

（李 莉）

xiāodú guǎnlǐ jiāndū

消毒管理监督（inspection of disinfection management） 县级以上卫生行政部门依据相关法律、法规对医疗机构及其他场所的消毒管理实施的卫生行政执法行为。法律依据主要是《中华人民共和国传染病防治法》（以下简称《传染病防治法》）《消毒管理办法》《消毒技术规范》《医院感染管理办法》《医院消毒卫生标准》《疫源地消毒技术规范》等。

监督内容 包括对医疗机构消毒的监督、从事致病微生物实验单位消毒的监督、托幼机构消毒的监督、疫源地消毒管理、消毒产品的监督。

医疗机构消毒监督 对医疗机构消毒的监督包括：①消毒管理组织建立和消毒管理制度的制定。②医疗卫生机构工作人员消毒技术培训、消毒知识掌握、消毒隔离制度执行情况。医疗机构的消毒包括手术器械和用品的灭菌、输注用器械的灭菌、内镜的消毒和灭菌、一般诊疗用品的消毒、医务人员手的消毒、皮肤和黏膜的消毒、病房的消毒、检验科的消毒、供应室的消毒和运送传染病病人的车辆、工具的消毒等内容。③医疗卫生机构使用的进入人体组织或无菌器官的医疗用品的消毒灭菌情况。各种注射、穿刺、采血器具应当一人一用一灭菌。凡接触皮肤、黏膜的器械和用品必须达到消毒要求。医疗卫生机构使用的一次性使用医疗用品用后应当及时进行无害化处理。④医疗卫生机构的环境、物品是否符合国家有关规范、标准和规定。排放废弃的污水、污物应当按照国家有关规定进行无害化处理。运送传染病病人及其污染物品的车辆、工具必须随时进行消毒处理。⑤医疗卫生机构对购进消毒产品的进货检查验收情况。⑥消毒与灭菌效果监测情况。

从事致病微生物实验单位消毒监督 监督从事致病微生物实验的单位执行有关管理制度、操作规程情况，对实验的器材、污染物品等的消毒情况。实验室消毒范围包括工作场所的空气、表面、所用器材、剩余标本及所有工作人员的工作装及双手。

托幼机构消毒监督 监督托幼机构消毒管理制度的制定情况，包括是否建立消毒管理组织和制度、是否落实责任人和是否记录消毒情况。按照国家有关规定对有关场所和用品进行消毒，包括室内空气、餐（饮）具、毛巾、玩具和其他幼儿活动的场所及接触的物品。

疫源地消毒管理 监督疫源地的消毒是否按照国家有关规范、标准和规定执行。

消毒产品监督 包括对消毒产品生产企业的监督和对消毒产品经营单位的监督。《传染病防治法》规定，用于传染病防治的消毒产品应当符合国家卫生标准和卫生规范。生产用于传染病防治的消毒产品的单位和生产用于传染病防治的消毒产品，应当经省级以上人民政府卫生行政部门审批。《消毒管理办法》规定，对生产的消毒产品应当进行检验，不合格者不得出厂。消毒剂、消毒器械、卫生用品的生产企业应当取得所在地省级卫生行政部门发放的卫生许可证后，方可从事消毒产品的生产，包括对卫生许可证的监督、生产条件的监督、生产过程的监督、原辅料的监督、产品消毒灭菌的监督、消毒措施的监督、产品自检的监督、生产产品的监督、仓储管理的监督、从业人员的监督、消毒产品索证的监督、消毒产品质量和标签、说明书的监督。

法律责任 ①医疗机构未按照规定对本单位内被传染病病原体污染的场所、物品及医疗废物实施消毒或者无害化处置的，以及未按照规定对医疗器械进行消毒，或者对按照规定一次使用的医疗器具未予销毁，再次使用的，依据《传染病防治法》，责令改正；通报批评，给予警告；造成传染病传播、流行或者其他严重后果的，对负有责任的主管人员和其他直接责任人员，依法给予相应的行政处分、行政处罚。

②出售、运输疫区中被传染病病原体污染或者可能被传染病病原体污染的物品，未进行消毒处理，导致或者可能导致传染病传播、流行的，依据《传染病防治法》，根据情节，给予相应的行政处罚。③单采血浆站对污染的注射器、采血浆器材及不合格血浆等不经消毒处理，擅自倾倒，污染环境，造成社会危害的，依据《血液制品管理条例》，根据情节，给予相应的行政处罚。④医疗卫生机构、医疗废物集中处置单位未按照本条例的规定对污水、传染病病人或者疑似传染病病人的排泄物，进行严格消毒；对收治的传染病病人或者疑似传染病病人产生的生活垃圾，未按照医疗废物进行管理和处置的，依据《医疗废物管理条例》，由县级以上地方人民政府卫生行政主管部门或者环境保护行政主管部门按照各自的职责，根据情节，给予相应的行政处罚。⑤医疗卫生机构未遵守标准防护原则，或者未执行操作规程和消毒管理制度，发生艾滋病医院感染或者医源性感染的，依据《艾滋病防治条例》，责令限期改正，通报批评，给予警告；造成艾滋病传播、流行或者其他严重后果的，对负有责任的主管人员和其他直接责任人员依法给予行政处分、行政处罚。⑥医疗卫生机构违反《消毒管理办法》第四、五、六、七、八、九条规定的，责令限期改正，可以并处罚款。

（李　莉）

chuánrǎnbìngjūn（dú）zhǒng guǎnlǐ jiāndū

传染病菌（毒）种管理监督（inspection of bacterial/viral strains management）县级以上人民政府卫生行政部门依据相关法律、法规，对传染病菌（毒）种保藏机构采集、保藏、携带、运输和使用菌种毒种等活动进行的卫生行政执法行为。传染病菌（毒）种是可培养的，人间传染的真菌、放线菌、细菌、立克次体、螺旋体、支原体、衣原体、病毒等具有保存价值的，经过保藏机构鉴定、分类并给予固定编号的微生物。

传染病菌（毒）种分为三类，一类包括鼠疫耶尔森菌、霍乱弧菌、天花病毒和艾滋病病毒；二类包括布氏菌、炭疽菌、麻风杆菌，肝炎病毒和狂犬病毒等8种；三类包括17种，国务院卫生行政部门可根据情况增加或者减少菌、毒种的种类。

监督内容：①菌（毒）种保藏、使用的资质情况。②菌（毒）种管理机构、管理制度、应急预案的建立和落实情况。③菌（毒）种的保藏、保管情况。④无害化处理、销毁或移交菌（毒）种的情况。⑤保藏、使用菌（毒）种的工作人员生物安全和专业知识培训情况，以及健康监护、预防接种情况。⑥菌（毒）种的采集或运输资质情况。

法律责任：保藏机构未依照规定储存实验室送交的菌（毒）种和样本，或者未依照规定提供菌（毒）种和样本的，依据《病原微生物实验室生物安全管理条例》，根据情节及后果，给予相应的行政处罚。

（李　莉）

chuánrǎnbìng jiāncè

传染病监测（surveillance for infectious disease）对人群传染病的发生、流行及影响因素进行有计划地、系统地长期观察。

监测内容　①收集人口学资料：即了解人口、出生、死亡、生活习惯、经济状况、教育水准、居住条件和人群流动的情况。②监测传染病在人、时、地方面的动态分布，包括做传染病漏报调查和亚临床感染调查。③监测人群的免疫水平。④监测传染病、宿主、昆虫媒介及传染来源。⑤监测病原体的型别、毒力及耐药情况。⑥评价防疫措施的效果。⑦开展病因学和流行规律的研究。⑧传染病流行预测。

职责　各级卫生行政部门、各级疾病预防控制机构和国家卫生检疫机关分别承担不同的传染病监测任务。

卫生行政部门职责　国务院卫生行政部门制定国家传染病监测规划和方案。省、自治区、直辖市人民政府卫生行政部门根据国家传染病监测规划和方案，制定本行政区域的传染病监测计划和工作方案。

各级疾病预防控制机构职责　各级疾病预防控制机构对传染病的发生、流行及影响其发生、流行的因素，进行监测；对国外发生、中国尚未发生的传染病或者中国新发生的传染病，进行监测。国家、省级疾病预防控制机构负责对传染病发生、流行及分布进行监测，对重大传染病流行趋势进行预测，提出预防控制对策，参与并指导对暴发的疫情进行调查处理，开展传染病病原学鉴定，建立检测质量控制体系，开展应用性研究和卫生评价。设区的市和县级疾病预防控制机构负责传染病预防控制规划、方案的落实，组织实施免疫、消毒、控制病媒生物的危害，普及传染病防治知识，负责本地区疫情和突发公共卫生事件监测、报告，开展流行病学调查和常见病原微生物检测。

国境卫生检疫机关职责 国境卫生检疫机关对入境、出境的人员实施传染病监测，并且采取必要的预防、控制措施。有权要求入境、出境的人员填写健康申明卡，出示某种传染病的预防接种证书、健康证明或者其他有关证件。

监测方法 根据监测目的和监测疾病的不同，可以选择发病学监测、血清学监测、病原学监测、不明疾病原因调查及传播（流行）机制、干预措施的监测、疫情及历史资料的收集几种方法。

（李 莉）

zhíyè wèishēng jiāndū

职业卫生监督（occupational health supervision）

卫生监督机构依据职业卫生法律、法规、规章、标准和规范性文件的规定，对不特定用人单位（企业、事业单位和个体经济组织）进行监督检查，发现职业卫生违法行为依法处理，以及根据用人单位申请依法作出行政许可决定的行政管理活动。

监督依据 《中华人民共和国职业病防治法》第八条规定，国务院安全生产监督管理部门、卫生行政部门、人力资源社会保障部门依照此法和国务院确定的职责，负责全国职业病防治的监督管理工作。国务院有关部门在各自的职责范围内负责职业病防治的有关监督管理工作。县级以上地方人民政府卫生行政部门负责本行政区域内职业病防治的监督管理工作。县级以上地方人民政府有关部门在各自的职责范围内负责职业病防治的有关监督管理工作。

原则 ①预防为主：在整个职业病防治过程中，要把预防措施作为根本措施和首要环节放在先导地位，控制职业病危害源头，并在一切职业活动中尽可能控制和消除职业病危害因素的产生，使工作场所职业卫生防护符合国家职业卫生标准要求。②防治结合：包括三个方面的含意。预防为主，控制职业病危害源头，最大限度地减少和避免“治”的负担与代价；所谓“治”，不只是对职业病的诊断治疗，更重要的是对职业病危害的治理，这既是“防”，也是“治”；发生或者可能发生急性职业病危害事故时，用人单位应当立即采取应急救援、控制措施和治理措施；对已经造成或者可能造成职业病危害后果的工作场所，做到“防”中有“治”，“治”中有“防”，以“治”促“防”，通过“防”解决“治”的问题。③分类管理：按职业病危害因素的种类、性质、毒性、危害程度及对人体健康造成的损害后果确定类别，采取不同的管理方法。④综合治理：在职业病防治活动中采取一切有效的管理和技术措施，如立法、行政、经济、科技、民主管理和社会监督等，并将其纳入到法制化统一监督管理的轨道，对职业病危害所进行的治理。包括政府的规划管理与组织领导、主管行政部门的统一监督管理、有关部门在各自的职责范围内分工监督管理、用人单位自律管理、职业卫生技术服务、工会组织的督促与协助、劳动者的民主监督等。

监督机构 见职业病卫生监督机构。

监督对象 不特定用人单位，包括企业、事业单位和个体经济组织进行监督检查，以及具有职业卫生技术服务、职业健康体检、职业病诊断资质的医疗卫生机构进行监督检查。

监督内容 由于职业卫生的监督与其他卫生监督的性质相同，因此按其性质可分为预防性职业卫生监督和经常性职业卫生监督；按职业卫生监督管理的内容可分为建设项目的前期预防、劳动过程中的防护与管理、职业病危害事故处理、职业病的诊断与职业病病人保障、职业卫生行政处罚等。

（吴永会）

zhíyèbìng wèishēng jiāndū jīgòu

职业病卫生监督机构（institutions for occupational health inspection）

依法执行职业病卫生监督职责的机构。中央编办发〔2010〕104号文《关于职业卫生监管部门职责分工的通知》规定了国务院卫生行政部门、安全监管总局、人力资源社会保障部、全国总工会四个部门在职业卫生监督中的职责。《中华人民共和国职业病防治法》规定国务院安全生产监督管理部门、卫生行政部门、劳动保障行政部门依照此法和国务院确定的职责，负责全国职业病防治的监督管理工作。国务院有关部门在各自的职责范围内负责职业病防治的有关监督管理工作。县级以上地方人民政府安全生产监督管理部门、卫生行政部门、劳动保障行政部门依据各自职责，负责本行政区域内职业病防治的监督管理工作。县级以上地方人民政府有关部门在各自的职责范围内负责职业病防治的有关监督管理工作。县级以上人民政府安全生产监督管理部门、卫生行政部门、劳动保障行政部门应当加强沟通，密切配合，按照各自职责分工，依法行使职权，承担责任。

卫生行政部门职责 ①负责会同安全监管总局、人力资源和劳动保障部等有关部门拟订职业病防治法律法规，组织制定发布国家职业卫生标准。②组织开展重点职业病监测，开展职业健康风险评估，研究提出职业病防治对策。③加强职业病防治机构建设，负责化学品毒性鉴定、个人剂量监测、放射防护器材和含放射性产品检测等技术服务机构的资质认定和监督管理；审批承担职业健康检查、职业病诊断的医疗卫生机构并进行监督管理，规范职业病的检查和救治。④组织拟订职业病防治规划，组织开展职业病防治科学研究。⑤负责职业病报告的管理和发布。⑥组织开展职业病防治法律法规和防治知识的宣传教育，开展职业人群健康促进。⑦负责医疗机构放射性危害控制的监督管理。⑧负责职业病诊断、认定工作。

安全监管部门职责 ①负责制定用人单位职业卫生监管相关规章，拟订作业场所职业病危害因素工程控制、职业防护设施、个人职业防护相关标准。②负责新建、改建、扩建工程项目和技术改造、技术引进项目的职业卫生“三同时”审查及监督检查。③负责监管用人单位职业病危害项目申报工作。④负责职业卫生安全许可证的颁发管理工作。⑤负责用人单位职业卫生监督检查工作，依法监督用人单位贯彻执行国家有关职业病防治法律、法规、规定和标准情况。⑥负责职业卫生评价、检测的技术服务资质认定和监督管理工作。⑦组织查处职业危害事故和违法违规行为。⑧负责提供职业病诊断鉴定所需作业场所职业病危害因素检测评价、劳动者职业健康监护、相关职业卫生监督资料，以及劳动者健康损害与职业史、职业病危害接触关系的认定。

人力资源社会保障部门职责 ①负责劳动合同实施情况监管工作，督促用人单位依法签订劳动合同。②依据职业病诊断结果，做好职业病人的社会保障工作。

全国总工会职责 依法参与职业危害事故调查处理，反映劳动者职业健康方面的诉求，提出意见和建议，维护劳动者的合法权益。

（吴永会）

yùfángxìng zhíyè wèishēng jiāndū

预防性职业卫生监督（preventive occupational health inspection） 依据职业卫生法律法规、卫生规章及相关卫生标准，对用人单位新建、扩建、改建建设项目和技术改造、技术引进项目（统称建设项目）中可能产生的职业病危害因素，在项目设计、施工和投产前进行的卫生行政执法行为。目的是预防职业病危害因素在项目正式投产后，造成生产作业场所的污染和劳动者健康损害。《中华人民共和国职业病防治法》规定，建设项目可能产生职业病危害的建设单位在可行性论证阶段应当向主管行政部门提交职业病危害预评价报告。未提交预评价报告或者预评价报告未经主管行政部门审核同意的，有关部门不得批准该建设项目。

监督内容 ①审核建设项目职业病危害预评价报告，对项目投产后将要产生的职业病危害因素进行评价。建设项目的预评价报告可为建设单位完善初步设计与施工设计中，有关预防和控制职业病危害的卫生防护措施提供设计依据；同时为地方主管行政部门和卫生监督机构对建设工程项目进行卫生监督审查提供科学依据。职业病危害评价机构经过对技术改造项目在选址、生产布局、生产工艺、生产设备及生产操作方式等方面的分析，通过选择合适的类比现场，并对类比现场进行调查与分析。识别该项目建成投产后在生产过程中可能会产生的职业病危害因素，及其可能产生的部位、浓度（或强度），评价其可能造成的职业病危害及危害程度（或强度），评价其拟采取卫生防护措施的合理性和有效性。这里不包括该项目建设过程中存在的“职业病危害因素”及环境、安全生产与消防等方面的评价内容。②审核职业病危害严重的建设项目的防护设施设计。③监督建设项目职业病危害防护设施的控制效果审查。控制效果评价报告主要建设根据该项目设计说明书及现场调查、检测结果等资料，对该项目总平面布置、生产工艺及设备布局、建筑物卫生学要求、职业病危害因素种类和危害程度及对劳动者健康的影响、职业病危害防护措施及效果、卫生辅助用室、应急救援设施、个人使用的职业病防护用品、职业卫生管理等方面进行分析与评价。④监督建设项目的职业病防护设施与主体工程同时设计，同时施工，同时投入生产和使用，确保职业病危害防护设施正常使用，发挥防护作用，以保护工人健康。

法律责任 《中华人民共和国职业病防治法》“国家实行职业卫生监督制度”的规定，县级以上人民政府主管行政部门依照职业病防治法律、法规、国家职业卫生标准和卫生要求，依据职责划分，对职业病防治工作及职业病危害检测、评价活动进行监督检查。政府主管行政部门履行监督检查职责时，有权采取下列措施：

①进入被检查单位和职业病危害现场，了解情况，调查取证。②查阅或者复制与违反职业病防治法律、法规行为有关的资料和采集样品。③责令违反职业病防治法律、法规的单位和个人停止违法行为。发生职业病危害事故或者有证据证明危害状态可能导致职业病危害事故发生时，卫生行政部门可以采取临时控制措施，在职业病危害事故或者危害状态得到有效控制后，应当及时解除控制措施。

采取的临时控制措施包括：①责令暂停导致职业病危害事故的作业。②封存造成职业病危害事故或者可能导致职业病危害事故发生的材料和设备。③组织控制职业病危害事故现场。对卫生行政部门和职业卫生监督执法人员的资格认证及依法执行公务有明确的规定，如给不符合法定条件建设项目发给有关证明文件、资质证明文件或给予批准；发现用人单位存在职业病危害，并可能造成职业病危害事故，不及时采取控制措施；对已经取得有关证明文件的，不履行监督检查职责等都将承担相应的法律责任。

法律责任包括：①行政责任。包括对用人单位和职业卫生技术服务机构、职业病诊断机构及其主管或直接责任人的行政处罚和行政处分。行政处罚主要有警告及责令限期改正；罚款，没收违法所得；提请有关政府责令其停建或关闭，责令停止生产职业病危害作业；取消职业卫生服务或职业病诊断资格；没收非法收受的财物等。②刑事责任，即对违反《职业病防治法》造成严重后果，构成犯罪的，依法追究刑事责任。③民事责任，即职业病病人除依法享有工伤保险外，依照民法，有权向用人单位提出赔偿要求。

（吴永会）

jiànshè xiàngmù chǎngzhǐ xuǎnzé wèishēng shěnchá

建设项目厂址选择卫生审查

（health review of plant site selection for construction project）

建设项目选址时除考虑其经济性和技术合理性并满足工业布局和城市规划要求外，在职业卫生方面应重点考虑地质、地形、水文气象等自然条件对企业劳动者的影响和建设项目与周邻区域的相互影响。《工业企业设计卫生标准》及《建设项目职业病危害评价规范》对建设项目的选址做了规定：①工业企业选址需依据中国现行的职业卫生、环境保护、城乡规划及土地利用等法规、标准和拟建工业企业建设项目生产过程的卫生特征、有害因素危害状况，结合建设地点的规划与现状，水文、地质、气象等因素及为保障和促进人群健康需要，进行综合分析而确定。②建设单位应避免在自然疫源地选择建设地点。③向大气排放有害物质的工业企业应布置在当地夏季最小频率风向的被保护对象的上风侧。④严重产生有毒有害气体、恶臭、粉尘、噪声且目前尚无有效控制技术的工业企业，不得在居住区、学校、医院和其他人口密集的被保护区域内建设。⑤排放工业废水的工业企业严禁在饮用水源上游建厂，固体废弃物堆放和填埋场必须避免选在废弃物逸散、流失的场所及饮用水源的近旁。⑥属于第一、二类开放性同位素放射型工业企业严禁设在市区内。⑦工业企业和居住区之间必须设置足够宽度的卫生防护距离，按GB 11654~GB 11666、GB 18053~GB 18083及国家相关标准执行。⑧在同一工业区内布置不同卫生特征的工业企业时，应避免不同职业危害因素（物理、化学、生物等）产生交叉污染。例如，食品工业和精密电子仪表等工业，应设在环境洁净、绿化条件好、水源清洁的区域。

（吴永会）

jiànshè xiàngmù zhíyèbìng wēihài yùpíngjià

建设项目职业病危害预评价

（pre-evaluation of occupational hazard for construction project）

对可能产生职业病危害的建设项目，在可行性论证阶段，对建设项目可能产生的职业病危害因素、危害程度、健康影响、防护措施等进行预测性卫生学评价。目的是了解建设项目在职业病法制方面是否可行，为职业病防治管理的分类提供科学依据。新建、扩建、改建建设项目和技术改造、技术引进项目（以下简称建设项目）可能产生职业病危害的建设项目由职业卫生技术服务机构进行职业病危害预评价工作。建设单位在可行性论证阶段应当向主管行政部门提交职业病危害预评价报告。主管行政部门应当自收到职业病危害预评价报告之日起30日内，对报告进行审核，通过与否都要书面通知建设单位。建设项目的职业病危害预评价，应由取得省级以上人民政府主管行政部门资质认证的职业卫生技术服务机构完成。职业病危害预评价报告应当对建设项目可能产生的职业病危害因素及其对工作场所和劳动者健康的影响作出评价，确定危害类别和职业病防护措施。

预评价依据 ①《中华人民共和国职业病防治法》第十六条

第二款：职业病危害严重的建设项目的防护设施设计，应当经主管行政部门进行卫生审查，符合国家职业卫生标准和卫生要求的，方可施工。②《使用有毒物品作业场所劳动保护条例》（国务院令第352号，2002年）第十三条：建设项目可能产生职业病危害的，应当依照职业病防治法的规定进行职业中毒危害预评价，并经主管部门审核同意；可能产生职业中毒危害的建设项目的职业中毒危害防护设施应当与主体工程同时设计、同时施工、同时投入生产和使用。存在高毒作业的建设项目的职业中毒危害防护设施设计，应经主管行政部门进行卫生审查；经审查，符合国家职业卫生标准和卫生要求的，方可施工。③《国家安全监管总局关于公布建设项目职业病危害风险分类管理目录（2012年版）的通知》安监总安健〔2012〕73号：可能产生职业病危害的建设项目，除应当进行前款规定的专家评审和验收外，还应当进行设计阶段的防护设施设计的评审。

预评价程序　评价机构按照准备、评价、报告编制三个阶段进行职业病危害预评价。

准备阶段　对建设单位的总平面布置、工艺流程、设备布局、卫生防护措施、组织管理等，进行初步工程分析；筛选重点评价因子，确定评价单元；编制预评价方案。包括内容：①建设项目概况。②预评价目的、依据、类别、标准等。③建设项目工程及职业病危害因素分析内容和方法。④预评价工作的组织、经费、计划安排。

评价阶段　①建设项目基本情况，包括建设地点、性质、规模、总投资、设计能力、劳动定员等。②总平面布置、生产工艺、技术路线等。③生产过程拟使用的原料、辅料、中间品、产品名称、用量或产量，主要生产工艺流程，主要生产设备，可能产生的职业病危害因素种类、部位、存在形态，生产设备机械化或自动化程度、密闭化程度。④拟采取的职业病防护设备及应急救援设施。⑤拟配置的个人使用的职业病防护用品。⑥拟设置的卫生设施。⑦拟采取的职业病防治管理措施。

职业危害因素定性、定量分析和评价　根据建设项目职业病危害特点，采用检查表法、类比法与定量分级法相结合原则进行定性和定量评价。依据有关标准，新建建设项目根据建设项目工程分析和同类企业类比调查、扩建、改建和技术改造建设项目根据已有测定资料，分别取得劳动者接触粉尘、化学毒物、噪声等职业病危害因素时间，以及工作场所职业病危害因素浓度（或强度）等数据，计算劳动者作业危害等级指数。计算方法按国家职业卫生标准执行。对尚无分级标准的或无类比调查数据的职业病危害因素，可依据国家、行业、地方等职业卫生标准、规范等，结合职业卫生防护设施配置方案，预测作业场所职业病危害因素浓度（或强度）是否符合有关卫生标准。

预评价内容　①职业病危害因素识别与评价：根据工程分析和类比调查资料，确定建设项目各评价单元存在的职业病危害因素，描述其理化特性、毒性、对人体危害、工作场所最高容许浓度、接触人数、接触方式，评价劳动者作业危害等级。②选址、总平面布置按国家有关卫生标准。③生产工艺及设备布局：采用无毒、低毒或避免劳动者直接接触职业病危害因素的生产工艺；在生产许可的条件下，隔离含有害作业的区域，使其避免对无害区域或相互之间的污染和干扰；有害物质的发生源，布置在工作地点机械或自然通风的下侧；放散大量热量的厂房，热作业应设在建筑物的最上层；热源应尽可能设置在夏季主导风向的下风侧或有天窗下方。④建筑物卫生学要求：建筑物容积应保证劳动者有足够的新鲜空气量，设计要求参照《工业企业设计卫生标准》；建筑物的构造应使产生粉尘、毒物的车间结构表面不易污染，并易于清除；热发散车间应利于通风散热；高湿车间应设置防湿排水设施，防止顶棚滴水和地面积水；建筑物采光、照明符合现行《工业企业采光设计标准》；《工业企业照明设计标准》等。⑤职业病防护设施评价：主要包括除尘设施、排毒净化设施、通风换气设施、事故应急救援设施、噪声控制设施、防暑设施、防湿设施、振动控制设施、非电离辐射防护设施、电离辐射防护设施。⑥应急救援设施、个人使用的职业病防护用品及卫生设施。⑦职业卫生管理及职业卫生经费概算。

（吴永会）

jiànshè xiàngmù zhíyè wèishēng shěnchá

建设项目职业卫生审查

（review of occupational health for construction project）　建设单位组织对新建、改建、扩建和技术改造的建设项目进行职业卫生评审备案。依据《建设项目职业病防护设施“三同时”监督管理办法》，建设项目职业病危害预评价、防护设施设计和竣工验收，建设单位组织有关人员进行职业病防护设施的设计审查和竣工验收。

主要内容 ①建设项目的用途、生产性质、设计能力、使用的原材料、中间产品、产品、工艺流程、生产设备机械化或自动化程度等。②生产过程中可能产生的职业危害因素的种类、部位、存在的形态、主要的理化性质和毒性及危害的范围和程度等。③建设项目选址。④有无根据生产特点和卫生级别、职工人数及构成，设置生活卫生设施。⑤有无与职业病危害防护相匹配的设施等。⑥用于职业病防护设施建设的经费预算及在工程总投资中的比例。⑦其他与职业危害因素防护相关的内容。

职业病危害预评价评审备案 ①在建设项目可行性论证阶段，建设单位应当根据《国家安全监管总局关于公布建设项目职业病危害风险分类管理目录（2012年版）的通知》确定建设项目的职业病危害因素，并委托具有相应资质的职业卫生技术服务机构开展职业病危害预评价工作。②职业病危害预评价完成后，建设单位应当根据《建设项目职业病危害分类管理办法》的规定向主管行政部门申请审核或备案。③主管行政部门对建设项目职业病危害预评价报告审核，其主要内容包括申请资料完整性和规范性、职业卫生技术服务机构资质、服务范围，评价报告的规范性，技术审查专家组成及审查意见处理情况等。④建设单位组织专家对建设项目职业病防护设施设计进行技术审查，审查通过的，建设单位备案，备查。⑤职业病危害预评价报告修改说明应加盖评价单位公章，标明修改日期。⑥建设项目职业病危害预评价报告专家评审意见应有专家组组长的签字，签发日期，并附参加评审专家的名单及签名，签名应使用签字笔或钢笔。对建设项目有修改意见的，应有专家组组长的复核意见。

职业病防护设施设计评审备案 ①经职业病危害预评价确定为可能产生严重职业病危害的建设项目，建设单位应当向原审批职业病危害预评价报告的主管行政部门提出建设项目职业病防护设施设计审查申请。中、高能加速器、进口放射治疗装置、γ辐照加工装置等大型辐射装置建设项目还应当提交放射防护技术机构出具的职业病防护设施设计技术审查意见。②建设单位组织专家对建设项目职业病防护设施设计进行技术审查，审查通过的，建设单位备案，备查。

职业病防护设施竣工验收评审备案 ①建设单位在竣工验收前，应当委托具有资质的职业卫生技术服务机构进行职业病危害控制效果评价，评价结论为轻微的建设项目实行备案，评价结论为一般或严重的建设项目，需要进行竣工验收。职业病危害控制效果评价应当尽可能由原编制职业病危害预评价报告的技术机构承担。②职业病危害控制效果评价完成后，由建设单位向原审批职业病危害预评价报告的主管行政部门提出竣工验收申请或备案申请。中、高能加速器、进口放射治疗装置、γ辐照加工装置等大型辐射装置建设项目还应当提交放射防护技术机构出具的职业病危害控制效果评价报告技术审查意见。③建设单位组织专家对建设项目职业病防护设施设计进行技术审查，审查通过的，建设单位备案，备查。

（吴永会）

zhíyè jìnjì jiāndū

职业禁忌监督（inspection of occupational contraindications）

卫生监督部门对从业人员进行职业禁忌的监督管理行为。职业禁忌是指劳动者从事特定职业或者接触特定职业病危害因素时，比一般职业人群更易于遭受职业病危害和罹患职业病或者可能导致原有自身疾病病情加重，或者在从事作业过程中诱发可能导致对他人生命健康构成危险的疾病的个人特殊生理或者病理状态。

监督内容：《中华人民共和国职业病防治法》规定，对从事接触职业病危害的作业的劳动者，用人单位应当按照国务院卫生行政部门的规定组织上岗前、在岗期间和离岗时的职业健康检查，并将检查结果如实告知劳动者。职业健康检查费用由用人单位承担。用人单位不得安排未经上岗前职业健康检查的劳动者从事接触职业病危害的作业；不得安排有职业禁忌的劳动者从事其所禁忌的作业；对在职业健康检查中发现有与所从事的职业相关的健康损害的劳动者，应当调离原工作岗位，并妥善安置；对未进行离岗前职业健康检查的劳动者不得解除或者终止与其订立的劳动合同。

法律责任：《中华人民共和国职业病防治法》规定，用人单位“安排未经职业健康检查的劳动者、有职业禁忌的劳动者、未成年工或者孕期、哺乳期女职工从事接触职业病危害的作业或者禁忌作业的”，由主管行政部门责令限期治理，并处5万元以上30万元以下的罚款；情节严重的，责令停止产生职业病危害的作业，或者提请有关人民政府按照国务院规定的权限责令关闭。

（吴永会）

zhíyè wèishēng “sāntóngshí” jiāndū

职业卫生“三同时”监督（“three simultaneousness” inspection of occupational health）

卫生监督部门对建设项目是否“三同时”规定的监督管理行为。“三同时”是指一切新建、改建、扩建的基本建设项目（工程）、技术改造项目（工程）、引进的建设项目，其职业安全卫生设施工程必须符合国家规定的标准，必须与主体工程同时设计、同时施工、同时投入生产和使用。“三同时”最早提出是在1973年10月21日，中共中央发出了《关于认真做好劳动保护工作的通知》中对工矿企业的建设工程等项目中有关安全生产和工业卫生设施提出的一项具体要求的概括，即“新建、改建、扩建的工矿企业和革新、挖潜的工程项目，都必须有保证安全生产和消除有毒有害物质的设施。这些设施要与主体工程同时设计，同时施工，同时投产使用，不得削减”。“三同时”的规定就是从源头上消除各类工程项目可能造成的伤亡事故和使从业人员免遭职业病的危害，保证从业人员和职工的安全健康，保证新建、改建、扩建项目的正常投产使用，防止事故给国家造成的损失。

监督内容：①监督检查建设单位及承担建设项目可行性研究、职业卫生预评价、设计、施工等任务的单位贯彻执行“三同时”规定的情况。②根据国家职业卫生标准和行业劳动安全卫生设计规定，审查并批复建设单位报送的建设项目可行性研究报告文件中的劳动安全卫生论证内容，审查（或组织审查）并批复建设项目劳动安全卫生预评价报告和建设项目劳动安全卫生专篇。③根据建设单位报送的建设项目职业卫生验收专题报告，对建设项目竣工进行职业卫生验收。④对违反“三同时”规定的建设单位及承担可行性研究、职业卫生预评价、设计、施工等任务的单位，应及时下达整改通知，并监督检查其整改情况。⑤在建设项目职业卫生“三同时”工作中，应发挥行业管理部门职业卫生机构的作用并听取他们的意见。⑥在建设项目职业卫生“三同时”工作中，应当贯彻执行职业卫生法律、法规和标准，公正廉洁，依法行政。

（吴永会）

zhíyèbìng wēihài yùpíngjià jiāndū

职业病危害预评价监督（inspection of the pre-evaluation of occupational hazard） 取得省级以上人民政府主管行政部门资质认证的职业卫生评价机构，依照国家有关职业卫生方面的法律、法规、标准、规范的要求，在建设项目可行性论证阶段对其可能产生的职业病危害因素进行识别、分析，并将其对工作场所和劳动者健康的危害程度进行预测，对拟采取的职业病危害防护措施的预期效果进行评价，对存在的职业卫生问题提出有效的防护对策，最终做出客观、真实的预评价结论和建议。依据《中华人民共和国职业病防治法》《职业病危害项目申报办法》《建设项目职业病防护设施“三同时”监督管理办法》《国家安全监管总局关于公布建设项目职业病危害风险分类管理目录（2012年版）的通知》对职业病危害预评价进行监督。

（吴永会）

jīngchángxìng zhíyè wèishēng jiāndū

经常性职业卫生监督（routine occupational health inspection）

政府行政部门依据职业卫生法律法规、卫生规章及相关卫生标准，运用现代预防医学和其他相关学科的技术，对用人单位预防控制职业危害因素和对劳动者进行健康监护等情况所实施的卫生行政执法行为。按照中编办〔2010〕104号文《关于职业卫生监管部门职责分工的通知》精神和国家安全生产监督管理局卫监发〔2005〕31号文件规定，作业场所职业病危害因素的经常性卫生监督主要由政府安全生产监督部门负责，卫生监督主要内容侧重于劳动者的职业健康监护等。依据《中华人民共和国职业病防治法》和有关法规、规章，对用人单位开展的经常性职业卫生监督主要包括职业病防治组织管理的监督、职业病危害因素防护措施的监督、劳动者健康监护的监督。

职业病防治组织管理监督 各级用人单位的主管部门应设立专门机构或指定机构和专兼职人员，负责本系统企业的职业卫生管理工作。有职业病危害作业的用人单位应按规定做好自身的职业卫生监测与健康监护工作。用人单位必须执行职业病报告制度，建立健全各项职业卫生档案，以便掌握职业卫生基本情况和职业危害现状，并努力改善作业条件。职业卫生监督部门有权对上述内容的执行情况进行监督检查。

职业病危害因素防护措施监督 用人单位有努力改善劳动者工作条件的义务：①应按有关规定每年在固定资产更新和技术改造资金中提取专项经费，用于加强职业病防护措施。②有职业病危害因素，并可能造成人体危害的作业场所，必须采取个人防护、应急救助及其他辅助保健措施，如有毒作业场所要配备解毒剂、氧气等急救药品。③切实保护妇女和儿童的身心健康，严禁不满18岁的未成年人参加有职业危害的作业，严格执行国家关于女工保健的有关规定。④按照中国职业卫生标准中的职业接触限值，采取措施控制或消除职业病危害因素，并提供监（检）测数据。

劳动者健康监护监督 对用人单位的职业健康监护监督是卫生行政部门经常性卫生监督的重要内容，其主要包括对职业健康监护和职业健康监护档案管理的监督。职业健康监护包括上岗前、在岗期间、离岗时和应急健康检查及离岗后医学随访等。卫生行政部门依法实施监督的内容：用人单位执行接触职业病危害因素劳动者上岗前需进行健康检查的情况；落实职业禁忌证者不许上岗的规定情况；在岗健康检查发现劳动者受到与职业病危害因素相关健康损害后调离原工作岗位情况；不得安排未成年人或孕妇、哺乳期妇女接触相关职业病危害因素情况；以及受到职业病危害因素急性损害后医学救治，健康检查及医学观察情况。劳动者健康检查应由省级卫生行政部门所认证的医疗卫生机构承担。

对存在职业病危害因素的用人单位，政府相关行政部门应根据其危害程度实行分级监督管理，其分级如下。①Ⅰ级监督：职业病危害因素的浓度（或强度）接近国家卫生标准的企业［如粉尘、毒物超标≤2倍，噪声≤95dB（A），高温≤33℃等］根据工作需要及企业的变动情况，对该类企业的职业卫生状况可实行抽查监督。这种方式能比较真实地反映企业的职业卫生状况，也便于发现企业职业卫生方面存在的问题和薄弱环节。②Ⅱ级监督：职业病危害因素的浓度（或强度）比较高［如粉尘、毒物超标≤5倍，噪声<105dB（A），高温<38℃等］，有职业病发生潜在危害的企业，对其监督的方式与Ⅰ级企业相同，可采取抽查的方式进行职业卫生监督。③Ⅲ级监督：职业病危害因素的浓度（或强度）高，职业病发病多，职业危害严重的企业［如粉尘、毒物超标>5倍，噪声≥105dB（A），高温≥38℃等］是经常性职业卫生监督的重点对象。必须实行定期监督，即按预先制定的计划对企业生产现场职业卫生防护设施、作业环境中的职业病危害因素、职工健康状况、个体防护情况、卫生制度执行情况、有害作业工种上岗前培训和上岗后教育情况等进行定期检查和抽样监测，通过监督促其改善劳动条件。

（吴永会）

zhíyè jiànkāng jiānhù

职业健康监护（occupational health surveillance）

为保证从事有职业病危害作业的工作人员参加工作时及参加工作后都能适任其拟承担或所承担的工作任务而进行的医学检查和评价。对用人单位的职业健康监护是卫生行政部门经常性卫生监督的重要内容。劳动者健康检查应由省级卫生行政部门所认证的医疗卫生机构承担。体检机构发现疑似职业病病人应当按规定向所在地卫生行政部门报告，并通知用人单位和劳动者，用人单位对疑似职业病病人也应按规定向所在地卫生行政部门报告，并按体检机构的要求安排其进行进一步的职业病诊断或者医学观察。职业健康体检应依据劳动者所接触的职业病危害因素类别，按《职业健康检查项目及周期》的规定进行。体检机构应在体检工作结束之日起30日内向用人单位出具书面体检报告。用人单位应将体检结果如实告知劳动者。体检机构发现劳动者有健康损害或者需要复查的，除及时通知用人单位外，还应当及时告知其本人。

监督内容包括用人单位执行接触职业病危害因素劳动者上岗前健康检查的情况；落实职业禁忌证者不许上岗的情况；在岗健康检查发现劳动者受到与职业病危害因素相关健康损害后调离原工作岗位情况；不得安排未成年人或孕妇、哺乳期妇女接触相关职业病危害因素情况；受到职业病危害因素急性损害后医学救治，健康检查及医学观察情况。

（吴永会）

jiùyèqián zhíyè jiànkāng jiānhù

就业前职业健康监护（pre-employment occupational health surveillance）

由取得省级以上卫生行政部门颁发职业健康体检资质的体检机构对从事有职业病危害作业的工作人员进行的就业前体检。目的：①了解就业者的健康状况，发现不适宜从事接触特定职业病危害因素工作的人员，即职业禁忌证者。②就业前健康资料可以作为健康监护基础数据，为及时发现劳动者出现职业性健康损害和筛检出高危人群提供依据。

监护对象：①拟从事接触职业病危害因素作业的新录用人员，包括转岗到该种作业岗位的人员。②拟从事有特殊健康要求作业的人员，如高温作业、高空作业、电工作业、驾驶作业等。

监护内容：依据《职业健康监护技术规范》（GBZ 188-2014）、《职业健康监护管理办法》卫生部令〔2002〕第23号，《用人单位职业健康监护监督管理办法》国家安监总局令〔2012〕第49号。按所接触职业病危害因素种类，进行职业健康体检。

（吴永会）

dìngqī zhíyè jiànkāng jiānhù

定期职业健康监护（routine occupational health surveillance）

对接触职业病危害因素的工作人员按规定定期进行的健康检查。目的是及时发现特异的和非特异的疾病变化或早期的职业性健康损害，以便及早采取防治措施，或及时调离原工作岗位。定期职业健康监护项目的选择原则及间隔期必须按国家职业卫生标准或有关规定执行。对在定期健康监护中所发现的问题，须结合用人单位作业现场资料，进行职业卫生防护设施评价，职业卫生监督机关依据评价意见提出相应建议或整改意见，对用人单位进行职业卫生监督。依据《职业健康监护技术规范》（GBZ 188-2014）、《职业健康监护管理办法》卫生部令〔2002〕第23号，《用人单位职业健康监护监督管理办法》国家安监总局令〔2012〕第49号。按所接触职业病危害因素种类，进行职业健康体检。在岗期间定期职业健康检查项目，应按《职业健康监护技术规范》确定检查项目和检查周期进行。

（吴永会）

lígǎng zhíyè jiànkāng jiānhù

离岗职业健康监护（off-the-job occupational health surveillance）　由取得省级以上卫生行政部门颁发职业健康体检资质的体检机构对从事职业病危害作业的工作人员离岗时进行的健康检查。用人单位应当在30日内对准备脱离所从事的职业病危害作业（或岗位）的作业人员，组织离岗职业健康检查，离岗前90日内的在岗期间职业健康检查可视为离岗时的职业健康检查。用人单位对未进行离岗职业健康检查的劳动者，不得解除或终止与其订立的劳动合同。依据《职业健康监护技术规范》（GBZ 188-2014）、《职业健康监护管理办法》卫生部令〔2002〕第23号，《用人单位职业健康监护监督管理办法》国家安监总局令〔2012〕第49号。职业健康体检机构应该按照《职业健康监护技术规范》确定检查项目，进行离岗职业健康检查。

（吴永会）

zhíyè jiànkāng jiānhù dàng'àn

职业健康监护档案（records of occupational health surveillance）　劳动者健康变化、健康状况与职业病危害因素关系客观记录的文档。此档案是职业病诊断鉴定的重要依据之一，也是依法审理健康权益案件的物证。档案内容应当能连续、动态观察劳动者健康状况、能为诊断职业病及职业卫生执法提供证据，要完整简要。劳动者有权查阅、复印其本人职业健康监护档案，在离开用人单位时，有权索取本人健康监护档案复印件，用人单位应当如实、无偿提供，并在所提供的复印件上签章。用人单位应当建立个人职业健康监护档案及其管理档案，并且按照规定妥善保存，职业健康监护档案一般为永久保存。

个人职业健康监护档案的基本内容：①劳动者职业史、既往史和职业病危害接触史。②相应工作场所职业病危害因素监测结果。③职业健康检查结果及处理情况。④职业病诊疗等健康资料。

职业健康监护管理档案的基本内容：①职业健康监护委托书。②职业健康检查结果报告和评价报告。③职业病报告卡。④用人单位对职业病患者和职业禁忌证处理和安置的记录。⑤用人单位在职业健康监护中提供的其他资料和职业健康检查机构记录整理的相关资料。⑥卫生行政部门要求的其他资料。

（吴永会）

zhíyè jiànkāng fēngxiǎn pínggū

职业健康风险评估（occupational health risk assessment）

用于描述和评估某一个体未来发生某种特定疾病或因为某种特定疾病导致死亡的可能性。此评估是描述和评估职业健康的工具，是健康风险评估师对个人的健康状况及未来患病和（或）死亡危险型的量化评估，包括健康状态、未来患病和（或）死亡危险、量化评估。健康风险评估包括三个基本模块，即问卷、危险度计算和评估报告。

健康风险评估按应用的领域分为：①临床评估，包括体检、门诊、入院、治疗评估等。②健康过程及结果评估，包括健康状态评估、患病危险性评估、疾病并发症评估及预后评估等。③生活方式及健康行为评估，包括膳食、运动等的习惯评估。④公共卫生监测与人群健康评估，从人群的角度进行环境、食品安全、职业卫生等方面的健康评估。

（吴永会）

zhíyèbìng wēihài shìgù chǔlǐ

职业病危害事故处理（handling of occupational hazard accident）　发生职业病危害事故时，职业卫生监督部门按《职业病危害事故调查处理办法》及时调查处理，并为有效地控制职业病危害事故、减轻职业病危害事故损失所进行的事故监督处理工作。

救治患者 积极抢救患者，收集患者有分析价值的生物学材料，对高浓度（或强度）暴露患者进行必要的医学观察。

搜寻事故因素 ①了解原料、产品、中间体、工艺流程，以及反应式、压力、温度、操作步骤等生产情况。②可能条件下，对现场发生中毒事故的危害物的气味、颜色、状态进行感官观察。③现场未经清理时，应迅速检测生产环境中该危害物浓度，如现场已改变，必要时可采用模拟现场试验。④结合病人的症状和体征，对可能的危害物进行判断。⑤根据历史上该企业或同类型企业的类似事故，进行比较判断。

分析事故原因 ①了解事故发生经过的各个环节，包括时间、地点、人物、过程。②了解生产设备、防护设施、规章制度、岗位培训和管理状况。③结合调查所得资料，召开座谈会，共同分析事故发生的原因。

事故处理 根据调查结果作出事故分析，明确责任人及事故性质，并根据《职业病危害事故调查处理办法》进行处理。对事故发生的地点、时间、发病情况、死亡人数、可能发生原因、已采取措施和发展趋势等进行报告。政府有关行政部门接到职业病危害事故报告时，应及时派出职业卫生人员和医务人员赶赴事故现场调查处理，按照调查取证、救治病人与防止事态扩大同步进行的原则开展监督工作。

（吴永会）

gōngzuò chǎngsuǒ zhíyèbìng wēihài jǐngshì biāoshí

工作场所职业病危害警示标识（signs of occupational hazard alert at workplace）

在工作场所设置的可以使劳动者对职业病危害产生警觉，并采取相应防护措施的图形标识、警示线、警示语句和文字。适用于可产生职业病危害的工作场所、设备及产品。根据工作场所实际情况，组合使用各类警示标识。

在可能产生职业病危害的设备上或其前方醒目位置设置相应的警示标识。可能产生职业病危害的化学品、放射性同位素和含放射性物质的材料的，产品包装要设置醒目的相应的警示标识和简明中文警示说明。警示说明载明产品特性、存在的有害因素、可能产生的危害后果，安全使用注意事项及应急救治措施内容。贮存可能产生职业病危害的化学品、放射性同位素和含有放射性物质材料的场所，在入口处和存放处设置相应的警示标识及简明中文警示说明。在职业病危害事故现场，根据实际情况，设置临时警示线，划分出不同功能区。

警示标识包括图形标识、警示线、警示语句和文字。图形标识分为禁止标识、警告标识、指令标识和提示标识。警示线是界定和分隔危险区域的标识线，分为红包、黄色和绿色三种。按照需要，警示线可喷涂在地面或制成色带设置。警示语句是一组表示禁止、警告、指令、提示或描述工作场所职业病危害的词语。警示语句可单独使用，也可与图形标识组合使用。在使用有毒物品作业场所入口或作业场所的显著位置，根据需要，设置“当心中毒”或者“当心有毒气体”警告标识，“戴防毒面具”、“穿防护服”、“注意通风”等指令标识和“紧急出口”、“救援电话”等提示标识。依据《高毒物品目录》，在使用高毒物品作业岗位醒目位置设置“告知卡”。在产生粉尘的作业场所设置“注意防尘”警告标识和“戴防尘口罩”指令标识。在可能产生职业性灼伤和腐蚀的作业场所，设置“当心腐蚀”警告标识和“穿防护服”、“戴防护手套”、“穿防护鞋”等指令标识。在产生噪声的作业场所，设置“噪声有害”警告标识和“戴护耳器”指令标识。在高温作业场所，设置“注意高温”警告标识。在可引起电光性眼炎的作业场所，设置“当心弧光”警告标识和“戴防护镜”指令标识。存在生物性职业病危害因素的作业场所，设置“当心感染”警告标识和相应的指令标识。存在放射性同位素和使用放射性装置的作业场所，设置“当心电离辐射”的警告标识和相应的指令标识。

（吴永会）

fàngshè wèishēng jiāndū

放射卫生监督（radioactive hygiene inspection）

政府卫生行政部门依据《中华人民共和国职业病防治法》《放射性同位素与射线装置安全和防护条例》等法律、行政法规的规定对用人单位和劳动者遵守职业卫生法律、法规的情况进行督促检查，对违反职业卫生法律、法规的行为追究法律责任的行政管理活动。

监督依据 《中华人民共和国职业病防治法》《中华人民共和国放射性污染防治法》《中华人民共和国突发事件应对法》《放射性同位素与射线装置安全和防护条例》。

监督机构 依据国家法律、

法规赋予的职责与权力，对放射工作单位执行法律、法规和标准的情况进行监督检查，督促落实各项放射防护措施，追究违法行为法律责任的机构。主要监督机构有环保部门和卫生监督部门。主要职责：①根据国家法律、法规和标准，负责起草制定本地区的行政规章、实施办法及技术规范。②宣传贯彻国家法律、法规和标准，开展对放射工作单位及主管部门负责人的培训工作，除进行相关法律、法规和标准培训外，还包括有关放射危害控制、职业病危害和防治知识等内容；并协助放射工作单位开展对放射工作人员的防护知识培训。③依法对新、扩、改建等放射工作建设项目进行卫生审查和竣工验收。④对放射工作单位的防护工作落实情况进行监督检查，对发现的违法行为依法查处。⑤对使用放射性同位素和射线装置进行放射诊疗的医疗卫生机构，依法进行放射诊疗项目的卫生许可。

监督内容 ①放射建设项目职业病危害预评价、防护设施设计及竣工后放射防护效果是否符合国家标准的要求。②辐射工作场所防护设施及个人防护用品的配置、有效性及使用情况，使用的放射设备是否符合国家标准的要求。③放射工作人员的防护知识培训、职业健康检查（上岗前、在岗期间和离岗时健康体检）的执行情况。④放射工作人员的个人剂量监测实施情况。⑤从事放射工作医疗卫生机构的放射诊疗许可、登记执行情况等。

法律责任 针对管理相对人（用人单位、卫生服务机构）：①行政责任。a. 罚种：责令限期改正、警告、罚款、责令停止产生职业危害的作业、责令停止使用、责令限期治理、责令停建、责令关闭。b. 责令停止违法行为、没收违法所得、罚款、取消技术服务资格等。c. 处罚额度最高达到50万元。②刑事责任。重大劳动安全事故罪、重大责任事故罪、危险物品肇事罪。③民事责任。承担健康损害赔偿责任。

针对监管者的法律责任（卫生行政部门）：①行政处分，降级、撤职、开除。②刑事责任，滥用职权罪、玩忽职守罪、渎职罪。

（吴永会）

yùfángxìng fàngshè wèishēng jiāndū

预防性放射卫生监督（inspection of preventive radioactive hygiene） 依据放射卫生法律法规、卫生规章及相关卫生标准，对用人单位新建、扩建、改建的建设项目中可能产生的职业病危害因素，在项目设计、施工、竣工验收前进行监督的卫生行政执法行为。新建、扩建、改建放射诊疗建设项目，医疗机构应当在建设项目施工前向相应的卫生行政部门提交职业病危害放射防护预评价报告，申请进行建设项目卫生审查。立体定向放射治疗、质子治疗、重离子治疗、带回旋加速器的正电子发射断层扫描诊断等放射诊疗建设项目，还应当提交国务院卫生行政部门指定的放射卫生技术机构出具的预评价报告技术审查意见。

医疗机构在放射诊疗建设项目竣工验收前，应当进行职业病危害控制效果评价；并向相应的卫生行政部门提交相关资料，申请进行卫生验收。立体定向放射治疗、质子治疗、重离子治疗、带回旋加速器的正电子发射断层扫描诊断等放射诊疗建设项目，应当提交国务院卫生行政部门指定的放射卫生技术机构出具的职业病危害控制效果评价报告技术审查意见和设备性能检测报告。

监督内容主要包括建设项目职业病危害放射防护预评价审核监督、放射防护设施设计审查监督、建设项目职业病危害放射防护竣工验收监督、放射诊疗许可的执业条件监督审查。

卫生行政部门及其工作人员违反规定，不履行法定职责，造成放射事故的，对直接负责的主管人员和其他直接责任人员，依法给予行政处分；情节严重，构成犯罪的，依法追究刑事责任。

（吴永会）

jiànshè xiàngmù zhíyèbìng wēihài fàngshè fánghù yùpíngjià shěnchá jiāndū

建设项目职业病危害放射防护预评价审查监督（inspection of pre-evaluation of construction project occupational hazard radiation protection） 卫生主管行政部门对建设项目中放射工作场所放射防护设施进行的职业病危害预评价工作的监督行为。新建、改建、扩建放射工作场所的放射防护设施，应当与主体工程同时设计、同时施工、同时投入使用。建设项目可行性论证阶段，建设单位应当根据《职业病危害因素分类目录》确定建设项目的职业病危害因素，并委托具有相应资质的职业卫生技术服务机构开展职业病危害预评价工作。卫生行政部门根据建设单位提交的“建设项目职业病危害放射防护预评价报告书”等申请材料，主要审查申请资料完整性和规范性、职业卫生技术服务机构资质、服务范围，评价报告的规范性和技术审查专家组成等内容，特别是针对有关专家对于工程项目拟采取的各项放射防护措施、设施可行性提出的技术审查意见及处理情况进行审查。建设单位违反《中华人民共和国职业病防治法》规定，有下列行为之一的，由卫生行政部门给予警告，责令限期改正；逾期不改正的，处10万元以上50万元以下的罚款；情节严重的，责令停止产生职业病危害的作业，或者提请有关人民政府按照国务院规定的权限责令停建、关闭：①未按照规定进行职业病危害预评价或者未提交职业病危害预评价报告，或者职业病危害预评价报告未经卫生行政部门审核同意，擅自开工的。②建设项目的职业病防护设施未按照规定与主体工程同时投入生产和使用的。③职业病危害严重的建设项目，其职业病防护设施设计不符合国家职业卫生标准和卫生要求施工的。

（吴永会）

fàngshè fánghù shèshī shèjì shěnchá jiāndū

放射防护设施设计审查监督（inspection of the design and review of radiation protection facilities） 卫生行政部门对可能产生职业病危害的建设项目的放射防护设施设计进行审查的监督行为。经职业病危害放射防护预评价确定为可能产生严重职业病危害的建设项目，建设单位应当向原审批职业病危害放射防护预评价报告的主管行政部门提出建设项目职业病防护设施设计审查申请。中、高能加速器、进口放射治疗装置、γ辐照加工装置等大型辐射装置建设项目还应当提交国务院卫生行政部门指定的放射防护技术机构出具的职业病防护设施设计技术审查意见。卫生行政部门在接到职业病防护设施设计审查申请后，可以指定机构或组织专家对建设项目职业病防护设施设计进行技术审查，并根据技术审查结论进行行政审查。审查同意的，应当予以批复；不予同意的，应当书面通知建设单位并说明理由。卫生行政部门在接到职业病防护设施设计审查申请后，可以指定机构或组织专家对建设项目职业病防护设施设计进行技术审查，主要审查设计单位给出的具体设计模式等有关数据，包括工程项目拟采取的屏蔽材料名称、性质和尺寸，包容系统（防止放射性物质扩散污染空气和周围环境的安全防护措施），通风换气过滤和排放系统，放射源贮存和“三废”处理系统等内容，对防护设施效能进行核实。在此基础上，卫生行政部门根据技术审查结论进行行政审查。

建设单位违反《中华人民共和国职业病防治法》规定，有下列行为之一的，由主管行政部门给予警告，责令限期改正；逾期不改正的，处10万元以上50万元以下的罚款；情节严重的，责令停止产生职业病危害的作业，或者提请有关人民政府按照国务院规定的权限责令停建、关闭：①建设项目的职业病防护设施未按照规定与主体工程同时投入生产和使用的。②职业病危害严重的建设项目，其职业病防护设施设计不符合国家职业卫生标准和卫生要求施工的。

（吴永会）

jiànshè xiàngmù zhíyèbìng wēihài fàngshè fánghù jùngōng yànshōu jiāndū

建设项目职业病危害放射防护竣工验收监督（inspection of the acceptance check of occupational hazard radiation protection for completed construction projects） 卫生主管行政部门接到有职业病危害的建设单位的建设项目竣工验收申请后，对建设项目审查验收的监督行为。建设单位在竣工验收前，应当委托具有资质的职业卫生技术服务机构进行职业病危害控制效果评价，评价结论为轻微的建设项目实行备案，评价结论为一般或严重的建设项目，需要进行竣工验收。职业病危害控制效果评价完成后，由建设单位向原审批职业病危害预评价报告的卫生行政部门提出竣工验收申请或备案申请。中、高能加速器、进口放射治疗装置、γ辐照加工装置等大型辐射装置建设项目还应当提交国务院主管行政部门指定的放射防护技术机构出具的职业病危害控制效果评价报告技术审查意见。主管行政部门接到建设单位提交“建设项目职业病危害控制效果放射防护评价报告书”等申请材料后，应组织审查验收，并将控制效果评价报告书作为竣工验收的重要依据，报告书的质量由评价机构负责。主管行政部门对竣工项目的工作场所操作室与周围环境的辐射水平情况，放射性同位素、射线装置和相应的安全防护设施的试运行情况、防护效果及可靠程度，放射性同位素安全贮存、保管和领发登记情况，放射性“三废”安全处置及防护管理措施等进行竣工验收。主管行政部门接到竣工验收申请后，应当组织对建设项目的审查验收。验收合格的，应当予以批复；不合格的，书面通知建设单位并说明理由。

建设单位违反《中华人民共和国职业病防治法》规定，有下列行为之一的，由主管行政部门给予警告，责令限期改正；逾期不改正的，处人民币10万元以上

50万元以下的罚款；情节严重的，责令停止产生职业病危害的作业，或者提请有关人民政府按照国务院规定的权限责令停建、关闭：①建设项目的职业病防护设施未按照规定与主体工程同时投入生产和使用的。②职业病危害严重的建设项目，其职业病防护设施设计不符合国家职业卫生标准和卫生要求施工的。③未按照规定对职业病防护设施进行职业病危害控制效果评价、未经主管行政部门验收或者验收不合格，擅自投入使用的。

（吴永会）

fàngshè zhěnliáo xǔkě zhíyè tiáojiàn jiāndū shěnchá

放射诊疗许可执业条件监督审查（inspection and review of conditions of practice of radiological diagnosis and radiotherapy）

卫生行政部门对申请开展放射诊疗工作单位执业条件进行审查的监督行为。医疗机构开展放射诊疗工作，应当具备以下基本条件：①具有经核准登记的医学影像科诊疗科目。②具有符合国家相关标准和规定的放射诊疗场所和配套设施。③具有质量控制与安全防护专（兼）职管理人员和管理制度，并配备必要的防护用品和监测仪器。④产生放射性废气、废液、固体废物的，具有确保放射性废气、废物、固体废物达标排放的处理能力或者可行的处理方案。⑤具有放射事件应急处理预案。卫生行政部门对申请单位执业条件的监督审查，包括是否具有经核准登记的医学影像科诊疗科目、符合国家相关标准和规定的放射诊疗场所和配套设施、质量控制与安全防护专（兼）职管理人员和管理制度、必要的防护用品和检测仪器配备、放射性“三废”达标排放的处理能力或者可行的处理方案及其放射事件应急处理预案等基本条件。同时，对医疗机构开展不同类别放射诊疗工作的人员资格条件进行审查。医疗机构有下列情形之一的，由县级以上卫生行政部门给予警告、责令限期改正，并可以根据情节处以3000元以下的罚款；情节严重的，吊销其医疗机构执业许可证：①未取得放射诊疗许可从事放射诊疗工作的。②未办理诊疗科目登记或者未按照规定进行校验的。③未经批准擅自变更放射诊疗项目或者超出批准范围从事放射诊疗工作的。

（吴永会）

jīngchángxìng fàngshè wèishēng jiāndū

经常性放射卫生监督（routine inspection of radioactive hygiene）　由放射防护监督机构依据国家的法律、法规和标准，对所辖地区的放射工作单位进行定期或不定期监督的卫生行政执法行为。在辐射防护监督管理工作中开展经常性卫生监督是卫生监督机构的一项重要职能，它是贯穿于管理全过程的一项长期的经常性的管理活动。通过现场检查与监测，对放射工作单位防护条件、安全防护措施的执行和工作人员健康管理等情况进行评价，对发现的问题和违法情况作出相应处理。卫生行政部门不按照规定报告职业病和职业病危害事故的，由上一级卫生行政部门责令改正，通报批评，给予警告；虚报、瞒报的，对单位负责人、直接负责的主管人员和其他直接责任人员依法给予降级、撤职或者开除的行政处分。对违反《中华人民共和国职业病防治法》构成犯罪的，依法追究刑事责任；尚不构成犯罪的，对单位负责人、直接负责的主管人员和其他直接责任人员依法给予降级、撤职或者开除的行政处分。

（吴永会）

yīyòng fàngshè dānwèi jiāndū

医用放射单位监督（inspection of medical radioactive institutions）　县级以上地方人民政府卫生行政部门定期对本行政区域内开展放射诊疗活动的医疗机构进行检查的监督行为。检查内容包括：①执行法律、法规、规章、标准和规范等情况。②放射诊疗规章制度和工作人员岗位责任制等制度的落实情况。③健康监护制度和防护措施的落实情况。④放射事件调查处理和报告情况。医疗机构开展放射诊疗工作，应当具备与其开展的放射诊疗工作相应的条件，在实施放射诊疗时，应当采取有效措施，保证放射防护、安全与放射诊疗质量符合有关规定、标准和规范的要求。医用放射单位还应按规定组织对放射人员的上岗前、在岗期间和离岗时的健康检查，以及专业与防护知识培训，并建立相应的个人剂量、职业健康监护和教育培训档案。卫生行政部门及其工作人员违反《放射诊疗管理规定》，对不符合条件的医疗机构发放放射诊疗许可证的，或者不履行法定职责，造成放射事故的，对直接负责的主管人员和其他直接责任人员，依法给予行政处分；情节严重，构成犯罪的，依法追究刑事责任。

（吴永会）

yīyòng X shèxiàn zhěnduànshì jiāndū

医用X射线诊断室监督（inspection of medical X-ray diagnostic room）　医用X射线诊断机防护性能应符合中国国家职

业卫生标准《医用X射线诊断放射防护要求》(GBZ 130-2013) 规定的技术要求。医用X射线诊断工作机房的设置必须充分考虑邻室及周围场所的防护与安全，一般设在建筑底层的一端。机房应有足够的使用面积。新建X射线机房，单管头200mA X射线机房应不小于24m²，双管头的宜不小于36m²。牙科X射线机应有单独机房。摄影、透视机房各侧墙壁应当有相应厚度的防护铅当量。设于多层建筑中的机房，其天棚、地板应当视为相应侧墙壁考虑，充分注意上下邻室的防护与安全。机房的门、窗必须合理设置，并有其所在墙壁相同的防护铅当量。

机房内布局要合理，不得堆放与诊断工作无关的杂物，室内要保持良好的通风。机房门外要有电离辐射警示标志，并安设醒目的工作指示灯。受检者的候诊位置要选择恰当，并有相应的防护措施。各X射线机房内应配备专门供受检者使用的各种辅助防护用品，以及固定特殊受检者体位的各种设备。X射线检查时，在可行的情况下，应对受检者的辐射敏感器官（如性腺、眼晶状体、乳腺和甲状腺等）采取适当的屏蔽防护。施行普通荧光屏透视时，尽可能采用“高电压、低电流、厚过滤”和小照射野进行工作。X射线诊断工作人员必须训练掌握业务技术和射线防护知识，并在放射实践中正确实施。

（吴永会）

yīyòng X shèxiàn zhìliáoshì jiāndū

医用X射线治疗室监督

(inspection of medical X-ray therapeutic room) 医用X射线治疗机防护性能应符合中国国家职业卫生标准《医用X射线治疗卫生防护标准》(GBZ 131-2002) 规定的技术要求。治疗室的设置必须充分考虑周围地区与人员的安全，50kV以上治疗机的治疗室必须与控制室分开。治疗室面积一般不少于24m²，室内不得放置与治疗无关的杂物。治疗室各侧墙壁及天棚、地板、观察窗等应有相应厚度的防护铅当量。室内的适宜位置应安装供紧急情况使用的强制中止辐照的设备。治疗室内门旁应有可供应急开启治疗室门的部件。治疗室门必须安装与治疗机工作状态联锁的安全设备，防护门外应设置醒目的照射状态指示灯和电离辐射警示标志。放射工作者必须严格执行防护安全操作规程和优化治疗计划，在对计划照射的靶器官施以所需要的剂量的同时，应当使正常组织在放射治疗期间所受到的照射剂量保持在可合理达到的尽量低的水平。

（吴永会）

yīyòng diànzǐ jiāsùqì zhìliáoshì jiāndū

医用电子加速器治疗室监督

(inspection of medical electron accelerator therapeutic room)

加速器辐射安全、电气、机械安全技术要求必须符合中国国家职业卫生标准《医用电气设备 第2部分：能量为1兆电子伏(MeV)至50MeV电子加速器 安全专用要求》(GB 9706.5-2008) 的规定。为防止超剂量照射，控制台必须显示辐射类型、标称能量、照射时间、吸收剂量、治疗方式、楔形过滤器类型及规格等辐照参数预选值。辐照启动必须与控制台显示的辐照参数预选值联锁，室内并装备两道独立的剂量监测系统，每一道剂量监测必须能单独中止辐照，一道剂量监测系统发生故障不得影响另一道系统的功能。

电子束治疗时的有用线束内杂散辐射、有用线束外泄漏辐射及感生放射性（X射线标称能量>10MeV的加速器）的限制应符合《电子加速器放射治疗放射防护要求》(GBZ 126-2011) 规定的要求。治疗室选址、建筑设计和屏蔽防护必须符合相应的放射防护要求，保证操作场所与周围环境的安全。X射线标称能量超过10MeV的加速器，应采取相应的中子屏蔽防护措施。治疗室应有足够的使用面积，治疗室与控制室之间必须安装监视和对讲设备。治疗室入口处必须设置防护门和迷道，防护门必须与加速器设备联锁。治疗室外醒目处必须安装辐照指示灯及辐射危险标志。

加速器治疗单位必须有合格的放射治疗医师、医学物理人员及操作技术人员。操作技术人员必须经过加速器专业及放射卫生防护知识的培训，考核合格后方可上岗。操作人员必须遵守治疗工作的各项操作规程，认真检查与正确使用安全防护装置。

（吴永会）

línchuáng héyīxué jiāndū

临床核医学监督

(inspection of clinical nuclear medicine) 核医学的开放型工作场所应按操作放射性核素的权重活度分为Ⅰ级、Ⅱ级、Ⅲ级，其不同级别工作场所室内表面和装备应符合中国国家职业卫生标准《临床核医学放射卫生防护标准》(GBZ 120-2006) 规定的要求。核医学工作应当遵守相应的操作规范、规程，防止放射性同位素污染人体、设备、工作场所和环境；按照有关标准的规定对接受体内放射性药物诊治的患者进行控制，避免其他患者和公众受到超过允许水平的照射。其工作场所依据防护管理需要分为控制区、监督区和非限制区。核医学工作应设有专门的放射性同位素分装、注射、储存场所，放射性废物屏蔽设备和存放场所；配备活度计、放射性表面污染检测仪。

生产和操作放射性核素或药物的通风橱，在半开的条件下其风速不应<1m/s。排气口应高于附近50m范围内建筑物脊3m，并设有专用的过滤净化装置，排出空气浓度不应超过有关限值。

放射性物质的贮存容器或保险箱应有适当屏蔽。取放容器中内容物时，不应污染容器。核医学诊断工作场所的布局应合理，如一端为放射性贮存室，依次为给药室、候诊室、检查室，应避免无关人员通过。候诊室应靠近给药室和检查室，宜有专用厕所。

核医学治疗使用γ放射性药物的区域应划为控制区。用药后病人床边1.5m处或单人病房应当划为临时控制区，控制区入口处应有放射性标志；病房的防护墙、地板、天棚应当有相应厚度的屏蔽防护，接受治疗的病人应当使用专用便器或设有专用浴室和厕所。

在控制区和监督区内不得进食、饮水、吸烟，也不得进行无关工作及存放无关物件。操作放射性药物的人员应穿戴合理的个人防护用品。操作人员离开工作室前应洗手，对体表和物品进行表面污染监测，其表面污染水平应符合标准规定的限值。核医学工作场所及其周围环境应进行定期的外照射水平监测，对在控制区工作的人员必须作常规个人剂量监测。核医学诊疗产生的放射性固体废物、废液及病人的放射性排出物应当单独收集，与其他废物、废液分开存放，按照国家有关规定处理。

（吴永会）

jièrù fàngshèxué jiāndū

介入放射学监督（inspection of interventional radiology）　介入放射学机房的设置必须充分考虑邻室及周围场所的防护与安全，一般设在建筑物底层的一端；机房面积应不少于$24m^2$，以保证室内有足够的空间，且操作方便，并尽可能减少散射的影响。介入放射学单位须有合格的放射影像医师和技师及相关内外科的专业技术人员。开展介入放射学工作，应具有带影像增强器的医用诊断X射线机、数字减影装置等设备；并配备工作人员防护用品和受检者个人防护用品。介入放射学机房墙壁、门、窗和观察窗应达到相应的屏蔽防护要求，机房内地坪宜采用水墨石地面，以防止产生静电对人体及设备的影响。根据介入工作特点，配备与之配套的防护设施，如床侧立地防护屏、悬吊式防护屏、床边防护吊帘、床边防护屏、床下吊帘和移动式防护装置等。进行介入手术时，X射线机的焦皮距不能少于35cm，以减少病人受照部位的皮肤照射剂量，而介入手术医生的操作位置尽可能远离病人的照射区。手术时应优选曝光条件（如千伏、毫安值、照射野面积和脉冲透视频率等），尽可能减少不必要的照射，达到防护的目的。介入操作人员应执行个人剂量监测制度，严格控制受照的剂量限值。

（吴永会）

gōngyè X shèxiàn tànshāng fàngshè fánghù jiāndū

工业X射线探伤放射防护监督（inspection of industrial X-ray radiation protection）　工业X射线探伤装置的X射线管头、漏射线空气比释动能率应符合中国国家职业卫生标准《工业X射线探伤卫生防护要求》（GBZ 117-2015）的防护要求。固定式探伤作业场所的设置，必须充分考虑周围环境的安全，一般设在厂区或车间的一角。控制室、显影室与照射室之间应有防护墙隔开。照射室四周墙体、防护门及建筑物天棚必须有足够的屏蔽厚度，大型探伤室与控制室之间应设迷路墙。操作室及机房周围环境的X射线辐射水平，应符合相应的剂量控制限值。固定式探伤照射室门外应设置警告标志、工作状态指示灯和电离辐射警示标志。照射室门必须安装可靠的闭锁或门-机联锁装置，并确保安全装置的正常运行；室内必须安装机械通风设施，有效排除有害气体对人体的影响。移动式X射线探伤作业时，应将备检物体周围的空气比释动能率在40微戈瑞/小时（μGy/h）以上的范围内划为控制区，在控制区边界设置明显的“禁止进入X射线区”警示标识；在控制区外围空气比释动能率在4μGy/h以上的范围内划为监督区，其边界上必须设置警示标识，如信号灯、铃、警戒绳，悬挂清晰可见的“无关人员禁止入内”警告牌，告诫无关人员不要接近或进入监督区；在人员密集或来往频繁地点应设置专人警戒。探伤作业人员应熟悉放射工作的性质，严格执行各项管理制度和操作规程。检查和维护射线装置及防护设施，发现问题及时处理。探伤作业人员作业时应佩戴个人剂量计、剂量报警仪，并接受放射防护法规和知识的培训。

（吴永会）

gōngyè γ shèxiàn tànshāng fàngshè fánghù jiāndū

工业 γ 射线探伤放射防护监督（inspection of industrial γ-ray radiation protection） 工业γ射线探伤机的放射防护性能应符合中国国家职业卫生标准《工业γ射线探伤放射卫生防护标准》（GBZ 132-2008）的防护要求。固定式γ射线探伤室的防护墙、门、窗、辐射防护迷路等应符合规定的防护厚度，防护墙和防护门外5cm处的空气比释动能率均应小于2.5μGy/h。探伤室防护门入口处必须有固定的放射性危险标志，并设有醒目的“禁止入内”的警告标志。探伤室入口处及被探物件出入口处必须设置声光报警装置，防护门外安装门-机联锁装置和工作信号指示灯。移动式γ射线探伤作业前，必须先将工作场所划分为控制区和监督区。控制区边界处空气比释动能率应低于40μGy/h。在其边界悬挂清晰可见的“禁止进入放射性工作场所”警示标识。未经许可人员不得进入该区域，可采用绳索、链条或安排专门人员实施现场管理。监督区的空气比释动能率应不大于2.5μGy/h，边界处应有“当心电离辐射”的警示标识，非放射人员不得进入该区域。放射源的运输、更换等必须采取相应的放射防护措施，控制操作人员的受照剂量。含源容器或放射源应在专用放射源库内贮存，废弃的放射源按国家有关规定处理或处置。每年对密封放射源进行一次泄漏检验，以及操作场所与探伤邻近区域的γ辐射水平检测。探伤作业人员应严格执行各项管理制度和操作规程，操作时必须进行个人剂量监测，并建立相应个人剂量档案。

（吴永会）

gōnggòng chǎngsuǒ wèishēng jiāndū

公共场所卫生监督（health inspection at public places） 卫生监督机构依照国家的卫生法规对公共场所进行的预防疾病、保障人群健康的卫生监督检查工作。主要包括预防性卫生监督和经常性卫生监督。

监督依据 《公共场所卫生管理条例》（1987年）、《公共场所卫生管理条例实施细则》（2011年）、《旅店业卫生标准》（GB 9663-1996）、《文化娱乐场所卫生标准》（GB 9664-1996）、《公共浴室卫生标准》（GB 9665-1996）、《理发店、美容店卫生标准》（GB 9666-1996）、《游泳场所卫生标准》（GB 9667-1996）、《图书馆、博物馆、美术馆、展览馆卫生标准》（GB 9669-1996）、《商场（店）、书店卫生标准》（GB 9670-1996）、《医院候诊室卫生标准》（GB 9671-1996）、《公共交通等候室卫生标准》（GB 9672-1996）、《饭店（餐厅）卫生标准》（GB 16153-1996）、《公共场所卫生监督工作程序》（1991年）、《公共场所卫生监督量化分级管理指南》（卫监督发〔2009〕5号）。

监督机构 中华人民共和国卫生部于2011年5月1日实施的《公共场所卫生管理条例实施细则》第三条规定卫生部主管全国公共场所卫生监督管理工作。县级以上地方各级人民政府卫生行政部门负责本行政区域的公共场所卫生监督管理工作。国境口岸及出入境交通工具的卫生监督管理工作由出入境检验检疫机构按照有关法律法规的规定执行。铁路部门所属的卫生主管部门负责对管辖范围内的车站、等候室、铁路客车及主要为本系统职工服务的公共场所的卫生监督管理工作。卫生监督机构的主要职责是开展预防性卫生监督、经常性卫生监督、研究和提出本地区公共场所的卫生问题、进行技术指导、卫生宣传教育和培训、检查和处理出现的卫生问题。

监督内容 从卫生学的角度来看，公共场所有其自身的特点，主要是人群密集，人群的流动性大，健康与非健康个体混杂，公共场所提供的一些设备和物品在人群中重复使用，所以极易造成疾病在人群中的传播。因此，必须依照法律法规对公共场所实施卫生监督，公共场所的卫生监督主要有预防性卫生监督、经常性卫生监督，以及卫生监督量化分级管理等。

预防性卫生监督 通过对建筑项目（新建、扩建和改建项目）进行卫生监督，把影响人体健康的因素和不卫生问题消除在规划设计、项目实施的过程中。其目的是把有害健康的因素消除在建成投入使用之前，这是最有积极有效的预防措施。即在设计、施工、竣工验收三个阶段进行公共场所预防性卫生监督。

公共场所设计审查 建设项目在设计阶段应向卫生监督部门呈报卫生审查申请书，同时应提交以下相关材料，包括一般资料、建筑的选址情况资料、设计图纸、卫生专篇和卫生行政部门要求提供的其他材料。审查后卫生行政部门对审查同意的建设项目发给建设项目卫生许可证。

施工监督 在工程建设过程中，卫生监督员应深入施工现场对卫生防护设施的施工情况进行监督，以便及时发现问题、解决问题。必要时有权要求停止施工。

项目竣工卫生验收 公共场所建筑项目竣工同时，卫生防护设施也必须同时投入使用。卫生行政部门应对工程的卫生防护设施的质量、运行情况做出全面评价，写出卫生评价报告书。对验收通过的，卫生行政部门应向被监督单位发出“建设项目竣工卫生验收认可书”。该公共场所建筑可以交付使用。同时，被监督单位可向卫生行政部门申请“卫生许可证”。

经常性卫生监督　监督机关对公共场所的卫生有计划地进行定期或不定期的检查、指导、监督和监测。公共场所经营单位取得“卫生许可证”后，向工商行政管理部门申请办理营业执照，开始正式营业。此时卫生行政部门也开始了对经营单位依法实施经常性卫生监督。经常性卫生监督可对保护和增进公民的身体健康起到重要作用。其主要内容如下：①卫生组织、卫生制度是否建立、健全及执行情况。②基本卫生设施是否具备。③公共场所的环境卫生状况。④消毒制度、消毒设施是否健全、完好及运行情况。⑤对公共场所卫生标准及有关规定的执行情况。⑥通风换气设施的运行状况。⑦从业人员健康体检、卫生知识培训及患有禁忌证的从业人员的调离情况。⑧复核卫生许可证、健康证和卫生知识培训证持有情况。

法律责任　对未依法取得公共场所卫生许可证擅自营业的，由县级以上地方人民政府卫生行政部门责令限期改正，给予警告，并处以500元以上5000元以下罚款；有下列情形之一的，处以5000元以上3万元以下罚款：①擅自营业曾受过卫生行政部门处罚的。②擅自营业时间在3个月以上的。③以涂改、转让、倒卖、伪造的卫生许可证擅自营业的。对涂改、转让、倒卖有效卫生许可证的，由原发证的卫生行政部门予以注销。

公共场所经营者有下列情形之一的，由县级以上地方人民政府卫生行政部门责令限期改正，给予警告，并可处以2000元以下罚款；逾期不改正，造成公共场所卫生质量不符合卫生标准和要求的，处以2000元以上2万元以下罚款；情节严重的，可以依法责令停业整顿，直至吊销卫生许可证：①未按照规定对公共场所的空气、微小气候、水质、采光、照明、噪声、顾客用品用具等进行卫生检测的。②未按照规定对顾客用品用具进行清洗、消毒、保洁，或者重复使用一次性用品用具的。

公共场所经营者有下列情形之一的，由县级以上地方人民政府卫生行政部门责令限期改正；逾期不改的，给予警告，并处以1000元以上1万元以下罚款；对拒绝监督的，处以2万元以上3万元以下罚款；情节严重的，可以依法责令停业整顿，直至吊销卫生许可证：①未按照规定建立卫生管理制度、设立卫生管理部门或者配备专（兼）职卫生管理人员，或者未建立卫生管理档案的。②未按照规定组织从业人员进行相关卫生法律知识和公共场所卫生知识培训，或者安排未经相关卫生法律知识和公共场所卫生知识培训考核的从业人员上岗的。③未按照规定设置与其经营规模、项目相适应的清洗、消毒、保洁、盥洗等设施设备和公共卫生间，或者擅自停止使用、拆除上述设施设备，或者挪作他用的。④未按照规定配备预防控制鼠、蚊、蝇、蟑螂和其他病媒生物的设施设备，以及废弃物存放专用设施设备，或者擅自停止使用、拆除预防控制鼠、蚊、蝇、蟑螂和其他病媒生物的设施设备及废弃物存放专用设施设备的。⑤未按照规定索取公共卫生用品检验合格证明和其他相关资料的。⑥未按照规定对公共场所新建、改建、扩建项目办理预防性卫生审查手续的。⑦公共场所集中空调通风系统未经卫生检测或者评价不合格而投入使用的。⑧未按照规定公示公共场所卫生许可证、卫生检测结果和卫生信誉度等级的。⑨未按照规定办理公共场所卫生许可证复核手续的。

公共场所经营者安排未获得有效健康合格证明的从业人员从事直接为顾客服务工作的，由县级以上地方人民政府卫生行政部门责令限期改正，给予警告，并处以500元以上5000元以下罚款；逾期不改正的，处以5000元以上15000元以下罚款。公共场所经营者对发生的危害健康事故未立即采取处置措施，导致危害扩大，或者隐瞒、缓报、谎报的，由县级以上地方人民政府卫生行政部门处以5000元以上3万元以下罚款；情节严重的，可以依法责令停业整顿，直至吊销卫生许可证。构成犯罪的，依法追究刑事责任。

公共场所经营者违反其他卫生法律、行政法规规定，应当给予行政处罚的，按照有关卫生法律、行政法规规定进行处罚。县级以上人民政府卫生行政部门及其工作人员玩忽职守、滥用职权、收取贿赂的，由有关部门对单位负责人、直接负责的主管人员和其他责任人员依法给予行政处分。构成犯罪的，依法追究刑事责任。

（李景舜）

zhùsù yǔ jiāojì chǎngsuǒ wèishēng jiāndū

住宿与交际场所卫生监督

（health inspection at accommodation places） 住宿与交际场所有8种，分别为宾馆、饭馆、旅店、招待所、车马店、咖啡馆、酒吧、茶座；住宿与交际场所是接待外来宾客的重要场所，也是一个城市重要的对外窗口。公共场所卫生监督采用量化分级管理，对住宿场所主要监督其基本情况和卫生管理情况，其中基本情况主要包括客房卫生状况、杯具洗消间和布草间等功能区（间）的设置与管理、通风系统运作与维护等；卫生管理情况则主要包括卫生许可证持证情况、卫生管理制度、公共卫生事件应急预案和传染病报告制度的制定与实施、卫生档案的建立与完善、从业人员健康管理等。

（李景舜）

wénhuà yúlè chǎngsuǒ wèishēng jiāndū

文化娱乐场所卫生监督

（health inspection at public entertainment places） 文化娱乐场所主要包括影剧院（俱乐部）、音乐厅、录像厅、游艺厅、舞厅（卡拉OK歌厅）、酒吧、茶座、咖啡厅和多功能文化娱乐场所等。文化娱乐场所的卫生监督依照《文化娱乐场所卫生标准》（GB 9664-1996）执行，主要从以下几个方面进行监督。①内外环境整洁；要有健全的卫生管理制度；加强空气通风和消毒；使用的装饰材料不得对人体有潜在危害；酒吧、茶座、咖啡厅等场所内供顾客使用的饮（餐）具应符合茶具消毒判定标准；放映电影的场次间隔时间不得少于30分钟，空场时间不少于10分钟；放映录像电视的最近视距为显示屏幕对角线长度的4倍。采用投影的视距为屏幕宽的1.5倍。②文化娱乐场所的地址应选在交通方便的中心区或居住区，并远离工业污染源，同时对影剧院、录像厅等文化娱乐场所的视距、视角、照度和场所的面积等都做了相应的要求。文化娱乐场所应设有消毒间。文化娱乐场所的室温、相对湿度、新风量、噪声、一氧化碳、二氧化碳、甲醛、可吸入颗粒物、空气细菌总数等指标应符合相应的卫生标准。

（李景舜）

yóuyǒngchǎng（guǎn）wèishēng jiāndū

游泳场（馆）卫生监督

（health inspection in swimming pools） 所有游泳场所经营单位必须领取“卫生许可证”后方能营业。“卫生许可证”必须悬挂在场长办公室内，并按国家规定定期到卫生监督部门复核换证，逾期3个月未复核换证，原“卫生许可证”自行失效。新建、改建、扩建或变更项目必须报卫生监督部门审核，验收合格并取得“卫生许可证”后方能营业。经营场所卫生条件和卫生设施必须符合《游泳场所卫生标准》（GB 9667-1996）的要求。应建立卫生管理制度和卫生管理组织，配备专职或兼职卫生管理人员，应建立和健全卫生档案。应协助支持和接受卫生监督部门的卫生监督、监测。从业人员必须持有效“健康证”和“卫生知识培训证”上岗，并按国家规定定期进行复检和复训。游泳者必须持健康证入场，患性病、伤寒、痢疾、肝炎、肺结核、传染性皮肤病、重症沙眼、急性结膜炎、中耳炎、精神病和酗酒者，严禁入场游泳。室内游泳场应有新风供应，新风入口应设在室外，远离污染源，空调器过滤材料应定期清洗或更换。更衣室、淋浴室和卫生间必须保持清洁卫生，排水通畅，设置有效的独立的排气装置，卫生间设座厕者必须使用一次性座厕垫纸。应有消毒设施和消毒制度，泳池水游离余氯应保持在0.3～0.5mg/L，必须备有余氯检测设施和检测记录，必须配备持有效上岗证的专职水质净化、消毒员。在泳池入口处，必须分别设有强制性淋浴池和浸脚池，宽度与走道相同，长度不少于2m，深度不低于20cm，游离余氯保持在5～10mg/L，须4小时更换一次。禁止出租游泳衣裤。

（李景舜）

zhǎnlǎnguǎn、bówùguǎn、túshūguǎn、měishùguǎn wèishēng jiāndū

展览馆、博物馆、图书馆、美术馆卫生监督

（health inspection at library, museum, art gallery and exhibition） 图书馆、博物馆、美术馆、展览馆的卫生监督应执行《图书馆、博物馆、美术馆、展览馆卫生标准》（GB 9669-1996），要求面积超过300m²的图书馆、博物馆、美术馆和展览馆均应有机械通风装置；采用湿式清扫，及时清除垃圾、污物，保持馆内整洁；阅览室内不得进行印刷和复印，保持室内空气清洁；自然采光系数不小于1/6，人工照明应达到光线均匀、柔和、不眩目；馆内禁止吸烟；卫生间应有单独通风排气设施，做到无异味。室内微小气候、二氧化碳、甲醛、可吸入颗粒物、空气细菌数和噪声等指标应满足卫生标准值的要求。

（李景舜）

shāngchǎng（diàn）、shūdiàn wèishēng jiāndū

商场（店）、书店卫生监督（health inspection at shopping malls and bookstores）　商场（店）、书店的卫生监督应执行《商场（店）、书店卫生标准》（GB 9670-1996），该标准适用于城市营业面积在 300m² 以上和县、乡、镇营业面积在 200m² 以上的室外内场所、书店。标准除了对微小气候、空气质量、噪声、照度等规定了标准值外，还规定了卫生要求。商场（店）、书店营业厅应有机械通风设备。有空调装置的商场（店）、书店，新风量不低于每人 20m³/h，进风口应远离污染源；新建、改建、扩建商场（店）、书店营业厅应利用自然采光，采光系数不小于 1/6；店内应清洁整齐。采用湿式清扫，垃圾日产日清；大中型商场须设顾客卫生间，卫生间应有良好通风排气装置，做到清洁无异味；综合商场内出售食品、药品、化妆品等商品的柜台应分设在清洁的地方。出售农药、油漆、化学试剂等商品，应有单独售货室，并采取防护措施；出售旧衣物等生活用品的商店，应有消毒措施和消毒制度，旧衣物必须经消毒后方可出售；店内禁止吸烟。

（李景舜）

hòuzhěn chǎngsuǒ wèishēng jiāndū

候诊场所卫生监督（health inspection at hospital waiting place）　候诊场所主要是医院，为患者治疗疾病和康复的地方，其候诊室又是医院结构布局的重要组成部分，同时也是人群集聚的场所，因此应注意候诊环境的卫生监督，否则易造成交叉感染。医院候诊室（包括挂号、取药等候室）要执行《医院候诊室卫生标准》（GB 9671-1996）和相关卫生要求。候诊室应保持清洁、整齐、安静；室内应采用湿式清扫，垃圾废弃物应日产日清。卫生间应随时清扫、消毒、保洁；候诊室应有通风设施，保持室内空气新鲜；候诊室内禁止吸烟及从事污染环境的其他活动；候诊室内应设有痰盂和污物箱。痰盂和污物箱应每日清洗和消毒；不得在候诊室内出售商品和食物；候诊室内不设公用饮水杯；应有健全的消毒制度，疾病流行时应加强消毒（传染病专科医院应一天一消毒）；新建区、县级以上的医院应设分科候诊室。

（李景舜）

gōnggòng jiāotōng děnghòushì wèishēng jiāndū

公共交通等候室卫生监督（health inspection at traffic departure lounges）　公共交通等候室包括特等和一、二等站的火车候车室，二等以上的候船室，机场候机室和二等以上的长途汽车站候车室。公共交通等候室要符合《公共交通等候室卫生标准》（GB 9672-1996）的卫生要求。等候室（含机场隔离区）的内外环境应清洁整齐，地面应无垃圾废弃物和痰迹等；等候室的室内外应设置足够数量的果皮箱等卫生设施，并保持清洁，做到定期消毒；垃圾储运应密闭化，日产日清；等候室内应设公用饮水处，未经消毒的公用茶具不得供旅客使用；供水设施及饮水水质应符合卫生要求和《生活饮用水卫生标准》（GB 5749-2006）规定；等候室外应按旅客流量设置相应数量的卫生间，卫生间的布局应合理，必须有单独通风排气系统，卫生间内不设座式便器，卫生间地面、墙裙应使用便于清洗的建筑材料，有地面排水系统，卫生间应每日定时清扫，做到无积水，无积粪、无明显臭味；等候室内禁止吸烟，宜在有通风设施地方设单独吸烟区；等候室应有防虫、防鼠设施并保持完好有效，蚊、蝇、蟑螂等病媒昆虫指数及鼠密度应达到全国爱卫会的考核规定。

（李景舜）

gōnggòng chǎngsuǒ wèishēng xǔkězhèng

公共场所卫生许可证（hygiene license of public places）　卫生行政部门根据经营公共场所的当事人的申请，按照规定程序审核同意后发给当事人的合法凭证。它只能由持有者自己使用，而且必须在规定的地域按核准的项目从事生产经营。对于准备开业的公共场所经营者应持其主管部门的证明，认真填写“公共场所卫生许可证申请表”，同时向卫生行政部门提供经营场所的平面图、建筑项目设计卫生审查认可书、竣工卫生验收认可书、从业人员健康检查、卫生知识培训合格证、基本卫生设施等各种材料。上述材料齐备后，送卫生行政部门审查，卫生行政部门委派卫生监督员到申请单位按公共场所发证标准进行审查、监测和验收，填写监督监测记录报监督机构审批。根据现场监测结果，对合格者由县级以上行政部门签发“卫生许可证”。经营单位取得“卫生许可证”后，方可向工商行政管理部门申请登记，办理营业执照。对已开业的，需要复核卫生许可证的经营者需携带原卫生许可证件，按卫生行政部门规定的办理期限到所属卫生行政部门办理手续。如有不合格者，卫生行政部门应给予卫生技术指导并限期改进或停业整顿。对在短期内无法改进或拒不改进者，停发卫生许可证。已有工商营业执照的，可通知工商部门吊销其营业执照。整改达标后，重新申领“卫生许可证”。如果持有者需要变更卫生许可证上的项目，或者停止从事卫生许可证上核准的生产经营活动，应当主动到原发证机关办理变更或注销手续。未经允许，涂改、出借卫生许可证，不论其是出于何种目的，都是违法行为。“卫生许可证”有效期 4 年，每 2 年复核一次。

（李景舜）

cóngyè rényuán péixùn yāoqiú

从业人员培训要求（requirements on practitioner training） 卫生行政部门对相关职业人群进行相应的卫生法规和卫生知识培训考核后，对合格人员颁发证明书。公共场所从业人员的健康教育应按卫生部颁发的“公共场所从业人员卫生知识培训教学大纲”进行。培训的主要内容是公共场所卫生相关法律法规、基本卫生要求、主要监测对象和项目、常用的消毒种类和消毒使用方法等。以便能掌握有关的卫生法规、基本卫生知识和基本操作技能。新职工应在工作前接受培训并经考核合格后方可上岗，以后每 2 年复训一次。通过长期的健康教育，即可提高从业人员的卫生意识，又可为顾客提供良好的卫生服务，也可以达到自我保护的目的。

（李景舜）

cóngyè rényuán jìnjìzhèng

从业人员禁忌证（practitioners' contraindications） 《公共场所卫生管理条例》第七条规定，公共场所直接为顾客服务的人员，必须持有“健康合格证”方能从事本职工作。患有痢疾、伤寒、病毒性肝炎、活动期肺结核、化脓性或者渗出性皮肤病及其他有碍公共卫生疾病（重症沙眼、急性出血性结膜炎、性病等）的人员，在治愈前不得从事直接为顾客服务的工作。旅店业、咖啡馆、酒吧、茶座、公共浴室、理发店、美容店、游泳场（馆）直接为顾客服务的从业人员每年进行一次体检，其他场所直接为顾客服务的从业人员每两年进行一次健康检查，取得“健康合格证”后方可继续工作。新参加工作的人员上岗前必须取得“健康证”。

（李景舜）

wēihài jiànkāng shìgù bàogào

危害健康事故报告（reporting of accidents endangering population health） 公共场所经营单位和个人需防止危害健康事故的发生，实施公共场所危害健康事故报告制度。①报告范围：微小气候或空气质量不符合卫生标准所致的虚脱休克；生活饮水遭受污染或饮水污染所致的介水传染性疾病流行和中毒；公共用具、用水和卫生设施遭受污染所致传染性疾病、皮肤病；意外事故导致的一氧化碳、氨气、氯气、消毒杀虫剂等中毒。②事故报告责任人是经营单位负责人及卫生负责人，其他人员也有义务报告。③发生死亡或同时发生 3 名以上（含 3 名）受害病人时，事故报告责任人要在发生事故 24 小时之内，电话报告当地卫生监督机构，国内民航、铁路、交通、厂（场）矿等所属经营单位，应同时报告本系统卫生监督机构，随即报告主管部门，必要时（如重大事故和可疑刑事案件等）必须同时报告公安部门。④卫生监督机构在接到报告 24 小时内会同有关人员进行调查，并将调查结果及处理意见于 1 周内写成“公共场所危害健康事故现场调查报告书”，报送卫生行政机构、事故单位的主管部门和事故单位，并建立档案。

（李景舜）

wèishēng jiāndū liànghuà fēnjí guǎnlǐ

卫生监督量化分级管理（management of quantitative classification for health inspection） 公共场所卫生监督管理模式向风险度管理转变的方式。又称量化分级制度。公共场所经营者在经营活动中，应当遵守有关法律、法规和部门规章，以及相关的卫生标准、卫生规范，预防疾病，为消费者提供良好的卫生环境。卫生部 2009 年发布了《公共场所卫生监督量化分级管理指南》在全国推行公共场所卫生监督量化分级管理制度，建立公共场所卫生信誉度评价体系。其目标是提高公共场所经营者的自身管理水平，强化其作为公共场所卫生第一责任人的意识；增强卫生监督信息透明度；提高公共场所卫生整体水平，减少群体性健康损害事件的发生，保护公众身体健康。该通知适用于已获得卫生许可证的公共场所的日常卫生监督检查。

实施原则 ①量化评价：根据法律、法规、规章和标准、规范的要求，对公共场所评价项目进行量化，并应用风险性分析理论，按风险度高低分为关键项目和非关键项目。通过监督量化评价评定公共场所卫生信誉等级，以客观公正地反映其卫生状况。②属地管理：省级卫生行政部门统一组织实施并指导本行政区域的公共场所量化分级工作。公共场所的量化评分和卫生信誉度等级评定原则上由卫生许可证的发放和实施日常监督机构负责。③动态监管：公共场所卫生信誉度等级应根据每次日常监督量化评价的结果确定。监督频次随量化评价结果做相应调整，以合理分配监督资源。④公开透明：公共场所卫生信誉度等级应向社会公示，并使用统一标识。增强消费者公共场所卫生意识，使消费者在知情的前提下做出消费选择，便于社会监督。

实施方法 ①确定量化评价内容：依据有关法律、法规和各类公共场所卫生规范要求制定，对项目、分值、评价标准进行具体规定。各省（区、市）可结合本地实际，制定量化分级评分表，可调整该指南中确定的公共场所量化评价内容、项目，但对关键项目的调整不得低于该指南的要求。②日常卫生监督量化评价：对获得卫生许可证的公共场所进行日常监督检查时，要使用卫生监督量化分级评分表对公共场所的卫生状况进行量化评价。根据量化评价结论确定公共场所卫生信誉度等级和卫生监督频次。③卫生信誉度等级的确定：根据公共场所卫生监督量化分级评分表评价，按100分标化后，总得分在90分以上的，卫生状况为优秀，卫生信誉度为A级；总得分在70~89分的，卫生状况为良好，卫生信誉度为B级；总得分在60~69分的，卫生状况为一般，卫生信誉度为C级；总得分低于60分的，责令限期整改，并依法处理。④确定卫生监督频次：公共场所日常监督频次参照卫生信誉度等级确定。等级越高，监督频次应越低，A级不少于每2年1次；B级不少于每年1次；C级不少于每年2次。由于行政任务和处理投诉举报而需要进行监督时不受此频次限制。公共场所内发生传染病疫情或因空气质量、水质不符合卫生标准、用品用具或设施受到污染导致的群体性健康损害事件的，其卫生信誉度定为C级。

公示卫生信誉度等级 卫生行政部门应当对实施量化分级管理、确定了卫生信誉度等级的公共场所发放《公共场所卫生信誉度等级公示》的标识，并张贴在公共场所的醒目位置。卫生行政部门应当及时、客观、准确地公布公共场所卫生信誉度等级信息。

（李景舜）

xuéxiào wèishēng jiāndū

学校卫生监督（school health inspection）

卫生监督机构依法对学校贯彻执行卫生法律、法规的情况进行督促检查，对违反卫生法律、法规的行为追究法律责任的行政管理活动。

监督依据 《中华人民共和国食品安全法》《中华人民共和国传染病防治法》《学校卫生工作条例》等。

监督机构 国务院卫生行政部门负责对全国学校卫生工作的监督指导；国务院教育行政部门负责学校卫生工作的行政管理。县级以上卫生行政部门对学校卫生工作行使监督职权，具体职责：①对新建、改建、扩建校舍的选址、设计实施卫生监督。②对学校内影响学生健康的学习、生活、劳动、环境、食品等方面的卫生和传染病防治工作实行卫生监督。③对学生使用的文具、娱乐器具、保健用品实行卫生监督。

监督对象 各级各类小学、普通中学、中等职业学校、高等职业技术学校、普通高等学校、民办非学历教育机构、其他教育培训机构；学生使用的文具、娱乐器具、保健用品的生产、销售企业。

监督内容 包括预防性卫生监督和经常性卫生监督。

学校预防性卫生监督　卫生行政部门依照国家有关法律、法规、卫生标准，对新建、改建、扩建的学校的选址、建筑设计进行审查和验收。在审查中，发现不符合卫生法规和卫生标准要求时，应及时提出修改或改进意见，指导其采取有效措施，防止和消除不良环境对师生健康的影响，做到防患于未然。

学校经常性卫生监督　卫生行政部门依据国家有关法律、法规和卫生标准等，对现有的学校建筑设施、学生学习负担、作息制度和教学卫生、学校体育运动场所和器材的卫生安全状况、学生劳动卫生和安全防护、学校公共场所卫生和学生宿舍卫生、学校卫生设施和饮用水卫生、学校食品卫生、学校传染病的管理、学校健康教育和学生常见病的防治、学校卫生保健机构的设置与人员配备情况，进行监督检查。

法律责任 学校及其相关当事人违反学校卫生相关的卫生法律、法规，必须承担相应的法律责任，学校卫生监督机构将根据《学校卫生工作条例》及相关法规、规章，追究其法律责任。

（徐　勇）

xuéxiào yùfángxìng wèishēng jiāndū

学校预防性卫生监督（preventive health inspection in schools）

卫生监督机构依照国家有关法律、法规、规章和卫生标准，对新建、改建、扩建的学校的选址、建筑设计的审查和验收。

监督内容 新建、改建、扩建校舍，其选址、设计应当符合国家的卫生标准，并取得当地卫生行政部门的许可。竣工验收应当有当地卫生行政部门参加。在学校预防性监督中，各级卫生行政部门应根据中国国家标准《中小学校设计规范》对新建、改建、扩建的学校进行全面卫生审查，发现不符合卫生法规和卫生标准要求时，应及时提出修改或改进意见，指导其采取有效措施，防止和消除不良环境对师生健康的影响。学校预防性监督主要包括校址选择的卫生监督、学校用地设计的卫生监督、学校平面布局设计的卫生监督、教室组成与布置设计的卫生监督、行政和生活服务用房设计的卫生监督、学校建筑设备设计的卫生监督。

程序 包括可行性研究阶段、设计阶段、施工阶段和项目工程验收的卫生审查。①可行性研究阶段的卫生审查：对新建的项目须经审计、规划、卫生、环保等部门评定、论证后才能报有关部门批准立项。中小型的扩建、改建或续建项目也可不经过可行性研究阶段，但一般应编制扩建、改建或续建项目计划。在这一阶段，除要求将卫生法规的有关规定列入可行性报告外，卫生审查重点是对建设项目选址的审查。对学校选址应符合卫生要求。因此，进行建设项目选址的卫生审查时，应要求建设项目单位提供有关项目选址的位置及其地形、水源等有关资料。同时，应对建设项目拟定的选址进行实地勘察，必要时，还可进行卫生学监测和调查。②设计阶段的卫生审查：建设项目单位应向卫生行政部门提供三个方面的资料，即《建设项目卫生审查申请书》、建设项目设计全套图纸、建设项目卫生篇章。卫生篇章应载明建设项目概况、建筑物布置、可能卫生问题的分析与专用投资概算、存在问题及建议。建设项目设计的卫生审查重点是建筑物的布置及其建筑材料是否符合卫生要求；布局是否合理，是否产生安全卫生问题；安全卫生防护措施的配置是否符合规定要求。完成建设项目设计的卫生审查后，对不符合卫生要求的，应提出具体意见，要求建设单位或设计单位按卫生审查意见修改设计；对符合卫生要求的，同意其设计。据此，建设单位可以进行施工设计，并将施工设计图纸报卫生行政部门审查，经批准后，方可办理施工手续。③施工阶段的卫生审查：对建设项目施工过程进行检查，监督建设项目单位和施工单位按照卫生行政部门审批的施工图纸进行施工。施工期间，任何人不得擅自修改施工设计，若需变更施工设计的，必须征得原卫生行政审批部门的同意。④项目工程验收的卫生审查：建设项目竣工后，建设单位应向原审批的卫生行政部门提出卫生验收申请。卫生行政部门按照所审批的施工图纸进行验收，对验收合格的，准予工程验收，对验收不合格的，要求限期整改。

法律责任 对未经卫生行政部门许可新建、改建、扩建校舍的，由卫生行政部门对直接责任单位或者个人给予警告、责令停止施工或者限期改建。

（徐　勇）

xiàozhǐ xuǎnzé wèishēng jiāndū

校址选择卫生监督（health inspection for school position）

卫生行政部门依照国家相关法律、法规、规章和卫生标准，对学校校址的选择是否符合卫生学要求进行监督的行为。新建、改建、扩建校舍，其选址应当符合国家的卫生标准。监督内容包括：①校址应选择在阳光充足、空气通畅、场地干燥、排水通畅、地势较高的地段，校内应有布置运动场的场地和提供给排水及供电设施的条件。②学校宜设在无污染源的地段，学校与各类污染源的距离应符合国家有关防护距离的规定。③学校主要教学用房的外墙与铁路的距离不应小于300m；与机动车流量超过每小时270辆的道路同侧路边的距离不应小于80m，当小于80m时，必须采取有效的隔音措施。④学校不宜与市场、公共娱乐场所、医院太平间等不利于学生学习和身心健康及危及学生学习和身心健康、人身安全的场所毗邻。⑤校区内不得有架空高压输电线穿过。⑥中学服务半径不宜大于1000m，小学服务半径不宜大于500m。走读小学生不宜跨过城镇街道、公路及铁路。未经卫生行政部门许可新建、改建、扩建校舍的，由卫生行政部门对直接责任单位或者个人给予警告、责令停止施工或者限期改建。

（徐　勇）

xuéxiào yòngdì shèjì wèishēng jiāndū

学校用地设计卫生监督（health inspection for school land design）

卫生行政部门依照国家相关法律、法规、规章和卫生标准，针对学校用地设计是否符合卫生学要求进行监督的行为。

监督内容 包括对建筑用地、运动场地和绿化用地三部分开展监督。三种用地之间有绿化带隔离者，应划至绿化带边缘；无绿化带隔离者，应以道路中心线为界。学校建筑用地包括建筑占地面积、建筑物周围通道、房屋后的零星绿地及小片课间活动场所；学校运动场地包括体育课与课外体育活动的整片运动场地；学校绿化用地包括成片绿地和室外自然科学园地。

学校建筑用地　建筑容积率小学不宜大于0.8，中学不宜大于0.9，中师、幼师不宜大于0.7。中师、幼师应有供全体学生住宿的宿舍用地。有住宿生的中学宜有部分学生住宿用地。自行车棚、锅炉房及燃料堆放用地等均因学校所在地（或地段）不同而异，出入甚大。其用地应单独列项并计入建筑用地之内，其定额由各地区作出决定。

学校运动场地　运动场地应能容纳全校学生同时做课间操。小学每生不宜小于2.3m^2；中学每生不宜小于3.3m^2。运动场地的长轴宜南北向布置，场地应为弹性地面，水泥地面和沥青地面等属于刚性地面，易引起关节损伤及扭伤，不应使用。健身房宜采用木地板，或做土地面。有条件的学校宜设游泳池。

学校绿化用地　中师、幼师每生不应小于2m^2；中学生每生不应小于1m^2；小学生每生不应小于0.5m^2，这是最基本的要求。有条件的学校，特别是小学校应增加，亦可利用屋顶搞绿化。

法律责任　未经卫生行政部门许可新建、改建、扩建校舍的，由卫生行政部门对直接责任单位或者个人给予警告、责令停止施工或者限期改建。

（徐　勇）

xuéxiào píngmiàn bùjú shèjì wèishēng jiāndū

学校平面布局设计卫生监督

（health inspection for school layout design）　卫生行政部门依照国家相关法律、法规、规章和卫生标准，针对学校平面布局设计是否符合卫生学要求进行监督的行为。监督内容包括教学用房、教学辅助用房、行政管理用房、服务用房、运动场地、自然科学园地及生活区等应分区、布局情况、校门设计卫生、学校出入口的缓冲距离、学校出入口与交通流线、学校建筑物的卫生间距与朝向等。

（徐　勇）

jiàoshì zǔchéng yǔ bùzhì shèjì wèishēng jiāndū

教室组成与布置设计卫生监督

（health inspection for school classroom and position design）

卫生行政部门依照国家相关法律、法规、规章和卫生标准，对学校教室组成与布置设计是否符合卫生学要求进行监督的行为。监督内容包括：①普通教室、课桌椅设置和黑板设计等是否符合规定。②实验室包括物理、化学、生物实验室的设计是否符合相应的规定；自然、地理、美术、书法教室的设计均是否符合有关规定。③音乐、舞蹈、语言、微机教室等的设计是否符合有关规定。④风雨操场、图书阅览室等的设计是否符合有关规定。

（徐　勇）

xuéxiào xíngzhèng hé shēnghuó fúwù yòngfáng wèishēng jiāndū

学校行政和生活服务用房卫生监督

（health inspection for school office and service room design）　卫生行政部门依照国家相关法律、法规、规章和卫生标准，对学校行政和生活服务用房的设计是否符合卫生学要求进行监督的行为。监督内容包括：①学校的行政办公用房如办公室、会议室、保健室、广播室的设计是否符合有关规定。②生活服务用房如厕所、淋浴室、饮水处、学生宿舍、教职工单身宿舍、食堂、自行车棚等等各种用房是否符合相应规定。

（徐　勇）

xuéxiào jiànzhù shèbèi wèishēng jiāndū

学校建筑设备卫生监督

（health inspection for school architecture and installation design）　卫生行政部门依照国家相关法律、法规、规章和卫生标准，对学校建筑设备的设计是否符合卫生学要求进行监督的行为。监督内容包括：①学校各类用房面积指数、层数、净高和建筑结构（包括门窗等）的设计是否符合相应的规定。②学校各种房间的采光、照明、取暖、通风，以及给排水设施是否符合规定。③学校的供、配电设计及广播设计等是否符合有关规定。

（徐　勇）

xuéxiào jīngchángxìng wèishēng jiāndū

学校经常性卫生监督

（regular health inspection for schools）卫生行政部门依据国家有关法律、法规、规章和卫生标准，对现有的学校建筑设施是否处于良好状态、学生学习负担、作息制度和教学卫生状况、学校体育运动场所和器材的卫生安全状况、学生劳动卫生和安全防护状况、学校公共场所卫生和学生宿舍卫生状况、学校卫生设施和饮用水卫生状况、学校食品卫生状况、学校传染病的管理状况、学校健康教育和学生常见病的防治状况、学校卫生保健机构的设置与人员配备情况进行定期或不定期监督检查的行为。

监督内容　①教室建筑、设备、采光、照明、微小气候和环境噪声的卫生监督。②学习和教学卫生监督。③学生体育锻炼和劳动安全卫生监督。④学校公共场所和宿舍卫生监督。⑤学校卫生设备和饮用水卫生监督。⑥学校食品安全监督。⑦学校传染病防治监督。⑧学校健康教育和常见病防治监督。⑨学校卫生保健机构设置与人员配备情况的监督。⑩学生使用文具、娱乐器具和保健用品的卫生监督。

程序 包括监督前准备、现场监督、监督后处理、总结四大步骤。

监督前准备 卫生监督员根据现场监督检查的对象、内容和目的，做好各项监督准备工作。例如，佩戴监督员胸章，携带监督证件；准备必要的法律文书及表格；携带检查工具、采样、取证器材设备。

现场监督 卫生监督员表明身份、说明来意；查阅或索取资料；进行现场实际检查。现场检查应按事先确定的项目进行，既可以是全面的监督检查，也可以仅对某一项目或环节进行，一般应围绕学校卫生监督的内容进行。

监督后处理 卫生监督员根据监督检查结果填写“监督记录”，采样则需要填写“采样登记表”。监督记录须请被监督单位负责人或被监督人过目与监督员共同签字。若前者对记录内容有异议，则允许其将意见写在监督记录内，对拒绝签字的则应注明，并说明理由。同时监督员应根据情况，对被监督者予以指导，且报请卫生监督机关做出监督建议或行政处罚。

总结 卫生监督员定期对监督工作情况汇总，写出小结，立卷归档，特别是对违反有关卫生法规的案件，要逐个编号归档，以总结经验，找出问题，提出下步监督工作意见。

法律责任 ①对违反《学校卫生工作条例》规定，在教学建筑、环境噪声、室内微小气候、采光、照明等环境质量，以及黑板、课桌椅的设置不符合国家有关标准；学生厕所和洗手等设施不符合规定，不能为学生提供充足的符合卫生标准的饮用水的学校；体育场地和器材不符合卫生和安全要求的学校，卫生行政部门应对直接责任单位或者个人给予警告并责令限期改进。情节严重的，可以同时建议教育行政部门给予行政处分。②对提供学生使用的文具、娱乐器具、保健用品，不符合国家有关卫生标准的，由卫生行政部门对直接责任单位或者个人给予警告。情节严重的，可以会同工商行政部门没收其不符合国家有关卫生标准的物品，并处以非法所得两倍以下的罚款。③拒绝或者妨碍学校卫生监督员实施卫生监督的，由卫生行政部门对直接责任单位或者个人给予警告。情节严重的，可以建议教育行政部门给予行政处分或者处以200元以下的罚款。

（徐　勇）

jiàoshì wèishēng jiāndū

教室卫生监督（health inspection for school classrooms）

卫生行政部门依照国家有关法律、法规、规章和卫生标准，对学校教室建筑设备的状况是否符合卫生标准和卫生要求进行监督的行为。监督内容包括教室人均面积、采光、照明、黑板、课桌椅、室内空气质量、教室微小气候、教室外环境噪声、教室布局是否符合国家标准要求。对违反《学校卫生工作条例》规定，教学建筑、环境噪声、室内微小气候、采光、照明等环境质量，以及黑板、课桌椅的设置不符合国家有关标准的学校，卫生行政部门应当对直接责任单位或者个人给予警告并责令限期改进。情节严重的，可以同时建议教育行政部门给予行政处分。

（徐　勇）

xuéxí hé jiàoxué wèishēng jiāndū

学习和教学卫生监督（health inspection for learning and teaching processes）

卫生行政部门依照国家有关法律、法规、规章和卫生标准，对学校学习和教学过程是否符合卫生标准和卫生要求进行监督的行为。监督内容包括学习时间、学习科目安排是否符合卫生要求，如课程表编排是否考虑学生学日和学周中工作能力变化规律等。《学校卫生工作条例》规定，学校应当合理安排学生的学习时间。学生每日学习时间（包括自习），小学不超过6小时，中学不超过8小时，大学不超过10小时。学校或者教师不得以任何理由和方式，增加授课时间和作业量，加重学生学习负担。

（徐　勇）

xuéxiào láodòng ānquán wèishēng jiāndū

学校劳动安全卫生监督（health inspection for school labor safety）

卫生行政部门依照国家有关法律、法规、规章和卫生标准，对学校学生劳动过程是否符合卫生标准和卫生要求进行监督的行为。监督内容包括工种选择、劳动负荷、劳动制度、劳动制度、劳动姿势与劳动设备、劳动场所的安全是否符合相应的卫生要求。《学校卫生工作条例》规定，学校应当根据学生的年龄，组织学生参加适当的劳动，并对参加劳动的学生，进行安全教育，提供必要的安全和卫生防护措施。普通中小学校组织学生参加劳动，不得让学生接触有毒有害物质或者从事不安全工种的作业，不得让学生参加夜班劳动。普通高等学校、中等专业学校、技工学校、农业中学、职业中学组织学生参加生产劳动，接触有毒有害物质的，按照国家有关规定，提供保健待遇。学校应当定期对他们进行体格检查，加强卫生防护。

（徐 勇）

xuéxiào gōnggòng chǎngsuǒ hé sùshè wèishēng jiāndū

学校公共场所和宿舍卫生监督

（health inspection for school public places and dormitories）卫生行政部门依照国家有关法律、法规、规章和卫生标准，对学校公共场所和宿舍是否符合卫生标准和卫生要求进行监督的行为。监督内容包括：①对游泳场所主要检查对外经营游泳场所是否持有有效卫生许可证，从业人员是否持有效健康合格证及卫生知识培训合格证上岗，是否有强制通过式的浸脚消毒池和淋浴设施，池水净化、消毒设施及运转是否符合卫生要求，是否公示池水余氯、pH值、温度等指标，是否有传染病病人禁游标志，是否禁止出租游泳衣裤，泳池水水质检测是否合格，是否建立传染病和健康危害事故应急预案、事故报告制度。②对学生集体宿舍主要检查学生宿舍是否与教学用房合建，男、女生宿舍是否分区或分单元布置。一层出入口及门窗是否设置安全防护设施。学生宿舍的居室人均使用面积是否大于3.0m^2。学生是否一人一床，上铺防护栏是否符合安全要求。宿舍是否通风良好，寒冷地区宿舍是否设有换气窗。冬季采暖季节采用烧煤炭取暖的宿舍，空气中一氧化碳浓度是否≤1mg/m^3。学生宿舍是否设有厕所、盥洗设施。《学校卫生工作条例》规定，学校应当建立卫生制度，加强对学生个人卫生、环境卫生及教室、宿舍卫生的管理。

（徐 勇）

xuéxiào wèishēng shèbèi wèishēng jiāndū

学校卫生设备卫生监督

（health inspection for school hygiene installation）卫生行政部门依照国家有关法律、法规、规章和卫生标准，对学校卫生设备是否符合卫生标准和卫生要求进行监督的行为。监督内容包括：①对公共浴室的监督，主要检查对外经营公共浴室是否持有有效卫生许可证，从业人员是否持有效健康合格证及卫生知识培训合格证，是否设更衣室、浴室、厕所和消毒等房间，是否保持良好通风，浴池是否每天清洗消毒、公共用品用具是否一客一洗一消毒，浴室环境卫生是否整洁，淋浴喷头间距是否大于0.9m，是否在明显处悬挂有性病和各种传染性皮肤病（疥疮、化脓性皮肤病、广泛性皮肤霉菌病等）患者禁浴的标志，是否建立传染病和健康危害事故应急预案、事故报告制度。②对学校厕所监督检查，主要包括新建教学楼是否每层设厕所。独立设置的厕所与生活饮用水水源和食堂相距30m以上。女生是否按每15人设一个蹲位，男生是否按每30人设一个蹲位，每40人设1m长的小便槽。厕所内是否设置单排蹲位，蹲位不得建于蓄粪池之上，并与之有隔断；蓄粪池是否加盖。小学厕所蹲位宽度（两脚踏位之间距离）不超过18cm。厕所是否有顶、墙、门、窗和人工照明。《学校卫生工作条例》规定，学校应当按照有关规定为学生设置厕所和洗手设施。寄宿制学校应当为学生提供相应的洗漱、洗澡等卫生设施；违反规定的，由卫生行政部门对直接责任单位或者个人给予警告并责令限期改进。情节严重的，可以同时建议教育行政部门给予行政处分。

（徐 勇）

xuéxiào shēnghuó yǐnyòngshuǐ wèishēng jiāndū

学校生活饮用水卫生监督

（health inspection for drinking water for students）卫生行政部门依照国家有关法律、法规、规章和卫生标准，对学校生活饮用水是否符合卫生标准和卫生要求进行监督的行为。《学校卫生工作条例》规定，学校应当为学生提供充足的符合卫生标准的饮用水。

监督依据 《中华人民共和国食品安全法》《中华人民共和国传染病防治法》《学校卫生工作条例》《生活饮用水卫生监督管理办法》的规定，以及《生活饮用水卫生标准》（GB 5749-2006）和《二次供水设施卫生规范》（GB 17051-1997）。

监督内容 包括自建供水、涉水产品、水质、二次供水、分质供水、桶装饮用水与现制现售饮用水的监督

自建供水 符合发证条件的学校自建供水是否持有效的卫生许可证；供、管水人员是否持有效健康合格证明和卫生知识培训合格证明；是否设专兼职卫生管理人员负责落实各项饮用水卫生管理制度；自建设施供水周边30m内是否有生活垃圾、建筑垃圾、旱厕、污水管线或污水沟等污染源。如果自建设施供水设在独立且门窗齐全的建筑物（简称泵房）内，检查泵房内外环境是否保持整洁，是否堆放杂物及有毒有害物质；地面是否采用防滑材料铺设，且有一定的坡度以利于排水，室内地面应设有集水坑；

墙壁粉刷防水、防霉涂料；有有效的机械排风设施；供水泵房必须加装防护门窗。对储水设备（清水池）重点检查观察孔孔盖是否加锁、透气管罩是否密闭完好。观察储水设施内壁是否有污垢，底部是否有异物，水中是否存在肉眼可见物。检查饮用水消毒处理装置（含净化、软化设备）是否正常运转。

涉水产品　水箱、供水管材和管件、饮用水消毒剂和絮凝剂、饮水机、净水器、现制现售饮用水机、饮用水消毒设备等是否有省级以上卫生行政部门的有效卫生许可批件。

水质　学校饮用水是否按规定进行水质卫生检验；水质检验采样点、检验频次、检验项目是否符合有关规定；水质卫生指标是否符合《生活饮用水卫生标准》要求；是否制订饮用水突发污染事故和水源性传染病应急处理预案；盛装开水的器皿（如保温桶等）是否定期清洗消毒并加盖上锁，开水供应是否足量（单纯供应开水的以4~6个班有一个50kg保温桶为足量）和方便学生饮用。

二次供水　对二次供水学校，检查二次供水水箱间（或设备间）是否内外环境保持整洁，地面铺设防滑瓷砖，墙壁粉刷防水、防霉涂料；是否有有效的机械排风设施；水箱间（或设备间）是否加装防护门窗。水箱内壁是否光滑、洁净、平整；水箱的出水处是否预留或安装饮用水消毒处理装置（如紫外线、二氧化氯、臭氧等消毒设备）。饮用水水箱是否单间设置，是否与非饮用水包括消防用水、暖气水、空调水等水箱共用设备间，是否与非生活饮用水管线直接连接。采用无负压供水方式时，是否在与市政管网连接处统一安装闸阀、过滤阀、倒流防止器；在稳流罐后是否预留饮用水消毒设备接口。检查饮用水消毒处理装置（含净化、软化设备）是否正常运转。检查水箱盖是否加锁；水箱水中是否存在肉眼可见物；水箱内壁是否有污垢，底部是否有异物；溢水管、泄水管排出口是否加防护网。贮水设备（水箱或蓄水池）是否定期清洗消毒，是否有清洗消毒记录。

分质供水　对分质供水学校，检查分质供水制水间是否内外环境保持整洁，地面铺设防滑瓷砖，有排水条件；墙壁是否做到防水、防霉，易冲洗、易消毒；门窗是否严密，采用不变性、耐腐蚀的材料制作；是否有有效的机械排风设施。分质供水的供水管线是否为自动环状循环设计，且设置人工排水阀门。储水设备出水端是否安装自动消毒装置。净化后的净水储存时间是否超过24小时。分质供水处理设备（含净化、软化设备、消毒）是否正常运转。

桶装饮用水与现制现售饮用水　对桶装饮用水（含桶装饮用水饮水机供水、净水器、沙滤水等）、现制现售饮用水的监督，包括检查桶装水的生产日期、保质期、生产企业名称，尤其是桶装水桶的瓶口是否密封完好。饮水机的放置位置是否远离阳光直射（特别是矿泉水长时间阳光直射易长霉菌），是否定期对饮水机管道进行清洗消毒，是否有清洗消毒记录。饮水机、净水器和现制现售饮用水机是否按规定进行水质检验，是否定期更换滤芯滤材并记录。对分散式供水（自备井、水窖等）学校，监督检查是否有卫生安全防护设施。是否对水质进行消毒。周围30m内是否有生活垃圾、建筑垃圾、旱厕、污水管线或污水沟等污染源。

法律责任　违反《学校卫生工作条例》关于学校应当为学生提供充足的符合卫生标准的饮用水规定的，由卫生行政部门对直接责任单位或者个人给予警告并责令限期改进。情节严重的，可以同时建议教育行政部门给予行政处分。

（徐　勇）

xuéxiào shípǐn ānquán jiāndū

学校食品安全监督（health inspection for food safety in schools）

卫生行政部门依照国家有关法律、法规、规章和卫生标准，对学校食品卫生状况是否符合食品安全法规、食品安全标准和卫生要求进行监督的行为。

监督依据　《中华人民共和国食品安全法》《学校卫生工作条例》《学校食堂与学生集体用餐卫生管理规定》。

监督内容　主要包括以下几方面。

学校食堂和餐饮服务单位卫生管理　是否持有效的餐饮服务许可证；学校法人代表（或校长）是否明确为学校食品安全管理的第一责任人；是否配备专或兼职食品安全管理人员；是否建立食物中毒应急处理预案；是否建立健全食品安全管理制度。

从业人员管理　是否建立从业人员健康管理制度；从业人员是否持有效的健康证明和卫生知识培训合格证；上岗前食品卫生管理员是否询问当班从业人员有无发热、腹泻、皮肤伤口感染、咽部炎症等有碍食品卫生的病症，并作记录；从业人员操作时是否穿戴清洁的工作服、工作帽，是否头发外露，留长指甲，涂指甲油，佩戴饰物；从业人员是否有在加工场所内吸烟、饮食及其他可能污染食品的行为；销售直接入口食品时是否使用无毒、清洁的售货工具。

原料采购与贮存卫生　是否建立食品原料、食品添加剂、食品相关产品进货查验记录制度，记录是否完整、齐全，记录保存期限是否不少于2年；食品原料采购时是否索取食品及其原料供货单位的有效许可证、产品合格证明文件、购货凭据。台账是否齐全，并逐日登记；食品原料入库前是否进行验收，出入库时是否进行登记，做好记录。采购、验收人员是否分开；食品库房是否有通风、防潮设施。是否保持清洁，是否有霉斑、鼠迹、苍蝇、蟑螂，是否存放有毒、有害物品（如灭鼠剂、杀虫剂、洗涤剂、消毒剂等）；食品是否分类、分架存放，距离墙壁、地面10cm以上，使用时是否遵循先进先出的原则，是否及时清除变质或超过保质期的食品；食品冷藏、冷冻贮藏是否做到原料、半成品、成品分开存放。冷藏、冷冻柜（库）是否有明显区分标志，并定期清洗、维护和校验；是否使用食品添加剂，是否有专人、设专柜保管，是否有使用记录。

加工场所、设备卫生　食堂内外环境是否整洁，25m内是否有污染源；有无擅自更改已核定的面积、设施、布局或使用功能等现象；学校食堂是否设有粗加工间或区域（分别设有动、植物性食品清洗池）、洗消间、切配间、烹调间、备餐间、凉菜间、仓库、餐厅等基本功能间及区域；食品加工、贮存、销售、供应场所的建筑布局、设备条件，地面、墙壁（裙）和天棚的建筑材料是否符合基本卫生要求，有无防尘、防蝇、防腐、防鼠措施；食品容器、设备、工具是否清洁卫生，存放条件是否符合要求。水质是否符合生活饮用水卫生标准；是否有良好的排水系统，排水沟是否有坡度、便于清洗，是否设有可拆卸的盖板；排水的流向是否由高清洁区向低清洁区，并有防止污水逆流的设计；排水沟出口是否有网眼孔径小于6mm的金属隔栅或网罩；是否配置密闭的垃圾容器。

加工过程卫生　是否按照许可审查时功能用房的定位进行食品加工操作；是否及时清理操作台面及地面上的废弃物；垃圾桶是否做到密封，日积日清；加工后的原料、半成品是否根据性质分类存放在相应的食品架上（或容器内）；是否存在已盛装食品的容器直接置于地上的情况；生熟食品的加工工具及容器是否分开使用，并有明显区分标志；食物是否烧熟煮透，中心温度不低于70℃，烹调后至食用前存放时间不超过2小时；是否使用食品添加剂以外的化学物质或其他可能危害人体健康的物质加工食品。

餐饮具卫生　餐饮具使用后是否及时洗净和消毒，定位存放，保持清洁；消毒后的餐饮具是否贮存在专用保洁柜内备用；保洁柜是否专用、定期清洗、保持洁净，并有明显标记；使用的消毒柜、消毒剂是否有卫生许可批件；消毒人员的消毒方法是否符合要求。

环境卫生　各岗位相关人员是否按规定开展清洁工作；食品加工用具及加工设备使用后是否及时进行清洗消毒，地面每天完工后是否彻底清扫干净，墙壁、天花板、门窗、冷藏冷冻设施、排水沟、排烟设施等是否每周进行一次清洗；食堂、备餐间、凉菜间、蒸煮间、墙壁、天花板是否符合要求；食品加工过程中废弃的食用油脂是否集中存放在有明显标志的容器内，并按照规定进行处理；杀虫剂、灭鼠剂及其他有毒有害物品是否存放在厨房以外的固定场所（或橱柜）并上锁，有明显的警示标志，落实专人保管。

法律责任　卫生监督机构应当对违反《中华人民共和国食品安全法》和《学校卫生工作条例》相关条款的学校食堂与学生集体用餐企业进行处罚。

（徐　勇）

xuéxiào tǐyùkè wèishēng jiāndū

学校体育课卫生监督（health inspection for school physical education）　卫生行政部门依照国家有关法律、法规、规章和卫生标准，对学校体育课是否符合卫生标准和卫生要求进行监督的行为。监督内容包括：①学校体育场地和器材是否符合卫生和安全要求。②运动项目和运动强度是否适合学生的生理承受能力和体质健康状况。③学校在安排体育课及劳动等体力活动时，是否注意女学生的生理特点，给予必要的照顾。④室内运动场所的采光、照明、温度和湿度等是否合乎卫生要求。《学校卫生工作条例》规定，学校体育场地和器材应当符合卫生和安全要求。运动项目和运动强度应当适合学生的生理承受能力和体质健康状况，防止发生伤害事故；学校在安排体育课及劳动等体力活动时，应当注意女学生的生理特点，给予必要的照顾。对违反《学校卫生工作条例》规定的，由卫生行政部门对直接责任单位或者个人给予警告并责令限期改进；情节严重的，可以同时建议教育行政部门给予行政处分。

（徐　勇）

xuéxiào chuánrǎnbìng fángzhì jiāndū

学校传染病防治监督（health inspection for school infectious diseases）卫生行政部门依照国家有关法律、法规、规章和卫生标准，对学校传染病防治工作进行监督管理的行为。监督检查内容包括：①是否成立以学校校长为第一责任人的学校传染病防控管理机构或部门。②是否任命一名学校在编人员专门负责学校传染病疫情报告工作；是否配备专职或兼职传染病防治管理人员，专门负责本单位学生晨检、因病缺课等健康信息的收集、汇总与报告工作。③是否将传染病防控工作纳入年度工作计划，是否将健康教育纳入年度教学计划。④是否有学校传染病突发事件防控工作应急预案。⑤是否建立健全传染病疫情报告制度，报告的内容、方式、时限是否正确，是否有记录。⑥是否建立学生晨检制度和学生因病缺勤与病因追查登记制度，是否有记录。⑦是否建立学生传染病病愈返校复课医学证明查验制度，是否有记录。⑧是否建立学生健康管理制度，是否每年对学生进行体检，是否建立学生健康档案。⑨是否对新生入学预防接种证进行查验，是否有查验登记，对无证或漏种学生是否有预防接种补证、补漏种记录。⑩是否对学生进行传染病预防知识的宣传。⑪是否对发生传染病的学生班级、宿舍等相关环境进行及时消毒，是否有消毒记录。卫生监督机构应当对违反《中华人民共和国传染病防治法》和《学校卫生工作条例》相关条款的学校给予不同处罚。

（徐　勇）

xuéxiào jiànkāng jiàoyù hé chángjiànbìng fángzhì jiāndū

学校健康教育和常见病防治监督（health inspection for school health education and common diseases）卫生行政部门依照国家有关法律、法规、规章和卫生标准，对学校健康教育和常见病防治工作进行监督管理的行为。监督内容包括：①学校是否把健康教育纳入教学计划；普通中小学是否开设健康教育课，普通高等学校、中等专业学校、技工学校、农业中学、职业中学是否开设健康教育选修课或者讲座。②学校是否开展学生健康咨询活动。③学校是否积极做好近视眼、弱视、沙眼、龋齿、寄生虫、营养不良、贫血、脊柱弯曲、神经衰弱等学生常见疾病的群体预防矫治工作。《学校卫生工作条例》规定，学校应当把健康教育纳入教学计划。普通中小学必须开设健康教育课，普通高等学校、中等专业学校、技工学校、农业中学、职业中学应当开设健康教育选修课或者讲座。学校应当开展学生健康咨询活动；学校应当积极做好近视眼、弱视、沙眼、龋齿、寄生虫、营养不良、贫血、脊柱弯曲、神经衰弱等学生常见疾病的群体预防和矫治工作。

（徐　勇）

xuéxiào wèishēng bǎojiàn jīgòu shèzhì yǔ rényuán pèibèi qíngkuàng jiāndū

学校卫生保健机构设置与人员配备情况监督（health inspection for establishing school health departments and providing health care services）卫生行政部门依照国家有关法律、法规、规章和卫生标准，对学校卫生保健机构设置与人员配备情况进行监督管理的行为。监督内容包括：①普通高等学校、高等职业学校、中等职业学校、技工学校和规模较大的农业中学、职业中学、普通中小学是否设立卫生管理机构，管理学校的卫生工作。②普通高等学校是否设校医院或者卫生科。校医院是否设保健科（室），负责师生的卫生保健工作。城市普通中小学、农村中心小学和普通中学是否设卫生室，是否按学生人数600∶1的比例配备专职卫生技术人员。中等专业学校、技工学校、农业中学、职业中学是否配备专职卫生技术人员。③学生人数不足600人的学校是否配备专职或者兼职保健教师，开展学校卫生工作。④校医务室、卫生所（室）是否具有有效的医疗机构执业许可证，医生是否持有医师执业证书，护士是否持有护士执业证书；建筑面积是否大于40m^2，是否设有诊室、处置室、治疗室；是否配备与开展诊疗科目相应的设备，基本设备包括诊察床、诊察桌、诊察凳、听诊器、血压计、出诊箱、体温计、污物桶、压舌板、处置台、注射器、敷料缸、方盘、镊子、紫外线灯、高压灭菌设备、止血带、药品柜、视力表灯箱、杠杆式体重秤、身高坐高计、课桌椅测量尺、急救箱等。⑤对学校保健室，监督检查不足600名学生的非寄宿制学校是否设立保健室，保健教师是否由具有教师资格的教师担任；保健教师是否接受学校卫生专业知识和急救知识培训；保健室建筑面积是否大于15m^2；保健室设备是否配备视力表灯箱、杠杆式体重秤、身高坐高计、课桌椅测量尺、血压计、听诊器、体温计、急救箱、压舌头板、诊察床、诊察桌、诊察凳、止血带、污物桶等。

（徐　勇）

xuéshēng yòngpǐn wèishēng jiāndū

学生用品卫生监督（health inspection for articles provided to students） 卫生行政部门依照国家有关法律、法规、规章和卫生标准，针对学生使用的文具、娱乐器具、保健用品是否符合卫生标准和卫生要求进行监督的行为。

监督依据 《学校卫生工作条例》《中小学生教科书卫生要求》（GB/T 17227-2014）、《铅笔涂层中可溶性元素最大限量》（GB 8771-2007）。

监督内容 针对学生使用的文具、娱乐器具、保健用品监督的品种，如眼镜及视力保健产品（视力表、眼镜片、角膜接触镜消毒液、保存液）、各类教材、课桌椅、铅笔、粉笔、口腔保健用品等是否符合卫生质量指标要求。主要围绕其安全性、功效性两方面进行。学生使用的文具、娱乐器具、保健用品首先要保证安全。防止对使用者产生直接危害或间接危害，防止近期危害或远期危害，如玩具不能有尖锐边缘，以保护儿童不被其划伤。另外，学生使用的用品都应具有一定的功能（效），尤其是保健品，必须对其功效指标进行监督。

监督对象 各级各类学校学生使用的文具、娱乐器具、保健用品的生产单位、销售单位、有关从业人员和产（商）品。

学校　对各级各类学校学生使用的文具、娱乐器具、保健用品，学校是否有违反《学校卫生工作条例》的行为。

生产单位　已经列入监督范围的学生使用的文具、娱乐器具、保健用品的生产单位应向卫生监督机构提出申请并获得许可后，方能组织生产。卫生监督机构依据有关法律、法规对有关产品的原料、生产的工艺及流程、卫生设施、产品卫生质量的自检条件等进行监督。并对其产品的安全性、功效性两方面进行评审。评审合格的，对实施卫生许可证制度的产品，向生产单位颁发卫生许可证，实施卫生许可制度的产品，向其生产单位颁发有关评审结论的证件。

销售单位　对已进入流通领域的学生用具、娱乐器具和保健用品，应向其销售单位索取其产品的卫生许可证或有关评审法规的证件，包括学校组织的学生集体购买学生用品进行监督管理。

从业人员　对生产及销售单位的有关从业人员的健康情况及卫生知识培训，特殊行业人员的上岗资格等进行监督。

产（商）品　对学生用具、娱乐器具和保健用品进行抽验。样品送法定的检测机构应及时出具检测报告。

法律责任 《学校卫生工作条例》规定，供学生使用的文具、娱乐器具、保健用品不符合国家有关卫生标准，可以处以警告；情节严重的，可以会同工商行政部门没收其不符合国家有关卫生标准的物品，并处以非法所得2倍以上的罚款。

（徐　勇）

xuéxiào tūfā gōnggòng wèishēng shìjiàn chǔlǐ

学校突发公共卫生事件处理（response to school public health emergency） 卫生行政部门依照国家有关法律、法规、规章和卫生标准，对造成或者可能造成学校学生、教师和其他员工健康严重损害的重大传染病疫情、群体性不明原因疾病、重大食物和职业中毒，以及其他严重影响公众健康的事件进行处理的过程。

依据 《中华人民共和国突发事件应对法》《中华人民共和国食品安全法》《中华人民共和国传染病防治法》《中华人民共和国传染病防治法实施办法》《突发公共卫生事件应急条例》。

处理原则 包括对学校传染病疫情暴发、饮用水污染事件、预防接种或预防性服药的异常反应、群体心因性反应等应对原则。

学校传染病疫情暴发应对原则　在接到卫生行政部门有关学校传染病暴发的疫情处理任务后，卫生监督机构应派人员依法对学校进行监督检查和调查取证。根据监督检查的情况，制作现场监督笔录，结合疫情防控的需要依法出具卫生监督意见书或控制决定，对涉嫌违反《中华人民共和国传染病防治法》《生活饮用水卫生监督管理办法》的依法立案调查。

学校饮用水污染事件应对原则　在接到卫生行政部门有关学校饮用水污染事件处理任务后，卫生监督机构应派人员对学校进行监督检查和调查取证，依法对学校的饮用水卫生管理情况及供水设施、水源的卫生安全防护、水质净化消毒设施及运行情况、水处理剂和消毒剂的使用情况等影响水质卫生的因素进行现场监督检查，制作现场监督笔录。对被污染的水源、水质异常的学校饮用水，卫生监督员应及时报告卫生行政部门，依法责令停止使用；对因饮用水净化消毒或者卫生管理不规范导致水质不合格的，下达整改意见，水质检测合格后，方可恢复供水；对涉嫌违反《中华人民共和国传染病防治法》《生活饮用水卫生监督管理办法》的，依法立案调查。属于工业污染造成饮用水污染事故的，应及时报告卫生行政部门，移交环境保护行政主管部门。对涉嫌人为投毒的，应及时报告卫生行政部门，移交公安司法机关。

预防接种或预防性服药的异常反应应对原则 在接到卫生行政部门有关学校预防接种或预防性服药的异常反应处理任务后，对预防接种、预防性服药的组织实施单位、个人资质、接种的疫苗或预防性服药的品名、批号、生产厂家、学生的异常反应症状及程度进行调查了解，制作现场监督笔录并且采取应急控制措施。对于引起异常反应原因的进一步调查，由药品监督管理行政部门或组织有关专家进行调查处理。

学生群体心因性反应应对原则 在接到卫生行政部门有关学校学生群体心因性反应处理任务后，对事件的起因和经过进行调查，在排除确定的危害学生健康因素后，采取相应的对症处理，加强卫生知识宣传，解除学生的认识、理解误区，建议学校开展心理咨询活动。

程序 ①接报：在接到应急事件报告时，要询问报告人并做好记录。记录内容包括事件发生的时间、地点、主要症状、涉及学生人数，报告者姓名、单位、电话。并在学校卫生应急事件报告登记本上登记。②报告：在接到应急事件报告后，以最快的方式和最短的时间，向分管领导及相关科室报告。报告内容为发生时间、地点、人数、症状、初步判断可能发生的原因。如领导有处理意见，要记录在应急事件报告登记本上。③调查处理：遇有学校卫生应急事件发生，应立即派人到达现场进行调查核实、取证、采样，进行必要的现场保护，并根据有关处理原则，采取预防控制措施。④总结评估：学校卫生应急事件处理结束，应及时总结。总结包括以下内容：题目、事件经过、调查及处理（包括行政处罚、采取的措施、取得的效果）和结论。

法律责任 学校发生突发公共卫生事件时，卫生监督机构在卫生行政部门的领导下，协助有关部门及时进行处理，并对违法行为进行立案调查。依据《中华人民共和国突发事件应对法》《中华人民共和国食品安全法》《中华人民共和国传染病防治法》《中华人民共和国传染病防治法实施办法》《突发公共卫生事件应急条例》等法律法规和行政规章，对违法行为进行处罚。

（徐　勇）

fùyòu wèishēng jiāndū

妇幼卫生监督

（health inspection of maternal and child health care） 妇幼卫生监督机构依据妇幼卫生法律法规对妇幼卫生监督管理相对人从事妇女保健服务和儿童保健服务的许可，对遵守和履行《中华人民共和国母婴保健法》（以下简称《母婴保健法》）及其他妇幼卫生法律规范的情况进行监督的行政管理活动。目的是保证妇女儿童保健服务的工作质量，提高妇女的健康水平。

监督依据 ①妇幼卫生监督的基本依据：《中华人民共和国宪法》《中华人民共和国婚姻法》《中华人民共和国传染病防治法》。②母婴保健监督依据：《妇幼卫生工作条例》《医疗机构管理条例》《母婴保健法》《中华人民共和国母婴保健法实施办法》《母婴保健监督行政处罚程序》《母婴保健监督员管理办法》《母婴保健医学技术鉴定管理办法》《母婴保健专项技术服务许可及人员资格管理办法》《母婴保健专项技术服务基本标准》《产前诊断技术管理办法》《新生儿疾病筛查管理办法》，国家卫生计生委、公安部关于启用和规范管理新版出生医学证明的通知。③妇女保健监督依据：《中华人民共和国妇女权益保障法》《女职工劳动保特别护规定》《女职工禁忌劳动范围的规定》《女职工保健工作规定》《婚前保健工作规范》《妇幼保健机构管理办法》。④儿童保健监督依据：《中华人民共和国未成年人保护法》《全国计划免疫条例》《小儿四病防治方案》《散居儿童卫生保健管理制度》《中华人民共和国食品安全法》《中华人民共和国药品管理法》《中华人民共和国执业医师法》《妇幼保健机构管理办法》《全国儿童保健工作规范（试行）》《托儿所幼儿园卫生保健管理办法》《托儿所幼儿园卫生保健工作规范》。

监督机构 县级以上地方人民政府卫生行政部门是负责本行政区域内妇幼卫生监督管理工作的卫生监督机构。

监督内容 对妇幼保健服务机构的职责与设备管理、人员和技术准入的监督；对妇女五期保健、妇女病普查普治、女职工劳动保护和婚前保健的监督；对散居儿童保健、托儿所和幼儿园卫生保健、小儿四病防治、儿童计划免疫和新生儿遗传性代谢病筛查的监督等。

（张冬梅）

fùyòu bǎojiàn fúwù jīgòu jiāndū

妇幼保健服务机构监督

（health inspection in maternal and child health care institutions） 县级以上地方人民政府卫生行政部门依据相关法律、法规对提供妇幼保健服务机构的功能与职责、设置审批与执业登记等进行的卫生行政执法行为。妇幼保健机构是由政府举办，不以营利为目的，具有公共卫生性质的公益性事业单位，是为妇女儿童提供公共卫生和基本医疗服务的专业机构。《妇幼保健机构管理办法》第三条规定，妇幼保健机构要遵循“以保健为中心，以保障生殖健康为目的，保健与临床相结合，面向群体、面向基层和预防为主”的妇幼卫生工作方针，坚持正确的发展方向。

监督内容 ①各级妇幼保健机构设置审批和执业登记情况。②是否按规定配备相应的人员和医疗保健设备。③从事遗传病诊断、产前诊断的医疗、保健机构和人员，是否经省、自治区、直辖市人民政府卫生行政部门批准许可。④从事婚前医学检查的机构和人员，是否经其所在地设区的市级卫生行政部门审查，并取得相应合格证书。⑤从事助产技术服务、结扎手术和终止妊娠手术的医疗、保健机构和人员，是否经县级以上地方人民政府卫生行政部门许可，并取得相应的合格证书。⑥是否按规定对孕产妇死亡、婴儿死亡和新生儿出生缺陷进行监测，并及时向上级有关部门报告。⑦是否按规定承担妇幼保健服务、临床诊疗、科学研究、教学和健康教育等任务。

法律责任 医疗、保健机构或者人员未取得国家颁发的有关合格证书，擅自从事婚前医学检查、遗传病诊断、胎儿性别鉴定、产前诊断、终止妊娠手术和医学技术鉴定或者出具有关医学证明的，由有关地方人民政府卫生行政部门或计划生育行政部门予以制止，并根据情节予以警告或处以罚款，构成犯罪的，依法追究刑事责任。其他违反妇幼保健相应法律法规和规章的行为，按相应法律法规和规章的处罚规定执行。

（张冬梅）

yīliáo jīgòu mǔyīng bǎojiàn jìshù fúwù zhíyè xǔkězhèng

医疗机构母婴保健技术服务执业许可证

（maternal and infant health care technology service practice license in medical institutions） 医疗机构依法开展母婴保健技术服务的凭证。这是卫生行政部门根据医疗卫生机构的申请，按照卫生法律、法规、规章和卫生标准、规范进行审查，准予其从事与母婴保健技术有关的特定活动而为其颁发的许可证件。凡开展《中华人民共和国母婴保健法》规定的婚前医学检查、遗传病诊断、产前诊断、施行结扎手术和终止妊娠手术技术服务的医疗保健机构，必须符合《母婴保健专项技术服务许可及人员资格管理办法》规定的条件，经卫生行政部门审查批准，取得母婴保健技术服务执业许可证。

申请 申请开展婚前医学检查、遗传病诊断、产前诊断，以及施行结扎手术和终止妊娠手术的医疗保健机构，必须同时具备下列条件：①符合当地医疗保健机构设置规划。②已取得卫生行政部门发医疗机构执业许可证。③符合《母婴保健专项技术服务基本标准》。④人员、房屋、设备符合母婴保健专项技术服务基本条件。

申请时，必须提交母婴保健技术服务执业许可申请登记书并交验下列材料：①医疗机构执业许可证及其副本。②有关医师的母婴保健技术考核合格证书。③审批机关规定的其他材料。

审批 施行结扎手术、终止妊娠手术的审批，由县级卫生行政部门负责；婚前医学检查的审批，由设区的市级以上卫生行政部门负责；遗传病诊断、产前诊断及涉外婚前医学检查的审批，由省级卫生行政部门负责。审批机关受理申请后，应当在 60 日内，按照《母婴保健专项技术服务许可及人员资格管理办法》规定的条件及《母婴保健专项技术服务基本标准》进行审查和核实。经审核合格的，发给母婴保健技术服务执业许可证；审核不合格的，将审核结果和理由以书面形式通知申请人。医疗保健机构应当把母婴保健技术服务执业许可证悬挂在明显处所。

延续变更 母婴保健技术服务执业许可证的有效期为 3 年，有效期满继续开展母婴保健专项技术服务的，应当按照《母婴保健专项技术服务许可及人员资格管理办法》规定的程序，重新办理审批手续；申请变更母婴保健技术服务执业许可证许可项目的，亦应依照规定的程序重新报批。

（张冬梅）

hūnqián bǎojiàn jiāndū

婚前保健监督

（health inspection of premarital health care） 卫生监督机构依据《中华人民共和国母婴保健法》《中华人民共和国母婴保健法实施办法》和《婚前保健工作规范》等相关法律、法规，以及婚前保健的相关知识和技术，对婚前保健服务机构提供婚前保健服务的许可、内容、质量和管理所进行的卫生行政执法行为。监督内容包括：①婚前医学检查机构与人员的审批。从事婚前医学检查的机构，是否是取得医疗机构执业许可证的医疗、保健机构，并经其所在地设区的地（市）级卫生行政部门审查，是否取得母婴保健技术服务执业许可证；从事婚前医学检查的人员，是否取得执业医师证书和母婴保健技术考核合格证书。主检医师是否取得主治医师以上技术职称。②婚前医学检查监督。婚前医学检查是对准备结婚的男女双方是否患影响结婚和生育的疾病进行的医学检查。重点监督是否按要求检查男女双方是否患有严重遗传性疾病、指定传染病、有关精神病及其他与婚育有关的疾病；是否按规定实行婚前医学检查的转诊制度；是否按规定向接受婚前医学检查的当事人出具婚前医学检查证明。③婚前卫生指导监督。婚前卫生指导是对准备结婚的男女双方进行以生殖健康为核心，与结婚和生育有关的生殖保健知识的宣传教育。监督其是否按规定开展有关性保健及性知识、新婚避孕知识、受孕前的准备，环境和疾病对后代影响等孕前保健知识、遗传病的基本知识、影响婚育的有关疾病的基本知识、其他生殖健康知识教育；是否按规定进行计划生育指导。④婚前卫生咨询监督。婚检医师针对医学检查结果发现的异常情况及提出医学意见时，是否尊重服务对象的意愿，受检双方是否在体检表上签署知情意见；婚检医师是否针对服务对象提出的具体问题进行解答、交换意见、提供信息、帮助服务对象在知情的基础上作出适宜的决定。⑤婚前保健服务管理的监督。监督是否按照规定建立健全各项制度；是否按规定开展人员培训；是否严守操作规程，出具规范的检验报告；婚前保健信息资料是否由专人管理，定期统计、汇总并按时汇报；婚前医学检查表是否按规定的期限妥善保存。

（张冬梅）

fùnǚ wǔqī bǎojiàn jiāndū

妇女五期保健监督（inspection of “five periods” health care in women） 卫生监督机构依据《中华人民共和国母婴保健法》《中华人民共和国母婴保健法实施办法》《产前诊断技术管理办法》等相关法律、法规及妇女保健的相关知识和技术，对妇女保健服务机构及与妇女保健相关的组织与部门在妇女五期（月经期、妊娠期、产时和产褥期、哺乳期和更年期）卫生保健工作中的服务质量和保健措施进行的卫生行政执法行为。监督内容包括：①月经期保健监督。对存在育龄期女性的机构和组织进行月经建卡情况、月经病患病情况、月经相关健康知识教育普及情况及月经期保健状况等进行督促检查。②妊娠期保健监督。监督是否按规定对待孕夫妇进行妊娠健康知识教育、咨询与指导；是否为早孕妇女建立围产保健卡，并详细了解孕妇以往的健康状况及有无异常孕产史，并进行宫内感染的筛查和处理；是否对孕妇进行妊娠期健康知识教育；当孕妇存在羊水过多或者过少、胎儿发育异常或者胎儿有可疑畸形、孕早期时接触过可能导致胎儿先天缺陷的物质、有遗传病家族史或者曾经分娩过先天性严重缺陷婴儿、年龄超过35周岁等情形之一时，是否提出产前诊断的建议。③产时及产褥期保健监督。住院分娩的是否实施消毒接生和新生儿复苏，是否采取有效措施预防产伤及产后出血等并发症；没有条件住院分娩的，家庭接生人员是否经县级地方人民政府卫生行政部门许可并取得家庭接生员技术证书；基层妇幼保健组织是否在孕妇产后对其进行产后访视和康复指导。是否在产后42天指导母婴到医疗保健机构作全面体格检查；是否对产妇及其家属进行生殖健康和科学育儿的知识教育。④哺乳期保健监督。监督是否按照规定指导乳母应尽量避免职业中接触农药、有害职业因素或摄入药物；乳母应尽早防治疾病，以免细菌通过乳汁感染乳儿；是否指导乳母保证哺乳安全。⑤更年期保健监督。监督是否对更年期女性进行健康知识教育；是否为更年期女性定期进行体格检查。

（张冬梅）

fùnǚbìng pǔchá pǔzhì jiāndū

妇女病普查普治监督（inspection of screening and treatment of women's disorders） 为了保护妇女健康，依据积极防治妇女常见病、多发病，调查分析发病因素，制订防治措施，降低发病率，提高治愈率的要求，对妇幼保健机构和医疗机构提供的妇女病普查普治工作进行监督的卫生行政执法行为。

普查监督 ①是否对内、外生殖器检查。包括外阴检查、阴道窥阴器检查、双合诊检查、三合诊检查，有条件时做B超检查。②是否进行宫颈刮片检查与活检。凡宫颈刮片细胞检查Ⅲ级或Ⅲ级以上，肉眼观察怀疑有宫颈癌、重度宫颈糜烂、怀疑有宫颈结核者均应作宫颈活检。③是否进行滴虫、霉菌等阴道炎检查。在阴道炎检查中，滴虫性、霉菌性阴道炎应列为常规检查内容，条件许可应同时作艾滋病病毒和淋球菌等的病菌检查。④是否进行乳房检查。⑤是否及时进行资料统计与分析。

普治监督　①是否进行宫颈息肉摘除。摘除的息肉应送病理检查，以免遗漏恶性病变。②是否进行阴道炎普治。滴虫性阴道炎和霉菌性阴道炎在普治中要重视消毒隔离，以防交叉感染，同时进行疾病预防的健康教育。③是否要进行宫颈炎普治。宫颈炎的治疗要严密注视禁忌证和方法的恰当选择。④是否进行宫颈鳞状上皮非典型增生的普治。宫颈鳞状上皮非典型增生一般被认为是一种癌前期病变，应予以高度重视，尽早治疗。⑤是否进行妇科肿瘤的普治。经普查发现的肿瘤患者，根据病情应作及时处理，不手术者应该进行定期复查。

随访监督　是否按照规定对健康恢复情况、疗效巩固情况、癌症有无复发现象等进行随访；是否对阴道白斑；阴道炎治疗后、宫颈炎治疗后，宫颈刮片Ⅱ～Ⅲ级者；宫颈上皮非典型增生、子宫肌瘤、卵巢肿大、乳腺肿块等疾病进行随访；随访工作是否有完整的记录。

（张冬梅）

nǚzhígōng láodòng bǎohù jiāndū

女职工劳动保护监督（inspection of labor protection of female workers）　县级以上人民政府人力资源社会保障行政部门、安全生产监督管理部门按照各自职责负责对国家机关、企业、事业单位、社会团体、个体经济组织，以及其他社会组织依据《中华人民共和国妇女权益保障法》和《女职工劳动保护特别规定》《女职工保健工作规定》等相关法律、法规，对女职工保健工作进行监督检查，并对其行为做出处理的卫生行政执法行为。重点是妇女五期（月经期、妊娠期、产前产后期、哺乳期、更年期）中，对妇女劳动安排、劳动强度、劳动时间，以及劳动中接触有害物质的保护的监督。

合理安排妇女劳动监督　检查国家机关、企业、事业单位、社会团体、个体经济组织及其他社会组织是否依法加强女职工劳动保护，采取措施改善女职工劳动安全卫生条件，对女职工进行劳动安全卫生知识培训；是否遵守女职工禁忌从事的劳动范围的规定，是否将本单位属于女职工禁忌从事的劳动范围的岗位书面告知女职工；是否按照法律规定的劳动强度和劳动范围安排月经期间的女职工的劳动；按照法律规定的劳动强度和劳动范围安排妊娠期的女职工的劳动，女职工在妊娠期不能适应原劳动的，用人单位应根据医疗机构的证明，予以减轻劳动量或者安排其他能够适应的劳动；乳母是否从事禁止从事的劳动。

女职工禁忌从事的劳动范围包括：①矿山井下作业。②体力劳动强度分级标准中规定的第四级体力劳动强度的作业。③每小时负重6次以上、每次负重超过20公斤的作业，或者间断负重、每次负重超过25公斤的作业。

女职工在经期禁忌从事的劳动范围包括：①冷水作业分级标准中规定的第二级、第三级、第四级冷水作业。②低温作业分级标准中规定的第二级、第三级、第四级低温作业。③体力劳动强度分级标准中规定的第三级、第四级体力劳动强度的作业。④高处作业分级标准中规定的第三级、第四级高处作业。

女职工在妊娠期禁忌从事的劳动范围包括：①作业场所空气中铅及其化合物、汞及其化合物、苯、镉、铍、砷、氰化物、氮氧化物、一氧化碳、二硫化碳、氯、己内酰胺、氯丁二烯、氯乙烯、环氧乙烷、苯胺、甲醛等有毒物质浓度超过国家职业卫生标准的作业。②从事抗癌药物、己烯雌酚生产，接触麻醉剂气体等的作业。③非密封源放射性物质的操作，核事故与放射事故的应急处置。④高处作业分级标准中规定的高处作业。⑤冷水作业分级标准中规定的冷水作业。⑥低温作业分级标准中规定的低温作业。⑦高温作业分级标准中规定的第三级、第四级的作业。⑧噪声作业分级标准中规定的第三级、第四级的作业。⑨体力劳动强度分级标准中规定的第三级、第四级体力劳动强度的作业。⑩在密闭空间、高压室作业或者潜水作业，伴有强烈振动的作业，或者需要频繁弯腰、攀高、下蹲的作业。

女职工在哺乳期禁忌从事的劳动范围包括：①妊娠期禁忌从事的劳动范围的第一项、第三项、第九项。②作业场所空气中锰、氟、溴、甲醇、有机磷化合物、有机氯化合物等有毒物质浓度超过国家职业卫生标准的作业。

妇女五期劳动保护与保健监督　包括月经期劳动保护、孕前劳动保护、妊娠期劳动保护、哺乳期劳动保护和更年期劳动保护监督。

月经期劳动保护监督　①是否宣传普及月经期卫生知识。②是否按照规定建立女职工卫生室，并健全制度及设专人管理；是否为女职工设置相应的设备。

③是否按照规定准予重度痛经及月经过多的女职工适当休假。

孕前劳动保护监督　①是否让已婚待孕女职工禁忌从事铅、汞、苯、镉等作业场所属于《有毒作业分级》标准中第三、四级的作业。②是否开展优生宣传和咨询。③是否对女职工应进行妊娠知识的健康教育。

妊娠期劳动保护监督　①是否自确立妊娠之日起，建立孕产妇保健卡（册），进行血压、体重、血、尿常规等基础检查。是否对接触铅、汞的孕妇，进行尿中铅、汞含量的测定。②女职工较多的单位是否建立孕妇休息室。③是否不安排妊娠7个月以上（含7个月）的女职工夜班或延长劳动时间，是否在劳动时间内安排一定的休息时间。④妊娠女职工在劳动时间内进行产前检查，所需时间计入劳动时间。

哺乳期劳动保护监督　①是否按规定保证女工授乳时间。②有未满1周岁婴儿的女职工，是否安排上夜班及加班、加点。③女职工较多的单位是否建立哺乳室。

更年期劳动保护监督　①是否按规定对患有严重更年期综合征的妇女，减轻其工作或适当休息。②是否按规定对进入更年期的女职工进行妇科疾病查治。

法律责任　《女职工劳动保护特别规定》规定，用人单位违反其第六条第二款、第七条、第九条第一款规定的，由县级以上人民政府人力资源社会保障行政部门责令限期改正，按照受侵害女职工每人1000元以上5000元以下的标准计算，处以罚款；用人单位违反其附录第一条、第二条规定的，由县级以上人民政府安全生产监督管理部门责令限期改正，按照受侵害女职工每人1000元以上5000元以下的标准计算，并处以罚款；用人单位违反其附录第三条、第四条规定的，由县级以上人民政府安全生产监督管理部门责令限期治理，处5万元以上30万元以下的罚款；情节严重的，责令停止有关作业，或者提请有关人民政府按照国务院规定的权限责令关闭。用人单位违反本规定，侵害女职工合法权益，造成女职工损害的，依法给予赔偿；用人单位及其直接负责的主管人员和其他直接责任人员构成犯罪的，依法追究刑事责任。

（张冬梅）

értóng bǎojiàn fúwù jiāndū

儿童保健服务监督

（inspection of child health services）　卫生监督机构依据相关法律、法规及儿童保健的相关知识和技术，对儿童保健服务机构及与儿童保健相关的组织与部门在儿童保健服务、防治儿童常见病、计划免疫、托儿所和幼儿园的保健工作指导等工作中的服务质量和保健措施进行监督的卫生行政执法行为。

监督内容包括：①散居儿童卫生保健监督。散居儿童是指不进托儿所、幼儿园等集体儿童保教机构而散居在家庭抚养的儿童。主要监督内容包括检查是否按规定进行新生儿访视并填写访视记录卡；是否按规定定期健康检查，对查出的高危儿、体弱儿设专案管理并定期观察、随访；是否按规定进行小儿生长发育监测；是否按规定实行计划免疫接种及传染病管理；是否做好小儿常见病和多发病的防治。②托幼机构卫生保健管理监督。③儿童计划免疫监督。监督是否正确执行现行的儿童计划免疫程序，初次免疫的起始月龄按规定不能擅自提前；接种的针次间隔不能缩短；在规定的月龄范围内完成基础免疫；是否根据国家规定按照计划免疫程序实施扩大儿童免疫；特殊儿童群体和自然疫源性疾病流行区是否按当地上级部门的规定，接种需要的疫苗。④新生儿遗传性代谢病筛查的监督。监督是否按照规定对新生儿进行遗传性代谢病筛查；是否对确诊的新生儿遗传性代谢病进行治疗。⑤小儿四病防治监督。

（张冬梅）

tuōyòu jīgòu wèishēng bǎojiàn guǎnlǐ jiāndū

托幼机构卫生保健管理监督

（inspection of health care management in kindergartens）　县级以上地方人民政府卫生行政部门依法对托幼机构的饮用水卫生、传染病预防和控制等工作进行检查监督的行为。目的是提高托儿所、幼儿园卫生保健工作水平，预防和减少疾病发生，保障儿童身心健康。托幼机构为招收0~6岁儿童的各级各类托儿所、幼儿园，是儿童集体保教机构。县级以上各级人民政府教育行政部门协助卫生行政部门检查指导托幼机构的卫生保健工作。

监督内容　包括对托幼机构管理的监督和传染病预防控制的监督。

托幼机构设立及人员的监督　①托幼机构的建筑、设施、设备、环境及提供的食品、饮用水等是否符合国家有关卫生标准、规范的要求。②新设立的托幼机构，招生前是否取得县级以上地方人民政府卫生行政部门指定的医疗卫生机构出具的符合《托儿所幼儿园卫生保健工作规范》的卫生评价报告。③是否根据规模、接收儿童数量等设立相应的卫生室或者保健室；卫生室是否符合医疗机构基本标准，取得卫生行政部门颁发的医疗机构执业许可证；保健室是否违法开展诊疗活动，其配置是否符合保健室设置基本要求。④托幼机构是否聘用符合国家规定的卫生保健人员；是否按收托儿童数配备相应比例卫生保健人员。⑤托幼机构工作人员上岗前是否按规定进行健康检查并取得托幼机构工作人员健康合格证；在岗工作人员是否按规定进行健康检查；在岗人员患有传染性疾病的，是否离岗治疗。

托幼机构卫生保健的监督　①是否根据儿童不同年龄特点，建立科学、合理的一日生活制度。②是否为儿童提供合理的营养膳食，科学制订食谱，保证膳食平衡。③是否制订与儿童生理特点相适应的体格锻炼计划。④是否建立健康检查制度，开展儿童定期健康检查工作，建立健康档案。⑤是否执行卫生消毒制度；是否加强饮食卫生管理，保证食品安全。⑥是否协助落实国家免疫规划。⑦是否加强日常保育护理工作，对体弱儿进行专案管理。配合妇幼保健机构定期开展儿童眼、耳、口腔保健，开展儿童心理卫生保健。⑧是否建立卫生安全管理制度，落实各项卫生安全防护工作。⑨是否制订健康教育计划，对儿童及其家长开展多种形式的健康教育活动。⑩是否进行各项卫生保健工作信息的收集、汇总和报告工作。

传染病预防和控制管理的监督　①托幼机构发现传染病患儿是否按照法律、法规和国务院卫生行政部门的规定进行报告，是否在疾病预防控制机构的指导下，对环境进行严格消毒处理。②儿童入托幼机构前是否经医疗卫生机构进行健康检查。③托幼机构发现在园（所）的儿童患疑似传染病时是否及时通知其监护人离园（所）诊治。④患传染病的患儿治愈后入园（所），是否取得医疗卫生机构出具的健康证明。⑤离开托幼机构3个月以上再次入托幼机构的儿童，是否进行健康检查。

法律责任　托幼机构有下列情形之一的，由卫生行政部门责令限期改正，通报批评；逾期不改的，给予警告；情节严重的，由教育行政部门依法给予行政处罚：①未按要求设立保健室、卫生室或者配备卫生保健人员的。②聘用未进行健康检查或者健康检查不合格的工作人员的。③未定期组织工作人员健康检查的。④招收未经健康检查或健康检查不合格的儿童入托幼机构的。⑤未严格按照《托儿所幼儿园卫生保健工作规范》开展卫生保健工作的。⑥托幼机构未取得医疗机构执业许可证擅自设立卫生室，进行诊疗活动的，按照《医疗机构管理条例》的有关规定进行处罚。⑦托幼机构未按照规定履行卫生保健工作职责，造成传染病流行、食物中毒等突发公共卫生事件的，卫生行政部门、教育行政部门依据相关法律法规给予处罚。⑧县级以上医疗卫生机构未按照《托儿所幼儿园卫生保健管理办法》规定履行职责，导致托幼机构发生突发公共卫生事件的，卫生行政部门依据相关法律法规给予处罚。

（张冬梅）

xiǎo'ér sìbìng fángzhì jiāndū

小儿四病防治监督（inspection of prevention and treatment of four diseases for young children）　县级以上地方人民政府卫生行政部门依据相关法律、法规及儿童保健的相关知识和技术，对儿童保健服务机构及与儿童保健相关的组织与部门在对小儿四病防治工作中的服务质量和保健措施进行卫生监督的行为。小儿四病是指维生素D缺乏性佝偻病、小儿营养性缺铁性贫血、小儿肺炎、婴幼儿腹泻。监督内容包括对维生素D缺乏性佝偻病、小儿营养性缺铁性贫血、小儿肺炎和婴幼儿腹泻的防治监督。

维生素D缺乏性佝偻病的防治监督　监督儿童保健服务机构及相关组织维生素D缺乏性佝偻病的防治方面是否开展下列工作：①指导孕妇及乳母多晒太阳，食物中要富含维生素D、钙、磷和蛋白质。小儿适时抱到户外活动，接触阳光，提倡母乳喂养，及时添加辅食。②适时给小儿补充维生素D，婴儿出生后半个月即可进行补充，早产儿可提前到出生后一周开始。③长期服用抗惊厥药物的小儿、有低钙抽搐史或以淀粉为主食的小儿、小婴儿可补给适量钙剂。④早期发现维生素D缺乏性佝偻病，做到早期治疗、综合治疗、控制活动期，防止畸形和复发。⑤小儿维生素D缺乏性佝偻病的预防，应该从妊娠期做起，并系统管理到3岁。

小儿营养性缺铁性贫血的防治监督　监督儿童保健服务机构及相关组织在小儿营养性缺铁性贫血的防治方面是否开展下列工作：①指导孕母膳食中供给足够的铁，多吃新鲜蔬菜水果，必要时加服维生素C以促进铁的吸收。积极预防早产儿和低出生体重儿的出生。②督促母乳喂养至少4~6个月，正常婴儿4个月后应添加含铁丰富的辅食，婴幼儿所吃的米粉、麦粉等最好经过铁的强化，以补充铁的不足；幼儿及年长儿的饮食中，要保证有足够的动物性食物和豆类制品，主食要粗细粮搭配。新鲜蔬菜的烹调要尽量避免维生素C的损失，以保证小儿有足量的铁吸收。③采取措施预防小儿感染性疾病和寄生虫病，如钩虫病等的感染。④定期健康检查，必要时作贫血普查，定期监测小儿群体铁缺乏和缺铁性贫血的发病率，以便尽早发现缺铁患儿，及时给以治疗。小儿营养性缺铁性贫血的治疗以铁剂治疗和祛除病因为主，同时配合一般治疗促进康复。总之，小儿营养性缺铁性贫血的预防重点，应当放在合理安排小儿饮食上。

小儿肺炎的防治监督 监督儿童保健服务机构及相关组织在小儿肺炎的防治方面是否开展下列工作：①加强防治肺炎的健康知识教育，提高群众对肺炎的认识，使家长能主动地对导致肺炎发病的因素加以预防。指导家长识别急性呼吸道感染的轻重症状，开展肺炎监测。②指导家长尽可能避免婴幼儿接触呼吸道感染的病人，儿童有呼吸道感染时不宜出门，流行季节少串门，不去公共场所。父母感冒时应尽可能少接触年幼子女，接触时应戴上口罩。小儿发现患病要做到早诊断、早治疗。③做好儿童计划免疫工作，减少继发性肺炎的发生。对早产儿和体弱儿（包括先天性心脏病患儿）要精心护理，提高小儿的抗病能力。④积极预防已患肺炎的婴幼儿染上其他病症，以及发生可能引起严重预后的并发症。在病房中应将不同病因的患儿尽量隔离，医务人员接触不同患儿时应戴上口罩，接触每一患儿前都要用肥皂洗手。⑤对于在家治疗的轻症肺炎患儿，居室要保持空气新鲜，勿在室内吸烟，多喂开水，注意观察小儿的呼吸情况，谢绝探望以防交叉感染。

婴幼儿腹泻的防治监督 监督儿童保健服务机构及相关组织在婴幼儿腹泻的防治方面是否开展下列工作：①加强预防急性肠炎的健康知识教育，使母亲和看护人懂得讲卫生的重要性和具体方法。严格水源和食品的管理，督促对环境卫生的改善及对家禽的卫生检验。②提倡母乳喂养，避免在夏季给乳儿断奶，添加辅食应采取逐渐过渡方式，食品要新鲜、清洁。③人工喂养的小儿，应注意不用不易清洁、消毒的奶瓶和奶嘴，喂奶用具在清洁后严格煮沸消毒。④注意气候变化时对婴幼儿的护理，避免过热或受凉；⑤培养良好的卫生习惯，母亲和看护人做到饭前便后洗手，做好食品、食具、尿布、便器、玩具等的消毒工作。⑥集体儿童单位要严格执行食品卫生法，炊事及保教人员要定期体格检查，发现患者要注意消毒、隔离。⑦婴幼儿腹泻应及早使用口服补液疗法，防止脱水发生。不乱用药品，尤其不长期滥用广谱抗生素，以免肠道菌群失调。婴幼儿腹泻的治疗应该在医生的指导下进行。

（张冬梅）

rénlèi fǔzhù shēngzhí jìshù jiāndū

人类辅助生殖技术监督

（inspection of assisted reproductive technology） 国家有关主管部门为促进和规范人类辅助生殖技术的发展和应用，保护人民群众健康，依法对医疗机构开展人类辅助生殖技术活动进行监督检查，并对违法行为追究法律责任的行政管理活动。

监督主体 国家卫生与计划生育委员会主管全国人类辅助生殖技术应用的监督管理工作。县级以上地方人民政府卫生行政部门负责本行政区域内人类辅助生殖技术的日常监督管理。

监督依据 主要依据《人类辅助生殖技术管理办法》《人类精子库管理办法》《人类辅助生殖技术规范》《人类精子库基本标准和技术规范》《人类辅助生殖技术和人类精子库伦理原则》。

监督内容 ①医疗机构开展人类辅助生殖技术必须经过审批。申请开展人类辅助生殖技术的医疗机构应当符合法律规定的条件，并报省级人民政府卫生行政部门或卫生部审批，取得批准证书后，方能开展人类辅助生殖技术，见人类辅助生殖技术审批。②对医疗机构实施人类辅助生殖技术进行监督，见人类辅助生殖技术实施监督。③对人类精子库的设置条件、采供精活动进行监督，见人类精子库。④伦理监督。

（崔玉明）

rénlèi fǔzhù shēngzhí jìshù shěnpī

人类辅助生殖技术审批

（review and approval of assisted reproductive technology） 卫生行政部门依法对申请开展人类辅助生殖技术的医疗机构进行审查，并决定是否同意其开展该技术的卫生行政执法行为。

条件 申请开展人类辅助生殖技术的医疗机构应当符合下列条件：①具有与开展技术相适应的卫生专业技术人员和其他专业技术人员。②具有与开展技术相适应的技术和设备。③设有医学伦理委员会。④符合国务院卫生行政部门制定的《人类辅助生殖技术规范》的要求。

申请 申请开展人类辅助生

殖技术的医疗机构应当向所在地省、自治区、直辖市人民政府卫生行政部门提交下列文件：①可行性报告。②医疗机构基本情况（包括床位数、科室设置情况、人员情况、设备和技术条件情况等）。③拟开展的人类辅助生殖技术的业务项目和技术条件、设备条件、技术人员配备情况。④开展人类辅助生殖技术的规章制度。⑤省级以上卫生行政部门规定提交的其他材料。

审批　申请开展丈夫精液人工授精技术的医疗机构，由省、自治区、直辖市人民政府卫生行政部门审查批准。省、自治区、直辖市人民政府卫生行政部门收到医疗机构提交的材料后，可以组织有关专家进行论证，并在收到专家论证报告后30个工作日内进行审核，审核同意的，发给批准证书；审核不同意的，书面通知申请单位。对申请开展供精人工授精和体外受精-胚胎移植技术及其衍生技术的医疗机构，由省、自治区、直辖市人民政府卫生行政部门提出初审意见，卫生部审批。卫生部收到省、自治区、直辖市人民政府卫生行政部门的初审意见和材料后，聘请有关专家进行论证，并在收到专家论证报告后45个工作日内进行审核，审核同意的，发给批准证书；审核不同意的，书面通知申请单位。

法律责任　未经批准擅自开展人类辅助生殖技术的非医疗机构，按照《医疗机构管理条例》第四十四条的规定处罚。未经批准擅自开展人类辅助生殖技术的医疗机构，按照《医疗机构管理条例》第四十七条和《医疗机构管理条例实施细则》第八十条的规定处罚。

（崔玉明）

rénlèi fǔzhù shēngzhí jìshù shíshī jiāndū

人类辅助生殖技术实施监督（inspection of the implementation of assisted reproductive technology）　国家有关主管部门对医疗机构开展人类辅助生殖技术活动进行监督检查，并对违法行为追究法律责任的卫生行政执法行为。

监督内容　①禁止以任何形式买卖配子、合子、胚胎。医疗机构和医务人员不得实施任何形式的代孕技术。②人类辅助生殖技术必须在经过批准并进行登记的医疗机构中实施。未经卫生行政部门批准，任何单位和个人不得实施人类辅助生殖技术。③实施人类辅助生殖技术应当符合《人类辅助生殖技术规范》的规定。④实施人类辅助生殖技术应当遵循知情同意原则，并签署知情同意书。涉及伦理问题的，应当提交医学伦理委员会讨论。⑤实施供精人工授精和体外受精-胚胎移植技术及其各种衍生技术的医疗机构应当与国务院卫生行政部门批准的人类精子库签订供精协议。严禁私自采精。医疗机构在实施人类辅助生殖技术时应当索取精子检验合格证明。⑥实施人类辅助生殖技术的医疗机构应当为当事人保密，不得泄露有关信息。⑦实施人类辅助生殖技术的医疗机构不得进行性别选择。法律法规另有规定的除外。⑧实施人类辅助生殖技术的医疗机构应当建立健全技术档案管理制度。供精人工授精医疗行为方面的医疗技术档案和法律文书应当永久保存。⑨实施人类辅助生殖技术的医疗机构应当对实施人类辅助生殖技术的人员进行医学业务和伦理学知识的培训。

法律责任　开展人类辅助生殖技术的医疗机构有下列行为之一的，由省、自治区、直辖市人民政府卫生行政部门给予警告、3万元以下罚款，并给予有关责任人行政处分；构成犯罪的，依法追究刑事责任：①买卖配子、合子、胚胎的。②实施代孕技术的。③使用不具有人类精子库批准证书机构提供的精子的。④擅自进行性别选择的。⑤实施人类辅助生殖技术档案不健全的。⑥经指定技术评估机构检查技术质量不合格的。⑦其他违反《人类辅助生殖技术管理办法》规定的行为。

（崔玉明）

rénlèi jīngzǐkù

人类精子库（human sperm bank）　以治疗不育症及预防遗传病和提供生殖保险等为目的，利用超低温冷冻技术，采集、检测、保存和提供精子的机构。为了保证人类辅助生殖技术安全、有效应用和健康发展，保障人民健康，应当对精子库的设置、精子的采集和提供等行为进行监督管理。

设置　人类精子库必须设置在综合性医院、专科医院或持有计划生育技术服务执业许可证的省级以上（含省级）计划生育服务机构内。申请设置人类精子库的医疗机构应当符合下列条件：①具有医疗机构执业许可证。②设有医学伦理委员会。③具有与采集、检测、保存和提供精子相适应的卫生专业技术人员。④具有与采集、检测、保存和提供精子相适应的技术和仪器设备。⑤具有对供精者进行筛查的技术能力。⑥应当符合《人类精子库基本标准和技术规范》。

审批　申请设置人类精子库的医疗机构应当向所在地省、自治区、直辖市人民政府卫生行政部门提交下列资料：①设置人类精子库可行性报告。②医疗机构基本情况。③拟设置人类精子库的建筑设计平面图。④拟设置人类精子库将开展的技术业务范围、技术设备条件、技术人员配备情况和组织结构。⑤人类精子库的规章制度、技术操作手册等。⑥省级以上人民政府卫生行政部门规定的其他材料。省、自治区、直辖市人民政府卫生行政部门收到上述材料后，提出初步意见，报卫生部审批。卫生部收到省、自治区、直辖市人民政府卫生行政部门的初步意见和材料后，聘请有关专家进行论证，并在收到专家论证报告后45个工作日内进行审核，审核同意的，发给人类精子库批准证书；审核不同意的，书面通知申请单位。批准设置人类精子库的医疗机构应当按照《医疗机构管理条例》的有关规定，持卫生部的批准证书到核发其医疗机构执业许可证的卫生行政部门办理变更登记手续。人类精子库批准证书每2年校验1次，校验合格的，可以继续开展人类精子库工作；校验不合格的，收回人类精子库批准证书。中国人民解放军医疗机构中设置人类精子库的，由所在省、自治区、直辖市卫生行政部门或解放军总后勤部卫生部科技部门组织专家论证评审、审核，报卫生部审批；中外合资、合作医疗机构设置精子库，必须同时持有卫生部的批准证书和商务部颁发的外商投资企业批准证书。

供精者条件 供精者应当符合以下条件：①供精者必须原籍为中国公民，且应当是年龄在22~45周岁的健康男性。②供精者赠精是一种自愿的人道主义行为。③供精者必须达到供精者健康检查标准。④供精者对所供精液的用途、权利和义务完全知情并签订供精知情同意书。

自精保存者应当符合以下条件：①接受辅助生殖技术时，有合理的医疗要求，如取精困难者和少、弱精症者。②出于"生殖保险"目的，如需保存精子以备将来生育者，或者男性在其接受致畸剂量的射线、药品、有毒物质、绝育手术之前，以及夫妻长期两地分居，需保存精子准备将来生育等情况下要求保存精液。③申请者须了解有关精子冷冻、保存和复苏过程中可能存在的影响，并签订知情同意书。

精子采集 采集精子前，人类精子库工作人员应当向供精者说明精子的用途、保存方式及可能带来的社会伦理等问题。人类精子库应当和供精者签署知情同意书。人类精子库应当对供精者进行健康检查和严格筛选，不得采集有下列情况之一的人员的精液：①有遗传病家族史或者患遗传性疾病。②精神病患者。③传染病患者或者病源携带者。④长期接触放射线和有害物质者。⑤精液检查不合格者。⑥其他严重器质性疾病患者。精子库采集精子后，应当进行检验和筛查。精子冷冻6个月后，经过复检合格，方可向经卫生行政部门批准开展人类辅助生殖技术的医疗机构提供，并向医疗机构提交检验结果。未经检验或检验不合格的，不得向医疗机构提供。

精子提供 供精者只能在一个人类精子库中供精。人类精子库提供精子应当遵守以下规定：①严禁精子库向医疗机构提供新鲜精子。②严禁精子库向未经批准开展人类辅助生殖技术的医疗机构提供精子。③一个供精者的精子最多只能提供给5名妇女受孕。④人类精子库应当建立供精者档案，对供精者的详细资料和精子使用情况进行计算机管理并永久保存。

保密原则 人类精子库应当为供精者和受精者保密，未经供精者和受精者同意不得泄露有关信息。具体包括：①人类精子库工作人员应尊重供精和受精当事人的隐私权并严格保密。②除司法机关出具公函或相关当事人具有充分理由同意查阅外，其他任何单位和个人一律谢绝查阅供精者的档案；确因工作需要及其他特殊原因非得查阅档案时，则必须经人类精子库机构负责人批准，并隐去供精者的社会身份资料。③除精子库负责人外，其他任何工作人员不得查阅有关供精者身份资料和详细地址。

禁止性活动 人类精子库不得开展以下工作：①不得向未取得国务院卫生行政部门人类辅助生殖技术批准证书的机构提供精液。②不得提供未经检验或检验不合格的精液。③不得提供新鲜精液进行供精人工授精，精液冷冻保存需经半年检疫期并经复检合格后，才能提供临床使用。④不得实施非医学指征的，以性别选择生育为目的的精子分离技术。⑤不得提供2人或2人以上的混合精液。⑥不得采集、保存和使用未签署供精知情同意书者的精液。⑦人类精子库工作人员及其家属不得供精。⑧设置人类精子库的科室不得开展人类辅助生殖技术，其专职人员不得参与实施人类辅助生殖技术。

法律责任 未经批准擅自设置人类精子库，采集、提供精子的非医疗机构，由县级以上人民政府卫生行政部门责令其停止执业活动，没收非法所得和药品、器械，并可以根据情节处以1万元以下的罚款。对有上述违法行为的医疗机构，按照《医疗机构管理条例》第四十七条和《医疗机构管理条例实施细则》第八十条的规定处罚。

设置人类精子库的医疗机构有下列行为之一的，省、自治区、直辖市人民政府卫生行政部门给予警告、1万元以下罚款，并给予有关责任人员行政处分；构成犯罪的，依法追究刑事责任：①采集精液前，未按规定对供精者进行健康检查的。②向医疗机构提供未经检验的精子的。③向不具有人类辅助生殖技术批准证书的机构提供精子的。④擅自进行性别选择的。⑤经评估机构检查质量不合格的。⑥其他违反《人类精子库管理办法》规定的行为。

（崔玉明）

jìhuà shēngyù jìshù fúwù jiāndū

计划生育技术服务监督

（inspection of family planning technical services） 县级以上地方人民政府卫生行政部门和计划生育行政部门依据相关法律、法规等对从事计划生育技术服务的组织和机构及其技术人员资格的合法性、计划生育服务质量进行的行政管理活动。

监督依据 《医疗机构管理条例》《中华人民共和国人口与计划生育法》《计划生育技术服务管理条例》《计划生育技术服务管理条例实施细则》《产前诊断技术管理办法》《病残儿医学鉴定管理办法》。

监督机构 根据《计划生育技术服务管理条例》规定，国务院计划生育行政部门（现国家卫生与计划生育委员会）负责全国计划生育技术服务的监督管理工作。县级以上地方人民政府计划生育行政部门负责本行政区域内计划生育技术服务的监督管理工作。县级以上人民政府卫生行政部门依据相关规定，负责对从事计划生育技术服务的医疗、保健机构的监督管理工作。

监督内容 计划生育技术服务机构和人员的管理与监督、计划生育服务质量的管理与监督和病残儿医学鉴定技术服务的管理与监督。

法律责任 计划生育技术服务机构和医疗、保健机构以外的机构或者人员违反规定，擅自从事计划生育技术服务、擅自使用辅助生育技术治疗不育症、出具虚假证明文件的，由有关地方人民政府卫生行政部门或计划生育行政部门予以制止，并根据情节予以警告或处以罚款，构成犯罪的，依法追究刑事责任。对从事计划生育工作的人员违反规定出具有关虚假医学证明、进行胎儿性别测定、施行终止妊娠手术、搞假结扎、取环、行吻合术的由医疗保健机构或卫生行政部门根据情节轻重给予行政处分，直至依法取消执业资格。未取得国家颁发的合格证书施行终止妊娠手术，或者采取其他方法终止妊娠致人死亡、残疾、丧失或者基本丧失劳动能力的，依照刑法规定追究刑事责任。其他违反计划生育相应法律法规和规章的行为，按相应法律法规和规章的处罚规定执行。

（张冬梅）

jìhuà shēngyù jìshù fúwù jīgòu zhíyè xǔkězhèng

计划生育技术服务机构执业许可证

（license of family planning technical service institutions） 计划生育技术服务机构依法开展计划生育技术服务的凭证。凡医疗、保健机构从事计划生育技术服务的，必须由县级以上地方人民政府卫生行政部门审查批准，在其医疗机构执业许可证上注明获准开展的计划生育技术服务项目。

申请审批 ①由申请单位向审批部门（省、自治区、直辖市计划生育行政部门负责设区的市级以上计划生育技术服务机构的设置审批、执业许可审批和校验；设区的市级计划生育行政部门负责县、乡计划生育技术服务机构的设置审批、执业许可审批和校验）提出书面申请，提供《计划生育技术服务机构执业管理办法》第四条规定提交的材料。②发证部门对申请单位提交的材料进行审查，签署审查意见。③对材料审查符合要求的，由发证部门组织3~9名专家和管理人员按照国家计划生育委员会颁布的《计划生育技术服务项目评审基本标准》实地考察、核实，并对执业人员基础知识、基本技能进行抽查考核，并提出书面评审意见。④发证部门根据评审结果、服务需求等情况作出是否准予执业及批准执业项目的决定，对准予执业的单位进行注册登记，颁发计划生育技术服务机构执业许可证及副本，并在计划生育技术服务机构执业许可证上载明获准开展的项目。对不准予执业的，将评审结果和不予批准的理由通知申请单位。

延续变更 计划生育技术服务机构的校验期为3年。发证部门每3年进行一次校验。计划生育技术服务机构应当于校验期满前3个月向发证部门申请办理校验手续。发证部门受理申请后应当在收到规定全部材料之日起

30个工作日内完成校验，校验合格的，换发计划生育技术服务机构执业许可证，同时在计划生育技术服务机构执业许可证副本上做相应记录。计划生育技术服务机构变更名称、地址、法定代表人或者主要负责人、所有制形式、服务项目、床位数的，必须在变更前向登记机关申请办理变更登记，并按规定提交材料。申请增加服务项目的，按规定办理变更服务项目登记。发证部门在受理变更申请后，依据有关规定进行审核，在30个工作日内作出核准变更或者不予变更的决定。核准变更的，换发计划生育技术服务机构执业许可证，并在副本上作相应记录。计划生育技术服务机构停业，应当经原发证部门批准。除改建、扩建、迁移原因，计划生育技术服务机构停业不得超过1年，否则视为歇业，应予注销。计划生育技术服务机构办理注销，应缴销计划生育技术服务机构执业许可证及副本、印章。

（张冬梅）

jìhuà shēngyù jìshù fúwù jīgòu hé rényuán jiāndū guǎnlǐ

计划生育技术服务机构和人员监督管理

计划生育技术服务机构和人员监督管理（inspection and management of family planning technical service institutions and their staff） 县级以上地方人民政府卫生行政部门和县级以上地方人民政府计划生育行政部门对从事计划生育技术服务机构及其技术人员资格的合法性进行的监督管理，并对其行为做出处理的卫生行政执法行为。

监督内容 包括计划生育技术服务机构的监督管理和计划生育技术服务人员的监督管理。

计划生育技术服务机构的监督管理 ①设立计划生育技术服务机构，是否经设区的市级以上地方人民政府计划生育行政部门批准并获得计划生育技术服务机构执业许可证。②从事计划生育技术服务的医疗、保健机构，是否由县级以上地方人民政府卫生行政部门审查批准。③计划生育技术服务机构从事产前诊断的，是否经省、自治区、直辖市人民政府计划生育行政部门同意后，由同级卫生行政部门审查批准，并报卫生与计划生育行政部门备案。④从事计划生育技术服务的机构使用辅助生育技术治疗不育症的，是否由省级以上人民政府行政部门审查批准，并向同级计划生育行政部门通报。⑤计划生育技术服务机构是否违法买卖、出借、出租或者涂改、伪造计划生育技术服务执业许可证明文件。⑥从事计划生育技术服务的机构是否按照批准的范围和服务项目执业，并遵守有关的法律、法规和国务院卫生行政部门制定的医疗技术常规和制度。⑦个体医疗机构，是否违法从事计划生育手术服务。⑧是否按期校验计划生育技术服务执业许可证明文件。

计划生育技术服务人员的监督管理 ①计划生育技术服务人员及从事与计划生育有关的临床服务人员，是否依法取得相应的资格。②在计划生育技术服务机构执业的执业医师和执业助理医师是否依据执业医师法的规定向所在地县级以上地方人民政府卫生行政部门申请注册。③计划生育技术服务人员是否按照批准的服务范围、服务项目、手术术种从事计划生育技术服务，遵守与执业有关的法律、法规、规章、技术规范、职业道德和管理制度。

法律责任 ①计划生育技术服务机构或者医疗、保健机构以外的机构或者人员违反规定，擅自从事计划生育技术服务的，由县级以上地方人民政府计划生育行政部门依据职权，责令改正，给予警告，没收违法所得和有关药品、医疗器械；并处以罚款。②未经批准擅自从事产前诊断和使用辅助生育技术治疗不育症的，由县级以上地方人民政府卫生行政部门会同计划生育行政部门依据职权，责令改正，给予警告，没收违法所得和有关药品、医疗器械并处以罚款；情节严重的，并由原发证部门吊销计划生育技术服务的执业资格。逾期不校验计划生育技术服务执业许可证明文件，继续从事计划生育技术服务的，由原发证部门责令限期补办校验手续；拒不校验的，由原发证部门吊销计划生育技术服务的执业资格。③违反有关的规定，买卖、出借、出租或者涂改、伪造计划生育技术服务执业许可证明文件的，由原发证部门责令改正，没收违法所得并处以罚款；情节严重的，并由原发证部门吊销相关的执业资格。④向农村实行计划生育的育龄夫妻提供避孕、节育技术服务，收取费用的，由县级地方人民政府计划生育行政部门责令退还所收费用，给予警告，并处以罚款；情节严重的，并对该机构的正职负责人、直接负责的主管人员和其他直接责任人员给予降级或者撤职的行政处分。未经批准擅自扩大计划生育技术服务项目的，由原发证部门责令改正，给予警告，没收违法所得并罚款；情节严重的，并由原发证部门吊销计划生育技术服务的执业资格。使用未依法取得相应的医师资格的人员从事与计划生育技术服务有关的临床医疗服务的，由县级以上人民政府卫生行政部门依据职权，责令改正，没收违法所得并罚款；情节严重的，并由原发证部门吊销计划生育技术服务的执业资格。⑤计划生育行政部门、卫生行政部门违反规定，批准不具备规定条件的计划生育技术服务机构或者医疗、保健机构开展与计划生育有关的临床医疗服务项目，或者不履行监督职责，或者发现违法行为不予查处，导致计划生育技术服务重大事故发生的，对该部门的正职负责人、直接负责的主管人员和其他直接责任人员给予降级或者撤职的行政处分。

（张冬梅）

jìhuà shēngyù jìshù fúwù zhìliàng jiāndū guǎnlǐ

计划生育技术服务质量监督管理（inspection and management of the quality of family planning technical services） 县级以上地方人民政府计划生育行政部门依法对从事计划生育技术服务机构的计划生育技术服务质量、事故的举报和投诉等进行监督管理的卫生行政执法行为。县级以上地方人民政府计划生育行政部门每年至少组织一次计划生育技术服务工作检查。

监督内容：①是否向农村实行计划生育的育龄夫妇免费提供避孕、节育技术服务。②是否按规定计划生育技术的指导、咨询与临床医疗服务。③计划生育技术服务机构施行避孕、节育手术、特殊检查或者特殊治疗时，是否征得受术者本人的同意。④计划生育技术服务机构向公民提供的计划生育技术服务和药具是否安全、有效、规范，符合国家规定的质量技术标准。⑤是否违法利用超声技术和其他技术手段进行非医学需要的胎儿性别鉴定；是否违法进行非医学需要、选择性别的人工终止妊娠。⑥开展计划生育科技项目和计划生育国际合作项目，是否经国务院计划生育行政部门审核批准，并接受项目实施地县级以上地方人民政府计划生育行政部门的监督管理。⑦从事计划生育技术服务的机构发生计划生育技术服务事故、发现计划生育手术并发症和计划生育药具不良反应，是否在规定时限内同时向所在地人民政府计划生育行政部门和卫生行政部门报告。对计划生育技术服务的重大事故、计划生育手术严重的并发症和计划生育药具严重或者新出现的不良反应，是否同时逐级向上级人民政府计划生育行政部门、卫生行政部门和国务院卫生与计划生育行政部门报告。⑧在节育手术中，是否严格执行《节育手术常规》。对确认为节育手术并发症的病人，是否让患者在指定的医疗单位进行治疗，并按规定处理治疗费等相关费用。

（张冬梅）

bìngcán'ér yīxué jiàndìng jìshù fúwù jiāndū guǎnlǐ

病残儿医学鉴定技术服务监督管理（inspection and management of medical identification technical services for disabled children） 卫生监督机构根据相关卫生法律、法规、规章等对病残儿医学鉴定的技术服务进行监督管理的卫生行政执法行为。病残儿是指因先天（包遗传性和非遗传疾病）或后天患病、意外伤害而致残，目前无法治疗或经系统治疗仍不能成长为正常劳动力者。依据《病残儿医学鉴定管理办法》，病残儿医学鉴定是指病残儿医学鉴定的专门组织，运用现代医学知识、技术和手段，对被鉴定者作出是否为病残及其程度的鉴定结论，并根据《病残儿医学鉴定诊断标准及其父母再生育的指导原则》提出相应的指导意见。省、设区的市级计划生育行政部门负责辖区内病残儿医学鉴定的组织实施、管理和监督工作。重点监督管理以下内容：①病残儿医学鉴定是否依法经过申请、审核。②病残儿医学鉴定诊断、鉴定结论是否由鉴定组织集体讨论做出；鉴定的不同意见是否如实记录；鉴定结论是否由鉴定成员署名并加盖鉴定专用章。③是否按规定建立病残儿医学鉴定档案管理制度，病残儿医学鉴定结论是否按规定保存，县级以上计划生育行政部门是否对再生育子女健康状况进行随访登记。

在病残儿医学鉴定过程中，有下列行为之一者，由其所在单位给予行政处分，依据有关法规给予经济处罚，情节严重构成犯罪的，由司法机关追究刑事责任：①为当事人提供伪证或出具假医学诊断证明的。②收受贿赂或向当事人索取财物的。③鉴定人员弄虚作假、徇私舞弊、提供不实材料，导致不正确鉴定结论的。④未经正常医学鉴定程序，随意作出维持或变更原鉴定结论的。⑤有其他严重妨碍鉴定工作行为的。

（张冬梅）

yīliáo jīgòu jiāndū

医疗机构监督（inspection of medical institutions） 卫生行政部门依法对医疗机构的设置规划、执业登记、名称、校验、执业、评审等活动进行监督检查，并对违法行为追究法律责任的行政管理活动。

监督依据 主要依据《医疗

机构管理条例》《医疗机构管理条例实施细则》《医疗机构设置规划指导原则》《医疗机构诊疗科目名录》《卫生行政处罚程序》《医疗机构评审办法》《医院评审暂行办法》《中外合资、合作医疗机构管理暂行办法》《医疗美容服务管理办法》《医疗机构基本标准（试行）》《大型医用设备配置与使用管理办法》《医疗广告管理办法》《城市社区卫生服务机构管理办法（试行）》《妇幼保健机构管理办法》《医疗机构药事管理规定》《医疗机构院务公开监督考核办法（试行）》《医疗机构校验管理办法（试行）》《全国医院工作制度与人员岗位职责》《医疗机构临床用血管理办法》《医疗器械监督管理条例》《医院感染管理办法》《消毒管理办法》《医疗机构医疗废物管理办法》等。

监督主体 国务院卫生行政部门负责全国医疗机构的监督管理工作。县级以上地方人民政府卫生行政部门负责本行政区域内医疗机构的监督管理工作。县级以上卫生行政部门设立医疗机构监督管理办公室，各级医疗机构监督管理办公室在同级卫生行政部门的领导下开展工作。县级以上卫生行政部门设医疗机构监督员，履行规定的监督管理职责。中国人民解放军卫生主管部门依照《医疗机构管理条例》和国家有关规定，对军队的医疗机构实施监督管理。卫生行政部门依法独立行使监督管理职权，不受任何单位和个人干涉。在监督管理工作中，要充分发挥医院管理学会和卫生工作者协会等学术性和行业性社会团体的作用。其他国家行政机关依法对医疗机构承担相应的监督管理职责。

监督对象 从事疾病诊断、治疗活动的医院、卫生院、疗养院、门诊部、诊所、卫生所（室）及急救站等医疗机构，包括外国人在中华人民共和国境内开设的医疗机构及香港、澳门、台湾居民在内地开设的医疗机构。

监督内容 ①确认医疗机构的性质，监督医疗机构的名称及使用，见医疗机构、医疗机构名称。②监督医疗机构的设置，见医疗机构设置规划、医疗机构设置。③监督医疗机构的执业活动，见医疗机构执业登记监督、医疗机构执业监督、医疗机构评审。④监督医疗机构的广告行为，见医疗广告监督。⑤监督医疗机构大型医用设备、医疗器械、生物材料和医疗器材的购置、使用等情况，见大型医用设备监督、医疗器械监督、生物材料和医疗器材监督。⑥监督医疗机构、医疗废物集中处置单位收集、运送、贮存、处置医疗废物的活动，见医疗废物监督、医疗废物、医疗机构医疗废物管理监督、医疗废物集中处置监督。⑦监督医疗机构临床用血行为，见医疗机构临床用血监督。⑧监督医疗机构信息公开情况，见医疗机构信息公开监督。⑨监督医疗机构的药事行为，见医疗机构药事管理监督、医疗机构药品流通监督。

（崔玉明）

yīliáo jīgòu

医疗机构

医疗机构（medical institutions） 根据《医疗机构管理条例》的规定，取得医疗机构执业许可证，从事疾病诊断治疗活动的机构。根据不同的标准，可以对医疗机构进行不同的分类。①按照规模、服务层次等，医疗机构分为：综合医院、中医医院、中西医结合医院、民族医医院、专科医院、康复医院，妇幼保健院，中心卫生院、乡（镇）卫生院、街道卫生院，疗养院，综合门诊部、专科门诊部、中医门诊部、中西医结合门诊部、民族医门诊部，诊所、中医诊所、民族医诊所、卫生所、医务室、卫生保健所、卫生站，村卫生室（所），急救中心、急救站，临床检验中心，专科疾病防治院、专科疾病防治所、专科疾病防治站，护理院、护理站，其他诊疗机构。②按照医疗水平，医疗机构可以分为一级、二级、三级。一级医疗机构主要指城市社区卫生院，农村乡镇卫生院，企事业单位的职工医院等。它具有处理常见疾病的能力，直接为社区居民提供医疗、预防、保健等服务。二级医疗机构主要指县、区级医院，具有较高医疗水平，可接受一级医疗机构的转诊病人，是县、区医疗预防服务中心。三级医疗机构指国家或者省、市直属的大型医院及医学院校的附属医院，医疗水平高，具有解决疑难病症的能力，承担着医疗、教学、科研等多重任务。③按照收治范围，医疗机构可以分为综合医院和专科医院。综合医院一般指设有一定数量的病床，分设内科、外科、妇产科、眼科、耳鼻喉科等临床科室的医院。专科医院指专门防治某类疾病的医院，如眼科医院、口腔医院、传染病医院等。④按照医疗机构设立的目的、服务任务及执行不同的财政、税收、价格政策、财务会计制度等标准，医疗机构可以分为非营利性医疗机构和营利性医疗机构。非营利性医疗机构指不以营利为目的，其收入用于弥补医疗服务成本，收支结余只能用于自身发展的医疗机构。非营利性医疗机构主要提供基本医疗服务，并完成政府交办的其他医疗卫生任务，执行国家制定的医疗服务价格，享受相应的税收优惠政策，执行《医院财务制度》《医院会计制度》等财务规章。政府举办的非营利性医疗机构享受政府财政补贴。营利性医疗机构指医疗服务所得收益可以用于投资者经济回报的医疗机构。营利性医疗机构根据市场需求自主确定医疗服务项目，医疗服务价格由市场决定，参照执行企业的财务、会计制度，自主经营，依法纳税。

（崔玉明）

yīliáo jīgòu míngchēng

医疗机构名称（names of medical institutions） 医疗机构表明自己身份的具有法律意义的象征。

名称组成 医疗机构的名称由识别名称和通用名称依次组成。通用名称为医院、中心卫生院、卫生院、疗养院、妇幼保健院、门诊部、诊所、卫生所、卫生站、卫生室、医务室、卫生保健所、急救中心、急救站、临床检验中心、防治院、防治所、护理院、护理站、中心，以及国务院卫生行政部门规定或者认可的其他名称。识别名称为地名、单位名称、个人姓名、医学学科名称、医学专业和专科名称、诊疗科目名称和核准机关批准使用的名称。识别名称可以合并使用。

命名原则 名称必须名副其实；名称必须与医疗机构类别或者诊疗科目相适应；各级地方人民政府设置的医疗机构的识别名称中应当含有省、市、县、区、街道、乡、镇、村等行政区划名称，其他医疗机构的识别名称不得含有行政区划名称；国家机关、企业和事业单位、社会团体或者个人设置的医疗机构的名称中应当含有设置单位名称或者个人的姓名。

2006年6月，卫生部对医疗机构申请的名称进一步明确规定，含有外国国家（地区）名称及其简称、国际组织名称的，如“XX国际医院”“中X医院”等，应当符合以下条件：①医疗机构的设置或者命名具有中国政府卫生行政部门与其他国家政府卫生行政部门友好合作协议或者技术合作协议背景。②医疗机构的设置或者命名具有中国政府卫生行政部门同意与国际组织友好合作或者技术合作项目背景。③医疗机构的设置或者命名具有中国政府卫生行政部门指定的国际多边或者双边诊疗服务业务项目背景。④具有历史沿革的习惯名称。

禁用名称 医疗机构禁止使用下列名称：①有损于国家、社会或者公共利益的名称。②侵犯他人利益的名称。③以外文字母、汉语拼音组成的名称。④以医疗仪器、药品、医用产品命名的名称。⑤含有“疑难病”“专治”“专家”“名医”或者同类含义文字的名称，以及其他宣传或者暗示诊疗效果的名称。⑥超出登记的诊疗科目范围的名称。⑦省级以上卫生行政部门规定不得使用的名称。⑧除专科疾病防治机构以外，医疗机构不得以具体疾病名称作为识别名称，确有需要的由省、自治区、直辖市卫生行政部门核准。

名称核准 由国务院卫生行政部门核准医疗机构名称的是：①含有外国国家（地区）名称及其简称、国际组织名称的。②含有“中国”“全国”“中华”“国家”等字样，以及跨省地域名称的。③各级地方人民政府设置的医疗机构的识别名称中不含有行政区划名称的医疗机构。属于中医、中西医结合和民族医医疗机构的，由国家中医药管理局核准。以“中心”作为医疗机构通用名称的医疗机构，由省级以上卫生行政部门核准。在识别名称中含有“中心”字样的医疗机构名称，由省、自治区、直辖市卫生行政部门规定。含有“中心”字样的医疗机构名称必须同时含有行政区划名称或者地名。

使用管理 医疗机构名称经核准登记，于领取医疗机构执业许可证后方可使用，在核准机关管辖范围内享有专用权。医疗机构只准使用一个名称。确有需要，经核准机关核准可以使用两个或者两个以上名称，但必须确定一个第一名称。医疗机构冠名“红十字（会）”应当符合医疗机构命名基本原则。以“红十字（会）”冠名的医疗机构，应当在地区名称等识别名称后、医疗机构通用名称前，增加“红十字（会）”字样。由红十字会创办和设置的医疗机构，冠以“红十字会”的医疗机构名称可以作为医疗机构的第一名称。其他医疗机构依法可冠名“红十字”字样，但不能作为医疗机构第一名称。卫生行政部门有权纠正已经核准登记的不适宜的医疗机构名称，上级卫生行政部门有权纠正下级卫生行政部门已经核准登记的不适宜的医疗机构名称。医疗机构名称不得买卖、出借。未经核准机关许可，医疗机构名称不得转让。

争议处理 两个以上申请人向同一核准机关申请相同的医疗机构名称，核准机关依照申请在先原则核定。属于同一天申请的，应当由申请人协商解决；协商不成的，由核准机关作出裁决。两个以上医疗机构因已经核准登记的医疗机构名称相同发生争议时，核准机关依照登记在先原则处理。属于同一天登记的，应当由双方协商解决；协商不成的，由核准机关报上一级卫生行政部门作出裁决。

（崔玉明）

yīliáo jīgòu shèzhì

医疗机构设置（organization setting in medical institutions）

卫生行政部门依法对当事人设置医疗机构的申请进行审查，并决定是否建立医疗机构的行为。设置医疗机构应当符合医疗机构设置规划和医疗机构基本标准。

设置申请人 地方各级人民政府设置医疗机构，由政府指定或者任命的拟设医疗机构的筹建负责人申请。法人或者其他组织设置医疗机构，由其代表人申请。个人设置医疗机构，由设置人申请。两人以上合伙设置医疗机构，由合伙人共同申请。有下列情形之一的，不得申请设置医疗机构：①不能独立承担民事责任的单位。②正在服刑或者不具有完全民事行为能力的个人。③发生二级以上医疗事故未满5年的医务人员。④因违反有关法律、法规和规章，已被吊销执业证书的医务人员。⑤被吊销医疗机构执业许可证的医疗机构法定代表人或者主要负责人。⑥省、自治区、直辖市人民政府卫生行政部门规定的其他情形。有上述第②③④⑤项情形之一者，不得充任医疗机构的法定代表人或者主要负责人。

在城镇设置诊所的个人，必须同时具备下列条件：①经医师执业技术考核合格，取得医师执业证书。②取得医师执业证书或者医师职称后，从事5年以上同一专业的临床工作。③省、自治区、直辖市卫生行政部门规定的其他条件。在乡镇和村设置诊所的个人的条件，由省、自治区、直辖市卫生行政部门规定。

设置申请 申请设置医疗机构，应当提交设置申请书、设置可行性研究报告、选址报告和建筑设计平面图。由两个以上法人或者其他组织共同申请设置医疗机构及两人以上合伙申请设置医疗机构的，除提交可行性研究报告和选址报告外，还必须提交由各方共同签署的协议书。不设床位或者床位不满100张的医疗机构，向所在地的县级人民政府卫生行政部门申请；床位在100张以上的医疗机构和专科医院按照省级人民政府卫生行政部门的规定申请。

设置审批 单位和个人申请设置医疗机构，必须经县级以上人民政府卫生行政部门审查批准，取得设置医疗机构批准书。床位100张以上的综合医院、中医医院、中西医结合医院、民族医医院，以及专科医院、疗养院、康复医院、妇幼保健院、急救中心、临床检验中心和专科疾病防治机构的设置审批权限的划分，由省、自治区、直辖市卫生行政部门规定；其他医疗机构的设置，由县级卫生行政部门负责审批。卫生行政部门应当自受理设置申请之日起30日内，作出批准或者不批准的书面答复；批准设置的，发给设置医疗机构批准书，并同时向上一级卫生行政部门备案。上级卫生行政部门有权在接到备案报告之日起30日内纠正或者撤销下级卫生行政部门作出的不符合当地医疗机构设置规划的设置审批。国家统一规划的医疗机构的设置，由国务院卫生行政部门决定。机关、企业和事业单位按照国家医疗机构基本标准设置为内部职工服务的门诊部、诊所、卫生所（室），报所在地的县级人民政府卫生行政部门备案，卫生行政部门应当在接到备案后15日内给予设置医疗机构备案回执。

申请设置医疗机构有下列情形之一的，不予批准：①不符合当地医疗机构设置规划。②设置人不符合规定的条件。③不能提供满足投资总额的资信证明。④投资总额不能满足各项预算开支。⑤医疗机构选址不合理。⑥污水、污物、粪便处理方案不合理。⑦省、自治区、直辖市人民政府卫生行政部门规定的其他情形。

（崔玉明）

yīliáo jīgòu shèzhì guīhuà

医疗机构设置规划（medical institution planning）

以区域内居民实际医疗服务需求为依据，以合理配置、利用医疗卫生资源，公平、可及地向全体居民提供安全、有效的基本医疗服务为目的，将各级各类、不同隶属关系、不同所有制形式的医疗机构统一规划、设置和布局。

设置原则 医疗机构设置必须遵守的基本准则。

公平可及原则 医疗机构服务半径适宜，交通便利，形成全覆盖医疗服务网络，布局合理。从实际医疗服务需求出发，面向城乡居民，注重科学性与协调性、公平与效率的统一，保障全体居民公平、可及地享有基本医疗卫生服务。

统筹规划原则 各级各类医疗机构必须符合属地医疗机构设置规划和卫生资源配置标准，局部服从全局，提高医疗卫生资源整体效益。

科学布局原则 明确和落实

各级各类医疗机构功能和任务，实行“中心控制、周边发展”，即严格控制医疗资源丰富的中心城区的公立医院数量，新增医疗机构鼓励在中心城区周边居民集中居住区，以及交通不便利、诊疗需求比较突出的地区设置。

协调发展原则　根据医疗服务需求，坚持公立医院为主体，明确政府办医范围和数量，合理控制公立医院数量和规模。公立医院实行“综合控制、专科发展”，控制公立综合医院不合理增长，鼓励新增公立医院以儿童、妇产、肿瘤、精神、传染、口腔等专科医院为主。促进康复、护理等服务业快速增长。

中西医并重原则　遵循卫生计生工作基本方针，中西医并重，保障中医、中西医结合、民族医医疗机构的合理布局和资源配置，充分发挥中医在慢性病诊疗和康复领域的作用。

设置的主要指标　包括医疗服务需求、医疗服务能力、千人口床位数（千人口中医床位数）、千人口医师数（千人口中医师数）和千人口护士数等，具体指标值由各省、自治区、直辖市根据实际情况确定。

设置的总体要求　坚持统筹兼顾、协调发展，严格调控公立医院总体规模和单体规模，规范引导社会力量举办医疗机构，加强信息化建设，逐步构建以国家医学中心和区域医疗中心为引领，以省级医疗中心为支撑，市、县级医院为骨干，基层医疗卫生机构为基础，公立医院为主体、社会办医为补充，与国民经济和社会发展水平相适应，与健康需求相匹配，体系完整、分工明确、功能互补、密切协作的整合型医疗卫生服务体系和分级诊疗就医格局。

设置规划的内容　包括现状分析、明确健康影响因素、确定医疗机构的设置、确定医疗技术的配置、设计制作医疗机构现状图和设置规划图等内容。

公立医院设置的基本规则　①合理设置公立综合医院数量。②严格控制公立医院单体（单个执业点）床位规模的不合理扩张。③重点控制三级综合医院床位数。

规划修订　规划每5年修订一次，根据考核评价的情况和当地社会、经济、医疗需求、医疗资源、疾病等发展变化情况，对所定指标进行修订。

（崔玉明）

yīliáo jīgòu zhíyè jiāndū

医疗机构执业监督（inspection of medical institution practice）　卫生监督机构对医疗机构的疾病诊断治疗活动进行监督，并对违法行为追究法律责任的卫生行政执法行为。医疗机构执业指医疗机构依法开展疾病诊断治疗活动。

监督内容　主要是对医疗机构的执业活动是否合法进行监督。

执业许可证的监督　医疗机构执业必须取得医疗机构执业许可证，未取得医疗机构执业许可证的任何单位或者个人，不得开展诊疗活动。执业的医疗机构必须将医疗机构执业许可证、诊疗科目、诊疗时间和收费标准悬挂在明显之处。

印章、单据与名称使用的监督　医疗机构的印章、银行账户、牌匾及医疗文件中使用的名称应当与核准登记的医疗机构名称相同；使用两个以上名称的，应当与第一名称相同。标有医疗机构标识的票据和病历本册及处方笺、各种检查的申请单、报告单、证明文书单、药品分装袋、制剂标签等物品，仅限于本机构使用，不能买卖、出卖和转让；同时，也不能冒用标有其他医疗机构标识的票据和病历本册及处方笺、各种检查的申请单、报告单、证明文书单、药品分装袋、制剂标签等物品。

诊疗活动的监督　卫生监督机构应对医疗机构开展诊疗活动是否合法进行监督，主要内容包括：①按照核准登记的诊疗科目开展诊疗活动。②工作人员上岗工作，应佩戴载有本人姓名、职务或者职称的标牌。医疗机构加强对医务人员的医德教育，督促医务人员遵守职业道德。③对危重病人应当立即抢救；对限于设备或者技术条件不能诊治的病人，应当及时转诊。④病历的保存，在医疗机构建有门急诊病历档案的，其病历的保存期不得少于15年；住院病历的保存期不得少于30年。⑤出具疾病诊断书、健康证明书或者死亡证明书等证明文件，须经医师（士）亲自诊查病人；出具的出生证明书或者死产报告书，须经医师（士）、助产人员亲自接产。为死因不明者出具的《死亡医学证明书》，只作是否死亡诊断，不作死亡原因的诊断。⑥在诊疗活动中，对患者实行的保护性医疗措施及患者知情同意权的保护。⑦按照国家有关法律、法规的规定，对待传染病、精神病、职业病等患者的特殊诊治和处理。⑧依法加强药品管理，不得使用假劣药品、过期和失效药品及违禁药品。⑨按照人民政府或者物价部门的有关规定收取医疗费用，详列细项，出具收据。

医疗机构履行其他职责与义

务的监督 ①健全各项规章制度和各级各类人员岗位责任制，制定医疗质量保证方案，并定期检查执行和落实的情况，确保医疗安全和服务质量，不断提高服务水平。②经常对医务人员进行“基础理论、基本知识、基本技能”的培训与考核，把“严格要求、严密组织、严谨态度”落实到各项工作中。③严格执行无菌消毒、隔离制度，采取科学有效的措施处理污水和废弃物，预防和减少医院感染，保障医疗安全。④发生医疗事故的医疗机构，按照《医疗事故处理条例》的规定逐级上报并妥善处理。⑤医疗机构发现法定传染病、疫情，应按照《传染病防治法》《突发公共卫生事件应急条例》等法律、法规规定的时限和方式履行报告义务，并采取相应措施，防止疫情扩散。⑥医疗机构的预防保健工作，以及支援农村、指导基层医疗卫生工作等义务的履行。同时，要求医疗机构及其卫生技术人员在发生重大灾害、事故、疾病流行或者其他意外情况时，必须服从县级以上人民政府卫生行政部门的调遣。

法律责任 根据《医疗机构管理条例》的规定，医疗机构违法执业应当承担的法律责任主要有：①医疗机构未取得医疗机构执业许可证擅自执业的，由县级以上人民政府卫生行政部门责令其停止执业活动，没收非法所得和药品、器械，并可以根据情节处以1万元以下的罚款。②医疗机构出卖、转让、出借医疗机构执业许可证的，由县级以上人民政府卫生行政部门没收非法所得，并可以处以5000元以下的罚款；情节严重的，吊销其医疗机构执业许可证。③医疗机构的诊疗活动超出登记范围的，由县级以上人民政府卫生行政部门予以警告、责令其改正，并可以根据情节处以3000元以下的罚款；情节严重的，吊销其医疗机构执业许可证。④医疗机构使用非卫生技术人员从事医疗卫生技术工作的，由县级以上人民政府卫生行政部门责令该违法医疗机构限期改正，并可处以3000元以下的罚款；情节严重的，吊销其医疗机构执业许可证。⑤医疗机构出具虚假证明文件，由县级以上人民政府卫生行政部门予以警告；对造成危害后果的，可以处以1000元以下的罚款；对直接责任人员由所在单位或者上级机关给予行政处分。

当事人对行政处罚决定不服的，可以依照国家法律、法规的规定申请行政复议或者提起行政诉讼。当事人对罚款及没收药品、器械的处罚决定未在法定期限内申请复议或者提起诉讼又不履行的，县级以上人民政府卫生行政部门可以申请人民法院强制执行。

（崔玉明）

yīliáo jīgòu zhíyè dēngjì jiāndū

医疗机构执业登记监督

（inspection of practice license for medical institutions） 卫生行政部门依法对医疗机构的执业登记、变更登记和注销登记进行监督检查，并对违法行为追究法律责任的行政执法行为。

执业登记监督 主要是审查申请执业登记的医疗机构是否具备法定的执业条件。卫生行政部门应当审查其是否具备下列条件：①有设置医疗机构批准书。②符合医疗机构的基本标准。③有适合的名称、组织机构和场所。④有与其开展的业务相适应的经费、设施、设备和专业卫生技术人员。⑤有相应的规章制度。⑥能够独立承担民事责任。

变更登记监督 卫生行政部门对医疗机构执业登记事项发生变化进行的监督。医疗机构改变执业登记事项，如医疗机构变更名称、地址、法定代表人或者主要负责人、所有制形式、服务对象、服务方式、注册资金（资本）、诊疗科目、床位（牙椅）等，必须向登记机关申请办理变更登记，并提交医疗机构法定代表人或者主要负责人签署的医疗机构申请变更登记注册书、申请变更登记的原因和理由及登记机关规定提交的其他材料。卫生行政部门对医疗机构提交的材料，依法进行审核，做出核准变更登记或者不予变更登记的决定。经核准予以变更的，按照登记程序或者简化程序办理变更登记。

注销登记监督 医疗机构歇业，必须向原登记机关办理注销登记。登记机关核准后，收缴医疗机构执业许可证。医疗机构停业，必须经登记机关批准。除改建、扩建、迁建原因，医疗机构停业不得超过1年；停业超过1年的，视为歇业。

（崔玉明）

yīliáo jīgòu jiàoyàn

医疗机构校验

（validation of medical institutions） 卫生行政部门依法对医疗机构的基本条件和执业状况进行检查、评估、审核，并依法作出相应结论的过程。国务院卫生行政部门主管全国医疗机构校验管理工作，县级以上地方人民政府卫生行政部门负责其核发医疗机构执业许可证的医疗机构校验工作。

校验依据 地方卫生行政部门建立医疗机构不良执业行为记分制度，对医疗机构的不良执业行为进行记录和评分，记录和评分结果作为医疗机构校验的依据。医疗机构不良执业行为记分以一年为一个周期。医疗机构不良执业行为记分的具体办法和记分标准由省、自治区、直辖市人民政府卫生行政部门制定。

校验申请 达到校验期的医疗机构应当申请校验。医疗机构的校验期：①床位在100张以上的综合医院、中医医院、中西医结合医院、民族医医院，以及专科医院、疗养院、康复医院、妇幼保健院、急救中心、临床检验中心和专科疾病防治机构校验期为3年。②其他医疗机构校验期为1年。③中外合资合作医疗机构校验期为1年。④暂缓校验后再次校验合格医疗机构的校验期为1年。医疗机构应当于校验期满前3个月向登记机关申请校验并提交规定的材料。

校验审查 医疗机构校验审查主要包括书面审查和现场审查两部分。

书面审查的内容和项目包括：①校验申请材料。②日常监督管理和不良执业行为记分情况。③省、自治区、直辖市人民政府卫生行政部门规定的其他校验内容和项目。现场审查由登记机关组织有关专家或者委托有关机构进行。

现场审查的主要内容包括：①医疗机构基本标准符合情况。②与医药卫生相关法律、法规、规章执行情况。③医疗质量和医疗安全保障措施的落实情况。④省、自治区、直辖市人民政府卫生行政部门规定的其他内容。

有下列情形之一的，必须进行现场审查：①2个校验期内未曾进行现场审查的。②医疗机构在执业登记后首次校验的。③暂缓校验后再次校验的。④省、自治区、直辖市人民政府卫生行政部门规定的其他情形。

登记机关应当在受理校验申请之日起30日内完成校验审查，做出校验结论，办理相应的校验执业登记手续。

校验结论 校验结论包括“校验合格”和“暂缓校验”。医疗机构有下列情形之一的，登记机关应当作出“暂缓校验”结论，下达整改通知书，并根据情况，给予1～6个月的暂缓校验期：①校验审查所涉及的有关文件、病案和材料存在隐瞒、弄虚作假情况。②不符合医疗机构基本标准。③限期整改期间。④停业整顿期间。⑤省、自治区、直辖市人民政府卫生行政部门规定的其他情形。

法律责任 ①医疗机构不按规定申请校验的，登记机关应当责令其在20日内补办申请校验手续；在限期内仍不申请补办校验手续的，登记机关注销其医疗机构执业许可证。②医疗机构应当于暂缓校验期满后5日内向卫生行政部门提出再次校验申请，由卫生行政部门再次进行校验。再次校验合格的，允许继续执业；再次校验不合格的，由登记机关注销其医疗机构执业许可证。医疗机构暂缓校验期满后规定时间内未提出再次校验申请的，由卫生行政部门注销其医疗机构执业许可证。③暂缓校验期内，医疗机构不得发布医疗服务信息和广告；未设床位的医疗机构不得执业；除急救外，设床位的医疗机构不得开展门诊业务、收治新病人。医疗机构应当向登记机关提交法定代表人或主要负责人签署的书面检查。④医疗机构暂缓校验或者被注销医疗机构执业许可证的，登记机关应当依法给予或者建议其上级主管部门给予医疗机构的法定代表人或主要负责人一定的行政处分。⑤卫生行政部门及其工作人员违反规定，干预正常校验工作的，上级卫生行政部门或者工作人员所在的卫生行政部门应当及时纠正；后果严重的，应当给予有关负责人和直接责任人员行政处分。

（崔玉明）

yīliáo jīgòu píngshěn

医疗机构评审（accreditation of medical institutions） 医疗机构评审委员会依法对医疗机构的执业活动、服务质量和管理水平等进行综合评价的专业技术性活动。国家实行医疗机构评审制度，通过对医疗机构的基本标准、服务质量、技术水平、管理水平等进行综合评价，确保医疗机构的服务质量，提高其服务水平，健全和巩固三级医疗预防保健网，合理利用卫生资源，充分发挥医疗体系的整体功能。

评审机构 县级以上卫生行政部门负责医疗机构评审的组织和管理，各级医疗机构评审委员会负责医疗机构评审的具体实施。县级以上中医（药）行政管理部门成立医疗机构评审委员会，负责中医、中西医结合和民族医医疗机构的评审。

评审原则 医疗机构评审坚持精简高效、公正准确的原则。

评审种类 医疗机构评审包括周期性评审和不定期重点检查。医院、妇幼保健院、疗养院、卫生院、急救医疗机构、临床检验中心、专科疾病防治机构、护理院及床位数在20张以上的其他医疗机构的评审周期为3年；其他医疗机构的评审周期为2年。卫生行政部门及相应医疗机构评审委员会应当对医疗机构进行不定期重点检查，不定期重点检查的分值应占下次周期性评审总分的15%。不定期重点检查的具体办法由省级以上卫生行政部门规定。

权限划分 三级特等医院、急救中心和省级以上临床检验中心的评审由国务院卫生行政部门组织与领导，同级医疗机构评审委员会负责具体实施。三级医院、二、三级妇幼保健院、疗养院、省级专科疾病防治机构、市（地级）临床检验中心的评审由省级卫生行政部门组织与领导，同级医疗机构评审委员会负责具体实施。二级医院和康复医院评审的组织、领导与实施由省级卫生行政部门规定。一级妇幼保健院、市辖区的妇幼保健所、设区的市级专科疾病防治机构、急救站、护理院的评审由设区的市级卫生行政部门组织与领导，同级医疗机构评审委员会负责具体实施。一级医院、卫生院、县级专科疾病防治机构、门诊部、诊所、村卫生室（所）、卫生所（室）、医务室、卫生保健所、护理站、卫生站等的评审由县级卫生行政部门组织与领导，同级医疗机构评审委员会负责具体实施。

评审计划 为了保证医疗机构评审工作秩序，医疗机构评审委员会应当按年度制订评审计划，报同级卫生行政部门批准后实施。评审计划主要包括：①参加评审的医疗机构名册。②对名册内各医疗机构评审时间的初步安排。③名册内各医疗机构提交评审申请的时间和受理期限。④年度评审重点和组织实施方案。⑤卫生行政部门规定的其他内容。医疗机构评审委员会应当根据评审计划，按照省级以上卫生行政部门规定的期限，将提交医疗机构评审申请书时间和预计的评审时间通知被评审的医疗机构。医疗机构接到通知后，可以在规定时限内向相应的评审委员会提出提前或者推迟评审的书面申请，评审委员会在接到申请后，应在规定的时限内提出处理意见，报同级卫生行政部门作出决定，并书面通知申请人。

评审实施 医疗机构应当在规定的期限内，向相应的医疗机构评审委员会办公室提交《医疗机构评审申请书》，并报其主管卫生行政部门备案。医疗机构评审委员会应在受理申请后，按照省级以上卫生行政部门规定的期限，向申请人发放受理通知书。医疗机构评审委员会应指定下设的相应专业委员会（组）在规定的时间内完成评审。周期性评审以《医疗机构基本标准》和《医疗机构评审标准》为依据，实施对申报材料的审核和对医疗机构的现场检查考核。专业委员会（组）在现场评审结束后，按照省级以上卫生行政部门规定的期限，向医疗机构评审委员会办公室提交评审工作报告。卫生行政部门在收到评审委员会评审工作报告后，应当在省级以上卫生行政部门规定的时间内作出评审结论，并书面通知评审委员会、有关的卫生行政部门和被评审的医疗机构，同时报送上级卫生行政部门备案。被评审的医疗机构对评审结论有异议的，可在接到评审结论后1个月内，向上一级卫生行政部门提出复核评审的书面申请，并提交有关材料和充分的理由。

评审结论 医疗机构评审的基本结论是“合格”与“不合格”。通过评审的医疗机构，由卫生行政部门发给国务院卫生行政部门统一格式的评审合格证书或分等证书，评审证书的有效期与医疗机构的评审周期相同。评审不合格的由卫生行政部门书面通知被评审机构。评审结论由卫生行政部门定期向社会公布。为使同级医疗机构在管理水平、服务质量、技术能力等方面展开有管理的竞争，对部分类别的医疗机构可实行分等评定。医院、妇幼保健院、急救中心（站）等医疗机构的每个级别内和床位在20张以上的乡（镇）卫生院、康复医院、疗养院及职业病防治院（所）应分别设立“甲等”、“乙等”、“合格”。三级医院增设“特等”。市辖区的妇幼保健所和村卫生室只设“甲等”与“合格”。

法律责任 评审所涉及的有关文件、文书、材料应当真实，严禁弄虚作假。若在评审过程中有弄虚作假行为的应取消本次评审资格。在评审中发现医德医风、医疗质量和医疗安全等方面存在重大缺陷，应对评审结论实行单项否决。卫生行政部门应对在评审不合格的医疗机构提出限期整改意见，并在改正期限后进行重新评审。在评审证书有效期间，如发现医疗机构在医德医风、医疗质量和医疗安全等方面存在重大缺陷或经查实确在接受评审过程中弄虚作假，发证机关有权撤销原评审结论，并收回原证书和标识。

（崔玉明）

dàxíng yīyòng shèbèi jiāndū

大型医用设备监督（inspection of large medical equipment）

卫生行政部门对大型医用设备的配置、购置、使用等活动进行监督，并对违法行为追究法律责任的卫生行政执法行为。大型医用设备指列入国务院卫生行政部门管理品目的医用设备，以及尚未列入管理品目、省级区域内首次配置的整套单价在500万元人民币以上的医用设备。大型医用设备管理品目分为甲、乙两类。资金投入量大、运行成本高、使用技术复杂、对卫生费用增长影响大的为甲类大型医用设备，由国务院卫生行政部门管理。管理品目中的其他大型医用设备为乙类大型医用设备，由省级人民政府卫生行政部门管理。

配置 大型医用设备的管理实行配置规划和配置证制度。甲类大型医用设备的配置许可证由国务院卫生行政部门颁发；乙类大型医用设备的配置许可证由省级人民政府卫生行政部门颁发。

购置 医疗机构获得大型医用设备配置许可证后，方可购置大型医用设备。医疗机构购置的大型医用设备必须具有国家颁发的生产或者进口注册证，必须按国家规定的采购方式进行采购，政府拨款资助的设备采购必须按照规定实行政府采购。对未经批准配置的大型医用设备，发展改革、财政部门等不得安排资金。严禁医疗机构购进进口二手大型医用设备。购置其他医疗机构更新替换下来的大型医用设备，必须按照规定的程序办理配置审批。

使用 医疗机构要加强大型医用设备使用管理，严格操作规范，保证设备使用安全、有效。大型医用设备上岗人员（包括医师、操作人员、工程技术人员等）应当接受岗位培训，取得相应的上岗资质。大型医用设备必须达到计（剂）量准确，安全防护、性能指标合格后方可使用。甲、乙类大型医用设备检查治疗收费项目，由国务院价格主管部门会同国务院卫生行政部门制定，并列入《全国医疗服务价格项目规范》。营利性医疗机构的收费实行市场调节。严禁使用国家已公布的淘汰机型。医疗机构应当及时向国家有关管理部门和大型医用设备的批准部门报告大型医用设备使用过程中发生的不良应用事件。

监督管理 按照分级管理的原则，甲类大型医用设备配置和使用由国务院卫生行政部门及同级相关部门监管，乙类大型医用设备由省级人民政府卫生行政部门及同级相关部门监管。卫生行政部门按管理权限，对大型医用设备配置和使用情况进行监督检查；对大型医用设备使用和操作规范情况及应用质量的安全、有效、防护进行监督和评审；对大型医用设备上岗人员取得资质情况进行监督检查。县以上各级人民政府价格主管部门负责对大型医用设备检查治疗时的收费价格进行监督检查。发展改革、财政部门负责对政府拨款资助的大型医用设备购置的资金、投资情况进行监督检查。

法律责任 ①对违反规定，超规划、越权审批大型医用设备配置的卫生行政部门，国务院卫生行政部门应当对其主要负责人、经办人通报批评，并有权撤销其批准决定。②对违反规定擅自购置大型医用设备的医疗机构，卫生行政部门应当责令其停止使用、封存设备。所在地价格主管部门有权没收其所获得的相应检查治疗收入，并处以相应收入 5 倍以下的罚款。③对违反规定使用淘汰机型和不合格的大型医用设备的医疗机构，卫生行政部门应当及时封存该设备，吊销其大型医用设备配置许可证。情节严重，造成恶劣影响的，可以责令其停业整顿；所在地价格主管部门有权没收其获得的相应检查治疗收入，并处以 5 倍以下罚款。④对违反规定聘用不具备资质人员操作、使用大型医用设备的医疗机构，卫生行政部门应当及时封存其大型医用设备，并吊销大型医用设备配置许可证。

（崔玉明）

yīliáo qìxiè jiāndū

医疗器械监督（inspection of medical apparatus and instruments） 国家有关部门依法对医疗器械的研制、生产、经营、使用等活动进行监督，并对违法行为追究法律责任的卫生行政执法行为。根据《医疗器械监督管理条例》的规定，国务院食品药品监督管理部门负责全国医疗器械监督管理工作。国务院有关部门在各自的职责范围内负责与医疗器械有关的监督管理工作。县级以上地方人民政府食品药品监督管理部门负责本行政区域的医疗器械监督管理工作。县级以上地方人民政府有关部门在各自的职责范围内负责与医疗器械有关的监督管理工作。

监督内容 ①国家对医疗器械按照风险程度实行分类管理。第一类医疗器械实行产品备案管理，第二类、第三类医疗器械实行产品注册管理。②第一类医疗器械产品备案，由备案人向所在地设区的市级人民政府食品药品监督管理部门提交备案资料。申请第二类医疗器械产品注册，注册申请人应当向所在地省、自治区、直辖市人民政府食品药品监督管理部门提交注册申请资料。申请第三类医疗器械产品注册，注册申请人应当向国务院食品药品监督管理部门提交注册申请资料。第一类医疗器械产品备案，不需要进行临床试验。申请第二类、第三类医疗器械产品注册，应当进行临床试验。③进口的医疗器械应当是依照规定已注册或者已备案的医疗器械。进口的医疗器械应当有中文说明书、中文标签。说明书、标签应当符合规定及相关强制性标准的要求，并在说明书中载明医疗器械的原产地及代理人的名称、地址、联系方式。没有中文说明书、中文标签或者说明书、标签不符合规定的，不得进口。④生产医疗器械，应当符合医疗器械生产活动条件。从事第一类医疗器械生产的，由生产企业向所在地设区的市级人民政府食品药品监督管理部门备案并提交规定条件的证明资料。从事第二类、第三类医疗器械生产的，生产企业应当向所在地省、自治区、直辖市人民政府食品药品监督管理部门申请生产许可并提交其符合规定条件的证明资料，以及所生产医疗器械的注册证。⑤医疗器械应当有说明书、标签。说明书、标签的内容应当与经注册或者备案的相关内容一致。第二类、第三类医疗器械还应当标明医疗器械注册证编号和医疗器械注册人的名称、地址及联系方式。由消费者个人自行使用的医疗器械还应当具有安全使用的特别说明。⑥从事医疗器械经营活动，应当有与经营规模和经营范围相适应的经营场所和贮存条件，以及与经营的医疗器械相适应的质量管理制度和质量管理机构或者人员。⑦医疗器械广告应当真实合法，不得含有虚假、夸大、误导性的内容。⑧医疗器械生产经营企业、使用单位应当对所生产经营或者使用的医疗器械开展不良事件监测；发现医疗器械不良事件或者可疑不良事件，应当按照国务院食品药品监督管理部门的规定，向医疗器械不良事件监测技术机构报告。⑨医疗器械生产企业发现其生产的医疗器械不符合强制性标准、经注册或者备案的产品技术要求或者存在其他缺陷的，应当立即停止生产，通知相关生产经营企业、使用单位和消费者停止经营和使用，召回已经上市销售的医疗器械，采取补救、销毁等措施，记录相关情况，发布相关信息，并将医疗器械召回和处理情况向食品药品监督管理部门和卫生计生主管部门报告。

监督方式　①食品药品监督管理部门在监督检查中有下列职权：进入现场实施检查、抽取样品；查阅、复制、查封、扣押有关合同、票据、账簿及其他有关资料；查封、扣押不符合法定要求的医疗器械，违法使用的零配件、原材料及用于违法生产医疗器械的工具、设备；查封违反《医疗器械监督管理条例》规定从事医疗器械生产经营活动的场所。②采取紧急控制措施：对人体造成伤害或者有证据证明可能危害人体健康的医疗器械，食品药品监督管理部门可以采取暂停生产、进口、经营、使用的紧急控制措施。③抽查检验：食品药品监督管理部门应当加强对医疗器械生产经营企业和使用单位生产、经营、使用的医疗器械的抽查检验。省级以上人民政府食品药品监督管理部门应当根据抽查检验结论及时发布医疗器械质量公告。④监督检查医疗器械广告：设区的市级和县级人民政府食品药品监督管理部门应当加强对医疗器械广告的监督检查；发现未经批准、篡改经批准的广告内容的医疗器械广告，应当向所在地省、自治区、直辖市人民政府食品药品监督管理部门报告，由其向社会公告。工商行政管理部门应当依照有关广告管理的法律、行政法规的规定，对医疗器械广告进行监督检查，查处违法行为。食品药品监督管理部门发现医疗器械广告违法发布行为，应当提出处理建议并按照有关程序移交所在地同级工商行政管理部门。⑤建立医疗器械监督管理信息平台：国务院食品药品监督管理部门建立统一的医疗器械监督管理信息平台。食品药品监督管理部门应当通过信息平台依法及时公布医疗器械许可、备案、抽查检验、违法行为查处情况等日常监督管理信息。但是，不得泄露当事人的商业秘密。⑥建立信用档案：食品药品监督管理部门对医疗器械注册人和备案人、生产经营企业、使用单位建立信用档案，对有不良信用记录的增加监督检查频次。

法律责任　有下列情形之一的，由县级以上人民政府食品药品监督管理部门没收违法所得、违法生产经营的医疗器械和用于违法生产经营的工具、设备、原材料等物品；违法生产经营的医疗器械货值金额不足1万元的，并处5万元以上10万元以下罚款；货值金额1万元以上的，并处货值金额10倍以上20倍以下罚款；情节严重的，5年内不受理相关责任人及企业提出的医疗器械许可申请：①生产、经营未取得医疗器械注册证的第二类、第三类医疗器械的。②未经许可从事第二类、第三类医疗器械生产活动的。③未经许可从事第三类医疗器械经营活动的。有上述第一种情形、情节严重的，由原发证部门吊销医疗器械生产许可证或者医疗器械经营许可证。

提供虚假资料或者采取其他欺骗手段取得医疗器械注册证、医疗器械生产许可证、医疗器械经营许可证、广告批准文件等许可证件的，由原发证部门撤销已经取得的许可证件，并处5万元以上10万元以下罚款，5年内不受理相关责任人及企业提出的医疗器械许可申请。

伪造、变造、买卖、出租、出借相关医疗器械许可证件的，由原发证部门予以收缴或者吊销，没收违法所得；违法所得不足1万元的，处1万元以上3万元以下罚款；违法所得1万元以上的，处违法所得3倍以上5倍以下罚款；构成违反治安管理行为的，由公安机关依法予以治安管理处罚。

未依照《医疗器械监督管理条例》备案的，由县级以上人民政府食品药品监督管理部门责令限期改正；逾期不改正的，向社会公告未备案单位和产品名称，可以处1万元以下罚款。备案时提供虚假资料的，由县级以上人民政府食品药品监督管理部门向社会公告备案单位和产品名称；情节严重的，直接责任人员5年内不得从事医疗器械生产经营活动。

有下列情形之一的，由县级以上人民政府食品药品监督管理部门责令改正，没收违法生产、经营或者使用的医疗器械；违法生产、经营或者使用的医疗器械货值金额不足1万元的，并处2万元以上5万元以下罚款；货值金额1万元以上的，并处货值金额5倍以上10倍以下罚款；情节严重的，责令停产停业，直至由原发证部门吊销医疗器械注册证、医疗器械生产许可证、医疗器械经营许可证：①生产、经营、使用不符合强制性标准或者不符合经注册或者备案的产品技术要求的医疗器械的。②医疗器械生产企业未按照经注册或者备案的产品技术要求组织生产，或者未依照《医疗器械监督管理条例》规定建立质量管理体系并保持有效运行的。③经营、使用无合格证明文件、过期、失效、淘汰的医疗器械，或者使用未依法注册的医疗器械的。④食品药品监督管理部门责令其依照《医疗器械监督管理条例》规定实施召回或者停止经营后，仍拒不召回或者停止经营医疗器械的。⑤委托不具备《医疗器械监督管理条例》规定条件的企业生产医疗器械，或者未对受托方的生产行为进行管理的。

有下列情形之一的，由县级以上人民政府食品药品监督管理部门责令改正，处1万元以上3万元以下罚款；情节严重的，责令停产停业，直至由原发证部门吊销医疗器械生产许可证、医疗器械经营许可证：①医疗器械生产企业的生产条件发生变化、不再符合医疗器械质量管理体系要求，未依照《医疗器械监督管理条例》规定整改、停止生产、报告的。②生产、经营说明书、标签不符合法定条件的医疗器械的。③未按照医疗器械说明书和标签标示要求运输、贮存医疗器械的。④转让过期、失效、淘汰或者检验不合格的在用医疗器械的。

有下列情形之一的，由县级以上人民政府食品药品监督管理部门和卫生计生主管部门依据各自职责责令改正，给予警告；拒不改正的，处5000元以上2万元以下罚款；情节严重的，责令停产停业，直至由原发证部门吊销医疗器械生产许可证、医疗器械经营许可证：①医疗器械生产企业未按照要求提交质量管理体系自查报告的。②医疗器械经营企业、使用单位未依照《医疗器械监督管理条例》规定建立并执行医疗器械进货查验记录制度的。③从事第二类、第三类医疗器械批发业务及第三类医疗器械零售业务的经营企业未依照《医疗器械监督管理条例》规定建立并执行销售记录制度的。④对重复使用的医疗器械，医疗器械使用单位未按照消毒和管理的规定进行处理的。⑤医疗器械使用单位重复使用一次性使用的医疗器械，或者未按照规定销毁使用过的一次性使用的医疗器械的。⑥对需要定期检查、检验、校准、保养、维护的医疗器械，医疗器械使用单位未按照产品说明书要求检查、检验、校准、保养、维护并予以记录，及时进行分析、评估，确保医疗器械处于良好状态的。⑦医疗器械使用单位未妥善保存购入第三类医疗器械的原始资料，或者未按照规定将大型医疗器械及植入和介入类医疗器械的信息记载到病历等相关记录中的。⑧医疗器械使用单位发现使用的医疗器械存在安全隐患未立即停止使用、通知检修，或者继续使用经检修仍不能达到使用安全标准的医疗器械的。⑨医疗器械生产经营企业、使用单位未依照《医疗器械监督管理条例》规定开展医疗器械不良事件监测，未按照要求报告不良事件，或者对医疗器械不良事件监测技术机构、食品药品监督管理部门开展的不良事件调查不予配合的。

违反《医疗器械监督管理条例》规定开展医疗器械临床试验的，由县级以上人民政府食品药品监督管理部门责令改正或者立即停止临床试验，可以处5万元以下罚款；造成严重后果的，依法对直接负责的主管人员和其他直接责任人员给予降级、撤职或者开除的处分；有医疗器械临床试验机构资质的，由授予其资质的主管部门撤销医疗器械临床试验机构资质，5 年内不受理其资质认定申请。

医疗器械临床试验机构出具虚假报告的，由授予其资质的主管部门撤销医疗器械临床试验机构资质，10 年内不受理其资质认定申请；由县级以上人民政府食品药品监督管理部门处 5 万元以上 10 万元以下罚款；有违法所得的，没收违法所得；对直接负责的主管人员和其他直接责任人员，依法给予撤职或者开除的处分。医疗器械检验机构出具虚假检验报告的，由授予其资质的主管部门撤销检验资质，10 年内不受理其资质认定申请；处 5 万元以上 10 万元以下罚款；有违法所得的，没收违法所得；对直接负责的主管人员和其他直接责任人员，依法给予撤职或者开除的处分；受到开除处分的，自处分决定作出之日起 10 年内不得从事医疗器械检验工作。

违反《医疗器械监督管理条例》规定，发布未取得批准文件的医疗器械广告，未事先核实批准文件的真实性即发布医疗器械广告，或者发布广告内容与批准文件不一致的医疗器械广告的，由工商行政管理部门依照有关广告管理的法律、行政法规的规定给予处罚。篡改经批准的医疗器械广告内容的，由原发证部门撤销该医疗器械的广告批准文件，2 年内不受理其广告审批申请。发布虚假医疗器械广告的，由省级以上人民政府食品药品监督管理部门决定暂停销售该医疗器械，并向社会公布；仍然销售该医疗器械的，由县级以上人民政府食品药品监督管理部门没收违法销售的医疗器械，并处 2 万元以上 5 万元以下罚款。

医疗器械技术审评机构、医疗器械不良事件监测技术机构未依照规定履行职责，致使审评、监测工作出现重大失误的，由县级以上人民政府食品药品监督管理部门责令改正，通报批评，给予警告；造成严重后果的，对直接负责的主管人员和其他直接责任人员，依法给予降级、撤职或者开除的处分。

违反《医疗器械监督管理条例》规定，县级以上人民政府食品药品监督管理部门或者其他有关部门不履行医疗器械监督管理职责或者滥用职权、玩忽职守、徇私舞弊的，由监察机关或者任免机关对直接负责的主管人员和其他直接责任人员依法给予警告、记过或者记大过的处分；造成严重后果的，给予降级、撤职或者开除的处分。

违反《医疗器械监督管理条例》规定，构成犯罪的，依法追究刑事责任；造成人身、财产或者其他损害的，依法承担赔偿责任。

（崔玉明）

shēngwù cáiliào hé yīliáo qìcái jiāndū

生物材料和医疗器材监督

（inspection of biomedical materials and medical devices） 卫生行政部门依法对生物材料和医疗器材的临床研究、生产、经营、进口等活动进行监督，并对违法行为追究法律责任的卫生行政执法行为。生物材料和医疗器材指用于诊断和治疗的介入和植入人体的材料和器材。

监督机构 国务院卫生行政部门负责制定生物材料和医疗器材的卫生标准，颁布技术要求；批准临床研究；审批生物材料和医疗器材，并核发批准文号。省级卫生行政部门负责对生物材料和医疗器材临床研究和批准文号的初审，县级以上卫生行政部门对所辖区域内的生物材料和医疗器材进行卫生监督。

监督内容 ①禁止进口疗效不确，不良反应大或者其他危害人民健康的生物材料和医疗器材。②未经国务院卫生行政部门批准的生产材料和医疗器材、不符合质量标准的生物材料和医疗器材及国务院卫生行政部门明令禁止使用的生物材料和医疗器材不得上市和临床使用。③国务院卫生行政部门定期发布质量公告。对疗效不确，不良反应大或者其他危害人民健康的生物材料和医疗器材，注销其批准文号。医疗卫生机构不得使用没有国务院卫生行政部门批准文号的生物材料和医疗器材。④医疗卫生机构要建立生物材料和医疗器材不良反应报告制度，及时向所在地卫生行政部门报告临床使用中的不良反应和问题，县级以上卫生行政部门根据情况可以决定暂停使用，并将情况上报上级卫生行政部门。

法律责任 《生物材料和医疗器材监督管理办法》规定，违反该办法的法律责任主要有：①有下列情形之一的，由省级人民政府以上卫生行政部门给予警告，情节严重的处以违法所得的 1~3 倍的罚款（最高不超过 3 万元）；无违法所得的，处以 1000 元以上 10000 元以下的罚款：未经批准和不在指定医疗机构进行临床研究的；未取得批准文号，擅自进行生产、经营的；生产、经营的产品经国务院卫生行政部门两次公告后，仍不符合质量标准要求的。

②医疗卫生机构违反《生物材料和医疗器材监督管理办法》规定，使用没有国务院卫生行政部门批准文号的产品的，由县级以上卫生行政部门给予警告，对其责任人可处以1000元以下的罚款。③违反《生物材料和医疗器材监督管理办法》，造成严重伤亡后果的，依法追究当事人的法律责任。

（崔玉明）

yīliáo fèiwù jiāndū

医疗废物监督（inspection of medical waste） 卫生监督机构依法对医疗废物的收集、运送、贮存、处置等工作进行监督，并对违法行为追究法律责任的卫生行政执法行为。

监督依据 《医疗废物管理条例》《医疗卫生机构医疗废物管理办法》《医疗废物分类目录》《医疗废物专用包装物、容器标准和警示标识规定》《医疗废物管理行政处罚办法》（试行）《血液制品管理条例》《消毒管理办法》《中华人民共和国传染病防治法》《中华人民共和国固体废物污染环境防治法》《血站管理办法》《医院感染管理办法》等。

监督主体 依法执行医疗废物监督职责的机构。根据《医疗废物管理条例》的规定，县级以上各级人民政府卫生行政主管部门，对医疗废物收集、运送、贮存、处置活动中的疾病防治工作实施统一监督管理；环境保护行政主管部门，对医疗废物收集、运送、贮存、处置活动中的环境污染防治工作实施统一监督管理。县级以上各级人民政府其他有关部门在各自的职责范围内负责与医疗废物处置有关的监督管理工作。《医疗卫生机构医疗废物管理办法》规定，国务院卫生行政部门对全国医疗卫生机构的医疗废物管理工作实施监督。县级以上地方人民政府卫生行政主管部门对本行政区域医疗卫生机构的医疗废物管理工作实施监督。

监督对象 医疗卫生机构和医疗废物集中处置单位。医疗卫生机构包括医疗机构、疾病预防控制机构和采供血机构。医疗废物集中处置单位是指取得县级以上人民政府环境保护行政主管部门颁发的经营许可证，从事医疗废物集中处置活动的单位。

监督内容 医疗废物监督管理涵盖了医疗废物的产生、收集、运送、贮存、处置的全部过程，包括：①监督医疗卫生机构对产生的医疗废物分类收集、运送和暂时贮存的管理及对医疗废物管理相关人员的职业卫生防护，见医疗卫生机构医疗废物管理监督。②监督医疗废物集中处置单位是否具备法律规定的条件，以及医疗废物的贮存、处置、运输是否符合要求等，见医疗废物集中处置监督。医疗卫生机构收治的传染病病人或者疑似传染病病人产生的生活垃圾，也应纳入医疗废物监督管理的范围。

规章制度制定落实 医疗卫生机构和医疗废物集中处置单位，应当建立、健全医疗废物管理责任制，其法定代表人为第一责任人；应当依照《中华人民共和国固体废物污染环境防治法》的规定，执行危险废物转移联单管理制度；应当制定与医疗废物安全处置有关的规章制度和在发生意外事故时的应急方案；设置监控部门或者专（兼）职人员，负责检查、督促、落实本单位医疗废物的管理工作。

人员培训 医疗卫生机构和医疗废物集中处置单位，应当对本单位从事医疗废物收集、运送、贮存、处置等工作的人员和管理人员，进行相关法律和专业技术、安全防护，以及紧急处理等知识的培训。

安全防护 医疗卫生机构和医疗废物集中处置单位，应当采取有效的职业卫生防护措施，为从事医疗废物收集、运送、贮存、处置等工作的人员和管理人员，配备必要的防护用品，定期进行健康检查；必要时，对有关人员进行免疫接种，防止其受到健康损害；采取有效措施，防止医疗废物流失、泄漏、扩散。发生医疗废物流失、泄漏、扩散时，医疗卫生机构和医疗废物集中处置单位应当采取减少危害的紧急处理措施，对致病人员提供医疗救护和现场救援；同时向所在地的县级人民政府卫生行政主管部门、环境保护行政主管部门报告，并向可能受到危害的单位和居民通报。

医疗废物登记 医疗卫生机构和医疗废物集中处置单位，应当对医疗废物进行登记，登记内容应当包括医疗废物的来源、种类、重量或者数量、交接时间、处置方法、最终去向及经办人签名等项目。登记资料至少保存3年。

监督措施 卫生行政主管部门、环境保护行政主管部门履行监督检查职责时，有权采取下列措施：①对有关单位进行实地检查，了解情况，现场监测，调查取证。②查阅或者复制医疗废物管理的有关资料，采集样品。③责令违反规定的单位和个人停止违法行为。④查封或者暂扣涉嫌违反规定的场所、设备、运输工具和物品。⑤对违反规定的行为进行查处。⑥发生因医疗废物管理不当导致传染病传播或者环境污染事故，或者有证据证明传染病传播或者环境污染的事故有可能发生时，卫生行政主管部门、环境保护行政主管部门应当采取临时控制措施，疏散人员，控制现场，并根据需要责令暂停导致或者可能导致传染病传播或者环境污染事故的作业。

法律责任 医疗卫生机构、医疗废物集中处置单位违反《医疗废物管理条例》规定，有下列情形之一的，由县级以上地方人民政府卫生行政主管部门或者环境保护行政主管部门按照各自的职责责令限期改正，给予警告；逾期不改正的，处2000元以上5000元以下的罚款：①未建立、健全医疗废物管理制度，或者未设置监控部门或者专（兼）职人员的。②未对有关人员进行相关法律和专业技术、安全防护及紧急处理等知识的培训的。③未对从事医疗废物收集、运送、贮存、处置等工作的人员和管理人员采取职业卫生防护措施的。④未对医疗废物进行登记或者未保存登记资料的。⑤对使用后的医疗废物运送工具或者运送车辆未在指定地点及时进行消毒和清洁的。⑥未及时收集、运送医疗废物的。⑦未定期对医疗废物处置设施的环境污染防治和卫生学效果进行检测、评价，或者未将检测、评价效果存档、报告的。

医疗卫生机构、医疗废物集中处置单位违反《医疗废物管理条例》规定，有下列情形之一的，由县级以上地方人民政府卫生行政主管部门或者环境保护行政主管部门按照各自的职责责令限期改正，给予警告，可以并处5000元以下的罚款；逾期不改正的，处5000元以上3万元以下的罚款：①贮存设施或者设备不符合环境保护、卫生要求的。②未将医疗废物按照类别分置于专用包装物或者容器的。③未使用符合标准的专用车辆运送医疗废物或者使用运送医疗废物的车辆运送其他物品的。④未安装污染物排放在线监控装置或者监控装置未经常处于正常运行状态的。

医疗卫生机构、医疗废物集中处置单位有下列情形之一的，由县级以上地方人民政府卫生行政主管部门或者环境保护行政主管部门按照各自的职责责令限期改正，给予警告，并处5000元以上1万元以下的罚款；逾期不改正的，处1万元以上3万元以下的罚款；造成传染病传播或者环境污染事故的，由原发证部门暂扣或者吊销执业许可证件或者经营许可证件；构成犯罪的，依法追究刑事责任：①在运送过程中丢弃医疗废物，在非贮存地点倾倒、堆放医疗废物或者将医疗废物混入其他废物和生活垃圾的。②未执行危险废物转移联单管理制度的。③将医疗废物交给未取得经营许可证的单位或者个人收集、运送、贮存、处置的。④对医疗废物的处置不符合国家规定的环境保护、卫生标准、规范的。⑤未按照《医疗废物管理条例》的规定对污水、传染病病人或者疑似传染病病人的排泄物，进行严格消毒，或者未达到国家规定的排放标准，排入污水处理系统的。⑥对收治的传染病病人或者疑似传染病病人产生的生活垃圾，未按照医疗废物进行管理和处置的。

医疗卫生机构违反《医疗废物管理条例》规定，将未达到国家规定标准的污水、传染病病人或者疑似传染病病人的排泄物排入城市排水管网的，由县级以上地方人民政府建设行政主管部门责令限期改正，给予警告，并处5000元以上1万元以下的罚款；逾期不改正的，处1万元以上3万元以下的罚款；造成传染病传播或者环境污染事故的，由原发证部门暂扣或者吊销执业许可证件；构成犯罪的，依法追究刑事责任。

医疗卫生机构、医疗废物集中处置单位发生医疗废物流失、泄漏、扩散时，未采取紧急处理措施，或者未及时向卫生行政主管部门和环境保护行政主管部门报告的，由县级以上地方人民政府卫生行政主管部门或者环境保护行政主管部门按照各自的职责责令改正，给予警告，并处1万元以上3万元以下的罚款；造成传染病传播或者环境污染事故的，由原发证部门暂扣或者吊销执业许可证件或者经营许可证件；构成犯罪的，依法追究刑事责任。

医疗卫生机构、医疗废物集中处置单位，无正当理由，阻碍卫生行政主管部门或者环境保护行政主管部门执法人员执行职务，拒绝执法人员进入现场，或者不配合执法部门的检查、监测、调查取证的，由县级以上地方人民政府卫生行政主管部门或者环境保护行政主管部门按照各自的职责责令改正，给予警告；拒不改正的，由原发证部门暂扣或者吊销执业许可证件或者经营许可证件；触犯《中华人民共和国治安管理处罚法》，构成违反治安管理行为的，由公安机关依法予以处罚；构成犯罪的，依法追究刑事责任。

不具备集中处置医疗废物条件的农村，医疗卫生机构未按照《医疗废物管理条例》的要求处置医疗废物的，由县级人民政府卫生行政主管部门或者环境保护行政主管部门按照各自的职责责令限期改正，给予警告；逾期不改正的，处1000元以上5000元以下的罚款；造成传染病传播或者环境污染事故的，由原发证部门暂扣或者吊销执业许可证件；构成犯罪的，依法追究刑事责任。

未取得经营许可证从事医疗废物的收集、运送、贮存、处置等活动的，由县级以上地方人民政府环境保护行政主管部门责令立即停止违法行为，没收违法所得，可以并处违法所得1倍以下的罚款。

转让、买卖医疗废物，邮寄或者通过铁路、航空运输医疗废物，或者违反《医疗废物管理条例》规定通过水路运输医疗废物的，由县级以上地方人民政府环境保护行政主管部门责令转让、买卖双方、邮寄人、托运人立即停止违法行为，给予警告，没收违法所得；违法所得5000元以上的，并处违法所得2倍以上5倍以下的罚款；没有违法所得或者违法所得不足5000元的，并处5000元以上2万元以下的罚款。承运人明知托运人违反《医疗废物管理条例》的规定运输医疗废物，仍予以运输的，或者承运人将医疗废物与旅客在同一工具上载运的，按照上述规定予以处罚。

医疗卫生机构、医疗废物集中处置单位违反《医疗废物管理条例》规定，导致传染病传播或者发生环境污染事故，给他人造成损失的，依法承担民事赔偿责任。

（崔玉明）

yīliáo fèiwù

医疗废物（medical waste）

医疗卫生机构在医疗、预防、保健及其他相关活动中产生的具有直接或者间接感染性、毒性及其他危害性的废物。医疗卫生机构收治的传染病病人或者疑似传染病病人产生的生活垃圾，按照医疗废物进行管理和处置。《医疗废物分类目录》将医疗废物分为五类。①感染性废物：指携带病原微生物具有引发感染性疾病传播危险的医疗废物。主要有被病人血液、体液、排泄物污染的物品，包括棉球、棉签、引流棉条、纱布及其他各种敷料，一次性使用卫生用品、一次性使用医疗用品及一次性医疗器械，废弃的被服，其他被病人血液、体液、排泄物污染的物品；医疗机构收治的隔离传染病病人或者疑似传染病病人产生的生活垃圾；病原体的培养基、标本和菌种、毒种保存液；各种废弃的医学标本；废弃的血液、血清；使用后的一次性使用医疗用品及一次性医疗器械视为感染性废物。②病理性废物：指在诊疗过程中产生的人体废弃物和医学试验动物尸体等。主要有手术及其他诊疗过程中产生的废弃的人体组织、器官等；医学实验动物的组织、尸体；病理切片后废弃的人体组织、病理蜡块等。③损伤性废物：指能够刺伤或割伤人体的废弃的医用锐器。主要有医用针头、缝合针；各类医用锐器，包括解剖刀、手术刀、备皮刀、手术锯等；载玻片、玻璃试管、玻璃安瓿等。④药物性废物：指过期、淘汰、变质或被污染的废弃药品。主要有废弃的一般性药品，如抗生素、非处方类药品等；废弃的细胞毒性药物和遗传毒性药物，包括致癌性药物如硫唑嘌呤、苯丁酸氮芥、萘氮芥、环孢霉素、环磷酰胺、苯丙氨酸氮芥、司莫司汀、他莫昔芬、三苯氧胺、硫替派等，可疑致癌性药物如顺铂、丝裂霉素、多柔比星、苯巴比妥等，免疫抑制剂；废弃的疫苗、血液制品等。⑤化学性废物：指具有毒性、腐蚀性、易燃易爆性的废弃化学物品。主要有医学影像室、实验室废弃的化学试剂；废弃的过氧乙酸、戊二醛等化学消毒剂；废弃的汞血压计、汞温度计。

（崔玉明）

yīliáo wèishēng jīgòu yīliáo fèiwù guǎnlǐ jiāndū

医疗卫生机构医疗废物管理监督（inspection of medical waste management in medical institutions）

国家有关主管部门依法对医疗卫生机构的医疗废物管理工作进行监督，并对其违法行为追究法律责任的行政管理行为。医疗卫生机构医疗废物管理指医疗卫生机构对本单位产生的医疗废物进行的收集、贮存、运送、处置等活动。根据《医疗卫生机构医疗废物管理办法》的规定，国务院卫生行政部门对全国医疗卫生机构的医疗废物管理工作实施监督。县级以上地方人民政府卫生行政部门对本行政区域医疗卫生机构的医疗废物管理工作实施监督。

监督方式　监督方式有两种：定期监督检查和不定期抽查。

监督内容　对医疗卫生机构监督检查和抽查的主要内容是：①医疗废物管理的规章制度及落实情况。②医疗废物分类收集、运送、暂时贮存及机构内处置的工作状况。③有关医疗废物管理的登记资料和记录。④医疗废物管理工作中，相关人员的安全防护工作。⑤发生医疗废物流失、泄漏、扩散和意外事故的上报及调查处理情况。⑥进行现场卫生学监测。卫生行政主管部门在监督检查或者抽查中发现医疗卫生机构存在隐患时，应当责令立即消除隐患。发生因医疗废物管理不当导致传染病传播事故，或者有证据证明传染病传播的事故有可能发生时，卫生行政主管部门、环境保护行政主管部门应当采取临时控制措施，疏散人员，控制现场，并根据需要责令暂停导致或者可能导致传染病传播或者环境污染事故的作业。

法律责任 医疗卫生机构违反《医疗废物管理条例》及《医疗卫生机构医疗废物管理办法》规定，有下列情形之一的，由县级以上地方人民政府卫生行政主管部门责令限期改正、给予警告；逾期不改正的，处以2000元以上5000元以下的罚款：①未建立、健全医疗废物管理制度，或者未设置监控部门或者专（兼）职人员的。②未对有关人员进行相关法律和专业技术、安全防护及紧急处理等知识培训的。③未对医疗废物进行登记或者未保存登记资料的。④未对机构内从事医疗废物分类收集、运送、暂时贮存、处置等工作的人员和管理人员采取职业卫生防护措施的。⑤未对使用后的医疗废物运送工具及时进行清洁和消毒的。⑥自行建有医疗废物处置设施的医疗卫生机构，未定期对医疗废物处置设施的卫生学效果进行检测、评价，或者未将检测、评价效果存档、报告的。

医疗卫生机构违反《医疗废物管理条例》及《医疗卫生机构医疗废物管理办法》规定，有下列情形之一的，由县级以上地方人民政府卫生行政主管部门责令限期改正、给予警告，可以并处5000元以下的罚款；逾期不改正的，处5000元以上3万元以下的罚款：①医疗废物暂时贮存地点、设施或者设备不符合卫生要求的。②未将医疗废物按类别分置于专用包装物或者容器的。③使用的医疗废物运送工具不符合要求的。

医疗卫生机构违反《医疗废物管理条例》及《医疗卫生机构医疗废物管理办法》规定，有下列情形之一的，由县级以上地方人民政府卫生行政主管部门责令限期改正，给予警告，并处5000元以上1万以下的罚款；逾期不改正的，处1万元以上3万元以下的罚款；造成传染病传播的，由原发证部门暂扣或者吊销医疗卫生机构执业许可证件；构成犯罪的，依法追究刑事责任：①在医疗卫生机构内丢弃医疗废物和在非贮存地点倾倒、堆放医疗废物或者将医疗废物混入其他废物和生活垃圾的。②将医疗废物交给未取得经营许可证的单位或者个人的。③未按照该条例及办法的规定对污水、传染病病人和疑似传染病病人的排泄物进行严格消毒，或者未达到国家规定的排放标准，排入污水处理系统的。④对收治的传染病病人或者疑似传染病病人产生的生活垃圾，未按照医疗废物进行管理和处置的。

医疗卫生机构转让、买卖医疗废物的，由县级以上地方人民政府环境保护行政主管部门责令转让、买卖双方、立即停止违法行为，给予警告，没收违法所得；违法所得5000元以上的，并处违法所得2倍以上5倍以下的罚款；没有违法所得或者违法所得不足5000元的，并处5000元以上2万元以下的罚款。

医疗卫生机构发生医疗废物流失、泄漏、扩散时，未采取紧急处理措施，或者未及时向卫生行政主管部门报告的，由县级以上地方人民政府卫生行政主管部门责令改正，给予警告，并处1万元以上3万元以下的罚款；造成传染病传播的，由原发证部门暂扣或者吊销医疗卫生机构执业许可证件；构成犯罪的，依法追究刑事责任。

医疗卫生机构无正当理由，阻碍卫生行政主管部门执法人员执行职务，拒绝执法人员进入现场，或者不配合执法部门的检查、监测、调查取证的，由县级以上地方人民政府卫生行政主管部门责令改正，给予警告；拒不改正的，由原发证部门暂扣或者吊销医疗卫生机构执业许可证件；触犯《中华人民共和国治安管理处罚条例》，构成违反治安管理行为的，由公安机关依法予以处罚；构成犯罪的，依法追究刑事责任。

不具备集中处置医疗废物条件的农村，医疗卫生机构未按照《医疗废物管理条例》和《医疗卫生机构医疗废物管理办法》的要求处置医疗废物的，由县级以上地方人民政府卫生行政主管部门责令限期改正，给予警告；逾期不改的，处1000元以上5000元以下的罚款；造成传染病传播的，由原发证部门暂扣或者吊销医疗卫生机构执业许可证件；构成犯罪的，依法追究刑事责任。

（崔玉明）

yīliáo fèiwù jízhōng chǔzhì jiāndū

医疗废物集中处置监督

（inspection of centralized disposal of medical waste） 国家有关主管部门依法对医疗废物集中处置单位的条件、设施、医疗废物的运送、装置等进行监督，并对违法行为追究法律责任的行政管理行为。医疗废物集中处置指从事医疗废物集中处置的单位依法对医疗废物进行收集、运输、贮存、处置的活动。

医疗废物集中处置单位的条

件　根据《医疗废物管理条例》的规定，从事医疗废物集中处置活动的单位，应当向县级以上人民政府环境保护行政主管部门申请领取经营许可证；未取得经营许可证的单位，不得从事有关医疗废物集中处置的活动。医疗废物集中处置单位，应当符合下列条件：①具有符合环境保护和卫生要求的医疗废物贮存、处置设施或者设备。②具有经过培训的技术人员，以及相应的技术工人。③具有负责医疗废物处置效果检测、评价工作的机构和人员。④具有保证医疗废物安全处置的规章制度。

贮存、处置设施安放　医疗废物集中处置单位的贮存、处置设施，应当远离居（村）民居住区、水源保护区和交通干道，与工厂、企业等工作场所有适当的安全防护距离，并符合国务院环境保护行政主管部门的规定。

医疗废物运送　医疗废物集中处置单位应当至少每2天到医疗卫生机构收集、运送一次医疗废物，并负责医疗废物的贮存、处置。医疗废物集中处置单位运送医疗废物，应当遵守国家有关危险货物运输管理的规定，使用有明显医疗废物标识的专用车辆。医疗废物专用车辆应当达到防渗漏、防遗撒，以及其他环境保护和卫生要求。运送医疗废物的专用车辆使用后，应当在医疗废物集中处置场所内及时进行消毒和清洁。运送医疗废物的专用车辆不得运送其他物品。医疗废物集中处置单位在运送医疗废物过程中应当确保安全，不得丢弃、遗撒医疗废物。

监控装置　医疗废物集中处置单位应当安装污染物排放在线监控装置，并确保监控装置经常处于正常运行状态。

医疗废物处置标准　医疗废物集中处置单位处置医疗废物，应当符合国家规定的环境保护、卫生标准、规范。医疗废物集中处置单位应当按照环境保护行政主管部门和卫生行政主管部门的规定，定期对医疗废物处置设施的环境污染防治和卫生学效果进行检测、评价。检测、评价结果存入医疗废物集中处置单位档案，每半年向所在地环境保护行政主管部门和卫生行政主管部门报告一次。

法律责任　见医疗废物监督。

（崔玉明）

yīliáo guǎnggào jiāndū

医疗广告监督（inspection of medical advertising）

国家有关主管部门依法对医疗广告进行监督管理，并对违法行为追究法律责任的卫生行政执法行为。医疗广告是指利用各种媒介或者形式直接或间接介绍医疗机构或医疗服务的广告。

监督主体　根据《医疗广告管理办法》的规定，工商行政管理机关负责医疗广告的监督管理。卫生行政部门、中医药管理部门负责医疗广告的审查，并对医疗机构进行监督管理。

审查监督　医疗机构发布医疗广告，应当在发布前向其所在地省级人民政府卫生行政部门申请审查，并提交以下材料：①医疗广告审查申请表。②医疗机构执业许可证副本原件和复印件，复印件应当加盖核发其医疗机构执业许可证的卫生行政部门公章。③医疗广告成品样件。中医、中西医结合、民族医医疗机构发布医疗广告，应当向其所在地省级人民政府中医药管理部门申请。卫生行政部门、中医药管理部门对审查合格的医疗广告，发给医疗广告审查证明，并将通过审查的医疗广告样件和核发的医疗广告审查证明予以公示；对审查不合格的医疗广告，应当书面通知医疗机构并告知理由。医疗机构在其法定控制地带标示仅含有医疗机构名称的户外广告，无须申请医疗广告审查和户外广告登记。

内容监督　医疗广告内容仅限于以下项目：医疗机构第一名称、医疗机构地址、所有制形式、医疗机构类别、诊疗科目、床位数、接诊时间、联系电话。前六项发布的内容必须与卫生行政部门、中医药管理部门核发的医疗机构执业许可证或其副本载明的内容一致。

表现形式监督　医疗广告的表现形式不得含有以下情形：①涉及医疗技术、诊疗方法、疾病名称、药物的。②保证治愈或者隐含保证治愈的。③宣传治愈率、有效率等诊疗效果的。④淫秽、迷信、荒诞的。⑤贬低他人的。⑥利用患者、卫生技术人员、医学教育科研机构及人员，以及其他社会社团、组织的名义、形象作证明的。⑦使用解放军和武警部队名义的。⑧法律、行政法规规定禁止的其他情形。

发布监督　医疗机构发布户外医疗广告，应在取得医疗广告审查证明后，按照《户外广告登记管理规定》办理登记。医疗机构应当按照医疗广告审查证明核准的广告成品样件内容与媒体类别发布医疗广告。发布医疗广告应当标注医疗机构第一名称和医疗广告审查证明文号。禁止利用新闻形式、医疗资讯服务类专题节（栏）目发布或变相发布医疗广告。有关医疗机构的人物专访、专题报道等宣传内容，可以出现医疗机构名称，但不得出现有关医疗机构的地址、联系方式等医疗广告内容；不得在同一媒介的同一时间段或者版面发布该医疗机构的广告。广告经营者、广告发布者发布医疗广告，应当由其广告审查员查验医疗广告审查证明，核实广告内容。

法律责任 违反《医疗广告管理办法》的规定，有下列情况之一的，省级卫生行政部门、中医药管理部门应当收回医疗广告审查证明，并告知有关医疗机构：①医疗机构受到停业整顿、吊销医疗机构执业许可证的。②医疗机构停业、歇业或被注销的。③其他应当收回医疗广告审查证明的情形。

医疗机构违反该办法发布医疗广告，县级以上地方人民政府卫生行政部门、中医药管理部门应责令其限期改正，给予警告；情节严重的，核发医疗机构执业许可证的卫生行政部门、中医药管理部门可以责令其停业整顿、吊销有关诊疗科目，直至吊销医疗机构执业许可证。未取得医疗机构执业许可证发布医疗广告的，按非法行医处罚。

医疗机构篡改医疗广告审查证明内容发布医疗广告的，省级卫生行政部门、中医药管理部门应当撤销医疗广告审查证明，并在一年内不受理该医疗机构的广告审批申请。省级人民政府卫生行政部门、中医药管理部门撤销医疗广告审查证明后，应当自作出行政处理决定之日起5个工作日内通知同级工商行政管理机关，工商行政管理机关应当依法予以查处。

工商行政管理机关对违反《医疗广告管理办法》的广告主、广告经营者、广告发布者依据《中华人民共和国广告法》《中华人民共和国反不正当竞争法》予以处罚，对情节严重，造成严重后果的，可以并处1~6个月暂停发布医疗广告，直至取消广告经营者、广告发布者的医疗广告经营和发布资格的处罚。法律法规没有规定的，工商行政管理机关应当对负有责任的广告主、广告经营者、广告发布者给予警告或者处以1万元以上3万元以下的罚款；医疗广告内容涉嫌虚假的，工商行政管理机关可根据需要会同卫生行政部门、中医药管理部门作出认定。

（崔玉明）

yīliáo jīgòu línchuáng yòngxuè jiāndū

医疗机构临床用血监督

（inspection of blood for clinical use in medical institutions） 国家有关主管部门对医疗机构的临床用血组织、临床用血来源、用血申请、血液收发、血液保存、用血审批、应急用血等进行监督检查，并对违法行为追究法律责任的卫生行政执法行为。

监督主体 根据《中华人民共和国献血法》《医疗机构临床用血管理办法》等规定，国家卫生和计划生育委员会负责全国医疗机构临床用血的监督管理。县级以上地方人民政府卫生行政部门负责本行政区域医疗机构临床用血的监督管理。

临床用血组织 国家卫生和计划生育委员会成立临床用血专家委员会。各省、自治区、直辖市人民政府卫生行政部门成立省级临床用血质量控制中心，负责辖区内医疗机构临床用血管理的指导、评价和培训等工作。二级以上医院和妇幼保健院应当设立临床用血管理委员会，负责本机构临床合理用血管理工作。主任委员由院长或者分管医疗的副院长担任，成员由医务部门、输血科、麻醉科、开展输血治疗的主要临床科室、护理部门、手术室等部门负责人组成。医务、输血部门共同负责临床合理用血日常管理工作。其他医疗机构应当设立临床用血管理工作组，并且指定专（兼）职人员负责日常管理工作。

医疗机构应当根据有关规定和临床用血需求设置输血科或者血库，并根据自身功能、任务、规模，配备与输血工作相适应的专业技术人员、设施、设备。不具备条件设置输血科或者血库的医疗机构，应当安排专（兼）职人员负责临床用血工作。

临床用血来源 医疗机构应当使用卫生行政部门指定血站提供的血液。医疗机构应当配合血站建立血液库存动态预警机制，保障临床用血需求和正常医疗秩序。

临床用血申请 医疗机构应当建立临床用血申请管理制度。同一患者一天申请备血量少于800ml的，由具有中级以上专业技术职务任职资格的医师提出申请，上级医师核准签发后，方可备血。同一患者一天申请备血量在800~1600ml的，由具有中级以上专业技术职务任职资格的医师提出申请，经上级医师审核，科室主任核准签发后，方可备血。同一患者一天申请备血量达到或超过1600ml的，由具有中级以上专业技术职务任职资格的医师提出申请，科室主任核准签发后，报医务部门批准，方可备血。上述规定不适用于急救用血。

血液接收 医疗机构接收血站发送的血液后，应当对血袋标签进行核对。符合国家有关标准和要求的血液入库，做好登记；

并按不同品种、血型和采血日期（或有效期），分别有序存放于专用储藏设施内。

血袋标签核对的主要内容：①血站的名称。②献血编号或者条形码、血型。③血液品种。④采血日期及时间或者制备日期及时间。⑤有效期及时间。⑥储存条件。禁止将血袋标签不合格的血液入库。

血液保存 医疗机构的储血设施应当保证运行有效，全血、红细胞的储藏温度应当控制在2~6℃，血小板的储藏温度应当控制在20~24℃。储血保管人员应当做好血液储藏温度的24小时监测记录。储血环境应当符合卫生标准和要求。

签署临床输血治疗知情同意书 在输血治疗前，医师应当向患者或者其近亲属说明输血目的、方式和风险，并签署临床输血治疗知情同意书。因抢救生命垂危的患者需要紧急输血，且不能取得患者或者其近亲属意见的，经医疗机构负责人或者授权的负责人批准后，可以立即实施输血治疗。

血液发放与输血核对 医疗机构应当在血液发放和输血时进行核对，并指定医务人员负责血液的收领、发放工作。配血合格后，由医护人员到输血科（血库）取血。取血与发血的双方必须共同查对患者姓名、性别、病案号、门急诊/病室、床号、血型、血液有效期及配血试验结果，以及保存血的外观等，准确无误时，双方共同签字后方可发出。输血前由两名医护人员核对交叉配血报告单及血袋标签各项内容，检查血袋有无破损渗漏，血液颜色是否正常。准确无误方可输血。输血时，由两名医护人员带病历共同到患者床旁核对患者姓名、性别、年龄、病案号、门急诊/病室、床号、血型等，确认与配血报告相符，再次核对血液后，用符合标准的输血器进行输血。

应急用血 医疗机构应当制订应急用血工作预案。为保证应急用血，医疗机构可以临时采集血液，但必须同时符合以下条件：①危及患者生命，急需输血。②所在地血站无法及时提供血液，且无法及时从其他医疗机构调剂血液，而其他医疗措施不能替代输血治疗。③具备开展交叉配血及乙型肝炎病毒表面抗原、丙型肝炎病毒抗体、艾滋病病毒抗体和梅毒螺旋体抗体的检测能力。④遵守采供血相关操作规程和技术标准。

医疗机构应当在临时采集血液后10日内将情况报告县级以上人民政府卫生行政部门。

临床用血医学文书管理 医疗机构应当建立临床用血医学文书管理制度，确保临床用血信息客观真实、完整、可追溯。医师应当将患者输血适应证的评估、输血过程和输血后疗效评价情况记入病历；临床输血治疗知情同意书、输血记录单等随病历保存。

监督管理 县级以上地方人民政府卫生行政部门对本行政区域内医疗机构临床用血的监督管理职责：①加强对本行政区域内医疗机构临床用血情况的督导检查。②建立医疗机构临床用血评价制度，定期对医疗机构临床用血工作进行评价。③建立临床合理用血情况排名、公布制度。对本行政区域内医疗机构临床用血量和不合理使用等情况进行排名，将排名情况向本行政区域内的医疗机构公布，并报上级卫生行政部门。④将医疗机构临床用血情况纳入医疗机构考核指标体系；将临床用血情况作为医疗机构评审、评价重要指标。

法律责任 《医疗机构临床用血管理办法》规定，医疗机构有下列情形之一的，由县级以上人民政府卫生行政部门责令限期改正；逾期不改的，进行通报批评，并予以警告；情节严重或者造成严重后果的，可处3万元以下的罚款，对负有责任的主管人员和其他直接责任人员依法给予处分：①未设立临床用血管理委员会或者工作组的。②未拟定临床用血计划或者一年内未对计划实施情况进行评估和考核的。③未建立血液发放和输血核对制度的。④未建立临床用血申请管理制度的。⑤未建立医务人员临床用血和无偿献血知识培训制度的。⑥未建立科室和医师临床用血评价及公示制度的。⑦将经济收入作为对输血科或者血库工作的考核指标的。⑧违反该办法的其他行为。

医疗机构使用未经卫生行政部门指定的血站供应的血液的，由县级以上地方人民政府卫生行政部门给予警告，并处3万元以下罚款；情节严重或者造成严重后果的，对负有责任的主管人员和其他直接责任人员依法给予处分。

医疗机构违反该办法关于应急用血采血规定的，由县级以上人民政府卫生行政部门责令限期改正，给予警告；情节严重或者造成严重后果的，处3万元以下罚款，对负有责任的主管人员和其他直接责任人员依法给予处分。

医疗机构及其医务人员违反该法规定，将不符合国家规定标准的血液用于患者的，由县级以上地方人民政府卫生行政部门责令改正；给患者健康造成损害的，应当依据国家有关法律法规进行处理，并对负有责任的主管人员和其他直接责任人员依法给予处分。

县级以上地方卫生行政部门未按照该办法规定履行监管职责，造成严重后果的，对直接负责的主管人员和其他直接责任人员依法给予记大过、降级、撤职、开除等行政处分。

医疗机构及其医务人员违反临床用血管理规定，构成犯罪的，依法追究刑事责任。

（崔玉明）

wèishēng jìshù rényuán jiāndū

卫生技术人员监督（supervision of professional health workers） 卫生监督机构依据卫生技术人员管理法律、法规、规章等规定，对卫生技术人员，如执业医师、执业药师、护士、乡村医生等执业活动进行监督，依法给予执业证书，检查执业情况，对违法行为追究法律责任的行政管理活动。监督依据《中华人民共和国执业医师法》《医师资格考试暂行办法》《医师执业注册暂行办法》《外国医师来华短期行医暂行管理办法》《台湾地区医师在大陆短期行医管理规定》《香港、澳门特别行政区医师在内地短期行医管理规定》《医师外出会诊管理暂行规定》《执业药师资格制度暂行规定》《执业药师资格考试实施办法》《执业药师注册管理暂行办法》《中华人民共和国护士条例》《护士执业注册管理办法》《护士执业资格考试办法》《乡村医生从业管理条例》等。

国家卫生行政部门、国家食品药品监督管理总局、人力资源社会保障部在各自职责范围内负责全国的卫生技术人员监督工作；地方政府卫生行政部门主要负责本行政区域内的执业医师、护士、乡村医生的监督工作，地方食品药品监督管理局负责本行政区域内的药师监督工作。监督对象为医疗机构的卫生技术人员。

监督内容包括对卫生技术人员的资格考试、注册、执业、培训等内容进行监督。根据卫生技术人员类别不同，包括医师执业监督、药师执业监督、护士执业监督、乡村医生执业监督等。

（樊立华　李　恒）

wèishēng jìshù rényuán

卫生技术人员（professional health workers） 受过高等和中等医药卫生教育或培训，掌握医药卫生知识，经卫生计生行政部门审查合格，从事医疗、预防、药剂、护理、医技、卫生计生技术管理等专业的技术人员。

医疗卫生人员：从事医疗、疾病预防控制、寄生虫及地方病防治、职业卫生、妇幼保健、人口计生等专业工作中的中医（含民族医）、西医、中西结合医等人员。其技术职称分为主任医师、副主任医师、主治（主管）医师、医师、医士。

药剂人员：从事药剂、药检等人员，包括从事中药和西药专业的技术人员。其技术职称分为主任药师、副主任药师、主管药师、药师、药士。

护理人员：在医院、门诊部和其他医疗预防机构内担任各种护理工作，在医师指导下执行治疗或在负责辖区内担任一般医疗处理和疾病预防控制等工作的人员。其技术职称分为主任护师、副主任护师、主管护师、护师、护士。

其他技术人员：从事检验、理疗、病理、口腔、同位素、放射、营养等技术操作，器械维修及生物制品研制等专业技术人员。其技术职称分为主任技师、副主任技师、主管技师、技师、技士。

卫生计生技术管理人员：在卫生计生行政部门、企事业单位和学术团体，从事医疗、科研、教学、防治、保健、人口计划生育、药械等技术管理工作的，具有高、中等医药院校毕业或具有同等学历的人员。技术职称依其掌握的专业知识和管理水平，分为主任医（药、护、技）师、副主任医（药、护、技）师、主管（药、护、技）师、医（药、护、技）师、医（药、护、技）士。

（周　令）

yīshī zhíyè jiāndū

医师执业监督（supervision of practicing physicians） 卫生计生行政部门和卫生监督员依据有关法律和法规，对本辖区内各级各类医疗机构医务人员的执业资格、执业注册进行监督检查，规范医疗服务行为，打击非法行医的管理活动。依据《中华人民共和国执业医师法》《医疗机构管理条例》《医疗机构管理条例实施细则》《医师执业注册暂行办法》《外国医师来华短期行医暂行管理办法》《台湾地区医师在大陆短期行医管理规定》《香港、澳门特别行政区医师在内地短期行医管理规定》《医师外出会诊管理暂行规定》等。监督对象为依法取得执业医师资格，经注册在医疗、预防、保健机构（包括计划生育技术服务机构）中执业的专业医务人员及外国医师来华行医、香港、澳门、台湾的医师或医疗团体。分为临床医师、口腔医师、公共卫生医师和中医医师四类。

违反《中华人民共和国执业医师法》规定，应当承担相应的行政责任、民事责任和刑事责任，见《中华人民共和国执业医师法》。

（周　令）

yīshī zīgé kǎoshì jiāndū

医师资格考试监督（supervision of medical qualification examination） 对参加医师资格考试人员是否具备法定条件及在考试过程中各个环节考务工作进行监督和管理的行政行为。

监督依据 《中华人民共和国执业医师法》《医师资格考试暂行办法》等。

监督机构 《中华人民共和国执业医师法》（以下简称《执业医师法》）规定，国务院卫生计生行政部门主管全国医师资格考试工作。依据《执业医师法》《医师考试办法》，医师资格考试委员会负责全国医师资格考试工作。委员会下设办公室和专门委员会。各省、自治区、直辖市卫生计生行政部门牵头成立医师资格考试领导小组，负责本辖区的医师资格考试工作。领导小组组长由省级卫生计生行政部门的主要领导兼任。

国家医学考试中心在国务院卫生计生行政部门和医师资格考试委员会领导下，具体负责医师资格考试的技术性工作，其职责是：组织拟定考试大纲和命题组卷的有关具体工作；组织制订考务管理规定；承担考生报名信息处理、制卷、发送试卷、回收答题卡等考务工作；组织评定考试成绩，提供考生成绩单；提交考试结果统计分析报告；向国务院卫生计生行政部门和医师资格考试委员会报告考试工作；指导考区办公室和考点办公室的业务工作；承担命题专家的培训工作等。各省、自治区、直辖市为考区，考区主任由省级卫生计生行政部门主管领导兼任。

监督对象 ①具有高等学校医学专业本科以上学历，在执业医师指导下，在医疗、预防、保健机构中试用期满1年的卫生计生技术人员；取得执业助理医师执业证书后，具有高等学校医学专科学历，在医疗、预防、保健机构中工作满2年的卫生计生技术人员；具有中等专业学校医学专业学历，在医疗、预防、保健机构中工作满5年的卫生计生技术人员。②具有高等学校医学专科学历或者中等专业学校医学专业学历，在执业医师指导下，在医疗、预防、保健机构中试用期满1年的卫生计生技术人员。③以师承方式学习传统医学满3年或者经多年实践医术确有专长的，经县级以上人民政府卫生计生行政部门确定的传统医学专业组织或者医疗、预防、保健机构考核合格并推荐参加执业医师资格或者执业助理医师资格考试的卫生计生技术人员。

监督内容 见《中华人民共和国执业医师法》《医师资格考试暂行办法》。

处罚 考生违反《执业医师法》《医师资格考试暂行办法》，有下列情形之一的，县级以上卫生计生行政部门视情节给予警告、通报批评、取消单元考试资格、取消当年考试资格的处罚或处分，构成犯罪的依法追究刑事责任：①违反考场纪律、影响考场秩序。②由他人代考、偷换答卷。③假报姓名、年龄、学历、工龄、民族、身份证明、学籍等。④伪造有关资料弄虚作假。⑤其他严重舞弊行为。

考试工作人员违反《执业医师法》《医师资格考试暂行办法》，有下列情形之一的，由县级以上卫生计生行政部门给予警告或取消考试工作人员资格，考试工作人员所在单位可以给予记过、记大过、降级、降职、撤职、开除等处分，构成犯罪的，依法追究刑事责任：①监考中不履行职责。②在阅卷评分中错评、漏评、差错较多，经指出仍不改正的。③泄漏阅卷评分工作情况。④利用工作之便，为考生舞弊提供条件或者谋取私利。⑤其他严重违纪行为。

考点有下列情况之一，造成较大影响的，取消考点资格，并追究考点负责人的责任：①考点考务工作管理混乱，出现严重差错的。②所属考场秩序混乱、出现大面积舞弊、抄袭现象的。③发生试卷泄密、损毁、丢失的。④其他影响考试的行为。考场、考点发生考试纪律混乱、有组织的舞弊，相应范围内考试无效。

卫生计生行政部门工作人员违反《执业医师法》有关规定，在考试中弄虚作假、玩忽职守、滥用职权、徇私舞弊，尚不构成犯罪的，依法给予行政处分；构成犯罪的，依法追究刑事责任。

为申请参加实践技能考试的考生出具伪证的，依法追究直接责任者的法律责任；执业医师出具伪证的，注销注册，吊销其医师执业证书；对出具伪证的机构主要负责人视情节予以降职、撤职等处分；构成犯罪的，依法追究刑事责任。

（周　令）

yīshī zhíyè guīzé

医师执业规则（practicing rules of doctors） 医务人员依照法律规定，在执业过程中所应遵守的规定和原则。目的是规范医务人员的执业行为，实质是要求医务人员执业过程中为或不为一定行为的法律义务。

医师执业应当遵守的规则：①实施医疗、预防、保健措施，签署有关医学证明文件，必须亲自诊查、调查，并按照规定及时填写医学文书，不得隐匿、伪造或者销毁医学文书及有关资料；不得出具与自己执业范围无关或者与执业类别不相符的医学证明文件。②对急危患者，应当采取紧急措施进行诊治；不得拒绝急救处置。③应当使用经国家有关部门批准使用的药品、消毒药剂和医疗器械；除正当诊断治疗外，不得使用麻醉药品、医疗用毒性药品、精神药品和放射性药品。④应当如实向患者或者其家属介绍病情，但应注意避免对患者产生不利后果；进行实验性临床医疗，应当经医院批准并征得患者本人或者其家属同意。⑤不得利用职务之便，索取、非法收受患者财物或者牟取其他不正当利益。⑥遇有自然灾害、传染病流行、突发重大伤亡事故及其他严重威胁人民生命健康的紧急情况时，应当服从县级以上卫生计生行政部门的调遣。⑦发生医疗事故或者发现传染病疫情时，应当按照有关规定及时向所在机构或者卫生计生行政部门报告；发现患者涉嫌伤害事件或者非正常死亡时，应当按照有关规定向有关部门报告。⑧执业助理医师应当在执业医师的指导下，在医疗、预防、保健机构中按照其执业类别执业；在乡、民族乡、镇的医疗、预防、保健机构中工作的执业助理医师，可以根据医疗诊治的情况和需要，独立从事一般的执业活动。

（周　令）

wàiguó yīshī láihuá duǎnqī xíngyī jiāndū

外国医师来华短期行医监督

（supervision of doctors from foreign countries） 卫生计生行政部门和卫生监督员依法对在外国取得合法行医权，应邀、应聘或申请来华从事不超过一年期限的外籍医师所从事的临床诊断、治疗业务活动进行监督管理，对其违法、违规行为进行的行政执法行为。依据《中华人民共和国执业医师法》、《外国医师来华短期行医暂行管理办法》、《香港、澳门特别行政区医师在内地短期行医管理规定》、《台湾地区在大陆短期行医管理规定》。

外国医师来华短期行医必须经过注册，取得由国务院卫生计生行政部门统一印制的外国医师短期行医许可证。外国医师来华短期行医的注册机关为设区的市级以上卫生计生行政部门。邀请或聘用单位分别在不同地区的，应当分别向当地设区的市级以上卫生计生行政部门申请注册。监督对象主要为应邀、应聘或申请来华从事不超过一年期限的临床诊断、治疗业务活动，并且已经在外国取得合法行医权的外籍医师。香港、澳门、台湾的医师或医疗团体参照《外国医师来华短期行医暂行管理办法》第十八条执行。监督内容与法律责任，见《外国医师来华短期行医暂行管理办法》。

（周　令）

yàoshī zhíyè jiāndū

药师执业监督

（supervision of licensed pharmacist） 人力资源和社会保障部门、食品药品监督管理部门等监督主体依法对执业药师资格考试、注册登记、执业活动，以及继续教育培训进行监督的卫生执法行为。

监督依据 《中华人民共和国药品管理法》《中华人民共和国药品管理法实施条例》《执业药师资格制度暂行规定》《执业药师资格考试实施办法》。

监督机构 人力资源和社会保障部、国家食品药品监督管理总局共同负责全国执业药师资格制度的政策制定、组织协调、资格考试、注册登记和监督管理工作。国家食品药品监督管理总局负责对需由执业药师担任的岗位做出明确规定并进行检查监督。人力资源和社会保障部、国家食品药品监督管理总局作为执业药师的监督机构，其主要职责是：监督执业药师的资格考试工作；监督管理执业药师的执业注册工作；监督、检查执业药师的执业活动；监督执业药师的继续医学教育培训；对执业药师的违法执业行为进行行政处罚。

监督对象 凡从事药品研发、生产、经营、使用单位的执业药师。执业药师指经全国统一考试合格，取得执业药师资格证书，并经注册登记，在药品生产、经营、使用单位中执业的药学技术人员。中国自1994年开始实施执业药师制度。人力资源和社会保障部、国家食品药品监督管理总局共同负责全国执业药师资格制度的政策制定、组织协调、资格考试、注册登记和监督管理工作。

监督内容 资格考试由人力资源和社会保障部、国家食品药品监督管理总局、国家中医药管理局共同负责，日常管理工作由国家食品药品监督管理总局负责。具体考务工作委托人事人力资源和社会保障部考试中心组织实施。

参加执业药师考试条件　凡中华人民共和国公民和获准在中国境内就业的其他国籍的人员具备以下条件之一者，均可申请参加执业药师资格考试：①取得药学、中药学、化学、医学、生物学专业中专学历，从事药学或中药学专业工作满7年。②取得药学、中药学、化学、医学、生物学专业大专学历，从事药学或中药学专业工作满5年。③取得药学、中药学、化学、医学、生物学专业大学本科学历，从事药学或中药学专业工作满3年。④取得药学、中药学、化学、医学、生物学专业第二学士学位、研究生班毕业或取得硕士学位，从事药学或中药学专业工作满1年。⑤取得药学、中药学、化学、医学、生物学专业博士学位。执业药师资格考试合格者，由各省、自治区、直辖市人力资源和社会保障（职改）部门颁发人力资源和社会保障部统一印制的、人力资源和社会保障部与国家药品监督管理总局用印的中华人民共和国执业药师资格证书。该证书在全国范围内有效。

执业药师资格注册　国家食品药品监督管理总局为全国执业药师资格注册管理机构，各省、自治区、直辖市食品药品监督管理局为注册机构。人事部及各省、自治区、直辖市人事（职改）部门对执业药师注册工作有监督、检查的责任。取得执业药师资格证书者，须按规定向所在省（区、市）食品药品监督管理局申请注册。经注册后，方可按照注册的执业类别、执业范围从事相应的执业活动。未经注册者，不得以执业药师身份执业。申请注册者，必须同时具备下列条件：①取得执业药师资格证书。②遵纪守法，遵守药师职业道德。③身体健康，能坚持在执业药师岗位工作。④经所在单位考核同意。经批准注册者，由各省、自治区、直辖市药品监督管理局在执业药师资格证书中的注册情况栏内加盖注册专用印章，同时发给国家药品监督管理总局统一印制的中华人民共和国执业药师注册证，并报国家药品监督管理总局备案。执业药师注册有效期为3年，有效期满前3个月，持证者须到注册机构办理再次注册手续。再次注册者，除须符合上述规定外，还须有参加继续教育的证明。

注销注册　执业药师有下列情形之一的，由所在单位向注册机构办理注销注册手续：①死亡或被宣告失踪的。②受刑事处罚的。③受取消执业资格处分的。④因健康或其他原因不能或不宜从事执业药师业务的。凡注销注册的，由所在省（区、市）的注册机构向国家药品监督管理总局备案，并由国家药品监督管理总局定期公告。

药师执业活动监督　执业药师必须遵守职业道德，忠于职守，以对药品质量负责、保证人民用药安全有效为基本准则。执业药师必须严格执行《中华人民共和国药品管理法》及国家有关药品研究、生产、经营、使用的各项法规及政策。执业药师对违反《中华人民共和国药品管理法》及有关法规的行为或决定，有责任提出劝告、制止、拒绝执行并向上级报告。执业药师在执业范围内负责对药品质量的监督和管理，参与制定、实施药品全面质量管理及对本单位违反规定的处理；负责处方的审核及监督调配，提供用药咨询与信息，指导合理用药，开展治疗药物的监测及药品疗效的评价等临床药学工作。

（周　令）

yàoshī zhíyè guīzé

药师执业规则（practicing rules of pharmacists）　执业药师在执业活动中应当遵循的规则。

药师执业权利　①药师的人格尊严和人身安全受到保护，药师有权向管理机构投诉侵害其权利的行为，有权就管理机构对自己做出的处罚提出质疑，要求更正或依法申请行政复议或诉讼。②执业药师有权准备所需的药学专业资料，参加旨在提高职业素质的继续教育；执业药师有权进行科研开发和学术交流。③执业药师可以而且应该依法组织自律性协会；④执业药师有权获得正当、合理的执业报酬；在关键岗位工作且业绩突出的执业药师，有权接受表彰和奖励。

药师执业义务与职责　①执业药师必须遵守职业道德，忠于职守，以对药品质量负责、保证人民用药安全有效为基本准则。②执业药师必须严格执行《中华人民共和国药品管理法》及国家有关药品研究、生产、经营、使用的各项法规及政策。③执业药师对违反《中华人民共和国药品管理法》及有关法规的行为或决定，有责任提出劝告、制止、拒绝执行并向上级报告。④执业药师在执业范围内负责对药品质量的监督和管理，参与制定、实施药品全面质量管理及对本单位违反规定的处理。⑤执业药师负责处方的审核及监督调配，提供用药咨询与信息、合理用药，开展治疗药物的监测及药品疗效的评价等临床药学工作。⑥执业药师需努力钻研业务，不断更新知识，掌握最新医药信息，保持较高的专业水平。

（周　令）

hùshi zhíyè jiāndū

护士执业监督（supervision of nurses' practice）　卫生计生行政部门和卫生监督员依法对护士的资格考试、注册和执业活动进行监督检查，对护士违法、违规行为进行行政处罚的卫生行政执法行为。监督依据《中华人民共和国护士条例》《护士执业注册管理办法》《护士执业资格考试办法》。国务院卫生计生行政部门负责全国护士执业注册监督管理工作。省、自治区、直辖市人民政府卫生计生行政部门是护士执业注册的主管部门，负责本行政区域的护士执业注册管理工作。监督对象为经执业注册取得护士执业证书，依照《中华人民共和国护士条例》规定在医疗、预防、保健机构（包括计划生育技术服务机构）中的护理专业卫生技术人员。监督内容包括护士的管理情况及执业资质和执业行为的合法性。护士执业的权利和义务见《护士条例》。

法律责任包括行政责任和刑事责任。①行政责任：未经护士执业注册从事护士工作的，由卫生计生行政部门予以取缔；非法取得中华人民共和国护士执业证书的，由卫生计生行政部门予以缴销；护士执业违反医疗护理规章制度及技术规范的，以及违反护士条例及其他规定的，由卫生计生行政部门视情节予以警告、责令改正、中止注册直至取消其注册；非法阻挠护士依法执业侵犯护士人身权利的，由护士所在单位提请公安机关予以治安行政处罚；当事人对行政处理决定不服的，可以依照国家法律、法规的规定申请行政复议或者提起行政诉讼，当事人对行政处理决定不履行又未在法定期限内申请复议或提起诉讼的，卫生计生行政部门可以申请人民法院强制执行。②刑事责任：护士执业触犯刑法的，构成犯罪的，由司法机关依法追究刑事责任。

（周　令）

hùshi zhíyè guīzé

护士执业规则（practicing rules of nurses）　护士在执业过程中必须遵守的规则。

护士权利　①护士有按照国家有关规定获取工资报酬、享受福利待遇、参加社会保险的权利。任何单位或者个人不得克扣护士工资，降低或者取消护士福利等待遇。②护士有获得与其所从事的护理工作相适应的卫生防护、医疗保健服务的权利。从事直接接触有毒有害物质、有感染传染病危险工作的护士，有依照有关法律、行政法规的规定接受职业健康监护的权利；患职业病的，有依照有关法律、行政法规的规定获得赔偿的权利。③护士有按照国家有关规定获得与本人业务能力和学术水平相应的专业技术职务、职称的权利；有参加专业培训、从事学术研究和交流、参加行业协会和专业学术团体的权利。④护士有获得疾病诊疗、护理相关信息的权利和其他与履行护理职责相关的权利，可以对医疗卫生机构和卫生计生行政部门的工作提出意见和建议。

护士义务　①护士执业，应当遵守法律、法规、规章和诊疗技术规范的规定。②护士在执业活动中，发现患者病情危急，应当立即通知医师；在紧急情况下为抢救垂危患者生命，应当先行实施必要的紧急救护。③护士发现医嘱违反法律、法规、规章或者诊疗技术规范规定的，应当及时向开具医嘱的医师提出；必要时，应当向该医师所在科室的负责人或者医疗卫生机构负责医疗服务管理的人员报告。④护士应当尊重、关心、爱护患者，保护患者的隐私。⑤护士有义务参与公共卫生和疾病预防控制工作。发生自然灾害、公共卫生事件等严重威胁公众生命健康的突发事件，护士应当服从县级以上人民政府卫生计生行政部门或者所在医疗卫生机构的安排，参加医疗救护。

护士执业职责　①护士在执业中应当正确执行医嘱、填写护理记录，观察病人的身心状态，对病人进行科学的护理。遇紧急情况应及时通知医生并配合抢救，医生不在场时，护士应当采取力所能及的急救措施。②护士有承担预防保健工作、宣传防病治病知识、进行康复指导、开展健康教育、提供卫生咨询的义务。③护士执业必须遵守职业道德和医疗护理工作的规章制度及技术规范。④护士在执业中得悉就医者的隐私，不得泄露，但法律另有规定的除外。⑤遇有自然灾害、传染病流行、突发重大伤亡事故及其他严重威胁人群生命健康的紧急情况，护士必须服从卫生计生行政部门的调遣，参加医疗救护和预防保健工作。⑥未经护士执业注册者不得从事护士工作。护理专业在校生或毕业生进行专业实习，以及按规定进行临床实践的，必须按照国务院卫生计生行政部门的有关规定在护士的指导下进行。护理员只能在护士的指导下从事临床生活护理工作。

（周　令）

xiāngcūn yīshēng zhíyè jiāndū

乡村医生执业监督（supervision of rural doctors）　卫生计生行政部门和卫生监督员依法对乡村医生的资格、注册、执业活动及考核和培训进行监督检查，对乡村医生违法、违规行为进行行政处罚的卫生行政执法行为。监督依据《中华人民共和国执业医师法》《乡村医生从业管理条例》。国务院卫生计生行政部门负责全国乡村医生的管理工作。县级以上地方人民政府卫生计生行政部门负责本行政区域内乡村医生的监督管理工作。监督对象为乡村医生。

《中华人民共和国执业医师法》规定，在乡村医疗卫生机构中向村民提供预防、保健和一般医疗服务的乡村医生，符合《中华人民共和国执业医师法》有关规定的，可以依法取得执业医师资格或者执业助理医师资格；不具备《中华人民共和国执业医师法》规定的执业医师资格或者执业助理医师资格的乡村医生，由国务院另行制定管理办法。《乡村医生从业管理条例》适用于尚未取得执业医师资格或者执业助理医师资格，经注册在村医疗卫生机构从事预防、保健和一般医疗服务的乡村医生。监督内容包括乡村医生执业注册、乡村医生培训与考核等。

（周　令）

xiāngcūn yīshēng zhíyè zhùcè

乡村医生执业注册（registration of rural doctors）　国家实行乡村医生执业注册制度。乡村医生的执业注册工作由县级人民政府卫生计生行政部门负责。乡村医生经注册取得执业证书后，方可在聘用其执业的村医疗卫生机构从事预防、保健和一般医疗服务。未经注册取得乡村医生执业证书的，不得执业。

申请执业注册的条件　包括《乡村医生从业管理条例》公布前后申请注册条件。

《乡村医生从业管理条例》公布前注册条件　已经取得中等以上医学专业学历的；在村医疗卫生机构连续工作20年以上的；按照省、自治区、直辖市人民政府卫生计生行政部门制定的培训规划，接受培训取得合格证书的。

《乡村医生从业管理条例》公布后注册条件　《乡村医生从业管理条例》公布之日起进入村医疗卫生机构从事预防、保健和医疗服务的人员，一般应具备执业医师资格或者执业助理医师资格；不具备条件的地区，可以根据实际需要，允许具有中等医学专业学历的人员，或者经培训达到中等医学专业水平的其他人员申请执业注册，进入村医疗卫生机构执业。

申请注册的程序　符合《乡村医生从业管理条例》规定申请在村医疗卫生机构执业的人员，应持村医疗卫生机构出具的拟聘用证明和相关学历证明、证书，向村医疗卫生机构所在地的县级人民政府卫生计生行政部门申请执业注册。县级人民政府卫生计生行政部门应当自受理申请之日起15日内完成审核工作，对符合条例规定条件的，准予执业注册，发给乡村医生执业证书；对不符合条例规定条件的，不予注册，并书面说明理由。

执业注册　县级人民政府卫生计生行政部门负责乡村医生执业注册工作。《乡村医生从业管理条例》公布前的乡村医生，取得县级以上地方人民政府卫生计生行政部门颁发的乡村医生证书，并符合下列条件之一的，可以向县级人民政府卫生计生行政部门申请乡村医生执业注册，取得乡村医生执业证书后，继续在村医疗卫生机构执业：①已经取得中等以上医学专业学历的；②在村医疗卫生机构连续工作20年以上的；③按照省、自治区、直辖市人民政府卫生计生行政部门制定的培训规划，接受培训取得合格证书的。

不予注册　乡村医生有下列情形之一的，不予注册：①申请人不具有完全民事行为能力。②申请人受刑事处罚，自刑罚执行完毕之日起至申请执业注册之日止不满2年。③申请人受吊销乡村医生执业证书行政处罚，自处罚决定之日起至申请执业注册之日止不满2年。

注销注册的情形　乡村医生有下列情形之一，由原注册的卫生计生行政部门注销执业注册，收回乡村医生执业证书：①死亡或者被宣告失踪的；②受刑事处罚的；③中止执业活动满2年的；④考核不合格，逾期未提出再次考核申请或者经再次考核仍不合格的。

变更注册与证书的更换　乡村医生应当在聘用其执业的村医疗卫生机构执业，变更执业的村医疗卫生机构的，应当依照规定的程序办理变更注册手续。乡村医生执业证书有效期为5年。乡村医生执业证书有效期满需要继续执业的，应当在有效期满前3个月申请再注册。

权利和义务　乡村医生在执业活动中享有权利和义务。

权利　①进行一般医学处置，出具相应的医学证明。②参与医学经验交流，参加专业学术团体。③参加业务培训和教育。④在执业活动中，人格尊严、人身安全不受侵犯。⑤获取报酬。⑥对当地的预防、保健、医疗工作和卫生计生行政部门的工作提出意见和建议。

义务　①遵守法律、法规、规章和诊疗护理技术规范、常规。②树立敬业精神，遵守职业道德，履行乡村医生职责，为村民健康服务。③关心、爱护、尊重患者，保护患者的隐私。④努力钻研业务，更新知识，提高专业技术水

平。⑤向村民宣传卫生保健知识，对患者进行健康教育。

执业规则 ①乡村医生应当协助有关部门做好初级卫生保健服务工作；按照规定及时报告传染病疫情和中毒事件，如实填写并上报有关卫生统计报表，妥善保管有关资料。②乡村医生在执业活动中，不得重复使用一次性医疗器械和卫生材料。对使用过的一次性医疗器械和卫生材料，应当按照规定处置。③乡村医生应当如实向患者或者其家属介绍病情，对超出一般医疗服务范围或者限于医疗条件和技术水平不能诊治的病人，应当及时转诊；情况紧急不能转诊的，应当先行抢救并及时向有抢救条件的医疗卫生机构求助。④乡村医生不得出具与执业范围无关或者与执业范围不相符的医学证明，不得进行实验性临床医疗活动。⑤省、自治区、直辖市人民政府卫生计生行政部门应当按照乡村医生一般医疗服务范围，制定乡基层医疗卫生机构基本用药目录。乡村医生应当在基层医疗卫生机构基本用药目录规定的范围内用药。

法律责任 对以不正当手段取得的乡村医生证书，要依法予以收缴或吊销、没收；对违反执业规则的要依法给予行政处罚；对没有取得乡村医生证书，擅自从事乡村医生工作的，应当按照非法行医处理。

乡村医生在执业活动中，有下列行为之一的，由县级人民政府卫生计生行政部门责令限期改正，给予警告；逾期不改正的，责令暂停3个月以上6个月以下执业活动；情节严重的，由原发证部门暂扣乡村医生执业证书：①执业活动超出规定的执业范围，或者未按照规定进行转诊的。②违反规定使用基层医疗卫生机构基本用药目录以外的处方药品的。③违反规定出具医学证明，或者伪造卫生统计资料的。④发现传染病疫情、中毒事件不按规定报告的。

乡村医生在执业活动中，违反规定进行实验性临床医疗活动，或者重复使用一次性医疗器械和卫生材料的，由县级人民政府卫生计生行政部门责令停止违法行为，给予警告，可以并处10000元以下的罚款；情节严重的，由原发证部门暂扣或者吊销乡村医生执业证书。

以不正当手段取得乡村医生执业证书的，由发证部门收缴乡村医生执业证书；造成患者人身损害的，依法承担民事赔偿责任；构成犯罪的，依法追究刑事责任。

乡村医生变更执业的村医疗卫生机构，未办理变更执业注册手续的，由县级人民政府卫生计生行政部门给予警告，责令限期办理变更注册手续。

未经注册在村医疗卫生机构从事医疗活动的，由县级以上地方人民政府卫生计生行政部门予以取缔，没收其违法所得及药品、医疗器械，违法所得5000元以上的，并处违法所得1倍以上3倍以下的罚款；没有违法所得或者违法所得不足5000元的，并处1000元以上3000元以下的罚款；造成患者人身损害的，依法承担民事赔偿责任；构成犯罪的，依法追究刑事责任。

（周　令）

xiāngcūn yīshēng péixùn yǔ kǎohé

乡村医生培训与考核（appraisal and training of rural doctors）

为提高乡村医生从业水平和农村卫生服务水平采取的措施。

培训机构 地方各级人民政府加强乡村医生的培训工作，采取多种形式对乡村医生进行培训。省级人民政府组织制定乡村医生培训规划；县级人民政府根据培训规划制定本地区乡村医生培训计划并根据乡村医生培训计划，负责组织乡村医生的培训工作；乡、镇人民政府及村民委员会应当为乡村医生开展工作和学习提供条件，保证乡村医生接受培训和继续教育。保证乡村医生至少每2年接受一次培训，以更新医学知识，提高业务水平。

内容 包括对乡村医生的培训和考核。对承担国家规定的预防、保健等公共卫生服务的乡村医生，其培训所需经费列入县级财政预算。对边远贫困地区，设区的市级以上地方人民政府应当给予适当经费支持。国家鼓励社会组织和个人支持乡村医生培训工作。

培训 ①政府及有关部门职责：省、自治区、直辖市人民政府组织制定乡村医生培训规划，保证乡村医生至少每2年接受一次培训。县级人民政府根据培训规划制定本地区乡村医生培训计划。对承担国家规定的预防、保健等公共卫生服务的乡村医生，其培训所需经费列入县级财政预算。对边远贫困地区，设区的市级以上地方人民政府应当给予适当经费支持。国家鼓励社会组织和个人支持乡村医生培训工作。县级人民政府卫生计生行政部门根据乡村医生培训计划，负责组织乡村医生的培训工作。乡、镇人民政府及村民委员会应当为乡村医生开展工作和学习提供条件，保证乡村医生接受培训和继续教育。②乡村医生的职责：乡村医生应当按照培训规划的要求至少每2年接受一次培训，更新医学知识，提高业务水平。

考核　①考核机构：县级人民政府卫生计生行政部门负责组织本地区乡村医生的考核工作；对乡村医生的考核，每2年组织一次。对乡村医生的考核应当客观、公正，充分听取乡村医生执业的村医疗卫生机构、乡村医生本人、所在村村民委员会和村民的意见。②考核内容：县级人民政府卫生计生行政部门负责检查乡村医生执业情况，收集村民对乡村医生业务水平、工作质量的评价和建议，接受村民对乡村医生的投诉，并进行汇总、分析。汇总、分析结果与乡村医生接受培训的情况作为对乡村医生进行考核的主要内容。③考核结果：乡村医生经考核合格的，可以继续执业；经考核不合格的，在6个月之内可以申请进行再次考核。逾期未提出再次考核申请或者经再次考核仍不合格的乡村医生，原注册部门应当注销其执业注册，并收回乡村医生执业证书。④考核原则和方法：对乡村医生的考核应当客观、公正，充分听取乡村医生执业的村医疗卫生机构、乡村医生本人、所在村村民委员会和村民的意见。县级人民政府卫生计生行政部门负责检查乡村医生执业情况，收集村民对乡村医生业务水平、工作质量的评价和建议，接受村民对乡村医生的投诉，并进行汇总、分析，以汇总、分析结果与乡村医生接受培训的情况作为对乡村医生进行考核的主要内容。有关卫生计生行政部门对村民和乡村医生提出的意见、建议和投诉，应当及时调查处理，并将调查处理结果告知村民或者乡村医生。

（周　令）

shípǐn ānquán jiāndū

食品安全监督（supervision of food safety）　县级以上地方人民政府依据《中华人民共和国食品安全法》和国务院相关法规、规章的规定，确定本级卫生行政、质量监督、工商行政管理、食品药品监督管理部门的食品安全监督管理职责，对违反卫生法律、法规的行为追究法律责任的行政管理活动。

监督依据　主要依据《中华人民共和国食品安全法》《中华人民共和国农产品质量安全法》《突发公共卫生事件应急条例》《预防性健康检查管理办法》《保健食品注册管理办法》《辐照食品卫生管理办法》《流通环节食品安全监督管理办法》《食品安全风险监测管理办法》《食品安全风险评估管理规定（试行）》《食品检验工作规范》《食品检验机构资质认定管理办法》《食品生产许可管理办法》《食品添加剂新品种管理办法》《食品添加剂生产监督管理规定》《餐饮服务许可管理办法》《餐饮服务食品安全监督管理办法》《食品安全国家标准管理办法》《进口无食品安全国家标准食品许可管理》《食品安全信息公布管理办法》《食品安全抽样检验管理办法》《食品召回管理办法》等。

监督机构　依法执行食品卫生监督管理职责的机构。《中华人民共和国食品安全法》规定，国家对食品安全实施监督管理采取的组织形式和基本制度。国务院设立食品安全委员会，作为食品安全工作的高层议事协调机构，主要职责：分析食品安全形势，研究部署，统筹指导食品安全工作；提出食品安全监管的重大政策措施；督促落实食品安全监管责任。

《中华人民共和国食品安全法》第六条规定，县级以上地方人民政府对本行政区域的食品安全监督管理工作负责，统一领导、组织、协调本行政区域的食品安全监督管理工作及食品安全突发事件应对工作，建立健全食品安全全程监督管理工作机制和信息共享机制。县级以上地方人民政府依照食品安全法和国务院的规定，确定本级食品药品监督管理、卫生行政部门和其他有关部门的职责。有关部门在各自职责范围内负责本行政区域的食品安全监督管理工作。

监督对象　在中国领域内从事食品、食品添加剂、食品容器、包装材料和食品用工具、设备、洗涤剂、消毒剂的生产经营及对食品的生产经营场所、设施和有关环境是否符合国家食品安全要求，负有直接责任的一切单位和个人，也包括职工食堂、托幼机构食堂、学生家庭小饭桌、食品摊贩等。

监督内容　①县级以上地方人民政府组织本级卫生行政、农业行政、质量监督、工商行政管理、食品药品监督管理部门制定本行政区域的食品安全年度监督管理计划，并按照年度计划组织开展工作。②食品生产经营企业的新建、扩建、改建，从设计到建设应符合食品安全要求；设计审查和工程验收必须有相应的主管食品生产经营的监督行政部门参加。相应的食品生产、食品流通、餐饮服务监督管理。③加强对食品新资源、食品添加剂等新品种使用的管理，规定了按照食品安全标准申请、审批的程序；由国务院授权的行政部门进行食品安全风险评估及提供安全性评估材料。④对食品、食品添加剂的标志，要求其具有法定的事项，必须真实、清楚。⑤食品、食品添加剂、包装材料及其他工具，必须按国家食品安全标准和食品安全管理办法，实施检验合格后，方可出厂或销售。对预包装食品的包装上的标签应符合要求，对供婴幼儿和特定人群的主辅食品，其标签还应标明主要营养成分及其含量。⑥《中华人民共和国食品安全法》第四十五条规定食品生产经营者应当建立并执行从业人员健康管理制度。患有国务院卫生行政部门规定的有碍食品安全疾病的人员，不得从事接触直接入口食品的工作。从事接触直接入口食品工作的食品生产经营人员应当每年进行健康检查，取得健康证明后方可上岗工作。⑦实行食品生产许可证制度。未取得许可证的，不得从事食品生产经营，取得食品质量安全市场准入标志（标志为QS）后方可出厂销售。对食品不得实施免检。⑧加强对食品市场、城乡集市贸易的食品安全管理，明确管理责任。⑨进口食品、食品添加剂等由口岸入境检验检疫机构检验合格后，海关凭出入境检验检疫机构签发的通关证明放行，出口食品由出入境检验检疫机构进行监督、抽检，海关凭出入境检验检疫机构签发的通关证明放行。⑩对保健食品、特殊医学用途配方食品和婴幼儿配方食品等特殊食品实行严格监督管理。⑪规定了食品生产经营者采购食品及原料的索证制度。《中华人民共和国食品安全法》第三十六条规定对食品生产者采购食品原料、食品添加剂、食品相关产品，应当查验供货者的许可证和产品合格证明文件。

监督措施 主要的措施有以下几条。

现场检查 县级以上人民政府食品药品监督管理、质量监督部门履行各自食品安全监督管理职责，有权进入食品生产经营场所实施现场检查，对食品生产经营者是否按照食品安全法对食品生产经营的要求进行生产经营活动，如是否具有相应的生产经营设备设施，是否生产经营法律法规禁止生产经营的食品，以及对食品原料、添加剂的使用情况等进行检查。

抽样检验 县级以上人民政府食品药品监督管理、质量监督部门履行各自食品安全监督管理职责，有权对生产经营的食品进行抽样检验。对食品进行抽样检验是食品安全监督管理部门对食品安全进行监督检查的重要措施。

查阅、复制有关资料 县级以上人民政府食品药品监督管理、质量监督部门履行各自食品安全监督管理职责，有权查阅、复制与食品安全有关的合同、票据、账簿及其他有关资料，如食品生产经营者的生产、流通或者餐饮服务许可，食品生产经营人员的健康证明，食品生产企业的进货查验记录、出厂检验记录等。

查封、扣押有关物品 县级以上人民政府食品药品监督管理、质量监督部门履行各自食品安全监督管理职责，有权查封、扣押有证据证明不符合食品安全标准或者有证据证明存在安全隐患，以及用于违法生产经营的食品、食品添加剂、食品相关产品。“查封”是指食品安全监督管理部门以张贴封条或其他必要措施，将不符合食品安全标准的食品，违法使用的食品原料、食品添加剂、食品相关产品，以及用于违法生产经营或者被污染的工具、设备封存，未经查封部门许可，任何单位和个人不得启封、动用。“扣押”是指食品安全监督管理部门将上述物品运到另外的场所予以扣留。

查封有关场所 县级以上人民政府食品药品监督管理、质量监督部门履行各自食品安全监督管理职责，有权对违法从事食品生产经营活动的场所进行查封。采取查封、扣押措施要遵循更为严格的要求：只能对有证据的证明不符合食品安全标准的食品，违法使用的食品原料、食品添加剂、食品相关产品，以及用于违法生产经营或者被污染的工具、设备进行查封、扣押，对违法从事食品生产经营活动的场所进行查封。即使对有违法行为的食品生产经营企业，对其合法经营场所，合法使用物品，也不能进行查封、扣押。县级以上质量监督、工商行政管理、食品药品监督管理部门在采取查封、扣押措施时，要依法进行，遵守法定程序。

（陈炳卿 李 恒）

shípǐn ānquán fēngxiǎn pínggū

食品安全风险评估（assessment of food safety risks）

对食品、食品添加剂、食品相关产品中生物性、化学性和物理性危害对人体健康可能造成的不良影响进行的风险评估。食品安全风险评估制度的建立，是国家对食品安全进行科学管理的重要基础。一个完整的风险评估过程包括危害识别、危害特征描述、暴露评估、风险特征描述四部分。食品安全风险评估具有国际通行的原则和科学方法；以科学为依据，根据与之相关的食品安全风险监测、人体膳食暴露量有关信息进行评估；有掌握专业知识的技术人员参加；具有独立性，即风险评估与风险管理相分离。

食品安全风险评估的内容包括食品和食品添加剂中生物性、化学性和物理性危害对人体健康可能造成的不良影响。评估对象是食品和食品添加剂，即排除以治疗为目的的物品以外的各种供人食用或饮用的成品、原料和按照传统既是食品又是药品的物品，以及为了改善食品品质和色、香、味、形，为防腐、保鲜和加工工艺的需要而加入食品中的人工合成或者天然物质。

食品安全风险评估的机构为国务院卫生行政部门，负责组织食品安全风险评估工作，成立由医学、农业、食品、营养、生物、环境等方面的专家组成的食品安全风险评估专家委员会进行食品安全风险评估。对农药、肥料、兽药、饲料和饲料添加剂等的安全性评估，应当有食品安全风险评估专家委员会的专家参加。食品安全风险评估结果是制定、修订食品安全标准和实施食品安全监督管理的科学依据。经食品安全风险评估，得出食品、食品添加剂、食品相关产品不安全结论的，国务院食品药品监督管理、质量监督等部门应当依据各自职责立即向社会公告，告知消费者停止食用或者使用，并采取相应措施，确保该食品、食品添加剂、食品相关产品停止生产经营；需要制定、修订相关食品安全国家标准的，国务院卫生行政部门应当会同国务院食品药品监督管理部门立即制定、修订。国务院食品药品监督管理部门应当会同国务院有关部门，根据食品安全风险评估结果、食品安全监督管理信息，对食品安全状况进行综合分析。对经综合分析表明可能具有较高程度安全风险的食品，国务院食品药品监督管理部门应当及时提出食品安全风险警示，并向社会公布。县级以上人民政府食品药品监督管理部门和其他有关部门、食品安全风险评估专家委员会及其技术机构，应当按照科学、客观、及时、公开的原则，组织食品生产经营者、食品检验机构、认证机构、食品行业协会、消费者协会及新闻媒体等，就食品安全风险评估信息和食品安全监督管理信息进行交流沟通。

（陈炳卿　李　恒）

shípǐn ānquán fēngxiǎn jiāncè

食品安全风险监测（surveillance of food safety risks）　通过系统和持续地收集食源性疾病、食物中毒、食品污染及食品中有害因素的监测数据及相关信息，进行综合分析，并及时通报的活动。国家建立食品安全风险监测制度，对食源性疾病、食品污染及食品中的有害因素进行监测，应包括环境中可能进入食品或农产品的环境污染物、农牧业产品、食品、食品添加剂及食品相关产品、居民膳食摄入量和营养调查，以及食品生产经营企业违法行为的监测信息等。遵循优先选择原则，兼顾常规监测范围和年度重点，并将以下情况作为优先监测的内容：①健康危害较大、风险程度较高及污染水平呈上升趋势的。②易于对婴幼儿、孕产妇、老年人、病人等造成健康影响的。③流通范围广、消费量大的。④以往在中国导致食品安全事故或者受到消费者关注的。⑤已在国外导致健康危害并有证据表明可能在中国存在的。

计划制定　卫生行政部门会同农业行政、质量监督、工商行政管理和国家食品药品监督管理等有关部门根据食品安全风险评估、食品安全标准制定与修订和食品安全监督管理等工作的需要，对食源性疾病、食品污染及食品中的有害因素进行有计划的常规和重点的监测。国务院卫生行政部门会同国务院有关监督部门制定、实施国家食品安全风险监测计划。省、自治区、直辖市人民政府卫生行政部门根据国家食品安全风险监测计划，结合本行政区域的具体情况，组织制定、实施本行政区域的食品安全风险监测方案。同时，各监督管理等有关部门在获知有关食品安全风险信息后，应当立即向国务院卫生行政部门通报。国务院卫生行政部门会同有关部门对信息核实后，及时调整食品安全风险监测计划。

规划内容　包括食源性疾病、食品污染和食品中有害因素的名称、相关食品类别及检测方法、经费预算等，并规定监测的内容、任务分工、工作要求、组织保障措施和考核等内容。食品安全风险监测计划的制定还应征求行业协会、国家食品安全标准审评委员会及农产品质量安全评估专家委员会的意见。

实施机构　由国务院卫生行政部门会同国务院质量监督、工商行政管理和国家食品药品监督管理等部门确定，并具备食品检验机构资质认定条件和按照规范进行检验的能力，原则上应当按照国家有关认证认可的规定取得资质认定（非常规的风险监测项目除外）。技术机构应根据有关法律法规的规定和国家食品安全风险监测计划要求，完成监测任务，及时向有关下达监测任务的部门报告监测结果，并保证监测数据真实、可靠。

食品安全风险监测工作人员可进入相关食用农产品种植、养殖、食品生产加工、食品流通、餐饮服务等场所采集样品、收集相关数据。所采集的样品，应当按照市场价格支付采集样品的费用。国务院卫生行政部门会同国务院质量监督、工商行政管理、国家食品药品监督管理及国务院工业和信息化等部门根据食品安全风险监测数据和分析结果，制定国家食品安全风险监测质量控制方案并组织实施。国务院卫生行政部门应当将备案情况、风险监测数据分析结果通报国务院农业行政、质量监督、工商行政管理和国家食品药品监督管理，以及国务院商务、工业和信息化等部门。

省、自治区、直辖市卫生行政部门组织同级质量监督、工商行政管理、食品药品监督管理、工业和信息化等部门，根据国家食品安全风险监测计划，并结合本地区的人口特征、主要生产和消费食物的种类、预期的保护水平及经费支持的能力等，制定和实施适合本行政区域的食品安全风险监测计划。省、自治区、直辖市卫生行政部门应按规定将食品安全风险监测方案和方案调整情况报上级卫生行政部门备案，并及时报送监测数据和分析结果。

（陈炳卿　高　蕾）

shípǐn ānquán shìgù chǔzhì

食品安全事故处置（handling of food safety incidents）

由食物中毒、食源性疾病、食品污染等引起，对人体健康有危害或者可能有危害的事故。《中华人民共和国食品安全法》规定，发生食品安全事故的单位应当立即予以处置，防止事故扩大。发生食品安全事故的单位有责任对其导致或者可能导致食品安全事故的食品及原料、工具、设备等，立即采取封存等控制措施，并自事故发生之时起2小时内向所在地县级人民政府卫生行政部门报告。

应急预案　根据《中华人民共和国食品安全法》和其他有关法律、法规的规定，针对突发食品安全事件的性质、特点及可能对社会造成的危害，具体规定对突发事件应急管理工作的组织指挥体系与职能，制定应对突发事件的预防与预警机制、处置程序、应急保障措施及事后恢复与重建措施等内容。国务院组织制定国家食品安全事故应急预案。县级以上地方人民政府应当根据有关法律、法规的规定和上级人民政府的食品安全事故应急预案和本地区的实际情况，制定本行政区域的食品安全事故应急预案，并报上一级人民政府备案。食品生产经营企业也应当制定食品安全事故处置方案，定期检查本企业各项食品安全防范措施的落实情况，及时消除食品安全事故隐患。

报告制度　事故单位和接收病人进行治疗的单位应当及时向事故发生地县级人民政府食品药品监督管理、卫生行政部门报告。县级以上人民政府质量监督、农业行政等部门在日常监督管理中发现食品安全事故或者接到事故举报，应当立即向同级食品药品监督管理部门通报。发生食品安全事故，接到报告的县级人民政府食品药品监督管理部门应当按照应急预案的规定向本级人民政府和上级人民政府食品药品监督管理部门报告。县级人民政府和上级人民政府食品药品监督管理部门应当按照应急预案的规定上报。任何单位和个人不得对食品安全事故隐瞒、谎报、缓报，不得隐匿、伪造、毁灭有关证据。医疗机构发现其接收的病人属于食源性疾病病人或者疑似病人的，应当按照规定及时将相关信息向所在地县级人民政府卫生行政部门报告。县级人民政府卫生行政部门认为与食品安全有关的，应当及时通报同级食品药品监督管理部门。县级以上人民政府卫生行政部门在调查处理传染病或者其他突发公共卫生事件中发现与食品安全相关的信息，应当及时通报同级食品药品监督管理部门。

应急措施　食品安全事故发生后，事故单位和收治患者的医疗卫生机构应当采取应急处置，防止食品安全事故扩大：①立即停止食用可能导致发生食品安全事故的食品及其原料。②保留食品安全事故发生的现场，控制可能导致食品安全事故的食品及其原料的流失，采集有关食品及其原料的样品。③密切关注已食用这些食品的人员，一旦出现不适症状的，立即送至医院救治。

县级以上卫生行政部门接到食品安全事故的报告后，应当立即会同有关农业行政、质量监督、工商行政管理、食品药品监督管理部门进行调查处理，并采取下列措施，防止或者减轻社会危害：①开展应急救援工作，对因食品安全事故导致人身伤害的人员，卫生行政部门应当立即组织救治。②立即封存可能导致食品安全事故的食品及其原料，并及时进行采样、检验；对确认属于被污染的食品及其原料，责令食品生产经营者依照食品安全法第五十三条的规定予以召回、停止经营并销毁。③封存被污染的食品用工具及用具，并责令进行清洗消毒。④积极做好信息发布工作，依法对食品安全事故及其处理情况进行发布，并对可能产生的危害加以解释、说明。对于发生重大食品安全事故的，县级以上人民政府应当立即成立食品安全事故处置指挥机构，启动应急预案，依照相关规定进行处置。

参与食品安全事故调查的部门应当在卫生行政部门的统一组织协调下分工协作、相互配合，提高事故调查处理的工作效率。调查的部门有权向有关单位和个人了解与事故有关的情况，并要求其提供相关资料和样品。有关单位和个人有责任配合食品安全事故调查处理工作，并按照要求提供相关资料和样品。任何个人或单位不得阻挠、干涉食品安全事故的调查处理。调查部门必须坚持实事求是、尊重科学的原则，及时、准确查清事故原因和性质，认定事故责任，并提出整改措施。

现场卫生处理　发生食品安全事故，县级以上疾病预防控制机构应当在第一时间赶赴现场，按照食品安全事故处理的有关规定和工作流程，协助卫生行政部门和有关部门对事故现场进行卫生处理，包括患者排泄物等生物样品、可疑中毒食物及其原料及相关样品的采集；对事故现场进行消毒，切断传播途径防止疫病的发生和蔓延；涉及行政性强制性措施的，则提出相关建议。

现场流行病学调查　县级以上疾病预防控制机构应及时派出专业人员到达事故现场，并且对与食品安全事故有关的因素开展流行病学调查。制定流行病学调查计划和方案，开展对食品安全事故累及人群的发病情况、分布特点进行调查分析，明确诊断，提出并实施有针对性的预防控制措施。

法律责任　调查食品安全事故，除了查明事故单位的责任，还应当查明负有监督管理和认证职责的监督管理部门、认证机构的工作人员失职、渎职情况。存在失职、渎职行为的，应当依法追究相关人员的行政责任；触犯刑法的应当依法追究相关人员的刑事责任。

（陈炳卿　李　恒）

shípǐn ānquán yùjǐng xìtǒng

食品安全预警系统（food safety early warning system）

通过对食品安全问题的监测、追踪、量化分析、信息通报、预报等，建立针对食品安全问题进行预警的一整套功能系统。食品安全预警系统也可分为食品数量安全预警系统、食品质量安全预警系统和食品可持续安全预警系统。食品的数量安全研究多为粮食安全问题。食品质量安全则涉及食物的污染、是否有毒、添加剂是否违规超标、标签是否规范等问题，需要在食品污染界限之前采取措施，预防食品污染和主要危害因素，避免重大食物中毒和食源性疾病的发生。境外发生的食品安全事件可能对中国境内造成影响，或者在进口食品、食品添加剂、食品相关产品中发现严重食品安全问题的，国家出入境检验检疫部门应当及时采取风险预警或者控制措施，并向国务院食品药品监督管理、卫生行政、农业行政部门通报。接到通报的部门应当及时采取相应措施。在食品的生产和消费过程，食物与环境的可持续性发展不仅是生态问题，也是国家、地区乃至世界的经济问题，甚至成为政治问题。因此，一个完整的食品安全预警体系可以监控食品供给数量、质量、食品生产和制造环节与环境的可持续发展的安全状况，能够对食品安全问题发出预警，防止重大安全事故的发生。

（陈炳卿　李　恒）

shípǐn ānquán kuàisù fǎnyìng xìtǒng

食品安全快速反应系统

（quick response system of food safety）　建立在食品安全预警系统的基础上，其输入端是食品安全预警分析信息，输出端是食品安全紧急应对的决策。食品安全快速反应系统比一般的反应系统增加了协调指挥功能，重在快速防控食品卫生安全的事态发展。食品快速反应系统主要是对重大、突发安全事件的紧急应对处理，是应对系统的特殊形式。危机应对的关键是捕捉先机，在危机发生危害之前对其进行控制。快速反应系统的实质就是应急防控预案，是危机处理的计划与方法。食品快速反应系统基本特点为统筹指挥、反应迅速、依据科学和动态跟踪。

（陈炳卿　高　蕾）

Guójì Shípǐn Fǎdiǎn

《国际食品法典》（*International Food Codex*）

由国际食品法典委员会（Codex Alimentarius Commission，CAC）制定的食品标准、准则、规范和建议。CAC 于 1962 年由联合国粮食及农业组织（Food and Agriculture Organization of the United Nations，FAO）和世界卫生组织（World Health Organization，WHO）联合建立，是制定国际食品卫生法典的政府间组织，其宗旨是促进公平的国际食品贸易和保护消费者的健康和安全。

历史沿革 食品法典起源于古代时期，古时的统治机构针对不良食品销售已制定相关规则以保护消费者。古代雅典检查啤酒与葡萄酒是否纯净和卫生；罗马帝国则有较好的食品控制体系以保护消费者免受欺骗和不良食物影响；中世纪欧洲的部分国家已指定鸡蛋、香肠、奶酪、葡萄酒和面包的质量和安全法规。到19世纪末，第一部食品法规生效，启用并建立实施机构，如食品贸易协会开始尝试使用一致的标准来方便国际贸易。1903~1960年食品法典的国际发展和合作有了进展。例如，1903年国际乳品联盟（International Dairy Federation，IDF）指定了牛奶和奶制品国际标准；1945年FAO诞生，开始承担营养和相关国际食品标准的制定工作；1948年WHO诞生，承担人类健康食品标准的制定，尤其是授权建立食品标准的工作；1950年FAO/WHO召开营养、食品添加剂和相关领域的专家会议；1953年WHO大会指出，在食品工业中广泛使用化学物质所出现的公共卫生问题应引起重视；1954~1958年奥地利积极谋求创立地区性食品法典，欧洲食品法典出现；1960年FAO欧洲区域会议同意区域性的部分食品标准国际化，并将该建议提交FAO/WHO食品标准规划会议；1961年FAO会议决定成立食品法典委员会并提请WHO尽早认可FAO/WHO共同制定食品标准规划。

CAC组织 见国际食品法典委员会。

标准 按具体内容将国际食品法典标准（简称为CAC法典标准）分为商品标准、技术规范、限量标准、分析与取样方法、一般导则及指南五大类。①商品标准：CAC的商品标准覆盖了国际食品贸易中重要的大宗商品，并与国际上食品贸易紧密结合。商品标准是CAC标准体系中的主要内容之一，约占CAC标准总数的67%。②良好卫生或技术规范：国际食品法典中包括愈来愈多的为保障食品良好的品质、安全及卫生而建立良好的操作规范、良好的实验室规范和卫生操作指南等。③农药、兽药、食品添加剂、有害元素等限量标准。④分析和采样方法：此类标准一般由各商品委员会提出申请，并负责制定标准的全过程，同时负责向分析与采样方法法典委员会就有关问题进行报告和讨论，分析与采样方法法典委员负责协调工作。⑤法典涉及的各种咨询、管理和程序等一般准则和指南。

作用 随着世界贸易组织（WTO）的建立，尤其是《实施卫生和植物卫生措施协定》等协议规定，将CAC标准作为国际食品贸易必须参照的准则，国际食品法典标准具有了新的含义。在WTO建立前，是否实施CAC法典标准是各国政府自行决定的。各国如采纳尚无CAC法典标准或严于CAC法典的技术法规或措施时，必须提出科学依据，否则被认为是技术堡垒。国际食品法典的策略基础和技术原则也发生实质性改变，国际食品法典标准在一定程度上更注重终产物，更加强调对整个食物链的过程管理，制定食品法典均必须符合科学，采用危险性分析的办法，包括危险性评价、危险性管理及危险性信息交流。由于国际食品法典的重要性，各CAC成员对参与CAC活动趋向更加积极活跃。CAC的重要宗旨是保护消费者的健康和利益，因此消费者的积极参与将成为国际食品法典工作的重要原则。

（陈炳卿　高　蕾）

Měiguó shípǐn ānquán fǎlǜ fǎguī tǐxì

美国食品安全法律法规体系（legal system of food safety in the United States） 以联邦和各州法律及行业生产安全食品的职责为基础的，通过联邦政府授权机构的通力合作，各州及地方政府的积极参与，形成一个互为补充、相互独立，复杂、有效的食品安全法制体系。美国食品安全法规的特点：美国食品监管在国家级实行的是多部门联合监管制度，各机构分工明确，职责明确，各司其职，为食品安全提供了强有力的组织保障。负责食品卫生的联邦政府机构主要有卫生与人类服务部的食品药物管理局、国家疾病控制预防中心、农业部的食品安全监督服务局和动植物卫生检验局。还有联邦其他机构也在食品卫生方面发挥着重要作用，如美国环境保护署。这些机构采用的具体措施有检查，监测，执法，研究和风险评估，食品上市许可，添加剂、农药和新兽医用药的上市许可。

（陈炳卿　高　蕾）

Měiguó shípǐn ānquán biāozhǔn

美国食品安全标准（food safety standards in the United States） 美国由公认机构批准的、非强制性遵守的、规定产品或者相关的食品加工和生产方法的规则、指南或者特征的文件。美国食品安全标准是技术协调体系的组成部分。通常，政府相关机构在制定技术法规时引用已经制定的标准，作为对技术法规要求的具体规定，这些被参照的标准就被联邦政府、州或地方法律赋予强制性执行的属性。这些标准是在技术法规的框架要求的指导下制定，必须符合相应的技术法规的规定和要求。美国推行的是民间标准优先的标准化政策，鼓励政府部门参与民间团体的标准化活动。自愿性和分散性是美国标准体系两大特点，也是美国食品安全标准的特点。美国的食品安全标准，主要是检验检测方法标准和被技术法规引用后的肉类、水果、乳制品等产品的质量分等分级标准两大类。

特点：①内容重点突出。美国食品安全技术法规的制定充分以科学为依据，以风险分析为基础，贯彻以预防为主的原则，对“从农田到餐桌”全过程的食品安全进行监控和管理。更为突出的特点是，在保证食品安全的前提下，制定的技术法规内容重点突出。②标准和技术法规的范围明确。从美国制定的食品安全标准看，主要是推荐性检验检测方法标准和肉类、水果、乳制品等产品的质量分等分级标准二大类，这些标准约占标准总数的90%以上。而技术法规主要是微生物限量、农药残留限量等与人体健康有关的食品安全要求和规定。③技术法规与标准紧密结合，相互配合。通常，政府相关机构在制定法规时引用已经制定的标准，作为对技术法规要求的具体规定，这些被参照的标准就被联邦政府、州或地方法律赋予强制性执行的属性。安全标准是在技术法规的框架要求的指导下制定，必须符合相应的技术法规的规定和要求，这样就保证了标准的实施。这些标准的制定机构主要是经过美国国家标准学会认可的与食品安全有关的行业协会、标准化技术委员会和政府部门。

（陈炳卿　高　蕾）

Jiānádà shípǐn ānquán biāozhǔn

加拿大食品安全标准（food safety standards in Canada）

加拿大为通用或者反复使用的目的，由公认机构批准的、非强制性遵守的、规定产品或者相关的食品加工和生产方法的规则、指南或者特征的文件。加拿大食品安全标准包括专门规定那些适用于产品、加工或者生产方法的对术语、符号、包装、标识或者标签的要求，还包括一些检验检测的方法标准。加拿大公共事务和政府服务部下的加拿大通用标准局在非强制性标准的制定中起重要作用，有许多标准就是由该机构负责起草制定的。非强制性标准制定出来后，必须经过加拿大标准委员会批准颁布，也属于国家标准，其制定和发布也需按照规定的程序进行。拟订的标准草案将提交给加拿大标准委员会，经加拿大标准委员会批准后，就正式成为一项新的国家标准。

特点：①建立健全食品安全标准化的机构，加大资金投入实施各项食品安全行动计划等综合措施的实施。加拿大食品安全标准体系是在由多部门管辖下运行的，在联邦一级该系统由加拿大卫生部和加拿大食品检验署共同管理。在食品安全技术法规和标准的实施和管理方面，加拿大农业部负责管理联邦一级注册、产品跨省或在国际市场销售的食品企业，并对有关法规和标准执行情况进行监督，实施这些法规和标准。省级政府的食品安全机构提供在自己管辖权范围内、产品本地销售的成千上万的小食品企业的检验，市政当局负责向经营最终食品的饭店提供公共健康的标准，并对其进行监督。②建立统一和平衡的食品安全标准实施体系。加拿大制定的《加拿大食品安全和检查法》是在对食品与药品法、农产品法、消费品包装和消费法、种子法、饲料法，以及肉制品检验法和鱼产品检验法等与食品安全相关的法律当中有关食品及农产品安全、农业投入品检测的有关内容和条款进行整合和更新所形成的一部法律。该法律由11个部分组成，分别是行政管理体制、禁止、法规命令和证书、罚则、经销商之间的仲裁，包括加拿大食品署检验法、动物卫生法、植物保护法、农业和农产食品行政货币处罚法等。

（陈炳卿　高　蕾）

Rìběn shípǐn ānquán fǎlǜ fǎguī tǐxì

日本食品安全法律法规体系（legal system of food safety in Japan）　日本由中央和各级地方政府共同进行。中央政府有关部门制定政策、进行食品监测、监管进口食品。地方政府保健所在其管辖范围内负责日常食品监督，都、道、府、县及政令市卫生研究所提供部分技术支持和食品的检验工作。进出口食品监督是由后生劳动省的医药食品局及其所属的分布全国各口岸的检疫所进行检验。日本的食品安全法律法规体系也具有多部门联合监管的特点，负责食品卫生的中央政府部门主要有食品安全委员会、厚生劳动省的医药食品局，下设食品安全部和进口食品安全对策室，负责加工和流通环节农产品安全监督管理，国内食品加工企业的经营许可、监督执法、组织制定农药、兽药限量标准等。

（陈炳卿　高　蕾）

Rìběn shípǐn ānquán biāozhǔn

日本食品安全标准（food safety standards in Japan）　日本在一定的范围内以获得最佳食品安全秩

序、促进最佳社会效益为目的，以科学、技术和经验的综合成果为基础，经各有关方协商一致并经一个公认机构批准的，对食品的安全性能规定共同的和重复使用的规则、导则或特性的文件。日本食品安全标准主要包含投入品标准（主要指农药、兽药与饲料添加剂标准）、生产方法标准（包括有机农产品标准、产品品质标准、质量标识标准），以及日本食品安全法律法规的几个特殊标准（包括针对转基因食品的标准等）。

特点：①注重与国际标准接轨，以国际标准化组织和食品法典委员会的标准为主，从制定标准时就注意与国际标准相符。在制定采用或是实施技术法规、标准和合格评定程序时，符合《世界贸易组织/技术性贸易壁垒协定》，推进食品安全领域标准体制的改革与发展，减少和消除不必要的贸易技术壁垒。②健全食品标准体系，扩大食品安全标准的覆盖范围。③加强相关管理部门之间的工作协调，以法律的形式确定食品安全标准，使食品安全标准形成统一规范的局面。

（陈炳卿　高　蕾）

Ōuméng shípǐn ānquán fǎlǜ fǎguī tǐxì

欧盟食品安全法律法规体系

（legal system of food safety in European Union）　欧盟委员会负责食品立法实施的总体指导和监督，2006年实施的《欧盟食品及饲料安全管理法规》统一了欧盟食品安全法律法规体系。欧盟食品安全管理局向欧盟委员提供食品安全及相关事宜风险管理决策的科学建议；负责监督整个食品链、风险评估、管理和交流，为制定有关食品链方面的政策与法规提供技术性建议；向公众提供有关信息。欧盟食品与兽医办公室主要职能是通过必要的评估，在食品质量与安全及动植物健康方面建立有效地管理体系，对欧盟成员国和第三进口国就是否满足欧盟食品质量安全要求，是否履行动植物健康法律进行检查，同时促进欧盟在这些方面政策的发展。

（陈炳卿　高　蕾）

shípǐn ānquán jiāndū guǎnlǐ zhízé

食品安全监督管理职责

（legal liabilities of surveillance and administration of food safety）　食品安全直接关系广大人民群众的身体健康和生命安全，食品安全由各级卫生行政、农业行政、质量监督、工商行政管理及食品药品监督管理等部门依据食品安全法所规定确定的各自食品安全监督管理职责，各司其职，共同监督。食品安全监督管理各部门的具体职责如下。

卫生行政部门职责　国务院卫生行政部门承担食品安全综合协调职责，负责食品安全风险监测与评估、食品安全标准制定、食品安全信息公布、食品检验机构的资质认定条件和检验规范的制定，组织处理食品安全事故等。食品安全信息主要包括食品安全总体情况、标准、监测、监督检查、风险评估、风险预警、安全事故及其处理信息和其他食品安全相关信息。由国家建立食品安全信息统一公布制度，并由国务院卫生行政部门统一公布，具体包括：①国家食品安全总体情况。②食品安全风险评估信息和食品安全风险警示信息。③重大食品安全事故及其处理信息。④其他重要的食品安全信息和国务院确定的需要统一公布的信息。省、自治区、直辖市人民政府卫生行政部门负责统一公布，影响限定区域内的食品安全风险评估、预警、重大食品安全事故及其处理信息。各级农业行政、质量监督、工商行政管理、食品药品监督管理部门，根据各自职责分工，按照规定的程序和形式公布本部门的食品安全日常监督管理信息，并依法将公布的食品安全信息向当地卫生行政部门和其他有关部门同步。食品安全监督管理部门公布信息还应当做到准确、及时、客观。县级以上食品安全监督管理部门获知《中华人民共和国食品安全法》第八十二条第一款规定的需要统一公布的信息，应当向上级主管部门报告，由上级主管部门立即报告国务院卫生行政部门；必要时，可以直接向国务院卫生行政部门报告。县级以上卫生行政、农业行政、质量监督、工商行政管理、食品药品监督管理部门还应当相互通报获知的食品安全信息。

农业行政部门职责　农业行政部门依据农产品质量安全法规定，负责食用农产品的监管，即食品安全监督管理涵盖了从农田到餐桌的全过程，并对农产品的质量安全标准、产地、生产加工、包装和标识等做出明确规定，从源头保证食用农产品在内的所有农产品的质量安全。同时也要依据食品安全法规定，制定有关食用农产品的质量安全标准，及时公布食用农产品安全信息等。

质量监督部门职责　食品安全法规定质量监督部门在食品安全监督管理中承担的责任包括：①负责食品生产许可的颁发。②负责对食品生产活动进行监管。③负责对食品添加剂的生产实施许可和监管。④负责对食品相关产品进行监管。⑤配合卫生行政部门对发生在生产环节的食品安全事故进行处置。⑥对进出口的食品进行监管。⑦对食品检验机构进行资质认定管理。⑧负责对食品、食品添加剂和食品相关产品的生产者及相关的食品检验机构违反食品安全法的行为和违反进出口食品管理的行为，并根据食品安全法有关规定进行处罚。

工商行政管理部门职责　工商行政管理部门负责对食品流通环节进行监督。职责包括：①负责颁发食品流通许可。②负责对食品销售的食品摊贩进行监管。③负责对食品流通活动进行日常的监督管理。④配合卫生行政部门对发生在流通环节的食品安全事故进行处置。⑤负责对食品流通环节经营者的违法行为或违法推荐食品的违法行为，根据食品安全法有关规定进行处罚。食品安全信用档案由食品安全监督部门负责建立，该档案主要内容记录食品生产、流通、餐饮服务等的许可颁发、日常监督检查结果、违法行为查处等情况；并根据食品安全信用档案的记录，对有不良信用记录的食品生产经营者增加监督检查频次。还包括各行业协会的评估、新闻媒体、社会舆论监督信息、认证机构的认证情况、消费者投诉等有关食品生产经营者安全情况等信息。食品安全信用档案的建立对食品安全工作的规范、引导、督促有积极作用。

食品药品监督管理部门职责　食品药品监督管理部门负责对餐饮服务环节进行监管，具体职责包括：①负责餐饮服务许可的颁发。②负责对提供餐饮服务食品摊贩进行监督管理。③负责对餐饮服务活动进行日常的监督管理。④配合卫生行政部门对发生在餐饮服务环节的食品安全事故进行处置。⑤负责对保健食品进行监督管理。⑥负责对服务餐饮经营者违反食品安全法的违法行为，根据食品安全法有关规定进行处罚。县级以上卫生行政、质量监督、工商行政管理、食品药品监督管理部门应当按照法定权限和程序履行食品安全监督管理职责；对生产经营者的同一违法行为，不得给予二次以上罚款的行政处罚；涉嫌犯罪的，应当依法向公安机关移送。

县级以上卫生行政、质量监督、工商行政管理、食品药品监督管理部门接到有关食品安全的咨询、投诉、举报的，应当按照《中华人民共和国食品安全法》第八十条规定及时处理，具体包括：①对属于本部门监管职责的，应当受理，并及时进行答复、核实、处理，做到依法处理、分工明确、公正及时。②对不属于本部门职责的，应当书面通知并移交有权处理的部门处理。③有权处理的部门应当及时处理，不得推诿；属于食品安全事故的，依照《中华人民共和国食品安全法》第七章有关规定进行处置。

（陈炳卿　高　蕾）

shípǐn wèishēng jiǎnyàn

食品卫生检验（food hygiene inspection）　依据物理、化学、生物的基本原理和技术手段，按照制定的技术标准，对食品原料、辅助材料及成品质量的检验。依据食品安全法规定的食品卫生标准，评定其食品安全质量。

机构资质　食品安全法规定从事食品卫生检验的机构应按照国家有关认证认可的规定取得资质认定后，方可从事食品检验活动，以保证检验结果的科学性、客观性、公正性和权威性。食品卫生检验机构的资质认定条件和检验规范由国务院卫生行政部门规定。依法取得资质认定，是从事食品检验活动的前提条件。申请承担食品卫生检验任务的检验机构必需依法通过计量认证、审查认可和实验室认可，经有关主管部门指定或认定后，方可从事食品卫生检验活动。

检验人责任　食品卫生检验机构对所进行的食品检验应由指定的检验人独立进行。检验人应具有尊重科学，恪守职业道德，并能依照有关法律、法规的规定，并依照食品安全标准和检验规范对送检食品进行检验，保证出具的检验数据和结论客观、公正，真实。食品卫生检验实行食品检验机构与检验人负责制，食品卫生检验机构和检验人对出具的食品检验报告负责。食品卫生检验报告应当加盖食品卫生检验机构公章，并有检验人的签名或者盖章。

检验流程　对食品进行抽样检验，是县级以上食品安全监督管理部门依法对生产、流通和餐饮服务中的食品实施食品安全监督的一种经常性的监督管理行为。《中华人民共和国食品安全法》规定食品安全监督管理部门对食品不得实施免检。县级以上质量监督、工商行政管理、食品药品监督管理部门应当对食品进行定期或者不定期的抽样检验。进行抽样时，应当购买抽取的样品，并且不能收取检验费和其他任何费用。在执法工作中需要对食品进行检验的，应当委托符合食品安全法规定的食品检验机构，并支付相关检验费用。对检验结论有异议的，可以依法进行复检。食品生产经营企业可以自行对所生产的食品进行检验，也可以委托符合食品安全法规定的食品检验机构进行检验。

（陈炳卿　高　蕾）

shípǐn shēngchǎn jīngyíng ānquán jiāndū

食品生产经营安全监督

（supervision of food production and sales）　食品生产经营应当符合食品安全标准，国家对食品生产经营实行许可制度，即对于设立食品生产、流通或餐饮服务企业，应当预先核准企业名称，并依照食品安全法的规定取得食品生产许可、食品流通许可、餐饮服务许可后，办理工商登记，方可从事食品生产、食品流通、餐饮服务。县级以上质量监督、工商行政管理、食品药品监督管理部门依照相关法律、行政法规的规定审核有关资料、核查生产场所、检验相关产品；对相关资料、场所符合规定要求及相关产品符合食品安全标准或者要求的，应当作出准予许可的决定。食品生产加工小作坊和食品摊贩从事食品生产经营活动，应当符合规定与其生产经营规模、条件相适应的食品安全要求，保证所生产经营的食品卫生、无毒、无害，有关部门应当对其加强监督管理，具体管理办法由省、自治区、直辖市人民代表大会常务委员会依照规定制定。

卫生要求　①具有与生产经营的食品品种、数量相适应的食品原料处理和食品加工、包装、贮存等场所，保持该场所环境整洁，并与有毒、有害场所及其他污染源保持规定的距离。②具有与生产经营的食品品种、数量相适应的生产经营设备或者设施，有相应的消毒、更衣、盥洗、采光、照明、通风、防腐、防尘、防蝇、防鼠、防虫、洗涤及处理废水、存放垃圾和废弃物的设备或者设施。③有食品安全专业技术人员、管理人员和保证食品安全的规章制度。④具有合理的设备布局和工艺流程，防止待加工食品与直接入口食品、原料与成品交叉污染，避免食品接触有毒物、不洁物。⑤餐具、饮具和盛放直接入口食品的容器，使用前应洗净、消毒，炊具、用具用后应洗净，保持清洁。⑥贮存、运输和装卸食品的容器、工具和设备应当安全、无害，保持清洁，防止食品污染，并符合保证食品安全所需的温度等特殊要求，不得将食品与有毒、有害物品一同运输。⑦直接入口的食品应有小包装或使用无毒、清洁的包装材料、餐具。⑧食品生产经营人员应保持个人卫生，生产经营食品时，应将手洗净，穿戴清洁的工作衣、帽；销售无包装的直接入口食品时，应当使用无毒、清洁的售货工具。⑨用水应当符合国家规定的生活饮用水卫生标准。⑩使用的洗涤剂、消毒剂应对人体安全、无害。

禁止生产经营食品　①用非食品原料生产的食品或者添加食品添加剂以外的化学物质和其他可能危害人体健康物质的食品，或者用回收食品作为原料生产的食品。②致病性微生物、农药残留、兽药残留、重金属、污染物质及其他危害人体健康的物质含量超过食品安全标准限量的食品。③营养成分不符合食品安全标准的专供婴幼儿和其他特定人群的主辅食品。④腐败变质、油脂酸败、霉变生虫、污秽不洁、混有异物、掺假掺杂或者感官性状异常的食品。⑤病死、毒死或者死因不明的禽、畜、兽、水产动物肉类及其制品。⑥未经动物卫生监督机构检疫或者检疫不合格的肉类，或者未经检验或者检验不合格的肉类制品。⑦被包装材料、容器、运输工具等污染的食品。⑧超过保质期的食品。⑨无标签的预包装食品。⑩国家为防病等特殊需要明令禁止生产经营的食品及其他不符合食品安全标准或者要求的食品。县级以上质量监督、工商行政管理、食品药品监督管理部门应当加强对食品生产经营者生产经营活动的日常监督检查；对发现不符合食品生产经营要求情形的，应当责令立即纠正，并依法予以处理；对不再符合生产经营许可条件的，应当依法撤销相关许可。

（陈炳卿　高　蕾）

pǔtōng shípǐn ānquán jiāndū

普通食品安全监督

（safety supervision for common foods）

除保健食品、新资源食品、辐照食品、新型食品、转基因食品、食品添加剂以外的各种食品的监督管理。普通食品可根据食品固有特性分为粮食及其制品、食用油脂、豆类及其制品、肉类及其制品、蛋类及其制品、乳类及其制品、水产品及其制品、罐头食品、饮料（含固体）及冷食、酒类、糕点、饼干、面包、调味品和酱腌菜、糖（含糖果）和蜜饯及蜂蜜、坚果类、鲜（干）果和蔬菜制品、茶叶等。

基本卫生要求　符合应有的营养要求，具有相应的色、香、味等感官性状。食品生产经营必须取得食品生产许可，应当符合食品安全标准，并符合下列要求：①具有与申请生产许可的食品品种、数量相适应的食品原料处理和食品加工、包装、贮存等场所，保持该场所环境整洁，并与有毒、有害场所及其他污染源保持规定的距离。②具有与申请生产许可的食品品种、数量相适应的生产设备或者设施，有相应的消毒、更衣、盥洗、采光、照明、通风、防腐、防尘、防蝇、防鼠、防虫、洗涤，以及处理废水、存放垃圾和废弃物的设备或者设施。③具有与申请生产许可的食品品种、数量相适应的合理的设备布局、工艺流程，防止待加工食品与直接入口食品、原料与成品交叉污染，避免食品接触有毒物、不洁物。④具有与申请生产许可的食品品种、数量相适应的食品安全专业技术人员和管理人员。⑤具有与申请生产许可的食品品种、数量相适应的保证食品安全的培训、从业人员健康检查和健康档案等健康管理、进货查验记录、出厂检验记录、原料验收、生产过程等食品安全管理制度。禁止生产经营《中华人民共和国食品安全法》第二十八条规定的食品食品不得加入药品。

监督管理内容　包括预防性卫生监督、食品生产许可管理和经常性安全卫生监督。

预防性卫生监督　主要是对食品生产经营者的新建、改建、扩建工程和设计时进行审查。①生产经营场所总平面图、各功能间平面布局图、工程设计图、生产工艺流程图。②生产经营场所内外环境资料。③水源、水质资料和污水、污物、废气排放或处理资料。④车间地面和墙壁结构资料。⑤卫生设施配备情况等，并对提交的材料进行审查和现场勘验，如符合卫生要求，即可发给卫生审查认可书。

食品生产许可管理　拟设立食品生产企业申请食品生产许可的，应当向生产所在地质量技术监督部门（以下简称许可机关）提出，并提交下列材料：①食品生产许可申请书。②申请人的身份证（明）或资格证明复印件。③拟设立食品生产企业的名称预先核准通知书。④食品生产加工场所及其周围环境平面图和生产加工各功能区间布局平面图。⑤食品生产设备、设施清单。⑥食品生产工艺流程图和设备布局图。⑦食品安全专业技术人员、管理人员名单。⑧食品安全管理规章制度文本。⑨产品执行的食品安全标准；执行企业标准的，须提供经卫生行政部门备案的企业标准。⑩相关法律法规规定应当提交的其他证明材料。申请食品生产许可所提交的材料，应当真实、合法、有效。申请人应在食品生产许可申请书等材料上签字确认。

许可机关对收到的申请，应当依照《中华人民共和国行政许可法》第三十二条等有关规定进行处理。对申请决定予以受理的，应当出具受理决定书。决定不予受理的，应当出具不予受理决定书，并说明不予受理的理由，告知申请人享有依法申请行政复议或者提起行政诉讼的权利。许可机关受理申请后，应当依照有关规定组织对申请的资料和生产场所进行。现场核查并应当由许可机关指派2~4名核查人员组成核查组并按照国家质检总局有关规定进行，企业应予以配合。许可机关应当根据核查结果，在法律法规规定的期限内作出处理：①经现场核查，生产条件符合要求的，依法作出准予生产的决定，向申请人发出准予食品生产许可决定书，并于作出决定之日起10日内颁发设立食品生产企业食品生产许可证书。②经现场核查，生产条件不符合要求的，依法作出不予生产许可的决定，向申请人发出不予食品生产许可决定书，并说明理由。

食品生产许可证有效期为3年。有效期届满，取得食品生产许可证的企业需要继续生产的，应当在食品生产许可证有效期届满6个月前，向原许可机关提出换证申请；准予换证的，食品生产许可证编号不变。期满未换证的，视为无证；拟继续生产食品的，应当重新申请，重新发证，重新编号，有效期自许可之日起重新计算。

经常性卫生监督　根据普通食品的基本卫生要求进行全面检查，企业应当在食品生产许可的品种范围内从事食品生产活动，不得超出许可的品种范围生产食品。企业应当保证生产条件持续符合规定要求，并对其生产的食品安全负责。各级质量技术监督部门在各自职责范围内依法对企业食品生产活动进行定期或不定期的监督检查，或选择重点车间，重点环节检查，并据监督管理需要按照规定采集样品。监督检查完毕后，准确地写出监督笔录，并经被监督单位负责人过目签字。如果单位负责人或有关人员拒绝签字，应在记录上注明拒签事由。对存在的问题，应了解其原因，提出改进办法，进行必要的技术指导。监督检查中发现突出的问题，除及时向监督机构负责人汇报外，还应向其主管部门反映，争取协同管理。需要给予行政处罚的，应按行政处罚程序办理。

法律责任　企业未取得食品生产许可，不得从事食品生产活动；未经许可机关确定食品生产许可的品种范围之前，禁止出厂销售试产食品；未在食品生产许可证有效期内生产食品；企业不能保证生产的食品安全负责。根据《中华人民共和国食品安全法》第八十四条规定实施行政处罚。并依据《中华人民共和国行政许可法》第三十二条等有关规定进行相应处罚。

（陈炳卿　高　蕾）

bǎojiàn shípǐn ānquán jiāndū

保健食品安全监督（safety supervision for health food）　对具有特定保健功能或者以补充维生素、矿物质为目的的食品安全进行的监督管理。保健食品即适于特定人群食用，具有调节机体功能，不以治疗为目的，并且对人体不产生任何急性、亚急性或者慢性危害的食品。

保健食品特征　①保健食品必须是食品：保健食品是食品的一个种类，应具有食品的共性，即无毒无害、有一定的营养价值并具有相应的色、香、味等感官性状。但保健食品不是普通的食品，保健食品既可以体现传统食品的属性，也可以是胶囊、片剂或口服液等形式，并且保健食品在食用量上有限制，不能替代正常膳食。②保健食品不是药品：保健食品是以调节机体功能为主要目的，不能用于治疗疾病，对人体不产生任何急性、亚急性或慢性危害，可以长期服用。而药品则是以治疗疾病为目的，允许有一定副作用且多数不能长期应用。此外保健食品为经口摄入，而药品则可通过注射、皮肤及口服等多种途径给药。③保健食品具有特定的保健功能：保健食品具有明确的、具体的、经过科学验证的、能够调节人体机能的某一方面功能，如免疫调节作用、延缓衰老功能、减肥功能、促进生长发育功能、抗疲劳功能等。④保健食品适于特定人群食用：保健食品是针对亚健康人群设计的，不同功能的保健食品对应的是不同特征的亚健康人群，如减肥的保健食品只适用于肥胖的人群，抗衰老的保健食品只适用于中老年人食用。这是保健食品与普通食品的另一个重要区别。《中华人民共和国食品安全法》第五十一条指出对保健食品实行严格监管，应当依法履职，承担责任。依据《中华人民共和国食品安全法》，以及国务院卫生行政部门、国家食品药品监督管理总局有关规章和标准，各级食品药品监督局负责各自管辖范围内的保健食品卫生监督管理工作。

监督内容　国家食品药品监督管理总局对已经批准生产的保健食品可以组织监督抽查。①注册与审批：保健食品的注册应当按照产品注册申请申报资料项目的要求，如实提交规范完整的材料和反映真实情况。申请国产保健食品注册，申请人应当按照规定填写国产保健食品注册申请表，并将申报资料和样品报送样品试制所在地的省、自治区、直辖市食品药品监督管理部门；申请进口保健食品注册，申请人应当按照规定填写进口保健食品注册申请表，并将申报资料和样品报送国家食品药品监督管理总局；国家食品药品监督管理总局收到省、自治区、直辖市（食品）药品监督管理部门报送的审查意见、申报资料和样品后，组织技术人员对申报资料进行技术审评和行政审查，并作出审查决定。②生产经营：从事保健食品的生产、经营活动的，应申请领取保健食品卫生许可证后，方可从事生产、经营活动。保健食品的生产、经营企业应在取得的保健食品卫生许可证许可范围内从事生产、经营活动；保健食品的生产过程、生产条件必须符合《保健食品良好生产规范》及其他相关的卫生要求。选用的工艺应能保持产品的功效成分的稳定性。加工过程中功效成分不损失，不破坏，不转化和不产生有害的中间体。应采用定型包装，直接与保健食品接触的包装材料或容器必须符合有关卫生标准或卫生要求；保健食品经营者采购保健食品时，必须索取保健食品批准证书复印件和产品检验合格证。③标签、说明书及广告宣传：保健食品标签和说明书必须符合国家有关标准和要求，并标明保健作用和适宜人群、食用方法和适宜的食用量、贮藏方法、功效成分的名称及含量。因在现有技术条件下，不能明确功效成分的，则须标明与保健功能有关的原料名称、保健食品批准文号、保健食品标志、有关标准或要求所规定的其他标签内容。

法律责任　保健食品对人产生急性、亚急性或者慢性危害，其标签、说明书涉及疾病、治疗功能，不载明适宜人群，不适宜人群，不表明功效成分或者标志性成分及其含量等，依据《中华人民共和国食品安全法》第八十五条给予行政处罚，并根据情节及后果给予相应的罚款，情节严重的，吊销许可证。

（陈炳卿　高　蕾）

xīnzīyuán shípǐn ānquán jiāndū

新资源食品安全监督（safety supervision for new resource foods）　在中国新研制、新发现、新引进的无食用习惯或仅在个别地区有食用习惯的，符合食品基本要求的物品，包括新资源食品原料及成品，为保证其质量规范安全所进行的监督管理。

监督内容　《中华人民共和国食品安全法》四十四条规定，申请利用新的食品原料从事食品生产活动的单位或者个人，应当向国务院卫生行政部门提交相关产品的安全性评估材料。①申请生产新资源食品的单位和个人，必须向其所在省、自治区、直辖市卫生行政部门提出食品安全审查申请，并报送申报资料及样品。申报资料包括新资源食品名称及国内外研究利用情况，新资源食品配方及生产工艺，产品成分包括营养物质、有生物效应物质及有毒有害物质等的分析报告，新资源食品的安全性毒理学评价报告或有关文献资料，个别地区有食用习惯的食品应提供有关该食品食用历史的证明资料、产品的质量标准，产品标签及说明书样稿。受理申请的卫生行政部门对申报资料组织对相关产品的安全性评估材料进行审查。对符合食品安全要求的，依法决定准予许可并予以公布。②新资源食品的试生产、正式生产由国家质量监督局审批。国务院卫生行政部门的评估工作由食品安全风险评估专家委员会具体负责，聘请农业、食品卫生、营养、毒理等有关方面的专家组成新资源食品评审委员会，负责新资源食品的审评。其审评结果作为国家质量监督机构对新资源食品试生产、生产审批的依据。新资源食品试生产经国家质量监督机构审批通过后，发给新资源食品生产经营审查批件。③新资源食品试生产期为2年，在此期间申请单位和个人必须做到，试生产的新资源食品在广告宣传和包装上必须在显著的位置上标明“新资源食品”字样及新资源食品试生产批准文号；新资源食品在试生产期内，产品只限在生产经营许可批准机构指定范围内销售；新资源食品在试生产期内，不得进行技术转让。④在试生产期满前6个月，新资源食品试生产单位和个人，向所在省、自治区、直辖市食品生产经营管理行政部门提出申请，受理申请的食品生产经营管理行政部门对该产品进行市场抽样检验，并根据检验结果提出审查意见报国家质量监督机构。⑤国家质量监督机构根据审查意见和该产品试生产期间产品质量、安全状况，审批通过的即可发给新资源食品生产审查批件，使用批准正式生产批件的新资源食品的，必须经省级质量监督行政部门批准，报国家质量监督局备案。⑥生产新资源食品的单位和个人应对资源食品在试生产和生产时，不得改变产品配方及生产工艺；对新资源食品，禁止以任何形式宣传或暗示预防疾病和治疗疾病的作用；严禁食品加药。⑦质量监督行政部门要加强对新资源食品的经常性食品安全监督；未获得新资源食品试生产批准文号和试生产期满未获得新资源食品审查批准文号的新资源食品，以及被撤销其批准文号的新资源食品不得生产经营，对符合要求的，依法决定准予许可并予以公布；对不符合食品安全要求的，决定不予许可并书面说明理由。

法律责任　利用新的食品原料从事食品生产及食品相关产品新品种生产，未经过安全性评估，依据《中华人民共和国食品安全法》第八十五条、第八十六条规定没收违法所得、违法生产经营的食品，根据违法情节及后果给予相应的行政处罚。

（陈炳卿　高　蕾）

fúzhào shípǐn ānquán jiāndū

辐照食品安全监督（safety supervision for irradiated foods）

使用电离辐照尤其是钴-60（^{60}Co）或铯-137（^{137}Cs）产生的γ射线或电子加速器产生的能量低于10兆电子伏的电子束或X射线装置产生的能量低于5兆电子伏的X射线照射食品的监督管理。辐照食品是以延长保质期、杀灭致病微生物或使寄生虫失活为目的而使用电离辐照处理过的食品，该食品辐照处理前后必须符合相应未经辐照处理食品的有关标准、规范和规定。辐照食品的安全监督管理涉及三个方面，即辐照设施的安全监督管理、食品卫生管理、辐照工艺和辐照剂量管理，各个国家都制订有相应的管理办法和标准。

中国辐照食品安全监督管理　中国为了确保辐照食品的卫生安全性和辐照食品剂量的准确性，辐照食品要受各项法律法规的制约。从事食品辐照加工的单位和个人，必须按所在省、自治区、直辖市卫生行政管理部门制定的卫生许可证发放管理办法，取得食品卫生许可证和放射工作许可证方可开展工作。申请人从事食品辐照加工的单位必须具备良好的防护条件。从事辐照加工的放射工作人员必须进行放射防护知识培训，经考试或考核合格的，由省级卫生行政部门发给放射工作人员证。食品辐照加工单位的辐照室应有良好的通风设施、多重安全连锁装置的剂量监测装置。卫生行政部门依照《辐照加工装置卫生防护管理规定》对辐照设施进行卫生防护监督检查。辐照食品应按良好辐照工艺进行辐照。食品的辐照加工必须按照规定的生产工艺进行，并按照食品卫生标准进行检验，凡不符合食品卫生标准的辐照食品，不得出厂或者销售。严禁用辐照加工手段处理劣质不合格的食品。食品一般不得重复照射。凡不符合《辐照食品管理办法》规定，根据其情节予以相应的行政处罚。

国际辐照食品安全监督管理 国际粮食及农业组织/世界卫生组织/国际原子能机构（FAO/WHO/LAEA）联合建立的辐照食品安全性专家委员会和食品添加剂委员会均为食品法典委员会所属添加剂部门委员会的建议机构，定期对辐照食品进行评价审批。1984年联合组织了国家食品辐照咨询组，对所有辐照食品重大事项均在该咨询组上讨论。各国政府和国际组织对辐照食品的认可分为无条件批准和暂定批准两类。批准辐照食品较早的国家有苏联、加拿大和美国。20世纪70年代末立法与批准进程加快。FAO/WHO和食品法典委员会也提出了《辐照食品通用标准》和《用于处理食品辐照设施的实施细则》。

（陈炳卿　高　蕾）

shípǐn tiānjiājì ānquán jiāndū

食品添加剂安全监督（safety supervision for food additives）

食品添加剂为改善食品品质和色、香、味，以及防腐、保鲜和加工工艺的需要而加入食品中的化学合成或天然物质。在中国，食品营养强化剂作为食品添加剂的一个类别进行管理。食品营养强化剂是指为了增加营养成分而加入食品中的天然的或者人工合成的属于天然营养素范围的食品添加剂。2015年5月发布《食品安全国家标准 食品添加剂使用标准》（GB 2760-2014），规定了食品添加剂的使用原则、允许使用的食品添加剂品种、使用范围及最大使用量或残留量。

监督依据 根据《中华人民共和国产品质量法》《中华人民共和国食品安全法》及其实施条例和《中华人民共和国工业产品生产许可证管理条例》等有关法律法规，在中国境内从事食品添加剂生产、实施生产许可和监督管理。

监督主体 国家质量监督检验检疫总局（以下简称国家质检总局）主管全国范围内生产食品添加剂的质量监督管理工作。省级质量技术监督部门主管本行政区域内生产食品添加剂的质量监督管理工作，负责实施食品添加剂生产许可。市、县级质量技术监督部门负责本行政区域内生产食品添加剂的质量监督管理工作。

监督内容 ①生产许可：生产者必须在取得生产许可后，方可从事食品添加剂的生产。取得生产许可，应当具备合法有效的营业执照；与生产食品添加剂相适应的专业技术人员；与生产食品添加剂相适应的生产场所、厂房设施；其卫生管理符合卫生安全要求；与生产食品添加剂相适应的生产设备或者设施等生产条件；与生产食品添加剂相适应的符合有关要求的技术文件和工艺文件；健全有效的质量管理和责任制度；与生产食品添加剂相适应的出厂检验能力；产品符合相关标准及保障人体健康和人身安全的要求；符合国家产业政策的规定，不存在国家明令淘汰和禁止投资建设的工艺落后、耗能高、污染环境、浪费资源的情况；食品添加剂生产许可证有效期为五年。有效期届满，生产者需要继续生产的，应当在生产许可证有效期届满六个月前向原许可机关提出换证申请。逾期未申请换证或申请不予批准的，食品添加剂生产许可证自有效期届满之日起失效。②出厂销售的食品添加剂进行出厂检验，检验合格后方可销售。③生产食品添加剂：应当使用符合相关质量安全要求的原辅材料、包装材料及生产设备；生产者应当建立原材料采购、生产过程控制、产品出厂检验和销售等质量管理制度，并做好以下生产管理记录。食品添加剂应当有标签、说明书，并在标签上载明“食品添加剂”字样。标签、说明书，应当标明下列事项：食品添加剂产品名称、规格和净含量；生产者名称、地址和联系方式；成分或者配料表；生产日期、保质期限或安全使用期限；贮存条件；产品标准代号；生产许可证编号；食品安全标准规定的和国务院卫生行政部门公告批准的使用范围、使用量和使用方法。④食品添加剂应当有包装并保证食品添加剂不被污染；生产的食品添加剂存在安全隐患的，生产者应当依法实施召回；生产者应当将食品添加剂召回和召回产品的处理情况向质量技术监督部门报告。⑤生产者应当建立生产管理情况自查制度，按照有关规定对食品添加剂质量安全控制等生产管理情况进行自查。质量技术监督部门应当根据监督管理工作计划，对本行政区域内食品添加剂生产者进行监督检查，并重点检查生产者质量管理制度的运行记录，核实生产者自查报告的疑点问题；并依法对生产者实施召回的情况进行监督管理。

法律责任 用非食品原料生产的食品或者添加食品添加剂以外的化学物质；采购或者使用不符合食品安全标准的食品添加剂；没有取得生产食品添加剂许可；

不符合食品添加剂标签、说明书和包装及使用范围、使用方法。依据《中华人民共和国食品安全法》第八十四条给予行政处罚，并根据情节及后果，给予相应的处罚。

（陈炳卿　高　蕾）

shípǐnyòng gōngjù shèbèi ānquán jiāndū

食品用工具设备安全监督

（safety supervision for food tools and devices）　食品用工具是指食品生产经营（包括加工、贮存、运输、销售等）过程中接触食品的机械、管道、传送带、容器、用具和餐具等。制造食品工具、设备的材料，有纸、竹、木、金属、搪瓷、陶瓷、塑料、橡胶、玻璃、天然纤维或合成纤维等，也可用多种材料复合制成。食品用工具、设备必须符合卫生标准和卫生管理办法的规定：食品用工具、设备必须符合卫生要求的原材料，符合安全无害的要求；产品应当便于清洗和消毒，保持清洁，防止食品污染。

监督内容　①材料：所有用于食品处理及可能接触食品的工具与设备，应由无毒或低毒、无臭味或异味、耐腐蚀如酸或碱、不易发霉的、符合卫生标准和使用条件（如高温、高压）的材料制造；使用较多的材料，如橡胶、塑料、涂料等，应选择使用最佳原料配方，投料前对各种原料按比例准确称量，不随意变动，并严格控制加温的温度和时间，在最良好的工艺条件下生产，能保证产品质量稳定性；不得使用社会上回收的废料生产的材料；采购原料应有严格的索证与检查验收制度，并应贮存于专用仓库，不得与有毒有害及其他化工物品混放，防止污染。②生产及工艺：各种材料应经检查，符合卫生要求才能投入生产；不合格的材料不准投产。③产品：容器、管道内壁表面要光洁、平滑、无裂口、缺口、管道转弯无盲端直角；陶瓷、搪瓷釉彩、涂釉均匀，无鳞爆，无脱瓷孔泡、花饰无脱落；有颜色的材料，遇醋酸、乙醇、正己烷溶剂应不脱色；使用涂料的容器内壁涂料，应涂布均匀，无气泡，涂膜无龟裂脱落；无异味、异臭，无明显可见的杂质及污染物。整体产品要符合各自的卫生标准，每批产品要按标准的各项指标和规定统一检验方法，检验合格后出厂；不合格的产品不能出厂销售。④使用：主要是防止使用过程中对食品产生直接或间接的污染。例如，接触食品的材料中的有害物质未聚合的单体、中间体、加工助剂和重金属等，或曾接触过的有毒有害物质向食品迁移，或因食品用工具、设备的不当使用而造成食品受有害物质污染，影响食品的感官性状及卫生质量。食品工具、设备的摆放位置应便于操作、清洁、维护和减少交叉污染，首次使用之前，先进行清洗，使用过程零件、螺丝、插头和螺帽等不会因震动而松离，投料及出品均能按卫生操作；用于原料、半成品、成品的工具和设备应分开，并有明显的区分标识，原料加工中切配动物性和植物性食品的工具和设备，宜分开并有明显的区分标识；食品运输工具应当保持清洁，防止食品在运输过程中受到污染；根据食品工具设备的制造材料与实际使用条件（温度、可能接触的食品种类等），注意各种适用与禁忌的食品及类别（如酒精、油脂，酸、碱性食品），防止因使用不当而造成食品受有害物质污染。应建立加工操作设备及工具清洁、清洗和消毒制度，用于食品加工的设备及工具使用后应洗净，接触直接入口食品的还应消毒，以保证所有食品加工设备及工具清洁卫生，防止食品污染。用于食品加工操作的设备及工具不得用作与食品加工无关的用途。

法律责任　经营被包装材料、容器、运输工具等污染食品，食品生产采购、使用不符合食品安全标准原料，使用不符合卫生要求生产工艺，产品感官性状不符合要求，依据《中华人民共和国食品安全法》第八十六条规定，没收违法所得、违法生产经营的食品和用于违法生产经营的工具、设备、原料等物品；违法生产经营的食品货值金额不足 1 万元的，并处 2000 元以上 5 万元以下罚款；货值金额 1 万元以上的，并处货值金额 5 倍以上 10 倍以下罚款；情节严重的，吊销许可证。

（陈炳卿　高　蕾）

cānyǐn fúwùyè shípǐn ānquán jiāndū

餐饮服务业食品安全监督

（safety supervision for catering services）　对通过即时制作加工、商业销售和服务性劳动等，向消费者提供食品和消费场所及设施的服务活动的监督管理。餐饮服务业包括餐馆、快餐店、小吃店、饮品店、食堂等。其特点有进食品种繁多，制作工艺复杂；原料多种多样，来源不易控制；餐饮服务单位的规模千差万别，多数缺乏有效的自身管理；流动性大。

监督内容　国家对食品生产经营实行许可制度，从事食品生产、食品流通、餐饮服务，应当依据《中华人民共和国行政许可法》的规定，及《餐饮服务许可管理办法》（卫生部令第70号）进行监督管理。①建筑设计及设施：具有制作供应的食品品种、数量相适应的食品原料处理和食品加工、贮存等场所，保持该场所环境整洁，并与有毒、有害场所及其他污染源保持规定的距离。②具有与制作供应的食品品种、数量相适应的经营设备或者设施，有相应的消毒、更衣、洗手、采光、照明、通风、冷冻冷藏、防尘、防蝇、防鼠、防虫、洗涤及处理废水、存入垃圾和废弃物的设备或者设施。③具有经食品安全培训、符合相关条件的食品安全管理人员，以及与本单位实际相适应的保证食品安全的规章制度。④具有合理的布局和加工流程，防止待加工食品与直接入口食品、原料与成品交叉污染，避免食品接触有毒物、不洁物。⑤食品采购、加工、餐饮具采购和使用新鲜、良好的原料：不采购“有毒、有害、腐烂变质、酸败、霉变、生虫、污秽不洁、混有异物或者其他感官性状异常的材料”“无检验合格证明的肉类食品”“超过保质期限及其他不符合食品标签规定的定型包装食品”“无卫生许可证的食品生产经营者供应的食品”。⑥原料的使用：在加工前，加工人员必须认真检查待加工的食品及其食品原料，发现有腐败变质或其他感官性状异常的，不得加工或使用。各种食品原料在使用前必须洗净，并且要求蔬菜应当与肉类、水产品类分池清洗，禽蛋在使用前应当对外壳进行清洗，必要时进行消毒处理。⑦食品的加工过程：从原料处理到提供给就餐客人之间的全过程，主要包括需要熟制加工食品、凉菜加工和熟食的暂时存放（自助餐）。对于凉菜加工，要求有凉间，配有专用冷藏、专用洗涤消毒、专用更衣设施、专用工用具、容器，经过专门清洗消毒的蔬菜、水果；在经营过程中要求每天定时进行空气消毒，避免非凉菜间人员进入等。⑧餐饮具使前必须洗净、消毒，消毒后的餐饮具必须贮存在餐具专用保洁柜内专用。⑨食品从业人员个人卫生要求：包括手的卫生和何时洗手，禁止不卫生行为，要求服务人员穿着整洁的工作服，而厨房操作人员要穿戴整洁的工作衣、帽等。食品生产经营人员每年必须进行健康检查；新参加工作和临时参加工作的食品生产经营人员必须进行健康检查，取得健康证明后方可参加工作。⑩采用危害分析和关键控制点管理系统：危害分析关键控制（hazard analysis critical points，HACCP）可以发现最严重的危害来源并加以控制。餐饮业应用HACCP，应优先考虑食品加工过程中通常成为食源性病原体传播的单位；提前制备待销售的高危食品；有可能引起微生物生长条件下贮存的食品；再加热不足以杀灭致病菌或破坏毒素的食品；实施HACCP管理以后，食品安全监督管理部门对餐饮业重点检查其关键控制点是否在控制范畴之内。

法律责任 擅自改变餐饮服务经营地址、许可类别、备注项目的，餐饮服务许可证超过有效期限仍从事餐饮服务的，使用经转让、涂改、出借、倒卖、出租的餐饮服务许可证，或者使用以其他形式非法取得的餐饮服务许可证从事餐饮服务的，由食品药品监督管理部门根据《中华人民共和国食品安全法》第八十四条的规定予以处罚。违反《中华人民共和国食品安全法》第二十八条的规定，依据《中华人民共和国食品安全法》第八十五条的规定予以处罚。经营或者使用被包装材料、容器、运输工具等污染的食品，经营或者使用无标签及其他不符合《食品安全法》《食品安全法实施条例》有关标签、说明书规定的预包装食品、食品添加剂，经营添加药品的食品，依据《中华人民共和国食品安全法》第八十六条的规定予以处罚。

（陈炳卿　高蕾）

jímào shìchǎng shípǐn ānquán jiāndū

集贸市场食品安全监督

（safety supervision for trade market） 对为多个经营者提供集中、公开从事食品生产、加工、交易的场所进行监督检查，并对违法行为追究法律责任的行政管理活动。集贸市场分为：①综合集贸市场，多设在城镇中，主要特点是多种经营，以经营原料食品、农副产品为主，同时经营日杂百货，有些还经营工业产品。②一般集贸市场，以经营农副产品为主，在农村还经营散装食品、定型包装食品。③专业集贸市场，是专门批发农副产品或食品的市场，如粮食市场，蔬菜批发市场，水果批发市场。④农村集市，是传统农村中商品流通的方式，其特点是室外交易，固定交易日期，主要是农民自产自销，目前也是城市的食品向农村销售的一种形式。⑤城市早晚市场，是农村的农副产品在城里销售的主要方式，市场主体是农民进城销售自产副产品，多以蔬菜为主。⑥庙会、食品展会、美食节等是中国食品展销的一类特殊方式。集贸市场销售的食品具有购买、食用方便、价格相对便宜及现场加工的食品有着传统风味独特等特点。

监督内容 依据《中华人民

共和国食品安全法》第五十二条规定，内容包括以下几方面。①建筑和设施的安全卫生：具备与食品卫生要求相适应的给排水设施；采光和照明设施符合食品生产加工和经营的需要，有防尘、防蝇、防鼠和垃圾收集设施；市场的地面应当平整结实、易于冲洗、排水畅通。②功能分区的安全卫生：为避免交叉污染，同一区域的食品摊位设置要按照生熟分开的原则，合理划定功能区域。③卫生管理机构及人员的安全卫生：应指定负责人为集贸市场食品卫生责任人，负责有关规范的贯彻实施。④卫生监测：应配备快速检测设备和检测人员。配备的快速检测设备和人员能够开展对可疑受农药或其他污染物污染的蔬菜、农副产品、食品原料和食品进行快速抽样检测。⑤食品经营：销售直接入口的散装食品、定型包装食品及加工半成品的进场经营均必须持有产品生产者的卫生许可证及产品检验合格证或检验结果报告单。经营的定型包装食品，包装标识应当真实，符合食品标签、标识的卫生要求。⑥卫生许可的监督管理：市场经营者是否取得卫生许可证；许可证是否在有效期内。⑦卫生机构：机构是否健全、卫生管理制度、卫生检查制度及专项卫生制度是否健全。⑧经营人员是否按规定接受健康检查和食品卫生知识培训。畜禽类是否经过兽医卫生检疫，食品进货是否按有关规范的规定进行查证，生产、加工或经营过程是否符合规范规定的卫生要求。集贸市场经营过程禁止现场加工和经营的食品应符合食品安全法有关规定。对庙会、食品展会的监督管理，重点应放在场地审批和现场检查，包括所售食品是否安全，从业人员是否持有健康证明，卫生设施如上下水，垃圾贮存是否符合有关要求，防尘、防蝇设备是否完备，盛放食品的用具、器具、包装材料必须清洁卫生，无毒无害，应使用消毒的餐具或一次性餐饮具等。

法律责任 依据《中华人民共和国食品安全法》第八十五条规定，有下列情形之一的，没收违法所得、违法生产经营的食品和用于违法生产经营的工具、设备、原料等物品；违法生产经营的食品货值金额不足1万元的，并处2000元以上5万元以下罚款；货值金额1万元以上的，并处货值金额5倍以上10倍以下罚款；情节严重的，吊销卫生许可证：①用非食品原料生产食品或者在食品中添加食品添加剂以外的化学物和其他可能危害人体健康的物质，或者用回收食品作为原料生产食品。②生产经营致病性微生物、农药残留、兽药残留、重金属、污染物质，以及其他危害人体健康的物质含量超过食品安全标准限量的食品。③生产经营营养成分不符合食品安全标准的专供婴幼儿和其他特定人群的主辅食品。④经营腐败变质、油脂酸败、霉变生虫、污秽不洁、混有异物、掺假掺杂或者感官性状异常的食品。⑤经营病死、毒死或者死因不明的禽、畜、兽、水产动物肉类，或者生产经营病死、毒死或者死因不明的禽、畜、兽、水产动物肉类的制品。⑥经营未经动物卫生监督机构检疫或者检疫不合格的肉类，或者生产经营未经检验或者检验不合格的肉类制品。⑦经营超过保质期的食品。⑧生产经营国家为防病等特殊需要明令禁止生产经营的食品。⑨利用新的食品原料从事食品生产或者从事食品添加剂新品种、食品相关产品新品种生产，未经过安全性评估。⑩食品生产经营者在有关主管部门责令其召回或者停止经营不符合食品安全标准的食品后，仍拒不召回或者停止经营的。

（陈炳卿　高　蕾）

jìnkǒu shípǐn ānquán jiāndū

进口食品安全监督（safety supervision for imported foods）

由国家出入境检验检疫部门和地方的出入境检验检疫机构依据有关规定对从境外进口的食品、食品添加剂及食品相关产品进行监督检查，并对违法行为追究法律责任的行政管理活动。

监督内容 ①凡是从境外进口到中国的食品、食品添加剂及食品相关产品，必须符合中国的食品安全国家标准；如果中国还没有制定该产品的国家安全标准的，为了保障中国人民的身体健康和生命安全，出口商应当向国务院卫生行政部门提出申请并提交相关的安全性评估材料，进行食品安全风险评估，经安全性评估证明是安全的，方可进口。依据风险评估的结果，国务院卫生行政部门应当及时制定相应的食品安全国家标准。②进口的食品应当经出入境检验检疫机构检验合格。出入境检验检疫机构应当依照中国的食品安全国家标准对进口的食品进行检验，只有检验合格，出入境检验检疫机构才能签发入境货物通关单，允许该食品进口中国境内，海关凭出入境检验检疫机构签发的入境货物通关单放行。③进口尚无食品安全国家标准的食品，或者首次进口食品添加剂新品种、食品相关产品新品种应当符合要求的规定。并依法申请进行安全性评估，一些国外的食品，由于在中国并不常见，所以可能还没有制定出相应的食品安全国家标准。如果进口商想向中国进口某种新产品，就应当申请进行安全性评估。食品添加剂新品种，是指中国食品安全国家标准规定的食品添加剂品种以外的食品添加剂。食品安全国家标准对食品添加剂的品种、使用范围和用量都有严格的规定，同时严格禁止在食品生产中使用规定的食品添加剂品种以外的化学物质或者其他危害人体健康的物质。食品相关产品新品种，是指中国的食品安全标准规定的食品相关产品种类以外的物质。食品相关产品，是指用于食品的包装材料、容器、洗涤剂、消毒剂，以及用于食品生产经营的工具、设备。进口商应当依据规定，申请进行安全性评估。④进口商应当向国务院卫生行政部门提出对拟首次进口的食品添加剂新品种、食品相关产品新品种，或者尚无食品安全国家标准的食品进行安全性评估的申请，并提交相关的安全评估材料。⑤进口的预包装食品应当有中文标签、中文说明书。标签、说明书应当符合本法及中国其他有关法律、行政法规的规定和食品安全国家标准的要求，载明食品的原产地及境内代理商的名称、地址、联系方式。预包装食品没有中文标签、中文说明书或者标签、说明书不符合本条规定的，不得进口。预包装食品的包装上应当有标签，标签应当标明名称、规格、净含量、生产日期，成分或者配料表，生产者的名称、地址、联系方式，保质期，产品标准代号，贮存条件，所使用的食品添加剂在国家标准中的通用名称，生产许可证编号，法律、法规或者食品安全标准规定必须标明的其他事项。专供婴幼儿和其他特定人群的主辅食品，其标签还应当标明主要营养成分及其含量。⑥进口商应当建立食品进口和销售记录制度，如实记录食品的名称、规格、数量、生产日期、进口批号、保质期、出口商和购货者名称及联系方式、交货日期等内容。食品进口和销售记录应当真实，保存期限不得少于 2 年。⑦国务院卫生行政部门依照《中华人民共和国食品安全法》第四十四条的规定作出是否准予许可的决定。国务院卫生行政部门应当自收到申请之日起 60 日内组织由医学、农业、食品、营养等方面的技术专家组成的食品安全风险评估专家委员会，对相关产品的安全性评估材料进行审查，对符合食品安全要求的，依照行政许可法的相关规定决定准予许可并予以公布；对不符合食品安全要求的，决定不予许可并书面说明理由。此外，国务院卫生行政部门应当及时依据风险评估结果，制定相应的食品安全国家标准，为进口食品安全监督提供依据。

安全性评估机关和程序 负责进行安全性评估的主管机关是国务院卫生行政部门。食品安全风险评估是对食品中存在的化学性、生物性、物理性等物质中发现严重食品安全问题时，主管部门应当采取相应的管理措施予以应对，包括：①国家出入境检验检疫部门建立风险预警机制，采取相应的风险预警措施及控制措施，对危险程度高的进口食品实施重点检验，包括提高抽样比例、增加检测项目，并对发现问题的食品暂停进口等严格管制措施。②国家出入境检验检疫部门应当及时将境外发生的食品安全事件可能对中国境内造成影响，或者在进口食品中发现严重食品安全问题等有关信息向国务院卫生行政、农业行政、工商行政管理和国家食品药品监督管理部门通报。接到通报的部门应当及时采取相应措施，包括立即组织对相关食品进行安全性评估，发现有问题的，一方面立即责令停止生产经营该种食品，并向社会公告，让消费者停止食用该种食品；另一方面应当对相关的食品安全标准进行及时修订，确保食品安全。

法律责任 依据《中华人民共和国食品安全法》第八十五条规定，有下列情形之一的，没收违法所得、违法生产经营的食品，根据违法情节及后果给予相应的行政处罚：①进口不符合中国食品安全国家标准的食品。②进口尚无食品安全国家标准的食品，或者首次进口食品添加剂新品种、食品相关产品新品种，未经过安全性评估的食品。若是进口商未建立并遵守食品进口和销售记录制度的，依据《中华人民共和国食品安全法》第八十七条规定责令改正，给予警告；拒不改正的，处 2000 元以上 2 万元以下罚款；情节严重的，责令停产停业，直至吊销许可证。

（陈炳卿　高　蕾）

chūkǒu shípǐn ānquán jiāndū

出口食品安全监督（safety supervision for exported foods）

出入境检验检疫机构对出口食品实施食品卫生检验和监督管理。它体现了国家对食品安全强化监管的法制精神，并且符合国际上食品贸易应当遵循的共同规则。

监督主体 中国出口食品进行监督、检验的机关是出入境检验检疫机构。《中华人民共和国进出口商品检验法》第二条规定，国务院设立进出口商品检验部门，主管全国进出口商品检验工作。国家商检部门设在各地的进出口商品检验机构管理所辖地区的进出口商品检验工作。出入境检验检疫机构对其管辖范围内的出口食品，按照法定程序和标准实施监督。

监督内容　①检验监督：出口食品发货人或其代理人应当按照出入境检验检疫机构规定的地点和期限，持出口商品有关的外贸合同、发票、装箱单、信用证等必要的证明向有管辖权的出入境检验检疫机构报验。国家出入境检验检疫机构实行产地检验制度，出口商品应当向生产企业所在检验机构报检，当产地与出境口岸不一致时，产地出入境检验检疫机构对出口商品要检验合格后，由产地检验机构按照规定出具检验换证凭单，发货人或其代理人应当在规定的期限内持检验凭单和必要的凭证向口岸检验机构申请查验，口岸检验机构经查验，对符合有关规定的，换发“出境货物通关单”。对于出口食品的通关报运出境，海关必须凭出入境检验检疫机构出具的通关证明放行。海关可以凭出入境检验检疫机构签发的“出境货物通关单”为出口食品办理通关手续。对于未取得出入境检验检疫机构签发的“出境货物通关单”的出口食品，海关不予放行。②出口食品生产企业和出口食品原料种植、养殖场应当向中国出入境检验检疫部门备案。出口食品生产企业和出口食品原料种植、养殖场实行备案制度，一方面有利于监管部门及时掌握食品生产企业的生产状况，规范出口食品生产企业和食品原料种植、养殖场的行为；另一方面将出口食品的监管工作向生产领域延伸，有利于鼓励出口食品生产企业提高管理水平和食品质量，从源头上把好质量关，提高出口食品的质量。向中国境内出口食品的出品商或者代理商应当向国家出入境检验检疫部门备案。向中国境内出口食品的境外食品生产企业应当经国家出入境检验检疫部门注册。国家出入境检验检疫部门应当定期公布已经备案的出口商、代理商和已经注册的境外食品生产企业名单。③向中国境内出口食品的出口商或者代理商、食品企业实施备案与注册制度，有利于建立对进口食品的追溯制度：一经发现进口的食品出现不安全问题，国家出入境检验检疫部门可以通知有关的进口商或者进口食品生产企业召回其产品。④国家出入境检验检疫部门应当收集、汇总进出口食品安全信息，并及时通报相关部门、机构和企业。国家出入境检验检疫部门应当建立进出口食品的进口商、出口商和出口食品生产企业的信誉记录，并予以公布。对有不良记录的进口商、出口商和出口食品生产企业，应当加强对其进出口食品的检验检疫。国家出入境检验检疫部门应当及时采取风险预警或者控制措施，并向国务院卫生行政、农业行政、工商行政管理和国家食品药品监督管理部门通报并及时采取相应措施。

法律责任　出口商未遵守《中华人民共和国食品安全法》规定出口食品，依据《中华人民共和国食品安全法》第八十五条规定没收违法所得、违法生产经营的食品和用于违法生产经营的工具、设备、原料等物品；违法生产经营的食品货值金额不足1万元的，并处2000元以上5万元以下罚款；货值金额1万元以上的，并处货值金额5倍以上10倍以下罚款；情节严重的，吊销许可证。

（陈炳卿　高　蕾）

réntǐ qìguān yízhí jìshù jiāndū

人体器官移植技术监督

（supervision of human organ transplantation）　国家有关主管部门依法对人体器官移植工作进行监督管理，并对违法行为追究法律责任的行政管理活动。人体器官移植，是指摘取人体器官捐献人具有特定功能的心、肺、肝、肾或者胰腺等器官的全部或者部分，将其植入接受人身体以代替其病损器官的过程。监督主要依据国务院制定的《人体器官移植条例》，卫生部办公厅发布的《关于境外人员申请人体器官移植有关问题的通知》《关于规范活体器官移植的若干规定》。2008年，卫生部办公厅印发了《世界卫生组织人体细胞、和器官移植指导原则（草案）》，供取得人体器官移植执业资质的医院在临床实践中参考。

监督主体：根据《人体器官移植条例》的规定，国务院卫生主管部门负责全国人体器官移植的监督管理工作。县级以上地方人民政府卫生主管部门负责本行政区域内人体器官移植的监督管理工作。监督对象主要是医疗机构及其医务人员，也包括与人体器官移植活动有关的其他组织和个人。

监督内容：①对人体器官捐献行为进行监督，见活体器官捐献监督。②对医疗机构开展的人体器官移植技术活动进行监督，见人体器官移植实施监督、人体器官移植技术临床应用与伦理委员会。

（崔玉明）

huótǐ qìguān juānxiàn jiāndū

活体器官捐献监督（supervision of living organ donation）

国家有关主管部门依法对活体器官捐献行为进行监督，并对违法行为追究法律责任的卫生行政执法行为。活体器官捐献指健康活体供者自愿捐献其器官的行为。活体器官移植涉及更为复杂的医学伦理问题和更为严格的技术要求，关系到供体的健康和生命安全，因此，对活体器官捐献、活体器官移植应当严格限制和管理。

器官捐献原则 活体器官捐献应当遵循自愿、无偿原则。公民享有捐献或者不捐献其人体器官的权利，公民即使已经表示捐献其人体器官的意愿，也有权予以撤销。任何组织或者个人不得强迫、欺骗或者利诱他人捐献人体器官。捐献人、接受人、医疗机构及其医务人员等不得买卖器官或者变相买卖人体器官。

捐献人 捐献人体器官的公民应当同时具备以下条件：①年满 18 周岁，未成年人不得捐献器官。②具有完全民事行为能力。③应当有书面形式的捐献意愿。对已经表示捐献其人体器官的意愿，有权予以撤销。

捐献人与接受人的关系 活体器官捐献人仅限于以下关系：①配偶，仅限于结婚 3 年以上或者婚后已育有子女的。②直系血亲或者三代以内旁系血亲。③因帮扶等形成亲情关系，仅限于养父母和养子女之间的关系、继父母与继子女之间的关系。

医疗机构的义务 从事活体器官移植的医疗机构及其医务人员在摘取活体器官前，应当履行下列义务：①查验活体器官捐献人与接受人提交的相关材料及其关系的真实性和合法性。②评估接受人是否有接受活体器官移植手术的必要性、适应证。③评估活体器官捐献人的健康状况是否适合捐献器官。④评估摘取器官可能对活体器官捐献人健康产生的影响，确认不会因捐献活体器官而损害捐献者正常的生理功能。⑤评估接受人因活体器官移植传播疾病的风险。⑥根据医学及伦理学原则需要进行的其他评估。⑦向医疗机构人体器官移植技术临床应用与伦理委员会提出摘取活体器官申请。

摘取活体器官申请审查 医疗机构人体器官移植技术临床应用与伦理委员会在收到摘取活体器官审查申请后，应当召集由全体成员参加的专门会议，对下列事项进行审查和讨论，在全体委员一致同意并签名确认后，方可出具同意摘取活体器官的书面意见：①活体器官捐献人和接受人提供的材料及其关系是否真实、合法。②活体器官捐献人的捐献意愿是否真实。③有无买卖人体器官的情形。④器官的配型和接受人的适应证是否符合人体器官移植技术管理规范。⑤活体器官捐献人的身体和心理状况是否适宜捐献器官。⑥审查医疗机构及其医务人员对摘取器官可能对活体器官捐献人健康产生的影响，以及确认不会因捐献活体器官而损害捐献者正常的生理功能的评估是否全面、科学。⑦捐献是否符合医学和伦理学原则。医疗机构人体器官移植技术临床应用与伦理委员会出具同意摘取活体器官的书面意见后，应将相关材料上报省级卫生行政部门，根据回复意见实施。在实施活体器官摘取手术前，应当由主管医师协助手术室工作人员再次确认活体器官捐献人身份。

摘取活体器官后的报告 完成活体器官摘取和器官移植手术后，负责活体器官移植的医务人员应当在 72 小时内完成以下工作：①向医疗机构人体器官移植技术临床应用与伦理委员会提交手术报告，包括活体器官摘取和移植简要过程、术中和术后是否发生不良事件或者并发症，以及处理措施等。②按照要求向相应的移植数据中心上报人体器官移植数据。

法律责任 根据卫生部发布的《关于规范活体器官移植的若干规定》，医疗机构及其医务人员有下列情形之一的，由所在地省级卫生行政部门依照《中华人民共和国执业医师法》《医疗机构管理条例》《人体器官移植条例》的规定，对医疗机构及相关责任人予以处罚；涉嫌犯罪的，移交司法机关查处：①摘取未满 18 周岁公民活体器官用于移植的。②为不符合法律规定关系的捐献人与接受人进行活体器官摘取、移植手术的。③摘取活体器官前未按照法律规定履行查验、评估、说明、确认义务的。④未经省级卫生行政部门及医疗机构伦理委员会审查同意，擅自开展活体器官摘取、移植手术的。⑤完成活体器官摘取、移植手术后，未按照法律规定要求报告的。⑥买卖活体器官或者从事与买卖活体器官有关活动的。

（崔玉明）

réntǐ qìguān yízhí shíshī jiāndū

人体器官移植实施监督（supervision of the implementation of human organ transplantation）

国家卫生主管部门对医疗机构及其医务人员开展人体器官移植业务进行监督管理，并对违法行为追究法律责任的卫生行政执法行为。

从事人体器官移植的条件 医疗机构从事人体器官移植，应当依照《医疗机构管理条例》的规定，向所在地省、自治区、直辖市人民政府卫生主管部门申请办理人体器官移植诊疗科目登记。医疗机构从事人体器官移植，应当具备下列条件：①有与从事人体器官移植相适应的执业医师和其他医务人员。②有满足人体器官移植所需要的设备、设施。③有由医学、法学、伦理学等方面专家组成的人体器官移植技术临床应用与伦理委员会，该委员会中从事人体器官移植的医学专家不超过委员人数的1/4。④有完善的人体器官移植质量监控等管理制度。

风险评估 实施人体器官移植手术的医疗机构及其医务人员应当对人体器官捐献人进行医学检查，对接受人因人体器官移植感染疾病的风险进行评估，并采取措施，降低风险。

人体器官的摘取 人体器官的摘取包括活体器官摘取和尸体器官摘取。在摘取活体器官前或者尸体器官捐献人死亡前，负责人体器官移植的执业医师应当向所在医疗机构的人体器官移植技术临床应用与伦理委员会提出摘取人体器官审查申请。人体器官移植技术临床应用与伦理委员会不同意摘取人体器官的，医疗机构不得做出摘取人体器官的决定，医务人员不得摘取人体器官。医疗机构及其医务人员在摘取活体器官前，应当履行下列义务：①向活体器官捐献人说明器官摘取手术的风险、术后注意事项、可能发生的并发症及其预防措施等，并与活体器官捐献人签署知情同意书。②查验活体器官捐献人同意捐献其器官的书面意愿、活体器官捐献人与接受人存在《人体器官移植条例》第十条规定关系的证明材料。③确认除摘取器官产生的直接后果外不会损害活体器官捐献人其他正常的生理功能。摘取尸体器官，应当在依法判定尸体器官捐献人死亡后进行。从事人体器官移植的医务人员不得参与捐献人的死亡判定。从事人体器官移植的医疗机构及其医务人员应当尊重死者的尊严；对摘取器官完毕的尸体，应当进行符合伦理原则的医学处理，除用于移植的器官以外，应当恢复尸体原貌。

资料保密 从事人体器官移植的医务人员应当对人体器官捐献人、接受人和申请人体器官移植手术的患者的个人资料保密。

法律责任 违反《人体器官移植条例》的规定，有下列情形之一，构成犯罪的，依法追究刑事责任：①未经公民本人同意摘取其活体器官的。②公民生前表示不同意捐献其人体器官而摘取其尸体器官的。③摘取未满18周岁公民的活体器官的。

违反《人体器官移植条例》规定，买卖人体器官或者从事与买卖人体器官有关活动的，由设区的市级以上地方人民政府卫生主管部门依照职责分工没收违法所得，并处交易额8倍以上10倍以下的罚款；医疗机构参与上述活动的，还应当对负有责任的主管人员和其他直接责任人员依法给予处分，并由原登记部门撤销该医疗机构人体器官移植诊疗科目登记，该医疗机构3年内不得再申请人体器官移植诊疗科目登记；医务人员参与上述活动的，由原发证部门吊销其执业证书。国家工作人员参与买卖人体器官或者从事与买卖人体器官有关活动的，由有关国家机关依据职权依法给予撤职、开除的处分。

医疗机构未办理人体器官移植诊疗科目登记，擅自从事人体器官移植的，依照《医疗机构管理条例》的规定予以处罚。实施人体器官移植手术的医疗机构及其医务人员违反规定，未对人体器官捐献人进行医学检查或者未采取措施，导致接受人因人体器官移植手术感染疾病的，依照《医疗事故处理条例》的规定予以处罚。从事人体器官移植的医务人员违反规定，泄露人体器官捐献人、接受人或者申请人体器官移植手术患者个人资料的，依照《中华人民共和国执业医师法》或者国家有关护士管理的规定予以处罚。违反规定收取费用的，依照价格管理的法律、行政法规的规定予以处罚。给他人造成损害的，应当依法承担民事责任。

医务人员有下列情形之一的，依法给予处分；情节严重的，由县级以上地方人民政府卫生主管部门依照职责分工暂停其6个月以上1年以下执业活动；情节特别严重的，由原发证部门吊销其执业证书：①未经人体器官移植技术临床应用与伦理委员会审查同意摘取人体器官的。②摘取活体器官前未依照《人体器官移植条例》第十九条的规定履行说明、查验、确认义务的。③对摘取器官完毕的尸体未进行符合伦理原则的医学处理，恢复尸体原貌的。

医疗机构有下列情形之一的，对负有责任的主管人员和其他直接责任人员依法给予处分；情节严重的，由原登记部门撤销该医疗机构人体器官移植诊疗科目登记，该医疗机构3年内不得再申请人体器官移植诊疗科目登记：①不再具备《人体器官移植条例》

第十一条规定条件，仍从事人体器官移植的。②未经人体器官移植技术临床应用与伦理委员会审查同意，做出摘取人体器官的决定，或者胁迫医务人员违反本条例规定摘取人体器官的。③有《人体器官移植条例》第二十八条第（二）项、第（三）项列举的情形的。医疗机构未定期将实施人体器官移植的情况向所在地省、自治区、直辖市人民政府卫生主管部门报告的，由所在地省、自治区、直辖市人民政府卫生主管部门责令限期改正；逾期不改正的，对负有责任的主管人员和其他直接责任人员依法给予处分。

从事人体器官移植的医务人员参与尸体器官捐献人的死亡判定的，由县级以上地方人民政府卫生主管部门依照职责分工暂停其6个月以上1年以下执业活动；情节严重的，由原发证部门吊销其执业证书。

国家机关工作人员在人体器官移植监督管理工作中滥用职权、玩忽职守、徇私舞弊，构成犯罪的，依法追究刑事责任；尚不构成犯罪的，依法给予处分。

（崔玉明）

Réntǐ Qìguān Yízhí Jìshù Línchuáng Yìngyòng Yǔ Lúnlǐ Wěiyuánhuì

人体器官移植技术临床应用与伦理委员会（clinical application and ethics committee of human organ transplantation）

医疗机构成立的、依法对本医疗机构执业医师提出的摘取人体器官的申请进行审查并做出决定的机构。

组成 人体器官移植技术临床应用与伦理委员会的委员包括医学、法学、伦理学等方面的专家，其中，从事人体器官移植的医学专家不超过委员人数的1/4。

职责 审查负责人体器官的执业医师提出的摘取人体器官的申请，并出具同意或者不同意的书面意见。人体器官移植技术临床应用与伦理委员会不同意摘取人体器官的，医疗机构不得做出摘取器官的决定，医务人员不得摘取器官。

审查事项 从事器官移植的医疗机构及其医务人员在摘取器官前，应当向人体器官移植技术临床应用与伦理委员会提出摘取器官的申请。人体器官移植技术临床应用与伦理委员会在收到申请后，应当召集由全体成员参加的专门会议，对下列事项进行审查和讨论：①人体器官捐献人的捐献意愿是否真实。②有无买卖或者变相买卖人体器官的情形。③活体器官捐献人和接受人提供的材料是否真实、合法。④活体器官捐献人与接受人的关系是否符合规定。⑤器官的配型和接受人的适应证是否符合人体器官移植技术管理规范。⑥活体器官捐献人的身体和心理状况是否适宜捐献器官。⑦相关的医学评估结论是否全面科学。⑧捐献是否符合医学和伦理学原则。

审查决定 人体器官移植技术临床应用与伦理委员会依法对摘取人体器官的申请审查后，以书面形式做出同意或者不同意摘取人体器官的决定。对医疗机构提出的摘取公民死亡后人体器官的申请，必须经2/3以上委员同意，方可出具同意摘取人体器官的书面意见。对医疗机构提出的摘取活体器官的申请，在全体委员一致同意并签名确认后，人体器官移植技术临床应用与伦理委员会方可出具同意摘取活体器官的书面意见。

（崔玉明）

yàoshì jiāndū

药事监督（pharmaceutical inspection）

对与药品的安全、有效和经济、合理、方便、及时使用相关的药品研究与开发、生产、采购、储藏、营销、服务、使用等的行政管理活动。监督依据《中华人民共和国药品管理法》《中华人民共和国药品管理法实施条例》《药品临床研究质量管理规范》《药品生产质量管理规范》《中药材生产质量管理规范（试行）》《药品经营质量管理规范》《药品注册管理办法》《药品生产监督管理办法》《药品流通监督管理办法》《药品经营许可证管理办法》《处方管理办法》《处方药与非处方药分类管理办法（试行）》《麻醉药品和精神药品管理条例》《医疗用毒性药品管理办法》《放射性药品管理办法》《药品召回管理办法》《药品广告审查办法》《药品说明书和标签管理规定》《关于加强基本药物质量监督管理的规定》《药品集中采购监督管理办法》《医疗机构制剂配制监督管理办法（试行）》《医疗机构药事管理规定》等。国家食品药品监督管理总局等部门主管全国药品监督管理工作。省、自治区、直辖市人民政府食品药品监督管理部门负责本行政区域内的药品监督管理工作。

药事监督的主要内容主要有宏观药事监督管理和微观药事监督管理。①宏观药事监督管理：药品监督管理、药品储备管理、药品价格管理、医疗保险用药与定点药店管理。②微观药事监督管理：药品研究与开发质量管理、药品生产质量管理、药品经营质量管理、药学服务质量管理、医疗保险用药销售管理。

法律责任见《中华人民共和

国药品管理法》《药品管理法实施条例》《药品注册管理办法》等。

（周 令）

yàoshì jiāndū guǎnlǐ tǐzhì

药事监督管理体制（pharmaceutical inspection and administration systew） 在一定社会制度下药事系统的组织方式、监督管理制度和监督管理方法。此管理体制是关于药事工作的国家行政机关、企事业单位机构设置、隶属关系和管理权限划分的制度，是药事组织运行机制的体系和工作制度。《中华人民共和国药品管理法》正式确立了中国药品监督管理体制，对食品药品行政监督管理与技术监督管理机构的设立、职责及权力的划分作出了明确规定。

历史沿革 《中华人民共和国药品管理法》明确规定国务院食品药品监督管理部门主管全国药品监督管理工作。国务院有关部门在各自的职责范围内负责与药品有关的监督管理工作。根据2008年3月国务院进行新一轮政府机构改革方案，卫生部实行“大卫生”部。2013年3月14日批准通过的国务院机构改革和职能转变方案，不再保留国家食品药品监督管理局，组建国家食品药品监督管理总局。国家药事监督管理机构主要有国家卫生和计划生育委员会、国家食品药品监督管理总局、国家中医药管理局、国家发展和改革委员会、人力资源和社会保障部、国家工商行政管理等。省、自治区、直辖市和地区人民政府食品药品监督管理部门负责所辖行政区域内的药品监督管理工作。食品药品监督管理部门设置或确定食品药品检验机构，承担食品药品监督检查。国务院食品药品监督管理部门组织药典委员会，负责国家药品标准的制定和修订。

内容 国家食品药品监督管理总局主管全国的药品监督管理工作。

国务院卫生计生行政部门 主要承担建立国家基本药物制度并组织实施的工作，组织拟订药品法典和国家基本药物目录；组织拟订国家药物政策；拟订国家基本药物的采购、配送、使用的政策措施，会同有关方面提出国家基本药物目录内药品生产的鼓励扶持政策，提出国家基本药物价格政策的建议。国务院卫生计生行政部门的中医药管理局负责拟定中医药和民族医药事业发展的规划、政策和相关标准，负责指导中药及民族药的发掘、整理、总结和提高；负责中药资源普查，促进中药资源的保护、开发和合理利用。

国家食品药品监督管理总局 负责起草食品（含食品添加剂、保健食品，下同）安全、药品（含中药、民族药，下同）、医疗器械、化妆品监督管理的法律法规草案，拟订政策规划，制定部门规章，推动建立落实食品安全企业主体责任、地方人民政府负总责的机制，建立食品药品重大信息直报制度，并组织实施和监督检查。负责制定食品行政许可的实施办法并监督实施。公布重大食品安全信息。负责组织制定、公布国家药典等药品和医疗器械标准、分类管理制度并监督实施。建立药品不良反应、医疗器械不良事件监测体系。拟订并完善执业药师资格准入制度，指导监督执业药师注册工作。参与制定国家基本药物目录，配合实施国家基本药物制度。负责制定食品、药品、医疗器械、化妆品监督管理的稽查制度并组织实施，组织查处重大违法行为。建立问题产品召回和处置制度并监督实施。负责食品药品安全事故应急体系建设，组织和指导食品药品安全事故应急处置和调查处理工作。负责制定食品药品安全科技发展规划并组织实施。负责开展食品药品安全宣传、教育培训、国际交流与合作。指导地方食品药品监督管理工作，规范行政执法行为，完善行政执法与刑事司法衔接机制。承办国务院及国务院食品安全委员会交办的其他事项。

国家发展和改革宏观调控部门 根据国家发展和改革委员会药品定调价计划，对政府定价药品进行价格评审，提出评审意见和建议；负责药品价格的监督管理工作；依法制定和调整药品政府定价目录，拟定和调整纳入政府定价目录的药品价格。国家发改委成立了药品价格评审中心，根据国家发展改革委药品价格调控计划，组织开展药品生产经营成本和药品市场实际购销价格调查，测算药品成本和价格；组织专家进行评审，提出药品价格制定或调整的建议，对部分矛盾突出的药品价格，协助开展专家论证工作；配合研究制定药品价格管理的规章、制度及相关政策；研究国内外药品市场价格及成本变化情况；汇总分析药品价格制定和调整信息，提供信息服务，并协助开展药品价格政策咨询工作等。

人力资源和社会保障部门 负责统筹建立覆盖城乡的社会保障体系。统筹拟订医疗保险、生育保险政策、规划和标准；拟订医疗保险、生育保险基金管理办法；组织拟订定点医疗机构、药店的医疗保险服务和生育保险服务管理、结算办法及支付范围等工作，包括制定并发布《国家基本医疗保险、工伤保险和生育保险药品目录》。

工商行政管理部门　国家工商行政管理局负责药品广告监督与处罚发布虚假违法药品广告的行为；负责监管管理药品市场交易行为和网络商品交易行为，包括城乡集贸市场的中药材经营。

法律责任　见《中华人民共和国药品监督管理》《药品管理法实施条例》《药品注册管理办法》等。

（周　令）

yàopǐn zhāobiāo dàilǐ jīgòu zīgé rèndìng

药品招标代理机构资格认定

（qualification of drug tendering agents）　对从事药品招标代理业务及相关服务的社会中介组织资格的认定和审核。国家食品药品监督管理总局会同国务院卫生计生行政部门对各省、自治区、直辖市药品招标代理机构的资格认定工作进行监督。

监督机构　各省、自治区、直辖市卫生计生委（局）、纠风办、发展改革委（物价局）、工商行政管理局、食品药品监管局、中医药局等。

药品招标代理机构条件　①已获营业执照，具有从事招标代理并提供相关服务的资格。②与行政机关和其他国家机关没有行政隶属关系或其他利益关系。③有健全的组织机构、内部管理的规章制度和有与开展药品招标代理业务活动相适应的业务人员数量。在上述业务人员中，应具有占职工总数15%以上的具有药事法律知识和药学知识的专业人员。④有与从事招标代理业务活动相适应的营业场所、设施和资金。⑤具有编制招标文件和组织评标的专业力量，以及与从事药品招标相适应的专家库。⑥国家食品药品监督管理总局、国务院卫生计生行政部门要求的其他有关条件。

药品招标代理机构审核　申请从事药品招标代理业务的机构向所在省、自治区、直辖市食品药品监督管理部门提出申请。省、自治区、直辖市食品药品监督管理部门受理申请并在征得同级卫生计生行政部门同意后30个工作日内，按照《药品招标资格认定及监管办法》规定的条件完成资格认定工作并在15个工作日内报国家药品监督管理总局、国务院卫生计生行政部门备案。

药品招标代理机构在承办药品招标代理业务时，应出示其资格证书。药品招标代理机构的资格证书有效期限为2年。期满前2个月，药品招标代理机构应向省、自治区、直辖市食品药品监督管理部门提出复审申请。申请复审时，需要向省、自治区、直辖市食品药品监督管理部门提交能够证明符合《药品招标资格认定及监管办法》第七条规定的证明文件，还需要提交税务部门审核通过的财务报表和说明。省、自治区、直辖市食品药品监督管理部门自接到复审申请并在征得同级卫生计生行政部门同意后，在30个工作日内完成复审。对符合条件的，重新换发资格证书。

药品招标代理资格取消　药品招标代理机构有下列情况之一的，省、自治区、直辖市食品药品监督管理部门责令其限期改正；逾期不改正的，取消其药品招标代理资格，并在3年内不再受理其资格认定申请；对情节严重的，今后不再受理其资格认定申请：①利用不正当手段，使医疗机构参加由其举办的药品招标采购活动。②违反《中华人民共和国招标投标法》的规定，对药品投标人、招标人采取强迫、歧视或限制政策的。

（周　令）

yàopǐn jiāndū guǎnlǐ jīgòu

药品监督管理机构

（drugs inspection and administration institutions）　负责对全国及地方食品药品监督管理工作的部门。包括国家食品药品监督管理总局、省（自治区、直辖市）、市（地）和县食品药品监督管理机构。

国家食品药品监督管理总局职责：①负责起草食品（含食品添加剂、保健食品，下同）安全、药品（含中药、民族药，下同）、医疗器械、化妆品监督管理的法律法规草案，拟订政策规划，制定部门规章，推动建立落实食品安全企业主体责任、地方人民政府负总责的机制，建立食品药品重大信息直报制度，并组织实施和监督检查，着力防范区域性、系统性食品药品安全风险。②负责制定食品行政许可的实施办法并监督实施。建立食品安全隐患排查治理机制，制定全国食品安全检查年度计划、重大整顿治理方案并组织落实。负责建立食品安全信息统一公布制度，公布重大食品安全信息。参与制定食品安全风险监测计划、食品安全标准，根据食品安全风险监测计划开展食品安全风险监测工作。③负责组织制定、公布国家药典等药品和医疗器械标准、分类管理制度并监督实施。负责制定药品和医疗器械研制、生产、经营、使用质量管理规范并监督实施。负责药品、医疗器械注册并监督检查。建立药品不良反应、医疗器械不良事件监测体系，并开展监测和处置工作。拟订并完善执业药师资格准入制度，指导监督执业药师注册工作。参与制定国家基本药物目录，配合实施国家基本药物制度。制定化妆品监督管理办法并监督实施。④负责制定食品、药品、医疗器械、化妆品监督管理的稽查制度并组织实施，组织查处重大违法行为。建立问题产品召回和处置制度并监督实施。⑤负责食品药品安全事故应急体系建设，组织和指导食品药品安全事故应急处置和调查处理工作，监督事故查处落实情况。⑥负责制定食品药品安全科技发展规划并组织实施，推动食品药品检验检测体系、电子监管追溯体系和信息化建设。⑦负责开展食品药品安全宣传、教育培训、国际交流与合作。推进诚信体系建设。⑧指导地方食品药品监督管理工作，规范行政执法行为，完善行政执法与刑事司法衔接机制。⑨承担国务院食品安全委员会日常工作。负责食品安全监督管理综合协调，推动健全协调联动机制。督促检查省级人民政府履行食品安全监督管理职责并负责考核评价。⑩承办国务院及国务院食品安全委员会交办的其他事项。

省级食品药品监督管理局是省、自治区、直辖市人民政府的工作部门，履行法定的药品监督管理职能。各地市根据需要设置食品药品监督管理局。县（市）根据工作需要设置食品药品监督管理分局（市场监督管理局），并加挂食品药品检验机构牌子。

（周　令）

Zhōngguó Shípǐn Yàopǐn Jiǎndìng Yánjiūyuàn

中国食品药品检定研究院

（National Institute for Food and Drug Control，NIFDC）　集检定、科研、教学、标准化研究于一体的综合性国家级药品、生物制品和医疗器械质检机构。简称中检院。国家食品药品监督管理总局的直属事业单位，是国家检验药品生物制品质量的法定机构和最高技术仲裁机构。

历史沿革　中检院的前身是1950年成立的中央人民政府卫生部药物食品检验所和生物制品检定所。1961年，两所合并为卫生部药品生物制品检定所。1998年，由卫生部成建制划转为国家药品监督管理局直属事业单位。2010年，更名为中国食品药品检定研究院，加挂国家食品药品监督管理局医疗器械标准管理中心的牌子，对外使用“中国药品检验总所”的名称。中检院承担着8个国家级中心及重点实验室的工作：世界卫生组织药品质量保证合作中心、卫生部生物技术产品检定方法及其标准化重点实验室、国家食品药品监督管理总局细菌耐药性监测中心、国家病毒性肝炎研究中心、国家啮齿类实验动物种子中心、中国医学细菌保藏管理中心、国家实验动物质量检测中心、国家麻醉品检定实验室。

机构设置　中检所设置由业务部门和职能部门组成。现内设机构26个，其中业务所11个：食品化妆品检定所、中药民族药检定所、化学药品检定所、生物制品检定所、医疗器械检定所、包装材料与药用辅料检定所、实验动物资源研究所、标准物质与标准化研究所、食品药品安全评价研究所、食品药品技术监督所、医疗器械标准管理研究所。

主要职责　依法承担实施药品、生物制品、医疗器械、食品、保健食品、化妆品、实验动物、包装材料等多领域产品的审批注册检验、进口检验、监督检验、安全评价及生物制品批签发，负责国家药品、医疗器械标准物质和生产检定用菌毒种的研究、分发和管理，开展相关技术研究工作。每年检验各类药品、生物制品、医疗器械等近万件（批）。

（周　令）

Guójiā Yàodiǎn Wěiyuánhuì

国家药典委员会（Chinese Pharmacopoeia Commission）

国家食品药品监督管理总局直属事业单位，根据《中华人民共和国药品管理法》的规定，负责组织编纂《中华人民共和国药典》及制定、修订国家药品标准，是法定的国家药品标准工作专业管理机构。

历史沿革　第一届中国药典编纂委员会，成立于1950年，负责制定中国药典，是中国最早成立的标准化机构。1988年，国家政府部门机构改革，国务院将卫生部的药政药检职能调整移交给国家药品监督管理局。隶属于卫生部的药典委员会从1998年9月划归国家药品监督管理局，更名为国家药典委员会。2003年，国家药典委员会归属国家食品药品监督管理局领导。国家药典委员会组织制定和修订《中华人民共和国药典》和药品标准；负责组织制定和修改《中国药典中药彩色图集》《中国药典中药薄层色谱彩色图谱》《中国药品通用名称》《药品红外光谱集》，编著《中国药典临床用药须知》《中国药典注释》等系列丛书，编译中国药典英文版，编辑出版《中国药品标准》杂志等。

机构设置　根据《药典委员会章程》，药典委员会每5年为一届，《中华人民共和国药典》为每

5年一版。2017年第十一届药典委员会下设执行委员会及26个专业委员会，即理化分析、制剂、名称与术语、生物检定、微生物、药用辅料与药包材、民族医药、中医、中药材与饮片、中成药、天然药物、医学、化学药品第一、二专业委员会、抗生素、生化药品、放射性药品、生物技术、病毒制品、细菌制品、血液制品专业委员会，及政策与发展委员会、注射剂工作委员会和标准信息工作委员会。

主要职责 ①编制《中华人民共和国药典》及其增补本。②组织制定和修订国家药品标准及直接接触药品的包装材料和容器、药用辅料的药用要求与标准。③负责药品试行标准转为正式标准的技术审核工作。④负责国家药品标准及其相关内容的培训与技术咨询。⑤负责药品标准信息化建设，参与药品标准的国际交流与合作。⑥负责《中国药品标准》等刊物的编辑、出版和发行，负责国家药品标准及其配套丛书的编纂及发行。⑦承办国家食品药品监督管理总局交办的其他事项。⑧负责筹办执行委员会和各分委员会会议。⑨负责各分委员会及委员的联络工作。

（周　令）

Yàopǐn Shěnpíng Zhōngxīn

药品审评中心（Center for Drug Evaluation，CDE） 国家食品药品监督管理总局直属事业单位，是国务院卫生计生行政部门药品注册管理的技术机构，为药品注册提供技术支持，按照国家药品注册管理有关法律法规，负责新药、进口药品、已有国家药品标准的药品申请生产上市的技术审评工作并提出审评综合意见。

机构设置 药品审评中心内设十三部，分别是业务管理部、人力资源与信息部（党总支办公室）、研究与评价部、保障部、中药民族药药学部、中药民族药临床部、化药药学一部（新药药学）、化药药学二部（仿制药药学）、药理毒理学部、化药临床一部、化药临床二部、生物制品药学部、生物统计学部。

中药民族药药学部 负责中药、民族药及天然药物临床试验申请和注册申请的药学研究资料的技术审评工作，提出药学专业审评意见并形成药学专业审评报告。负责中药、民族药及天然药物7~8类临床试验申请、7~9类注册申请、各类注射剂注册申请、相关补充申请，以及进口再注册申请的综合评价工作，形成技术审评报告，并提出明确结论意见及处理建议。

中药民族药临床部 负责中药、民族药及天然药物临床试验申请（包括国际多中心临床试验申请）的技术审评工作，提出临床专业审评意见并形成临床专业审评报告。负责中药、民族药及天然药物6类临床试验申请、1~6类注册申请，以及相关补充申请的综合评价工作，形成技术审评报告，并提出明确结论意见及处理建议。

化药药学一部 负责化学药物1~3类临床试验申请和注册申请、国际多中心临床试验申请的药学研究资料的技术审评工作，提出药学专业审评意见并形成药学专业审评报告。负责化学药物3类临床试验申请的综合评价工作，形成技术审评报告，并提出明确结论意见及处理建议。

化药药学二部 负责化学药物4~5类临床试验申请、进口药注册申请、进口再注册申请、相关补充申请及其他申请的药学研究资料及生物等效性试验资料的技术审评工作，提出药学专业和相应生物等效性资料的审评意见并形成药学专业审评报告。负责化学药物4~5类临床试验申请及5~6类注册申请、进口药临床试验申请、进口再注册申请、相关补充申请及其他申请的综合评价工作，形成技术审评报告，并提出明确结论意见及处理建议。

药理毒理学部 负责中药、民族药、天然药物、化学药物、生物制品临床试验申请、注册申请及相关补充申请的药理毒理学研究资料的技术审评工作，提出药理毒理学专业审评意见并形成药理毒理学专业审评报告。负责化学药物1~2类及中药、民族药、天然药物1~5类临床试验申请、相关补充申请的综合评价工作，形成技术审评报告，并提出明确结论意见及处理建议。

化药临床一部 负责精神障碍疾病药物、镇痛药及麻醉科药物、内分泌用药、抗风湿及免疫药物、呼吸系统及抗过敏药物、抗肿瘤药物、血液病药物、医学影像学等化学药物，以及治疗和预防用生物制品临床试验申请（包括国际多中心临床试验申请）、注册申请的临床研究资料的技术审评工作，提出临床专业审评意见并形成临床专业审评报告。负责上述治疗领域化学药品1~4类及进口药注册申请、国际多中心临床试验申请、相关补充申请的评价工作，形成技术审评报告，并提出明确结论意见及处理建议。

化药临床二部 负责神经系统药物、循环系统药物、肾脏/泌尿系统药物、生殖系统药物、消化系统药物、抗感染药物、电解质酸碱平衡及营养药、扩容药、

皮肤科及五官科药物、器官移植、外科和其他化学药物，以及治疗和预防用生物制品临床试验申请（包括国际多中心临床试验申请）、注册申请的临床研究资料的技术审评工作，提出临床专业审评意见并形成临床专业审评报告。负责对上述治疗领域化学药品1～4类及进口药注册申请、国际多中心临床试验申请、相关补充申请的综合评价工作，形成技术审评报告，并提出明确结论意见及处理建议。

生物制品药学部 负责生物制品临床试验申请、注册申请及相关补充申请的药学研究资料的技术审评工作，提出药学专业审评意见并形成药学专业审评报告。负责生物制品临床试验申请及注册申请、相关补充申请的综合评价工作，形成技术审评报告，并提出明确结论意见及处理建议。

主要职责 ①国家食品药品监督管理总局药品审评中心是国家食品药品监督管理总局药品注册技术审评机构，负责对药品注册申请进行技术审评为药品注册提供技术支持。②参与起草药品注册管理相关法律法规、部门规章和规范性文件；参与制定中国药品技术审评规范并组织实施。③受国家食品药品监督管理总局委托，组织协调省级药品审评部门对部分注册申请事项进行技术审评，并进行质量监督和技术指导；为基层药品监管机构提供技术信息支撑；为公众用药安全有效提供技术信息服务。④承办国家食品药品监督管理总局交办的其他事项。

审评一般原则 包括治疗用生物制品非临床安全性技术审评一般原则（2007年批准）；重组制品生产用哺乳动物细胞质量控制技术评价一般原则（2007年批准）；生物组织提取制品和真核细胞表达制品的病毒安全性评价的技术审评一般原则（2004年批准）；生物制品质量控制分析方法验证技术一般原则（2004年批准）；疫苗生产用细胞基质研究审评一般原则（2004年批准）；预防用生物制品临床前安全性评价技术审评一般原则（2004年批准）。

（周 令）

Yàopǐn Píngjià Zhōngxīn

药品评价中心（Center for Drug Reevaluation，CDR） 国家食品药品监督管理总局药品评价中心，国家食品药品监督管理总局的直属事业单位，专门负责基本药物、非处方药的筛选及药品再评价工作的机构。经中央机构编制委员会办公室批准，2006年6月起国家食品药品监督管理局药品评价中心加挂"国家药品不良反应监测中心"牌子，在开展国内外药品、医疗器械不良反应（事件）监测工作时，以"国家药品不良反应监测中心"的名义实施。

机构设置 根据上述主要职责，国家食品药品监督管理局药品评价中心（国家药品不良反应监测中心）设置以下7个内设机构。

办公室 负责中心文电处理、档案管理、后勤综合等工作；负责财务、人事、外事、党务、工会、纪检监察等工作。

业务综合处 负责中心业务工作的综合协调和组织管理；组织起草与中心业务工作有关的技术标准和规范；组织开展药品不良反应、医疗器械不良事件的监测方法研究，以及警示信息发布的技术工作；组织开展药品不良反应、医疗器械不良事件监测与评价的宣传、对外交流工作；承担《中国药物警戒》的编辑、出版工作；负责中心的信访工作；对省、自治区、直辖市药品不良反应和医疗器械不良事件监测与评价机构进行技术指导。

基本药物监测与评价处 开展国家基本药物目录品种不良反应监测技术工作，承担国家基本药物目录品种不良反应报告的收集、评价、反馈和上报工作；依据监测中发现的风险信号对国家基本药物目录品种进行上市后风险效益的再评价；参与拟订、调整国家基本药物目录的相关技术工作；开展拟订、调整处方药与非处方药目录的技术工作及其相关业务组织工作。

中药监测与评价处 开展中药不良反应监测技术工作，承担中药不良反应报告的收集、评价、反馈和上报工作；依据监测中发现的风险信号对中药进行上市后风险效益的再评价。

化药监测与评价处 开展化学药品（含生物制品）不良反应监测技术工作，承担化学药品不良反应报告的收集、评价、反馈和上报工作；依据监测中发现的风险信号对化学药品进行上市后风险效益的再评价。

医疗器械监测与评价处 开展医疗器械上市后不良事件监测技术工作，承担医疗器械不良事件报告的收集、评价、反馈和上报工作；依据监测中发现的风险信号对医疗器械进行上市后风险效益的再评价。

信息技术与数据管理处 负责全国药品不良反应、医疗器械不良事件监测系统信息化建设的规划、组织与实施工作，协调与推进信息技术在全国药品不良反应、医疗器械不良事件监测中的应用；承担全国药品、医疗器械安全性监测信息的收集、利用与交流工作；负责全国药品、医疗器械安全性监测与评价数据资源的管理与标准化建设，探索研究信号检测与数据挖掘的方法与应用；承担相关信息系统运行的技术支持工作。

主要职责 ①承担全国药品不良反应、医疗器械不良事件监测与评价的技术工作及其相关业务组织工作，对省、自治区、直辖市药品不良反应、医疗器械不良事件监测与评价机构进行技术指导。②参与拟订、调整国家基本药物目录的相关技术工作。③承担拟订、调整非处方药目录的技术工作及其相关业务组织工作。④承担发布药品不良反应和医疗器械不良事件警示信息的技术工作。⑤开展药品不良反应、医疗器械不良事件监测工作有关的国际交流与合作。⑥承办国家食品药品监督管理总局交办的其他事项。

（周　令）

Guójiā Zhōngyào Pǐnzhǒng Bǎohù Shěnpíng Wěiyuánhuì

国家中药品种保护审评委员会

（National Commission on the Assessment of Protected Traditional Chinese Medicinal Products） 国家食品药品监督管理总局直属事业单位，国家审批中药保护品种的专业技术审查和咨询机构。承担国家中药品种保护、保健食品、化妆品行政审批的技术审评工作。

机构设置 实行一套机构、两块牌子管理。国家中药品种保护审评委员会办公室（国家食品药品监督管理总局保健食品审评中心）内设9个机构。①综合处：负责协调各部门的工作；负责中心行政文秘、档案及后勤、财务管理工作；负责党务、人事、外事及工会社团等管理工作。②财务处，负责制定财务管理和固定资产管理规章制度；负责年度财务预算、决算的编制和执行；承担国有资产监督管理工作。③信息处：负责办公室及中心信息化建设的技术保障；建立、完善技术审评网络管理系统及网上办公平台，实施中药保护和保健食品审评互联网站信息系统的建设、运行与维护，保障国家食品药品监督管理总局信息总体规划中子系统的研发实施。④中药保护一处：负责组织中药保护品种的技术审评及其技术要求的起草、修订等有关工作。⑤中药保护二处：负责相关品种技术审评，办理变更申请；协助监督管理中药保护品种；承办中药现代化等相关工作。⑥保健食品一处：负责保健食品产品配方的技术审评；制定保健食品审评计划及进度协调；负责保健食品审评意见的审核；负责上报产品的审核；负责审评产品档案的管理。⑦保健食品二处：负责保健食品功能学、毒理学安全性评价资料的技术审评。⑧保健食品三处：负责保健食品生产工艺、质量标准和功效成分的技术审评。⑨化妆品处：承担化妆品技术审评工作，承担技术审评有关的行政许可技术审查延期通知书、行政许可技术审查意见告知书及相应补充资料、复核申请发放与接收工作。

中药保护委员会由从事中医医疗、科研、检验、药品经营及管理等方面的专家组成。委员会设主任委员1人，副主任委员、委员、特邀委员、顾问若干人，每届委员任期4年。

主要职责 ①负责国家中药品种保护审评委员会的日常工作。②负责组织国家中药保护品种的技术审查和审评工作。③配合国家食品药品监督管理总局制定或修订中药品种保护的技术审评标准、要求、工作程序及监督管理局中药保护品种。④负责组织保健食品的技术审查和审评工作。⑤配合国家食品药品监督管理总局制定或修订保健食品技术审评标准、要求及工作程序。⑥协助国家食品药品监督管理总局制定保健食品检验机构工作规范并进行检查。⑦负责化妆品的技术审查和审评工作。⑧配合国家食品药品监督管理总局制定或修订化妆品审评标准、要求及工作程序。⑨承办国家食品药品监督管理总局交办的其他事项。

（周　令）

Shípǐn Yàopǐn Shěnhé Cháyàn Zhōngxīn

食品药品审核查验中心

（Center for Food and Drug Auditing，CFDA） 国家食品药品监督管理总局的直属事业单位，原名为“国家食品药品监督管理局药品认证管理中心”，主要负责药品审核、查验、认证等工作。

机构设置 ①办公室：负责文件处理、档案管理、安全保卫、保密、信访、会议组织和行政后勤等工作；负责人事、党务、纪检、外事等工作；负责财务、资产管理等工作；负责药品认证公告发布的具体事宜；负责中心内部检查监督工作。②检查一处：参与制定、修订《药物非临床研究质量管理规范》（GLP）、《药品临床试验管理规范》（GCP）及其实施细则；组织对申请GLP检查的研究机构和药物临床试验资格认定的医疗机构实施现场检查等相关工作。负责药物临床研究机构数据库的日常管理工作。承办国家药品认证检查员的考核、聘任工作。③检查二处：参与制定、修订《药品生产质量管理规范》（GMP）、《中药材生产质量管理规范》（GAP）及其认证实施办法；组织对申请GMP、GAP认证的药品生产企业实施现场检查等相关工作；负责实施国家食品药品监督管理局组织的GMP、GAP认证的跟踪检查和监督抽查；负责对省（自治区、直辖市）食品药品监督管理局GMP认证机构的技术指导。负责药品GMP认证检查员库的日常管理工作。承办国家药品认证检查员的考核、聘任工作。④检查三处：参与制定、修订医疗器械GMP及相应管理规定；协助国家食品药品监督管理局依法开展医疗器械GMP认证和监督抽查并实施医疗器械GMP检查员资格审核、持证上岗制度。承办医疗器械GMP检查员的考核、聘任工作。⑤信息管理处：负责组织建立业务信息系统、动态监控系统、办公自动化系统及其他信息系统；负责各应用系统的数据集成、使用和维护；负责政务公开、检查信息公开的具体实施工作；负责中心网站的建设、维护和信息发布工作；负责信息系统相关设备的选购、维护等工作；负责与药品检查和认证管理工作相关的信息采集、分析、报告和管理工作；负责与相关信息部门的协调。

主要职责 ①参与制定、修订GLP、GCP、GMP、GAP和《医疗器械生产质量管理规范》（医疗器械GMP）及其相应的实施办法。②对依法向国家食品药品监督管理总局申请GMP认证的药品、医疗器械生产企业、GAP认证的企业（单位）和GCP认定的医疗机构实施现场检查等相关工作。受国家食品药品监督管理局委托，对药品研究机构组织实施GLP现场检查等相关工作。③受国家食品药品监督管理总局委托，对有关取得认证证书的单位实施跟踪检查和监督抽查；负责对省（自治区、直辖市）食品药品监督管理局药品认证机构的技术指导；协助国家食品药品监督管理局依法开展医疗器械GMP的监督抽查等相关工作。④负责药品GMP认证检查员库及其检查员的日常管理工作，承担对药品、医疗器械认证检查员的培训、考核和聘任的具体工作，组织有关企业（单位）的技术及管理人员开展GLP、GCP、GMP、GAP等规范的培训工作。⑤承担进口药品GMP认证及国际药品认证互认的具体工作。开展药品认证的国内、国际学术交流活动。⑥承办国家食品药品监督管理总局交办的其他事项。

（樊立华　李　恒）

yàopǐn biāozhǔn

药品标准（drug standards）

国家对药品质量规格及检验方法所作的技术规定。此类标准是药品生产、供应、使用、检验和管理部门共同遵循的法定依据，包括国家药品标准和地方药品标准。地方药品标准是指各省级食品药品监督管理部门批准颁布的药品质量标准。1985年施行的《药品管理法》允许有地方药品标准存在，2001年12月1日起施行的《中华人民共和国药品管理法》规定“药品必须符合国家药品标准”，明确取消了地方药品标准。

内容 ①化学药品标准的内容：品名、有机药物的结构式、分子式和分子量、来源或有机药物的化学名称、含量或效价的规定、处方、制法、性状、鉴别、检查、含量或效价测定、类别、规格、贮藏及制剂等。②中药材标准的内容：品名、科属、药用部分、性状、鉴别、检查、含量测定、炮制、性味与归经、功能与主治、用法与用量、贮藏。③中成药标准的内容：品名、处方、制法、性状、鉴别、检查、功能与主治、用法与用量、注意、规格、贮藏。

《中华人民共和国药典》 简称《中国药典》，由国家药典委员会编纂。新中国成立以来，先后共10次编纂颁布《中国药典》，计有1953年版、1963年版、1977年版、1985年版、1990年版、1995年版、2000年版、2005年版、2010年版、2015年版。2015年12月颁布的《中国药典》（2015年版）收载品种达到5608个，分一部、二部、三部和四部。根据目录药典一部收载药材和饮片（618种）、植物油脂和提取物（47种）、成方制剂和单味制剂（1493种）等，品种共计2158种。药典二部收载品种共计2271种。药典三部收载生物制品，Ⅰ预防类（48种）、Ⅱ治疗类（78种）、Ⅲ体内诊断类（4种）、Ⅳ体外诊断类（7种），品种共计137种。药典四部收载药用辅料（270种）、通则和指导原则（339种）。

（周　令）

chǔfāng jiāndū guǎnlǐ

处方监督管理（inspection and administration of prescriptions）

对执业医师在诊疗活动中为患者开具的，并经药师审核、调配、核对，作为患者用药凭证的医疗文书进行监督管理的行为。

监督依据 《中华人民共和国

执业医师法》《中华人民共和国药品管理法》《医疗机构管理条例》《麻醉药品和精神药品管理条例》《处方管理办法》《医院处方点评管理规范（试行）》《处方药与非处方药分类管理办法（试行）》等。

监督机构 国务院卫生计生行政部门负责全国处方开具、调剂、保管相关工作的监督管理。县级以上地方卫生计生行政部门负责本行政区域内处方开具、调剂、保管相关工作的监督管理。

监督对象 与处方的开具、调剂、保管相关的医疗机构及其人员。

监督内容 医疗机构处方开具、调剂和保管的管理。

处方监督管理机制 医疗机构应当建立处方点评制度，填写处方评价表，对处方实施动态监测及超常预警，登记并通报不合理处方，对不合理用药及时予以干预。医疗机构应当对出现超常处方3次以上且无正当理由的医师提出警告，限制其处方权；限制处方权后，仍连续2次以上出现超常处方且无正当理由的，取消其处方权。

处方权限 ①凡获得执业医师资格，并经执业地注册的医师均有处方权。②无处方权的执业助理医师、试用期的医师等开具的处方须经执业地有处方权的执业医师审核，并签名或加盖专用签章后方有效。③处方必须由执业医师亲自填写；严禁任何人模仿执业医师签字。④医师须在注册的医疗、预防、保健机构签名留样及专用签章备案后方可开具处方。⑤医师被责令暂停执业、被责令离岗培训期间或被注销、吊销职业证书后，其处方权即被取消。⑥医师应根据医疗、预防、保健需要，按照诊疗规范或药品说明书的规定开具处方。⑦开具特殊管理药品的处方，须严格遵守有关法律、法规和规章的规定。⑧在乡或镇的医疗机构执业的注册执业助理医师在注册的执业地具有处方权。

处方权的取消 医师出现下列情形之一的，处方权由其所在医疗机构予以取消：被责令暂停执业；考核不合格离岗培训期间；被注销、吊销执业证书；不按照规定开具处方，造成严重后果的；不按照规定使用药品，造成严重后果的；因开具处方牟取私利。

处方权的限制 未取得麻醉药品和第一类精神药品处方资格的医师不得开具麻醉药品和第一类精神药品处方。除治疗需要外，医师不得开具麻醉药品、精神药品、医疗用毒性药品和放射性药品处方。未取得药学专业技术职务任职资格的人员不得从事处方调剂工作。

处方限量 ①处方一般不得超过7日用量；急诊处方一般不得超过3日用量；对于某些慢性病、老年病或特殊情况，处方用量可适当延长，但医师必须注明理由。②特殊管理药品，医疗用毒性药品每张处方不得超过日极量；麻醉药品、第一类精神药品注射剂处方为一次用量；其他剂型处方不得超过日用量；控缓释制剂处方不得超过7日用量；第二类精神药品处方一般不得超过7日用量。③为癌痛，慢性中、中度非癌痛患者开具的麻醉药品、第一类精神药品注射剂处方不得超过3日用量；其他剂型不得超过7日用量。④对于需要特别加强管制的麻醉药品，如盐酸二氢埃托非处方为一次用量，药品仅限于二级以上医院内使用；而盐酸哌替丁处方为一次用量，药品仅限于医疗机构内使用。

处方保管 医疗机构应当加强对本机构处方开具、调剂和保管的管理。处方具有法律、技术和经济上的意义，因此必须按规定妥善保管，以备查阅。每日处方应按普通药和特殊管理药品分类装订成册，并加封面，妥善保存。普通药品处方至少保存1年；医疗用毒性药品和精神药品处方至少保存2年；麻醉药品处方至少保存3年。处方保存期满后，由药剂科报请院领导批准后登记并销毁。

处方效期 处方为开具当日有效。特殊情况下需延长有效期的，由开具处方的医师注明有效期限，但有效期最长不得超过3天。

处方审查 收到处方后应根据处方管理规定，药师应当认真逐项检查处方前记、正文和后记书写是否清晰、完整，并确认处方的合法性。按照《处方管理办法》的规定，药师应当对处方用药适宜性进行审核，审核内容包括：①规定必须作皮试的药品，处方医师是否注明过敏试验及结果的判定。②处方用药与临床诊断的相符性。③剂量、用法的正确性。④选用剂型与给药途径的合理性。⑤是否有重复给药现象。⑥是否有潜在临床意义的药物相互作用和配伍禁忌。⑦其他用药不适宜情况。药师经处方审核后，认为存在用药不适宜时，应当告知处方医师，请其确认或者重新开具处方。药师发现严重不合理用药或者用药错误，应当拒绝调剂，及时告知处方医师，并应当记录，按照有关规定报告。

法律责任 有使用未取得处方权的人员、被取消处方权的医师开具处方的，使用未取得麻醉药品和第一类精神药品处方资格的医师开具麻醉药品和第一类精神药品处方的，使用未取得药学专业技术职务任职资格的人员从事处方调剂工作的情形之一的，由县级以上卫生计生行政部门责令限期改正，并可处以5000元以下的罚款；情节严重的，吊销其医疗机构执业许可证。医师出现下列情形之一的，按照《中华人民共和国执业医师法》第三十七条的规定，由县级以上卫生计生行政部门给予警告或者责令暂停6个月以上1年以下执业活动；情节严重的，吊销其执业证书：①未取得处方权或者被取消处方权后开具药品处方的。②未按照该法规定开具药品处方的。③违反该法其他规定的。药师未按照规定调剂处方药品，情节严重的，由县级以上卫生计生行政部门责令改正、通报批评，给予警告；并由所在医疗机构或者其上级单位给予纪律处分。

（周　令）

chǔfāng diǎnpíng

处方点评（prescription reviews）

根据相关法规、技术规范，对处方书写的规范性及药物临床使用的适宜性（用药适应证、药物选择、给药途径、用法用量、药物相互作用、配伍禁忌等）进行评价，发现存在或潜在的问题，制定并实施干预和改进措施，促进临床药物合理应用的过程。

依据 《中华人民共和国药品管理法》《中华人民共和国执业医师法》《医疗机构管理条例》《处方管理办法》。

组织 医院处方点评工作在医院药物与治疗学委员会（组）和医疗质量管理委员会领导下，由医院医疗管理部门和药学部门共同组织实施。

原则 处方点评工作应坚持科学、公正、务实的原则，有完整、准确的书面记录，并通报临床科室和当事人。

结果 处方点评结果分为合理处方和不合理处方。不合理处方包括不规范处方、用药不适宜处方及超常处方。

不规范处方 ①处方的前记、正文、后记内容缺项，书写不规范或者字迹难以辨认的。②医师签名、签章不规范或者与签名、签章的留样不一致的。③药师未对处方进行适宜性审核的（处方后记的审核、调配、核对、发药栏目无审核调配药师及核对发药药师签名，或者单人值班调剂未执行双签名规定）。④新生儿、婴幼儿处方未写明日、月龄的。⑤西药、中成药与中药饮片未分别开具处方的。⑥未使用药品规范名称开具处方的。⑦药品的剂量、规格、数量、单位等书写不规范或不清楚的。⑧用法、用量使用“遵医嘱”、“自用”等含糊不清字句的。⑨处方修改未签名并注明修改日期，或药品超剂量使用未注明原因和再次签名的。⑩开具处方未写临床诊断或临床诊断书写不全的。⑪单张门急诊处方超过五种药品的。⑫无特殊情况下，门诊处方超过7日用量，急诊处方超过3日用量，慢性病、老年病或特殊情况下需要适当延长处方用量未注明理由的。⑬开具麻醉药品、精神药品、医疗用毒性药品、放射性药品等特殊管理药品处方未执行国家有关规定的。⑭医师未按照抗菌药物临床应用管理规定开具抗菌药物处方的。⑮中药饮片处方药物未按照“君、臣、佐、使”的顺序排列，或未按要求标注药物调剂、煎煮等特殊要求的。

用药不适宜处方 ①适应证不适宜的。②遴选的药品不适宜的。药品剂型或给药途径不适宜的。③无正当理由不首选国家基本药物的。⑤用法、用量不适宜的。⑥联合用药不适宜的。⑦重复给药的。⑧有配伍禁忌或者不良相互作用的。⑨其他用药不适宜情况的。

超常处方 ①无适应证用药。②无正当理由开具高价药的。③无正当理由超说明书用药的。④无正当理由为同一患者同时开具2种以上药理作用相同药物的。

法律责任 各级卫生计生行政部门应当加强对辖区内医院处方点评工作的监督管理，对不按规定开展处方点评工作的医院应当责令改正卫生计生行政部门和医院应当对开具不合理处方的医师，采取教育培训、批评等措施；对于开具超常处方的医师按照《处方管理办法》的规定予以处理；一个考核周期内5次以上开具不合理处方的医师，应当认定为医师定期考核不合格，离岗参加培训；对患者造成严重损害的，卫生计生行政部门应当按照相关法律、法规、规章给予相应处罚。药师未按规定审核处方、调剂药品、进行用药交待或未对不合理处方进行有效干预的，医院应当采取教育培训、批评等措施；对患者造成严重损害的，卫生计生行政部门应当依法给予相应处罚。医院因不合理用药对患者造成损害的，按照相关法律、法规处理。

（周　令）

chǔfāngyào

处方药（prescription drugs）

必须凭借执业医师或执业助理医师的处方才可购买、调配和使用的药品。处方药特点：①处方药一般都具有强烈的药理作用，专用性强，副作用较大，消费者无权自主选购处方药，只有在具有处方权的执业医师或助理执业医师指导下才能安全使用。②处方药只准在专业性医药报刊进行广告宣传。③处方药的包装或药品使用说明书上应当印有“凭医师处方销售、购买和使用!”警示语或忠告语。④处方药不得采用开架自选的销售方式。⑤处方药的目录由国务院卫生计生行政部门公布。

处方药品种一般包括：①刚上市的新药。②对其活性、不良反应还要进一步观察的药物。③可产生依赖性的某些药物，如吗啡类镇痛药。④药物本身毒性较大，如洋地黄类药物。⑤某些疾病必须由医师和实验室进行确诊，使用的药物需医师处方，并在医师指导下才能使用的药物，如心血管疾病药物等。

（周　令）

chǔfāng yàopǐn jiāndū guǎnlǐ

处方药品监督管理（inspection and administration of prescription drugs）　对必须凭借执业医师或执业助理医师的处方才可购买、调配和使用药品进行监管的行为。监督依据《中华人民共和国药品管理法》《处方管理办法》《处方药与非处方药分类管理办法（试行）》等。国务院卫生计生行政部门、国家食品药品监督管理总局负责处方药品的监督管理工作；各级食品药品监督管理部门负责辖区内处方药品监督管理工作。

监督内容：①生产处方药的企业必须具有药品生产企业许可证，其生产品种必须取得药品批准文号。②经营处方药的批发企业和经营处方药的零售企业必须具有药品经营企业许可证。③处方药只能在专业性医药报刊上进行广告宣传。

（周　令）

fēichǔfāngyào

非处方药（over-the-counter drugs，OTC）　国务院卫生计生行政部门公布的，消费者根据自己所掌握的医药常识，不需要凭执业医师或执业助理医师的处方即可自行判断、购买和使用的药品。大多为治疗感冒、发热、头痛、咳嗽、过敏症（如鼻炎）、消化系统病症等的药品。美国称非处方药为“柜台销售药”，OTC现已成为国际通用非处方药简称。各国政府公布的非处方药有维生素、滋补剂、微量元素补充剂、感冒咳嗽药、抗酸剂、消胀剂、轻泻剂、口服止痛药、外用镇痛药和麻醉剂、其他外用药、足部保健制剂、口腔清洁用品、支气管扩张剂等。

特点　药品适应证可自我诊断、可自我治疗，通常限于自身疾病；药品的毒性在公认的安全范围内，其效用-风险比值大；药品滥用、误用的潜在可能性小，药品作用不掩盖其他疾病，药品不致细菌耐药性；一般公众能理解药品标签的忠告性内容，使用无需医师监督和实验监测。

分类及标识　非处方药分为甲、乙两类，它们的区别在于，乙类非处方药更安全，消费者更容易选择使用。与处方药相同，非处方药的包装和说明书上均有相应的警告语或忠告语，如“请仔细阅读药品使用说明书并按照药品说明书使用或在药师指导下购买和使用”。非处方药的包装必须印有国家指定的非处方药专有标识，图案为椭圆形背景下的OTC三个英文字母，其颜色分为红绿两种，红色专有标识用于甲类非处方药，绿色专有标识用于乙类非处方药。

申报　申请仿制的药品属于按非处方药管理的，申请人应当在药品注册申请表的“附加申请事项”中标注非处方药项；申请仿制的药品属于同时按处方药和非处方药管理的，申请人可以选择按照处方药或者非处方药的要求提出申请。属于以下情况的，申请人可以在药品注册申请表的“附加申请事项”中标注非处方药项，符合非处方药有关规定的，按照非处方药审批和管理，不符合非处方药有关规定的，按照处方药审批和管理：①经国家食品药品监督管理总局确定的非处方药改变剂型，但不改变适应证或者功能主治、给药剂量及给药途径的药品。②使用国家食品药品监督管理总局确定的非处方药活性成分组成的新的复方制剂。

非处方药的注册申请，其药品说明书和包装标签应当符合非处方药的有关规定。进口的药品属于非处方药的，适用进口药品的申报和审批程序，其技术要求与境内生产的非处方药相同。

遴选原则　非处方药的遴选原则是：应用安全，疗效确切、质量稳定、使用方便。

申请注册　可以申请注册为非处方药的药品：①已有国家药品标准的非处方药的生产或者进口。②经中国国家食品药品监督管理总局（SFDA）确定的非处方药改变剂型，但不改变适应证、给药剂量及给药途径的药品。③使用SFDA确定的非处方药活性成分组成新的复方制剂。符合国家非处方药有关规定的注册申请，SFDA在批准生产或者进口的同时，将该药品确定为非处方药。不能按照非处方药申请注册的药品，经广泛的临床应用后方可申请转换为非处方药。

（周　令）

fēichǔfāng yàopǐn jiāndū guǎnlǐ

非处方药品监督管理（inspection and administration of over-the-counter drugs）　对不需要凭执业医师或执业助理医师处方即可自行判断、购买和使用药品进行监督管理的行为。国家对非处方药目录进行遴选发布，并对其生产和批发管理，包装标识及市场销售等各个环节进行的监督和管理。

监督依据　《中华人民共和国药品管理法》《处方管理办法》《处方药与非处方药分类管理办法》（试行）等。

监督机构　国务院卫生计生行政部门、国家食品药品监督管理总局负责处方药与非处方药分类管理办法的制定，对非处方药目录进行遴选、审批、发布和调整工作。各级食品药品监督管理部门负责辖区内处方药与非处方药分类管理的组织实施和监督管理。

监督内容　①非处方药生产企业必须具有药品生产企业许可证，其生产品种必须取得药品批准文号。②非处方药标签和说明书除符合规定外，用语应当科学、易懂，便于消费者自行判断、选择和使用。非处方药的标签和说明书必须经国家食品药品监督管理总局批准。③非处方药的包装必须印有国家指定的非处方药专有标识，必须符合质量要求，方便储存、运输和使用。每个销售基本单元包装必须附有标签和说明书。④经营非处方药的批发企业和经营甲类非处方药的零售企业必须具有药品经营企业许可证，经省级食品药品监督管理部门或其授权的食品药品监督管理部门批准的其他商业企业可以零售乙类非处方药，零售乙类非处方药的商业企业必须配备专职的具有高中以上文化程度，经专业培训后，由省级食品药品监督管理部门或其授权的食品药品监督管理部门考核合格并取得上岗证的人员。⑤非处方药经审批可以在大众传播媒介进行广告宣传。

（周　令）

yàopǐn zhùcè jiāndū guǎnlǐ

药品注册监督管理（inspection and administration of drug registration）　国家食品药品监督管理总局根据药品注册申请人的申请，依照法定程序，对拟上市销售药品的安全性、有效性、质量可控性等进行审查，并决定是否同意其申请的审批过程。

监督依据　《中华人民共和国药品管理法》《中华人民共和国行政许可法》《药品注册管理办法》《中药注册管理补充规定》。

监督内容　在中国境内申请药物临床试验、药品生产和进口，进行药品审批、注册检验、监督管理。

监督机构　主要分国家级药品和省级药品注册管理机构。

国家级药品注册管理机构　国家食品药品监督管理总局药品注册司（中药民族药监管司）主要负责药品的注册管理工作，其工作职责：组织拟订药品、药用辅料的国家标准和研究指导原则；组织拟订直接接触药品的包装材料和容器产品目录、药用要求、标准和研究指导原则；承担药品、直接接触药品的包装材料和容器、药用辅料的注册工作；组织拟订非处方药物目录；组织拟订药物非临床研究、药物临床试验质量管理规范并监督实施；负责组织和管理药品注册现场核查工作；指导和监督医疗机构配制制剂的注册工作，负责医疗机构配制制剂跨省区调剂的审批工作；负责药品进口管理工作；组织实施中药品种保护制度；组织拟订中药饮片炮制规范；承办局交办的其他事项。

省级药品注册管理机构　省药监局药品注册处监督实施国家药品的法定标准；组织拟订并监督实施地方中药炮制规范和医疗机构制剂质量标准；负责审核药品注册、中药品种保护和非处方药转换审核的相关工作；负责审核直接接触药品包装材料容器和药用辅料的注册工作；负责医疗机构制剂注册、医疗机构配制制剂省内调剂工作；监督实施药物非临床研究、药物临床试验管理规范；承担药品、直接接触药品包装材料和容器、药用辅料、医疗机构制剂注册现场核查、组织、管理和监督工作；组建药品注册评审、核查专家队伍；承担省内药物研究机构登记备案及监督管理工作；组织、指导和监督全省药品、药品包装材料及容器检验机构的业务工作。

（周　令）

yàopǐn jiāndū

药品监督（inspection of drugs）　药品监督管理部门依照法定职权，对行政相对方是否遵守法律、法规、行政命令、决定和措施所进行监督检查的行为。

国务院食品药品监督管理部门主管全国食品药品监督管理工作，2008 年，国务院机构改革，将国家食品药品监督管理局改为卫生部管理的国家局（副部级）。2013 年 3 月 14 日，《国务院机构改革和职能转变方案》提出组建国家食品药品监督管理总局，主要职责是对生产、流通、消费环节的食品安全和药品的安全性、有效性实施统一监督管理等。食品药品监督管理部门是药品监督检查的行政主体，主要有国家食品药品监督管理总局，省级食品药品监督管理局，及其依法设立的市级、县级食品药品监督管理机构等。

监督对象 一切与药品相关的包括药品的研制、生产、流通、使用、检验、招标、价格管理、广告管理、质量监管及药学教育等有关药事组织及其相关活动。

监督内容 药品监督主要有两方面内容。①向食品药品监督管理部门申报，经其审批的药品研制的事项、药品生产的事项、药品经营的事项，以及医疗机构使用药品的事项进行监督检查。②对《药品生产质量管理规范》（GMP）、《药品经营质量管理规范》（GSP）认证合格的药品生产、经营企业，进行认证后的跟踪检查。《中华人民共和国药品管理法》第八章，主要内容包括食品药品监督管理部门监督检查权限及行为规定、药品质量抽查检验及行政强制措施、药品质量公告、药品认证后的跟踪检查、药品不良反应报告制度等。

监督手段 ①监督检查：食品药品监督管理部门有权按照法律和行政法规的规定，对药品的研制、生产、流通、使用进行全过程的监督检查，接受监督检查的单位不得拒绝和隐瞒。食品药品监督管理人员在进行监督检查时，必须出示证件，以证明自己的合法身份及权限，否则管理相对人有权拒绝检查；执法人员对执法中知悉的技术秘密和业务秘密应当进行保密。食品药品监督管理部门除了一般性监督检查，还应当对通过GMP、GSP认证的药品生产经营企业进行认证后的跟踪检查，对企业贯彻实施GMP、GSP情况实施动态的监督管理。②监督抽查：质量抽查检验是食品药品监督管理工作的基础，通过抽查检验可以了解生产、流通、使用中的药品质量状况，从而在各个环节实施有效的监督管理，杜绝假劣药品，确保公共用药安全、有效。《中华人民共和国药品管理法》规定，食品药品监督管理部门根据监督检查的需要，可以对药品质量进行抽查检验。抽查检验应当按照规定抽样，并不得收取任何费用。③发布药品质量公告：国务院和省级食品药品监督管理部门应当定期公告药品质量抽查检验结果；公告不当的，必须在原公告范围内予以更正。④采取行政强制措施：食品药品监督管理部门对有证据证明可能危害人体健康的药品及有关材料可以采取查封、扣押的行政强制措施，并在7日内作出行政处理决定；药品需要检验的，必须自检验报告书发出之日起15日内作出行政处理决定。⑤对药品不良反应危害采取有效控制措施：食品药品监督管理部门应当组织药品不良反应监测和上市药品再评价，对疗效不确切、不良反应大或其他原因危害人体健康的药品，国务院和省级食品药品监督管理部门可以采取停止生产、销售、使用的紧急控制措施，并应当在5日内组织鉴定，自鉴定结论做出之日起15日内依法作出行政处理决定。⑥药品监督管理过程中的禁止性规定：地方人民政府和食品药品监督管理部门不得以要求实施药品检验、审批等手段限制或者排斥非本地区药品生产企业生产的药品进入本地区；食品药品监督管理部门及其设置的药品检验机构和确定的专业从事药品检验的机构不得参与药品生产经营活动，不得以其名义推荐或者监制、监销药品；食品药品监督管理部门及其设置的药品检验机构和确定的专业从事药品检验的机构的工作人员不得参与药品经营活动。

（周 令）

lièyào

劣药（substandard drugs）

药品成分的含量不符合国家药品标准的药品。《中华人民共和国药品管理法》规定有下列情形之一的药品，按劣药论处：①未标明有效期或者更改有效期的。②不注明或者更改生产批号的。③超过有效期的。④直接接触药品的包装材料和容器未经批准的。⑤擅自添加着色剂、防腐剂、香料、矫味剂及辅料的。⑥其他不符合药品标准规定的。

（周 令）

jiǎyào

假药（counterfeit drugs）

药品所包含的成分与国家药品标准规定的成分不相符合，或者以非药品冒充药品，以他种药品冒充此种药品的药品。《中华人民共和国药品管理法》规定，有下列情形之一的，按假药论处：①国务院食品药品监督管理部门规定禁止使用的。②依照法规必须批准而未经批准生产、进口，或者依照法规必须检验而未经检验即销售的。③变质的。④被污染的。⑤使用依照法规必须取得批准文号而未取得批准文号的原料药生产的。⑥所标明的适应证或者功能主治超过规定范围的。

（周 令）

xīnyào

新药（new drugs）

未曾在中国境内上市销售的药品。已上市药

品改变剂型、改变给药途径、增加新适应证的药品注册按照新药申请的程序申报。国家鼓励研究和创制新药，保护公民、法人和其他组织研究、开发新药的合法权益。研制新药，必须按照国务院食品药品监督管理部门的规定如实报送研制方法、质量指标、药理及毒理试验结果等有关资料和样品，经国务院食品药品监督管理部门批准后，方可进行临床试验。完成临床试验并通过审批的新药，由国务院食品药品监督管理部门批准，发给新药证书。生产新药须经国务院食品药品监督管理部门批准，并发给药品批准文号。国家对符合下列情形的新药注册申请实行特殊审批：①未在国内上市销售的从植物、动物、矿物等物质中提取的有效成分及其制剂，新发现的药材及其制剂。②未在国内外获准上市的化学原料药及其制剂、生物制品。③治疗艾滋病、恶性肿瘤、罕见病等疾病且具有明显临床治疗优势的新药。④治疗尚无有效治疗手段的疾病的新药。

（周　令）

mázuì yàopǐn

麻醉药品（narcotic drugs）　具有依赖性潜力的药品，连续使用、滥用或不合理使用易产生生理依赖性和精神依赖性的药品。在中国麻醉药品是指列入麻醉药品目录的药品和其他物质。

辨析　麻醉药（剂）指的是药理上用于全身和局部麻醉的药品，如乙醚等全身麻醉药和普鲁卡因、利多卡因等局部麻醉药，它们虽有麻醉作用，但不具有依赖性潜力，不会成瘾，因而不属于麻醉药品类。

药物依赖性（即成瘾性）指的是一种慢性中毒状态，它是由于反复应用某种药物所引起，对个人和社会都有害。药物依赖性包含三种因素：即耐受性、生理依赖性、精神依赖性。①耐受性指为了产生相同的效应需加大药物的剂量。②生理依赖性是指机体对药物产生适应，当突然断药就产生种种异常反应，即戒断症状。③精神依赖性是指药物使人产生一种心满意足的愉快感觉，因而需要定期地或连续地使用，以保持那种舒适感或者避免不舒服感。

依赖性表现：①有一种不可抗拒的力量强制性地要求连续使用该药，并且不择手段地去获得它。②由于耐受性，连续使用有加大剂量的趋势。③对该药产生精神依赖性及躯体依赖性，断药后产生戒断症状，如精神烦躁不安、失眠、疼痛加剧、肌肉震颤、呕吐、腹泻、散瞳、流涕、流泪、出汗等。④对个人、家庭、社会都会产生危害性结果。

监督内容　依据2005年8月国务院颁布《麻醉药品和精神药品管理条例》。随后SFDA制订了《麻醉药品和精神药品生产管理办法（试行）》（2005年）、《麻醉药品和精神药品邮寄管理办法》（2005年）、《麻醉药品和精神药品经营管理办法（试行）》（2005年）等规章。国家根据麻醉药品和精神药品的医疗、国家储备和企业生产所需原料的需要确定需求总量，对麻醉药品药用原植物的种植、麻醉药品和精神药品的生产实行总量控制。国务院食品药品监督管理部门根据麻醉药品和精神药品的需求总量确定麻醉药品和精神药品定点生产企业的数量和布局、制定年度生产计划和麻醉药品药用原植物年度种植计划。麻醉药品药用原植物种植企业应当根据年度种植计划，种植麻醉药品药用原植物。

药品经营企业不得经营麻醉药品原料药和第一类精神药品原料药。但是，供医疗、科学研究、教学使用的小包装的上述药品可以由国务院食品药品监督管理部门规定的药品批发企业经营。麻醉药品和第一类精神药品不得零售。第二类精神药品零售企业应当凭执业医师出具的处方，按规定剂量销售第二类精神药品，并将处方保存2年备查；禁止超剂量或者无处方销售第二类精神药品；不得向未成年人销售第二类精神药品。托运、承运和自行运输麻醉药品和精神药品，应采取安全保障措施，防止麻醉药品和精神药品在运输过程中被盗、被抢、丢失。通过铁路运输麻醉药品和第一类精神药品的，应当使用集装箱或者铁路行李车运输，需要通过公路或者水路运输麻醉药品和第一类精神药品的，应当由专人负责押运。邮寄麻醉药品和精神药品，寄件人应当提交所在地省级食品药品监督管理部门出具的准予邮寄证明。

使用　①医疗机构需要使用麻醉药品和第一类精神药品的，经所在地设区的市级人民政府卫生主管部门批准，取得麻醉药品、第一类精神药品的购用印鉴卡。凭印鉴卡向本省、自治区、直辖市行政区域内的定点批发企业购买麻醉药品和第一类精神药品。②执业医师取得麻醉药品和第一类精神药品的处方资格后，方可在本医疗机构开具麻醉药品和第一类精神药品处方，但不得为自己开具该种处方。执业医师应当使用专用处方开具麻醉药品和精神药品，单张处方的最大用量应当符合国务院卫生主管部门的规定。对麻醉药品和第一类精神药品处方，处方的调配人、核对人应当仔细核对，签署姓名，并予以登记。③医疗机构应当对麻醉药品和精神药品处方进行专册登记，加强管理。麻醉药品处方至少保存3年，精神药品处方至少保存2年。

品种范围 主要有阿片类、可卡因类、大麻类、合成麻醉药类、国家食品药品监督管理总局制定的其他易成瘾的药品、药用原植物及其制剂。中医使用的罂粟壳及其种子也属于其中。1996年卫生部公布的《麻醉药品品种目录》有118个品种，国家药品管理部门于2000年，2005年分别修订了《麻醉药品品种目录》，2007年10月，国家食品药品监督管理局、公安部、卫生部联合发布《麻醉药品品种目录（2007年版）》。2013年11月国家食品药品监督管理总局、公安部、国家卫生和计划生育委员会联合发布《麻醉药品品种目录（2013年版）》，其中麻醉药品共有121种。

（周 令）

jīngshén yàopǐn

精神药品（psychotropic substances） 直接作用于中枢神经系统，使之兴奋或抑制，连续使用能产生依赖性的药品。精神药品有利弊两方面，弊端主要在于成瘾性和习惯性，两者都与药物耐受有关，某些人反复使用某种药物以后，引起耐受，并要求继续服用，但一旦戒除并无严重的全身症状，称为习惯性。而如果不继续使用会发生严重的瘾相，则称为上瘾。两者本质上是一样的，只是量的区别和依赖状态的不同。1964年世界卫生组织专家委员会建议使用“药物依赖性”代替药品成瘾性和药物习惯性。

国内外管理概况 精神药品的管理与麻醉药品是息息相关的，但其单独引起的重视晚于麻醉药品，由于其名称使人错误以为这些药物的成瘾性较低，使这些药物的名称一改再改，从软性毒品、精神科药物，到今日的精神科毒品（1983年参照国际公约和世界卫生组织的规定，卫生部将此类药品统称为精神药品）。中国卫生部1964年颁发了《管理毒药限制性剧毒药暂行规定》中将苯丙胺类、巴比妥类及麻黄素列入管制范围，1979年又将安眠酮、安纳咖、麻黄素等列入管制范围。1971年2月联合国签订了《1971年精神药物公约》，1988年12月联合国通过了《联合国禁止非法贩运麻醉药品和精神药物公约》。中国于1985年6月加入了《1971年精神药物公约》；1989年9月，中国加入《联合国禁止非法贩运麻醉药品和精神药物公约》。1984年颁布《药品管理法》，1988年国务院发布了《精神药品管理办法》，2005年8月国务院颁布了《麻醉药品和精神药品管理条例》（国务院令〔2005〕第42号），自2005年11月1日起施行。

分类 1989年，中国根据《1971年精神药物公约》、精神药品依赖性潜力和危害人体健康的程度，将精神药品分为两类：一类精神药品和二类精神药品。其中一类39种，二类65种，第一类精神药品和第二类相比，更易产生依赖性，且毒性和成瘾性更强。中国于1996年、2005年都更新了《精神药品品种目录》，分别为119种和130种。2007年10月国家食品药品监督管理局、公安部、卫生部联合发布了经调整和修订的《精神药品品种目录（2007版）》。2013年11月国家食品药品监督管理总局、公安部、国家卫生和计划生育委员会联合发布《精神药品品种目录（2013年版）》，其中共有精神药品149种，其中第一类精神药品68种，第二类精神药品81种。新修订的目录主要将已经上市销售且已经造成或可能造成严重社会危害、但未列入目录的药品或物质列入目录，或将发生滥用第二类精神药物调整为第一类精神药品。

（周 令）

yīliáoyòng dúxìng yàopǐn

医疗用毒性药品（toxic drugs for medical use） 毒性剧烈、治疗剂量与中毒剂量很相近，使用不当会致人中毒或死亡的药品。由卫生部会同国家医药管理局、国家中医药管理局《医疗用毒性药品管理办法》及其补充规定所列中药和西药两大类。

辨析 毒品是指非教学、科研、医疗用途而使用的麻醉药品和精神药品。毒物是指具有剧烈毒性，不能用于临床的物质。

监督内容 省、自治区、直辖市医药管理部门根据医疗需要制定毒性药品年度生产、收购、供应和配制计划，计划由省、自治区、直辖市卫生计生行政部门审核，由医药管理部门下达给指定的毒性药品生产、收购、供应单位，并抄报国务院卫生计生行政部门、国家医药管理局和国家中医药管理局。生产单位不得擅自改变生产计划，自行销售。

生产 药厂必须由医药专业人员负责生产、配制和质量检验，并建立严格的管理制度，严防与其他药品混杂。每次配料，必须经两人以上复核无误，并详细记录每次生产所用原料和成品数，经手人要签字备查。所有工具、容器要处理干净，以防污染其他药品。标示量要准确无误，包装容器要有毒药标志。

生产毒性药品及其制剂，必须严格执行生产工艺操作规程，在本单位药品检验人员的监督下准确投料，并建立完整的生产记录，保存5年备查。在生产毒性药品过程中产生的废弃物，必须妥善处理，不得污染环境。

收购、经营、加工 毒性药品的收购、经营，由各级医药管理部门指定的药品经营单位负责；配方用药由国营药店、医疗单位负责。其他任何单位或者个人均不得从事毒性药品的收购、经营和配方业务。

收购、经营、加工、使用毒性药品的单位必须建立健全保管、验收、领发、核对等制度；严防收假、发错，严禁与其他药品混杂，做到划定仓间或仓位，专柜加锁并由专人保管。

凡加工炮制毒性中药，必须按照《中华人民共和国药典》或者省、自治区、直辖市卫生计生行政部门制定的《炮制规范》的规定进行。药材符合药用要求的，方可供应、配方和用于中成药生产。

医疗单位供应和调配 医疗单位供应和调配毒性药品，凭医师签名的正式处方。国营药店供应和调配毒性药品，凭盖有医师所在的医疗单位公章的正式处方。每次处方剂量不得超过2日极量。调配处方时，必须认真负责，计量准确，按医嘱注明要求，并由配方人员及具有药师以上技术职称的复核人员签名盖章后方可发出。对处方未注明“生用”的毒性中药，应当付炮制品。若发现处方有疑问时，须经原处方医师重新审定后再行调配。处方一次有效，取药后处方保存2年备查。

科研和教学 科研和教学单位所需的毒性药品，必须持本单位的证明信，经单位所在地县以上卫生计生行政部门批准后，供应部门方能发售。群众自配民间单、秘、验方需用毒性中药，购买时要持有本单位或者城市街道办事处、乡（镇）人民政府的证明信，供应部门方可发售。每次购用量不得超过2日极量。

（周 令）

fàngshèxìng yàopǐn

放射性药品（radioactive drugs）

用于临床诊断或者治疗的放射性核素制剂或者其标记药物。包括裂变制品、推照制品、加速器制品、放射性同位素发生器及其配套药盒、放射免疫分析药盒等。

国务院卫生计生行政部门主管全国放射性药品监督管理工作。能源部们主管放射性药品生产、经营管理工作。放射性药品的国家标准，由国家药典委员会负责制定和修订，报国家食品药品监督管理部门审批颁发。

分类 放射性新药的分类，按新药审批办法的规定办理。根据核素分类《中华人民共和国药典》2015年版收载的放射性药品品种共计有21种：主要包括氙（^{133}Xe）注射液、邻碘（^{131}I）马尿酸钠注射液、碘（^{131}I）化钠胶囊、碘（^{131}I）化钠口服液、胶体磷（^{32}P）酸铬注射液、磷（^{32}P）酸钠注射液、磷（^{32}P）酸钠口服溶液、铬（^{51}Gr）酸钠注射液、枸橼酸镓（^{67}Ga）注射液、氯化亚铊（^{201}Tl）注射液、高锝（^{99m}Tc）酸钠注射液、锝（^{99m}Tc）亚甲基二膦酸注射液、（^{99m}Tc）依替菲宁注射液、锝（^{99m}Tc）喷替酸盐注射液、锝（^{99m}Tc）植物盐注射液、锝（^{99m}Tc）焦磷酸盐注射液、锝（^{99m}Tc）聚合白蛋白注射液等品种。

监督内容 放射性新药是指中国首次生产的放射性药品。药品研制单位的放射性新药年度研制计划，应当报送能源部备案，并报所在地的省、自治区、直辖市卫生计生行政部门，经卫生计生行政部门汇总后，报国务院卫生计生行政部门备案。

研制 放射性新药的研制内容，包括工艺路线、质量标准、临床前药理及临床研究。研制单位在制订新药工艺路线的同时，必须研究该药的理化性能、纯度（包括核素纯度）及检验方法、药理、毒理、动物药代动力学、放射性比活度、剂量、剂型、稳定性等。

研制单位研制的放射性新药，在进行临床试验或者验证前，应当向国务院卫生计生行政部门提出申请，按新药审批办法的规定报送资料及样品，经国务院卫生计生行政部门审批同意后，在国务院卫生计生行政部门指定的医院进行临床研究。研制单位在放射性新药临床研究结束后，向国务院卫生计生行政部门提出申请，经国务院卫生计生行政部门审核批准，发给新药证书。国务院卫生计生行政部门在审核批准时，应当征求能源部的意见。

生产 放射性新药投入生产，需由生产单位或者取得放射性药品生产许可证的研制单位，凭新药证书（副本）向国务院卫生计生行政部门提出生产该药的申请，并提供样品，由国务院卫生计生行政部门审核发给批准文号。放射性药品生产、经营企业，必须向能源部报送年度生产、经营计划，并抄报国务院卫生计生行政部门。国家根据需要，对放射性药品实行合理布局，定点生产。申请开办放射性药品生产、经营的企业，应征得能源部的同意后，方可按照有关规定办理筹建手续。

放射性药品生产企业许可证、放射性药品经营企业许可证的有效期为5年，期满前6个月，放射性药品生产、经营企业应当分别向原发证的卫生计生行政部门重新提出申请，按第十二条审批程序批准后，换发新证。

放射性药品生产企业生产已有国家标准的放射性药品，必须经国务院卫生计生行政部门征求能源部意见后审核批准，并发给批准文号。凡是改变国务院卫生计生行政部门已批准的生产工艺路线和药品标准的，生产单位必须按原报批程序经国务院卫生计生行政部门批准后方能生产。

放射性药品的包装必须安全实用，符合放射性药品质量要求，具有与放射性剂量相适应的防护装置。包装必须分内包装和外包装两部分，外包装必须贴有商标、标签、说明书和放射性药品标志，内包装必须贴有标签。标签必须注明药品品名、放射性比活度、装量。

医疗单位使用 医疗单位使用放射性药品，必须符合国家放射性同位素卫生防护管理的有关规定。所在地的省、自治区、直辖市的公安、环保和卫生计生行政部门，应当根据医疗单位核医疗技术人员的水平、设备条件，核发相应等级的放射性药品使用许可证，无许可证的医疗单位不得临床使用放射性药品。

放射性药品使用许可证有效期为5年，期满前6个月，医疗单位应当向原发证的行政部门重新提出申请，经审核批准后，换发新证。持有放射性药品使用许可证的医疗单位，在研究配制放射性制剂并进行临床验证前，应当根据放射性药品的特点，提出该制剂的药理、毒性等资料，由省、自治区、直辖市卫生计生行政部门批准，并报国务院卫生计生行政部门备案。该制剂只限本单位内使用。放射性药品的国家标准，由国务院卫生计生行政部门药典委员会负责制定和修订，报国务院卫生计生行政部门审批颁发。放射性药品的检验由中国药品生物制品检定所或者国务院卫生计生行政部门授权的药品检验所承担。

（周　令）

yīliáo jīgòu yàoshì jiāndū

医疗机构药事监督

（pharmaceutical inspection in medical institutions） 对医疗机构以病人为中心，以临床药学为基础的临床用药全过程进行监督管理的行为。

监督依据 《中华人民共和国药品管理法》《药品管理法实施条例》《医疗机构管理条例》《麻醉药品和精神药品管理条例》《处方管理办法》《医疗机构制剂配制监督管理办法（试行）》《医疗机构药事管理规定》等。

监督机构 国务院卫生计生行政部门（含国家中医药管理局）和国家食品药品监督管理总局负责全国医疗机构药事管理工作的监督管理。县级以上地方卫生计生行政部门（含中医药行政管理机构）、食品药品监督管理部门负责本行政区域内医疗机构药事管理工作的监督管理并定期对医疗机构药事管理工作进行监督检查。

监督内容 按照国家有关规定依法取得相应资格的药学专业技术人员方可从事药学专业技术工作。非药学专业技术人员不得从事药学专业技术工作。

药事组织管理 见医疗机构药事管理组织。

委员会、药学部 《医疗机构药事管理规定》要求二级以上医院应当设立药物与治疗学委员会，其他医疗机构可以成立药物与治疗学组。二级以上医院药物与治疗学委员会委员由药学、医务、护理、医院感染、临床科室等负责人和具有高级技术职务任职资格的人员组成。其他医疗机构药物与治疗学组可由以上部门负责人和具有医师、药师以上技术职务任职资格人员组成。医疗机构负责人任主任委员，药学部门负责人任副主任委员。药物与治疗学委员会（组）应当建立健全相应工作制度，日常工作由药学部门负责。三级医院设置药学部，可以根据实际情况设置二级科室；二级医院设置药学科；其他医疗机构设置药房。

药物临床应用管理 ①药物临床应用管理是对医疗机构临床诊断、预防和治疗疾病用药全过程实施管理。医疗机构应当遵循安全、有效、经济的用药原则，尊重病人对药品使用的知情权和隐私权。②医疗机构应当制定国家基本药物和本机构基本用药临床应用办法，建立抗菌药物临床使用分级管理制度。③医疗机构应当遵循有关药物临床应用指导原则、临床路径、临床技术操作规范和诊疗指南等合理应用药物，对医师处方、用药医嘱进行适宜性审核。④医疗机构应当建立临床药师制度。临床药师应当具有高等学校药学专业或者临床药学专业本科以上学历，取得中级以上药学专业技术职务任职资格。三级医院临床药师不少于5名，二级医院临床药师不少于3名。

⑤临床药师应当参与临床药物治疗方案设计；对病人进行安全用药指导，实施治疗药物监测，指导合理用药；对处方和用药医嘱进行适宜性审核；收集药物安全性和有效性等信息，建立临床药学信息系统，提供用药咨询服务。⑥医疗机构应当建立临床用药监测与控制制度，对药物临床使用安全性、有效性和经济性进行监测、分析、评估、干预，实施处方和用药医嘱点评和超常预警制度。⑦医疗机构应当建立药品不良反应和药品相关不良事件报告制度，按照有关规定向卫生计生行政部门和食品药品监督管理部门报告；及时救治病人，做好观察与记录。⑧医疗机构临床使用药品应当由药学部门统一采购供应，病房（区）在药学部门指导下加强药品的保管。医疗机构不得在临床使用非药学部门采购供应的药品。医疗机构核医学科可以购用、调剂本专业所需的放射性药品，其他科室或者部门不得从事医院制剂配制或药品采购、调剂活动。⑨医疗机构应当结合临床和药物治疗需要，开展药学研究工作，提供必要的工作条件，制定相应管理制度，加强对药学研究工作的管理。

药剂管理　①医疗机构应当根据《国家基本药物目录》《处方管理办法》《药品采购供应质量管理规范》《药品处方集》和《基本用药供应目录》，制定药品采购计划，购入药品。《药品采购供应质量管理规范》由国务院卫生计生行政部门另行制定。②医疗机构应当制定和规范药品采购工作程序，建立健全药品成本核算和账务管理制度；严格执行药品进货检查验收制度，不得购进和使用不符合有关规定的药品。③医疗机构调整药品采购计划应当经药物与治疗学委员会（组）审核同意。经药物与治疗学委员会（组）审核同意，核医学科可以购用、调剂本专业所需的放射性药品，其他科室或部门不得购用、调剂药品。④医疗机构应当制定和执行药品保管制度，定期对库存药品进行养护与质量检查。根据各类药品的性质与特点，药品库应当具有适当的空间，具备冷藏、防冻、防潮、避光、通风、防火、防虫、防鼠等仓储条件，温度与湿度应当符合所贮存药品的保存要求。⑤化学药品、中成药和中药饮片应当分别储存，分类定位存放。易燃、易爆、强腐蚀性等危险性药品应当另设仓库单独存放，设置必要的安全设施，制定相关的工作制度和应急预案。麻醉药品、精神药品、医疗用毒性药品、放射性药品按照有关法律法规管理和监督使用。⑥药学专业技术人员凭医师处方或者用药医嘱，经适宜性审核后调剂配发药品，包括对内服和外用药浓溶液稀释或者改变剂型等临时调配。⑦药学专业技术人员应当严格按照《中华人民共和国药品管理法》《处方管理办法》《药品调剂质量管理规范》等有关法律法规、规章制度和技术操作规程，认真审核处方或者用药医嘱，核对无误后发药。发出药品时应当告知用药注意事项，指导患者合理用药。除质量原因，药品一经发出，不得退换。《药品调剂质量管理规范》由国务院卫生计生行政部门另行制定。⑧医疗机构门急诊药房实行窗口式或者柜台式发药。除静脉用药以外，住院（中心）药房对其他药品实行单次剂量调剂配发。⑨医疗机构根据临床需要建立静脉用药调配中心（室），实行集中调配供应。静脉用药调配中心（室）由省级卫生计生行政部门按照《静脉用药集中调配质量管理规范》进行审核、批准。《静脉用药集中调配质量管理规范》由国务院卫生计生行政部门另行制定。在静脉用药调配中心（室）以外调配静脉用药，参照《静脉用药集中调配质量管理规范》执行。⑩医疗机构须经省级卫生计生行政部门审核同意，省级食品药品监督管理部门批准，取得医疗机构制剂许可证后方可配制医院制剂。医疗机构配制的制剂应当有固定处方，本机构临床必需而市场无供应，经省级食品药品监督管理部门批准。医疗机构配制医院制剂，应当有药学专业技术人员，具有保证制剂质量的管理制度、设施、检验仪器和卫生条件。医疗机构配制制剂所用的原料、辅料、包装材料必须符合国家规定的药用标准。医疗机构应当制定医院制剂质量标准，按照规定对医院制剂进行质量检验。检验合格后，方可凭医师处方在本机构使用。

医院制剂不得在市场销售。特殊情况下，经省级以上食品药品监督管理部门批准，方可在指定的医疗机构之间调剂使用。

药学专业技术人员管理　①医疗机构药学专业技术人员按照《卫生技术人员职务试行条例》有关规定，取得相应的药学专业技术职务任职资格。②医疗机构药学专业技术人员原则上不得少于本机构卫生专业技术人员的8%。建立静脉用药调配中心（室）的，医疗机构应当根据需要相应增加药学专业技术人员数量。③医疗机构应当加强对药学专业技术人员的培养、考核和管理，制订培训计划，组织药学专业技术人员参加规范化培训和继续医学教育，将完成培训及取得继续医学教育学分情况，作为药学专业技术人员考核、晋升专业技术职务任职资格和专业岗位聘任的条件之一。

临床药师工作职责　①参与临床药物治疗工作，对处方或者用药医嘱进行适宜性审核，开展治疗药物监测，进行个体化药物治疗方案的设计、实施，对重点病人实施用药监护并书写药历。②参与查房、会诊、病例讨论和疑难、危重病人的医疗救治，协助医师做好药物遴选，对药物临床应用提出改进意见，与医师共同对药物治疗负责。③掌握并及时反馈与临床用药相关的药物信息，监测药物安全性，提供用药咨询服务，开展合理用药宣传教育，指导合理用药。④结合临床药物治疗实践，进行药物临床应用研究，开展不合理用药干预和药物利用评价研究，开展新药上市后安全性和有效性监测。

药师工作职责　①负责药品采购供应、处方或者用药医嘱审核、药品调剂、静脉用药调配和医院制剂配制，指导病房（区）开展药品请领、保管和使用工作。②开展合理用药监测、耐药监测和处方点评，促进药物合理使用。③开展药品质量监控，药品不良反应和用药错误的收集、整理、报告等工作。④提供用药信息与咨询。⑤进行药物应用研究，参与新药临床试验和上市后安全性与有效性监测。

县级以上地方卫生计生行政部门应当对具有下列情形之一的药学专业技术人员给予表彰或者奖励：①在执业活动中认真负责、医德高尚，在医疗机构药事管理和药物临床应用研究与实践中做出突出贡献的。②在医院药学发展和药学专业技术领域有重大突破的。③长期在条件艰苦的基层、边远贫困地区、少数民族地区医疗机构从事药事管理和药学专业技术工作，事迹突出的。④省级以上卫生计生行政部门规定的应当予以表彰或者奖励的其他情形。

法律责任　县级以上地方卫生计生行政部门应加强对医疗机构药事管理工作的监督与管理。医疗机构不得使用非药学专业技术人员从事药学专业技术工作。医疗机构出现下列情形之一的，由县级以上地方卫生计生行政部门责令改正、通报批评、给予警告；对于直接负责的主管人员和其他直接责任人员，依法给予降级、撤职、开除等处分：①未建立药事管理组织机构导致医疗机构药事管理工作和药学专业技术工作混乱，给医疗安全造成隐患的。②未按照《医疗机构药事管理规定》配备药学专业技术人员、建立临床药师制，不合理用药问题严重并造成不良影响的。③未执行药品质量管理有关规定，给医疗安全造成隐患的。④未执行药品保管制度导致药品质量问题，给医疗安全造成隐患的。⑤非药学部门从事药品购用、调剂活动的。⑥将药品购销、使用情况作为个人或者部门、科室经济分配的依据，或者在药品购销、使用中牟取不正当利益的。⑦违反《医疗机构药事管理规定》中的其他规定并造成严重后果的。

医疗机构违反药品管理有关法律法规的，由县级以上地方卫生计生行政部门按照《药品管理法》《医疗机构管理条例》《麻醉药品和精神药品管理条例》和《处方管理办法》有关规定，予以处理。

（周　令）

yīliáo jīgòu yàoshì guǎnlǐ zǔzhī

医疗机构药事管理组织

（pharmaceutical management organizations in medical institutions）　医疗机构设置的以病人为中心，以临床药学为基础，对临床用药全过程进行有效的组织实施与管理，促进临床科学、合理用药的药学技术服务和相关的药品管理的组织。医疗机构药事管理组织由药学、医务、护理、医院感染、临床科室等部门负责人和具有药师、医师以上专业技术职务任职资格人员组成。主要职责：①贯彻执行医疗卫生及药品管理等有关法律法规，按照有关法律法规规定制定本机构药事管理和药学工作规章制度并监督实施。②制定本机构药品处方集和供应目录。③推动药物治疗相关临床诊疗指南和药物临床应用指导原则的实施，监测、评估本机构药物使用情况，提出干预和改进措施，指导临床合理用药。④分析、评价药品不良反应、用药错误，提供咨询和指导。⑤审核本机构购入药品、申报医院制剂等，建立新药引进评审制度和评审专家库，开展新药引进评审工作。⑥监督、指导麻醉药品、精神药品、医疗用毒性药品及放射性药品的临床使用与规范化管理。⑦对医务人员进行有关药物管理法律法规、药事管理规章制度和合理用药教育，发布药品的相关信息，对公众宣传安全用药知识。

（周　令）

yīliáo jīgòu yàopǐn liútōng jiāndū

医疗机构药品流通监督

（inspection of drug circulation in medical institutions）　药品监督管理部门对医疗机构购进、储存药品活动进行监督检查，并对违法行为追究法律责任的行政管理行为。

监督主体　根据《药品流通监督管理办法》的规定，药品监督管理部门负责药品流通监督，鼓励个人和组织对药品流通实施社会监督。对违反该办法的行为，任何个人和组织都有权向药品监督管理部门举报和控告。

监督内容　《药品流通监督管理办法》对医疗机构购进、储存药品的监督管理做出了规定。

药房设置　医疗机构设置的药房，应当具有与所使用药品相适应的场所、设备、仓储设施和卫生环境，配备相应的药学技术人员，并设立药品质量管理机构或者配备质量管理人员，建立药品保管制度。

药品购进　医疗机构购进药品，应当按照规定，索取、查验、保存供货企业有关证件、资料、票据；必须建立并执行进货检查验收制度，并建有真实完整的药品购进记录；药品购进记录必须注明药品的通用名称、生产厂商（中药材标明产地）、剂型、规格、批号、生产日期、有效期、批准文号、供货单位、数量、价格、购进日期；药品购进记录必须保存至超过药品有效期1年，但不得少于3年。医疗机构以集中招标方式采购药品的，应当遵守《药品管理法》《药品管理法实施条例》及《药品流通监督管理办法》的有关规定。

药品储存　医疗机构储存药品，应当制订和执行有关药品保管、养护的制度，并采取必要的冷藏、防冻、防潮、避光、通风、防火、防虫、防鼠等措施，保证药品质量。医疗机构应当将药品与非药品分开存放；中药材、中药饮片、化学药品、中成药应分别储存、分类存放。

禁止性规定　医疗机构和计划生育技术服务机构不得未经诊疗直接向患者提供药品。医疗机构不得采用邮售、互联网交易等方式直接向公众销售处方药。

法律责任　《药品流通监督管理办法》规定的法律责任主要有：①医疗机构违反该办法有关药品的设置、药品的购进、药品的储存等规定的，责令限期改正，情节严重的，给予通报。②医疗机构和计划生育技术服务机构未经诊疗直接向患者提供药品，责令限期改正，情节严重的，给予通报。③医疗机构以邮售、互联网交易等方式直接向公众销售处方药的，责令改正，给予警告，并处销售药品货值金额2倍以下的罚款，但是最高不超过3万元。

（崔玉明）

yīliáo jīgòu pèizhì zhìjì jiāndū

医疗机构配制制剂监督

（inspection of pharmaceutical preparations dispensed by medical institutions）　药品监督管理部门依法对医疗机构制剂配制条件和配制过程等进行审查、许可、检查的监督管理行为。监督依据《中华人民共和国药品管理法》《药品管理法实施条例》《医疗机构药事管理规定》《医疗机构制剂配制监督管理办法》。国务院食品药品监督管理部门负责全国医疗机构制剂配制的监督管理工作。省级食品药品监督管理部门负责本辖区内医疗机构制剂配制的监督管理工作。监督对象为医疗机构根据本单位临床需要经批准而配制、自用的固定处方制剂。

监督内容：①医疗机构配制制剂条件。医疗机构配制制剂，必须具有能够保证制剂质量的人员、设施、检验仪器、卫生条件和管理制度。②医疗机构配制制剂审批。医疗机构配制制剂，应当向所在地省、自治区、直辖市食品药品监督管理部门提出申请，省、自治区、直辖市食品药品监督管理部门应当自收到申请之日起30个工作日内，按照国家食品药品监督管理总局制定的《医疗机构制剂许可证验收标准》，组织验收。验收合格的，予以批准，并自批准决定做出之日起10个工作日内向申请人核发医疗机构制剂许可证。医疗机构制剂许可证有效期为5年，到期重新审查发证。③医疗机构配制制剂使用。医疗机构配制制剂应当是本单位临床需要而市场上没有供应的品种。配制的制剂必须按照规定进行质量检验；合格的，凭医师处方在本医疗机构使用。严格禁止医疗机构配制的制剂在市场上销售或变相销售。特殊情况下，经国务院或省、自治区、直辖市人民政府的食品药品监督管理部门批准，医疗机构配制的制剂可以在指定的医疗机构之间调剂使用。

（周　令）

yàopǐn bùliángfǎnyìng

药品不良反应

（adverse drug reaction，ADR）　合格药品在正常用法、用量下出现的与用药目的无关的或意外的有害反应。新的药品不良反应，是指药品说明书未载明的不良反应。说明书中已有描述，但不良反应发生的性质、程度、后果或者频率与说明书描述不一致或者更严重的，按照新的药品不良反应处理。

药品严重不良反应，是指因服用药品引起以下损害情形之一的反应：①引起死亡。②致癌、致畸、致出生缺陷。③对生命有危险并能够导致人体永久的或显著的伤残。④对器官功能产生永久损伤。⑤导致住院或住院时间延长。

药品群体不良事件，是指同一药品在使用过程中，在相对集中的时间、区域内，对一定数量人群的身体健康或者生命安全造成损害或者威胁，需要予以紧急处置的事件。同一药品是同一生产企业生产的同一药品名称、同一剂型、同一规格的药品。

（周 令）

yàopǐn bùliángfǎnyìng jiāncè zhōngxīn

药品不良反应监测中心

（center for adverse drug reaction monitoring） 根据《药品不良反应报告和监测管理办法》（卫生部令第 81 号），为监测药品不良反应在省级以上卫生行政部门设立的监测中心。中国国家药品不良反应监测中心设在国家药品监督管理总局药品评价中心（见药品评价中心），负责全国药品、医疗器械产品不良反应监测工作。地方各级药品监督管理部门应当建立健全药品不良反应监测机构，负责本行政区域内药品不良反应报告和监测的技术工作。

国家药品不良反应监测中心负责全国药品不良反应报告和监测的技术工作，并履行以下主要职责：①承担国家药品不良反应报告和监测资料的收集、评价、反馈和上报，以及全国药品不良反应监测信息网络的建设和维护。②制定药品不良反应报告和监测的技术标准和规范，对地方各级药品不良反应监测机构进行技术指导。③组织开展严重药品不良反应的调查和评价，协助有关部门开展药品群体不良事件的调查。④发布药品不良反应警示信息。⑤承担药品不良反应报告和监测的宣传、培训、研究和国际交流工作。

省、自治区、直辖市药品不良反应监测中心负责本行政区域内的药品不良反应报告和监测的技术工作，并履行以下主要职责：①承担本行政区域内药品不良反应报告和监测资料的收集、评价、反馈和上报，以及药品不良反应监测信息网络的维护和管理。②对设区的市级、县级药品不良反应监测机构进行技术指导。③组织开展本行政区域内严重药品不良反应的调查和评价，协助有关部门开展药品群体不良事件的调查。④组织开展本行政区域内药品不良反应报告和监测的宣传、培训工作。

各级卫生行政部门负责本行政区域内医疗机构与实施药品不良反应报告制度有关的管理工作。

（樊立华 李 恒）

yàopǐn bùliángfǎnyìng bàogào zhìdù

药品不良反应报告制度

（reporting system of adverse drug reaction） 药品生产、经营企业和医疗机构获知或者发现可能与用药有关的不良反应，向药品监督管理部门报告的制度。国家实行药品不良反应报告制度。

基本要求 药品生产、经营企业和医疗机构获知或者发现可能与用药有关的不良反应，应当通过国家药品不良反应监测信息网络报告；不具备在线报告条件的，应当通过纸质报表报所在地药品不良反应监测机构，由所在地药品不良反应监测机构代为在线报告。国家鼓励公民、法人和其他组织报告药品不良反应。报告内容应当真实、完整、准确。各级药品不良反应监测机构应当对本行政区域内的药品不良反应报告和监测资料进行评价和管理。药品生产、经营企业和医疗机构应当配合药品监督管理部门、卫生行政部门和药品不良反应监测机构对药品不良反应或者群体不良事件的调查，并提供调查所需的资料。药品生产、经营企业和医疗机构应当建立并保存药品不良反应报告和监测档案。

管理机构 国家食品药品监督管理局主管全国药品不良反应报告和监测工作，地方各级药品监督管理部门主管本行政区域内的药品不良反应报告和监测工作。地方各级药品监督管理部门应当建立健全药品不良反应监测机构，负责本行政区域内药品不良反应报告和监测的技术工作。各级卫生行政部门负责本行政区域内医疗机构与实施药品不良反应报告制度有关的管理工作。

评价与控制 国家对药品不良反应报告和监测实行评价与控制制度。

药品生产企业 ①药品经营企业应当对收集到的药品不良反应报告和监测资料进行分析、评价，并主动开展药品安全性研究。②药品经营企业对已确认发生严重不良反应的药品，应当通过各种有效途径将药品不良反应、合理用药信息及时告知医务人员、患者和公众；采取修改标签和说明书，暂停生产、销售、使用和召回等措施，减少和防止药品不良反应的重复发生。对不良反应大的药品，应当主动申请注销其批准证明文件。③药品经营企业应当将药品安全性信息及采取的措施报所在地省级药品监督管理部门和国家食品药品监督管理局。④药品经营企业和医疗机构应当对收集到的药品不良反应报告和监测资料进行分析和评价，并采取有效措施减少和防止药品不良反应的重复发生。

省级药品不良反应监测机构

①应当每季度对收到的药品不良反应报告进行综合分析，提取需要关注的安全性信息，并进行评价，提出风险管理建议，及时报省级药品监督管理部门、卫生行政部门和国家药品不良反应监测中心。②根据分析评价工作需要，可以要求药品生产、经营企业和医疗机构提供相关资料，相关单位应当积极配合。

省级药品监督管理部门　根据分析评价结果，可以采取暂停生产、销售、使用和召回药品等措施，并监督检查，同时将采取的措施通报同级卫生行政部门。

国家药品不良反应监测中心　应当每季度对收到的严重药品不良反应报告进行综合分析，提取需要关注的安全性信息，并进行评价，提出风险管理建议，及时报国家食品药品监督管理局和卫生部。

国家食品药品监督管理总局　根据药品分析评价结果，可以要求企业开展药品安全性、有效性相关研究。必要时，应当采取责令修改药品说明书，暂停生产、销售、使用和召回药品等措施，对不良反应大的药品，应当撤销药品批准证明文件，并将有关措施及时通报卫生部。

（樊立华　李　恒）

xuèyè jí xuèyè zhìpǐn wèishēng jiāndū

血液及血液制品卫生监督

（health inspection of blood and blood products）　县级以上地方各级卫生行政部门依据相关卫生法律、法规的规定，对个人、法人和组织从事与血液及血液制品有关事项的许可，对执行《中华人民共和国献血法》、《血液制品管理条例》和《血站管理办法》等法律规范的情况进行督促检查，并对其行为做出处理的行政管理活动。其目的是为了加强血液和血液制品的管理，保证血液和血液制品的质量，满足临床医疗用血需要，促进临床合理、科学用血和血液事业的发展，预防和控制经血液传播的疾病，保障献血者和用血者身体健康。

监督依据　《血液制品管理条例》《中华人民共和国献血法》（以下称《献血法》）《血站基本标准》《临床输血技术规范》《献血者健康检查要求》（GB 18467-2011）、《献血者健康检查标准》《中华人民共和国传染病防治法》（以下称《传染病防治法》）、《血站管理办法》《血站质量管理规范》《单采血浆站管理办法》《实验室生物安全通用要求》（GB 19489-2008）、《全国无偿献血表彰奖励办法（2014年修订）》《医疗机构临床用血管理办法》等。

监督机构　县级以上人民政府卫生行政部门按照《献血法》和《血站管理办法》的规定，负责对辖区内血站进行监督管理；设区的市级以上人民政府卫生行政部门聘任血液管理监督员，执行同级人民政府卫生行政部门交付的监督管理任务；省、自治区、直辖市以上人民政府卫生行政部门委托输血协会成立由卫生行政管理、血液管理、公共卫生等有关专家组成的血液质量管理委员会，接受同级人民政府卫生行政部门领导，对血站质量管理、血液质量进行检查和技术指导。

《献血法》规定，地方各级人民政府领导本行政区域内的献血工作，统一规划并负责组织，协调有关部门共同做好献血工作；县级以上各级人民政府卫生行政部门监督管理献血工作；各级红十字会依法参与、推动献血工作。

《血液制品管理条例》规定，国务院卫生行政部门对全国的原料血浆的采集、供应和血液制品的生产、经营活动实施监督管理。县级以上地方各级人民政府卫生行政部门对本行政区域内的原料血浆的采集、供应和血液制品的生产、经营活动，依照《血液制品管理条例》规定的职责实施监督管理：①县级以上地方各级人民政府卫生行政部门负责本行政区域内的单采血浆站、供血浆者、原料血浆的采集及血液制品经营单位的监督管理。②省、自治区、直辖市人民政府卫生行政部门负责本行政区域内的血液制品生产单位的监督管理。③县级以上地方各级人民政府卫生行政部门的监督人员执行职务时，可按国家有关规定抽取样品和索取有关资料，有关单位不得拒绝和隐瞒。

监督对象　在中国境内从事血液的采集和供应、原料血浆的采集、供应，以及血液制品的生产、经营活动的单位和个人。

监督内容　包括献血卫生监督、血站卫生监督、原料血浆卫生监督、血液制品生产经营单位监督。

（张冬梅）

xiànxuè wèishēng jiāndū

献血卫生监督

（health inspection sion of blood donation）　县级以上各级地方人民政府卫生行政部门按照相关的卫生法律、法规、标准的规定对公民献血或其他组织采供血活动的许可，对执行《中华人民共和国献血法》《血站管理办法》和《献血者健康检查要求》等卫生法律规范的情况进行督促检查，并对其行为做出处理的卫生行政执法行为。其目的是为保证医疗临床用血需要和安全，保障献血者和用血者身体健康。

县级以上各级人民政府卫生行政部门监督管理献血工作，对献血行为重点监督：①血站在采血前，是否按照《献血者健康检查要求》，对献血者履行书面告知义务，并取得献血者签字的知情同意书；是否对献血者进行健康检查，身体状况不符合献血条件的，血站是否向其说明情况，不采集其血液。②血站对全血献血者每次采集血液量最多不得超过400ml，两次采集间隔期不少于6个月。③血站对单采血小板献血者，每次献血不超过200ml血浆，全年血小板和血浆采集总量不超过10L，单采血小板献血间隔不少于2周且不大于24次/年，单采血小板后与全血献血间隔不少于4周，全血献血后与单采血小板献血间隔不少于3个月。④献血者每次献血前是否按《献血者健康检查要求》进行登记、体格检查和血液检验。

法律责任：①违反《中华人民共和国献血法》，非法采集血液、血站或医疗机构出售无偿献血的血液、非法组织他人出卖血液的单位和个人，由县级以上地方人民政府卫生行政部门予以取缔，没收违法所得，可以并处10万元以下的罚款。②血站违反有关操作规程和制度采集血液，由县级以上地方人民政府卫生行政部门责令改正；给献血者健康造成损害的，应当依法赔偿，对直接负责的主管人员和其他直接责任人员，依法给予行政处分。

（张冬梅）

Xiànxuèzhě Jiànkāng Jiǎnchá Biāozhǔn

《献血者健康检查标准》

(*Health Examination Crteria of Blood Donors*) 为了加强和规范血液质量管理，预防和控制经输血传播疾病，保证献血者的身体健康和受血者的输血安全；同时为各级卫生行政部门对血站进行的献血者体检检验工作实施监督管理提供科学依据，根据《中华人民共和国献血法》《血站管理办法》及《献血者健康检查要求》编制的献血者健康标准。

总体要求 ①采集血液前应征得献血者的知情同意，并对其进行必要的健康征询、一般检查和血液检测。②献血者每次献血前须进行体格检查和血液检验，献出的血液必须按规定项目检验，献血者献血前的体格检查及血液检验以血站结果为准，有效期为2周。③献血前健康检查结果只用于判断献血者是否适宜献血，不适用于献血者健康状态或疾病的诊断。④献血者血液化验初复检不得用同一试剂厂生产的试剂，同一标本的初复检化验不得由同一人进行。⑤对经健康检查不适宜献血的献血者，应给予适当解释，并注意保护其个人信息。

献血者知情同意 ①血站工作人员应在献血前对献血者履行书面告知义务，并取得献血者签字的知情同意书。②告知内容包括献血动机、安全献血者的重要性、具有高危行为者故意献血的责任、实名制献血、献血者献血后回告、献血反应、健康征询与检查、血液检测和疫情报告。③献血者应认真阅读有关知情同意的资料，并签字表示知情同意。

献血者一般检查标准 ①年龄：国家提倡献血年龄为18～55周岁；既往无献血反应、符合健康检查要求的多次献血者主动要求再次献血的，年龄可延长至60周岁。②体重：男≥50kg，女≥45kg。③血压：90mmHg≤收缩压<140mmHg或60mmHg≤舒张压<90mmHg，脉压≥30mmHg。④脉搏：60～100次/分，高度耐力的运动员≥50次/分，节律整齐。⑤体温正常。⑥皮肤、巩膜无黄染，皮肤无创面感染，无大面积皮肤病。⑦四肢无重度及以上残疾，无严重功能障碍，以及关节无红肿。⑧双臂静脉穿刺部位无皮肤损伤，无静脉注射药物痕迹。

献血前血液检测标准 ①血型：ABO血型（正定型）。②血红蛋白（Hb）测定：男≥120g/L，女≥115g/L。若采用硫酸铜法，男≥1.0520，女≥1.0510。③单采血小板献血者除满足前述②外，还需满足：红细胞比容（HCT）≥0.36、采前血小板计数（PLT）$\geqslant 150\times10^9$/L且$<450\times10^9$/L、预测采后PLT$\geqslant 100\times10^9$/L。

献血后血液检测标准 ①血型检测：ABO和RhD血型正确定型。②丙氨酸氨基转移酶（ALT）酮体粉法：阴性，或者赖式法：≤25。③乙型肝炎病毒表面抗原（HBsAg）酶标法：阴性（快速诊断法仅限于非固定采血点的初检使用）。④丙型肝炎病毒抗体（HCV抗体）酶标法：阴性。⑤艾滋病病毒抗体（HIV抗体）酶标法：阴性。⑥梅毒试验（快速血浆反应素试验或甲苯胺红不加热血清试验）：阴性。

暂缓献血规定 具有以下情况之一者暂缓献血：①口腔护理（包括洗牙等）后未满3天；拔牙或其他小手术后未满半个月；阑尾切除术、疝修补术及扁桃体手术痊愈后未满3个月；较大手术痊愈后未满半年者。②妇科良性肿瘤、体表良性肿瘤手术治疗后未满1年者。③妇女月经期及前后3天，妊娠期及流产后未满6个月，分娩及哺乳期未满1年者。

④活动性或进展性眼科疾病病愈未满1周者，眼科手术愈后未满3个月者。⑤上呼吸道感染病愈未满1周者，肺炎病愈未满3个月者，急性胃肠炎病愈未满1周者，急性泌尿道感染病愈未满1个月者，急性肾盂肾炎病愈未满3个月者，泌尿系统结石发作期，伤口愈合或感染痊愈未满1周者，皮肤局限性炎症愈合后未满1周者，皮肤广泛性炎症愈合后未满2周者，被血液或组织液污染的器材致伤或污染伤口及施行文身术后未满1年者。⑥与传染病患者有密切接触史者，自接触之日起至该病最长潜伏期。甲型肝炎病愈后未满1年者，痢疾病愈未满半年者，伤寒病愈未满1年者，布氏杆菌病病愈未满2年者。1年内前往疟疾流行病区者或疟疾病愈未满3年者，弓形虫病临床恢复后未满6个月，Q热完全治愈未满2年；蛔虫病、蛲虫病感染未完全康复者；急性风湿热病愈后未满2年者。⑦曾与易感经血传播疾病高危风险者发生性行为未满1年者，曾有国务院卫生行政部门确定的检疫传染病疫区或监测传染病疫区旅行史，入境时间未满疾病最长潜伏期者。⑧接受灭活疫苗、重组DNA疫苗、类毒素注射的无暴露史者，无病症或不良反应出现者，暂缓至接受疫苗24小时后献血。⑨无暴露史且接受麻疹、腮腺炎、脊髓灰质炎等活疫苗最后一次免疫接种2周后，或风疹活疫苗、人用狂犬病疫苗、乙型脑炎减毒活疫苗等最后一次免疫接种4周后方可献血。⑩被动物咬伤后接受狂犬病疫苗注射者，最后一次免疫接种1年后方可献血。⑪接受抗毒素及免疫血清注射者，于最后一次注射4周后方可献血，包括破伤风抗毒素、抗狂犬病血清等，接受乙型肝炎人免疫球蛋白注射者1年后方可献血。

献血禁忌证 具有以下情况之一者禁止献血：①传染性疾病患者，如病毒性肝炎患者及感染者。获得性免疫缺陷综合征（AIDS，艾滋病）患者及人类免疫缺陷病毒（HIV）感染者。麻风病及性传播疾病患者及感染者，如梅毒患者、梅毒螺旋体感染者、淋病、尖锐湿疣等。②各种结核病患者，如肺结核、肾结核、淋巴结核及骨结核等。③过敏性疾病及反复发作过敏患者，如经常性荨麻疹、支气管哮喘、药物过敏（单纯性荨麻疹不在急性发作期间可献血）。④呼吸系统疾病患者，如慢性支气管炎、支气管扩张、支气管哮喘、肺气肿及肺功能不全等。⑤循环系统疾病患者，如各种心脏病、高血压病、低血压、四肢动脉粥样硬化、血栓性静脉炎等。⑥消化系统和泌尿系统疾病患者，如活动期的或经治疗反复发作的胃及十二指肠溃疡、慢性胃肠炎、慢性胰腺炎、急慢性肾小球肾炎、慢性肾盂肾炎及慢性泌尿道感染、肾病综合征，以及急慢性肾功能不全等。⑦血液系统疾病患者，如贫血（缺铁性贫血、巨幼红细胞贫血治愈者除外）、真性红细胞增多症、粒细胞缺乏症、白血病、淋巴瘤及各种出、凝血性疾病。⑧内分泌系统疾病及代谢障碍疾病患者，如脑垂体及肾上腺疾病、甲状腺功能性疾病、糖尿病、肢端肥大症、尿崩症等。⑨免疫系统疾病患者，如系统性红斑狼疮、皮肌炎、硬皮病、类风湿关节炎、大动脉炎等。⑩器质性神经系统疾病或精神病患者，如脑炎、脑外伤后遗症、癫痫、精神分裂症、癔病、严重神经衰弱等。⑪克-雅病患者及有家族病史者，或接受可能是来源于克-雅病原体感染组织或组织衍生物（如硬脑膜、角膜、人垂体生长激素等）治疗者。⑫各种恶性肿瘤及影响健康的良性肿瘤患者。⑬接受过胃、肾、脾、肺等重要内脏器官切除者。⑭慢性皮肤病患者，特别是传染性、过敏性及炎症性全身皮肤病，如黄癣、广泛性湿疹及全身性银屑病等。⑮寄生虫及地方病患者，如血吸虫病、丝虫病、钩虫病、肺吸虫病、囊虫病、肝吸虫病、黑热病及克山病和大骨节病等。⑯某些职业病患者，如放射性疾病、肺尘埃沉着病（尘肺）、硅沉着病（矽肺）及有害气体、有毒物质所致的急、慢性中毒等。⑰某些药物使用者，如长期使用肾上腺皮质激素、免疫抑制剂、镇静催眠、精神类药物治疗的患者；既往或现有药物依赖、酒精依赖或药物滥用者，包括吸食、服食或经静脉、肌肉、皮下注射等途径使用类固醇、激素、镇静催眠或麻醉类药物者等。⑱易感染经血传播疾病的高危人群，如有吸毒史、男男性行为和多个性伴侣者等。⑲曾接受过异体移植物移植的患者，包括接受组织、器官移植，如脏器、皮肤、角膜、骨髓、骨骼、硬脑膜移植等。⑳曾使受血者发生过与输血相关的传染病的献血者，医护人员认为不适宜献血的其他疾病患者。

上述献血者健康检查标准中，总体要求、献血者知情同意、献血前血液检测标准中血红蛋白（Hb）测定和单采血小板献血者要求，以及献血后血液检测标准为强制性的，其余为推荐性的。

（张冬梅）

xuèzhàn wèishēng jiāndū

血站卫生监督（health inspection of blood stations） 县级以上地方人民政府卫生行政部门、指定的血液检定机构和聘任的血液管理监督员依据《中华人民共和国献血法》（以下简称《献血法》）、《血液及血液制品管理条例》《血站管理办法》等对血站进行卫生监督检查，及时发现问题，分析原因，提出措施，并对其行为做出处理的卫生行政执法行为。

监督内容 ①对血站执业许可的监督：是否获得血站执业许可证；是否租用、借用、出租、出借、变造、伪造血站执业许可证。②对采血的监督：是否按照注册登记的项目、内容和范围，开展采供血业务；是否擅自采集原料血浆；采血前，是否按照《献血者健康检查标准》，对献血者进行健康检查，对采集的血液进行检验，对检验项目不合格的血液，是否按照有关规定处理；是否采集冒名顶替者血液及是否超量、频繁采集献血员血液；采血前是否向献血者履行规定的告知义务，是否向特殊血液成分捐赠者履行规定的告知义务。③对规章、制度执行的监督：在采供血过程中是否遵守各项技术操作规程、有关质量管理规范和标准；采集的血液是否由具有血液检测实验室资格的实验室进行检测，对检验不合格的血液是否按有关规定处理；对报废的血液是否按有关规定处理；是否执行有易感染经血液传播疾病危险行为的献血者献血后保密性弃血处理的规定；是否按规定保存血液标本；脐带血造血干细胞库是否向不具备移植能力和必须设施的医疗机构提供脐带血造血干细胞；脐带血造血干细胞库等特殊血站是否违反有关技术规范；是否未经批准与外省、自治区、直辖市调配血液；是否未经批准向境外医疗机构提供血液或者特殊血液成分；采血前是否对献血者身份进行核对并进行登记；是否建立献血者保密制度；是否定期检查、考核各项规章制度和各级各类人员岗位责任制的执行和落实情况；血站剩余血液成分血浆及因科研或者特殊需要用血而进行的调配所得收入是否全部用于无偿献血者用血返还费用；是否严格执行《中华人民共和国传染病防治法》及其《中华人民共和国传染病防治法实施办法》规定的疫情报告制度。④对采血器材的监督：使用的药品、体外诊断试剂、一次性卫生器材是否符合国家有关规定；是否重复使用一次性卫生器材；血液的包装、运输、储存是否符合国家规定的卫生标准和要求。⑤对人员资格的监督：血站卫生技术人员是否取得相关岗位执业资格；卫生技术人员数配置情况、资质及结构是否符合国家有关规定；是否按照规定接受继续教育。⑥对工作计划的监督：是否根据医疗机构临床用血需求制定血液采集计划、血液制备计划、血液供应计划；是否按照规定，认真填写采供血机构统计报表并及时准确上报；血站是否制定重大灾害事故的应急采供血预案，并从血源、管理制度、技术能力和设备条件上保证预案的实施，满足应急用血情况的需要。⑦对宣传招募的监督：是否开展无偿献血宣传；开展献血者招募是否为献血者提供安全、卫生、便利的条件和良好的服务。⑧对质量控制的监督：是否建立对有易感染经血液传播疾病危险行为的献血者献血后的报告工作程序、献血屏蔽和淘汰制度；是否建立质量投诉制度、不良反应监测制度和血液收回制度；是否制定实验室室内质控与室间质评制度；血站的实验室是否配备必要的生物安全设备和设施，并对工作人员进行生物安全知识培训。⑨对工作记录的监督：血站是否擅自更改、涂改、毁损、不按规定保存工作记录；工作记录是否内容真实、项目完整、格式规范、字迹清楚、记录及时，有操作者签名。⑩对违规供血的监督：血站是否出售无偿献血的血液给单采血浆站或者血液制品生产单位；是否买卖血液；是否未执行国家有关规定，导致因输入血液引起经血液传播疾病发生、传播、流行或其他严重后果；是否向医疗机构提供未经检测、检测不合格的血液；血站发出的血液在质量、品种、规格、数量是否有差错。

法律责任 ①《献血法》规定，非法采集血液的，血站、医疗机构出售无偿献血的血液的，以及非法组织他人出卖血液的单位和个人，由县级以上地方人民政府卫生行政部门予以取缔，没收违法所得，视情节轻重，可以并处10万元以下罚款；临床用血的包装、储存、运输，不符合国家规定的卫生标准和要求的，由县级以上地方人民政府卫生行政部门责令改正，给予警告，可以并处1万元以下罚款。②《血站管理办法》规定，冒用、借用、租用他人献血证件的，由县级以上地方人民政府卫生行政部门视情节轻重，予以警告、处以100~1000元的罚款。③《献血法》和《血站管理办法》的规定，未经批准，擅自设置和开办血站，非法采集、供应或倒卖血液的，由县级以上人民政府卫生行政部门予以取缔，没收擅自设置和开办血站的全部财产和非法所得，并处以5万元以上10万元以下的罚款。④对违反《血站管理办法》有关规定或者血液检定机构监测结果不合格的血站，由县级以上地方人民政府卫生行政部门视情节轻重予以警告、责令改正，并可以责令限期整顿。

（张冬梅）

xuèzhàn

血站（blood station）　不以营利为目的，采集、提供临床用血的公益性卫生机构。《血站管理办法》规定血站分为一般血站和特殊血站。一般血站包括血液中心、中心血站和中心血库。特殊血站包括脐带血造血干细胞库和国务院卫生行政部门根据医学发展需要批准、设置的其他类型血库。血液中心、中心血站和中心血库由地方人民政府设立；血站的建设和发展应纳入当地国民经济和社会发展计划；国务院卫生行政部门根据全国医疗资源配置、临床用血需求，制定全国采供血机构设置规划指导原则，并负责全国血站建设规划的指导；省、自治区、直辖市人民政府卫生行政部门应当结合本行政区域人口、医疗资源、临床用血需求等实际情况和当地区域卫生发展规划，制定本行政区域血站设置规划，报同级人民政府批准，并报国务院卫生行政部门备案。

血液中心应当设置在直辖市、省会市、自治区首府市，其主要职责：①按照省级人民政府卫生行政部门的要求，在规定范围内开展无偿献血者的招募、血液的采集与制备、临床用血供应，以及医疗用血的业务指导等工作。②承担所在省、自治区、直辖市血站的质量控制与评价。③承担所在省、自治区、直辖市血站的业务培训与技术指导。④承担所在省、自治区、直辖市血液的集中化检测任务。⑤开展血液相关的科研工作。⑥承担卫生行政部门交办的任务。

中心血站应当设置在设区的市，其主要职责：①按照省级人民政府卫生行政部门的要求，在规定范围内开展无偿献血者的招募、血液的采集与制备、临床用血供应，以及医疗用血的业务指导等工作。②承担供血区域范围内血液储存的质量控制。③对所在行政区域内的中心血库进行质量控制。④承担卫生行政部门交办的任务。

中心血库应设置在中心血站服务覆盖不到的县级综合医院内，其主要职责是按省级人民政府卫生行政部门的要求，在规定范围内开展无偿献血者的招募、血液的采集与制备、临床用血供应及医疗用血业务指导等工作。

省、自治区、直辖市人民政府卫生行政部门依据采供血机构设置规划批准设置血站，并报国务院卫生行政部门备案。省、自治区、直辖市人民政府卫生行政部门负责明确辖区内各级卫生行政部门监管责任和血站的职责；根据实际供血距离与能力等情况，负责划定血站采供血服务区域，采供血服务区域可以不受行政区域的限制。同一行政区域内不得重复设置血液中心、中心血站。血站应接受县级以上地方人民政府卫生行政部门的监督管理。

（张冬梅）

xuèzhàn zhíyè xǔkězhèng

血站执业许可证（blood station license）　省级人民政府卫生行政部门根据血站的申请，按照卫生法律、法规、规章和卫生标准、规范进行审查，准予其从事采供血活动的行为而授予的批准书。血站执业及中心血库开展采供血业务必须经执业验收及注册登记，并分别领取血站执业许可证或中心血库采供血许可证后方可进行。

申请注册　血站开展采供血活动，应当向所在省、自治区、直辖市人民政府卫生行政部门申请办理执业登记，取得血站执业许可证。没有取得血站执业许可证的，不得开展采供血活动。血站申请办理执业登记必须填写血站执业登记申请书。申请注册所需提交的文件包括：①相应的血站设置批准书或医疗机构执业许可证。②血站或医疗机构的名称、地址、法定代表人姓名。③血站执业验收合格证明。④与其开展的业务相适应的资金来源和验资证明。⑤执业用房的产权证明或使用证明。⑥采供血计划报告书，包括采供血项目种类、采集和供应血液范围（服务半径、服务方式）、供应量（医疗机构的用血计划、项目、供应量）等。⑦血站的规章制度。⑧审批机关规定提交的其他材料。

注册登记内容包括：①名称、地址、法定代表人或主要负责人。②采血项目及采血范围。③供血项目及供血范围。④资金、设备和执业（业务）用房证明。⑤许可日期和许可证号。

审核发放　省级人民政府卫生行政部门在受理血站执业登记申请后，应当组织有关专家或者委托技术部门，根据《血站质量管理规范》和《血站实验室质量管理规范》，对申请单位进行技术审查，并提交技术审查报告。省级人民政府卫生行政部门应当在接到专家或者技术部门的技术审查报告后20日内对申请事项进行审核。审核合格的，予以执业登记，并发给国务院卫生行政部门统一样式的血站执业许可证及其副本。

有下列情形之一的，不予执业登记：①《血站质量管理规范》技术审查不合格的。②《血站实验室质量管理规范》技术审查不合格的。③血液质量检测结果不合格的。执业登记机关对审核不合格、不予执业登记的，将结果和理由以书面形式通知申请人。

变更延续 血站或中心血库需变更单位名称、地址、法人代表、采血项目及范围、供血范围时应向省级卫生行政部门申请办理变更手续；提交材料包括申请报告、有关变更内容的证明材料、许可证的正、副本原件，经省级卫生行政部门审核，对符合法定变更条件和标准的申请人作出准予变更的决定，发放新的许可证。血站执业许可证注册登记的有效期为3年。血站执业许可证有效期满前3个月，血站应当办理再次执业登记，并提交血站再次执业登记申请书及血站执业许可证。未办理再次执业登记手续或者被注销血站执业许可证的血站，不得继续执业。血站执业许可证不得伪造、涂改、出卖、转让、出借。

（张冬梅）

yuánliào xuèjiāng wèishēng jiāndū

原料血浆卫生监督（health inspection of source plasma） 县级以上地方人民政府卫生行政部门对单采血浆站在原料血浆的采集、供应过程中贯彻执行《血液制品管理条例》和《单采血浆站管理办法》等法律、法规的情况进行督促检查，并对其行为做出处理的卫生行政执法行为。原料血浆是由单采血浆站采集的专用于血液制品生产原料的血浆。单采血浆站是根据地区血源资源，按照有关标准和要求并经严格审批设立，采集供应血液制品生产用原料血浆的单位。其他任何单位和个人不得从事单采血浆活动。单采血浆站由血液制品生产单位设置，具有独立的法人资格。申请设置单采血浆站的血液制品生产单位，应当向单采血浆站设置地的县级人民政府卫生行政部门提交设置单采血浆站申请书，以及《单采血浆站管理办法》中规定的材料，并按规定的程序进行审查。经审查符合条件的，由省级人民政府卫生行政部门核发单采血浆许可证，其有效期为2年，有效期满前3个月，单采血浆站应当按规定向原发证部门申请延期。未办理延续申请或者被注销单采血浆许可证的单采血浆站，不得继续执业。单采血浆站执业，应当遵守有关法律、法规、规章和技术规范。

监督内容 主要包括供血浆证的监督和原料血浆采集与供应的监督。

供血浆证的监督 检查是否执行下列规定：①单采血浆站对供血浆者（提供血液制品生产用原料血浆的人员，为划定采浆区域内具有当地户籍的18~55岁健康公民）进行健康检查，检查合格的，由县级人民政府卫生行政部门核发供血浆证，供血浆者健康检查标准，依照献血者健康检查标准执行。供血浆证由省、自治区、直辖市人民政府卫生行政部门负责设计和印制，不得涂改、伪造、转让。②对检查、化验合格的供血浆者，可按照有关技术操作标准及程序采集血浆，并建立供血浆者健康检查及供血浆记录档案；对检查、化验不合格的，由采血浆站收缴供血浆证，并由所在地县级人民政府卫生行政部门监督销毁。严禁采集无供血浆证者的血浆。

原料血浆采集与供应的监督 检查是否执行下列规定：①单采血浆站应按照国务院卫生行政部门制定的血浆采集技术操作标准及程序采集血浆，且只能向一个与其签订质量责任书的血液制品生产单位供应原料血浆，严禁向其他任何单位供应原料血浆。②单采血浆站应使用单采血浆机械采集血浆，严禁手工操作采集血浆。采集的血浆必须按单人份冰冻保存，不得混浆。严禁单采集血浆站采集血液或者将所采集的原料血浆用于临床。③单采集血浆站应使用有产品批准文号并经国家药品生物制品检定机构逐批检定合格的体外诊断试剂及合格的一次性采血浆器材。采血浆器材等一次性消耗使用后，必须按照国家有关规定予以销毁，并作记录。④单采血浆采集的原料血浆的包装、储存、运输，必须符合国家规定的卫生标准和要求。单采血浆站必须依照《中华人民共和国传染病防治法》及其实施办法等有关规定，严格执行消毒管理及疫情上报制度。⑤单采血浆站应当每半年向所在地的县级人民政府卫生行政部门报告有关原料血浆采集情况，同时抄报上级人民政府卫生行政部门。省、自治区、直辖市人民政府卫生行政部门应当每年向国务院卫生行政部门汇总报告本行政区域内原料血浆采集情况。⑥国家禁止出口原料血浆。

法律责任 《血液制品管理条例》对单采血浆的采集过程中的

违法行为的行政处罚规定如下：未取得省、自治区、直辖市人民政府卫生行政部门核发的单采血浆许可证，非法从事组织、采集、供应、倒卖原料血浆活动的，由县级以上地方人民卫生行政部门予以取缔，没收违法所得和从事违法活动的器材、设备，并处违法所得5倍以上10倍以下的罚款，没有违法所得的，并处5万元以上10万元以下的罚款；单采血浆站有下列行为之一的，由县级以上地方人民政府卫生行政部门责令限期改正，处5万元以上10万元以下的罚款：①采集血浆前，未按照国务院卫生行政部门颁布的健康检查标准对供血浆者进行健康检查和血液化验的。②采集非划定区域内的供血浆者或者其他人员的血浆的，或者不对供血浆者进行身份识别，采集冒名顶替者、健康检查不合格者或者无供血证者的血浆的。③向医疗机构直接供应原料血浆或者擅自采集血液的。④违反国务院卫生行政部门制定的血浆采集技术操作标准和程序，过频过量采集血浆的。⑤未使用单采血浆机械进行血浆采集的；未使用有产品批准文号并经国家药品生物制品检定机构逐批检定合格的体外诊断试剂及合格的一次性采血浆器材的。⑥未按照国家规定的卫生标准和要求包装、储存、运输原料血浆的。⑦对国家规定检测项目检测结果呈阳性的血浆不清除、不及时上报的。⑧对污染的注射器、采血浆器材及不合格等不经消毒处理，擅自倾倒，污染环境，造成社会危害的。⑨重复使用一次性采血浆器材的。⑩向与其签订质量责任书的血液制品生产单位以外的其他单位供应原料血浆的。

单采血浆站已知其采集的血浆检测结果呈阳性，仍向血液制品生产单位供应的，由省、自治区、直辖市人民政府卫生行政部门吊销单采血浆许可证，由县级以上地方人民政府卫生行政部门没收违法所得，并处10万元以上30万元以下的罚款；涂改、伪造、转让供血浆证的，由县级人民政府卫生行政部门收缴供血浆证，没收违法所得，并处所得3倍以上5倍以下的罚款，没有违法所得的，并处1万元以下的罚款。

（张冬梅）

xuèyè zhìpǐn shēngchǎn jīngyíng dānwèi jiāndū

血液制品生产经营单位监督

（health inspection of manufacturers of blood products） 县级以上人民政府卫生行政部门依据血液制品卫生法律、法规的规定对血液制品生产经营单位从事血液制品生产经营等有关事项的许可，对执行《血液制品管理条例》等法律规范的情况进行督促检查，并对其行为做出处理的卫生行政执法行为。

监督内容 包括血液制品生产经营单位及其生产产品审批的监督和生产与经营的监督。

审批监督 检查是否执行下列规定：①设立、新建、改建或扩建血液制品生产单位，经国务院卫生行政部门根据总体规划进行立项审查同意后，由省、自治区、直辖市人民政府卫生行政部门依照《药品管理法》的规定审核批准。血液制品生产单位应达到国务院卫生行政部门制订的《药品生产质量管理规范》规定的标准，经国务院卫生行政部门审查合格，并依法向工商行政管理部门申领营业执照后，方可从事血液制品的生产活动。②血液制品生产单位生产国内已经生产的品种，依法向国务院卫生行政部门申请产品批准文号；国内尚未生产的品种，按照国家有关新药审批的程序和要求申报。严禁血液制品生产单位出让、出租、出借，以及与他人共用药品生产企业许可证和产品批准文号。

生产和经营监督 检查是否执行下列规定：①血液制品生产单位不得向无单采血浆许可证的单采血浆站或者未与其签订质量责任书的单采血浆站及其他任何单位收集原料血浆。血液制品生产单位不得向其他任何单位供应原料血浆。②血液制品生产单位在原料血浆投料生产前，必须使用有产品批准文号并经国家药品生物制品检定机构逐批检定合格的体外诊断试剂，对每一人份血浆进行全面复查，并作检测记录。原料血浆经复查不合格的，不得投料生产，并必须在省级药品监督员监督下按照规定程序和方法予以销毁，并作记录。原料血浆经复查发现有经血液途径传播的疾病的，必须通知供应血浆的单采血浆站，并及时上报所在地省、自治区、直辖市人民政府卫生行政部门。③血液制品经营单位应当具备与所经营的产品相适应的冷藏条件和熟悉所经营品种的业务人员。血液制品生产经营单位生产、包装、储存、运输、经营血液制品，应当符合国家规定的卫生标准和要求。

法律责任 血液制品生产单位有下列行为之一的，由省级以上人民政府卫生行政部门依照药品管理法及其实施办法等有关规定，按照生产假药、劣药予以处罚：①使用无单采血浆许可证的单血浆站或者未与其签订质量责任书的单血浆站及其他任何单位供应的原材料血浆的，或者非法采集原料血浆的。②投料生产前未对原料血浆进行复检的，或者使用没有产品批准文号或者未经国家药品检定机构逐批检定合格的体外诊断试剂进行复检的，或者将检测不合格的原料血浆投入生产的。③擅自更改生产工艺和质量标准的，或者将检验不合格的产品出厂的。④与他人共用产品批准文号的。

血液制品生产单位擅自向其他单位出让、出租、出借，以及与他人共用药品生产企业许可证、产品批准文号或者供应原料血浆的，由省级以上人民政府卫生行政部门没收违法所得，并处违法所得5倍以上10倍以下的罚款，没有违法所得的，并处5万元以上10万元以下的罚款。

血液制品生产经营单位生产、包装、储运、运输、经营血液制品不符合国家规定的卫生标准和要求的，由省、自治区、直辖市人民政府卫生行政部门责令改正，可以处1万元以下的罚款。

在血液制品生产单位成品库待出厂的产品中，经抽检有一批次达不到国家规定的指标，经复检仍不合格的，由国务院卫生行政部门撤销该血液制品批准文号。擅自进出口血液制品或者出口原料血浆的，由省级以上人民政府卫生行政部门没收所进出口的血液制品或者所出口的原料血浆和违法所得，并处所进出口的血液制品或者所出口的原料血浆总值3倍以上5倍以下的罚款。

（张冬梅）

huàzhuāngpǐn wèishēng jiāndū

化妆品卫生监督

（health inspection of cosmetics）使用化妆品的目的主要是起到清洁、护肤、美容等方面的作用。化妆品的质量直接影响到消费者的健康，因此国家对化妆品的生产、经营等环节，依据国家法律法规进行卫生监督和管理，以保证消费者的身体健康。

监督依据 《化妆品卫生监督条例》《化妆品卫生监督条例实施细则》《化妆品生产企业卫生规范》《化妆品标识管理规定》《化妆品安全技术规范》《化妆品卫生行政许可检验规定》《健康相关产品命名规定》等。

监督机构 《化妆品卫生监督条例》规定，国家实行化妆品卫生监督制度。国务院卫生行政部门主管全国化妆品卫生监督工作，县以上地方各级人民政府卫生行政部门主管本辖区内化妆品的卫生监督工作。各省、自治区、直辖市及地、市、县级人民政府卫生行政部门担负着辖区内的化妆品卫生监督工作。中国预防医学科学院环境卫生监测所及其各级卫生监督部门是同级卫生行政部门的化妆品卫生监督检验机构。《化妆品卫生监督条例实施细则》中第二条规定各级地方人民政府要加强对化妆品卫生监督工作的领导。县级以上卫生行政部门要认真履行化妆品卫生监督职责，加强与有关部门的协作，健全化妆品卫生监督检验机构，增强监督检验技术能力，提高化妆品卫生监督人员素质。国务院卫生行政部门的化妆品卫生监督主要职责是：制定全国化妆品卫生监督工作的方针、政策、检查、指导全国化妆品卫生监督工作，组织经验交流；组织研究、制定化妆品卫生标准；审查化妆品新资源、特殊用途化妆品、进口化妆品的卫生质量和使用安全，批准化妆品新原料的使用、特殊用途化妆品的生产、化妆品的首次进口；组织对国务院卫生行政部门认为的化妆品卫生重大案件的调查处理；依照《化妆品卫生监督条例》和《化妆品卫生监督条例实施细则》决定行政处罚。省、自治区、直辖市卫生行政部门的化妆品卫生监督主要职责是：主管辖区内化妆品卫生监督工作，负责检查、指导地、市级卫生行政部门的化妆品卫生监督工作，组织经验交流；对辖区内化妆品生产企业实施预防性卫生监督和发放化妆品生产企业卫生许可证；初审特殊用途化妆品的卫生质量，负责非特殊用途化妆品的备案；组织对省、自治区、直辖市卫生行政部门认为的辖区内化妆品卫生较大案件的调查处理。地、市、县级卫生行政部门重点负责对化妆品经营单位的日常性卫生监督工作。

监督内容 依照国家法律法规及标准对化妆品生产企业卫生许可证、化妆品的生产、经营、原辅料的使用、化妆品标识、包装和特殊用途化妆品，进口化妆品等进行监督。

（李景舜）

huàzhuāngpǐn yùfángxìng wèishēng jiāndū

化妆品预防性卫生监督

（preventive health inspection of cosmetics）卫生部门依据法规对化妆品生产企业新建、扩建和改建的建设项目的设计方案（包括任务书和图纸资料）进行卫生学审核，作出卫生学评价，竣工后进行验收，发现卫生问题及时研究解决。又称化妆品设计卫生审查。通过设计卫生审查，督促有关单位在规划、选址、设计、施工时切实贯彻国家的有关卫生标准、条例和法规，保证各项工程建设符合卫生学要求。化妆品生产企业在厂址选择、厂区规划、生产卫生、卫生质量检验、原材料和成品储存卫生、个人卫生和健康等方面应符合《化妆品生产企业卫生规范》的要求。

厂址选择与厂区规划　化妆品生产企业厂址的选择应当符合市政府总体规划。化妆品生产企业应当建立在清洁区内，其生产车间距有毒有害污染源不少于30m。化妆品企业不得影响周围居民的生活和安全，产生有害物质或者有严重噪声的生产车间与居民区应当有适当的卫生防护距离和防护措施。化妆品生产企业厂区规划应当符合卫生要求，生产区、非生产区设置应当能保证生产连续性且不得有交叉污染，生产车间应当置于清洁区内且位于当地主导上风向侧。生产车间布局必须满足生产工艺和卫生要求。化妆品生产企业原则上应当设置原料间，制作间，半成品存放间，灌装间，包装间，容器清洁、干燥、存放间，仓库，检验室，更衣室，缓冲区、办公室等，防止交叉污染。化妆品生产过程中生产粉尘或者使用有害、易燃、易爆原材料的产品必须使用单独生产车间，专用生产设备，并具备相应卫生、安全措施。废水、废气、废渣必须经过处理，达到国家有关环保、卫生要求后方可排放。动力、供暖、空调机房、给排水系统和废水、废气、废渣的处理系统等辅助建筑物和设施应当不影响生产车间卫生。

化妆品生产企业卫生许可证　中国对化妆品实行卫生许可证制度。《化妆品卫生监督条例》规定，化妆品生产企业必须取得卫生许可证方可进行生产，化妆品生产企业卫生许可证由省、自治区、直辖市卫生行政部门批准并颁发，有效期4年，每2年复核1次。换证时申请单位应在卫生许可证有效期满前3个月内提出申请，并填写卫生许可证申请书。换发的新证可继续使用原化妆品生产企业卫生许可证编号。化妆品生产企业卫生许可证不得涂改、转让，严禁伪造、倒卖。化妆品生产企业变更企业名称，必须到发证机关申请更换新证。遗失化妆品生产企业卫生许可证，应及时向发证机关报失，并申请补领新证。化妆品经营单位不需要卫生许可证。生产特殊用途的化妆品，必须经国务院卫生行政部门批准，取得批准文号后方可生产。进口特殊特殊用途化妆品实行许可制度，进口普通化妆品实行备案制度。产品批准文号和备案号为一产品、一文号。同类产品不同型号不能共用同一文号。特殊用途化妆品实行专家评审制度。

（李景舜）

huàzhuāngpǐn shēngchǎn wèishēng jiāndū

化妆品生产卫生监督

（health inspection of the production of cosmetics）　化妆品生产企业必须建立健全相应的卫生管理制度，配备经专业培训的专职或者兼职卫生管理人员。卫生管理人员名单应当报省级人民政府卫生行政部门备案。制作、灌装、包装间总面积不得小于100m^2，人均占地面积不得少于4m^2，车间净高不得小于2.5m。生产车间地面应当平整、耐磨、防滑、无毒、不渗水、便于清洁消毒。需要清洗的工作区地面应当有坡度，不积水，在最低处设置地漏。地漏应当有翻碗或者蓖盖。生产车间四壁及天花板应当用浅色、无毒、耐腐、耐热、防潮、防霉材料涂衬，并应当便于清洁消毒。防水层高度不得低于1.5m。工作人员和物料均须经缓冲区进入或者送入生产车间。生产车间通道应当宽敞，采用无阻拦设计，保证运输和卫生安全防护。生产车间内不得存放与生产无关的物品。生产设备、工具、容器、场地等在使用前后应当彻底清洗、消毒。设参观走廊的生产车间应当用玻璃墙与生产区隔开，防止人为污染。生产区必须设更衣室，室内应当有衣柜、鞋架等更衣设施，并应当配备流动水洗水消毒设施。生产企业应当根据生产产品类别及工艺的需要设置二次更衣室。半成品储存间、灌装间、清洁容器储存间、更衣室及其缓冲区必须有空气净化或者空气消毒设施。采用空气净化装置的生产车间，其进风口应当远离排风口，进风口距地面高度不小于2m，附近不得有污染源。采用紫外线消毒的，紫外线消毒灯的强度不得小于70μW/cm^2，并按照30W/10m^2设置，离地2.0m吊装。生产车间空气中细菌总数每立方米不得超过1000个。生产车间应当有良好的通风设施，保持适宜的温湿度。生产车间应当有良好的采光及照明，工作面混合照度不得小于220lx，检验场所工作面混合照度不得小于540lx。生产用水水质及水量应当满足生产工艺要求，水质至少达到生活饮用水卫生标准的要求。化妆品生产企业应当有适合产品特点、能保证产品卫生质量的生产设备。生产企业固定设备、电路管道和水管和安装应当防止水滴和冷凝物污染化妆品容器、设备及半成品、成品。提倡企业生产自动化、管道化，设备密闭化。凡接触化妆品原料和半成品的设备、工具、管道必须用无毒、无害、抗腐蚀材料制作，内壁应当光滑，便于清洁和消毒。

化妆品生产工艺流程应当做到上下衔接，人流物流分开，避免交叉。生产过程的各项原始记录（包括工艺规程中各个关键因素的检查结果）应当妥为保存，保存期应当较该产品的保质期延长6个月。使用的清洗剂、消毒剂及其他有害物品均应当有固定包装和明确标识，储存在专门库房或者柜橱内，由专人负责保管。厂区内应当定期或者必要时进行除虫灭害工作，要采取有效措施防止鼠类、蚊、蝇、昆虫等的聚集和孳生。生产区厕所设在车间外侧，必须为水冲式，有防臭、防蚊蝇及昆虫等措施。

新规范的特点：①对生产条件、卫生条件的规定更加具体，可操作。②照度要求略有降低。③护肤类产品要求半成品间、灌装间、清洁容器存放间必须为30万级的洁净车间。④生产水质要求达到生活饮用水卫生标准。⑤原料必须标明INCI名或中文化学名称。⑥具体规定了生产过程中空气和工作台面的微生物限值。⑦建立卫生管理员制度、不合格产品召回制度和不良反应监测报告制度。

化妆品原（辅）料监督 化妆品生产使用安全的原料，是保证化妆品卫生质量的根本措施。生产化妆品所用的原料、辅料必须符合国家化妆品卫生规范中禁用和限量使用物质的规定。化妆品新原料，是指在国内首次使用于化妆品生产的天然或人工的、国际上又查不到必要资料的原料。采用化妆品新原料时，应按中国《化妆品安全技术规范》和《卫生部化妆品检验规定》进行安全性评价，并按有关审批程序报批，获准后方可投产。生产化妆品所需的原料、辅料必须符合国家卫生标准。严禁化妆品生产企业使用禁用原料。使用化妆品新原料生产化妆品，必须经国务院卫生行政部门批准。化妆品新原料是指在国内首次使用于化妆品生产的天然或人工原料。中国对化妆品实行成品和原料双重管理的形式，即有对成品的卫生标准，同时也有对原料的严格限制。对原料的规范要求：①染料、着色剂、紫外线吸收剂、防腐剂必须为规范所列物质，并必须按规定限量使用。②部分原料有规格要求，如特殊杂质含量的限制。③用动物胎盘、血清、白蛋白及其衍生物为原料时，必须有明确的来源、规格、和当地政府允许使用的证明。④使用卫生部公告的Ⅰ类和Ⅱ类牛、羊动物源性成分清单的原料，如属疯牛病疫区的，需提供原料来源证明。⑤新原料需经评审专家鉴定和评审。

化妆品包装的卫生监督 化妆品容器和包装材料应符合化妆品卫生规范的要求，即直接接触化妆品的容器材料必须无毒，不得含有或释放可能对使用者造成伤害的有毒物质。选用包装材料或容器应注意：玻璃容器辅料（着色剂和澄清剂）中可能含有毒金属铅、砷、铬；塑料制品（聚氯乙烯、聚苯乙烯、脲醛塑料）可能含有毒的单体如聚氯乙烯、单体氯乙烯；金属制成的化妆品包装软管、白粉盒或膏霜盒等（主要材料是锡、铝、银、铁、铜、不锈钢）应考虑贮存时的化学稳定性，防止释出金属离子或锈蚀。容器和包装材料无明确标准，可参照食品容器和包装材料的规定进行理解，从现行的法规来看，只有明确其溶出物污染终产品方可处理。实际监督工作建议不要涉及此内容。

化妆品标识监督 化妆品标签上应当注明产品名称、厂名，并注明生产企业卫生许可证编号；小包装或者说明书上应当注明生产日期和有效使用期限。特殊用途的化妆品，还应当注明批准文号。对可能引起不良反应的化妆品，说明书上应当注明使用方法、注意事项。化妆品标签、小包装或者说明书上不得注有适应证，不得宣传疗效，不得使用医疗术语。

化妆品标签标识要点：①标签包括随产品的所有文字、图形、影像材料和说明书。②进口产品必须有中文标签且符合规范要求。外文标签中不符合规范要求的内容必须遮盖。③化妆品标签必须标注基础内容，如产品名称、生产企业名称、地址、卫生许可证号；特殊用途化妆品标注产品批准文号，有国产特殊用途化妆品和进口特殊用途化妆品之分；生产日期和保质期或生产批号与限期使用日期，检验合格标志。④化妆品必须标识的其他内容，如含某些限用成分的化妆品必须标注相关警示用语，如含巯基乙酸盐的烫发剂必须标示“含巯基乙酸盐，按用法说明使用，防止儿童抓、拿，仅供专业使用”。育发类、染发类、烫发类、除臭类、脱毛类产品及指甲硬化剂标签上必须标注使用条件、使用方法和注意事项。⑤化妆品的名称应符合《健康相关产品命名规定》的要求，名称原则上应包括商标名（或品牌名）、通用名和属性名（可以没有商标名，但必须有通用名和属性名）。名称标注要清晰、完整、易于辨认，不能使用易产生混淆、误导消费者或者其他不良影响的标注方式。标签中至少应有一处完整标注名称，即除商标外，名称中的文字或符号均应使用相同字体和字号，不得有间隙。名称中不得使用有夸大功能或误导消费者的商标。通用名应当准确、科学，可以是表明原料、主要功效成分或产品功能的文字。以原料或功效成分作为通用名时，必须是产品配方中含有的原料和成分，但仅被理解为产品颜色、光泽或气味的词语除外。⑥防晒化妆品的标识，部分化学性紫外线吸收剂有光毒性，需警示。中波段紫外线的防护效果评价，必须标注防晒系数（sun protection factor，SPF）。SPF 值标示规定，小于 2 不能标示防晒功能，2～30 标实测值或低标，大于 30 标 30+或低标；有些进口产品的 SPF 在大于 30 时在外文标签中进行实标，在中国不允许，必须遮盖。长波紫外线（UVA）的防护效果评价用 UVA 的防护系数（PFA）标注。标示 PA+、PA++、PA+++。标示规定 PFA 小于 2，无 UVA 防护效果，不得标示防 UVA，2～3 PA+，4～7 PA++，8 以上（包括 8）PA+++。

（李景舜）

huàzhuāngpǐn jīngyíng jiāndū

化妆品经营监督（health inspection of the sales cosmetics）

《化妆品卫生监督条例》第十三条规定化妆品经营单位和个人不得销售下列化妆品：①未取得化妆品生产企业卫生许可证的企业所生产的化妆品。②无质量合格标记的化妆品。③《化妆品卫生监督条例》第十二条规定化妆品标签上应当注明产品名称、厂名，并注明生产企业卫生许可证编号；小包装或者说明书上应当注明生产日期和有效使用期限。特殊用途的化妆品，还应当注明批准文号。对可能引起不良反应的化妆品，说明书上应当注明使用方法和注意事项，不符合此项规定的化妆品不得经营。④未取得批准文号的特殊用途化妆品。⑤超过使用期限的化妆品。化妆品卫生监督员有权按照国家规定向生产企业和经营单位抽检样品，索取与卫生监督有关的安全性资料，任何单位不得拒绝、隐瞒和提供假材料。

进口化妆品监督　对于进口化妆品的经营自 2004 年 8 月起中国对进口的非特殊用途化妆品实施备案管理。即由产品的生产单位向国家卫生和计划生育委员会申请备案，国家卫生和计划生育委员会受理后作出是否准予备案的决定。准予备案的，发给备案凭证，而这类进口化妆品将在标签上注明备案文号。对进口的特殊用途化妆品，进口单位必须提供该化妆品的说明书质量标准检验方法等有关资料和样品，以及出口国批准生产的证明文件，经国家卫生和计划生育委员会批准方可经营。此外，进口化妆品须经商检部门检验合格。《化妆品卫生监督条例》第十五条规定首次进口的化妆品，进口单位必须提供该化妆品的说明书、质量标准、检验方法等有关资料和样品，以及出口国（地区）批准生产的证明文件，经国务院卫生行政部门批准，方可签订进口合同。《化妆品卫生监督条例》第十六条规定进口的化妆品，必须经国家商检部门检验；检验合格的，方准进口。凡首次进口的化妆品须向国家卫生和计划生育委员会提出申请，获得批准后方可办理进口手续，申请进口化妆品时需提交以下述资料：产品中、外文名称；成分、限用物质含量；产品在生产国（地区）获得批准生产和销售的证明文件；产品样品、包装、中文说明书；生产企业委托中国代理商申报卫检的委托书（原件）。个人自用进口的少量化妆品，按照海关规定办理进口手续。国务院卫生行政部门在对产品有关资料审查的同时，指定检测机构对产品进行检测。进口的特殊用途化妆品检测项目同国产特殊用途化妆品的检测项目。对进口的非特殊用途化妆品，按抽检的原则，对部分产品进行检测。检测的项目见表。

表　进口化妆品检测项目

项目	发用类	膏霜类	眼部用品	唇膏类	洁肤类	香水类	美容品
1. 微生物检验	▲	▲	▲	▲	▲	—	▲
2. 卫生化学检验	▲	▲	▲	▲	▲	▲	▲
3. 急性经口毒性试验	—	—	—	▲	—	—	—
4. 一次眼刺激试验	▲	—	▲	—	▲	—	—
5. 急性皮肤刺激试验	▲	—	—	—	▲	▲	—
6. 多次皮肤刺激试验	—	▲	▲	—	—	▲	▲
7. 皮肤变态反应试验	—	▲	—	—	—	▲	—

▲，表示需要检测

化妆品广告监督 《化妆品卫生监督条例》第十四条规定化妆品的广告宣传不得有下列内容：①化妆品名称、制法、效用或者性能有虚假夸大的。②使用他人名义保证或以暗示方法使人误解其效用的。③宣传医疗作用的。按规定化妆品的广告宣传不得有虚假夸大化妆品名称、制法、效用或性能。

（李景舜）

tèshū yòngtú huàzhuāngpǐn wèishēng jiāndū

特殊用途化妆品卫生监督

（health inspection of special-purpose cosmetics）《化妆品卫生监督条例》规定，凡用于育发、染发、脱毛、美乳、健美、除臭、祛斑、防晒的特殊用途化妆品，必须经国务院卫生行政部门批准，取得批准文号后方可生产。化妆品经营单位不得销售未取得批准文号的特殊用途化妆品。特殊用途化妆品的审批分为两个步骤：一是经当地省级卫生行政部门初审合格，二是对初审合格的产品报送国家卫生和计划生育委员会审批。在对产品有关资料审查的同时，卫生部门针对不同产品进行必要项目的检测。

检测项目 见表。

特殊用途化妆品的生产由省级卫生行政机构对生产企业卫生条件进行审核批准，报国家卫生和计划生育委员会，获批准文号和证书后方可生产。

法律责任《化妆品卫生监督条例实施细则》第四十四条规定，《化妆品卫生监督条例》和《化妆品卫生监督条例实施细则》规定的处罚可以合并使用。有下列行为之一者，处以警告的处罚，并可同时责令其限期改进：①具有违反《化妆品卫生监督条例》第六条规定之一项的行为者。②直接从事化妆品生产的人员患有《化妆品卫生监督条例》第七条所列疾病之一，未调离者。③具有违反《化妆品卫生监督条例》第十三条第一款第（二）项、第（三）项规定之一的行为者。④涂改化妆品生产企业卫生许可证者。⑤涂改特殊用途化妆品批准文号者。⑥涂改进口化妆品卫生审查批件或批准文号者。⑦拒绝卫生监督者。

有下列行为之一者，处以停产或停止经营化妆品30天以内的处罚，对经营者并可以处没收违法所得及违法所得2~3倍的罚款的处罚：①经警告处罚，责令限期改进后仍无改进者。②具有违反《化妆品卫生监督条例》第六条规定至两项以上行为者。③具有违反《化妆品卫生监督条例》第十三条第一款第（一）项、第（四）项、第（五）项规定之一的行为者。④经营单位转让、伪造、倒卖特殊用途化妆品批准文号者。违反《化妆品卫生监督条例》第六条规定者的停产处罚，可以是不合格部分的停产。

具有下列行为之一者，处以吊销化妆品生产企业卫生许可证的处罚：①经停产处罚后，仍无改进，确不具备化妆品生产卫生条件者。②转让、伪造、倒卖化妆品生产企业卫生许可证者。

表 特殊用途化妆品检测项目

项目	育发	健美美乳	染发	烫发	防晒	除臭	祛斑	脱毛
1. 微生物检验	▲	▲	—	—	▲	▲	▲	—
2. 卫生化学检验	▲	▲	▲	▲	▲	▲	▲	▲
3. 急性经口毒性试验	▲	▲	▲	▲	▲	▲	▲	▲
4. 一次眼刺激试验	▲	—	▲	▲	—	—	—	—
5. 急性皮肤刺激试验	—	—	▲	▲	—	—	—	▲
6. 多次皮肤刺激试验	▲	—	—	▲	▲	▲	▲	—
7. 皮肤变态反应试验	▲	▲	▲	▲	▲	▲	▲	▲
8. 皮肤光毒试验	▲	—	—	▲	▲	—	—	—
9. 鼠伤寒沙门菌回复突变试验	▲	▲	▲	—	—	—	—	—
10. 哺乳动物细胞染色体畸变试验	▲	▲	▲	—	—	—	—	—
11. 禁用物质、限用物质含量测定	▲	▲	▲	▲	▲	▲	▲	▲
12. 人体试验	▲	▲	—	▲	▲	▲	▲	▲

▲，需要进行试验；—，不要求进行该项试验；1~6项由各省化妆品卫生监督机构承担；7~12项由中国预防医学科学院环境卫生监测所承担

有下列行为之一者，处以没收违法所得及违法所得2~3倍的罚款的处罚，并可撤销特殊用途化妆品批准文号或进口化妆品批准文号：①生产企业转让、伪造、倒卖特殊用途化妆品批准文号者。②转让、伪造、倒卖进口化妆品生产审查批件或批准文号者。

《化妆品卫生监督条例》中规定没收的产品，由卫生行政部门监督销毁。吊销化妆品生产企业卫生许可证撤销批准文号由原批准机关批准。当事人对卫生行政部门做出的具体行政行为不服，可以依照《条例》第三十条规定申请复议和提起诉讼。对违反《化妆品卫生监督条例》造成人体损伤或者发生中毒事故的，受害者可以依据《中华人民共和国民事诉讼法》向人民法院提起损害赔偿诉讼。化妆品卫生监督员有以权谋私、滥用职权、弄虚作假、出具伪证、索贿受贿、泄露企业提供的技术资料等违纪行为的，经查证属实，没收受贿所得财物，由卫生行政部门视情节轻重给予行政处分，并可以撤销其化妆品卫生监督员资格。造成严重后果，构成犯罪的，由司法机关依法追究刑事责任。

（李景舜）

shēnghuó yǐnyòngshuǐ wèishēng jiāndū

生活饮用水卫生监督（health inspection of drinking water） 为了确保向居民供给安全和卫生的饮用水，依照《中华人民共和国传染病防治法》等相关法律法规和技术标准，对中国集中式供水水质及分散式供水的水质实施卫生监督，以保证饮水的卫生安全。

监督依据 《中华人民共和国传染病防治法》《生活饮用水卫生规范》《生活饮用水卫生监督管理办法》《城市供水水质管理规定》《生活饮用水卫生标准》（GB 5749-2006）、《地表水环境质量标准》（GB 3838-2002）、《地下水质量标准》（GB/T 14848-1993）、《二次供水设施卫生规范》（GB 17051-1997）、《城市供水水质标准》（CJ/T 206-2005）、《生活饮用水水源保护区污染防治管理规定》等。

监督机构 根据《生活饮用水卫生监督管理办法》，国家卫生和计划生育委员会主管全国饮用水卫生监督工作。县级以上地方人民政府卫生行政部门主管本行政区域内饮用水卫生监督工作。建设部主管全国城市饮用水卫生管理工作。县级以上地方人民政府建设行政主管部门主管本行政区域内城镇饮用水卫生管理工作。

监督内容 依照《生活饮用水卫生监督管理办法》，卫生行政部门应对集中式供水和分散式供水单位的卫生许可证，新建、改建、扩建的城市公共饮用水供水工程项目的选址、设计审查和竣工验收，直接从事供、管水的人员的体检合格证，二次供水设施选址、设计、施工及所用材料，从事二次供水设施清洗消毒的单位的卫生许可，生产涉及饮用水卫生安全的产品的单位和个人的卫生许可批准文件及卫生状况进行预防性和经常性监督管理。

（李景舜）

jízhōngshì gōngshuǐ wèishēng jiāndū

集中式供水卫生监督（health inspection of centralized water supply） 集中式供水（又称自来水），是由合适的水源集中取水，经统一净化处理和消毒后，通过输水管网送到用户的供水形式。除城建部门建设的各级自来水厂外，由各单位自建的集中式供水方式，为用户提供日常饮用水的供水站和为公共场所、居民社区提供的分质供水也属于集中式供水。集中式供水在卫生学上的优点是有选择较好的水源。集中取水有利于水源卫生防护。经严格的净化、消毒后水质得到保证。居民取水方便，可以提高人民的生活卫生水平。便于实行卫生管理和监督。但集中式供水系统如果设计和管理不当，一旦受到污染，就有可能引起供水范围内的疾病流行或中毒，危害身体健康和生命安全。因此，必须搞好集中式供的水卫生监督，给饮用者提供安全的生活饮用水。

水源选择的卫生监督 为保证集中式供水的卫生安全，一个重要方面是水源的选择，选择水质良好的水源是保证供水卫生安全的前提。水源选择的原则是选择水质良好、水量充沛、便于防护的水源。取水点应设在城市和工矿企业的上游。新建、改建、扩建集中式供水工程的水源选择，应根据城市的远、近期规划，水文、水文地质、环境影响评价资料，取水点及附近地区的卫生状况和地方病等因素，从卫生、环保、水资源、技术等多方面进行综合评价，并经当地卫生行政部门水源水质监测和卫生学评价合格后，方可作为供水水源。供水水源水质应符合国家生活饮用水水源水质的规定。当水质不符合国家生活饮用水水源水质规定时，不宜作为生活饮用水水源。若限于条件需加以利用时，应采用相应的净化工艺进行处理，处理后的水质应符合规定，并取得当地卫生行政部门的批准。

水源防护的卫生监督 生活饮用水水源的卫生防护应按国家

环境保护部、卫生部、建设部、水利部和地质矿产部颁发的《生活饮用水水源保护区污染防治管理规定》的要求，由环保、卫生、公安、城建、水利、地矿等部门共同划定生活饮用水水源保护区，报当地人民政府批准公布，供水单位应在保护区设置固定的警示牌。利用地表水作为水源的取水点周围半径100m的水域内，严禁捕捞、网箱养殖、停靠船只、游泳和从事其他可能污染水源的任何活动。取水点上游1000m至下游100m的水域不得排入工业废水和生活污水；其沿岸防护范围内不得堆放废渣，不得设立有毒、有害化学物品仓库、堆栈，不得设立装卸垃圾、粪便和有毒有害化学物品的码头，不得使用工业废水或生活污水灌溉及施用难降解或剧毒的农药，不得排放有毒气体、放射性物质，不得从事放牧等有可能污染该段水域水质的活动。以河流为给水水源的集中式供水，由供水单位及其主管部门会同卫生、环保、水利等部门，根据实际需要，可把取水点上游1000m以外的一定范围河段划为水源保护区，严格控制上游污染物排放量。受潮汐影响的河流，其生活饮用范围由供水单位及其主管部门会同卫生水取水点上下游及其沿岸的水源保护区范围应相应扩大，由环保、水利等部门研究确定。作为生活饮用水水源的水库和湖泊，应根据不同情况，将取水点周围部分水域或整个水域及其沿岸划为水源保护区，对生活饮用水水源的输水明渠、暗渠，应重点保护，严防污染和水量流失。利用地下水为水源的保护区，其构筑物的防护范围及影响半径的范围，应根据水源地所处的地理位置、水文地质条件、供水的数量、开采方式和污染源的分布，由供水单位及其主管部门会同卫生、环保、规划设计和水文地质等部门研究确定。在单井或井群的影响半径范围内，不得使用工业废水或生活污水灌溉和施用难降解或剧毒的农药，不得修建渗水厕所、渗水坑，不得堆放废渣或铺设污水渠道，并不得从事破坏深层土壤的活动。工业废水和生活污水严禁排入渗坑或渗井。人工回灌的水质应符合生活饮用水水质要求。

水厂的卫生监督 对水厂进行监督的主要内容包括：①水厂使用的涉及饮用水卫生安全是否符合卫生安全和产品质量标准的有关规定。②水处理剂和消毒剂的投加和贮存间是否通风良好，有无防腐、防潮、安全防范和事故的应急处理设施及防止二次污染的措施。③取水、输水、蓄水、净化消毒和配水过程中是否建立了各项管理制度，是否专人负责，执行情况如何。④水厂是否建立了水质净化消毒设施和必要的水质检验仪器、设备和人员，能否对水水质进行日常性检验，并向当地卫生部门和建设部门报送检测资料。⑤直接从事供、管水的人员是否取得了健康体检合格证和上岗证，发现带菌者和传染病患者是否及时调离工作。

供管水人员的卫生监督 直接从事供、管水的人员必须每年进行一次健康检查。取得健康体检合格证后方可上岗工作。凡患有痢疾、伤寒、病毒性肝炎、活动性肺结核、化脓性或渗出性皮肤病及其他有碍生活饮用水卫生的疾病或病源携带者，不得直接从事供、管水工作。直接从事供、管水的人员，上岗前须进行卫生知识培训，上岗后每年进行一次卫生知识培训，未经卫生知识培训或培训不合格者不得上岗工作。集中式供水单位从业人员应当保持良好的个人卫生习惯和行为。不得在生产场所吸烟，不得进行有碍生活饮用水卫生的活动。

配水管网的卫生监督 原水经净化消毒后，通过输水管送入配水管网，再由配水管网送至用户。配水管网的铺设可分为树枝状和环状，环状铺设的供水安全可靠性高，管网内水压较均匀，管内水经常流动水质较好。管网的铺设应满足下列要求。①给水管与污水管的净距：与污水管交叉且给水管在上时，管外壁净距不得小于0.4m。且不允许有接口重叠；当城市给水管与污水管平行敷设时，管外壁净距应大于1.5m；当污水管必须敷设在生活饮用水管上面时，给水管必须采用金属管材，并应根据土壤的渗水性及地下水位情况，确定净距。若交叉敷设，给水管应采用钢管或钢套管，套管伸出交叉管的长度不得小于3m，套管两端应采用防水材料封闭。②给水管道与污水管道交叉时的净距：给水管道互相交叉其净距不得小于0.15m；生活饮用水给水管道与输送有毒液体的管道交叉时，给水管道敷设在上面，且不得有接口重叠；当给水管道敷设在下面时，应采用钢管或钢套管，套管伸出交叉管的长度每边不得小于3m，套管两端应采用防水材料封闭。③寒冷地区的配水管网应铺设在当地冻结线以下，避免管内水冻结。④非生活饮用水管网不得与生活饮用水管网连接。⑤配水管的防护材料，如内衬、涂料和阀门等应符合《生活饮用水标准》要求。对集中式供水单位的监督要点是水源防护情况、水质监测情况、直接从事供管水人员的健康证和卫生知识培训情况。

（李景舜）

èrcì gōngshuǐ wèishēng jiāndū

二次供水卫生监督（health inspection of secondary water supply）　二次供水是使用高、中、低位储水池、管道、阀门、水泵机组等设施将市政自来水通过上述各种设施间接供给用户使用的生活饮用水。二次供水设施的使用极大方便了人们的日常生活，但也存在一些卫生安全问题。市、区（县）卫生行政主管部门负责本辖区二次供水卫生监督管理工作。新建、扩建、改建工程需实施二次供水的，二次供水设施应与主体工程同时设计、同时施工、同时交付使用，且应符合国家标准和卫生要求。二次供水设施的选址、设计审查和竣工验收应有建设、水务、卫生行政主管部门参加。

设施卫生要求　二次供水设施应当符合下列要求：①蓄水池（箱）容积、水管管径、水泵等能够满足用户需求，便于维修和清洗，蓄水池周围10m以内不得有渗水坑和堆放的垃圾等污染源，水箱周围2m内不得有污水管线及污染物。②水池壁应坚固、不渗漏，水池（箱）应封盖加锁，透气孔有防止蚊虫、异物进入的装置。③蓄水池进水孔位置应高于地面20cm，并有防止雨雪渗漏的设施，通风管应安装防护罩。④蓄水设备结构合理，无死水区，机泵室与储水池分开。⑤泄水管应设置在水箱的底部，溢水管和泄水管均不得与排水设施直接连通。⑥二次供水设施所使用的材料、设备应符合国家卫生标准和质量标准。二次供水设施不得与城市供水管网直接连通。因特殊需要确需直接连通的，应征得供水企业同意，并设置不承压水箱。任何单位和个人不得擅自改动、拆除、损坏二次供水设施。二次供水单位应依法取得供水单位卫生许可证后方可供水。

水质卫生要求　二次供水水质应当符合国家《生活饮用水卫生标准》。二次供水设施的产权单位或其委托、授权的单位负责二次供水设施的日常卫生管理和维护，建立二次供水卫生管理制度，配备专（兼）职人员负责卫生管理，按要求对设施进行维护、保养，确保设施完好和正常运行。对二次供水设施的清洗消毒至少半年一次，同时应如实记录清洗消毒情况。发现水质异常时，应随时清洗消毒，清洗消毒后，经有资质的水质检测单位对水质检测合格后，方可继续使用。清洗消毒所使用的清洁用具、清洗剂、除垢剂、消毒剂等应符合国家标准，不得对二次供水造成污染。当水质受到污染或出现异常，可能危及人体健康时，应立即采取控制措施，并向卫生行政主管部门报告。直接从事二次供、管水工作人员应当取得健康合格证，凡患有病毒性肝炎、活动性肺结核、伤寒、痢疾、化脓性或渗出性皮肤病及其他有碍于二次供水卫生的疾病和病原携带者不得直接从事二次供、管水工作。直接从事二次供、管水工作人员须经卫生知识培训合格。卫生行政主管部门发现二次供水被污染时，可以封存造成污染事故的设施，责令立即停止供水，经清洗、消毒消除污染，水质检验合格后方可恢复供水。

单位监督　根据《二次供水设施卫生规范》的要求，对二次供水单位应重点对以下几个方面进行卫生监督：卫生管理制度、二次供水清洗消毒后的水质检验报告、清洗消毒档案、设施的日常运转情况、从业人员健康证和卫生知识培训情况。对二次供水设施清洗消毒单位应监督其是否有卫生管理制度、清洗消毒工作规程；已清洗过的二次供水设施的水质检验报告和清洗消毒档案、从业人员健康证和卫生知识培训情况。

（李景舜）

fēnsànshì gōngshuǐ wèishēng jiāndū

分散式供水卫生监督（health inspection of non-central water supply）　分散式供水是用户直接从水源取水，未经任何设施或仅有简易设施的供水方式。一般多采用手压机井、电动抽水泵、水泥管井等取水设备。受农村经济条件的制约在一定时期内分散式供水仍然是农村重要的供水形式之一，尤其是在水资源匮乏、用户少、居住分散、地形复杂，电力不能保障的情况下多选择分散式供水。但只要有条件，就应选择集中式供水，以适应农村发展的需要。有良好浅层地下水或泉水，但用户少、居住分散时，可建造分散式供水井或引泉工程；淡水资源缺乏或开发利用困难，但多年平均降雨量大于250mm时，可建造雨水集蓄供水工程；水资源缺乏，但有季节性客水或泉水时，可建造引蓄供水工程；分散式供水水井应根据水文地质条件、需水量、施工条件和管理条件进行设计，合理选择井型井位和井深。

井水卫生监督　属于分散式供水的一种形式，特别是在广大农村是居民最常用的一种供水方式。关于井水卫生主要应从水量、水质、便于防护和使用等等方面加以考虑。①井址的选择：尽可能将水井设在地下水污染源的上游，地势高，不易积水，周围20~30m内无厕所、垃圾堆、畜圈等污染源。如果是灶边井其周围至少5m范围内无污染源。②井的构造：井底应用厚约0.5m卵石或粗砂铺垫，上设一块多孔水泥板或木板以便淘洗。井壁可采用水泥管、陶管或铁管等材料制成。井台应用不透水材料建成，略有坡度以利排水。除手压式机井或利用电动水泵外，井口应设井盖以防止污染。③井水消毒：为保证饮水安全，井水应经常消毒，最好每天2次，若用水量大或在肠道传染病流行时可相应增加消毒次数。井水的水质也应满足《生活饮用水卫生标准》的要求。

法律责任 《中华人民共和国传染病防治法》第七十三条规定，饮用水供水单位供应的饮用水不符合国家卫生标准和卫生规范，导致或者可能导致传染病传播、流行的，由县级以上人民政府卫生行政部门责令限期改正，没收违法所得，可以并处5万元以下的罚款；已取得许可证的，原发证部门可以依法暂扣或者吊销许可证；构成犯罪的，依法追究刑事责任。依照《生活饮用水卫生监督管理办法》集中式供水单位安排未取得体检合格证的人员从事直接供、管水工作或安排患有有碍饮用水卫生疾病的或病原携带者从事直接供、管水工作的，县级以上地方人民政府卫生行政部门应当责令限期改进，并可对供水单位处以20元以上1000元以下的罚款。

有下列情形之一的，县级以上地方人民政府卫生行政部门应当责令限期改进，并可处以20元以上5000元以下的罚款：①在饮用水水源保护区修建危害水源水质卫生的设施或进行有碍水源水质卫生的作业的。②新建、改建、扩建的饮用水供水项目未经卫生行政部门参加选址、设计审查和竣工验收而擅自供水的。③供水单位未取得卫生许可证而擅自供水的。④供水单位供应的饮用水不符合国家规定的生活饮用水卫生标准的。⑤未取得卫生行政部门的卫生许可而擅自从事二次供水设施清洗消毒工作的。

城市自来水供水企业和自建设施对外供水的企业，有下列行为之一的，由建设行政主管部门责令限期改进，并可处以违法所得3倍以下的罚款，但最高不超过30000元，没有违法所得的可处以10000元以下罚款：①新建、改建、扩建的饮用水供水工程项目未经建设行政主管部门设计审查和竣工验收而擅自建设并投入使用的。②未按规定进行日常性水质检验工作。③未取得城市供水企业资质证书擅自供水的。

（李景舜）

tǒng（píng）zhuāngshuǐ wèishēng jiāndū

桶（瓶）装水卫生监督

（health inspection of canned or bottled water） 桶（瓶）装水可分为纯净水、矿泉水、矿物质水、离子水等不同种类。桶（瓶）装水以方便、省时、省力为其优点而深受广大消费者的青睐，但桶（瓶）装水的卫生安全问题也同时引起了很多消费者的关注和担忧。生产桶（瓶）装水的企业必须符合《定型包装饮用水企业生产卫生规范》（GB 19304-2003）的规定。新建、改建和扩建水厂工程项目的厂址选择、厂区设计、设备设施及生产工艺等需经卫生行政管理部门审批，批准后方可开工实施。主要卫生要求：①生产桶装水的企业必须领取有效的卫生许可证。②桶装水的卫生质量必须符合卫生要求。③盛装饮用水的瓶，必须经过严格的清洗消毒。④桶装水的饮用日期最好控制在7~10天。⑤与桶装水配套使用的饮水机必须定期清洗消毒。⑥桶装水应存放在阴凉处，避免阳光直射。

（李景舜）

shèshuǐ chǎnpǐn wèishēng jiāndū

涉水产品卫生监督

（health inspection of drinking water-related products） 涉水产品是涉及饮用水卫生安全产品的简称，是指与饮用水接触的联接止水材料、有机合成管材、塑胶、管件、防护涂料、水处理剂、除垢剂、水质处理器及其他新型材料和化学物质。涉水产品使用不当可以溶出一些有害物质而对人体健康产生危害，对其进行卫生监督是保证人群健康的一项重要管理工作。

监督依据 《中华人民共和国传染病防治法》《生活饮用水卫生规范》《生活饮用水卫生监督管理办法》《生活饮用水卫生标准》（GB 5749-2006）、《二次供水设施卫生规范》（GB 17051-1997）、《饮用水化学处理剂卫生安全性评价》（GB/T 17218-1998）、《生活饮用水输配水设备及防护材料的安全性评价规范》《涉及饮用水卫生安全产品生产企业卫生规范》《涉及饮用水卫生安全产品分类目录》《生活饮用水水质处理器卫生安全与功能评价规范》等。

监督机构 见生活饮用水卫生监督。

监督内容 对涉水产品的卫生监督主要包括生产企业的卫生

监督、输配水设备和防护材料的卫生监督、饮用水化学处理剂的卫生监督和水质处理器的卫生监督。

法律责任 《中华人民共和国传染病防治法》第七十三条规定，涉及饮用水卫生安全的产品不符合国家卫生标准和卫生规范，导致或者可能导致传染病传播、流行的，由县级以上人民政府卫生行政部门责令限期改正，没收违法所得，可以并处5万元以下的罚款；已取得许可证的，原发证部门可以依法暂扣或者吊销许可证；构成犯罪的，依法追究刑事责任。违反《生活饮用水卫生监督管理办法》规定，生产或者销售无卫生许可批准文件的涉及饮用水卫生安全的产品的，县级以上地方人民政府卫生行政部门应当责令改进，并可处以违法所得3倍以下的罚款，但最高不超过30 000元，或处以500元以上10 000元以下的罚款。

（李景舜）

shèshuǐ chǎnpǐn shēngchǎn qǐyè wèishēng jiāndū

涉水产品生产企业卫生监督

(health inspection of manufacturers of drinking water-related products) 涉水产品的生产企业严格按照国家法律法规和标准生产符合国家标准的涉水产品是保证涉水产品卫生安全的重要环节。卫生行政部门依法对涉水产品生产企业进行卫生监督，生产涉水产品的单位和个人必须按规定向政府卫生行政部门申请办理产品卫生许可批准文件，取得批准文件后方可生产，任何单位和个人不得生产、销售、使用无批准文件的产品。对生产企业的卫生监督主要从生产企业的选址、设计，生产过程，原材料和成品贮存、运输及从业人员的健康等几方面进行卫生监督。

选址、设计与设施的卫生要求 凡新建、改建、扩建的涉水产品生产企业生产场所的选址、设计和施工均应符合《涉及饮用水卫生安全产品生产企业卫生规范》的有关要求。选址、设计及设施应经省、自治区、直辖市卫生行政部门审查，并参加竣工验收。厂址应选择地势干燥、水源充足、交通方便的区域。厂区周围不得有粉尘、有害气体、放射性物质和其他扩散性污染源，不得有昆虫大量孳生的潜在场所。可能产生有害气体、粉尘、噪声等污染的生产场所必须单独设置，与其他建筑（场所）应有一定的防护间距，并应有相应卫生安全和“三废”处理措施。生产区、辅助生产区和生活区设置应能保证生产的连续性，做到功能分区明确，人流与物流、清洁区与污染区分开，不得交叉。厂区道路通畅，并有防止积水及扬尘的措施。应根据产品特点和工艺要求设置原辅料库、产品加工生产场所、成品库、检验室、危险品仓库等场所。动力、供暖、空调机房、给排水系统和废水、废气、废渣的处理系统等辅助建筑和设施的设置应不影响生产场所卫生。应有与产品类型、生产规模相适应的生产用房，其净高一般不得低于3m，面积不小于100m^2。生产场所通道应宽畅，保证运输和卫生安全。水处理剂的生产场所通道应设安全护栏。生产场所的墙壁和屋顶应用浅色、防潮、防腐蚀、防霉、防渗的无毒材料覆涂。地面应平整、耐磨防滑、无毒、耐腐蚀、不渗水，便于清洗消毒。需要清洗的工作区地面应有坡度，在最低处设置地漏。生产场所全面通风换气量的设计，应按《工业企业设计卫生标准》（GBZ 1-2010）的规定执行。可能突然产生大量有害气体、剧毒气体、窒息性气体、易燃易爆气体的场所，应设置事故报警及通风设施。采用紫外线消毒者，紫外线灯按每10～15m^{2}30W设置，离地2m吊装。生产场所应有良好的采光及照明。为防止交叉污染，涉水产品的生产设备不得与非涉水产品（例如排水管材、非供饮用水处理、工程使用的净水、防腐、防渗等材料）共用。生产过程中使用的生产设备、工具、管道，必须用卫生、无毒、无异味、耐腐蚀、不吸水、不变形的材料制作，表面应光滑，便于清洗消毒。水质处理器（材料）的生产场所应有与生产产品相适应的专用清洗、消毒场所和设备。水质处理器（材料）的装配（包装）区入口处应设更衣室，室内应有衣柜、鞋架等更衣设施。生产场所入口处和生产场所内适当的位置应设置流动水洗手设施。在贮存、使用强酸、强碱等腐蚀性化学物品场所，应设置事故冲淋、洗眼设施。生产区厕所应设在生产场所外，保持有效防护距离，并有防臭、防蚊蝇及昆虫等措施。

生产过程的卫生要求 涉水产品生产企业应配备专职或兼职卫生管理人员。建立、完善产品生产的卫生安全保证体系。涉水产品生产企业应建立健全的检验制度，设立与产品特点相适应的卫生安全和质量检验室。配备经专业培训、考核合格的检验人员，具备相应检验仪器、设备。涉水产品生产企业应根据产品特点开展对生产环境卫生、原材料和产品卫生安全自检。产品卫生安全的检测方法必须按有关标准进行，检测记录应完整，不得随意涂改，使用法定计量单位。采购的原材料必须符合有关标准和规定。采购时应向供货方索取该产品的卫生许可批件或同批产品的检验合格证明，入库时应进行验收。每批原材料使用前必须经过检验，不符合卫生安全要求的，不得投入使用。生产企业应严格按卫生部或省级卫生行政部门批准的生产工艺实施生产，对产品卫生安全有潜在威胁的工艺不得使用。生产过程应有各项原始记录，并妥善保管。产品标签和使用说明书应与卫生部或省级卫生行政部门批准的内容相一致，不得夸大功能宣传。每批产品必须进行检验，合格后方可出厂。需现场安装的大型水处理设备，其简体、管件、净水材料应先行清洗、消毒、干燥后使用，安装过程中严禁将污染物带入设备。设备安装调试后，经检验合格方可投入制水。对生产过程中产生的粉尘、有害气体、酸碱化学腐蚀性物质、噪声等可能影响工人健康的有害因素，应进行治理并达到相关卫生标准，产生的“三废”应达标后排放。生产场所不得存放与生产无关的设备、物品。

原材料和成品贮存、运输的卫生要求 应有与生产规模、产品特点相适应的原材料、成品和危险品仓库。原材料库应专人管理，按品种分类验收登记、分类分批分区贮存。同一库内不得贮存相互影响的原材料。先进先出，不符合质量和卫生标准的原材料应与合格的原材料分开，设置明显标志，防止混淆和污染。原材料贮存应隔墙离地，与屋顶保持一定距离，垛与垛之间也应有适当距离。要有通风、防潮、防尘、防鼠、防虫等措施。定期清扫，保持卫生。成品库规模应与生产能力相适应。成品经检验合格包装后按品种、批次分类贮存于成品库中，防止相互混杂。成品库不得贮存有毒、有害物品或其他易燃易爆物品。成品堆放应隔墙离地，要便于通风，并有防尘、防鼠、防虫等措施。定期清扫，保持卫生。化学、腐蚀性、易燃易爆原料应专库贮存，按危险品仓库有关要求设计和管理。原料和成品运输应根据产品特点，选择适当的运输工具，其工具应符合有关卫生要求，避免污染产品。

从业人员卫生要求 从业人员上岗前，应经过卫生知识培训，考核合格后方可上岗。直接从事水质处理器（材料）生产的人员（包括临时工），应每年进行一次健康检查，取得预防性健康体检合格证后方可从事涉水产品生产。凡患有痢疾、伤寒、病毒性肝炎、活动性肺结核、化脓性或渗出性皮肤病等疾病或病原携带者，不得从事水质处理器（材料）的生产工作。操作人员手部有外伤时不得直接接触涉水产品和原料。生产场所禁止吸烟、进食及进行其他有碍涉水产品卫生的活动。生产人员进入生产场所必须穿戴整洁，不得将个人用品带入生产场所，水质处理器（材料）的生产人员进入生产场所需穿清洁的工作服、帽、鞋，洗净双手。

涉水产品许可后的监督 监督检查工作主要是卫生许可批件及批件的有效期；原辅材料索证及原辅材料的使用；生产记录；自检记录；标签标识；生产布局、工艺及设备运转情况；从业人员的体检和个人卫生情况。

（李景舜）

shūpèishuǐ shèbèi hé fánghù cáiliào wèishēng jiāndū

输配水设备和防护材料卫生监督（health inspection of water transportation and distribution equipment and protective materials） 按《涉及饮用水卫生安全产品分类目录》，输配水设备是指管材、管件，蓄水容器，无负压（无吸程、叠压）供水设备，密封胶条、密封圈、堵漏胶等密封、止水材料，水泵、阀门、水表、水处理剂加入器等机械部件，饮水机。上述管材、管件、蓄水容器、机械部件、饮水机中与饮用水接触部分的常用材质：①金属类包括不锈钢、铜、镀锌钢、普通钢、铸铁等。②塑料类包括聚氯乙烯类（PVC）、聚乙烯类（PE）、聚丙烯类（PP）、聚丁烯类（PB）、丙烯腈-丁二烯-苯乙烯共聚物类（ABS）、丙烯腈-苯乙烯共聚物类（AS）、尼龙管（PA）、聚碳酸酯（用于蓄水容器）等。③玻璃钢类。④金属与塑料复合类。⑤橡胶类。⑥陶瓷、搪瓷、水泥类。

防护材料主要有环氧树脂涂料（双酚A型环氧树脂、双酚F型环氧树脂、酚醛环氧树脂及其改性树脂；脂肪族多胺类如二乙烯三胺、三乙烯四胺、四乙烯五胺及其改性胺；芳胺类如间苯二甲胺、对苯二甲胺、4,4-甲撑二苯胺及其改性胺、双氰胺；聚酰胺），增塑剂（为助剂部分如环氧大豆油、已二酸二异丁酯、癸二酸二丁酯、邻苯二甲酸二丁酯、邻苯二甲酸二乙酯、邻苯二甲酸二异辛酯），颜料、填料（硅酸铝、硫酸钡、膨润土、碳酸钙、炭黑、硅藻土、氧化铁、二氧化硅、二氧化钛、硅酸镁），聚酯涂料（含醇酸树脂），丙烯酸树脂涂料，聚氨酯涂料。

卫生安全性评价　《生活饮用水卫生监督管理办法》第二十一条规定涉及饮用水卫生安全的产品，必须进行卫生安全性评价。与饮用水接触的防护涂料、水质处理器及新材料和化学物质，由省级人民政府卫生行政部门初审后，报卫生部复审；复审合格的产品，由卫生部颁发批准文件。其他涉及饮用水卫生安全的产品，由省、自治区、直辖市人民政府卫生行政部门批准，报卫生部备案。凡涉及饮用水卫生安全的进口产品，须经卫生部审批后，方可进口和销售。凡是与饮用水接触的输配水设备必须按安全性评价的规定进行浸泡实验，浸泡水的检验结果必须符合表1和表2的规定。

表1　浸泡试验基本项目的卫生要求

项目	卫生要求
色	增加量≤5度
浑浊度	增加量≤0.2度（NTU）
臭和味	浸泡后水无异臭、异味
肉眼可见物	浸泡后水不产生任何肉眼可见的碎片杂物等
pH	改变量≤0.5
溶解性总固体	增加量≤10mg/L
耗氧量	增加量≤1（以O_2计，mg/L）
砷	增加量≤0.005mg/L
镉	增加量≤0.0005mg/L
铬	增加量≤0.005mg/L
铝	增加量≤0.02mg/L
铅	增加量≤0.001mg/L
汞	增加量≤0.0002mg/L
三氯甲烷	增加量≤0.006mg/L
挥发酚类	增加量≤0.002mg/L

表2　浸泡试验增测项目的卫生要求

项目	卫生要求
铁	增加量≤0.06mg/L
锰	增加量≤0.02mg/L
铜	增加量≤0.2mg/L
锌	增加量≤0.2mg/L
钡	增加量≤0.05mg/L
镍	增加量≤0.002mg/L
锑	增加量≤0.0005mg/L
四氯化碳	增加量≤0.0002mg/L
邻苯二甲酸酯类	增加量≤0.01mg/L
银	增加量≤0.005mg/L
锡	增加量≤0.002mg/L
氯乙烯	材料中含量≤1.0mg/kg
苯乙烯	增加量≤0.1mg/L
环氧氯丙烷	增加量≤0.002mg/L
甲醛	增加量≤0.05mg/L
丙烯腈	材料中含量≤11mg/kg
总a放射性	不得增加（不超过测量偏差的3个标准差）

如果在浸泡水中的溶出物质未规定最大容许浓度时，应进行毒理学试验，确定其在饮用水中的限值，以便决定该产品可否投入使用。同时结合产品质量标准中的卫生性能指标（有的还需结合质量指标）进行综合评价。

监督内容　对涉及饮用水卫生安全产品生产企业的重点监督内容为产品原材料、生产过程中的卫生控制情况；卫生管理制度、检验制度、成品贮存和运输情况、从业人员健康证及卫生知识培训情况。

（李景舜）

yǐnyòngshuǐ huàxué chǔlǐjì wèishēng jiāndū

饮用水化学处理剂卫生监督

(health inspection of chemicals used in drinking water treatment)　按《涉及饮用水卫生安全产品分类目录》，饮用水化学处理剂是指：①絮凝剂、助凝剂，包括聚合氯化铝（碱式氯化铝、羟基氯化铝）、硫酸铁、硫酸亚铁、氯化铁、氯化铝、硫酸铝（明矾）、聚丙烯酰胺、水解苯丙酰胺、硅酸钠（水玻璃）、聚二甲基二烯丙基氯化铵、硫酸铝铵（铵明矾）。②pH调节剂，包括氢氧化钠、氢氧化钙、碳酸钠、碳酸钙、氧化钙（石灰）、氧化镁、硫酸、盐酸、二氧化碳。③灭藻剂，包括硫酸铜（胆矾、蓝矾）。④阻垢剂，包括磷酸盐类、硅酸盐类。⑤消毒剂，包括氯、次氯酸钠、次氯酸钙（漂白粉）、二氧化氯、高锰酸钾、过氧化氢、二氯异氰尿酸钠、三氯异氰尿酸。

一般来讲，生活饮用水化学处理剂在规定的投加量使用时，处理后的一般感官性状指标应符合《生活饮用水卫生标准》的要求。如果饮用水化学处理剂带入水中的有害物质是《生活饮用水卫生标准》中规定的物质时，该物质的容许量不得大于相应规定值的10%，该物质分为四类：①金属如砷、锡、汞、镉、铬、铅、银。②无机物。③有机物。④放射性物质。如果带入水中的有害物质在《生活饮用水卫生标准》中未作规定时，可参考国内外标准判定，其容许限值不得大于相应限值的10%。如果带入水中的有害物质无依据可确定容许限值时，需进行毒理学试验，确定该物质在饮用水中最高容许浓度，其容许限值不得大于该容许浓度的10%。同时结合产品质量标准中的卫生性能指标进行综合评价。

（李景舜）

shuǐzhì chǔlǐqì wèishēng jiāndū

水质处理器卫生监督（health inspection of drinking water treatment devices） 按《涉及饮用水卫生安全产品分类目录》，水质处理器是指：①吸附型净水器，如活性炭净水器。②过滤型净水器，如滤芯粗滤器、陶瓷净水器、微滤净水器、超滤净水器、纳滤净水器、反渗透净水器等。③饮用水pH调节器。④饮用水软化、除盐处理器，如离子交换装置、蒸馏水器、电渗析饮水处理器。⑤饮用水消毒设备，如二氧化氯发生器、臭氧发生器、次氯酸钠发生器、氧化电位水发生器、紫外线消毒器等。⑥其他，如除氟、除砷净水器。

水质处理器所用材料必须严格按照2001年卫生部颁布的《生活饮用水水质处理器卫生安全与功能评价规范》的要求进行检验和鉴定，符合要求的产品方可使用。用于组装饮用水水质处理器中与水接触的成型部件及过滤材料，应该按照卫生部《水质处理器中与水接触的卫生安全证明文件的规定》提供卫生安全证明文件，否则必须按《生活饮用水水质处理器卫生安全与功能评价规范》规定的有关条款执行。除《生活饮用水水质处理器卫生安全与功能评价规范》规定的指标外，其他项目均不得超过《生活饮用水卫生标准》中规定的限值。

（李景舜）

索　　引

条目标题汉字笔画索引

说　明

一、本索引供读者按条目标题的汉字笔画查检条目。

二、条目标题按第一字的笔画由少到多的顺序排列，按画数和起笔笔形横（一）、竖（丨）、撇（丿）、点（丶）、折（乛，包括亅乚く等）的顺序排列。笔画数和起笔笔形相同的字，按字形结构排列，先左右形字，再上下形字，后整体字。第一字相同的，依次按后面各字的笔画数和起笔笔形顺序排列。

三、以拉丁字母、希腊字母和阿拉伯数字、罗马数字开头的条目标题，依次排在汉字条目标题的后面。

一　画

二　画

三　画

四　画

五　画

六　画

七　画

八 画

九 画

十　画

十一 画

十二 画

十三 画

十四　画

十六　画

拉丁字母

阿拉伯数字

条目外文标题索引

A

B

C

D

E

F

G

H

I

M

N

O

P

Q

R

S

T

U

V

W

内 容 索 引

说　明

一、本索引是本卷条目和条目内容的主题分析索引。索引款目按汉语拼音字母顺序并辅以汉字笔画、起笔笔形顺序排列。同音时，按汉字笔画由少到多的顺序排列，笔画数相同的按起笔笔形横（一）、竖（丨）、撇（丿）、点（、）、折（乛，包括㇆乚く等）的顺序排列。第一字相同时，按第二字，余类推。索引标目中夹有拉丁字母、希腊字母、阿拉伯数字和罗马数字的，依次排在相应的汉字索引款目之后。标点符号不作为排序单元。

二、设有条目的款目用黑体字，未设条目的款目用宋体字。

三、不同概念（含人物）具有同一标目名称时，分别设置索引款目；未设条目的同名索引标目后括注简单说明或所属类别，以利检索。

四、索引标目之后的阿拉伯数字是标目内容所在的页码，数字之后的小写拉丁字母表示索引内容所在的版面区域。本书正文的版面区域划分如右图。

a	c	e
b	d	f

A

B

C

D

E

G

H

J

K

L

M

N

O

P

Q

R

T

X

Y

Z

拉丁字母

阿拉伯数字

罗马数字

本卷主要编辑、出版人员

执行总编　谢　阳

编　　审　郭亦超

责任编辑　王　霞

索引编辑　张　安

名词术语编辑　孙文欣

汉语拼音编辑　王　颖

外文编辑　顾良军

参见编辑　吴翠姣

绘　　图　北京心合文化有限公司

责任校对　李爱平

责任印制　陈　楠

装帧设计　雅昌设计中心·北京